【中医十大经典】

灵枢经

〔宋〕史崧 整理

杨鹏举 等校注

十部经典是学习中医的基础，犹如九层高台之垒土；
十部经典是使用中医的基础，更似千里长行之跬步。

U0200117

学苑出版社

图书在版编目(CIP)数据

灵枢经 /〔宋〕史崧整理;杨鹏举等校注. 一北京:学苑
出版社,2008.4(2019.10 重印)
(中医十大经典丛书)
ISBN 978-7-5077-3059-3

Ⅰ.灵… Ⅱ.①史…②杨… Ⅲ.灵枢经 Ⅳ.R221.2

中国版本图书馆 CIP 数据核字(2008)第 043096 号

责任编辑:付国英
出版发行:学苑出版社
社 址:北京市丰台区南方庄 2 号院 1 号楼
邮政编码:100079
网 址:www.book001.com
电子信箱:xueyuanpress@163.com
电 话:010-67603091(总编室)、010-67601101(销售部)
经 销:新华书店
印 刷 厂:北京市京宇印刷厂
开本尺寸:890×1240 1/32
印 张:25.75
字 数:581 千字
版 次:2008 年 4 月第 1 版
印 次:2019 年 10 月第 4 次印刷
定 价:88.00 元

出版者的话

中医典籍，向称浩博。据不完全统计，现存中医古籍13000余种。如此汗牛充栋，令初学者每每慨叹，不知从何入手。

依据当代著名中医学家、中医泰斗任应秋教授的论断，中医经典著作共有10部，即《素问》、《灵枢》、《难经》、《神农本草经》、《伤寒论》、《金匮要略》、《中藏经》、《脉经》、《针灸甲乙经》、《黄帝内经太素》。《素问》与《灵枢》合称《黄帝内经》，奠定了中医学理论基础；《难经》对人体生理作了重要阐释；《神农本草经》开本草学先端；《伤寒论》、《金匮要略》创立辨证论治，历来被视为医门之圣书；《中藏经》托名华佗所作，发展了脏腑学说；《脉经》出而立中医脉学；《针灸甲乙经》为首部针灸学专著；《黄帝内经太素》是第一部系统整理《黄帝内经》的著作，亦为医门重典。这十部经典，是中国医药学的理论基础，自古至今，对中医临床、教学、研究都起到重要的指导作用。

此次我社延请中医文献专家，精心选择底本，对十部经典进行了系统整理和点校，将原繁体竖排经典原文改为简体横排，并加现代标点，对经典原文中冷僻字词释义，辅助读者理解。本次点校吸收了最新研究成果，能够体现出当代学术研究的较高水平。如有不妥之处，希请广大读者指正。

学苑出版社医药卫生编辑室
2007 年 3 月

序

　　医者，仁术也。精其道可以寿世活人，不精而尝试之，盛盛虚虚，必致人夭札而促其寿。是以先贤著书立说，以昭后世，忧之至深而虑之至远。《中医十大经典》所收十种中医典籍，阐千载不传之奥秘，为医家必读之宝典。欲为苍生大医，必须精熟医典，学养深厚，"若不尔者，如无目夜游，动致颠殒"，孙氏思邈，早有此言。所梓十书，诚为从医之津涉，愈疾之钤键，医理之渊薮，杏林之玉圃。精而读之，实践行之，理法方药，融而贯之，必能癃疲以起，夭札以愈。振兴中医，实赖于此。是为序。

北京中医药大学　钱超尘

2007 年 3 月 30 日

《灵枢经》校注人员名单

主　校　注　杨鹏举

副　校　注　张德英

参校注人员　郝宪恩　韩红伟　曹丽静

　　　　　　侯仙明　王铁柱　张　洁

　　　　　　李　楠　杨延巍　李文清

　　　　　　杨嘉萍

序

"文献"一词，现代汉语词典定义为有历史价值或参考价值的图书资料。这与古代有所不同了。古代"文"指典籍，"献"指贤人，包括了书本记录和耆旧言论两个方面。文献，是文化的载体。《论语·八佾》中孔老夫子说："夏礼吾能言之，杞不足征也；殷礼吾能言之，宋不足征也；文献不足故也。足，则我能征之矣。"看来，文献缺乏，从前的事情就会变得不甚了了，即使聪敏博学如夫子，也不能例外的。

研究古代文化，当然要依靠文献。而语言文字是代代相传却又代代变迁的。我们现在阅读古代书籍，尤其是距离遥远的汉代以前书籍，理解就很困难了，就需要校注。"书不校不可读"，校注应该是文献研究最基础的工作吧。

校注是很繁琐很艰难的事情。简单的说，"校"指校勘，指对同一书籍用不同的版本和有关资料加以比较核对，以考订其文字的异同和正误真伪；"注"指注释，是解释语言文字的含义。校和注紧密联系，校勘为了注释，注释以校勘为前提，也能验证校勘的得失。

我学院教师杨鹏举先生于古医籍研究寝馈有年。1999

年，他校注的《神农本草经》出版，拜读之余，有气色一新之感。近日，他又把刚刚杀青的《灵枢经》校注稿拿来，嘱我提提意见。

书稿洋洋大观，新见频频。例如，《经筋》篇"以桑钩钩之，即以生桑灰置之坎中，高下与坐等"句，历来的注释疑义重重。书稿考稽了"坎"之确指，相关疑问便涣然冰释。

再如"飧泄"一词，《素问》《灵枢》中屡屡可见，但历代诸家语焉不详。书稿做了深入、详尽的考注：飧，《太素·卷二十七·邪传》作"飡"。飧（sūn）：本义是晚饭。古人早饭和晚饭不同，晚饭是用水泡早晨吃的剩饭。《广韵·魂韵》："飧，《说文》：'餔也。'"《国语·晋语二》："不飧而寝。"《孟子·滕文公上》："饔飧而治。"赵歧注："朝曰饔，夕曰飧。"《六书故·工事四》："飧，夕食也。古者夕则馂朝膳之余。"《玉篇》："飧，水和饭也。"飧，同"飡"、"飡"。《古今韵会举要》："飧，《说文》：'餔也。'谓晡时食也。本从夕言，言人旦则食饭，夕则食飧，飧为饭别名，当作飧，今文作飧。《字林》云：'水浇饭也。'"飡，同"餐"《说文》："餐，或从水。"《史记·梁孝王世家》："太后闻之，立起坐飡，气平复。"餐，又读作 sùn，《集韵》苏昆切，平魂心。通"飧"。《玉篇》："餐，饮浇饭也。"《韩非子·外储说左上》："晋文公出亡，箕郑挈壶餐而从。"《太平御览》卷二百六十六引作"飧"。飧泄，即泄下的粪便像水浇饭样，水是水，饭是饭，食物没有消化，即完谷不化的泄泻。

工夫不负有心人，鹏举先生等诸位的校注可以说是给《灵枢经》研究增添了新砖新瓦吧。

新书面世，絮叨几句，算是我的祝贺。

董尚朴

2007 年 1 月 8 日于河北医科大学中医学院

前　言

　　《灵枢经》，简称《灵枢》（以下简称《灵》），与《素问》合称《黄帝内经》（以下简称《内经》），是现存最早的中医四大经典著作之一，也是最早的中医基础理论专著。它为中华民族的繁衍，防病治病作出了不可磨灭的贡献。

　　《内经》大约成书汉代以前，集汉代以前的医学成就，其所涵盖的内容颇为广博，主要包括人的生理、病理、诊断及相应的治疗方法等内容。此外，从天文学、地理学、气象学、生物学以及音乐等不同角度阐述了自然、社会因素对人体的影响，说明古人已充分认识了“天人合一”的重要性。

　　《灵枢经》是《黄帝内经》的重要组成部分。全书计有十二卷八十一篇，其体例基本是以问对形式，全面而系统地论述针具的形状，取穴的方法，针刺的原理，针刺的手法，针刺和四时的关系，针刺的适应证，针刺的禁忌，经络的循行，营卫气血的形成与循行，以及疾病形成的原因和相应的治疗药物、方剂、针、砭、坎、祝由等内容。

　　《内经》的作者是谁？成书于什么年代？众说不一，晋代皇甫谧、唐代王冰皆认为是黄帝本人所作。皇甫谧、王冰二人的说法是错误的，理由很简单：1.《史记·五帝本纪》未见黄帝作《黄帝内经》记载。2.以目前出土文献所见，未见黄帝时期的文字，从黄帝到商代约 900 年，对殷墟记载商代的甲骨文，东汉许慎就没有看到过，看见的只是大篆，小篆，若为黄帝本人所作《内经》，至少能由甲骨文反映出来，由此确定《黄帝内经》是托名之作，但反映了当时的人们崇古之风。有的学者认为，《黄帝内经》始于春秋，终至东汉，非一时而成；而有的学者认为，成书是在西汉末年至东汉之间。此二种说法均难以令人置信，因为《汉书·艺文志》有"《黄帝内经》十八卷"的记载，因此，《黄帝内经》应成书于此前，或至少成书于同一时期。所以东汉·张仲景的《伤寒杂病论》就有"勤求古训……撰用《素问》、《九卷》"了。那么作者是谁呢？我认为是始于黄帝时期的圣人，经过历代实践而不断丰富其内容，并口耳相传，由战国时期和西汉时期的圣人整理而成。

《灵枢经》之名首见于王冰所注《素问》自序中，其又称《黄帝针经》、《九卷》、《针经》、《九灵》、《九墟》。丹波元简所著《灵枢识》云："考（林）亿等《素问》、《甲乙》等注所引本《九墟》文今并见本经中，乃知《九墟》者，乃此经之别本……曰《灵枢》、曰《九灵》、曰《九墟》，出黄冠所称，而《九卷》、《针经》乃为旧题也。"

在宋代林亿等校勘《素问》时，《灵枢经》已残缺不全，其指出："按今《素问》注中引《针经》者，多《灵枢》之文，但以《灵枢》今不全，故未得尽知也。"其后 30 多年，即公元 1093 年"元佑八年正月庚子，诏颁高丽所献，《黄帝针经》于天下"（《宋史·哲宗本纪》）。江少虞《皇朝类苑》记载："哲宗时……高丽献到书内有《黄帝针经》九卷……今此来献，篇帙俱存"，据此，在元佑八年国家有了一个完整的本子了。

目前，所通行的《灵枢经》是史崧 1155 年献出的"参对诸书，再行校正家藏旧本"的本子。其"家藏旧本"的《灵枢经》是否将高丽所献《黄帝针经》九卷而更名称，已无从考证。

由于《灵枢经》成书年代久远，除了衍脱错简外，再加上其文简义深，使后人很难读懂，于是古人为之校勘、注解，通过校勘以纠正错误而便于理解，通过注释而义彰明。所以，自汉以降，便有注释、校勘者，首推隋代杨上善作《太素》为《灵》、《素》注解，宋代林亿校勘残卷，宋代史崧校勘并注《灵》，明代马莳、清代张志聪为《灵》、《素》作注比较系统全面者，张景岳在《类经》中不仅有文字注释，甚难者且附图加以说明，日本人丹波元简《灵枢识》综众家之说，择善而从。《灵枢经》版本，或侧重校勘者，或校注并存者，或校注译并举者，之所以有这么多的版本，说明是对错注、错校者进行纠正。按理说，没有什么工作可做了，然而，据作者目前所看到不同的版本，不尽如人意，注释的内容很多是望文生义，穿凿附会，貌合神离，或对千古之谜避而不谈，影响了对内容的正确解释，其结果是风马牛不相及，因而导致翻译的内容上下文两张皮，如《脉度》篇："五藏常内阅于上七窍也……不得尽期而死也。"其中"常，阅，和，痈，荣，期"，这几个词是影响正确理解此段内容的关键词，其中对"阅"基本避而不谈或理解成经历，对"痈"，理解成疮痈，对"期"，理解成日期，"荣"理解成"营"，对

"常"理解成经常，其实，"常"通"尚"，"阅"，通
"穴。"窟穴。此引申为"窍。"《说文解字注》："阅，古叚
阅为穴。"和：《说文》："利……《易》曰：'利者，义之
和也'"。王念孙疏证："《说文》引《干·文言》'利者，
义之和也'。荀爽注云："阴阳相和，名得其宜，然后利。
……《后汉书·章帝纪》'利作和'。是利与和同义。"
"痈"，通"雍"、"壅"。此指阻塞；瘀滞。《素问·大奇论》：
"肺之雍，喘……。"林亿等新校正："详肺雍、肝雍、肾
雍。《甲乙经》俱作痈。"《汉书·沟志》："有决河深川，
而无堤防雍塞之文。"颜师古注："雍，读曰壅。"《汉书·
五行志下之上》："犍为柏江山崩，捐江山崩，皆壅江水。"
颜师古注："壅读曰'雍'。"壅，堵塞；阻挡，引申为瘀
滞，荣，通"营"。此处为"循环；流动。"《说文通训定
声》："荣，假借为营。"《晏子春秋·内篇问上十三》："不
掩欲以营君。"吴则虞集释引王引之云："营，读为荣。"
本书《营卫生会》篇："人受气于谷……营在脉中，卫在
脉外，营周不休。"期，此指年。《汉书·王尊传》："三期
之间。"颜师古注："期，年也。"

还有《经筋》篇："脚跳坚，卒口僻，急者目不合，
热则筋纵，目不开，颊筋有寒则急，引颊移口；有热则筋
驰纵缓不胜收，故僻。治之以马膏，膏其急者，以白酒和
桂，以涂其缓者。以桑钩钩之，即以生桑灰置之坎中，高
下以坐等，以膏熨急颊，且饮美酒，啖美炙肉，不饮酒
者，自强也。"这段文字中，其"脚跳坚"说的是小腿瘸
而僵硬，脚，小腿。《说文》："脚，胫也。"跳，跋脚，
瘸。《说文·足部》："蹶，僵也，从足，厥声。一曰跳也。

亦读曰橛。蹶、蹰或从阙”。《荀子·非相》：“禹跳汤偏。”杨倞注引《尸子》曰“……偏枯之病，步不相过，人曰禹步。”《庄子·盗跖》：“禹偏枯。”成玄英疏：“治水勤劳，风栉雨淋，致偏枯之疾，半身不遂也。”孙诒让闲诂：“阙，即厥字。”据此，阙，即厥，蹶的通假字。跳，蹶也，即腿瘸。脚跳坚，即小腿瘸而僵硬。对“以桑钩钩之，即以生桑灰置之坎中，高下以坐等”有人解释成用桑钩钩其口角，把“坎”解释成“地坑”或“在墙上挖个坑”，把“高下以坐等”译成“坑的高低以患者坐位时，能烤到颊部为宜。”其实“以桑钩钩之，”前钩，名用如动词，钩，用来探取、连接、悬挂器物的用具；或做成圆圈状，用来套住器物。《集韵·侯韵》：“钩，悬物者。”《古乐府·陌上桑》：“青丝为笼系，桂枝为笼钩。”《战国策·赵策三》：“无钩……之便。”鲍彪注：“钩，剑头环。”桑钩，即把桑枝弯曲做成钩。之，指代坎。以桑钩钩之，把桑枝弯曲做成圆圈，套住坎的上部，然后用钩子悬挂起坎来。或把桑枝弯曲成钩，钩起罇来。“即以生桑灰置之坎中，”生，点燃。方言“生火”，即点火。灰，此指炭。《字汇》：“火过为灰。”《抱朴子·内篇·释滞》：“不灰之木，不热之火。”本书《寿夭则柔第六》有“生桑炭”之语，其义自现。坎：盛酒器。形如壶而小。《尔雅·释器》：“小罍谓之坎。”罍，小口，广肩，深腹，圈足，有盖，多用青铜器或陶制成。《篇海类编·器用类·缶部》：“罍，酒樽也。”《玉篇》：“罇，与樽同。”《正字通》：“罇，‘《说文》：酒器。’字本作尊，后加缶，加木，加瓦，加土，随俗所见也。”《尔雅·释器》：“彝……罍，器也。”

郭璞注："皆盛酒尊。"邢昺疏："罍者，尊之大者也。"尊，《说文》："尊，酒器也。"历代形制不一。郝懿行义疏："坎为酒罇，言小于罍，则受实不及一斛。"王筠句读："凡器皿字，惟缶壶有盖，皆盛酒者也。"坐等，坐，古代人以跪为止息方式。等，衡量。《三国志·蜀志·谯周传》：今若入吴，固当臣服……等为小称臣，熟与为大。坐等，即在跪下后来衡量。试问，"用桑钩钩其口角，以调整其歪斜，"岂不怕把病人的嘴钩豁了吗？或者不怕把病人的嘴钩破流血吗？钩住嘴了何以"且饮美酒，啖美炙肉，""即以生桑灰置之坎中，高下以坐等"，若翻译成"另用桑木炭火放在地坑中，坑的高低以患者坐位时，能烤至颊部为宜，"坑，再高也高不过坐姿之人，何以烤到颊部？地坑之火不是不能烤到颊部，回答是肯定能，但是前提是"熊熊大火"才能烤到颊部，当"熊熊大火"烤到颊部的时候，躯干能否承受？因此，坎，不是坑，既然在地上挖坑不符合医理，那么，坎，是否为"龛"？当然龛也就是在墙上挖窟窿了，这样就和坐姿接近了，但是不要忘记先以"以桑钩钩之"，随后是"即以生桑灰置之坎中，高下以坐等，"如果成了"龛"的话，那次序是先"高下以坐等，"而后"即以生桑灰置之坎中，"最后是"以桑钩钩之"，但是必须有两次"高下以坐等，"否则不能治疗了，再说了，"坑"也好，"龛"也罢，都是烘烤病人的颊部，这样处理不怕把病人的脸烤焦吗？如果用罍或罇之类的给病人热敷，烘烤起来很舒服的，也不会影响病人"且饮美酒，啖美炙肉。"

　　由此可见，"以桑钩钩之，即以生桑灰置之坎中，高下以坐等"的正确翻译应为"用桑枝弯曲做成圆圈，然后套住坎，再用钩子悬挂起坎来，随即点着桑木炭火放在坎中，坎悬挂的高低，在跪下后来衡量。"这样就文通理顺了，如果《脉度》此段文字有六个解释错误，《经筋》整句整句的错误，可想而知，其文意势必支离破碎，如此何以继承？何以培养学生？何以提高诊断、治疗疾病水平？何以让中医走向世界？有感于此，让我忧心忡忡，这就是我要校勘译《灵》、《素》的原因。加上本书被批准为"全国高校古籍整理研究委员会 2004 年度资助科研项目"，因此加快了完成此书校、注、译的进度。

　　底本的选择和体例。选择以四部丛刊影印明代赵府居敬堂刊本为底本。其体例为原文、校注、语译，按语四个部分，校勘方面以对校为主，用底本与元至元己卯胡氏古林书堂刊本（简称胡本）；明成化十年甲午熊氏种德堂刊本（简称熊本）；明绣谷书林周曰校重刊本（简称周本）；明万历二十九年医统正脉丛书本（简称统本）；明金陵尚义斋刊本（简称金陵本）；明刻本（存卷六至十二）（简称明本）；上海涵芬楼影印明道藏本（简称藏本）；日本旧抄本（简称日抄本）；日本田中清左卫门刻本，简称日刻本；日本抄本（日本抄本为中医科学院藏本）；马莳《灵枢注证发微》日本宽永五年刊本，简称马本；张志聪《灵枢集注》康熙壬子刻本，简称张本；黄以周《内经针刺》光绪甲申校刻本，简称黄校本；钱熙祚守山阁刊本；刘衡如一九六四年人民卫生出版社校勘本；河北医学院《灵枢经校释》一九九二年本，简称北医本。同时也运用本校和理校。校勘的原则是一般不予改动底本，注释的原则，对一词多意而近者，则并录。对一词多意而远者，也并录，但指出选择意项。必须说明，对祝由之类的注释，不能看做迷信，其类似西医的暗示疗法。语译的原则是直译，防止意译的随意性。按语要求对直译还不能译出原意、或对临床治疗有指导意义者加以说明。

　　本书写成后，承蒙河北医科大学中医学院院长、医学博士、教授、主任医师董尚朴先生审阅并作序，同时请王午戌教授、陈圣安教授予以审定，在此表示谢忱。

　　由于时间所限，加之笔者才浅学疏，书中注释难免有不妥之处，甚至错误，望广大读者提出批评意见，以便再版时改正。由于本书新解之处较多，难免同道有不同看法，希望引起争鸣，以求真理，推动中医事业发展。

杨鹏举

2007 年 1 月 6 日

目　　录

叙

　　昔[一]黄帝作《内经》十八卷，《灵枢》九卷，《素问》九卷，乃[二]其数焉，世所奉行唯《素问》耳①。越人得其一二而述《难经》②，皇甫谧次而为《甲乙》③，诸家之说悉自此始。其间或有得失，未可为后世法。则谓如《南阳活人书》④称：咳逆者，哕也。谨按⑤《灵枢经》曰：新谷气入于胃，与故寒气相争，故曰哕。举而并之⑥，则理可断矣。又如《难经》第六十五篇，是越人标⑦指《灵枢·本输》之大略，世或以为流注。谨按《灵枢经》曰：所言节者，神气之所游行出入也，非皮肉筋骨也[三]。又曰：神气者，正气也。神气之所游行出入者，流注也；井荥输经合者，本输也⑧；举而并之，则知相去不啻⑨天壤之异。但恨⑩《灵枢》不传久矣，世莫能究。夫为医者，在读医书耳，读而不能为医者有矣，未有不读而能为医者也。不读医书，又非世业，杀人尤毒于梃刃⑪。是故古人有言曰：为人子而不读医书，犹为不孝也。仆本庸昧，自髫⑫迄壮，潜心斯道⑬，颇涉⑭其理。辄不自揣，参对诸书，再行校正家藏旧本《灵枢》九卷，共八十一篇，增修音释，附于卷末，勒⑮为二十四卷。庶⑯使好生之人，开卷易明，了无差别。除已具状⑰经所属申明外，准使府指挥依条申转运司选官详定，具书送秘书省国子监⑱。今崧专访请名医，更乞参详，免误将来。利益无穷，功实有自。

时宋绍兴乙亥仲夏望日。锦官^⑲史崧题

【校勘】

［一］昔　日刻本无。

［二］乃　日刻本作"即"。

［三］所言节者，神气之所游行出入也，非皮肉筋骨也　语出《灵枢·九针十二原》。

【注释】

①　世所奉行唯《素问》耳：奉，信奉；遵循；尊崇。《左传·哀公六年》："吾子奉义而行之也。"《左传·隐公元年》："是以隐公立而奉之。"洪亮吉诂："奉皆有尊崇之义。"行，往昔。王念孙曰："《论衡》一书，言'行事'者甚多，皆谓往事也。"世所奉行唯《素问》耳，即社会上所尊崇以往的书只有《素问》啊。

②　越人得其一二而述《难经》：得，获得；晓悟；了解。《说文》："行有所得也。"《玉篇》："得，获也。"《韩非子·外储说左下》："臣昔者不知所以治邺，今臣得矣。"其，代词。代指《素问》。述，阐述前人成说；著述。《论语·述而》："述而不作。"皇侃疏："疏者，传于旧章也。"《广韵·术韵》："述，著述也。"越人得其一二而述《难经》，即秦越人了解《素问》很少的内容就著述了《难经》。

③　皇甫谧次而为《甲乙》：次：按顺序叙事，居于前项之后的称次。《说文》："次，不前不精也。"徐错系传："不前，是次于上也，不精，是其次也。"皇甫谧次而为《甲乙》，即而后皇甫谧就写了《甲乙经》。

④　《南阳活人书》：北宋·朱肱著。

⑤　谨按：谨，恭敬。《韩非子·外储说右上》："遇客甚谨。"谨按，恭敬的遵照。

⑥　举而并之：并，并排；一起；同时。此引申为对照。举而并之，拿起来就对照着看这两段话。

⑦　标：格调。

⑧　神气者，正气也。神气之所游行出入者，流注也，井荥输经合者，本输也：作者自序引的内容是原文大概意思，主要是想说明流注的包含有哪些内容，非看做佚文也，若为佚文作者岂能不校勘乎？因此"井荥输经合者，本输也，"告诉我们井荥输经合是本输篇的内容，并非原文。其大意是："神气，就是正气，神气它所流动有出有入，就是流注，井荥输经合的穴位，是在《本输》篇。

⑨　不啻：不但；不只。《书·多士》："而不啻不有尔土。"孔传："不但不得还本土而已。"

⑩　恨：遗憾。

⑪　梃刃：梃，棍棒《孟子·梁惠王上》："杀人以梃与刃。"《广雅·释器》"梃，杖也。"刃，刀剑等金属类武器。《急就篇·言物》："矛铤镶盾刃刀钩。"颜师古注："刃总言诸兵刃也。"梃刃，即杖、刀代金属之类的武器。

⑫　髫：《说文》："髫，小儿垂结也。"据此古代儿童时期，把垂下头发打成结子，即相当于今人梳小辫。

⑬　斯道：道，思想体系。《论语·卫灵公》："道不同，不相为谋。"

⑭　涉：阅读；广博。《后汉书·仲长统传》："少好学，博涉书记。"《北史·崔鉴传》："学涉，好文词。"

⑮　勒：编纂；刊刻。南朝·宋·裴骃《史记集解序》："虽时有纰缪，实勒成一家。"张守节正义："虽有小纰缪，实编勒成一家之书矣。"

⑯　庶：希冀。《玉篇》："庶，幸也，冀也。"

⑰　具状：具，详尽，一五一十地。《史记·高祖本纪》："高祖适从旁舍来，吕后具言客有过。"状，陈述。《古今韵会举要·漾韵》："状，陈也。"

⑱　具书送秘书省国子监：具，准备。秘书省国子监：古代官事机构。《宋史》卷一百六十四·职官四："秘书省，掌古今经籍图书国史天文历之之事。"《续通志》卷一百三一·职官略二："国子监，宋三学之外复设小学教谕，又置书库官，掌印经史群书。"

⑲　锦官："锦官，地名。《读史方舆纪要》卷六十七："张仪，张若城成都，周回十二里，更于彝里桥南立锦官，今城南名锦官城。"

卷 之 一

九针十二原第一〔一〕

【原文】

黄帝①问于岐伯②曰：余子③万民，养百姓④，而收其〔二〕租税。余哀其不给〔三〕⑤，而属⑥有疾病，余欲勿使被毒药，无用砭石⑦，欲以微针通其经脉，调其血气，营⑧其逆顺⑨出入之会⑩。令可传于后世，必明为之法，令终而不灭⑪，久而不绝，易用难忘，为之经纪⑫。异其章〔四〕，别其表里⑬，为之终始。令各有形，先立针经。愿〔五〕⑭闻其情。

【校勘】

〔一〕第一　该篇名和目录其后并有"法天"二字。钱校本："原刻第一篇注'法天'……盖取二十三卷'九针论'之文，殊不知彼本论针，而非论篇目也，甚为无理。"今据删。

〔二〕其　金本、黄本、统本并无。

〔三〕给　《太素》作"终"。

〔四〕异其章　《太素·九针要道》作"异其篇章"。

〔五〕愿　冀医本作"愿"。据上下文当作"愿"。

【注释】

①　黄帝：相传为上古帝王，其姓公孙，生于轩辕之丘，因名轩辕。相传农历三月三是其生日，今陕西有其墓，名"黄帝陵"。

②　岐伯：相传为黄帝的大臣。

③　子：爱护。《礼记·中庸》"子庶民"，郑玄注："子，犹爱也。"

④　养百姓：养，《说文》："养，供养。"《古今韵会举要·漾韵》："养，

下奉上曰养。"百姓，官；平民。此指百官。《诗·小雅·天保》："群黎百姓。"

⑤　给：丰足。《说文》："给，足也。"《孟子·梁惠王下》："秋省敛而助不给。"

⑥　属：佩，带，系。此引申为牵连；患。唐·韩愈《送郑尚书序》："府帅必戎服，左握刀，右属弓矢。"

⑦　砭石：远古时期，先人把石头磨砺成尖石，或其他不同形状，用之治病。

⑧　营：获得。《楚辞·天问》："何往营班禄不但还来。"王逸注："营，得也。"

⑨　逆顺：亦称顺逆。不同的事物逆行和顺行有不同含义。星辰的逆行与顺行；经脉的逆行与顺行。行星朝东运动称为"顺行"，朝西运动称为"逆行"。《隋书·律历志下》："其月之所食，皆依日亏起，每隋类反之，皆与日食限同表里，而与日返其逆顺。"《史记·天官书》："察日、月行以揆岁星顺逆。"而向西为上，如何确认向西为上？取面向南，则右为西。《仪礼·士虞礼》："陈三鼎于门外之右。"郑玄注："门外之右，门西也。"《文选·王粲〈从军〉诗之一》："相公征关右，赫怒震天威。"李周翰注："关右，关西也。"古代崇右，故以右为上，为贵，为高。《管子·七法》："春秋角试，以练精锐为右。"尹知章注："右，上也。"《史记·廉颇蔺相如列传》："即罢归国，以相如功大，拜为上卿，位在廉颇之右。"司马贞索隐："王劭按：董勋《答礼》曰'识高者名录在上，于人为右；识卑者名录在下，于人为左，是以谓下迁为左'。"张守节正义："秦汉以前，用右为上。"《素问·玉版论要篇》："上为逆，下为顺。"据此向西，即逆，逆，即右，右，即上，上，向上。经脉向上行为逆，向下行为顺。

⑩　会：会合；聚会。此指经脉的交接处。《书·洪范》："会其有极，归其有极。"孔颖达疏："集会其有中之道而行之。"《史记·项羽本纪》："五人共会其体，皆是。"

⑪　终而不灭：终，成就，此引申为贡献。《左传·昭公十三年》："百事不终。"灭，埋没。《荀子·臣道》："阘主妒贤畏能而灭其功。"终而不灭，使之贡献不会被埋没。

⑫　经纪：经，法则。纪，法度，准则。《三国志·断刑论·陈思王植

传》："举挂时纲，动乱国经。"《礼记·礼运》："礼仪以为纪。"孔颖达疏："纪，纲纪。"

⑬ 异其章，别其表里：异，奇异、非凡之人或事物。《论语·先进》："吾以子为异之问。"何晏集解引孔安国曰："谓子问异事耳。"刘宝楠正义："异者谓异人也，若颜渊、仲弓之类。"表里，比喻地理上的领接，此借喻阴经和阳经相连接和内外关系。《宋书·自序》："且表里强蛮，盘带疆场。"《金史·地理志上》："取淮之中流为界，而与宋为表里。"异其章，别其表里，即把这些特殊的经络写成篇章，分别阴经和阳经相连接的关系。

⑭ 顾：希望；愿望。《广韵·愿韵》："顾，欲也。"《方言》卷一："顾，欲思也。"

【语译】

黄帝问到岐伯时说："我爱护的人是数以万计的老百姓，让他们来奉养百官，就收他们的租税，我哀怜他们不丰足，而他们又身患疾病，我想不使他们遭受药物之苦，也不用砭石治疗，想用细小的针刺来疏通他们的经络、血脉，调理有病的气血，找到经脉各向上行和向下行的路线，从哪里发出，从哪里进入和交汇的地方。让这美好的内容流传于后世，一定要写清楚它们的规律和道理，使之贡献不会被埋没，即使是长期也不会绝迹，使用起来比较简单，且难以忘记，把它当作标准。将这特殊的经络写成篇章，分别阴经和阳经相连接的关系，把经络从开头到结尾的全过程写出来，描写出不同针的形体，首先建立起针经学说，我希望听听这其中的情形。"

【原文】

岐伯答曰：臣请推①而次之，令有纲纪，始于一，终于九焉。请言其道②：小针之要，易陈而难入。粗守形③，上〔一〕守神④。神乎！神客⑤在门⑥。未睹其疾⑦，恶知其原？刺之微⑧，在速迟。粗守关⑨，上守机⑩。机之动，不离其空⑪。空中之机，清静而微⑫，其来不可逢⑬，其往不可追⑭。知机之道者，不可挂以发⑮；不知机道，叩之不发⑯。知其往来，要与之期⑰，粗之阇乎⑱！妙哉！工〔二〕⑲独有之。往者为逆⑳，来者为顺㉑。明知逆顺，正行无问㉒。逆〔三〕而夺之，恶得无虚㉓，追〔四〕而济之㉔，恶得无实，迎之、随之，以意和之，针道毕矣。

【校勘】

〔一〕上　《太素》作"工"。

〔二〕工　日刻本作"上"。

〔三〕逆　胡本、藏本、日抄本并作"迎"。

〔四〕追　《针灸大成》卷四作"随"。

【注释】

① 推：扩展。

② 道：技术；技艺；体验。《周礼·春官·大司乐》："凡有道者，有德者，使教焉。"郑玄注："道，多才艺者。"

③ 粗守形：粗，略微。引申比喻为掌握知识少的人，形，表现；显露。《增韵·青韵》："形，现也。"粗守形，即水平低的医生只知道机械地运用针刺方法。马莳曰："下工泥于形迹，徒守刺法。"

④ 神：玄妙的正气，此指正气。

⑤ 客：寄居；（邪气）所居。汉·应场《侍五官中郎将建章台集诗》："往春翔北土，今冬客南淮。"

⑥ 门：门径；窍门；孔窍，此指正邪出入之道。引申为穴位。此指正邪出入之道。《老子》第一章："玄之又玄，众妙之门。"《淮南子·原道》："独知守其门。"高诱注："门，禁要也。"

⑦ 疾：疾病。

⑧ 微：精妙《荀子·解蔽》："未可谓微也。"杨倞注："微者，精妙之谓也。"

⑨ 关：《洪武正韵·删韵》："关，机捩也。"《后汉书·张衡传》："中有都柱，傍行八道，施关发机。"

⑩ 机：古代弩箭上的发动机关；泛指简易的制动装置，也指设有这种装置的器械。《释名·释兵》："弩，含括之口曰机，言如机之巧也，也言如门户之枢机，开阖有节也。"《书·太甲上》"若虞机张网省括于度，则释。"孔

传："机，弩牙也。"《说文·木部》："机，主发谓之机。"《说文解字注·木部》："机，机之用之于发，故凡主发者皆谓之机。"

⑪　空：空：通孔，指孔道。

⑫　微，隐蔽。《说文》："微，隐行也。"

⑬　逢：大，指加。

⑭　追：借喻为泻法。

⑮　挂以发：一挂上箭就放。

⑯　叩之不发：（胡乱）扣击而放不出箭。

⑰　要与之期：要，控制。《史记·货殖列传》："唯京师要其道。"期，时间；适合。《广雅·释言》："期，时也。"要与之期，即掌握扣机射箭的时间。

⑱　粗之阖乎：阖，不通晓；糊涂。《正字通·门部》："阖，心不通晓。"粗之阖乎，水平低的人对这个原理是不明白的啊。

⑲　工：擅长。工于心计。

⑳　往者为逆：往，亡去。《管子·权修》："无以畜之，则往而不可止也。"往者为逆，经气的减退或消失为"逆证"。

㉑　来者为顺：来，招致，经气的出现或增强。《字汇·人部》："来，招致也。"来者为顺，经气的出现或增强为"顺证"。

㉒　正行无问：问，论难，引申为怀疑。《易·干》："问以辩之"孔颖达疏："以辩决于疑也。"正行无问，正确使用无须怀疑。

㉓　恶得无虚：虚，疏松；不足；缺损。此引申为"泻，或泄。"恶得无虚，怎么会不出现泻呢。

㉔　追而济之：追，即顺。济，补；增加。《尔雅·释言》："济，益也。"追而济之，顺着经气而补之。

【语译】

岐伯回答说，请允许我把针刺理论扩展开来，并编排这些内容的次序，使它们有纲领，从第一种针开始，到第九种针就结束了啊！请允许我谈谈其技艺和体会：细小之针看起来很玄妙，说起来容易，准确把握、灵活运用很难。水平低的医生只知道机械地运用刺法，高明的医生则能把握人体气血的虚实。玄妙呀！正气与邪气就存在于人的经穴。没有看清正邪所在、病在何经，怎能知道病生何处？针刺的精妙之处，在于掌握好快与慢的技巧。（以射箭为譬）好比低劣的射箭手只知道操作"关"，精明的射箭手则掌握"机"的操作原理，机的启动是不能离开其孔道的，孔道中的机是清净而隐蔽。箭装满了，不要再装箭了，好比实证，不能再用补法，机箭已经射完，不可再射。明白机的原理的人，不是一挂弦就立即放箭；不明白机的原理的人，扣住而不能放箭。明白了箭的机的进出和挂弦和发射的道理，就能控制好发射的时机。低劣的射箭手是多么昏昧啊！巧妙的技术呀，只有擅长射箭的人才有此技巧。将射箭之理移用于扎针，经气的减退或消失为逆证，经气的出现或增强为顺证。明白和掌握了顺和逆的机理，正确地运用不需怀疑。迎着经气进针而泻之，怎能不使其泄来呢？顺着经气扎针补益之，怎能不使其实起来呢？使之"迎"和"随"，根据自己对疾病的（正确）理解而调和之，用针的基本理论就说完了。

【原文】

凡用针者，虚则实之，满①则泄之，宛陈②则除之，邪胜[一]则虚之。大要③曰：徐而疾则实④，疾而徐则虚⑤。言实与虚，若有若无⑥；察⑦后与先[二]，若存若亡⑧；为虚与[三]实，若得若失⑨。虚实之要，九针最妙。补泻之时，以针为之。泻曰：必持内⑩之，放而出之⑪。排阳得针⑫，邪气得泄。按而引针，是谓内温⑬，血不得散，气不得出也。补曰随之。随之意，若妄⑭之，若行若按⑮，如蚊虻止，如留如还⑯，去如弦绝，令左属右⑰，其气故止，外门已闭，中气⑱乃实。必无留血，急取诛之。持针之道，坚⑲者为宝。正指直刺，无针左右。神在秋毫，属意病者⑳。审视血脉，刺之无殆。方刺之时，必在悬阳㉑及与两卫[四]，神属勿去㉒，知病存亡。血脉者，在腧横㉓居，视之独澄㉔，切之独坚㉕。

【校勘】

〔一〕胜　《针灸大成》卷四作"盛"。胜：同"盛"。兴盛；旺盛。《管子·治国》："农事胜则入粟多，入粟多则国富。"《素问·逆调论》："岐伯曰：'是人者，素肾气胜，以水为事，太阳气衰，肾脂枯不长。'"

〔二〕察后与先，若存若亡　察后与先，《千金翼方》卷二十八作"察其后先"。

〔三〕与　周本、张本、日刻本《素问·针解篇》、本书"小针解"并作"为"。

〔四〕卫　《甲乙》卷五第四、覆刻本《太素·卷二十一》并作"衡"。当据改。衡：眼眉。

【注释】

① 满：通"懑"。壅滞。《素问·大奇论》："肝满，肾满，肺满，皆实，即为肿。"王冰注："满，谓脉气满实也。"

② 宛陈：宛，蕴；通"郁"。积聚，郁滞，郁结。陈，陈旧。《史记·扁鹊仓公列传》："寒湿气郁笃不发。"裴骃集解："宛，音郁。"《方言·卷十三》："宛，蓄也。"《书·盘庚中》："失于政，陈于兹。"孔传："今既失政而陈久于此而不徙。"孔颖达疏："《释诂》文又云：'尘，久也。'孙炎曰：'陈居之久，久则生尘矣。'古者陈、尘同也，故陈为久之义。"宛陈，即郁积旧废代谢物及瘀血。

③ 大要：要旨；概要。《尹文子·大道上》："人君有术……大要在手先正名分。"

④ 徐而疾则实：是慢进针，快出针，针出，急按针孔的刺法，为补法。马莳云："徐纳其针，而疾出之，则为补。"

⑤ 疾而徐则虚：是快进针，慢出针，针出不闭针孔的刺法，为泄法。马莳云："疾纳其针，而徐出之，则为泻。"

⑥ 言实与虚，若有若无：说到实证和虚证，实证觉手下充实，虚证觉手下空虚。

⑦ 察，辨别；区分。《淮南子·说林》："秋毫之末，视之可察。"；察后与先，若存若亡，辨别补泻以前和以后，原为实证的，医生用针以后，若

邪气已泻，则手下有散失感；若邪气尚存，则手下尚觉充实；原为虚证的，医生用针补后，若正气已经来复，则手下有充盈感；若正气尚未复，则手下尚觉空虚。

⑧ 若存若亡：用针后（虚者）若有所存，（实者）若有所亡。

⑨ 为虚与实，若得若失：施用补法后患者感到正气充满而似有所得；施用泻法后患者感到轻松而若有所失。

⑩ 持内：内，通纳。持内，拿针向里扎。

⑪ 放而出之：指摇大针孔，使邪气出来。

⑫ 排阳：排，劈分。《汉书·贾谊传》："屠牛坦一朝解十二牛，而芒刃不顿者，所排击剥割皆众理解也"；阳，通扬，张大。《周礼·考工记·梓人》："其声清阳而远闻。"孙诒让《正义》："阳与扬通"。故排阳得针，指将针孔分开、摇大，使邪气排解于外即得针泻之法。

⑬ 内温：温，通蕴，积藏。内温，意为使邪气包藏于内。《荀子·荣辱》："其沠（乃古之流字）长矣，其温厚矣，其功盛姚远矣。"

⑭ 妄：妄，通"亡"。无。亡妄古今字。《礼记·儒行》："今众人之命儒也妄常，以儒相诟病。"郑玄注："妄之言无也。言今世名儒无有常人，遭人名为儒。"陆德明释文："妄，郑音亡。亡，无也。"此妄指针刺手法轻，似无感觉。

⑮ 按：按压着（不动）。

⑯ 还：环绕。《战国策·燕策三》："荆轲逐秦王，秦王还柱而走。"《汉书·食货志上》："还庐树桑，菜茹有畦。"颜师古注："还，绕也。"

⑰ 令左属右：属，统属，率领；左，左手，又称押手；右，右手，即刺手。使押手统领刺手。

⑱ 中气：中者，正也。中气，正气。

⑲ 坚：持针坚牢而不摇动。

⑳ 属意病者：属，注也。指医生精神集中注意患者。王冰："目绝妄视，心专一务，则用之必中、无惑误也。"

㉑ 悬阳：一云心。如张志聪："悬阳，心也。心藏神，方刺之时，得之于心，则神属于病者，而知病之存亡矣。"一云鼻。杨上善曰："是阳，鼻也。"一云目。刘衡如曰："目为悬阳。"此说是，今从刘说。

㉒ 神属勿去：医生精神专注于患者神态变化，不要离开。

㉓ 横：侧，旁边。《左传·僖公二十八年》："原轸溆溱以中军公族横击之。"

㉔ 视之独澄：看得很清楚。

㉕ 坚：长。《广雅·释诂》："坚，长也。"

【语译】

大凡用针的原则，虚证则充实（补）他，满闷则疏通他，郁积、陈旧则清除他，邪气盛则泻他，《大要》中说：开始进针时慢、最后出针时快就可补益，开始进针时要快、最后出针时要慢就可泻。谈到实证和虚证，实证觉手下充实，虚证觉手下空虚。辨别补泻以前和以后，原为实证的，医生用针以后，若邪气已泻，则手下有散失感；若邪气尚存，则手下尚觉充实；原为虚证的，医生用针补后，若正气已经来复，则手下有充盈感；若正气尚未复，则手下尚觉空虚。用针后（正虚的人）若有所存，（邪实的）若有所亡。施用补法后患者感到正气充满而似有所得；施用泻法后患者感到轻松而若有所失。补泻的关键，以九针最为精妙。补泻选取适当的时间，才能用针取得效果。泻的方法：一定要握针刺入，开大针孔出针。（这样），将针孔分开、摇大，使邪气排解于外即得针泻之效，邪气就可以被清除。（反之），如果按住针孔出针，这叫内蕴（意为使邪气包藏于内），血不得疏通，邪气不得外出。补的方法叫随。随的意思：针刺手法轻，似无感觉，又像在行针，又像按住不动，好像蚊子虻虫停在身上一样，又像停留，又像转动，出针时好像弦断一样（迅速出针并按住针孔使气不外泄），使左右气血相贯通，则正气得以保留，针孔密闭，脏腑之气得以充实。一定注意针刺不要留下瘀血，如果有瘀血，要赶紧除去。持针的方法：一定要握牢针具，手指用力要正，刺的方向要直，不要将针扎偏。玄妙在于细微的手法，要专注患者，细心观察患处的血脉，正确扎针才不会造成伤害。当扎针的时候，一定要注目观察患者的眉目表情，神情要专注而不能分心，才能明白疾病的清除与否。血脉在腧穴侧旁，看上去很清楚，用手指摸按它感觉很长。

【原文】

九针之名，各不同形：一曰镵针①，长一寸六分；二曰员针，长一寸六分；三曰鍉针②，长三寸半；四曰锋针，长一寸六分；五曰铍针③，长四寸，广二分半；六曰员利针，长一寸六分；七曰毫针，长三寸六分〔一〕；八曰长针，长七寸；九曰大针，长四寸。镵针者，头大末锐，去④泻阳气；员针者，针如卵形，揩摩分间⑤，不得伤肌肉，以泻分气⑥；鍉针者，锋如黍粟之锐，主按脉，勿陷⑦以致其气；锋针者，刃三隅，以发痼疾；铍针者，末如剑锋，以取大脓；员利针者，尖如牦⑧，且员且锐，中身微大，以取暴气⑨；毫针者，尖如蚊虻喙，静以徐往，微以久留之，而养⑩以取痛痹⑪；长针者，锋利身薄⑫，可以取远痹⑬；大针者，尖如梃⑭，其锋微员，以泻机关⑮之水。九针毕矣。

【校勘】

〔一〕三寸六分　本书《九针论》作"一寸六分"。

【注释】

①　镵针：针尖锐利的针。《广雅·释诂四》："镵，锐也。"

②　鍉针：《灵枢识》："鍉，音时，又音低，镝也，箭簇也。"一种形状似箭的针。

③　铍针：一种刺痈肿的针，末如剑锋。

④　去：除去。

⑤　分间：分，分开。《说文》："分，别也"。分间，相当于组织之间。

⑥　分气：分间气，指组织之间的邪气。

⑦　主按脉，勿陷以致邪气：陷，刺入。《韩非子·难一》："吾楯之坚，物莫能陷也"。主按脉，勿陷以致邪气。意思为：主要用于按压脉，不要扎进

去，而招致邪气内侵。

　　⑧　牦：音义同"毛"。

　　⑨　暴气：暴，急暴，指突然；气，邪气。暴气，指猛烈的致病邪气。

　　⑩　养：蓄养（阳气）。

　　⑪　微以久留之，而养以取痛痹：微，少，稍微。养，助长。留针时间稍长，以助长（阳气）来治疗痛痹。

　　⑫　薄：《淮南子·兵略》："薄之若风。"《说文通训定声》："薄，假借为博。"指大。

　　⑬　远痹：久痹。长针。

　　⑭　梃：古代的一种武器。

　　⑮　机关：泛指关节。本书《邪客》："住留则伤筋络骨节机关，不得屈伸，故痀挛也。"《素问·厥论》："机关不利者，腰不可以行，项不可以拔。"

【语译】

　　九种针的名称和形状，各不相同：第一种叫做镵针，长一寸六分；第二种叫做员针，长一寸六分；第三种叫做锓针，长三寸五分；第四种叫做锋针，长一寸六分；第五种叫做铍针，长四寸，宽二分半；第六种叫做员利针，长一寸六分；第七种叫做毫针，长三寸六分；第八种叫做长针，长七寸；第九种叫做大针，长四寸。

　　镵针，针头大而针尖锐利，用于泄体表之阳气；员针，针如蛋圆形。用以按摩组织之间的部位，不可损伤肌肉，用来疏泄组织之间的邪气；锓针的针尖部像小米粒一样圆，主要用于按压脉，不要扎进去，而招致邪气内侵。锋针（三棱针），刀刃呈现三角形，以治疗顽固的疾病；铍针的针尖像剑锋一样锐利，用来针刺痈疡以排脓；员利针的形状像长毛。又圆又尖，针体略粗，用以治疗猛烈的致病邪气；毫针的尖像蚊子、虻虫的嘴，轻轻地、慢慢地刺入，留针时间稍长，以助长（阳气）来治疗痛痹；长针的针尖锋利而针身较大，可以治疗久痹；大针的针尖部位像梃，而其尖微圆，用以泻人关节的积水。九针的基本情况概述如此。

【原文】

　　夫气之在脉也，邪气在上^①，浊气在中^②，清气在下^③。故针陷脉则邪气出〔一〕^④，针中脉则浊气出^⑤，针太深则邪气反沉^⑥，病益〔二〕。故曰：皮肉筋脉，各有所处〔三〕，病各有所宜〔四〕，各不同形，各以任其所宜。无实，无虚〔五〕。损不足而〔六〕益有余，是谓甚〔七〕病。病益甚〔八〕，取五脉^⑦者死，取三脉者恇^⑧；夺^⑨阴者死〔九〕，夺阳者狂。针害毕矣。刺之而〔十〕气不至，无问其数；刺之而〔十一〕气至，乃去之，勿复针。针各有所宜，各不同形，各任其所为。刺之要，气至而有效。效之信〔十二〕^⑩，若风之吹云，明乎若见苍天〔十三〕。刺之道毕矣。

【校勘】

　　〔一〕针陷脉则邪气出　气，《甲乙》卷五第四无。

　　〔二〕病益　本书《小针解》无其二字。《素问·长刺节论》王注引《针经》、《甲乙》卷五第四、盛本《太素·卷二十一·九针要道》"益"下并有"甚"字。

　　〔三〕各有所处　《要旨》卷二上第二十四引无其四字。

　　〔四〕病各有所宜　《要旨》卷二上"各"上无"病"字，《甲乙》卷五第四"宜"作"舍"，"舍"下有"针各有所宜"五字，盛本《太素·卷二十一·九针要道》"舍"字作"含"。

　　〔五〕无实，无虚　《素问·针解篇》王注引文、《甲乙》卷五第四、盛本《太素·卷二十一·九针要道》作"无实实，无虚虚"。

　　〔六〕而　《甲乙》卷五第四无。

　　〔七〕甚　《甲乙》卷五第四、盛本《太素·卷二十一·九针要道》并作"重"。

　　〔八〕甚　作"其"。

　　〔九〕夺阴者死　死，《甲乙》卷五第四作"厥"。

　　〔十〕而　《素问·诊要经终论》王冰引文无"而"字。

　　〔十一〕而　《素问·诊要经终论》王冰引文无"而"字。

　　〔十二〕信　盛本《太素·卷二十一·九针要道》作"候"。

〔十三〕明乎若见苍天　盛本《太素·卷二十一·九针要道"明"作"照"。《甲乙》卷五第四作"昭然于天"。

【注释】

① 邪气在上：本书《小针解》："夫气之在脉也，邪气在上者，言邪气之中人也高。"

② 浊气在中：本书《小针解》："浊溜于肠胃，言寒湿不适，饮食不节，而病生于肠胃，故命曰浊气在中也。"

③ 清气在下：本书《小针解》："言清湿地气之中人也，必从足始，故曰清气在下也。"马莳："清湿之地气中人，必从足始，故曰清气在下。"

④ 针陷脉则邪气出：陷，下。本书《小针解》："针陷脉则邪气出者，取之上。"针陷脉则邪气出，即用针治腰以下的邪气，针刺上部的腧穴。

⑤ 针中脉则浊气出：本书《小针解》："针中脉则浊气出者，取之阳明合也。"马莳："阳明合，即足三里也。"针中脉则浊气出，即针刺阳明经脉，就能祛除肠胃浊气。

⑥ 针太深则邪气反沉：张志聪："言浮浅之病，不欲深刺也，深则邪气从之入，故曰反沉也。"即浮浅之病，深刺反而邪气随着针深入。

⑦ 五脉：五脏血脉。

⑧ 恇：虚弱。

⑨ 夺：丧失；失去。《素问·通评虚实论》："邪气盛则实，精气夺则虚。"王冰注："夺，谓精气减少如夺去也。"

⑩ 信：征信，征验。

【语译】

邪气侵犯到经脉，风邪之气侵犯到人体上部；饮食的秽浊之气，侵犯到人体中部；清冷寒湿之邪气，侵犯到人体下部。所以，用针刺治腰以下的邪气，可以使（上部）的邪气散出；刺阳明经合穴，可以使浊气除去；病在浅层而针刺太深，能引邪入里，使病势更加严重。所以说：皮肉筋脉个有一定的部位，患病各在适宜的部位，各个部位的疾病有不同的形征，各个部位当有针刺九针所适宜深度，不要使实证更实，不要使虚证更虚，是损伤不足的虚证，可是补益有瘀的实证，（治疗时不可补实泻虚，如果虚证用了泻法，实证用了补法，不但不会减轻疾病。反而会增重病情）。这叫做"甚病"，使病情更加严重了。刺泄五脏的经脉，就会使人死亡，泄三脏的经脉就会使人虚弱，丧失阴血的病人就会死亡，丧失阳气的病人，就会使人神志错乱，发狂，针刺误用的害处都说了。针刺时经气（针感）没有出现时，不能听病人反应出现针感的速度，等待针下（针感）得气，就可以出针，不要再针了，九针形状不一，各针有它们所担当的任务。针刺的关键是得气就会有效果，有效的征象，疾病痊愈好像风吹云散，由阴暗变为晴朗的蓝天一样，针刺的道理就是这样。

【原文】

黄帝曰：顾闻五藏六腑所出之处〔一〕①。岐伯曰：五藏五腧，五五二十五腧②；六府六腧，六六三十六腧③。经脉十二，络脉十五④，凡二十七气，以上下。所出为井⑤，所溜为荥〔二〕，所注⑥为腧〔三〕，所行为经⑦，所入为合⑧。二十七气所行，皆在五腧也。节之交，三百六十五会⑨，知其要者，一言而终，不知其要，流散无穷。所言节者，神气⑩之所游行出入也，非皮肉筋骨也。

【校勘】

〔一〕顾闻五藏六腑所出之处　顾，冀医本作"愿。"当作"顾"。

〔二〕所溜为荥　溜，《难经·六十八难》作"流"。史崧《音释》："溜谨按《难经》当作流。"所溜为荥：溜，细小的水流。此引申为"细小的经气感应。"北周·庚信《对烛赋》："傍垂细溜。"荥，小水。荥为濙的初字，同"濙"。濙同"渫"。《说文》："荥，细小水的也。"《广韵·青韵》："荥，小水也。"《淮南子·泰族》："荥水不能生鱼鳖者，小也。"《集韵·清韵》："濙……或从荥。"《文选·扬雄赋〈甘泉赋〉》："梁弱水之潆渫兮。"李善注："潆渫，小水貌。"《汉书·扬雄传上》作"潆濙。"《类经》卷八第十四："小水曰荥。脉出于井而流于荥，其气尚微也。"所溜为荥，出现细小感应的地方就是荥。

〔三〕所注为腧　《素问·咳论》王注引"所注"上，有"脉之"二字。《甲乙》卷三第二十四本句下有"所过为原"四字。此非原文，而为注文。

【注释】

① 顾闻五脏六腑所出之处：处，处所。顾闻五脏六腑所出之处，希望了解五脏六腑的井、荥、腧、经、合、十二经脉、十五络脉出现所处的位置。

② 五五二十五腧：马莳："五脏者、心肝脾肺肾也。每脏有井荥输经合，则五五二十五腧也。"

③ 六六三十六腧：马莳："六腑者，胆、胃、大肠、小肠、三焦、膀胱也、每府有井、荥、输、原、经、合六腧，则六六三十六腧也。"

④ 络脉十五：十二经、任、督各有一条络脉。加脾之大络，计十五络。

⑤ 所出为井：出，发出；产生；开始。井，井水；泉水。《说文》："井，凿地取水也，"此引申为"或曰产生井穴的地方。"所出为井，即肢体末端产生感应的地方就是井。

⑥ 所注为腧：注，灌入、灌注；倾泻；聚集。《说文》："注，灌也。"腧，通"输、俞。"指一般的穴位；又特指背部的腧穴或四肢的五腧穴。据上下文，此指四肢的五腧穴。即"输"的含义。《广韵·遇韵》："输。送也。"注腧，即所灌入和能灌出的就是输。通俗地说，就是针感向两侧传送的就是输。

⑦ 所行为经：行，道路；流。经，主要的江河水道。《汉书·沟洫志》："河，中国之经渎。"《水经注·河水一》："水有大小，有远近，水出山而流入海者命曰经水。"此指比较大的经脉，针刺感应更加明显的为经。《类经》卷八第十四："脉气大行、经营于此，其气正盛也。"

⑧ 所入为合：合，聚合；合并。指诸经脉气汇合的地方。观察合穴，凡合穴者，往往有二经交叉或二经以上交叉或有络脉出入，故所入为合，为诸经脉气汇合的地方。《类经》卷八第十四："脉气至此，渐为收藏、而入合于内也。"

⑨ 节之交，三百六十五会：节，征验，此引申为"感应"。交，合并，合在一起。《广雅·释诂二》："交，合也。"会，腧穴。《史记·扁鹊仓公列

传》："扁鹊乃使弟子子阳厉针砥石，以取外三阳五会。"张守节《正义》："五会谓百会、胸会、听会、气会、臑会。"节之交，三百六十五会，即有感应的地方，是气血来往的地方。

⑩　神气：正气；血。本书《营卫生会》："营卫者，精气也；血者，神气也""神气之所游行出入者，流注也。"本书《天年》："神气舍心"。本书《经水》"五藏者，合神气魂魄而藏之"。《类经》十九卷第六："谷气，即正气，亦曰神气。"史崧序："神气者，正气也。"

【语译】

黄帝说：我希望了解五脏六腑的井、荣、腧、经、合、十二经脉、十五络脉出现所处的位置。岐伯说：五脏分别有井、荣、腧、经、合五个腧穴，五五共二十五个腧穴。六腑的经脉，分别有井、荣、腧、原、经、合六个腧穴。六六共计三十六个腧穴。人体脏腑共有十二经脉，每经脉分别有一络，加脾之人络和任脉督脉的二络，共计十五络，十二经脉加上十五络，这二十七脉之气来上下循行于全身，都从井穴开始。故所出为井，犹如山谷间之泉水初出，针感往往传导很近；所溜为荣，像山泉的涓涓而行。其气尚微，未成大流，其针感传导略强；所注为输，像水也能汇聚又能转运出去。其气很渐盛，震感传到敏感；所行为经，像水流成江河，脉气很盛，针感传导很明显；所入为合，像水已汇聚，诸经气汇合于内，针感传导多向深部传导。这二十七经脉气的循行，都出入这五脏的五输，"节"相交汇的地方，那就是人体共有三百六十五个气血江合处，知道这些内容的一句话就可以说完，不知道这些内容的，则说起来流散没有穷尽，所说"节"的地方，这是正气游行出入的地方，不是指皮肉筋骨。

【原文】

睹〔一〕其色，察其目，知其散复①；一其形，听其动静，知其〔二〕②邪正。右主推之③，左持而御之④，气至而去之。

【校勘】

〔一〕睹 统本、金陵本、张本、黄校本"睹"并作"观"。

〔二〕一其形，听其动静，知其 知其 《素问·宝命全角论》王注引作"而知"。

【注释】

① 散复：即气之耗散与复还。

② 一其形，听其动静，知其：一，全面。听，考察。《书·洪范》："五曰听。"孔传："听，察是非。"动静，情况；消息。引申为异常反应。《汉书·西域传》："都护督察乌孙康居诸外国，动静有变，以闻。"今方言仍保留其意，如"你听外边有什么动静"。一其形，听其动静，即全面看他的形征，考察病人有哪些异常反应。

③ 右主推之：推，刺。《晏子春秋·内篇杂上》："曲刃钩之，直兵推之。"于省吾新证："自外向内挽之曰钩，自内向外刺之曰推。"右主推之，即用右手扎针。

④ 左持而御之：即左手扶持而驾驭针身。

【语译】

观察面部气色的明暗和眼神，可知气的消散相复还，全面观察病人形征，考察病人有哪些反应变化，即可诊知邪正虚实，然后右手扎针，并以左手扶持针身，待其气（针感）至有针感时，即可出针。

【原文】

凡将用针，必先诊脉，视气之剧易①，乃可以治也。五藏之气已绝于内，而用针者反实②其外，是谓重竭，重竭必死，其死也静，治之者③，辄④反其气，取腋与膺；五藏之气已绝于外，而用针者反实其内，是谓逆厥，逆厥则必死，其死也躁，治之者，反取四末。刺之害，中而不去，则精⑤泄；害〔一〕中而去，则致气⑥。精泄则病益甚而恇⑦，致气则生为痈疡。

【校勘】

〔一〕害　《太素》及本书《寒热病》并作"不"，当据改。

【注释】

① 剧易：剧，剧烈；易，轻。引申为气的盛衰。

② 实，邪气亢盛。《素问·玉机真藏论》："岐伯曰：脉盛、皮热、腹胀、前后不通、闷瞀，此谓五实。"王冰注："实谓邪气盛实。"《三国志·魏志·华陀传》："佗曰：'寻外实，延内实，故治之宜殊。'"

③ 治之者：指救治的方法。

④ 辄：就；擅自。《助字辨略》卷五："辄字专辞，犹云独也，特也。"

⑤ 精：正气。《古今韵会举要·庚韵》："精，《增韵》：真气也。"

⑥ 致气：招致邪气。

⑦ 怯：怯弱。

【语译】

总的来说，用针之前，必先诊脉象，以观脏气的盛衰，然后才可决定治法，如五脏之气已衰竭于内，而施用针的时候反而泻其在外的肌表，这叫"重竭"（内外阳气衰竭），故死时安静。治这种病的时候，擅自用错了治疗方法来泻体表的阳气，这是选取了腋和胸的缘故，五脏的阳气完全衰竭跑到身体的外边，可是施用针刺的时候，反而认为邪气在其脏腑，就泻脏腑的阳气，这叫逆厥，逆厥的出现必死，这种情况死的时候病人也烦躁不安。治疗这种病的时候是错用了治疗方法来泻四肢末端阳气而引起的。针刺的失误在于刺已中疡而不出针，就会损伤正气，不中疡而出针，就会使邪气留带，正气泄脱则病更加重而同时引起虚弱；招致邪气留滞不散，就会发生痈疡。

【原文】

五藏有①六府，六府有十二原②，十二原出于四关③，四关主治④五藏。五藏有疾，当取之十二原，十二原者，五藏之所以禀三百六十五节气味〔一〕⑤也。五藏有疾也，应出十二原，十二原〔二〕各有所出，明知其原，睹其应，而知五藏之害矣。

【校勘】

〔一〕气味　孙鼎宜："气当作之，草书形误。味当作会，声误。"孙说不足为据。

〔二〕十二原　冀医本据《甲乙》改作"而"。

【注释】

① 有：相当"于"。

② 十二原：原，即原穴。原穴是脏腑之气表里相通之处。是指五脏所属经脉的俞，每脏左右各一，共十个，加鸠尾、脖胦（气海），计十二个原穴。

③ 四关：著者认为：临脐二寸处，上下左右各一，为四关。汉·荀悦《申鉴·俗嫌》："临脐二寸谓之关，关者所以关藏呼吸之气，以禀受四体也。"张景岳认为：两肘两膝之关节为四关。《类经》卷八第十五注："四关者，即两肘两膝，乃周身骨节之大关也。故凡井、荥、俞、原、经、合穴，皆手不过肘，脚不过膝，而此十二原者，故可以治五脏之疾。"张景岳之说不足以为据，因十二原出于四关，其中十二原包括鸠尾和脖胦，而鸠尾和脖胦不在四肢，故其说值得怀疑。

④ 治：管理。

⑤ 气味：味，意义；旨趣。《文心雕龙·宗经》："是以往者虽旧，余味日新。"气味，意趣，此指感应和意义。

【语译】

五脏关联到六腑，六腑关联到十二原，十二原出于四关，四关原穴主治五脏的病变，故五脏有病，应当以取十二原穴。五脏禀受三百六十五个有征象感应的意义的原因，在于五脏的病变能反映到十二原，而十二原也各有所属的内脏，观察十二原的反应情况，就能知道五脏的病变。

【原文】

阳中之少阴〔一〕，肺也，其原出于太渊，太渊二。阳中之太阳，心也，其原出于大陵，大陵二。阴中之少阳，肝也，其原出于太冲，太冲二。阴中之至阴，脾也，其原出于太白，太白二。阴中之太阴〔二〕①，肾也，其原出于太溪，太溪二。膏〔三〕之原，出于鸠尾，鸠尾一。肓之原，出于脖胦②，脖胦一。凡此十二原者，主治五藏六府之有疾者也。胀取③三阳，飧泄取三阴。

【校勘】

〔一〕少阴　《素问·六节脏象论》作"太阴"。

〔二〕太阴　《素问·六节脏象论》作"少阴"；新校正云："按全元起本并《甲乙经》、《太素》少阴作太阴。当作太阴。肾在十二经，虽为少阴，然在阴分之中，当为太阴。"

〔三〕膏　覆刻本《太素·卷二十一·诸原所生》作"鬲"。

【注释】

①　太阴：尤怡《医学读书记》卷上："《素》以肺为太阴，肾为少阴者，举其经之名。《灵》以肺为少阴，肾为太阴者，以肺为阴脏，而居阳位，肾为阴脏，而居阴位也，二经之不同如此。"

②　脖胦：气海穴；脐。丹波元简："案《玉篇》：脖胦，脐也。犹天枢即脐，挟脐两旁各一寸。"

③　取：治疗。

【语译】

阳位中的少阴（太阴），是肺脏，其原出现于太渊穴，左右共二穴；阳位中的太阳，是心，故为阳中之太阳，其原出现于手厥阴心包络之大陵穴，左右共二穴；阴位中的少阳，是肝，其是阴部的阳脏，故为阴今之少阳，其原出现于太冲穴，左右共二穴；阴位中的至阴，是脾，是阴部的阴脏，故为阴中之至阴，其原出于太白穴，左右共二穴；阴位中的太阴，是肾，是阴部的阴脏，故为阴中之太阴，其原出现于太溪穴，左右共二穴；膏的原穴，出现于任脉之鸠尾；肓的原穴，出现于脐下的气海。总的来说，这十二原个穴的功能。主治五脏六腑出现的疾病。腹部胀满的病，治疗足之三阳经，飧泄食不化的病，治疗足之三阴经。

【原文】

今夫五藏之有疾也，譬犹刺也，犹污①也，犹结也，犹闭②也。刺虽久，犹可拔也；污虽久，犹可雪③也；结虽久，犹可解也；闭虽久，犹可决也。或言久疾之不可取者，非其说也。夫善用针者，取其疾也，犹拔刺也，犹雪污也，犹解结也，犹决闭也。疾虽久，犹可毕④也。言不可治者，未得其术也。

【注释】

① 污：即污染。

② 闭：堵塞不通。

③ 雪：洗涤。

④ 毕：终了，最终。《集韵·质韵》："毕，终了。"

【语译】

现在五脏有病，打比方来说，犹如身上扎了刺，犹如美物被污染，犹如绳子打了结，犹如江河遭淤堵一样。刺扎的即使时间很长，还是可以拔掉的，污垢污染了即使时间很长，还是可以洗掉的，绳结打了即使时间很长，还是能够解开的，江河阻淤即使时间很长，还是能够疏通的。有人认为得病的时间很长，就不能治愈，这种说法是不对的，精于用针的医生治疗疾病就像拔刺，犹如洗掉污垢，犹如解开绳结，犹如挖个口子以疏通淤塞一样。病的时间即使长久，最终还是能够治愈，说久病不能治的医生，实际上是因为没有掌握相应的技术。

【原文】

刺诸热者，如以〔一〕手探汤①；刺寒清者，如人不欲行②。阴③有阳疾者，取之下陵④，三里〔二〕，正往无殆⑤，气下乃止⑥，不下复始也⑦。疾高而内者⑧，取之阴之陵泉；疾高而外者⑨，取之阳之陵泉也。

【校勘】

〔一〕以　《甲乙》卷五第四、盛本《太素·卷二十一·诸原所生》并无。

〔二〕下陵，三里　或认为下陵为衍文，理由是《邪气脏腑病形》、《五乱篇》并有"取之三里"。此说不足为据，因何篇成书早，有据否？古籍有时候不同的称谓同时出现，如《史记·项羽本纪》对其叔官职名字等一并写出。

【注释】

①　如以手探汤：形容针刺诸热证时，手法宜轻而浅，犹如用手触摸开水一样，一触即离开。《类经》卷二十二第五十三："如以手探汤者，用在轻扬，热属阳，阳主于外，故治宜如此。"

②　如人不欲行：留针的意思。《类经》卷二十二第五十三："如人不欲行者，有留恋之意也，阴寒凝滞，得气不易，故宜留针如此。"

③　阴，非指阴分，乃指"内"，指腹内。

④　下陵：即足三里的别称。

⑤　正往无殆：往，实行。正往，指实行正确（针刺）。殆，疑虑。本句话是说，正确针刺，不需疑虑。

⑥　气下乃止：邪气退就不再扎针。《类经》卷二十二第五十三："气下，邪气退也。"

⑦　不下复始也：邪气不退，再重新针刺。

⑧　疾高而内者：指病在上部而在里者。《类经》卷二十二第五十三："病高者，在上者也，当下取之。然高而内者属脏，故当取足太阴之阴陵泉。"

⑨　疾高而外者：指上部有病而在外者。

【语译】

针刺众多热病，应当浅刺快刺，好像用手探触开水一般，（一触即起）。针刺阴寒凝滞的病，应当深刺留针，等候阳气恢复，好像行人在路上逗留，不愿走开那样。腹内有阳热病，应取阳明经的足三里穴，正确针刺，不需疑虑。邪气退就不再扎针。邪气不退，再重新针刺。病在上部而在里者，当下取足太阴经的阴陵泉；上部有病而在外者，当下取足少阳经的阳陵泉。

【按语】

本篇需和本书的"小针解"篇联系来看，否则难以看懂。

【音释】

宛陈上音郁，又音蕴，又于阮切　牦莫高切，又音毫　在腧春遇切　镵鉏衔切　锃音低　铍音皮　虻喙下许秽切　取三脉者恇曲王切　溜谨按《难经》当作流　荥音营　脖胦上蒲没切，下乌郎切，又于桑切。

本输第二〔一〕

【原文】

黄帝问于岐伯曰：凡刺之道，必通十二经络之所终始，络脉之所别处，五输①之所留，六府之所与合，四时之所出入，五藏之所溜②处，阔数③之度，浅深之状，高下所至。顾〔二〕闻其解。

【校勘】

〔一〕第二　其和目录后皆有"法地"二字。钱校本注："原刻第二篇注"'法地'……盖取卷二十三'九针论'之文，殊不知彼本论针，而非论篇目也，甚为无理。"今据删。

〔二〕顾　冀医本作"愿"。当为"顾"。

【注释】

① 五输：指井、荥、输（腧）、经、合五种经穴而言。

② 溜：通"流"。

③ 阔数：阔，稀疏；数，细密。阔数，疏密。

【语译】

黄帝问岐伯说：运用针刺的规律，必须精通十二经络的循行路线和起止部位，络脉的分支部位，五输穴的流注，六腑交接于经脉之处，经气随着四季阴阳消长而出现的深浅变化，五脏的经气所流注的部位，其经穴疏密的尺度，浅深的状况，腧穴高突与凹陷所在的部位。希望听你解说一下。

【原文】

岐伯曰：请言其次也。肺，出于少商，少商者，手大指端内侧也，为井木①；溜②于鱼际，鱼际者，手鱼③也，为荥；注于太渊，太渊，鱼后一寸陷者中也，为腧；行于经渠，经渠，寸口中也，动而不居④，为经；入于尺泽，尺泽，肘中之动脉也，为合，手太阴经也。

【注释】

① 井木：井，水之所出，此指经气所出。木，此穴据五行分类为木。

② 溜：通"流"。

③ 手鱼：大鱼际。

④ 动而不居：不停息地跳动。居，止也。

【语译】

岐伯说：请允许我按各经经气的流注次序来谈。肺的经脉之气，出于少商。少商在大指的内侧端，是肺经的井，在五行属木；流于鱼际，鱼际穴即手的大鱼际，为荥穴；汇注于太渊，太渊穴在鱼际后一寸，腕横纹的凹陷中，为腧穴；行于经渠，经渠穴在寸口脉中，不停息地跳动，为经；汇入尺泽，尺泽穴在肘中动脉处，为合。以上就是手太阴肺经的经气流注次序。

【原文】

心〔一〕，出于中冲①，中冲，手中指之端也，为井木；溜于劳宫，劳宫，掌中中指本节之内间也，为荥；注于大陵，大陵，掌后两骨之间方下②者也，为腧；行于间使，间使之道③，两筋之间，三寸之中也，有过④则至⑤，无过则止⑥，为经；入于曲泽，曲泽，肘内廉⑦下陷者之中也，屈而得之，为合，手少阴经也。

【校勘】

〔一〕心　《素问·气穴论》王注作"心包"。

【注释】

①　心出于中冲：中冲为心包络的井穴。为手厥阴心包络脉气所发，《类经》卷八第十六："按此下五腧，皆属于厥阴治学之穴，而本经直指为心腧者，皆在于心之包络，包络者，心主之脉也。邪客篇曰：'手少阴之脉独无腧'，正此之谓。"据此，当时心和心包络的五腧没有分开。心出于中冲，即心包络的经气从中冲开。

②　掌后两骨之间方下：间，中间。方，齐等。掌后两骨之间方下，即掌后两骨中间齐其下缘的地方。

③　间使之道：道，方位。《史记·游侠列传》："至若北道姚氏，西道诸杜，南道仇景……"司马贞《索隐》引苏林云："道，犹方也。"

④　过：病。

⑤　至：出现病的反应。

⑥　无过则止：无病此处就没有反应。

⑦　廉：侧边，边缘。《仪礼·乡饮酒礼》："设席于堂廉东上。"郑玄注："侧边为廉。"《灵枢经·经脉》："大肠手阳明之脉，起于大指、次指之端，循指上廉，出合谷两骨之间，上入两筋之中，循臂上廉，入肘外廉，上臑外前廉。"

【语译】

心包络的经脉之气，出于中冲，中冲，在手中指之端。是心经的井。在五行属木；流于劳宫，劳宫在掌中，中指根关节部内侧的间隙，为五输的荥穴；汇注于大陵，大陵穴在掌后两骨中间齐其下缘的地方，是五输的腧穴；流动到间使穴，间使穴的位置在腕后三寸两筋之间。心脏血气有病，心包络经，有病此处则会出现变化，无病则此处脉气平静，间使穴为五输的经的穴位；入于曲泽，曲泽在肘内侧的凹陷中，曲肘即可获得具体位置，其为五输的合穴。以上五穴，都属于手少阴心包络经的五输穴。

【原文】

肝，出于大敦，大敦者，足大指之端及三①毛之中也，为井木；溜于行间，行间，足大指间也，为荥；注于太冲，太冲，行间上二寸陷者之中也，为腧；行于中封，中封，内踝之前一寸半，陷者之中，使逆②则宛③，使和④则通⑤，摇⑥足而得之，为经；入于曲泉，曲泉，辅骨之下，大筋之上〔一〕也，屈膝而得之，为合，足厥阴经〔二〕也。

【校勘】

〔一〕之上　《太素·卷十一·本输》杨注引《明堂》、《甲乙》卷三第三十一、《千金》卷二十九、《外台》第三十九其下并有"小筋下"三字。

〔二〕经　据《太素·卷十一·本输》补。

【注释】

①　三：虚数，泛指多。

②　使逆：逆，自下而上。指使足向上背伸（加大踝关节的屈曲度）。

③　宛：凹入，低洼。《诗·陈风·宛丘》"子之汤兮，宛丘之上兮。毛传："四方高中央下曰宛丘。"

④　和：和，顺。《广韵·和韵》："和，顺也。"

⑤　通：平正，此指凹消失。

⑥　摇：上下摆动。

【语译】

肝的经脉之气，出于大敦穴，大敦穴在足大趾顶端和多毛处之间，为肝经的井穴，在五行属木，流于行间穴，行间在足大趾次趾之间，为五输的荥穴；灌注于太冲，太冲在行间向上二寸的凹陷中，为五输的输穴；流到中封穴，中封在内踝前一寸半的凹陷的中间，脚向上翘起就会出现凹陷，让脚恢复常态，那么凹陷就会消失，上下摆动脚就会发现凹陷的穴位，为五输的经穴；脉气流到于曲泉，曲泉在膝内侧辅骨之下，大筋之上，屈膝时候就可以获得此穴，为五输的合穴。这些就是足厥阴肝经的五输穴。

【原文】

脾，出于隐白，隐白者，足大指之端内侧也，为井木；溜
于大都，大都，本节之后，下陷者之中也，为荥；注于太白，
太白，腕[一]①骨之下也，为腧；行于商丘，商丘，内踝之下，
陷者之中也，为经；入于阴之陵泉，阴之陵泉，辅骨之下，陷
者之中也，伸而得之，为合，足太阴经[二]也。

【校勘】

〔一〕腕　《甲乙》卷三第三十、《太素·卷十一·本输》、《千金》卷
二十九、《图经》卷一、《外台》卷三十九、《素问·气穴论》王注并作
"核"。

〔二〕经　据《太素·卷十一·本输》补。

【注释】

① 腕：当作"踠"。人体足胫相连的活动部位。南朝·宋·刘敬叔
《异苑》卷四："晋时长安谣曰：秦川城中血没踠，唯有凉州倚柱看。"

【语译】

脾的经脉之气，出于隐白穴，隐白穴在足大趾端内侧，为脾
经的井穴，在五行属木，流于大都穴，大都穴在足大趾本节后内
侧凹陷中，为五输的荥穴；脉气灌注于太白穴，太白在足内侧脚
腕子骨下凹陷中，为五输的输穴；脉气行于商丘，商丘在足内踝
前的凹陷中的中间，为五输的经穴；脉气流入于阴陵泉穴，阴陵
泉穴在膝内侧辅骨下凹陷，伸腿就可以获得此穴，为五输的合穴。
这些就是足太阴脾经的五输穴。

【原文】

肾，出于涌泉，涌泉者，足心也，为井木；溜于然谷，然
谷，然骨之下者也，为荥；注于太溪，太溪，内踝之后，跟骨
之上，陷中者[一]也，为腧；行于复留[二]①，复留，上内踝二
寸，动而不休，为经；入于阴谷，阴谷，辅骨之后，大筋之

下，小筋之上也，按之应手②，屈膝而得之，为合，足少阴经也。

【校勘】

〔一〕中者　张本、《太素·卷十一·本输》、《甲乙》卷三第三十二、《千金》卷二十九、《外台》卷三十九并互乙。

〔二〕复留　《千金》卷二十九"复"作"伏"。马本、张本《甲乙》卷二十九"留"并作"溜"。

【注释】

① 留：同"溜"。

② 应：迎击，引申为"撞"。《广雅·释诂三》："应，击也。"

【语译】

肾的经脉之气出于涌泉穴，涌泉穴在足心，为肾经的井穴，在五行属木；流于然谷，然谷在足内踝前大骨陷中，为五输的荥穴；脉气灌注于太溪穴，太溪在足内踝后跟骨上的凹陷中，为五输的输穴；脉气流于复留穴，复留穴在内踝上二寸筋骨缝中，其脉跳动而不停，为五输的经穴；脉气入流到阴谷穴，阴谷穴在膝内侧辅骨之后的大筋之下，小筋的上边，按之有动脉撞手，屈膝就会在二筋间获得之，为五输的合穴。这些就是足少阴肾经的五输穴。

【原文】

膀胱，出于至阴，至阴①者，足小指②之端也，为井金；溜于通谷，通谷，本节之前外侧也，为荥；注于束骨，束骨，本节之后，陷者中也，为腧；过于京骨，京骨，足外侧大骨〔一〕之下，为原③；行于昆仑，昆仑，在外踝之后，跟骨之上，为经；入于委中，委中，腘中央，为合，委④而取之〔二〕，足太阳经〔三〕也。

【校勘】

〔一〕足外侧大骨　《太素·卷十一·本输》作"外踝"。

〔二〕委而取之　依上下文，"为合"与"委而取之"误倒。应为"腘中央，委而取之，为合。"

〔三〕经　据《太素·卷十一·本输》补。

【注释】

① 至阴：穴名，在足小趾外侧，去甲角如韭叶。

② 指：通"趾"。

③ 原：古人认为"原"是十二经的根本。即十二经的原穴而言。《太素·卷十一·本输》："齐下动气者，人之生命，十二经之根本也，故名原。三焦者，原气之别使，主行三气，经营五脏六腑，故原者，三焦之尊称也，是以五脏六腑，皆有原也。肺之原，出太渊，心之原，出大陵也，肝之原，出太冲，脾之原、出太白，肾之原，出太溪，手少阴经原，出神门掌后兑骨之端，此皆以腧为原者，以输是三焦所行之气留止处也。六腑原者，胆原出邱虚，胃原出冲阳，大肠原出合骨，小肠原出完骨，膀胱原出京骨，三焦原出阳池。六腑者，阳也。三焦行于诸阳，故置一输名原，不应五时也。所以六腑有六输，亦与三焦共一气也。"《类经》卷八第十六注："本篇唯六腑有原，而五脏则无。前十二原篇所言五脏之原，即本篇五脏之腧。然则阴经之腧即原也，阳经之原，自腧而过，本为同气，亦当属阳木，下仿此。"

④ 委：通"隈"，曲折。汉·刘向《说苑·正谏》："螳螂委身曲附欲取蝉，而不知黄雀在其傍也。"

【语译】

膀胱的经脉之气，出于至阴穴，至阴穴在足小趾端的外侧，为膀胱的井穴，在五行属金；流于通谷，通谷在足小趾第一节前稍外侧凹陷处，为膀胱经的荥穴；灌注于束骨，束骨穴在足小趾第一节后凹陷处，为膀胱经的输穴；经脉之器流到京骨，京骨穴在足外侧大骨下方凹陷处，是膀胱经的原穴；流到昆仑，昆仑穴在外踝的后方、跟骨上方的凹陷中，为膀胱的经穴；汇入委中，委中穴在腘窝中央，是膀胱的合穴。屈曲下肢取穴。这就是膀胱经的五腧穴。

【原文】

胆，出于窍阴，窍阴者，足小指次指之端也，为井金；溜于侠溪，侠溪，足小指次指之间也，为荥；注于临泣，临泣，上行一寸半陷者中也，为腧；过于丘墟①，丘墟，外踝之前下，陷者中也，为原；行于阳辅，阳辅，外踝之上，辅骨②之前，及绝骨③之端也，为经；入于阳之陵泉，阳之陵泉，在膝外陷者中也，为合，伸而得之〔一〕，足少阳经〔二〕也。

【校勘】

〔一〕为合，伸而得之　依本篇文例，此二句当互乙。

〔二〕经　据《太素·卷十一·本输》补。

【注释】

①　墟：大丘。

②　辅骨：膝两侧挟膝之骨，内侧名内辅骨，外测名外辅骨。此指外辅骨。

③　绝骨：外踝上之腓骨，向上触之凹陷不清，如骨之无，此处名绝骨。外踝上三寸有绝骨穴，又名悬钟，义即取于此。又，人之小腿部，当此部位骨折，则易发骨不连。

【语译】

胆的经脉之气出于（足）窍阴，（足）窍阴穴在足第四趾端（的外侧），为胆的井穴，在五行属金；流于侠溪，侠溪穴在足第四趾和小趾之间，是胆的荥穴；（经脉之气）灌注于（足）临泣，（足）临泣穴在侠溪穴上行一寸半凹陷处，为胆的输穴；经脉之气流到丘墟。丘墟穴在足外踝的前下方，凹陷处即是，为胆的原穴；经脉之气流到阳辅，阳辅穴在足外踝的上方辅骨的前边，为胆的经穴；汇入于阳陵泉，阳陵泉在膝外侧的凹陷中，为胆的合穴，伸腿取穴。这就是足少阳胆经的五腧穴。

【原文】

胃，出于厉兑，厉兑者，足大指内次指之端也，为井金；溜于内庭，内庭，次指外间①也，为荥；注于陷谷，陷谷者，上中指内间上行二寸陷者中也，为腧；过于冲阳，冲阳足跗②上五寸陷者中也，为原，摇足而得之〔一〕；行于解溪，解溪，上冲阳一寸半陷者中也，为经；入于下陵③，下陵，膝下三寸，骺骨④外〔二〕三里也，为合；复下三里三寸为巨虚上廉⑤，复下上廉三寸为巨虚下廉也，大肠属上⑥，小肠属下，足阳明胃脉也，大肠、小肠，皆属于胃，是足阳明经〔三〕也。

【校勘】

〔一〕为原，摇足而得之　依本篇文例，此二句当互乙。

〔二〕外　《外台》卷三十九、《医心方》卷二、《资生经》、《甲乙》卷三第三十三其下并有"廉"字。

〔三〕经　据《太素·卷十一·本输》补。

【注释】

①　间：通"闲"。空隙；引申为"凹陷"。

②　跗：足背。

③　下陵：足三里的别名。

④　骺（heng）骨：骺，胫骨的上部。《说文》："骺，胫端（同"端"）也。"段玉裁注："端，犹头也。胫近膝者骺。"引申为胫骨。《广雅·释亲》："骺，胫也。"骺骨，胫骨。

⑤　巨虚上廉：上巨虚的别名，又称上廉。

⑥　大肠属上：属，连；上，指上巨虚。大肠经连于上巨虚。

【语译】

胃的经脉之气出于厉兑穴，厉兑穴的位置在足第二趾端的外侧，为胃的井穴，在五行腧金；流到内庭，内庭穴在足第二趾的外间第一节凹陷中，为胆的荥穴，脉气灌注到陷谷，阳谷穴向上走在第二趾节内侧的凹陷处向上走二寸有凹陷的中间就是此穴；为胃经的输穴；脉气流到冲阳，冲阳穴在足背上，从陷谷向上五

寸有凹陷的地方中间就是此穴，上下摆动脚就可以获得此穴。为
胃经的原穴。脉气流于解溪，解溪穴从冲阳穴向上一寸半的凹陷
中间就是此穴，为胃经的经穴。脉气流到下陵，下陵穴在膝下三
寸胫骨外就是足三里穴，为胃经的合穴，从足三里向下行三寸，
是上巨虚穴，再从上巨虚穴下行三寸，是下巨虚穴。大肠经连于
上巨虚，小肠经连于下巨虚，都和足阳明胃肠相连。这就是足阳
明胃经的五输穴。

【原文】

　　三焦者，上合手少阳，出于关冲，关冲者，手小指次指之
端也，为井金；溜于液[一]门，液门，小指次指之间也，为荥；
注于中渚，中渚，本节之后陷者中也[二]，为腧；过于阳池，
阳池，在腕上陷者之中也，为原；行于支沟，支沟，上腕三
寸，两骨之间陷者中也，为经；入于天井，天井，在肘外大
骨①之[三]上陷者中也，为合，屈肘乃得之[四]。三焦下腧，在
于足大指[五]之前、少阳之后，出于腘中外廉，名曰委阳，是
太阳络也。手少阳经也。三[六]焦者，足少阳太阴（一本作阳）
之所将②，太阳之别也，上踝五寸，别入贯腨肠③，出于委阳，
并太阳之正④，入络膀胱，约⑤下焦，实则闭癃，虚则遗溺，
遗溺则补之，闭癃则泻之。

【校勘】

　　〔一〕液　《太素》、《千金方》卷二十九第一并作"掖"。《甲乙》卷
三第二十八、《千金方》卷二十九第二并作"腋"。

　　〔二〕本节之后陷者中也　胡本、熊本、周本、统本、金陵本、藏
本、日抄本"者中"并互乙。《医心方》卷二"本节之后"作"本节间"。
《太素·卷十一·本输》"之后"下无"陷者中"三字。

　　〔三〕上　金陵、胡本并无。《甲乙》卷三第二十八"上"作"后"，
下有"两筋间"三字。《素问·气穴论》王注同。

〔四〕为合，屈肘乃得之　依本篇文例，此二句当互乙。下文"手少阳经也"句，当在"之"字下。

〔五〕大指　《太素·卷十一·本输》、《甲乙》卷三第三十五、《千金》卷二十九、《外台》卷三十九"大指"并作"太阳"。周学海曰："考邪气藏府病形篇曰：三焦病者，候在足太阳之外大络，在足太阳少阳之间，取为阳。于大指何涉，应作太阳。"

〔六〕三　《太素·卷十一·本输》、《素问·金匮真言论》、《素问·宣明五气篇》王注引"三"上并有"足"字。顾观光曰："今本足字误脱在下，当依王注易转。三焦为孤府，自上至下无所不统，故经之在上者属手，俞之在下者居足，曰足三焦，谓三焦俞之在足者耳"杨上善："……下焦即膀胱也，原气太阳，络于膀胱，节约膀胱，使溲便调也。以此三焦原气行足，故名足三焦也。"

【注释】

①　大骨：大，在面积、体积、容量、长度、宽度力量、强度、年龄、重要性、程度、规模、声势、时间等方面超过一般或超过所比对象。《诗·大雅·行苇》："酌以大斗。"《史记·汉高祖本纪》"大风起兮云飞扬。"唐·王维《使至塞上》："大漠孤烟直。"《庄子·知北游》："天地有大美而不言。"大骨，高起的骨头。

②　将：统领。

③　腨肠：小腿肚。

④　并太阳之正：正，主体。并太阳之正，即合并于太阳经之主脉。

⑤　约：节制，控制。

【语译】

三焦的经脉之气，在上与手少阳汇合。出于关冲，关冲穴在手第四指端，为三焦的井穴，在五行属金；流到液门，液门穴在手第四指与小指之间，为三焦之荥穴；流注于中诸，中诸穴在小指与无名指本节后的凹陷中，为三焦经的输穴；经脉之气流经阳池，阳池穴在手腕凹陷中，为三焦的原穴；经脉之气继续流行到支沟，支沟穴在腕上三寸两骨之间的凹陷中，为三焦经的经穴；经脉之气汇入天井，天井穴在肘关节外侧高凸的骨头上凹陷处中

央，为三焦经的合穴，屈肘就可以找到它。三焦经脉之气在下之
腧，位于足太阳之前，足少阳之后，上行出于腘窝处的外缘，名
叫委阳穴。它是足太阳经脉别行之络，络于手少阳经三焦经。三
焦是受足少阳、足太阳的统领。足太阳的分支，上行至踝上五寸，
分支进入小腿肚，出于委阳穴，合并于足太阳经之主脉。入里，
络膀胱以节制下焦。所以三焦的实证，会出现癃闭、三焦的虚证，
会出现遗尿。遗尿就要用补法，癃闭就要用泻法。

【原文】

手太阳[一]小肠者，上合手[二]太阳，出于少泽，少泽，小
指之端也，为井金；溜于前谷，前谷，在手外廉本节前[三]陷
者中也，为荥；注于后溪，后溪者，在手外侧本节之后也，为
腧；过于腕[四]骨，腕骨，在手外侧腕骨之前[五]，为原；行于
阳谷，阳谷，在锐骨之下陷者中也，为经；入于小海，小海，
在肘内[六]大骨之外，去[七]端半寸陷者中也，伸臂而得之，为
合，手太阳经也。

【校勘】

〔一〕手太阳　依本篇文例，其"手太阳"三字，当为衍文。

〔二〕手　冀医本作"于"。张本、马本并作"手"，依本篇文例，当
作"手"。

〔三〕前　《医心方》卷二"前"作"后"。

〔四〕腕　《太素·卷十一·本输》作"完"，下同。

〔五〕外侧　日抄本"外"下无"侧"字。

〔六〕内　《针灸大成》卷六小肠经穴"内"作"外"。顾氏校记云：
"内乃外之误字。"

〔七〕去　《太素·卷十一·本输》、《甲乙》卷三第二十九、《千金》
卷二十九、《图经》卷一、《医心方》卷二其下并有"肘"字。

【语译】

小肠腑的经脉，其脉气向上汇合于手太阳经，开始出现在少泽，少泽穴在手小指之端，为小肠的井穴，在五行属金；流到前谷，前谷穴在小指手背外侧第一节前凹陷的中央，为荥穴；脉气灌注到后溪，后溪穴在手背外侧小指第一节的后面，为小肠经的输穴；脉气经过腕骨，腕骨穴在手外侧腕骨之前，为小肠的原穴；脉气流到阳谷，阳谷穴在掌后锐骨（尖起之骨）下方的凹陷的中央，为小肠经的经穴，脉气流到小海，小海穴在肘内侧的骨高起的外缘，离肘尖有五分的凹陷的中央，取穴时要伸臂就可以获得此穴，为小肠经的合穴。这就是手太阳经的五输穴。

【原文】

大肠，上合手阳明，出于商阳，商阳，大指次指之端也，为井金；溜于本节之前①二间[一]，为荥；注于本节之后三间[二]，为腧；过于合谷，合谷，在大指歧骨②之间，为原；行于阳溪，阳溪，在两筋③间陷者中也，为经；入于曲池[三]，在肘外辅骨④陷者中，屈臂而得之，为合，手阳明也。

【校勘】

〔一〕二间　依本篇文例，当叠"二间"二字。

〔二〕三间　依本篇文例，当叠"三间"二字。

〔三〕曲池　守山阁校本注："依上文例，当叠'曲池'二字。"

【注释】

① 本节之前：指食指第一节远端。

② 大指歧骨：第一掌骨和其他掌骨分开的地方。

③ 两筋：指拇长伸肌腱和拇短伸肌腱。

④ 肘外辅骨：肱骨外上髁及桡骨小头部。

【语译】

　　大肠的经脉之气，向上汇合于手阳明，它的脉气出于商阳，商阳穴在食指的末端，为井穴，在五行属金；流行于食指第一节远端的二间穴，为大肠的荥穴；经脉之气流注于食指第一节近端的三间穴，为大肠的输穴；经脉之气流过合谷，合谷穴在第一掌骨和其他掌骨分开处的中间，为大肠的原穴；经脉之气行于阳溪，阳溪穴在拇长伸肌腱和拇短伸肌腱之间的凹陷中央，为大肠的经穴；经脉之气汇入曲池，曲池穴在肘外侧隆起的骨头（内侧）的凹陷中，屈肘可以取本穴，为大肠的合穴。以上就是手阳明大肠经的五腧穴。

【原文】

　　是谓五藏六府之腧，五五二十五腧，六六三十六腧也。六府皆出足之三阳，上合于手者也。

【语译】

　　以上所说即五脏六腑的五输穴（五脏各有井、荥、输、经、合五个穴），五五共二十五个腧穴；（六腑各有井、荥、输、原、经、合各六个穴），六六共三十六个腧穴。六腑的经脉之气都分别起于足经的三阳经，而向上合与手经。

【原文】

　　缺盆之中，任脉也①，名曰天突，一。次②任脉侧之动脉，足阳明也，名曰人迎，二。次脉手阳明也，名曰扶突，三。次脉手太阳也，名曰天窗，四。次脉足少阳也，名曰天容〔一〕，五。次脉手少阳也，名曰天牖，六。次脉足太阳也，名曰天柱，七。次脉，颈③中央之脉，督脉也，名曰风府；腋内动脉，手太阴也，名曰天府；腋下三寸，手心主也，名曰天池。

【校勘】

〔一〕天容 马莳："按天容系手太阳经，非足少阳经，疑是天冲穴。"丹波元简曰："天冲虽为足少阳经穴，然在耳上如前三分，无属颈部之理，马说不可据。"实际上，本节文字所论并不限于颈部，还谈到了腋部等，故丹波元简之否定马说不可据。又，《类经》卷七第十注云："耳下曲颊后，亦仍是指手太阳之天容穴。此非足少阳之穴，意者古以此穴属足少阳经脉。"此亦一说。

【注释】

① 缺盆之中，任脉也：意指，两个缺盆之中间，是任脉。

② 一次：第一序列。以下类推。

③ 颈：人和动物头和躯干相连接的部分。《说文》："颈，头茎也。"又称脖子。唐·韩愈《送穷文》："毛发尽竖，竦肩缩颈。"古时颈项无严格区分，此指"项"。

【语译】

缺盆之中间，是任脉，其穴位叫作天突。（由此向侧旁的）第一序列，即任脉侧旁的动脉，是足阳明胃经，其穴位叫作人迎；第二序列的经脉是手阳明经，其穴位叫作扶突；第三序列的经脉是手太阳经，其穴位叫作天窗；第四序列的经脉是足少阳经，其穴位叫作天容；第五序列的经脉是手少阳经，其穴位叫作天牖；第六序列的经脉是足太阳经，其穴位叫作天柱；第七序列的经脉是位于颈项部中央的经脉，即督脉，其穴位叫作风府；腋窝内跳动的脉，是手太阴肺经，其穴位叫作天府；腋窝下三寸，是手厥阴心包经，其穴位叫作天池。

【原文】

刺①上关者，呿不能欠②；刺下关者，欠不能呿③。刺犊鼻者，屈不能伸；刺两关〔一〕者，伸不能屈。

【校勘】

〔一〕两关 关，《太素·卷十一》、《甲乙》卷五第四并作"内"。两关，《类经》卷七第十："两关，内关，外关也，内者手厥阴，外者手少阳，伸手取之，故刺两关，则伸不能屈也。"张说不足为据，其一，这里讲的不是针刺穴位，其二，任何穴位刺也不能随便屈伸，只有在为了准确取某些穴位时让病人有屈伸表现。其三，取内外关穴位屈伸是不明显显示凹陷，因此两关不是指内外关穴。其为何穴？笔者认为：两关可考虑为髀关、阴关（又名承扶），因此两穴均宜直腿取穴。

【注释】

① 刺：针刺；侦查。《正字通·刀部》："刺，侦伺。"也可引申为"寻探穴位的方法"。

② 呿不能欠：呿，张口的样子。欠：张口出气；呵欠。《说文》："欠，张口气悟也。"但张口气悟，不一定都是呵欠，今北方某些地方方言"感冒了，鼻子不通气，你就用嘴出气"，这样的"嘴出气"就是"张口气悟"的一种表现。即张口呼吸，不是单纯的呼气；还有打喷嚏，也不是单纯的呼气。任何事物都有两个方面，呼气后随之而来的就是吸气，因此"欠"可反训为"欲"，但无其他左证，不敢妄定。但根据"疑其音者，以义证之"的原则，或云："欠"当为"欲或歇"的假借字。因为"欠"为"欲、歇、吹"等的初文，其"欠"既然初文，不过在特定的环境下，也可以有张口呼吸的现象，或疾病时候用嘴呼吸，或取某个穴时，要深吸气就会发现其确切位置，或为了防止弯针现象。呿不能欠，张口不要合上嘴。

③ 刺下关者，欠不能呿：针下关穴时不能张口（抿上嘴），防止弯针。《针灸学》："下关……取穴……合口有孔，张口则闭，应合口取之。"

【语译】

针刺上关时，应该张口，不要闭口；针刺下关时，应该闭口，不要张口；针刺犊鼻穴膝关节应屈曲而不宜伸直；针刺两关时，下肢伸直而不宜屈曲。是为了防止弯针。

【原文】

足阳明挟喉之动脉也，其腧在膺中①。手阳明次在其腧外，不至曲颊一寸。手太阳当曲颊②。足少阳在耳下曲颊之后。手少阳出耳后，上加完骨③之上。足太阳挟项大筋之中发际④。阴尺动脉在五里⑤，五⑥腧之禁也⑦。

【注释】

① 挟喉之动脉也，其腧在膺中：挟喉之动脉也，指人迎而言。《类经》卷七第十："此下乃重言上文六阳经脉，以明其详也。挟喉动脉，即足阳明人迎也。"其腧在膺中：膺，当。《字汇补·肉部》："膺，当。"足阳明的经脉是挟着喉部的动脉，人迎穴就在当中。

② 曲颊：颊，是面之两旁，牙下骨称颔车，因其屈而向前，故称为曲颊。《太素·卷十一·本输》注："手太阳循颈上颊。颊，曲颊也，近牙车是也。"

③ 完骨：耳后乳突。

④ 足太阳挟项大筋之中发际：足太阳的天柱穴，处于挟项大筋正中、高度在发际处。

⑤ 阴尺动脉在五里：阴，指内侧。在五里，指在平五里穴的高度（平面）上。全句的意思是：（上臂）内侧通向尺骨的动脉在相当于五里穴的高度。

⑥ 五：类。《墨子·节葬下》："妻与后子死者，五皆丧之三年。"

⑦ 五腧之禁也：类拟（这些）腧穴禁忌。

【语译】

足阳明的经脉是挟着喉部的动脉，人迎穴就在当中。手阳明经的扶突穴，位列足阳明经的人迎穴之外，距离下颌角不到一寸处。手太阳的天窗穴，正对着下颌角；足少阳的天容穴在耳朵下面下颌角的后方；手少阳的天牖穴，出于耳朵后面，向上越过完骨的上方；足太阳的天柱穴，处于挟项大筋正中、高度在发际处；（上臂）内侧通向尺骨的动脉在相当于五里穴的高度，类似（这些）腧穴禁忌。

【原文】

肺合大肠，大肠者，传道①之府。心合小肠，小肠者，受盛②之府。肝合胆，胆者，中精③之府。脾合胃，胃者，五谷之府。肾合膀胱，膀胱者，津液之府也。少阴〔一〕属肾④，肾上连肺⑤，故将⑥两藏。三焦者，中渎之府⑦也，水道出焉，属膀胱，是孤⑧之府也。是六府之所与合者。

【校勘】

〔一〕阴　原作"阳"，《太素·卷十一·本输》、《甲乙》卷一第三、《灵枢略·六气论》并作"阴"。今据改。

【注释】

①　传道：传，递送。道，疏通。传道，输送；传递。

②　受盛：受，接受。盛，容纳。受盛：接受容纳。

③　中精：中，中正，不偏。精，精明，不昏。胆主决断，决断者，必须正确、明白。故胆称中正之官。此中精之义与中正同。可译为：明正。

④　少阴属肾：属，读作：zhǔ，义为：连。少阴属肾，指足少阴肾经的经脉连于肾藏。

⑤　肾上连肺：肾经有向上的经脉连于肺。

⑥　将：统领。

⑦　中渎之府：渎，水道。中渎之府，人体内部水道的府衙。

⑧　孤：孤单。当时认为三焦这个府没有配对；大。

【语译】

肺与大肠阴阳相配，大肠是转送疏通之腑；心与小肠阴阳相配，小肠是接受容纳之腑；肝与胆阴阳相配，胆是明正之腑；脾和胃阴阳相配，胃是主管五谷之腑；肾和膀胱阴阳相配，膀胱是主管津液之腑；足少阴的经脉连着肾，而肾经有向上的经脉连于肺，所以少阴经统领着两脏。三焦是人体内部水道的府衙，水道就从此发源，连着膀胱，这个是没有配对的府衙。这就是六腑与脏阴阳相配的情况。

【按语】

本段经文是在讨论脏腑相合的问题。所谓相合，是阴脏和阳腑的一一配对。其中：肝胆相合，心小肠相合，肺大肠相合，脾胃相合，肾膀胱相合。而论及三焦时，尚未发现相合之脏，故称"孤腑"。孤者，孤单，无相合、相配之意。因本段文字未讨论腑之大小，所以，将孤解作独大，不合文意。但是，本书《营卫生会》所描述三焦很大。故作"大"释亦通。至若中精，其意乃指胆之决断功能，与"中正之官"同意。此处在讨论各腑的基本功能。若说胆藏精汁，于医理不通。

【原文】

春取络脉、诸荥，大经分肉之间①，甚者深取之，间②者浅取之。夏取诸腧、孙络、肌肉皮肤之上③。秋取诸合④，余如春法。冬取诸井、诸腧之分⑤，欲〔一〕深而留之。此四时之序，气之所处，病之所舍，藏之所宜。转筋者，立而取之，可令遂已。痿厥者，张⑥而刺之，可令立快也〔二〕。

【校勘】

〔一〕欲　张本作"故"。

〔二〕转筋者……可令立快也　钱氏守山阁校本注："上文泛论四时刺法，并无穴名，此处独举转筋、痿厥二症，殊不可解。检《甲乙经》转筋四句，别见于八虚受病发拘挛篇，其上文云：从项至脊，自脊巳下至十二椎，应手刺之立已。所谓取之、刺之，即指项脊十二椎而言，安得移属此处？盖此篇之末，本有缺文，后人不审文意，漫以四语足之。犹幸有《甲乙经》可据证也。"

【注释】

①　大经分肉之间：分，分支，分出。全句意为：大经在肉块与肉块的中间部位。

②　间：无关紧要，指轻病。

③　夏取诸腧、孙络、肌肉皮肤之上：诸腧（当为输），指各经输穴；孙络，络脉的分支。指联系于各经间的细小支络。夏天阳盛，人之气血在外，故当刺孙络等较浅部位。《类经》卷二十第十八："诸腧者，十二经之输穴，如手太阴经太渊之类是也。络之小者为孙络，皆应夏气。夏以老阳之令，阳盛于厂外，故宜浅刺于诸腧、孙络及肌肉皮肤之上也。"

④　秋取诸合：合，即诸经之合穴，秋天阳气从上降于下，故针刺时应

取合穴。《太素·卷十一·本腧》:"阴气始杀,犹未能盛,故取诸腧,及以合也。春时阴气衰少为弱,阳气初生为微;秋时阳气衰少为弱,阴气始生为微。病间,故如春法,取络荣大经分间,亦随病间的浅深为度也。"《类经》卷二十第十八:"诸合者,十二经之合穴,如手太阴尺泽之类是也。诸合应秋,故宜取之。秋以少阴之令,将降未降,气亦在中,故余如春法,谓亦宜中取于大经分肉之间,而可浅可深也。"张说可取。

⑤ 冬取诸井诸腧之分:井,指井穴;腧,指脏腑之俞。冬天阳气深藏于内,针刺时应取井穴和脏腑的俞穴。《类经》卷二十第十八:"诸井者,十二经之井穴。如手太阴少商之类是也。诸腧者,脏腑之腧。如肺腧、心腧之类是也。非上文五腧之谓。"

⑥ 张:孙鼎宜:"按张当作僵,声误。僵、仆意同,仆即卧之意。四肢痿厥,未便坐立,故即卧而取之。"其实,张,即是山东方言,其意为"僵"。张、跌、翻,通"强"。强,通僵。清·蒲松龄《增捕幸云抽》第二十八回:"丫头还没曾说完,那王龙从床上就张将下来了。"《左传·昭公十四年》:"臣欲强公室也。"杜预注:"张,强也。"《国语·晋语五》:"我不许曹卫之请,是不许释宋也,宋众无乃强乎?"王引之《经义述闻·国语下》:"强,当读为僵;僵,毙也。"南朝·宋·刘义庆《世说新语·文学》:"殷仲堪云:'三日不读《道德经》,便觉舌本间强。'"

【语译】

春天针刺时,应选刺浅表部位的络脉、荣穴以及大经向肉分出的部位。病重的可深刺一些,病轻的宜浅刺一些。夏天针刺时,应选取五腧穴的输穴、孙络以及肌肉、皮肤之上的浅表部位。秋天针刺时,应选取五腧穴的合穴,其余如同春天的针刺方法。冬天选取五腧穴的井穴和脏腑的俞穴的部位,并应深刺而留针。这是根据四时气候的变化次序,人体气血的所处部位的深浅,疾病(与此相应而)所处的部位,人体脏腑所适宜的情况而决定的。对转筋的病人,应使其站立而取针刺,可使其很快病愈;对痿厥的病人,应采用卧位针刺,可使其很快舒适。

【音释】

阔数下色角切 足跗下音夫 腨时兑切 呿去遮切

小针解第三^{〔一〕}

【原文】

所谓易陈者，易言也，难入者，难着^①于人也。粗守^②形者，守刺法也。上守神者，守^③人之血气有余不足，可补泻也。神客者，正邪共会^④也。神者，正气也。客者，邪气也。在门者，邪循正气之所出入也。未睹其疾者，先知邪正何经之疾也。恶知其原者，先知何经病所取之处也。

【校勘】

〔一〕第三　该篇名和目录后并有"法人"二字。钱校本注："原刻第一篇注'法人'……盖取卷二十三'九针论'之文，殊不知彼本论针，而非论篇目也，甚为无理。"今据删。

【注释】

① 着：明白。

② 守：遵守，遵循。

③ 守：掌握，把握。

④ 会：本意是器皿的盖子，其上下相合则会矣。引申为"会合、相遇"。

【语译】

所谓"易陈"，指针刺的理论，说来容易。"难入"，难以让人明白；"粗守形"，是说低劣医生只机械地使用针刺方法。"上守神"是指高明的医生能够准确地把握病人气血的虚实，可以正确地运用补泻方法。"神客"的含义，是指正气和邪气相遭遇，神，就是正气；客，就是邪气。在门的含义，是邪气顺着正气出入的地方。未睹其疾的含义，是要求医生针刺前先知道正邪所在、病在何经。恶知其原的含义，是指先应了解病在何经、针刺何处。

【原文】

刺之微在数迟者，徐疾之意也。粗守关者，守四肢而不知血气正邪之往来也。上守机者，知守气也。机之动不离其空中〔一〕者，知气之虚实，用针之徐疾也。空中之机，清净以〔二〕微者，针以①得气，密意②守气勿失也。其来不可逢者，气盛不可补也。其往不可追者，气虚不可泻也。不可挂以发者，言气易失也。扣之不发者，言不知补泻之意也，血气已尽而气不下也③。知其往来者，知气之逆顺盛虚也。要与之期者，知气之可取之时也。

【校勘】

〔一〕中 本书《九针十二原》无"中"字，疑衍。

〔二〕以 本书《九针十二原》作"而"。

【注释】

① 以：同"已"。

② 密意：《释名·释言语》："密，蜜也，如蜜所涂，无不满也。"密意之义，意指周密，无有遗漏。

③ 血气已尽而气不下也：下，祛除。《周礼·司民》："岁登下其死生。"郑注："下，犹去也。"血气已尽而气不下也，指补泻误用或不得其法，虽耗尽血气而病邪仍然未除。

【语译】

刺之微在数迟的意思是说针刺的精妙深奥之处，在于巧用针刺手法的快和慢。粗守关的比喻，是说低劣的医生只知道呆板地针刺四肢关节部位的一些穴位，却不明白人体血气运行、正邪往来的情况。上守机的比喻，是指高明的医生能够体悟人体的血气及其变化并予以巧妙的调整。机之动不离其空的比喻，是说医生针刺时要知道人体气血的虚实，从而巧用徐疾（快慢）的针刺手法。空中之机，清静以微，是说医生针刺时，一旦得气，要谨守其气，不可丧失。其来不可逢的比喻，好比机上箭已经充满，不可再装箭，是说当邪气正盛的时候，不可使用补法。其往不可追的比喻，是说邪去而正虚的时候，不可用泻法。即好比机上之箭已经射完，不可再射。不可挂以发的比喻，是说针刺不可草率，因人体之气极易散失。好比射箭时不可一挂上箭，不认真瞄准，就草率地射出。扣之不发，是说不明补泻，胡乱针刺的意思，致使人体气血丧失而邪气不去。好比射箭不知道按箭上发射之机，只是胡乱扣击即使弄坏了弓箭也不能将箭射出。知其往来的比喻，是说明白正气的逆顺盛虚，好比射箭者明白放箭和装箭原理。要与之期，是说能掌握邪气便于祛除的时机而适时用针。好比高明的射箭手能够掌握扣机射箭的时间。

【原文】

粗之闇者，冥冥①不知气之微密也。妙哉！工〔一〕独有之者，尽知针意也。往者为逆者，言气之虚而小，小者逆也。来者为顺者，言形②气之平，平者，顺也。明知逆顺，正行无问者，言知所取之处也。迎而夺之者，泻〔二〕也。追而济之者〔三〕，补也。

【校勘】

〔一〕工 胡本、熊本、统本、金陵本、藏本、日抄本并作"上"。

〔二〕泻 日抄本作"顺"。

〔三〕追而济之者 日抄本作"明知逆顺"。守山阁校本注："此追字，当作随"。

【注释】

① 冥冥：幽暗不明的意思。《说文·冥部》："冥，幽也。"

② 形，通"刑"。割，刺。

【语译】

粗之闇者，是说低劣糊涂的医生不知道气的微妙和隐秘。妙哉！工独有之者，是说精微的东西啊！只有高明的医生能详尽地把握用针的气势。往者为逆者，是说正气虚而针感不明显，针感不明显的为逆证。来者为顺者，是说针刺邪气后针感明显，使人康复，能使人康复的现象是顺证。明知逆顺，正行无问者，是说（知道证顺逆），而明了针刺应取的腧穴。迎而夺之者，是说用针泻邪。追而济之者，是说用针补虚。

【原文】

所谓虚则实之者，气口^①虚而当补之也。满则泄之者，气口盛而当泻之也。宛陈^②则除之者，去血脉也。邪胜〔一〕则虚之者，言诸经有盛者，皆泻其邪也。徐而疾则实者，言徐内而疾出也。疾而徐则虚者，言疾内而徐出也。言实与虚，若有若无者，言实者有气，虚者无气也。察后与先，若亡若存者，言气之虚实，补泻之先后也，察其气之已下与常〔二〕^③存也。为虚为实，若得若失者，言补者佖然^④若有得也，泻则恍然^⑤若有失也。

【校勘】

〔一〕胜　《类经》卷十九第七"胜"作"盛"。

〔二〕常　盛本《太素·卷二十一·九针要》作"尚"。当据改。

【注释】

①　气口：又称脉口，即寸口的部位。《素问·五藏别论》王冰："气口，则寸口也，亦谓脉口。以寸口可候气之盛衰，故云气口，可以切脉之，故云脉口，皆同取于手鱼际之后，同身寸之一寸，是则寸口也。"

②　宛陈：宛，同"菀"。《太素·卷十九·知针石》："宛陈，恶血。"恶血，即瘀血。

③　常，还。通"尚"。《墨子·非命下》："上帝不常。"孙诒让《间诂》："常当读为尚。"

④　佖然：佖，满。《汉书·扬雄传上》"骈衍佖路。"颜师古注"佖，一曰满也。佖然：满的样子。

⑤　恍然：忽然的样子。

【语译】

　　所说"虚则实之"的依据，是气口脉气虚的应当用补正气。"满则泄之"的依据，是气口脉盛的用泻法。"宛陈则除之的依据，是经脉有瘀血阻滞的应当排除之。"邪盛则虚之"的治疗方法，是邪气盛的就应该泻其邪。"徐而疾则实"的原则，是说慢进针快出针的为补法，"疾而徐则虚"，是说快进针慢出针的为泻法。谈到"若实与虚，若有若无"，是说实证感觉手下充实，虚证感觉手下空虚。"察后与先，若亡若存"，是说补泻以前和以后，原为实证的，医生用针以后，若邪气已泻，则手下有散失感；若邪气尚存，则手下尚觉充实；原为虚证的，医生用针补后，若正气已经来复，则手下有充盈感；若正气尚未复，则手下尚觉空虚。"为虚为实，若得若失"，是说施用补法后患者感到正气充满而似有所得；施用泻法后患者感到轻松而若有所失。

【原文】

　　夫气之在脉也，邪气在上者，言邪气之中人也高，故邪气〔一〕在上也。浊气在中者，言水谷皆入于胃，其精〔二〕气上注于肺，浊溜于肠胃〔三〕，言寒湿不适，饮食不节〔四〕，而病生于肠〔五〕胃，故命曰浊气在中也。清气在下者，言清湿地气之〔六〕中人也，必从足始，故曰清气在下也。针陷脉①则邪气出者，取〔七〕之上。针中脉则浊〔八〕气出者，取之阳明合也。针太深则邪气反沉者，言浅浮之病，不欲深刺也，深则邪气从之入，故曰反沉也。皮肉筋脉各有所处者，言经络有所主也。

【校勘】

　〔一〕邪气　《灵枢略·六气论》无。
　〔二〕精　《灵枢略·六气论》作"清"。
　〔三〕浊溜于肠胃　《灵枢略·六气论》作"浊气流于腹胃"。
　〔四〕节　统本、金陵本、黄校本并作"绝"。

〔五〕肠　《灵枢略·六气论》作"腹"。

〔六〕气之　《灵枢略·六气论》此二字互乙。

〔七〕取　金陵本作"起"。

〔八〕浊　胡本、熊本、统本、金陵、藏本、日抄本、张本并作"邪"。

【注释】

①　陷脉：陷，下。《吕氏春秋·贵卒》："所击无不碎，所冲无不陷。"陷脉，在身体下部的经脉。

【语译】

邪气侵袭入人的经脉：邪气在上，是说邪气侵袭经脉后风邪多伤人的上边偏高的部位，所以说邪气在上；浊气在中，是说水谷纳入后，皆入于胃中，水谷的精气上灌注到肺，水谷的浊厚部分下溜于肠胃，是说如果寒温不调、饮食失于调和，又不加节制，肠胃就会生病，所以称"浊气在中"。清气在下，是说寒湿的阴邪伤人，必定从足部开始侵入，所以称"清气在下"。针刺下部经脉的病。脉则邪气出的原理，是说治疗时要取上部和表浅（病在下，取上。）的腧穴治疗。针中脉则浊气出，是说肠胃疾病应当选取阳明经的合穴治疗。针太深则邪气反沉，是说邪气表浅的病，不应深刺；若刺得过深，则邪气会随着针刺而入内，所以称"反沉"。皮肉筋脉各有所处，是说皮肉筋脉各个部位都连着一定的经络脏腑。（所以，这些部位的病，也可通过相关的经络进行治疗。）

【原文】

取五脉①者死，言病在中，气不足，但用针尽大泻其诸阴之脉也。取三阳之〔一〕脉者恇〔二〕，唯〔三〕言尽泻三阳之气，令病人恇然不复也。夺阴者死，言取尺之五里五往者也。夺阳者狂②，正言③也。睹其色、察其目、知其散复、一其形、听其动静④者，言上工知相五色于目，有知调⑤尺寸小大缓急滑涩，以言所病也。知其邪正者，知论虚邪与正邪之风也。

【校勘】

〔一〕 之　冀医本无。

〔二〕 恒　据本书"九针十二原"补。

〔三〕 唯　冀医本无。依本篇文例，"唯"当为"恒"的讹字。

【注释】

① 取五脉：取，刺。脉，血脉。取五脉，此当指刺五脏之脉。

② 狂：无拘束地狂歌。

③ 正言：正，通"证"。凭证。言，主动和别人说话为言。正言，凭证就是好说话。

④ 动静：情况；消息。引申为异常反应。《汉书·西域传》："都护督察乌孙康居诸外国，动静有变，以闻。"今方言仍保留其意，如"你听外边有什么动静。

⑤ 调：转动。《后汉书·张衡传》："盍亦调其机而铦诸？"

【语译】

刺五脏脉的时候就会死，是说病在内脏而正气不足的，只是用针尽竭力大泻五脏的血，使五脏之气泄尽而成死证。取三阳之脉者恒"的意思，是说竭力泻手足三阳六经的血脉，使病人衰弱而不易恢复。夺阴者死，是说刺了尺部五里穴，阴血就会丧失，阴血脱尽而成死证。夺阳者狂，是说泻血也会脱阳，"狂"的凭证就是没有目的地说话。睹其色，察其目，知其散复，一睹形，听其动静者，是说高明的医生从观察面色以及眼神，获得转动的脉象在尺部和寸部的是小还是大、是缓还是急、是滑还是涩？来说出有病的位置。知其邪正的内容，是说知道讨论疾病是有虚邪和正风、邪风所造成。

【原文】

右主推之，左持而御之者，言持针而出入也。气至而去之者，言补泻气调而去之也。调气在于终始一〔一〕者，持①心也。

节之交三百六十五会者，络脉之渗灌②诸节者也。

【校勘】

〔一〕调气在于终始一　本书《九针十二原》无其七字，疑为该篇脱文。刘衡如校本于"始"字断句，"一"字属下成"一者，持心也"，并提出此五字应移之前"知其邪正者"之前，正以解释"一其形"之"一"字。

【注释】

①　持：通"恃"。凭借。

②　渗灌：渗透灌输之意。渗，《说文·水部》："渗，下漉也。"灌，水流；注入；流进。《集韵·换韵》："灌，水流盛貌。"《庄子·秋水》："百川灌海。渗灌，渗透流进。"

【语译】

右主推之，左持而御之，是说进针和出针的手法基本原则，针刺时要用右手推进针，左手扶持针身又挡着针身不让其偏斜。气至而去之，是说下针，转动针身用补法或泻法，得气使气机平调后才去针。调气在于终始一者，是说用针调气的时候要始终专心地进行。节之交三百六十五会者，是说周身有三百六十五个气血汇聚的地方，由络脉将气血灌输全身各部的连接之处。

【原文】

所谓五藏之气已绝①于内者，脉口气内绝②不至，反取其外之病处与阳经之合，有留针以致阳气，阳气至则内重竭，重竭则死矣，其死也无气以动，故静。

【注释】

①　绝：竭；尽；极。

②　绝：绝，《说文》："绝，断丝也。"《千金要方》卷第十九："肾虚寒……脉代，绝时不至。"《苏秦连横约纵》："未绝一弦。"《汉书·苏武传》："武气绝，半日复息……异域之人，一别长绝……路穷绝兮矢刃摧。"《董卓歌词》："郑康成行酒，伏地气绝。"《荀子·修身》"折骨绝筋，终身不可相及

也。"今北方人方言云："绳子绝了。"即绳子断了，可见今方言仍保留断之意。

【语译】

所说的五脏之气，已绝于内，是说五脏的精气极度衰竭，表现在气口的脉断不能出现，反而刺其外在有病的地方与阳经的合穴，通过留针来招致阳气，阳气到了体表，结果是内脏的阳气再度衰竭，再竭则必死无疑，这样的病人死的时候由于无气以动弹，所以死时安静。

【原文】

所谓五藏之气已绝于外者，脉口气外绝不至，反取其四末之输，有留针以致其阴气，阴气至则阳气反入，入则逆，逆则死矣，其死也阴气有余，故躁。所以察其目者，五藏使五色循明①，循明则声章，声章者〔一〕②，则言声与平生③异也。

【校勘】

〔一〕声章　日抄本无"声章"二字。"者"字属上读。

【注释】

①　五色循明：五色，即眼睛各部位显示五脏之颜色。循，大；善。《广韵·谆韵》："循。善也。"《素问·六节藏象论》"五气入鼻，藏于心肺，上使五色修明，音声能彰。"王注："修明，修洁分明。"

②　章：同"彰"。

③　生：活捉；活。此指"活人"。《汉书·文帝纪》："当今之世，咸嘉生而恶死。"

【语译】

所说的五脏之气，已绝于外者，是说五脏阳气衰竭到了极点而在外的现象，在脉口的阳气外在就是脉象停跳。这种病，反而取用了四肢的输穴，用留针来招致阴气。（由于阴阳离绝）阴气的到来，那么就会使阳气反而入里，阳气入里则阴阳出现不接续，那么就会厥逆，厥逆则会使人死亡，死亡是因阴气盛，所以有烦躁的现象，所以辨别病人眼睛的缘故，是因为五脏的精气五色交叉能使眼睛很明亮，眼睛明亮则声音也会洪亮、声音洪亮的病人，那么说话的声音和正常的人是不一样的。

【按语】

此段主要是讲临死的病人阴阳离绝，脉停跳，而眼睛很亮，声音也洪亮，但是和常人不同，是回光返照的征象。

【音释】

佖然上皮笔切，又音必满貌　　恍然上吁性切，狂貌

邪气藏府病形第四〔一〕

【原文】

黄帝问于岐伯曰：邪气①之中②人也奈何？岐伯答曰：邪气之中人高也。黄帝曰：高下有度乎？岐伯曰：身半已上者，邪中之也；身半已下者，湿中之也。故③曰：邪之中人也，无有常〔二〕，中于阴则溜〔三〕④于府，中于阳则溜于经。

【校勘】

〔一〕四　其后和目录后并有"法天"二字。钱校本："原刻第一篇注"'法时'……盖取卷二十三'九针论'之文，殊不知彼本论针，而非论篇目也，甚为无理。"今据删。

〔二〕常　《太素·卷二十七·邪中》其上有"恒"字。

〔三〕溜　《太素·卷二十七·邪中》、《甲乙》卷四第二上并作"留"。

【注释】

①　邪气：邪，妖异怪戾之事；六淫致病。气，指人或物的某种特性或属性。《易·干》："同声相应，同气相求，水流湿，火就燥……各从其类也。"《广韵》："邪，鬼病。"《诸病源候论·邪注候》："凡云邪者，不正之气，谓人

之腑脏血气为正气，其风寒暑湿，魑魅魍魉，皆谓邪也，邪注者，由人体虚弱，为邪气所伤，贯注经络，留滞腑脏，令人神志不定，或悲或恐，故谓之邪注。"《诸病源候论·鬼邪候》："风邪气鬼物所为病也，其状不同。或言语错谬，或啼哭惊走，或癫狂倡乱，或喜怒悲笑，或大怖惧如人来逐，或歌谣咏啸，或不肯语。"根据"风为阳邪，善袭阳位"，此邪气当为风邪。又因下文"邪中之也"，故为风邪。

② 中：伤。《后汉书·王允传》："以事中允。"李贤注：中，伤也。

③ 故：因此，所以，意外。《礼记·曲礼下》："君无故玉不去身。"郑玄注："故谓灾祸患病。"唐·许敬宗《尉迟恭碑》："王途多故。"

④ 溜：通"流"。流注，引申为"侵犯，侵袭"。

【语译】

黄帝问到岐伯：外邪伤人后有哪些变化：岐伯说：风雨寒暑燥火等邪气，多侵犯人体的上部。黄帝又问：部位的高低有标准吗？岐伯说：上半身发病的，是伤了外之风邪；在下半身发病的，是伤了湿邪。这是一般规律，从意外的角度上来说，邪气侵犯人体又是没有规律的，如侵犯到体内那么往往就会侵袭影响六腑；邪气侵犯了肌表部位，就会侵袭影响经脉。

【原文】

黄帝曰：阴之与阳也，异名同类，上下相会。经络之相贯，如环无端。邪之中人，或中于阴，或中于阳，上下左右，无有恒常，其故何也？岐伯曰：诸阳之会，皆在于面。中人也〔一〕方乘虚时，及新用力，若〔二〕饮食汗出腠理开而中于邪。中于〔三〕面则下①阳明，中于项则下太阳，中于〔四〕颊则下少阳，其中于膺背〔五〕两胁亦中其经〔六〕。

【校勘】

〔一〕 中人也　《甲乙》卷四第二上、《太素·卷二十七·邪中》并作"人之"。

〔二〕 若　《甲乙》卷四第二上、《太素·卷二十七·邪中》其下并有"热"字。

〔三〕于　《太素·卷二十七·邪中》无。

〔四〕于　统本、金陵本并作"而"。

〔五〕其中于膺背　史崧《音释》："背一作'膺肩背'。"

〔六〕中其经　史崧《音释》："一本作'下其经'。"

【注释】

① 下：向下；进入。

【语译】

黄帝说：经络有阴经阳经，名字不同，但是一类，上下相遇而对接，经络之相互贯通，如环无端。而外邪的伤人，有的是伤了阴经，有的是伤了阳经，从上边影响到了下边，从左边影响到了右边，没有一定规律，这是什么缘故呢？岐伯说：手三阳经和足三阳经，都会聚于头面，邪气伤于人，一般那是乘人虚弱之时，以及劳累用力之后，或者饮食后汗出，使人腠理开泄，就容易被邪气侵袭。邪气侵袭了面部，会沿阳明经向下侵袭到下部，邪气侵袭了项部，会沿太阳经脉向下传到的后部，邪气侵犯了颊部，则沿少阳经脉下传。若邪气侵犯了胸部、背和两胁，也都分别影响阳明经、太阳经、少阳经等所过之处的经脉。

【原文】

黄帝曰：其中于阴①奈何？岐伯答曰：中于阴者，常〔一〕②从臂③胻始。夫臂与胻，其阴皮薄，其肉④淖泽，故俱受于风，独伤其阴。黄帝曰：此故⑤伤其藏乎？岐伯答曰：身之中于风也，不必动⑥藏。故⑦邪入于阴〔二〕经，则其〔三〕藏气实，邪气入而不能客〔四〕，故还⑧之于府。故中阳〔五〕则溜于经，中阴〔六〕则溜〔七〕于府。

【校勘】

〔一〕常　马本作"尝"。

〔二〕阴　周本脱。

〔三〕则其　统本、金陵本"则"下无"其"字。《太素·卷二十七·邪中》、《甲乙》卷四第二上"其"上并无"则"字。

〔四〕客　《甲乙》卷四第二上作"容"。史崧《音释》："一本'客'作'容'。"

〔五〕中阳　《太素·卷二十七·邪中》、《甲乙》卷四第二上并互乙。

〔六〕中阴　《太素·卷二十七·邪中》、《甲乙》卷四第二上并互乙。

〔七〕溜　《甲乙》卷四第二上作"留"。

【注释】

① 阴：外为阳，内为阴，经为阳，脏腑为阴，据此此阴为肢体的内侧面和脏腑。

② 常：经常。

③ 臂：胳膊；肱骨部分。《说文》："臂，手上也。"

④ 肉：皮肤；皮和肌肉脂肪层。《史记·廉颇蔺相如传》："廉颇闻之，肉袒负荆。"

⑤ 故：意外。《礼记·曲礼下》："君无故玉不去身。"郑玄注："故谓灾祸患病。"唐·许敬宗《尉迟恭碑》："王途多故。"

⑥ 动：感应；改变事物原来的位置和状态。此引申为"影响、生病"。《吕氏春秋·具备》："说与治人不诚，其动人心不神。"高诱注："动，感；神，化；言不诚不能行其化。"

⑦ 故：原因；根由；今；现在。《说文》："故，使为之也。"段玉裁注："今俗云原故是也。"

⑧ 故还：仍然；反。《抱朴子·内篇·对俗》："以龟枝床，至后老死，家人移床而龟故生。"《韩非子·内储说下》："故浴狗矢。"陈奇猷校注："故与顾同，反也。"还，继续。

【语译】

黄帝问：邪气侵入阴经的情况怎么样呢？岐伯说：邪气侵入阴经的时候，通常是从于臂部和胫部的内侧开始。因为臂部和胫部内侧皮肤薄，皮肤比较润泽，所以身体各部虽然同样受风，只是容易伤害臂部和胫部内侧面的皮肤；黄帝问：在这种情况下邪气会意外地伤害五脏吗？岐伯说：身体感受了风邪，不一定会伤及五脏，原因是邪气侵入阴经时，那么五脏之气充实，就不能入里停留，仍然继续在六腑。所以邪中于外侧阳经的能直接在本经发病，邪伤害于阴经，就会传流注（影响）和它们相连的六腑而发病。

【原文】

黄帝曰：邪之中人藏奈何？岐伯曰：愁忧恐惧则伤心。形寒^①、寒饮^{〔一〕}则伤肺，以其两寒相感^②，中外皆伤，故气逆而上行。有所堕坠，恶血^③留内，若^{〔二〕}有所大怒，气上而不下，积于胁下，则伤肝。有所击仆，若醉入房，汗出当风，则伤脾。有所用力举重，若入房过度，汗出浴水，则伤肾。黄帝曰：五藏之中风奈何？岐伯曰：阴阳俱感^④，邪乃得住。黄帝曰：善哉。

【校勘】

〔一〕寒饮　《太素·卷二十七·邪中》互乙。

〔二〕若　统本、金陵本、《甲乙》卷四第二上并无。

【注释】

①　形：形体。形，通"刑"。惩罚；割；刺。引申为"侵袭、伤害。"《荀子·成相》："众人贰之，谗夫弃之，形是诘。"杨倞注："或曰：形，当作'刑'。"王先谦集解引郝懿行曰："形与刑古字通。"唐·柳宗元《贞符》："人以有年，简于厥形，不残而惩，是谓严威。"《国语·越语下》："天地未形，而先为之征，其事是以不成，杂受其刑。"韦昭注："刑，害也。"《列子·杨朱》："从性而游，不逆万物所好，死俊之名，非所取也，故不为刑所及。"

②　两寒相感：形体之寒、寒饮，即两寒；感，感应，相互影响。此句指形体感受的外寒、寒饮相互影响。

③　恶血：恶，腐烂；忌；引申为死。裴松之注引《华佗传》："破腹就视，脾果半腐坏，以刀断之，刮去恶肉。"《礼记·王制》："大史典礼，执简

记奉讳恶"。郑玄注："恶，忌日，若子卯。"北周·宋懔《荆楚岁时记》："五月，俗称恶月，多禁。"旧俗以父母或祖先死亡之早为忌日。《周礼·春官·小史》："若有事，则昭王之忌讳。"郑玄注："先王死日为忌"恶血，即死血，或曰瘀血。

④ 阴阳俱感：阴，指内，指五脏；阳，指外，指体表；感，伤。《玉篇》"感，伤也。"阴阳俱感，内外都受伤。

【语译】

黄帝说：邪气侵犯人的五脏后怎么样？岐伯说：愁忧恐惧则使心伤；受风寒侵袭，又饮冷水，两寒相互影响，使体表和肺脏都受到损害，肺气不顺就向上走（出现咳嗽）；有坠堕的原因，瘀血积留于肝；或者有的人是怒的刺激，肝气上逆而不能消除，积聚在胁下部，则伤肝。挨打而摔倒或醉后有性生活，汗出正好受风，就会伤脾。用力抬重东西，再加房事过度，使人汗出就像沐浴了一样，就会伤肾。黄帝说：五脏为风邪所伤是怎么回事？岐伯说：体表和内脏都受损伤，邪气才会停留在体内。黄帝说：解释得很好。

【原文】

黄帝问于岐伯曰：首面与身形也，属骨连筋，同血合①于气耳。天寒则裂地凌②冰，其卒寒或手足懈惰，然而其面不衣〔一〕③，何也？

岐伯答曰：十二经脉，三百六十五络，其血气皆上于面而走空窍，其精、阳气上走于目而为睛④，其别走于耳而为听，其宗气上出于鼻而为臭，其浊气⑤出于胃，走唇舌而为味。其气之⑥津液皆上熏〔二〕⑦于面，而〔三〕皮又厚，其肉坚，故天气甚寒不能胜之也〔四〕。

【校勘】

〔一〕衣　《太素·卷二十七·邪中》其下有"其故"二字。《证治准绳·面类》作"裂"。

〔二〕熏　胡本、熊本、周本、统本、金陵本、藏本并作"熏"。《太素·卷二十七·邪中》作"熏"。

〔三〕而　《太素·卷二十七·邪中》作"面"。

〔四〕故天气甚寒不能胜之也　《太素·卷二十七·邪中》"故"下无"天"字，"胜"下无"之"字。胡本、熊本、周本、藏本、黄校本、《太素》"气"并讹作"热"。《甲乙》卷四第二上"天气"作"大热"。

【注释】

① 合：配置。

② 凌：俗称"冰凌，冻凌"。段玉裁注："仌（冰）出者，谓冰之出水，文棱棱然。"

③ 衣：蔽于人体外部的罩子；覆盖；穿戴。《易·系辞下》："古之葬者，厚衣之以薪"。

④ 睛：通"精"。名词用如动词。看见光明。

⑤ 浊气：水谷之气。

⑥ 之：连词，相当于"及"、"与"。

⑦ "熏"：蒸腾。《增韵·文韵》："熏，气蒸也。"

【语译】

黄帝问岐伯说：头面部和全身，都连着筋骨，如同血汇合气一样呀，但当天寒就会使地冻裂，使水成冰，那么突然寒冷的时候，有的人手脚懒得活动，面部不用衣物覆盖，这是什么原因呢？岐伯回答说：人体有十二经脉，三百六五条血络，这经络之血气，都向上到面部而走孔窍，精华阳气向上流到目而能看见光明，经脉之气血分别流到耳而能听，它的宗气向上于鼻孔而能嗅气味，其水谷气从胃里产生，其流到唇和舌头能辨别滋味，而各种清阳之气与津液都上行熏腾到面部，又因为面部皮肤厚，肌肉也坚实，所以天气很寒冷，也不能让面部冻坏。

【原文】

黄帝曰：邪之中人，其病形①何如？岐伯曰：虚邪②之中身也，洒淅〔一〕③动形。正邪④之中人也微，先见于色⑤，不知⑥于身，若有若无，若亡若存，有形无形，莫知其情。黄帝曰：善哉。

【校勘】

〔一〕洒淅 《太素·卷十五·色脉尺诊》作"溫泝"。

【注释】

① 形：形状，样子；表现。《字汇·彡部》："形，状也。"《广雅·释诂三》："形，见也。"《增韵·青韵》："形，现也。"

② 虚邪：指四时反常的邪风。又叫"贼风"、"虚风"。《太素·卷十五·色脉尺诊》："虚邪，谓八虚邪风也。"《诸病源候论·贼风候》："贼风者，谓冬至之日，有疾风从南方来，名曰虚风。此风能伤害于人，故言贼风也。"其表现"身痛不能转动，按之则应痛，痛处发凉，得热则减，身内有冷飕飕之感，有时出汗，久则遇风冷可为瘰疬及偏枯；遇风热可为附骨疽"。《素问·移精变气论》："贼风数至，虚邪朝夕，内至五脏骨髓，外伤空窍肌肤，所以小病必甚，大病必死。"《灵枢·小针解第三》："知其邪正者，知论虚邪与正邪之风也。"《诸病源候论·中风候》："中风者，风气中于人也。风是四时之气，分布八方……从其乡来者，人少死病，不从其乡来者，人中多死病，其为病者，藏于皮肤之间，内不得通，外不得泄，其入经脉，行于五脏者，各随脏腑而生病焉。"

③ 洒淅：寒栗；像有冷水泼在身上寒冷得让人打哆嗦的样子。《素问·疏五过论》："洒洒然时惊。"王冰注："洒洒，寒貌。"《玉篇·水部》："淅，洗也。"据此"淅"即"洗"的通假字。淅淅，即洗洗、洒洒，因为"洗"同"洒"。洗，肃敬貌；寒貌。《资治通鉴·唐则天后长安二年》："循宪召见，询以事；嘉贞为条柝理分，莫不洗然。"胡三省注："洗与洒同。"据此，洒淅是同义词连用。

④ 正邪：即四时正常之风气。又叫"正风。"但人虚弱时，也侵袭人体，使人生病，但是此风对人危害不严重，容易治好，或自然恢复（不治自愈）。《太素·卷十五·色脉尺诊》：正邪，谓四时风也。四时之风，生养万物，故为正也。

⑤ 色：面色。喜形于色。

⑥　知：表现，显露。《吕氏春秋·自知》："文侯不悦，知于颜色。"高诱注："知，犹见也。"

【语译】

黄帝说：病邪侵犯人体，生病的表现是什么样子呢？岐伯说：虚邪贼风伤人的表现有冷得打哆嗦的样子，四时正邪伤害（侵袭）人体，发病较轻微，开始表现在面色上，身上没有什么感觉，像有病又像无病，有的人没有感觉，有的人有感觉，有表现也好，或者无表现也好，不能了解详情。黄帝说：很好。

【原文】

黄帝问于岐伯曰：余闻之，见其色，知其病，命曰明；按其脉，知其病，命曰神；问其病，知其处，命曰工。余顾〔一〕闻见而知之，按而得之，问而极①之，为之奈何？岐伯答曰：夫色、脉与尺之〔二〕②相应也，如桴鼓影响之相应也，不得相失也，此亦本末根叶之出候也，故根死则叶枯矣。色脉形肉不得相失也，故知一则为工，知二则为神，知三则神且明矣。

【校勘】

〔一〕顾　冀医本作"愿"。当为"顾"。

〔二〕之　《甲乙》卷四第二上其下有"皮肤"二字。

【注释】

①　极：出。此引申为"发生。"《太玄·图》："摧上万物。"晋·范望注："摧，极也。极，出也。"

②　色脉与尺之：色，指面色、气色；尺，尺部皮肤，或称尺肤。全句指：气色、脉与尺肤之相呼应。

【语译】

黄帝问到岐伯时说：我听说诊断疾病有很多人和不同的方法，看病人面部的颜色就能知道病情的，对这样的人起个名字叫做明。摸脉象而知道病情的，对这样的人起个名字叫做神。询问病人病情后知道的发病部位的，对这样的人起个名字叫做工。我希望了解望色就能疾病，摸脉就能知道疾病，询问病就了解病苦发生在什么部位，其道理如何？岐伯说：病人的面色、脉象、尺肤都与疾病的发生存在着相应的关系，犹如以鼓槌击鼓，声响随之相应，鼓和槌是不能分离的。这也和树根和树梢树根和树叶产生的关系一样的征象，所以树根死了，那么枝叶就会枯萎，色、脉、形肉是个整体关系，它们之间相互感应（影响），就像树根和树叶的关系一样，不能分开来看待，所以知其"一"的人，为一般医生，称为工，知其"二"的人，是比较高明的医生，是神，知其"三"的人，是最高明的医生，称为神明。

【原文】

黄帝曰：愿[一]卒闻之。岐伯答曰：色青者，其脉弦①也；赤者，其脉钩②也；黄者，其脉代③也；白者，其脉毛④；黑者，其脉石⑤。见其色而不得其脉，反得其相胜之脉⑥，则死矣；得其相生之脉⑦，则病已矣。

【校勘】

〔一〕愿　冀医本作"愿"。当为"愿"。

【注释】

①　脉弦：弦，或作"绖"即弦脉。脉象是端直以长，如张弓弦，为肝脉。《素问·玉机真藏论》："端直以长，故曰弦。"

②　脉钩：即钩脉，其脉来盛去衰为"钩"脉。是心脉。

③　脉代：即代脉。在此处为脾之平脉，有更代的意思。脉象表现有数有疏，气不调匀，如相更代。莫文泉《研经言》卷二云："代，为脾之平脉。以《脉经》脾平脉长长而弱，来疏去数参之，则此所云代，实即乍数乍疏之意。盖行数有疏，则气不调匀，如相更代，故曰代，而古因谓不调之脉为代，故又谓脉之有止者为代。如经所云数动——代，五十动——代，乃代字之引伸义。至仲景而下，别代于结，始以动而中止、不能自还，为代之专称矣。至李时珍而下，别代于促、结，始以动而中止有常数为代之专称矣。"

④　脉毛：即毛脉。轻虚而浮的脉象为"毛"，为肺脉。莫文泉曰："古以毛为轻之譬，脉以毛名者，为其重按即无，轻取则得也。《素问·玉机真藏论》：'秋脉者，肺也，故其气来轻虚以浮，来急去散，故曰浮。'《脉经》：'肺脉来泛泛，而轻如微风吹乌背上毛。'然则浮之轻而重按即无者，乃为正毛脉矣。"

⑤　脉石：即石脉。沉濡而滑之脉，为肾脉。《素问·玉机真藏论》："冬脉者，肾也。"新校正引越人云："冬脉，石者，北方水也，万物之所藏。盛冬之时，水凝如石，故其脉来沉濡而滑，故曰石也。"

⑥　相胜之脉：相胜，相克。相胜之脉，如肝病见肺之毛脉，是金克木，即为相胜之脉。《太素·卷十五·色脉尺诊》："假令肝病，得见青色，其脉当弦、反得毛脉，是肺来乘，肝被克，故死。"

⑦　相生之脉：此指脉病相生，假如肝病见肾的石脉，是水生木，则为相生之脉。《太素·卷十五·色脉尺诊》："假令见肝病青色，虽不见弦，而得石脉，石为肾脉，是水生木，是得相生之脉，故病已也。"

【语译】

黄帝说：我希望都了解面色和脉象相互关系的道理。岐伯回答说：面部有青色，它的脉是弦脉；面部有红色，它的脉是钩脉；面部有黄色，它的脉是代脉；面部有白色，它的脉是毛脉；面部有黑色，它的肠是石脉；这是色和脉相应的正常规律。假如见其色而不见其脉，或反见其相克的脉，那么就是死证；假如出现相生之脉，即使有病也会痊愈的。

【原文】

黄帝问于岐伯曰：五藏之所生，变化之病形何如？岐伯答曰：先定其五色五脉之应，其病乃可别也。黄帝曰：色脉已定，别之奈何？岐伯曰：调①其脉之缓、急、小、大、滑、涩，而病变定矣。

【注释】

①　调：选拔。引申为"审定"，诊察。

【语译】

黄帝向岐伯问道：五脏所产生的疾病，以及疾病的变化有什么样的表现呢？岐伯回答说：要首先确定五色和五脉所相反应疾病的部位和性质，则五脏所生的疾病就能辨别了。黄帝说：面色和脉象已经确定了，怎样对五脏病变进行区分呢？岐伯说：要确定脉象是缓还是急，脉象是大还是小，脉象是滑还是涩等情况，就可确定病变了。

【原文】

黄帝曰：调之奈何？岐伯答曰：脉急者，尺之皮肤亦急；脉缓者，尺之皮肤亦缓；脉小者，尺之皮肤亦减而少气①；脉大者，尺之皮肤亦贲②而起；脉滑者，尺之皮肤亦滑；脉涩者，尺之皮肤亦涩。凡此〔一〕变者，有微有甚。故善调③尺者，不待④于寸，善调脉者，不待于色。能参合而行之者，可以为上工，上工十全⑤九；行二者，为中工，中工十全七；行一者，为下工，下工十全六。

【校勘】

〔一〕此 《太素·卷十五·色脉尺诊》、《脉经》卷四第一其下并有"六"字。

【注释】

① 少气：气，征象；样子。如云气，潮气。少气，指细小的样子。少气，亦指"气血衰少"。

② 贲：隆起。

③ 调：转动；选拔。引申为"审定"。

④ 不待：待，伺。不待，不必依赖窥察。

⑤ 全：通"痊"。《说文通训定声·乾部》："全字，亦作痊。"《周礼·天官·医师》："十全为上。"郑玄注："全，犹愈也。"

【语译】

黄帝说：怎样审定脉象和尺肤的关系呢？岐伯回答说：脉搏紧的，尺部的皮肤也紧；脉搏缓的，尺肤也弛缓；脉象小的，尺肤也瘦小；脉象洪大的，尺肤也大而隆起；脉象滑利的，尺肤也滑润；脉象涩滞的，尺肤也枯涩。所有以上六种变化，有轻重的不同。所以善于诊察尺肤的，不必依赖窥察寸口的脉象，也能知道病情；善于审定脉象的，不必依赖窥察气色，也能知道病情。假如能将气色、脉象、尺肤三方面加以综合分析和运用，就可以称为高明的医生。这样的高明医生，十个病，可以治好九个；如能运用两种诊察方法的医生，为中等的医生。中等的医生，十个病人能治好七个；若只会运用一种诊察方法的医生，为下等医生。下等医生，十个病人只能治愈六个。

【原文】

黄帝曰：请问脉之缓、急、小、大、滑、涩之病形何如？岐伯曰：臣请言五藏之病变也。心脉急甚者为瘛疭①；微急为心痛引背，食不下。缓甚为狂笑；微缓为伏梁②，在心下，上下行，时唾血。大甚为喉吤③；微大为心痹④引背，善泪出。小甚为善哕，微小为消瘅⑤。滑甚为善渴；微滑为心疝⑥引脐，小〔二〕腹鸣。涩甚为瘖⑦；微涩为血溢，维厥⑧，耳鸣，颠〔一〕⑨疾。

【校勘】

〔一〕颠　藏本、《太素·卷十五·五脏脉诊》、《甲乙》卷四第三上并作"癫"。

〔二〕小　《太素·卷十五·五脏脉诊》作"少"。

【注释】

① 瘛疭：瘛，指痉挛牵引，疭，指缓纵不收。

② 伏梁：病名，病在心下，心之积所致。伏梁：《素问·奇病论》：

"人有身体髀股骱皆肿，环脐而痛……病名曰伏梁。"《难经·五十二难》
"心之积，名曰伏梁，起脐上，大如臂，上至心下。"《诸病源候论·伏梁候》：
"伏梁者，此由五脏之积一名也。"具体表现与《难经》同。

③ 喉吤：如有物梗阻于喉间。丹波元简："介、芥古通，乃芥蒂之芥。
喉间有物，有妨碍之谓。吤，唯是介字从口者，必非有声之义。"

④ 痹：痛之意。

⑤ 消瘅：热盛所致之病，或似今糖尿病，可见多食善饥等症状。

⑥ 心疝：心痛为主的病候。《诸病源候论·心疝候》："疝者，痛也。
由阴气积于内，寒气不散，上冲于心，故使心痛，谓之心疝也。其痛也，或
如锥刀所刺，或阴阴而痛，或四肢逆冷，或唇口变青，皆其候也。"

⑦ 瘖：失音病，哑。

⑧ 维厥：据双声叠韵，当读作痿厥。《素问·异法方宜论》："其民食
杂而不劳，故其病多痿厥寒热。"

⑨ 颠：头；头顶；此指头。《诗·秦风·车邻》："有车邻邻，有马白
颠。"《墨子·修身》："华发隳颠，而犹弗舍者，其唯圣人乎！"孙诒让间诂：
"堕颠，即秃顶也。"疯癫。后作"癫"。前蜀贯休《观怀素草书歌》："张颠颠
后颠非颠，直至怀素之颠始是颠。"

【语译】

黄帝说：请问脉见缓、急、小、大、滑、涩都有哪些疾病的
表现呢？岐伯说：请允许我谈一谈五藏的病变：心脉很紧，是抽
风类的疾病；稍紧，是心痛牵拉至背，饮食不能顺利下行。心脉
很缓为发狂笑；稍缓为伏梁病：其病在心下部位，或向上向下游
走，有时唾血。心脉很大为喉痹类疾病；稍大为心痛牵引背部，
容易流泪。心脉很小容易呃逆，稍小为消瘅病。心脉很滑易发口
渴，稍滑为心疝牵引脐部，小腹鸣响。心脉很涩为失音病；稍涩
为血溢出血之病、痿厥、耳朵鸣响、头部疾病。

【原文】

肺脉急甚为癫①疾；微急为肺寒热，怠惰，咳唾血，

引〔一〕②腰背胸，若鼻息肉〔二〕③不通。缓甚为多汗；微缓为痿
瘘④、偏风〔三〕⑤，头以下汗出不可止。大甚为胫肿；微大为肺
痹，引胸背起⑥，恶日光。小甚为泄⑦，微小为消瘅。滑甚〔四〕
为息贲⑧上气，微滑为上下出血。涩甚为呕血；微涩为鼠瘘⑨，
在颈、支腋⑩之间，下不胜其上，其应善酸矣⑪。

【校勘】

〔一〕引　《普济方·卷二十六·肺病门·总论》其上有"痛"字。
当据补。

〔二〕若鼻息肉　《脉经》卷三第二"若"作"苦"；《太素·卷十五·
五脏脉诊》"息"作"宿"。

〔三〕痿瘘、偏风　《脉经》卷三第二、《太素·卷十五·五脏脉诊》
"痿"下并无"瘘"字。《太素》、《千金》卷十七第一"偏"并作"漏"。
丹波元简："案《脉经》注云：偏风，一作漏风。据汗出不可止，作漏风
近是。"

〔四〕甚　张本作"盛"。

【注释】

①　癫：同"颠"。

②　引：本意是拉弓，引申为"牵掣"。

③　鼻息肉：鼻中生息肉。《诸病源候论·鼻息肉候》："肺气通气鼻、
肺脏为风冷所乘，则鼻气不和，津液壅塞。而为鼻齆。冷搏于血气，停结鼻
内，故变生息肉。"

④　痿瘘：痿，据上下文意，此指肺痿。瘘，瘘病类。

⑤　偏风：《诸病源候论·偏风候》："偏风者，风邪偏客于身一边也。
人体有偏虚者，风邪乘虚而伤之，故为偏风也。其状，或不知痛痒，或缓纵，
或痛是也。"

⑥　引胸背起：起，高凸。引胸背起，此指胸背高凸。临床常见慢性肺
病患者胸背凸起，呈桶状胸。

⑦　泄：脱泄。

⑧　贲：大。

⑨　鼠瘘：《诸病源候论》："鼠漏者……使人寒热，其根在肺、出于颈

腋之间，其浮于脉中，而内未着于肌肉，而外为脓血者。"今类似颈腋部淋巴结核者。

⑩ 支：通"肢"。"肢"的古字。《易·坤》："君子黄中通理，正位居体，美在其中而畅于四支。"

⑪ 下不胜其上，其应善酸矣：此句意为：腋下生鼠瘘，则难以承载上肢之压，故上肢架起，就容易感觉酸楚了。

【语译】

肺脉很紧的，为头部疾病；稍微紧的，是肺有寒热邪气，身体倦怠发沉，咳嗽唾血，疼痛牵引腰部、背部、胸部，有的人出现鼻中生息肉堵塞不通。肺脉很缓的就出汗多；稍微缓的，出现肺痿和痿类的疾病，得漏风病，头部以下汗出不止。肺脉很大的，小腿肿胀；稍微大的则为肺痹，牵拉胸背部高起，讨厌日光。肺脉很小的，是脱泄病；稍微小的，是消瘅病。肺脉很滑利的，是呼吸粗大喘气的病，稍微滑利的，为上下出血的疾病。肺脉很涩的，为呕吐血的病；稍微涩的，是鼠瘘病。该病在颈部、肢体、腋部之间，腋下生鼠瘘，则难以承载上肢之压，故上肢架起，就容易感觉酸楚了。

【原文】

肝脉急甚者为恶言①；微急为肥气②，在胁下若覆杯。缓甚为善呕，微缓为水瘕③、痹也。大甚为内痈，善呕、衄；微大为肝痹④阴缩，咳引小腹。小甚为多饮，微小为消瘅⑤。滑甚为癫疝⑥，微滑为遗溺。涩甚为溢饮⑧，微涩为瘛挛筋痹。

【注释】

① 恶言：恶，羞耻；不好。恶言，好说难听的话。

② 肥气：肝因寒而生积，生在胁下，状如复杯。

③ 水瘕：因肾经虚，经络痞涩，水气停聚于心腹之间，按之有水声，但欲饮而不能食，遍身虚肿。

④ 肝痹：《素问·痹论》："肝痹者，夜卧则惊，多饮、数小便，上为

引如怀。"

⑤　消瘅：消渴类疾病。

⑥　癩疝：癩，通"癀"tuí，男人疝气，女人为子宫下垂，参见《诸病源候论·妇人杂病·癩候》、《本草纲目·百病主治药上·疝癩》："腹病曰疝，凡病曰癩。"

⑦　溢饮：《金匮要略·痰饮咳嗽病脉证并治》："饮水流行，归于四肢，当汗出而不汗出，身体疼重，谓之溢饮。"

【语译】

肝脉很紧的，爱说难听的话；稍微紧的，是肥气病，其病生在胁下，好像扣着杯子的样子。肝脉很缓的，容易呕吐；稍微缓的，为水瘕病、痹证。肝脉很大的，体内生痈肿，容易发生呕吐和衄血；稍微大的，为肝痹病，阴器收缩，咳嗽而牵引小腹作痛。肝脉很小的，病见多饮；稍微小的，为消渴类疾病。肝脉很滑的，在男人为疝气，在女人为少腹痛而带下之类的病；稍微滑的，为遗尿病。肝脉很涩的，为水湿溢于四肢的溢饮病；稍微涩的，为抽搐、筋痹之病。

【原文】

脾脉急甚为瘈疭；微急为膈中①，食饮入而还出②，后沃沫③。缓甚为痿厥④；微缓为风痿，四肢不用，心慧然若无病⑤。大甚为击仆⑥；微大为疝气⑦，腹裏〔一〕大脓血，在肠胃之外。小甚为寒热，微小为消瘅。滑甚为癃㿉⑧，微滑为虫毒蛔蝎腹热。涩甚为肠㿉⑨；微涩为内溃〔二〕，多下脓血。

【校勘】

〔一〕腹裏　原作"腹里"，《脉经》卷三第三、《千金》卷十五第一、并无"腹"字，"里"并作"裏"。周学海："腹裏，肚囊也，作'里'误。"今据改。

〔二〕溃　原作"㿉"，《太素·五脏脉诊》、《脉经》卷三第三、《甲乙》卷四第二上、《千金》卷十五第一、《中藏经》卷上第二十六并作

"溃"。今据改。

【注释】

① 膈中：类今之"反食"，食后又吐出。杨上善曰："当咽冷，不复食也。"

② 食饮入而还出：还，读作：xuan，立即；返。全句意思是：饮食入胃则立即吐出。

③ 后沃沫：最后流出（呕出）黏沫。

④ 痿厥：痿，身体某一部分萎缩或失去机能不能行动。《玉篇·病部》："痿，不能行也。"《素问·痿论》："痹而不仁，发为肉痿。"《史记·卢绾列传》："仆之思归，如痿人不能起。"司马贞索引张揖云："痿，不能起。"《汉书·昌邑哀王髆传》："身体长大，疾痿，行步不便。"颜师古注："痿，风痹疾也。"《正字通》："瘚，通作厥。"厥，即瘚。《说文·足部》："蹶，僵也，从足厥声。一曰跳也。亦读曰橛。蹶，蹶或从阙。"《荀子·非相》："禹跳汤偏。"杨倞注引《尸子》曰："……偏枯之病，步不相过，人曰禹步。"孙诒让间诂："阙，即厥字。"据此，阙，即厥，蹶的通假字。《庄子·盗跖》："禹偏枯。"成玄英疏："治水勤劳，风栉雨淋，致偏枯之疾，半身不遂也。"

⑤ 心慧然若无病：心中明白，好似无病。

⑥ 击仆：即卒中。《本草纲目》："卒然仆倒者，称为击仆，世又称为卒中。"

⑦ 疝气：腹部疼痛之类的病。

⑧ 癃：小便不利。《素问·宣明五气篇》："膀胱不利为癃。"一为病解，参见《五癃津液别》。

⑨ 肠癖：肠疝类疾病。

【语译】

脾脉很紧的，是抽搐病；稍微紧的，是膈中病，证见饮食入口以后随即吐出、然后吐出黏沫。脾脉很缓的，是痿证和晕厥证；稍微缓的，是风痿证，四肢活动不利，心中却清楚明白好似无病。脾脉很大的，发突然仆倒之病；稍微大的，出现胀气，肚子里包裹着很多脓血，这些脓血在肠胃的外面（肚皮的里面）。脾脉很小的，发冷热病；稍微小的，发消渴类疾病。脾脉很滑的，是疝气类，有小便不利疾病。稍微滑的，是腹内生虫毒类病，腹中觉热。
脾脉很涩的，是肠疝类疾病；稍微涩的，发肠内溃烂病，常拉
脓血。

【原文】

肾脉急甚为骨〔一〕癫疾；微急为沉①厥、奔豚②，足不收，
不得前后。缓甚为折脊；微缓为洞，洞③者，食不化，下嗌④
还出。大甚为阴痿；微大为石水⑤，起脐已下至小腹膇膇⑥然，
上至胃脘，死不治。小甚为洞泄，微小为消瘅。滑甚为癃⑦
㿉；微滑为骨痿，坐不能起，起则目无所见。涩甚为大痈，微
涩为不月⑧、沉痔。

【校勘】

〔一〕骨　《脉经》卷三第五、《甲乙》卷四第二下、《千金》卷十九
第一其下并有"痿"字。

【注释】

①　沉：部位低；内。

②　奔豚：《金匮要略方论》："从少腹起，上冲咽喉。""气从少腹上至
心。""奔豚，气上冲胸。"《诸病源候论·气病诸候·奔豚气候》："奔豚气者，
肾之积气。起于惊恐、忧思所生，……气积于肾，而气上下游走，如豚之奔，
故曰奔豚。其气乘心，若心中踊踊，如事所惊，如人所恐，五藏不定，食饮
辄呕气满胸中，狂痴不定。忘言忘见，此惊恐奔脉之状。若气满支心，心下
闷乱，不欲闻人声，休作有时，乍瘥乍极，吸吸短气，手足厥逆，内烦结痛，
温温欲呕，此忧思奔脉之状。"三者的表现多异，可互参。

③　洞：通"筒。"《古今韵会举要·送韵》："筒，通作洞。"筒，也作
"箇"。通"迵"，迵，返回。筒、涌、洞皆在东部，叠韵，筒、涌，《说文》
皆曰"甬声"据此双声，据上下文意和双声叠韵，"洞"为"涌"，即"涌
吐"。

④　嗌：通"咽"。

⑤　石水：《金匮要略·痰饮咳嗽病脉证并治》："石水，其脉自沉，外

症腹满不喘。"

⑥ 腄腄：腄茧；马及鸟胫骨上结骨。《太素·卷十五·五脏脉诊》"垂垂，少腹垂也"。

⑦ 癃：小便不利。《素问·宣明五气篇第二十三》："膀胱不利为癃"。

⑧ 沉痔：沉，里，内。沉痔，即内痔。

【语译】

肾脉很紧急的是骨癫证；肾脉稍微紧的为病在腹内，气向上逆行为奔豚，两足难以屈，不能大小便。肾脉很缓的，是腰脊痛如折；肾脉稍微缓的洞病，洞的表现是饮食不能消化，下咽后食物上返就吐出来。肾脉很大为阴器不能勃起；肾脉稍微大的为石水病，从脐部开始向下至小腹部有很硬结节的样子，向上至胃脘，这样的是死证，为不易治好了。肾脉很小是上吐下泻证；肾脉稍微小的是消渴类的疾病。肾脉很滑的是疝气类，有小便不利疾病；稍微滑的为肾骨痿证，有坐下不能起来，站起则眼睛什么也看不见。肾脉很涩的是生了大痈疮；稍微涩的为女子月经不行、内痔病。

【按语】

洞，有人认为是泄泻，这不正确。因为食物咽下后即还（返出）只能是呕吐。食物不会在进食后立即泄泻排出。

【原文】

黄帝曰：病之六变者①，刺之奈何？岐伯答曰：诸急者多寒；缓者多热；大者多气少血；小者血气皆少；滑者阳气盛，微有热；涩者多血〔一〕②少气，微有寒。是故刺急者，深内而久留之。刺缓者，浅内而疾发针，以去其热。刺大者，微泻其气，无出其血。刺滑者，疾发针而浅内之，以泻其阳气而去其热。刺涩者，必中其脉，随其逆顺而久留之，必先按而循③之，已发针，疾按其痏④，无令其血出〔二〕，以和其脉。诸小者，阴阳形气俱不足，勿取⑤以针，而调以甘药也。

【校勘】

〔一〕多血 《景岳全书》卷四："多血二字，乃传写之误、观本篇下文曰：刺涩者无令其出血，其为少血可知。仲景曰：涩者，营气不足，是亦少血之谓。"

〔二〕血出 马本、张本、《甲乙》卷四第二下并作"出血"。

【注释】

① 病之六变者：指上文讲的五脏的"缓、急、小、大、滑、涩之病形何如?"

② 多血：多，剩余。多血，即血淤。但下文"刺涩者，无令其出血"。其"多"，当读作"夺"。故多血，即失血。

③ 循：顺。

④ 痏：（wěi 尾）针刺后的针眼；针刺一次叫一痏。此指针刺后的针眼。

⑤ 取：治。选取；择定；确定。《论语·公冶长》："无所取材。"《汉书·贾谊传》："莫如先审取舍。"《老子》四十八章："取天下常以无事。"河上公注："取，治也"。

【语译】

黄帝说：五脏分别有六种脉象变化，怎样针刺这些病呢？岐伯说：这些脉象紧急的多是有寒邪，脉象缓的多有热邪；脉象大的气郁阴虚血少；脉象小的都是气血不足；脉象滑的是阳气盛，有轻微的发热，脉象涩的是失血气虚，且有轻度的寒邪。所以在针刺紧脉所相应的病证要深刺，留针时间长一点，使寒去阳生；针刺缓脉所相应的病证要浅刺而快出针，以散其热邪；针刺大脉所相应的病证要用轻泻的刺法，不能出血，以免出血使血更少；针刺滑脉所相应的病证用浅刺快出针的方法，以泻亢奋的阳气，就会祛除发热；针刺涩脉所相应的病证，必须刺到血脉里，根据经脉的逆和顺来针刺，可以久留针，一定先按摩有病的血脉的部位，使之血流顺畅，出针后，要很快按住针眼，不要让针眼出血，来使经脉中气血调和，这些小脉象的，是阴阳形气都不足，不要用针刺治疗，而后用甘味药调理。

【原文】

黄帝曰：余闻五藏〔一〕六府之气，荣输〔二〕所入为合，令〔三〕何道从入，入安连过①，顾闻其故。岐伯答曰：此阳脉之别入于内，属于府者也。黄帝曰：荣输与合，各有名②乎？岐伯答曰：荣输治外经，合治内府。黄帝曰：治内府奈何？岐伯答曰：胃合〔四〕于三里，大肠合入于巨虚上廉，小肠合入于巨虚下廉，三焦合入于委阳，膀胱合入于委中央③，胆合入于阳陵泉。黄帝曰：取之奈何？岐伯答曰：取之三里者，低跗；取之巨虚者，举足；取之委阳者，屈伸而索之；委中者，屈而取之；阳陵泉者，正竖膝，予之齐④，下至委阳之阳⑤取之；取诸外经者，揄申⑥而从之〔五〕。

【校勘】

〔一〕五脏　孙鼎宜："五脏二字衍。"

〔二〕荣腧　孙鼎宜："荣腧二字涉下文衍。"

〔三〕令　《太素·卷十一·府病合输》作"今"。

〔四〕合　《太素·卷十一·府病合输》、《甲乙》卷四第二"合"下并作"入"。

〔五〕揄申而从之　统本、金陵本。"揄"皆作"腧"。《太素·卷十一·府病合输》"申"作"伸"。《甲乙》卷四第二下"从"作"取"。

【注释】

①　入安连过：三阳脉气进入合穴后和哪些脏腑、经脉互相连接呢？孙鼎宜："问手足三阳，其上下从何处连属以通气脉也。"

②　名：名分；功。引申为"主治""功效。"

③　委中央：委中之别名。

④　正竖膝，予之齐：正身蹲坐，使两膝平齐。

⑤ 委阳之阳：委阳穴的外侧。

⑥ 揄申：揄，牵引之义；申，通"伸"。揄申，牵引伸展（四肢）。

【语译】

黄帝说：我听说五脏六腑之气，从荣穴、输穴出来后进入体内，叫作"合"。它们从什么路径进入，进入后又和哪些脏腑、经脉互相连接呢？希望听听其中的情况。岐伯回答说：这是阳经的经脉，分支进入体内，连接于府的情况。黄帝说：荣输和合穴，各有什么功效呢？岐伯回答说：荣输治疗外在经络之病，合穴治疗内在的脏腑的病。黄帝说：怎样治疗内在的脏腑的病呢？岐伯回答说：胃府之气，合入于足三里穴；大肠府之气，合入于上巨虚穴；小肠府气，合入于下巨虚；三焦府气，合入于委阳穴；膀胱府气，合入于委中穴；胆府之气，合入于阳陵泉穴。黄帝说：应该怎样取穴呢？岐伯回答说：取足三里穴时，要使其脚放低平；取巨虚穴时，要抬起脚；取委阳穴，要经过屈伸膝部而找到它；取委中穴，要选屈膝位置寻找它；取阳陵泉穴，要正身蹲坐，使两膝平齐，下到委阳穴的外侧找穴；取外侧经脉的腧穴，牵引伸展四肢来取穴。

【原文】

黄帝曰：顾闻六府之病。岐伯答曰：面热者，足阳明病①；鱼络血者②，手阳明病；两跗之上脉竖③陷者〔一〕，足阳明病，此胃脉也。

【校勘】

〔一〕脉竖陷者 《太素・卷十一・府病合腧》、《甲乙》卷四第二并作"脉竖若陷者"。但原文义通，无须改动。

【注释】

① 面热者，足阳明病：阳明脉循于面，故面热为阳明经之病。《太素・卷十一・府病合腧》："阳明脉起面，故足阳明病，面热为候也。"

②　鱼络血者：手的鱼际部有红色血丝的现象。

③　竖、陷：竖，竖立，指暴起。陷，陷入，凹入。竖、陷，暴起或凹陷。

【语译】

黄帝说：希望听听六腑的疾病表现。黄帝说：面部发热的，是足阳明的病变；手的鱼际部有红色血丝的现象，是手阳明的病变；两足背上的脉暴起或凹陷的，是足阳明的病变，这是指胃经的脉而言。

【原文】

大肠病者，肠中切①痛而鸣濯濯②，冬日重感于寒即泄，当脐而痛，不能久立，与胃同候③，取巨虚上廉。

【注释】

①　切：割，拧；紧迫；古代加工珠宝器物的工艺名称。李中梓曰"如绞转索。"《玉篇》："索，纠绳曰索。"《淮南子·主术》："索铁歙金。"高诱注："索，绞也。"《洄溪脉学》曰："紧脉脉来绷紧。"《论语·子张》："切问而今思。"皇侃疏："切，犹急也。"《素问·调经论》："必切而出，大气乃屈。"王冰注："切，谓急也。"

②　濯濯：为肠鸣音。《太素·卷十一·府病合腧》："肠中水声。"濯，通"棹"，《说文通训定声》："濯，假借为棹。"棹，船的桨，濯濯，即用船桨击水所出现的"哗啦哗啦"的声音。

③　与胃同候：候，征象，引申为"表现"。与胃同候，和胃同时有疾病的表现。

【语译】

大肠有病的，肠中拧痛而"哗啦哗啦"的鸣响，冬天再感受寒凉就会泄泻，正对脐部疼痛，不能长期站立，和胃同时有疾病的表现。治疗可选取上巨虚穴。

【原文】

胃病者，腹䐜胀①胃脘，当心②而痛，上支③两胁，膈咽不通，食饮不下，取之三里也。

【注释】

① 䐜胀：䐜，胀起；大。《说文》："䐜，起也。"《太玄·争》："股脚䐜如，维身之疾。"范望注："䐜，大也。"

② 心：此指胃。《丹溪心法》："心痛，即胃脘痛"。

③ 支：分散。分开布散。引申为"放射。"《集韵·支韵》："支，分也。"

【语译】

胃病的表现，腹部很胀在胃脘部，冲着胃部疼痛，向上放射到两胁，使膈咽感到不通畅，不能吃饭喝水，取这个经脉的合穴足三里。

【原文】

小肠病者，小腹痛，腰脊控睾而痛，时窘之后①，当耳前热，若寒甚，若独肩〔一〕上热甚，及手小指次指之间热，若脉陷〔二〕者，此其候也，手太阳病也，取之巨虚下廉②。

【校勘】

〔一〕肩 《太素·卷十一·府病合输》作"眉"。

〔二〕陷 《千金》卷十四第一作"滑"。

【注释】

① 后：肛门。《战国策·韩策一》："宁为鸡口，无为牛后。"汉·刘向《新序·杂事四》："惠王之后蛭出，故其久病心腹之疾皆愈。"清·俞正燮《癸巳类稿·持素证篇三》："寒气客于小肠，小肠不得成聚，故后泄腹痛矣。"

② 巨虚下廉：下巨虚的别名。

【语译】

小肠病的表现，有小腹作痛，腰脊有病牵引睾丸痛，时常窘急肛门要大便的感觉，恰好也有耳前发热。有的时候感觉耳朵前很冷，有的时候只是肩膀上很热，随后手小指和无名指之间也发热，有的时候这条经脉上有凹陷的地方，这些都是小肠经的证候，是手太阳经脉有病了，取小肠经的合穴巨虚下廉来治疗。

【原文】

三焦病者，腹〔一〕气满，小腹尤坚，不得小便，窘急，溢则〔二〕水，留即为胀，候在足太阳之外大络，大络在太阳少阳之间，亦见于脉，取委阳〔三〕。

【校勘】

〔一〕腹 《脉经》卷六第十一、《甲乙》卷九第九、《千金》卷二十第四其下有"胀"字。

〔二〕则 《太素·卷十一·府病合输》、《脉经》卷六第十一、《甲乙》卷九第九、《千金》卷二十第四其下并有"为"字，当据补。

〔三〕委阳 《甲乙》卷九第九作"委中"。据本书《本输》之文，当为"委阳"。

【语译】

三焦病的表现，感到腹部有气胀闷，小腹部胀得很硬，不能尿尿使人感到窘迫感，尿流出来就是水，停留在腹部为水胀病、三焦病的征象在足太阳外侧大络上，大络在太阳经与少阳经之间，也出现在此条经脉上，治疗取合穴委阳。

【原文】

膀胱病者，小〔一〕腹偏肿①而痛，以手按之，即欲小便而不得，肩〔二〕上热，若脉陷，及足小指外廉及胫踝后皆热，若脉陷〔三〕，取委中央②。

【校勘】

〔一〕小　《太素·卷十一·府病合输》、《脉经》卷六第十并作
"少"。

〔二〕肩　《甲乙》卷九第九作"眉"。

〔三〕若脉陷　《甲乙》卷九第九无其三字。

【注释】

①　偏肿：通"遍"。《墨子·经说下》："伛宇不可偏举。"孙诒让间诂：
"伛，区；偏，遍，并声同字通。"肿，肿胀；胀。《吕氏春秋·尽数》："郁处
为肿如风。"

②　委中央：即委中的别名。

【语译】

膀胱病的表现，有小腹部全胀象肿又疼痛，用手按胀的部位，
就有想尿尿，肩上有热的感觉，有的地方经脉有凹陷，随后足小
趾的外缘，接着胫部、踝后部都有热的感觉，有的地方经脉有凹
陷的，刺合穴委中。

【原文】

胆病者，善太息，口苦，呕宿汁〔一〕①，心下淡淡〔二〕②，
恐〔三〕人将捕之，嗌中吤吤然③，数唾〔四〕，在〔五〕足少阳之本末，
亦视其脉之，陷下者灸之，其寒热者取〔六〕阳陵泉。

【校勘】

〔一〕汁　《甲乙》卷九第五作"水"。《甲乙》卷九第五"汁"作
"水"。

〔二〕心下淡淡　《中藏经》卷上第二十六、《针灸问对》卷上"下"
并作"中"。冀医本"淡淡"作"澹澹"。

〔三〕恐　《甲乙》卷九第五、《太素·卷十一·府病合输》、《脉经》
卷六第二、《千金》卷十二第一其上并有"善"字，其下有"如"字。

〔四〕嗌中吤吤然，数唾　《千金》卷十二第二"嗌"作"咽"。《脉
经》卷六第二"吤"作"介"《甲乙》卷九第九"数"下有"咳"字。

〔五〕在 《太素·卷十一·府病合输》、《脉经》卷六第二、《甲乙》卷九第五、《千金》卷十二第一其上并有"候"字。

〔六〕取 《脉经》卷六第二、《千金》卷十二第一并作"刺"。

【注释】

① 宿汁：停留；聚合。宿汁，聚合之汁。

② 淡淡：淡，通"澹、憺、痰"。《集韵·谈韵》："淡，水儿，或作澹。"《说文通训定声》："……'淡，胸中液也……'《方言》骞师注：'淡字又作痰也。'"本书的"经脉第十"："心中憺憺大动"。"四时气第十九"："呕有苦，长太息，心中憺憺，恐人将捕之。"澹，水波起伏之貌。《说文》："澹，水摇也。"《玉篇》："澹，水动也。"澹澹，即心里害怕扑通扑通的跳动。

③ 吤吤然：吤，当读作"喀"。《集韵》居贺切。咽喉哽塞所出声。吤吤然，即有喀喀声音的样子。

【语译】

胆有病的表现，好发出叹声而出长气，嘴里出现苦的味道，心里扑通扑通的跳动，害怕别人把自己将要捉拿起来，咽喉中有喀喀的声音，多次咳唾痰涎，征候在足少阳的起点和终止点，也可以看这条经脉有异常的地方找到，经脉有凹陷（不充盈）的地方，要用灸法灸这个地方，病人有发冷发烧症状的，刺合穴阳陵泉。

【原文】

黄帝曰：刺之有道乎？岐伯答曰：刺此者，必中气穴①，无中肉节②，中③气穴则针染于巷〔一〕，中肉节即〔二〕皮肤痛。补泻反则病益笃④。中筋则筋缓，邪气不出，与其真相搏〔三〕⑤，乱而不去，反还内著⑥，用针不审，以顺为逆也。

【校勘】

〔一〕针染于巷 染，史崧音释："一作游"。丹波元简曰："作'游'为是"。但游与染字形相差甚大。此外，针中气穴，正常的针感是沉、涩、紧，如鱼吞钩饵，不应如游于巷之松弛。此处若作染亦可通。染，有

"着、沾"之意。为针中气穴后的表现。

〔二〕即　张本作"则"。

〔三〕与其真相搏　周本"搏"作"抟"。《甲乙》无"其"字。"搏"作"薄"。

【注释】

①　气穴：气，征象。气穴，即有征象（异常反应）的穴位。

②　肉节：节，骨骼与骨骼，肉块与肉块的连接处。如骨节。肉节，即肉块和肉块连接的地方。

③　中：内；方位在中央；不偏不倚。

④　笃：重。

⑤　搏：通"薄"。遭遇；对打。

⑥　著：通"着"。

【语译】

黄帝说，刺这些病有规律吗？岐伯回答说，刺这些病的时候，一定要刺有反应点的穴位，不要针刺肉块和肉块相连接的地方，针到有异常反应的穴位，那么就像针游刃在胡同里一样的空虚感。针刺到肉块和肉块相连接的地方就会使皮肤痛，该补的用泻法，该泻的用补法，用的方法相反了，那么就会使病情更加严重。损害了筋就会使筋松弛，邪气反而没有出来，随后邪气和正气相搏斗，使正气紊乱邪气又不离开机体，邪气反而回到依附于脏腑，这是用针时没有察明原因，应该用补法，结果用了泻法了。

【音释】

中于膺背—作肩背　亦中其经—本作下其经　淖泽上奴教切，下皆同。《甲乙经》上音浊，下音液，谨详淖，浊也；泽，液也　入而不能客一本作容

瘛疭上治，下纵　阶音戒　哕乙劣切　维厥详此经络有阳维、阴维，故有维厥

息贲下音奔　酸音酸　瘕音贾　癀徒回切　仆音付　蛔蝎上胡恢切，腹中长虫。下胡葛切，蠹虫也　腄竹垂切　内下音纳　㾭荣美切　揄春朱切　睪音高，阴丸也

卷 之 二

根结第五〔一〕

【原文】

岐伯〔二〕曰：天地相感，寒暖〔三〕相移，阴阳之道①，孰少孰多？阴道偶，阳道奇，发于春夏，阴气少，阳气多，阴阳不调，何补何泻？发于秋冬，阳气少，阴气多，阴气盛而阳气衰，故茎叶枯槁，湿雨下归，阴阳相移〔四〕②，何泻何补？奇邪离经③，不可胜数，不知根结④、五藏六府，折关败枢，开合而走⑤，阴阳大失，不可复取。九针之玄，要在终始，故能知终始，一言而毕；不知终始，针道咸绝⑥。

【校勘】

〔一〕五　其后和目录后并有"法音"二字。钱校本注："原刻第一篇注"'法音'……盖取二十三卷'九针论'之文，殊不知彼本论针，而非论篇目也，甚为无理。"今据删。

〔二〕岐伯　《甲乙》卷二第五作"黄帝"。

〔三〕暖　《太素·卷十·经脉根结》作"煖"。《甲乙》卷二作"热"。

〔四〕移　《甲乙》卷二第五作"离"。

【注释】

①　道：本体；规律。

②　移：改变；变易。

③　奇邪离经：奇，诡异不正。离，通"离、丽"。附着，引申为侵袭。王念孙疏证："离读为丽。《左传·宣公十二年》注云：'丽，着也，着亦止

也。'"《汉书·扬雄传下》："丁傅、董贤用事，诸附离之者。"颜师古注："丽，着也。"奇邪离经，即诡异的邪气侵袭经脉。

④　根结：结，交接；连接。《吕氏春秋·勿躬》："车不结轨。"高诱注："结，交也。"《楚辞·招魂》："青骊结驷兮千乘。"王逸注："结，连也。"马莳："脉气所起为根，所归为结。"根结，即开始发出的经脉的地方叫根，终结连接的地方叫结。

⑤　折关败枢，开合而走：关，关门；门闩。《说文》："关，以木横持门户也。"《墨子·备城门》："门植关必环锢。"枢，门轴，或曰门的转轴或承轴曰。《说文》："枢，户枢也。"开，即门张开。合，是"阖"的通假字。《马王堆汉墓帛书·经法·君正》："号令阖于民心。"《战国策·秦策三》："意者，臣愚而不阖于王心耶。"鲍彪注："阖，合同。"阖，门扇；关着的门。《说文》："阖，门扇也，一曰闭也。从门，盍声。"走：通达，引申为"丧失"。本书《九针论》："酸走筋。"折关败枢，开合而走：即门闩折断，门轴破败，开门、关门时功能丧失。

⑥　绝：抛弃。

【语译】

岐伯说：天地相互感应，自然界气候就会不断地变化，暖寒就会相互交替改变。阴阳的本体的规律，哪一个少哪一个多？阴本体为双数，阳本体为单数。春夏发生的疾病，阴气少而阳气多，阴阳就是去平衡，不能协调，这时候补什么？泻什么？发生在秋冬的疾病，是阳气少而使阴气多，阴气旺盛就会使阳气衰弱，所以这时候就会使植物茎的叶枯萎湿雨流向地下，这种阴阳相互改变的情况。应该泻什么？补什么呢？诡异不正之邪侵袭人体的经脉，枚不胜数，假如不明白经脉的起始点和终结的连接的部位和五脏六腑功能，那就是不懂关门、门闩、门扇和门轴的关系作用一样，门闩折断，门轴破败，就会使开门关门丧失功能，经络的根结和脏腑就像门闩、门扇、门轴关系一样，根结受到破坏，脏腑就失去了应有的作用，使阴阳失去平衡，不能恢复。九针的用法很玄妙，关键在于知道经络的起始（根）点和终止（结）点，所以，懂得经络的起始（根）

点和终止（结）点，一句话就可以概括完，不明白经络的起始（根）点和终止（结）点的人，就会把针灸的学问抛弃。

【原文】

太阳根于至阴，结于命门，命门者，目也。阳明根于厉兑，结于颡大〔一〕①，颡大者，钳耳也〔二〕。少阳根于窍阴，结于窗笼②，窗笼者，耳中也。太阳为开，阳明为合，少阳为枢③。故开折④则肉〔三〕节渎〔四〕⑤而暴病起矣，故〔五〕暴病者取之太阳，视有余不足，渎者皮肉宛膲而弱〔六〕⑥也。合折则气无所止息而痿疾起矣，故痿疾者，取之阳明，视有余不足，无所止息者，真〔七〕气稽留，邪气居之也。枢折即骨繇〔八〕⑦而不安于地，故骨繇者取之少阳，视有余不足，骨繇者节缓而不收〔九〕也，所谓骨繇者，摇故也，当穷〔十〕其本也。

【校勘】

〔一〕颡大　《甲乙》卷五第二作"颃颡"。

〔二〕颡大者，钳耳也　《甲乙》卷五第二作"颡大者，钳大，钳大者，耳也。"

〔三〕肉　金陵本、《甲乙》卷五第二并作"内"。

〔四〕渎　《太素·卷十·经脉根结》作"殨"。

〔五〕故　《素问·阴阳离合论》新校正引《九虚》、《甲乙》卷五第二其下并有"候"字。

〔六〕渎者皮肉宛膲而弱　《太素·卷十·经脉根结》"渎"作"殨"。无"皮"字。《甲乙》卷五第二"宛"作"缓"。

〔七〕真　《太素·卷十·经脉根结》其上有"谓"字。

〔八〕繇　《甲乙》卷五第二作"摇"，下同。

〔九〕收　日抄本作"取"。

〔十〕穷　《太素·卷十·经脉根结》、《甲乙》卷五第二并讹作"窍"。

【注释】

①　颡大：头维穴的别称。

②　窗笼：目前所公认的窗笼穴，为手太阳小肠经的天窗穴。据下文的"耳中也"其部位为"听宫穴"据此，耳中，是窗笼的别名，也是部位。

③　太阳为开，阳明为合，少阳为枢：太阳像开着的门，引申为"开始"；阳明像关着的门扇，引申为"终结"；少阳像门轴，引申为"中间、中轴"。太阳为阳之开始；阳明为阳之终结；少阳为阳之中间状态。

④　折：折断；毁掉；亏损；《广韵·薛韵》："折（she），断而犹连也。"

⑤　渎，殨，双声叠韵，故渎，通"殨"。《说文通训定声》："渎，假借为殨。"殨，坏，败坏也。

⑥　渎者皮肉宛膲而弱：渎，殨，双声叠韵，故渎，通"殨"。《说文通训定声》："渎，假借为殨。"殨，坏，败坏也。宛，凹陷；低洼。《诗·陈风·宛丘》："宛丘之上兮。"毛传："四方高中央下曰宛丘。"膲，《淮南子·天文》："月死而……膲。"高诱注："膲，肉不满。"宛膲，同义词连用。弱，软；弯曲。《说文》："弱，桡也，上象桡曲，彡象毛牦桡弱也。"段注："桡者，曲木也，引申为凡曲之称，直者多强，曲者多弱"，"弱似毛弱，故以彡象之"。渎者皮肉宛膲而弱，即衰坏的肉就会有皮肉凹陷而软。

⑦　繇，通"摇"、"由"《说文通训定声》："繇，假借为摇。"《说文通训定声》："繇，假借为由。"《太素·卷十·经脉根结》："繇，亦作摇"。繇，随从；自；从。

【语译】

足太阳经脉气起于至阴穴，归结于命门，所谓命门，就是眼睛。足阳明胃经脉气起于厉兑穴，归结于颡大。所谓颡大，就是耳前面颊部。足少阳胆经脉气起于窍阴穴，归结于窗笼，所谓窗笼，就是耳内。太阳为阳之开始；阳明为阳之终结；少阳为阳之中间状态。若开的功能受损，肉节将败坏，就会出现急病，所以治疗急病，就取足太阳膀胱经，看疾病是有余还是不足，（来确定是补还是泻），衰败使皮肉凹陷而瘦细且软。若阖的功能受损，那么正气就不能集聚和安定，就会发生痿证。所以痿证要刺足阳明胃经，看疾病是有余还是不足，（来确定是补还是泻），所谓"无所止息"，就是真气滞留不能到达，邪气乘虚就会停留下来。如果枢的功能受损，就会发生骨摇而站立不稳，所以治疗骨摇病，取足少阳胆经，看疾病是有余还是不足，（来确定是补还是泻），所谓"骨摇"，就是骨节弛缓不能屈曲，所说骨摇病，是由于筋松弛不能束骨的原因，应当追求致病的本源。

【原文】

太阴根〔一〕于隐白，结于太仓。少阴根〔二〕于涌泉，结于廉泉。厥阴根〔三〕于大敦，结于玉英，络〔四〕于膻中。太阴为开，厥阴为合，少阴为枢①。故开折则仓廪无所输，膈洞②，膈〔五〕③、洞者取之太阴，视有余不足，故开折者，气不足而生病也；合折即〔六〕气绝〔七〕而喜悲，悲者取之厥阴，视有余不足；枢折则脉有所结而不通，不通者取之少阴，视有余不足，有结者皆取之不足〔八〕。

【校勘】

〔一〕根　《素问·阴阳离合论》其下有"起"字。

〔二〕根　《素问·阴阳离合论》其下有"起"字。

〔三〕根　《素问·阴阳离合论》其下有"起"字。

〔四〕络　《太素·卷十·经脉根结》作"终"。

〔五〕膈　《素问·阴阳离合论》新校正引《九墟》作"隔"，《太素·卷十·经脉根结》作"鬲"。

〔六〕即　张本作"则"。

〔七〕绝　《素问·阴阳离合论》新校正引《九墟》作"弛"；《太素·卷十·经脉根结》讹作"施"；《甲乙》卷二第五作"弛"。

〔八〕不足　不必有。

【注释】

①　太阴为开，厥阴为合，少阴为枢：太阴像开着的门，厥阴像关着的门扇，少阴像门轴，开门、关门都和门轴相关联。太阴为开，厥阴为合，少

阴为枢，即太阴好比是对外开着的门，厥阴好比是关着的门，少阴好比是门轴，它和关门、开门都相关联。

②　洞：通"涌"，指呕吐。

③　膈：通"隔"。《管子·水地》："五藏已具，而后生肉。脾生隔。"尹知章注："隔在脾上也。"戴望校正："宋本隔作膈。"

【语译】

　　足太阴脾经经气起于隐白穴，归结于太仓（中脘）穴。足少阴肾经经气起于涌泉穴，归结于廉泉穴。足厥阴肝经经气起于大敦穴，归结于玉英（玉堂）穴，连络于膻中穴。太阴好比是对外开着的门，厥阴好比是关着的门，少阴好比是门轴，它和关门、开门都相关联。所以，太阴"开"的功能受损，脾胃不得输入，就会出现隔塞呕吐，所以，治疗隔塞呕吐，应选用足太阴脾经穴位。看疾病是有余还是不足，（来确定是补还是泻），所以，"开"受损，是气不足发生的疾病。"合"受损，就会出现气乏竭而容易悲伤，好悲伤的，选取足厥阴经的穴位。看疾病是有余还是不足，（来确定是补还是泻）。"枢"的受损，经脉之气就会出现结滞不通，结滞不通的疾病，应选取足少阴经的穴位。看疾病是有余还是不足，（来确定是补还是泻）。所以，有结滞不通的疾病，都选取足少阴经的穴位。

【原文】

　　足太阳根于至阴，溜①于京骨，注入昆仑，入于天柱〔一〕、飞扬也。足少阳根于窍阴，溜于丘墟，注于阳辅，入于天容〔二〕、光明也。足阳明根于厉兑，溜于冲阳，注于下陵②，入于人迎、丰隆也。手太阳根于少泽，溜于阳谷，注于少海〔三〕，入于天窗、支正也。手少阳根于关冲，溜于阳池，注于支沟，入于天牖、外关也。手阳明根于商阳，溜于合谷，注于阳溪，入于扶突、偏历也。此所谓十二经者，盛络皆当取之。

【校勘】

〔一〕柱 周本作"注"。

〔二〕天容 刘衡如《灵枢经》校语:"《甲乙》卷三第十二谓之手少阳脉气所发,故宋·林亿等校《甲乙》卷二第五本段文时疑'天容'有误。明·马莳、张介宾皆以为当作'天冲',而《外台》、《铜人》及《发挥》等书乃谓"天容"为足太阳脉气所发,《太素·卷十·经脉根结》仍作"天容",隋·杨上善注谓是足少阳正经,此古今经穴学说之异也。"存疑待考。

〔三〕少海 当为小海。

【注释】

① 溜:通"流"。下同。

② 下陵:足三里之别名。

【语译】

足太阳膀胱经经气起于至阴穴,流到京骨,汇注到昆仑穴,进入天柱、飞扬穴。足少阳胆经经气起于足窍阴穴,流到丘墟穴,汇注到阳辅穴,进入到天容、光明穴。足阳明胃经经气起于厉兑穴,流到冲阳穴,汇注到足三里穴,进入到人迎、丰隆穴。手太阳小肠经经气起于少泽穴,流到经阳谷穴,汇注到小海穴,进入天窗、支正穴。手少三焦经经气起于关冲穴,流到阳池穴,汇注到支沟穴,进入天牖、外关穴。手阳明大肠经经气起于商阳穴,流到合谷穴,汇注阳溪穴,进入扶突、偏历穴。这就是所谓的十二经(经气始终和流注的情况)各经之络凡有盛满之象,都应当刺泻之。

【原文】

一日一夜五十营①,以营五藏之精,不应数者,名曰狂生②。所谓五十营者,五藏皆受气。持其脉口,数其至也,五十动〔一〕而不一代者,五藏皆受气③;四十动一代者,一藏无气④；三十动一代者，二藏无气；二十动一代者，三藏无气；十动一代者，四藏无气；不满十动一代者，五藏无气。予之短期⑤，要在终始。所谓五十动而不一代者，以为常也，以知五藏之期。予之短期者，乍数乍疏也。

【校勘】

〔一〕五十动 《太素·卷十四·人迎脉口诊》："五十动者，肾藏第一，肝藏第二，脾藏第三，心藏第四，肺藏第五，五藏各为十动，故曰从脉十动以下，次第至肾，满五十动，即五藏皆受于气也。"

【注释】

① 营：周圈；四周垒土而居；引申为"环绕；周流"，此引申为括约。接受血而括约之。《说文》："营，币居也"。桂馥义证："营谓周垣。"

② 狂生：生病。狂：病。《广韵·阳韵》："狂，病也"。

③ 五十动而不一代者，五藏皆受气：《类经》五卷第四："代，更代之义，谓于平脉之中，而忽见软弱，或乍数乍疏，或断而复起，盖其脏有所损，则气有所亏，故变易若此，均名为代。若五十动而不一代者，五藏受气皆足，乃为和平之脉。"《灵枢识》丹波元简按："《脉要精微论》云：代则气衰。张守节《史记正义》云：脉候动不定曰代，即此义也。"

④ 一脏无气：《类经》五卷第四："一藏无气者，何藏也？然。人吸者随阴人，呼者因阳出，今吸不能至肾，至肝而还，故知一藏无气者，肾气先尽也。……观此一藏无气，必先乎肾，如下文所谓二藏、三藏、四藏、五藏者……则由肾及肝，由肝及脾，由脾及心，由心及肺，故凡病将危者，必气粗似喘，仅呼吸于胸中数寸之间。盖其真阴绝于下，孤阳浮于上，此气绝之极也。"

⑤ 短期：短，寿命短促。《书·洪范》："六极：一曰凶短折。"孔颖达疏："郑玄以为凶短折皆是夭枉之名，未龀曰凶，未冠曰短，未婚曰折。"短期，即寿命短命夭折。

【语译】

一日一夜经脉之气运行五十圈，用来周流五脏的精气，达不到五十圈这个数目的称谓生病，所说的五十圈的情况，五脏都能受到精气的灌注。摸他的寸口，数他的跳动的次数，脉搏五十次跳动而没有一次停顿，五脏都能受到精气的灌注；四十次跳动有一次停顿的，一脏（肾）没有得到精气的灌注；三十次跳动有一次停顿的，二脏（肾肝）没有得到精气的灌注；二十次跳动有一次停顿的，三脏（肾肝脾）没有得到精气的灌注；十次跳动有一次停顿的，四脏（肾肝脾心）没有得到精气的灌注；不到十次跳动有一次停顿的，五脏没有得到精气的灌注。预测他的死期，关键在于明确经气运行终始和灌注。所说的跳动而没有一次停顿的，作为正常情况，据此来判断出现病变时五脏的衰竭时间。预测他短命夭折根据是脉跳忽快忽慢。

【原文】

黄帝曰：逆顺①五体〔一〕②者，言人骨节之小大，肉之坚脆，皮之厚薄，血之清浊，气之滑涩，脉之长短，血之多少，经络之数，余已知之矣，此皆布衣③匹夫之士也。夫王公大人④，血食之君⑤，身体柔脆〔二〕，肌肉软弱，血气慓悍〔三〕滑利，其刺之徐疾浅深多少，可得同之乎？岐伯答曰：膏粱菽藿⑥之味，何可同也？气滑即出疾，其气涩则出迟，气悍⑦则针小而入浅，气涩则针大而入深，深则欲留，浅则欲疾。以此观之，刺布衣者深以留之，刺〔四〕大人者微以徐之，此皆因气〔五〕慓悍滑利也。

【校勘】

〔一〕逆顺五体　孙鼎宜："疑'逆顺五体'是古经篇名。"刘衡如《灵枢经》校语："'逆顺五体'乃本书第三十八篇篇名，今本作'逆顺肥瘦'。"

〔二〕柔脆　《甲乙》卷五第六作"空虚"。

〔三〕慓悍　熊本作"漂淳"。下同。

〔四〕刺　《甲乙》卷五第六下有"王公"二字。

〔五〕气　《甲乙》卷五第六其上有"其"字，其下有"之"字。

《针灸大成》卷一作"其"。

【注释】

① 逆顺：逆，逆证；顺，顺证。

② 五体：根据下文之义及一般看法，当为皮脉肉筋骨。

③ 布衣：老百姓。古代平民不能衣锦绣，故称。《荀子·大略》："古之贤人，贱为布衣，贫为匹夫。"汉·桓宽《盐铁论·散不足》："古者庶人耋老而后衣丝，其余则麻枲而已，故命曰布衣。"

④ 王公大人：国君重臣。后泛指高官贵人。《墨子·尚贤上》："今者王公大人为政于国家者，皆欲国家之富，人民之众。"《史记·老子韩非列传》："其言洸洋自恣以适己，故自王公大人不能器之。"

⑤ 血食：受祭者；吃鱼肉之类荤腥食物。《梁书·诸夷传·扶南国》："王常楼居，不血食，不事鬼神。"

⑥ 膏粱菽藿：膏，本指脂肪，此泛指肥肉。粱，细粮。菽，豆类的总称。藿，豆叶；豆苗。《广雅·释草》："豆角谓之荚，其叶谓之藿。"

⑦ 气悍：猛烈。即在声势、力量、强度等方面大而急速。《淮南子·兵略》："故水激则悍，矢激则远。"

【语译】

黄帝说：根据五体判断证的逆顺，是说人的骨节关节的大小；肉的坚实和脆弱；皮肤的厚和薄；血的清和混浊；气的滑利和滞涩；脉有长短；血有的人多，有的人少；经络有一定的数量，我已经知道有这些内容了，这都是普通平民百姓的基本状况。高官贵族，食膏粱厚味之人他们的身体柔软，肌肉软弱，气血滑利，运行猛而快，对这些人针刺时行针的快慢、深浅、多少，可以和那些平民百姓一样吗？岐伯回答说：丰盛和粗劣的营养怎能一样呢？针感强度大的就要出针快，针感强度小的就要出针慢，针感运行强度猛烈而快的，就要用小针而扎的浅，针感强度小的就要用大针而扎的深。扎的深的适合久留针，扎的浅的适合快出针，据此来观察，扎平民百姓应深此而久留针，扎高官贵族用细小的针而慢慢地出针，这都是他们的气血滑利，运行猛而快的缘故。

【原文】

黄帝曰：形气之逆顺①奈何？岐伯曰：形气不足，病气②有余，是邪胜也，急泻之。形气有余，病气不足，急补之。形气不足，病气不足，此阴阳气俱不足也，不可刺之〔一〕，刺之则重不足，重不足则阴阳俱竭，血气皆尽，五藏空虚，筋骨髓枯，老者绝灭，壮〔二〕者不复矣。形气有余，病气有余，此谓阴阳俱有余也，急〔三〕泻其邪，调其虚实。故曰有余者泻之，不足者补之，此之谓也。故曰：刺不知逆顺，真邪相搏〔四〕③。满④而补之，则阴阳四溢，肠胃充郭〔五〕⑤，肝肺内䐜⑥，阴阳相错。虚而泻之，则经脉空虚，血气竭枯，肠胃偄辟〔六〕⑦，皮肤薄者，毛腠夭膲〔七〕⑧，予之死期。故曰用针之要，在于知调阴与阳。调阴与阳，精⑨气乃光⑩，合形与气，使神内藏。故曰：上工平气，中工乱脉，下工绝气危生，故曰下工不可不慎也。必审五藏变化之病，五脉之应，经络之实虚，皮之柔粗〔八〕，而后取⑪之也。

【校勘】

〔一〕不可刺之　《甲乙》卷五第六其下有"复"字，《卫生宝鉴》卷二"刺"作"泻"，下同。

〔二〕壮　《卫生宝鉴》卷二作"少"。

〔三〕急　马本、张本并作"当"。

〔四〕搏　《太素·卷二十二·刺法》、《甲乙》卷五第六并作"薄"。

〔五〕郭　《内外伤辩惑论》卷下作"廓"。

〔六〕偄辟　偄，《太素·卷二十二·刺法》作"摄"，《甲乙》卷五第六作"慑"，《针灸大成》卷四作"聂"。"摄、慑、聂"三字双声叠韵，可通。《素问·调经论》："虚者，聂辟气不足。"

〔七〕膲　《太素·卷二十二·刺法》、《甲乙》卷五第六并作"焦"，《内外伤辩惑论》卷下作"燋"。"膲、焦、燋"三字双声叠韵，可通。

〔八〕粗　《内外伤辩惑论》卷下、《医部汇考》卷四十九并作

"脆"。

【注释】

① 形气逆顺：形，形体。气，征象。形气，形体的征象。逆，反，倒着。此引申为"不正常"顺，此引申为"正常"。

② 病气：气，征象。病气，有病的征象。

③ 搏：抓着；搏击。此引申为结合。《吕氏春秋·首时》："搏其手而与之坐。"薄，通"博"。搏击。《淮南子·兵略》："薄之若风。"《说文通训定声》："薄，假借为博。"《南史·臧质传》："魏军乃肉薄登城。""搏、薄、博"三字双声叠韵，可通。

④ 满：《说文》："满，盈溢也。"满，通"㿻"。壅滞。《素问·大奇论》："肝满，肾满，肺满，皆实，即为肿。"王冰注："满，谓脉气满实也。"

⑤ 郭、廓叠韵，即郭、廓为通假字，当为"廓"。

⑥ 膜（chen）：胀起；胀大。《说文》："膜，起也。"《广韵·真韵》："膜，肉胀起也。"

⑦ 偈辟：王念孙疏证："慑与偈通。《众经音义》……引《广雅》并作慑"。偈，《说文通训定声》："摄，假借为慑"。王引之述闻："慑……字通作摄。"摄，安静；静谧。《字汇》："摄，静谧也。"辟，通"弭"。《集韵·纸韵》："辟，止也。通作弭。"《说文通训定声》："辟，假借为弭。"偈辟，之偈，据此，本字当为"摄"，此为方言的"泥疲"。偈辟，当读为"蔫疲"。意为"不活跃"。即静谧而不蠕动。

⑧ 膲：干枯。

⑨ 精气：精；正气。《古今韵会举要·庚韵》："精，《增韵》：真气也。"

⑩ 光：通"广"，增多，增强。

⑪ 取：治。《老子》四十八章："取天下常以无事。"河上公注："取，治也。"

【语译】

黄帝说：形体和邪气的不正常和正常怎么处理呢？岐伯回答说：形体有衰弱的征象，病邪有盛的征象，是邪气胜了正气，应该立即泻其邪气；形体有旺盛的征象，病邪有相对弱的征象，应该立即补正气（鼓邪外达）；形体有衰弱的征象，病邪也有衰弱的征象，这是阴阳都不足，不能用针刺泻，针刺泄了会使病人再度虚弱，再度虚弱就会使阴阳都会衰竭，气血都会竭尽，使五脏空虚，筋、骨、骨髓枯竭，老年的人虚竭就会死亡，少壮的人也不会康复。若形体有旺盛的征象，病邪也有旺盛的征象，此叫阴阳都旺盛，赶快泻那邪气，来调整虚和实。所以说，有余的邪气要泻，不足的正气要补，这里的说的就是这个道理。所以说，针刺不懂得泻和补的原理，就会使正气和邪气相互搏结就会壅滞于内，可是还补，就会使阴阳流向四处，胃肠也会充满和扩张，肝肺也会胀满，阴阳之气发生错乱；正气个足的虚证，可是用泻法，那么就会使经脉空虚，气血就会枯竭，肠胃不蠕动，皮肤薄瘦着骨，毛发折断，腠理不滋润，对这些病预计死期不远了，所以使用针刺的治病要领，在于懂得调整阴阳，正气才能增多，使形体和正气合为一体，这样就会使正气藏于脏腑。所以说，技术高明的医生调理虚实，使之恢复正常；一般水平的医生使脉气乱，技术低劣的医生，就会使正气乏竭，险象就会产生，所以说，技术低劣的医生，诊察脉证以及在针刺治病时不能不谨慎，一定要审察清楚五脏的病情的变化，五脏在脉象上的反应，经络反应的是实证还是虚证，皮肤的细腻还是粗糙，然后来确定如何治疗。

【音释】

骨繇音摇　剽悍上比昭切，下侯岸切，勇捷貌也　阳道奇音箕

寿夭刚柔第六〔一〕

【原文】

黄帝问于少师曰：余闻人之生也，有刚有柔，有弱有强，有短有长，有阴有阳，愿闻其方。少师答曰：阴中有阴，阳中有阳，审知阴阳，刺之有方①。得病所始，刺之有理②，谨度病端，与时相应③，内合于五藏六府，外合于筋骨皮肤。是故

内有阴阳，外亦有阴阳。在内者，五藏为阴，六府为阳；在外者，筋骨为阴，皮肤为阳。故曰：病在阴之阴者，刺阴之荥输；病在阳之阳者，刺阳之合；病在阳之阴者，刺阴之经；病在阴之阳者，刺络脉。故曰：病在阳者，命[二]曰风；病在阴者，命曰痹；阴阳俱病，命曰风痹。病有形而不痛者，阳之类也；无形而痛者，阴之类也。无形而痛者，其阳完而阴伤之也，急治其阴，无攻其阳；有形而不痛者，其阴完而阳伤之也，急治其阳，无攻其阴。阴阳俱动④，乍有形，乍无形，加以烦心，命曰阴胜其阳。此谓不表不里，其形不久。

【校勘】

〔一〕第六　该篇名和目录后并有"法律"二字。钱校本注："原刻第一篇注'"法律'……盖取二十三卷'九针论'之文，殊不知彼本论针，而非论篇目也，甚为无理。"今据删。

〔二〕命　马本、张本并作"名"。

【注释】

① 方：道；方略。

② 得病所始，刺之有理：得，明白，知道。理，法度。得病所始，刺之有理：即明白疾病的开始，针刺它时就有了法度。

③ 谨度病端，与时相应：度，分析；确定。端，起因。应，关联。谨度病端，与时相应：细心地分析、确定疾病的起因，是和季节相关联的。

④ 动：指伤。

【语译】

黄帝向少师问道：我听说人体的生理，有的刚，有的柔。有的强，有的弱，有的短，有的长，有的属阴，有的属阳，我想听听其中的道理。少师回答说：（人体的生理）阴中更有阴，阳中更有阳，通过分析，而知道它属阴属阳，针刺就有了方略；明白疾病的开始，针刺它时就有了法度。细心地分析、确定疾病的起因，是和季节相关联的。在内参照五脏六腑，在外参照筋骨皮肤。所以说，人体的体内有阴有阳，针刺脏的荥穴和输穴；病在体表的皮肤病，针刺腑的合穴，病在体表的筋骨病，针刺脏的经穴；病在体内的六腑病，针刺络脉。所以说，病在体外者叫做风，病在体内的叫做痹，内外都病的，叫做风痹。有形的疾病而不疼痛的，是属阳一类的疾病；无形的疾病而疼痛的，是属阴一类的疾病；无形的疾病而疼痛的，这种病阳完好而阴受了伤，要赶紧调治他的阴，不要攻伐他的阳。有形的疾病而不疼痛的，这种病阴完好而阳受了伤，要赶紧调治他的阳，不要攻伐他的阴。阴阳都受了伤，有的人有形，有的人无形，并且有心烦的表现，这叫做"阴胜其阳"，这就是说病不纯属表也不纯属里，这种病人将不久人世。

【原文】

黄帝问于伯高曰：余闻形气病之先后，外内之应奈何？伯高答曰：风寒伤形，忧恐忿怒伤气。气伤藏，乃病藏；寒伤形，乃应形，风伤筋脉，筋脉乃应。此形气外内之相应也。黄帝曰：刺之奈何？伯高答曰：病九日者，三刺而已。病一月者，十刺而已。多少远近，以此衰①之。久痹不去身者，视其血络，尽出其血。黄帝曰：外内之病，难易之治奈何？伯高答曰：形先病而未入藏者，刺之半其日；藏先病而形乃应者，刺之倍其日。此月〔一〕内难易之应也②。

【校勘】

〔一〕月　胡本、统本、藏本并作"外"。

【注释】

①　衰：递减。此指"等差"。"以此衰之"：即以此标准作为等差来进行计算。《管子·小匡》："相地而衰其政。"尹之章注："衰，差也。"

②　此月内难易之应也：月，一月之内；应，相应。此月内难易之应也：这是指在一月之内，病程新久与治疗时间长短的相应难易状况。

【语译】

黄帝向伯高问道：我听说形体病和气机病的先后，（其）内外有什么样的相关性？伯高答道：风寒之邪伤人外部的形体；忧恐忿怒等七情伤人的气。气失常则伤及脏，于是就发生脏病；寒邪伤人的形体，就相应地发生形体的病变；风邪伤人的筋脉，筋脉就会相应地发生病变。这就是形体病和气机病，（其）内外的相关性。黄帝说：怎样针刺它呢？伯高答道：病九天的，针刺三次就可以治愈；病达一月的，针刺十天就可以治愈。针刺的多少和病程的长短，按照这个比例来计算。日久的痹证久治而不能除去的，看他的血络，（必有瘀血），将其瘀血全部放出，（就可以治愈）。黄帝说：外形的病和内脏的病，其治疗的难易是怎样措施的呢？伯高答道：对形体先有病可是还没有进入（波及）五脏的，针刺的时间和次数是脏先有病而后形体有反应的一半；对脏先有病而后形体才有反应的，针刺的时间和次数是形体先有病可是还没有进入（波及）五脏的一倍，这就是在一个月内形体和内脏难治的和易治的相应的状况。

【原文】

黄帝问于伯高曰：余闻形有缓急，气有盛衰，骨有大小，肉有坚脆，皮有厚薄，其以立①寿夭奈何？伯高答曰：形与气相任则寿，不相任②则夭。皮与肉相果则寿，不相果则夭③。血气经络胜④形则寿，不胜形则夭。黄帝曰：何谓形之缓急？伯高答曰：形充而皮肤缓⑤者则寿，形充而皮肤急者则夭。形充而脉坚⑥大者顺也，形充而脉小以弱者气衰，衰则危矣⑦。若形充而颧不起者骨〔一〕小，骨小则〔二〕夭矣。形充而大肉䐃坚⑧而有分⑨者肉坚⑩，肉坚则寿矣；形充而大、肉无分、理不坚⑪者肉脆⑫，肉脆则夭矣。此天⑬之生命，所以立形定气而视寿夭者。必明乎此，立形定气，而后以临病人，决死生。黄帝曰：余闻寿夭，无以度⑭之。伯高答曰：墙基卑，高不及其地者⑮，不满三十而死；其有因加疾者，不及二十而死也。黄帝曰：形气之相胜⑯，以立〔三〕寿夭奈何？伯高答曰：平人而气胜形者寿；病而形肉脱，气胜形者死，形胜气者危矣。

【校勘】

〔一〕骨　《甲乙》卷六第十一作"胳"。

〔二〕则　胡本、熊本、周本、统本、金陵本、日抄本并作"而"字。

〔三〕立　张本作"至"。

【注释】

①　立：确定，决定。

②　任：《广韵·韵侵》："任，当也。"引申为"一致"。

③　皮与肉相果，不相果则夭：与，随着。相，递相。果通"裹"。《尔雅·释鱼》："前弇诸果"释文："众家作裹，唯郭作此字。"《文选·郭璞·〈江赋〉》："濯颖散裹。"李善注："裹，谓草实也。"裹，缠绕；包扎；包罗；囊括。皮与肉相果，不相果则夭：《类经》三卷第十五："肉居皮之里，皮为肉之表，肉坚皮固，是为相果，肉脆皮疏离，是为不相果；相果者，气必畜故寿、不相果者，气易失故夭。"即皮肤随着肉接连不断地缠绕着。

④　胜：相当，相称。

⑤　缓：和缓，即不紧不松。

⑥　坚：饱满。引申为"充盈"；《诗·大雅·生民》："实发实秀，实坚实好。"孔颖达疏："其粒皆坚。"

⑦　形充而脉小以弱者气衰，衰则危矣：形体充实，可是脉细小而弱的是正气，衰败，气衰败就是危候了。

⑧　腘坚：腘，腹中或肠中的脂肪；肌肉突起部分。《素问·玉机真脏论》："身热脱肉而破䐃。"王冰注："䐃，谓肘膝后肉如块者。"坚，结实。腘坚，即肌肉块结实。

⑨　有分：分，分隔，区别。《玉篇》："分，隔也。"此指肉的轮廓、边界清楚。

⑩　坚：充实；丰满。

⑪　理不坚：理：通"里"。指（肉）里不坚实。

⑫　脆：柔弱。

⑬　天：自然的；天生的；人或物的自然形质。

⑭　度：揣测。

⑮　墙基卑，高不及其地者：《类经》三卷第十五："墙基者，面部四旁骨筋也，地者，面部之肉也。墙基不及其地者，骨衰肉胜也，所以不寿。"

⑯　胜：胜过。

【语译】

　　黄帝向伯高问道：人的形体有的人松缓，有的人发紧，有的人气旺盛，有的人衰弱，骨头有的人大有的人小，肌肉有的人坚实有的人软弱，皮肤有的人厚，有的人薄，根据这些情况如何确立他们是高寿还是早夭呢？伯高说：形体与气质相称的长寿，形与气不相称的容易夭亡，皮肤连接肌肉坚实的则高寿，皮肤连接肌肉不坚实的则寿短。气血、经络和形体相称的则高寿，而不相称的则夭亡，黄帝说：什么是外形的缓急？（与寿命长短的关系怎样？）伯高说：凡是形体坚实，皮肤和缓的则寿高，形充实可是皮肤发紧的，则会夭亡；形体充实，而且脉象充盈又长的是和利之象，就会高寿；形体虽充实而脉象短而弱无力的人是气衰竭了，气衰竭就会有危象；形体充实颧骨不能突起的人，看作骨头小，颧骨不能突起的就会夭亡；形体丰满而且大块肌肉坚实有轮廓分界清楚的人是身体结实，肉结实的人就会高寿；形体丰满而且大块肌肉不坚实没有轮廓，分界不清楚的人是肉柔弱，肉柔弱就会早夭；对这些有自然形质的生命，是用来判断形体决定气数而考察高寿和早夭的依据，一定明白这些现象，才能判断形体来决定人的气数，以后面临病人的时候就会判断是死还是能够存活。黄帝说：我听说高寿和短命，是没有什么办法来测度的。伯高说：就好像垒墙的地基低矮，即使再高也够不着地平线的，（面部四旁骨筋低洼，不会高于面部之肉。）这样的人活不到三十岁就要早夭；如果再加其他疾病，不到二十岁就会死亡。黄帝说：形体与气质应该是一致的，怎么能确立长寿和短命呢？伯高说：正常人气充盛稍微超过形体的则高寿；但病后人体的形体消瘦，却见到与这种消瘦的形体不相称的"气盛"，就会死亡；若气弱甚，消瘦的形体竟也胜过"气"，这样的人同样有危象。

【原文】

黄帝曰：余闻刺有三变，何谓三变？伯高答曰：有刺营者，有刺卫者，有刺寒痹之留经者①。黄帝曰：刺三变者奈何？伯高答曰：刺营者出血②，刺卫者出气③，刺寒痹者内热④。黄帝曰：营卫寒痹之为病奈何？伯高答曰：营之生病也，寒热，少气⑤，血上下行⑥；卫之生病也，气痛时来时去⑦，怫忾贲响⑧，风寒客于肠胃之中；寒痹之为病也，留而不去，时痛而皮不仁⑨。黄帝曰：刺寒痹内热奈何？伯高答曰：刺布衣者，以火焠之⑩。刺大人者，以药熨之。黄帝曰：药熨奈何？伯高答曰：用淳酒二十升〔一〕，蜀椒一升，干姜一斤，桂心一斤，凡四种，皆㕮咀⑪，渍⑫酒中。用绵絮一斤，细白布四丈，并内⑬酒中。置酒马矢⑭，煴中⑮，盖，封涂，勿使泄。五日五夜，出布、绵絮，曝干之，干复渍，以尽其汁。每渍必晬⑯其日，乃出干，干，并用滓与绵絮，复布为复巾⑰，长六七尺，为六七巾，则用之。生⑱桑炭炙巾，以熨寒痹所刺之处，令热入至于病所，寒复炙巾以熨之，三十遍而止。汗出以巾拭身，亦三十遍而止。起步内中，无见风，每刺必熨，如此病已矣，此所谓内热也。

【校勘】

〔一〕升 统本、马本、张本并作"斤"。

【注释】

① 有刺营者，有刺卫者，有刺寒痹之留经者：《类经》二十一卷第三

十二："刺营者，刺其阴，刺卫者，刺其阳，刺寒痹者，温其经，三刺不同故曰三变。"

②　刺营者出血：《素问·调经论》："取血于营也，刺营见血，出邪气也。"马莳："刺营气者，必出其血。"

③　刺卫者出气：《太素·卷二十二·三变刺》："刺卫见气，出邪气也。"马莳："刺卫气者，必出其气，正以卫气属阳，《痹论》谓循皮肤之中，分肉之间，熏于肓膜，散于胸腹，《调经论》云取气于卫也。"

④　刺寒痹者内热：《太素·卷二十二·三变刺》："寒湿之气，停留于经络，久留针，使之内热，以去其痹也。"

⑤　营之生病也，寒热，少气：寒热，参见《诸病源候论·寒热候》的描述。少气：《诸病源候论·气病诸候·少气候》："此由脏气不足故也。肺主于气而通呼吸，脏气不足，则呼吸微弱而少气。胸痛少气者，水在脏腑，水者，阴气，阴气在内，故少气……少气不足以吸，四逆寒，脉弱者，少气皮肤寒，脉小者，少气也。"《类经》二十一卷第三十二："营主血，阴气也。病在阴分，则阳胜之，故为寒热往来。阴病则阴虚。阴虚则五气，故为少气。"

⑥　血上下行：《类经》二十一卷第三十二："邪在血，故为上下妄行，所以刺营者，当刺其血分。"

⑦　卫之生病也，气痛时来时去：《类经》二十一卷第三十二："卫属阳，为水谷之悍气，病在阳分，故为气痛，气无定形，故时来时去。"

⑧　怫忾贲响：《太素·卷二十二·三变刺》："怫忾，气盛满貌；贲响；腹胀貌也。"

⑨　不仁：麻木；没有感觉。

⑩　以火焠之：《素问·调经论》："焠针。"王注"焠针，火针也。"《类经》二十一卷第三十二："以火焠之，即近世所用雷火针及艾蒜针灸之类。"

⑪　㕮咀：《类经》二十一卷第三十二："㕮咀，古人以口嚼药，碎如豆粒而用之。"引申为"捣碎"。

⑫　渍：浸泡。

⑬　内：通"纳"。

⑭　马矢：马粪。又叫"马通"。《左传·文公十八年》："杀而埋之马矢之中。"《后汉书·独行传·戴就》"乃卧，就覆船下，以马通薰之。"唐·李贤注："《本草经》曰：'马通，马矢也。'"

⑮　煴中：煴，郁烟；烟煴；但冒烟没有火焰的微火。《说文》："煴，郁烟也。"《玉篇》："煴，烟煴也。"《集韵·魂韵》："煴，煴煴，火微。"《汉书·苏建传附苏武》："凿地为坎，置煴火。"煴中，放在没有火焰的微火里。

⑯　晬（zuì）：周，一日一夜叫晬日。

⑰　复布为复巾：又用细布做成双层的巾箱（袋子）。

⑱　生：点燃。

【语译】

黄帝说：我听说针刺有三种变化，什么叫三种变化呢？伯高说："有刺营分的，有刺卫分的，有刺寒痹停留于经脉的。黄帝说：这三变的病证针刺法是怎样应用的？伯高说："针刺营分的病要使它出血，针刺卫分的病要使邪气出来，针刺寒痹要使体内感到温热。黄帝说：营分病、卫分病、寒痹病的表现是怎样的？伯高说：营分生病，发冷发热，气不足一息，营血就从上往下流。卫气生病，邪气使人疼痛气时来时去，气机怫郁，腹部有嘭嘭鸣响的声音，这是由于风寒侵犯肠胃之内。寒痹这种病，邪气滞留于经络而不去，时有的疼痛而麻木不仁。黄帝说：刺寒痹的要使体内感到热怎么办呢？伯高说：对老百姓用艾火灸，对王公大人要用外贴药物，怎么外贴药物呢？伯高说：用淳酒二十斤，蜀椒一升，干姜一斤，桂心一斤，共四种药，将这四种药捣碎，然后将药物泡在酒中，同时用棉絮一斤，细白布四丈，同时放在酒里，然后把酒器放在点燃的马粪郁烟中熏，加上盖子，勿使药气泄漏，熏五日五夜，取出细布和棉絮，使之晒干，晒干后再浸泡，来使药酒全部吸收，每次浸泡一昼夜的时间，才能拿出来晾干，晾干后的棉布做成双层的袋子，每个袋子约有六七尺长，做六七个袋子，就用这些袋子装棉絮和药渣滓，然后点燃桑炭烘热袋子，然后酒贴在寒痹扎刺的穴位上，让热气直达有病的地方，袋子凉了再烘热袋子而去敷贴病处，敷贴三十次就停止，热敷药袋子时身上出汗，就用药袋子擦摩身子，也是三十次就停止。最后起来在密室里散步，不要见风，每针一次，也一定要用这样热敷，像这样治疗寒痹就能痊愈。这就是所说的使热进入里边的办法。

【音释】

　　颧音权　　胭坚上渠永切，腹中胭脂　　怫忾上扶勿切，郁也，为意不舒。下许气切　　哎咀上音甫，下才与切

官针第七〔一〕

【原文】

　　凡刺之要①，官针②最妙。九针之宜，各有所为，长短大小，各有所施也。不得其用，病弗能移③。疾浅针深，内伤良肉，皮肤为痈；病深针浅，病气不泻，支〔二〕④为大脓。病小针大，气泻太甚〔三〕，疾必为害⑤；病大针小，气不泄泻，亦复为败⑥。失针之宜〔四〕⑦，大者泻〔五〕，小者不移，已言其过，请言其所施。

【校勘】

　　〔一〕第七　该篇名和目录后并有"法律"二字。钱校本注："原刻第一篇注'法律'……盖取二十三卷'九针论'之文，殊不知彼本论针，而非论篇目也，甚为无理。"今据删。

　　〔二〕支　《太素》卷二十二作"反"。

　　〔三〕太甚　藏本作"太深"。

　　〔四〕失针之宜　失《甲乙》卷五第二、《太素·卷二十二·九针所主》并讹作"夫"。

　　〔五〕泻　《太素·卷二十二·九针所主》、《甲乙》卷五第二其上并有"大"字。

【注释】

　　①　要：要妙。

　　②　官针：官，职业；行业。《商君书·去强》："农、商、官三者，国之常官也。"《吕氏春秋·上农》："凡民自七尺以上属三官。"高诱注："三官，

农、工、贾也。"官针，即疾病主选的专用针。

　　③　移：去，除。《楚辞·大招》："思怨移只。"王逸注："移，去也。言美女可以忘忧去怨思也。"

　　④　支：分支：派生。

　　⑤　疾必为害：害；灾祸；胜过，超过。《汉书·萧何传》："以文毋害。"颜师古注引苏林曰："毋害，若言无比也。一曰，害，胜也。无能胜害之者。"疾必为害，疾病一定被误用针具的祸害所超过（误用针具的祸害超过了疾病的本身）。

　　⑥　气不泄泻，亦复为败：败，过失；失败；危害。《类经》卷十九第四："针不及病，则病气不泄，故亦为败。"

　　⑦　失针之宜：失：错误；过失。《增韵·质韵》："失，过也。"宜，大概。《经传释词》："宜，犹殆也。"

【语译】

　　总起来说，针刺的要妙，使用医疗职业专用的针最好。九针各具有所适宜的病证，因而也有不同的适应证，针有的长、有的短，有的大、有的小，各有各的用途。若用的不得当，就不能祛除疾病。病在浅表部位而刺得过深，就会损伤里边的好肉，使皮肤长痛肿；病在深部而刺得过浅，使病邪不能排泄，反而会发生大的痈疡。病轻用大针去刺，就会使正气大泻，误用针具的祸害超过了疾病的本身；重病用小针，邪气就不会排泄掉，也同样是用针的过失，同样给身体造成危害。错误使用了针具，大体就是严重的造成泻人的正气，轻的就不会祛除邪气，已经谈过了用针的错误，请允许我谈谈每一种针具所施用于每一种疾病吧。

【原文】

　　病在皮肤无常处者，取以镵针于病所，肤白勿取①。病在分肉间〔一〕，取②以员针于病所。病在经络痼痹者，取以锋针〔二〕。病在脉，气少当补之者，取以镵针于井荥分③输。病为大脓者，取以铍〔三〕针。病痹气暴发者，取以员利针。病痹气痛而不去者，取以毫针，病在中者，取以长针。病水肿不能通关节者，取以大针。病在五藏固居〔四〕者，取以锋针，泻于井荥分输，取以四时。

【校勘】

〔一〕间　《太素·卷二十二·九针所主》其下有"者"字。依本篇文例，当据补。

〔二〕病在经络痛痹者，取以锋针　《太素·卷二十二·九针所主》、《甲乙》卷五第二并无。守山阁校注："此处应为衍文。"言是，因"病在经络痛痹者"，"病在五脏固居者"，此二句虽意不完全相同，但不会锋针二处分述，故为衍文，当据删。

〔三〕铍　《太素·卷二十二·九针所主》作"铍"。

〔四〕固居　当为"痼疾"。参见本书《九针十二原》。

【注释】

①　肤白勿取：白，没有根据。即没有征象。《十七史商榷·新旧五代史·追尊四代》："高曾之名，恐皆是贵后白撰出。"肤白勿取，即体表没有征象不要刺治。《太素·卷二十二·九针所主》："痛处肤当色赤，故白处痛移，不可取也。"

②　取：刺。

③　分：应当；料想。唐·元稹《酬乐天见忆》："须分老泥沙。"

【语译】

对痛病在皮肤而没有固定的地方的表现，可以用锋针刺疼痛的穴位（阿是穴），对皮肤没有征象的就不要针刺那个部位；病在分肉之间的，选择圆针在病变部进行楷摩；病在经络而成顽固痹的，选用锋针来治疗。病在经脉，气虚不足的，当用补法的，可以用锓针，在病经的井、荥的穴位刺，并应该考虑到针刺输穴。对于化脓的病证，选用铍针（以刺口子排脓）。对急性发作的痹证，选取圆利针来治疗。对疼痛日久不止的痹证，选取毫针来治疗。病邪深入脏腑的，选取长针来治疗。对水肿病而关节不通利的，可用大针来治疗。病在五脏有痼疾的，用锋针来治疗，用泻法，选择在井、荥穴并应该考虑到针刺输穴与四时季节的对应关系进行治疗。

【原文】

凡刺有九，以应九变。一曰输刺；输刺者，刺诸经荥输藏腧也[1]。二曰远道刺；远道刺者，病在上，取之下，刺府腧也[2]。三曰经刺；经刺者，刺大经之结络经分也[3]。四曰络刺；络刺者，刺小络之血脉也。五曰分刺；分刺者，刺分肉之间也[4]。六曰大泻刺；大泻刺者，刺大脓以铍针也。七曰毛刺[5]；毛刺者，刺浮痹皮肤也。八曰巨刺[6]；巨刺者，左取右，右取左。九曰焠刺[7]，焠刺者，刺燔针则取[8]痹也。

【注释】

① 刺诸经荥输藏腧也：《类经》十九卷第五："诸经荥输，凡井荥经合之类皆输也。脏输也。背间之脏腑输也。"

② 远道刺者……刺府腧也：《类经》十九卷第五："府输，谓足太阳膀胱经，足阳明胃经，足少阳胆经。十二经中，惟此三经最远，可以因下取上，故曰远道刺。"

③ 刺大经之结络经分也：张志聪："大经者，五脏六腑之大络也。邪客于皮毛，入客于孙络，留而不去，闭结不通，则留溢于大经之分而生奇病、故刺大经之结络以通之。"

④ 刺分肉之间也：《类经》十九卷第五："刺分肉者，泄肌肉之邪也。"

⑤ 毛刺：张志聪："邪闭于皮毛之间，浮浅取之。所谓刺毫毛无伤皮，刺皮无伤肉也。"

⑥ 巨刺：王冰："巨刺者，刺经脉，脉左痛刺右，右痛刺左。""巨"，通"矩"，故"巨刺"也称"矩刺"。

⑦ 焠刺：即用火针刺治；王冰："焠针，火针也。"

⑧ 取：治；《老子》四十八章："取天下常以无事。"河上公注："取，治也。"

【语译】

　　总的来说，刺的方法有九种，以适应九种不同的病变。第一种叫做输刺，输刺是刺很多经在四肢的荥穴、输穴和脏腑在背部的腧穴（如心腧、肺腧、肝腧、脾腧、肾腧等）；第二种叫做远道刺，远道刺，是病在身体上部的，刺经脉在下部的腧穴；第三种叫做经刺，经刺，是针刺发病的人经与经的联结部分；第四种叫做络刺，络刺是刺皮肤上小的红色的脉（刺出血以泻邪）；第五种叫做分刺，分刺是刺肉块间缝隙；第六种叫做大泻刺，大泻刺是用铍针刺刺有很多脓的痈疡（以排泄脓液）；第七种叫做毛刺，毛刺是刺浮于肌表的痹，来浅刺皮肤；第八种叫做巨刺，巨刺，是左侧的阳经的病，刺右侧的阳经本经的腧穴，右侧阴经的病，刺左侧阴经本经的腧穴，左侧的阴经的病，刺右侧的阴经本经的腧穴，右侧阳经的病，刺左侧阳经本经的腧穴；第九种叫做焠刺，焠刺是用火针治疗寒痹的。

【原文】

　　凡刺有十二节，以应十二经。一曰偶刺①，偶刺者，以手直②心若背，直痛所，一刺前，一刺后，以治心痹③，刺此者，傍〔一〕④针之也。二曰报刺⑤，报刺者，刺痛无常处也。上下行者，直内无拔针，以左手随病所按之，乃出针复刺之也。三曰恢刺，恢刺者，直刺傍之，举之前后，恢筋急⑥，以治筋痹⑦也。四曰齐刺〔二〕，齐刺者，直入一，傍入二，以治寒气小深者。或曰三刺，三刺者，治痹气小深者也。五曰扬〔三〕刺⑧，扬刺者，正内一，傍内四，而浮⑨之，以治寒气之博⑩大者也。六曰直针刺，直针刺者，引⑪皮乃刺之，以治寒气之浅者也。七曰输刺⑫，输刺者，直入直出，稀发针⑬而深之，以治气盛而热者也。八曰短刺⑭，短刺者，刺骨痹⑮，稍摇而深之，致⑯针骨所，以上下摩骨也。九曰浮刺，浮刺者，傍入而浮之⑰，以治肌急而寒者也。十曰阴刺，阴刺者，左右率⑱刺之，以治寒厥，中寒厥⑲，足踝后少阴也〔四〕。十一曰傍针刺，傍针刺者，直刺、傍刺各一，以治留痹久居者也。十二曰赞刺⑳，赞刺者，直入直出，数发针而浅之出血，是谓治痈肿也。

【校勘】

〔一〕傍　《圣济总录》卷一百九十二作"旁"。

〔二〕齐刺　齐，古文作"斋"。《玉篇》："斋，古文齐"。三，古文作"参"。斋，参形近。孙鼎宜："'齐'当作'参'，形误。'齐'，古文作'斋'。"据文义，齐，当作"三"。

〔三〕扬　《素问·长刺节论》新校正引《甲乙》作"阳"。

〔四〕中寒厥，足踝后少阴也。疑为衍文。

【注释】

①　偶刺：马莳："前后各用一针，有阴阳配合之义，故曰偶刺也。"

②　以手直心若背，直痛所：直：通"置"，放置。若：与；和。（在扎针以前），先用手放在前胸或背部，放在疼痛的（前后）部位。（然后再在前后扎针）。

③　心痹：《素问·痹论》："心痹者，脉不通，烦则心下鼓，暴上气而喘，嗌干善噫，厥气上则恐。"《医醇剩义》卷四："此乃心经主病而兼肾病也。心营不足，故脉不通。心气不舒，故心下鼓。噫气上而喘，嗌干善噫，则支脉与直脉俱病也。厥气，乃肾之邪，水来克火，神衰而恐，恐属肾，肾应于心，故为兼病也。"

④　傍：逆；背；侧；旁边。通"方、旁。"《淮南子·泰族》："然皆倒矢而射，傍戟而战。"于新吾新证："傍应读方。……'方戟而战，犹言背戟而战。'"马莳："傍，当作旁。"据上文"一刺前，一刺后"，其"傍针"不是在旁边刺，或斜刺，而是对着刺，故傍，其当读为方。

⑤　报刺：报，报应；告知；重合；重复。唐·柳宗元《天说》："假而有能去攻其穴者，是物也，其能有报乎?"《吕氏春秋·乐成》："魏攻中山，乐羊将，已得中山，还反报文侯，有贵功之色。"高诱注："报，白也。"报

刺，即告知何处为疼痛部位就刺何处（阿是穴）。此与"病在皮肤无常处者，取以镵针于病所，肤白勿取"甚为合拍。

　　⑥　恢刺者，直刺傍之，举之前后，恢筋急：恢，张大，恢复。举，挑。前后，周围。"恢刺者，直刺傍之，举之前后，恢筋急"，即恢刺的方法，是直接刺筋的周围的穴位，将筋挑向周旁，使筋舒张，恢复为宽舒状态。

　　⑦　筋痹：病名。《素问·长刺节论》："病在筋，筋挛节痛，不可以行，名曰筋痹。"

　　⑧　扬刺：扬，挑。扬刺，即挑刺。

　　⑨　浮：漂浮，使邪气浮出。

　　⑩　博：《正字通》："博，俗博字"。博，通"薄"。《淮南子·兵略》："薄之若风。"《说文通训定声》："薄，假借为博。"《南史·臧质传》："魏军乃肉薄登城。"搏、薄、博三字双声叠韵，可通。故博，即薄。指浅薄。

　　⑪　引：本义是牵拉弓弦。此引申为"拽起"。

　　⑫　输刺：输，泻。《广雅·释言》："输，泻也"。《类经》十九卷第五："委输也，言能输泻其邪，非上文荣输之谓。"段玉裁注："委者，委随也，委输者，委随输泻也，以车迁贿曰委输，亦单言曰输。"输刺，即泻刺。

　　⑬　稀发针：稀：缓。指缓出针以泻邪气。

　　⑭　短刺：短，不长，不擅长。短刺，主要不在于刺（而在于摩）。

　　⑮　骨痹：《素问·长刺节论》："骨重不可举，骨髓酸痛。"

　　⑯　致：（针）到。

　　⑰　浮刺者，傍入而浮之：浮，漂浮于肌肤。傍入而浮之，从病处周围扎入，而后使针挑向于上。

　　⑱　卒：都。

　　⑲　中寒，厥：伤寒后，发生厥。

　　⑳　赞刺：赞，导引。赞刺，针刺而引出淤血。

【语译】

　　针刺大致有十二种方法，用来处置十二经的病变。第一种叫偶刺，所谓偶刺，是用手放在心胸和背部，放在正对疼痛的地方，一个针前面，一个针后面，用来治疗心痹，针刺这种病，使用两针相对的刺法。第二种叫做报刺，所谓报刺，是针刺疼痛而无固定地方的情况，疼痛上下走串的，用右手在病处直接刺入，而不拔针，再用左手根据疾病之处，将其按住，于是拔出针再刺这里。第三种叫恢刺，所谓恢刺，是直接刺筋的周围的穴位，将筋挑向周旁，使筋舒张，恢复为宽舒状态。第四种叫做齐刺（三刺），所谓齐刺（三刺），是在针刺处正进一针，再从两旁针入两个针，用来治疗寒邪部位小而病位深的情况。第五种叫做扬刺，所谓扬刺，是正当病中央刺入一针，从四周针入四针，从四周向上挑刺，用来治疗寒邪表浅而面积大的情况。第六种叫做直针刺，所谓直针刺，是将皮肤拉起而针刺，用来治疗寒邪表浅的情况。第七种叫做输刺，所谓输刺，是正着进针正着出针，（快速进针），慢慢提针出针而深刺，用来治疗邪气盛而热盛的情况。第八种叫做短刺，短刺是用来刺骨痹的，将针稍微摇动而逐渐深入，直到骨的地方，用来上下摩骨。第九种叫做浮刺，所谓浮刺，是从侧旁针入，而向表面挑，用来治疗肌紧张而有寒邪的情况。第十种叫做阴刺，阴刺的部位，是左右都针刺，用来治疗寒厥，相应寒厥处，在足踝后边是足少阴经。第十一种叫做傍针刺，所谓傍针刺，是正上方和侧旁各刺入一针，用来治疗留着的痹证日久留结者。第十二种叫做赞刺，所谓赞刺，是正着进正着出，多次出针而浅刺出血，这叫做治疗痈肿（初期）。

【原文】

脉之所居深不见者，刺之微，内针而久留之，以致其空脉气也①。脉浅者勿刺，按绝其脉乃刺之②，无令精〔一〕③出，独出其邪气耳。所谓三刺则谷气出者④，先浅刺绝皮⑤，以出阳邪；再刺则阴邪⑥出者，少益深⑦，绝皮致肌肉⑧，未入分肉间⑨也；已入分肉之间，则谷气出。故《刺法》曰：始刺浅之，以逐邪气而来血气；后刺深之，以致阴气之邪⑩；最后刺极深之，以下⑪谷气。此之谓也⑫。故用针者，不知年之所加〔二〕，气之盛衰，虚实之所起，不可以为工也。

【校勘】

〔一〕精　《圣济总录》卷一百九十二其下有"气"字。

〔二〕不知年之所加　此谓五运六气学说中的客气加临，每年当中，各有风、寒、暑、湿、燥、火六气加临之期，以此来构成当年气候变化的重要因素之一。

【注释】

①　致其空脉气：致，招致，引来。空，孔，指穴位。致其空脉气：引经脉之气到穴位。

②　脉浅者勿刺，按绝其脉乃刺之：绝，断。《类经》十九卷第六："脉浅者最易泄气，故必先按绝其脉而后入针。"

③　精：精气，也称正气，简称"精"。

④　谷气出者：出，产生。谷气，正气。此谓针感的出现以视为正气。谷气出者，《类经》十九卷第六："谷气，即正气，亦曰神气，出，至也，《始终篇》曰：所谓谷气者，已补而实，已泻而虚，故已知谷气至也"。

⑤　绝皮：绝，割断，切断。此引申为"开"。绝皮，扎开表皮。

⑥　阴邪：阴，此指"里"。阴邪，在里之邪气。

⑦　少益深：少，时间短，不久。少益深，即少时更向深部刺。

⑧　绝皮致肌肉：绝，穿过。致，同"至"。《墨子·明鬼下》："乃使汤至明罚焉。"毕沅校注："至，同致。"《庄子·外物》："致黄泉，人尚有用乎?"《玉篇》："致，至也。"

⑨　分肉间：马莳："肌肉分肉之辨，肌肉在皮内肉上，而分肉近于骨者也。分肉有二，各部在外之肉曰分肉。其在内近骨之肉与骨根分，也曰分肉。"《类经》十九卷第六："大肉深处，各有分理，是谓分肉间也。"

⑩　致阴气之邪：致，求得；控制。《庄子·逍遥游》："彼于致福者。"成玄英疏："致，得也。"致阴气之邪，《类经》十九卷第六："再稍深刺，取营中阴邪也。"

⑪　下：里面；置入其中；安扎。此引申为"停留；进入。"《论衡·物势》："若烁铜之下形。"蜀·诸葛亮《兵要》："四向散列而立，各依本方

下营。"

　　⑫　始刺浅之……此之谓也：《类经》十九卷第六："凡刺有浅深，其法有三，先刺绝皮，取卫中之阳邪也；再刺稍深，取营中之阴邪也；三刺在深，及于分肉之间，则谷气始下。"

【语译】

　　经脉所处的位置深的地方，刺的时候要用细针，进针后又要长时间留针，就会招致穴位出现正气。肤浅的脉不要先刺，等用食指和中指按住脉断其两端后才能刺，不要让正气泄出来，只是让邪气泄出来，所说的三刺，就是让正气（针感）产生的原因和方法，开始浅刺开表皮，来使在体表的邪气出来，第二次刺，就是让在内部的邪气出来的方法，在短时间内比第一次更深些，穿刺皮肤后到肌肉部位，不能刺到近骨处的肌肉；而后（第三次）进入近骨处的肌肉之缝间，那么就会使正气（谷气）产生。所以刺法说，最初刺表浅的皮肤，来驱逐邪气而使气血（正气）出现，而后刺的较深的部位，来找到在营阴里的邪气，最后刺的很深，就停留在谷气，前面说的就是这些道理。所以使用针的时候，不懂得风寒暑湿燥火的加临，正气的盛衰，虚证和实证它们所产生的原因，是不能做医生的。

【原文】

　　凡刺有五，以应五藏。一曰半刺①，半刺者，浅内而疾发针，无针伤肉，如拔毛状，以取皮气，此肺之应也。二曰豹文刺②，豹文刺者，左右前后针之，中脉为故③，以取经络之血者，此心之应也。三曰关刺④，关刺者，直刺左右，尽筋上⑤，以取筋痹，慎无出血，此肝之应也，或曰渊刺，一曰岂刺。四曰合谷刺，合谷刺者，左右鸡足⑥，针于分肉之间，以取肌痹⑦，此脾之应也。五曰输刺，输刺者，直入直出，深内之至骨，以取骨痹，此肾之应也。

【注释】

①　半刺：《太素·卷二十五》："凡刺不减一分，今言半刺，当是半分。"

②　豹文刺：《太素·卷二十五》："左右前后，针痏状若豹纹，故曰豹文刺。"

③　故：法则。

④　关刺：《类经》十九卷第六："关，关节也。"

⑤　尽筋上：尽，通"进"。进入筋的上边。《吕氏春秋·达郁》："近臣尽规。"许维遹集释："尽与进通，《列子》书进多作尽。"尽筋上，即进入筋的上边。

⑥　左右鸡足：用若干个针刺的，其形状如鸡爪子样分布。

⑦　肌痹：《太素·卷二十五》："寒湿之气，客于肌中，名曰肌痹。"

【语译】

总的来说，刺法有五种，第一种叫半刺，半刺的方法是扎进的部位要浅，出针要快，不能伤肉就像拔毛发的那个样子，来去掉表皮的邪气，这是和肺主皮毛是相适应的；第二种叫豹文刺，豹文刺的方法是左右前后都扎针，以刺到血脉上为标准，去掉经络这里面的瘀血的现象，这是和心主血脉相适应的；第三种叫关刺，关刺的方法是直接刺入关节的左右侧，要扎进筋上，来治疗筋痹，慎重，不要使穴位出血，这是和肝主筋相适应的，有的人叫渊刺，一种说法叫岂刺；第四种叫合谷刺，合谷刺的方法是在病位的左右扎针，针的分布像鸡爪子一样，针刺到分肉的缝间，来治疗肌痹，这是和脾主肌肉相适应的；第五种叫输刺，输刺的方法是直接进入直接拔出针来（不要用三刺法），深入到骨骼的地方，来治疗骨痹，这是和肾主骨相适应的。

【按语】

关刺，是治疗筋急拘挛的针刺方法。一般取拘挛之处，将针刺入拘挛之筋上，而不扎入筋中，以免导致弯针，同时防止出血、伤筋。合谷刺是治疗肌肉病变的一种针刺方法。其针从肌肉左右进入，像鸡爪抓在树枝一样。

【音释】

燔针上音烦　　恢刺上苦回切，大也。一本作怪字

本神第八〔一〕

【原文】

黄帝问于岐伯曰：凡刺之法，先必〔二〕本于神。血、脉、营、气、精、神，此五藏之所藏也，至其〔三〕淫泆①离②藏则精失、魂魄飞扬、志意恍乱〔四〕、智虑去身者，何因而然乎？天之罪与？人之过乎？何谓德、气、生、精、神、魂、魄、心、意、志、智、虑？请问〔五〕③其故④。

岐伯答曰：天之在我者，德也；地之在我者，气也⑤；德流气薄⑥而生者也，故生之来，谓之精⑦，两精相搏谓之神⑧，随神往来者谓之魂⑨，并精而出入者谓之魄⑩，所以任物者谓之心⑪，心有所忆谓之意，意之所存谓之志，因志而存变谓之思，因思而远慕谓之虑，因虑而处物谓之智。故智者之养生也，必顺四时而适寒暑，和喜怒而安居处，节阴阳而调刚柔，如是则僻邪〔六〕⑫不至，长生久视。

【校勘】

〔一〕法风　该篇名和目录后并有"法风"二字。钱校本注："原刻第一篇注'法风'……盖取二十三卷'九针论'之文，殊不知彼本论针，而非论篇目也，甚为无理。"今据删。

〔二〕先必　马本、张本《甲乙》卷一第一并作"必先"。

〔三〕其　马本、张本并作"于"。

〔四〕恍乱　周本作"悗乱"。

〔五〕问　《灵枢略》作"闻"。

〔六〕僻邪　张本作"邪僻"。

【注释】

① 淫泆：亦作"淫佚""淫逸"。淫泆，过度放荡；淫乱。《书·多士》："向于时夏，弗克庸帝，大淫泆有辞。"孔传："大为过逸之行，有恶辞闻于世。"《国语·越语下》："淫佚之事，上帝之禁也。"唐·拾得《诗》之三三："唯贪淫泆业，此辈实堪伤！"《礼记·坊记》："妇人疾，问之，不问其疾。以此坊民，民犹淫泆而乱于族。"《资治通鉴·齐明帝建武元年》："何后亦淫泆，私于帝左右杨珉，与同寝处如伉俪。"《战国策·楚策四》："专淫逸侈靡，不顾国政，郢都必危矣！"三国·蜀·诸葛亮《正议》："子桓淫逸，继之以篡。"晋·干宝《晋纪总论》："先时而婚，任情而动，故皆不耻淫逸之过，不拘妒忌之恶。"

② 离：遭，到。此指伤及。

③ 问：通"闻"。《正字通·耳部》："闻，与问通。"告知。

④ 故：原因；根由。

⑤ 天之在我者，德也；地之在我者，气也：在，通"载"。终，成。德，始生；事物的开始。此指人的生命开始的降生。《庄子·天地》："物得之以生，谓之德。"气，此指元气，或称阴阳二气。《易·系辞上》："精气为物。"孔颖达疏："谓阴阳精灵之气，氤氲积聚而为万物也。"《论衡·自然》："天地合气，万物自生。"这里指的是生人之气。《太素》卷六首篇："未形之分，施与我身，谓之德者，天之道也，故庄子曰：'未形之分，物得之以生，谓之德也。阴阳和气，质成我身者，地之道也'。""天之在我者，德也；地之在我者，气也"，意思是说：天给我的，是生生之机；地给我的，是阴阳之气。

⑥ 德流气薄：德，属阳。古代特指天地化育万物的功能。属阳。《易·乾》："夫大人者，与天地合其德，与日月合其月。"姚配中注："化育万物谓之德，照临四方谓之明。"《大戴礼记·四代》："阳曰德，阴曰刑。"王聘珍解诂引董仲舒《对策》："阳为德，阴为刑。天使阳常居大夏，而以生育长养为事；阴常居大冬，而积于空虚不用之处。"《淮南子·天文训》："日冬至则斗北中绳，阴气极，阳气萌，故曰冬至为德。日夏至则斗南中绳，阳气极，阴气萌，故曰夏至为刑。"高诱注："德，始生也。刑，始杀也。"流，通"留"。《韩诗外传》卷三："万物群来，无有流滞，以相通移。"气，此指阴气。薄，搏击；拍击。《易·说卦》："天地定位，山泽通气，雷风相薄，水火不相射。"

德流气薄，即阳气动滞和阴气相搏结。

⑦　生之来，谓之精：指男女具有繁殖后代能力的物质。《易·系辞》："男女构精，万物化生。"《太素》卷六首篇："雄雌两神相搏，共成一形，先我身生，故谓之精也。"

⑧　两精相搏谓之神：两精，指男女双方的精。搏，结合。《太素》卷六首篇："即前两精相搏，共成一形。一形之中灵者，谓之神者也，即乃身之微也。"《类经》三卷第九："两精者，阴阳之精也。博者，交结也，凡万物生长之道，莫不阴阳交而后神明见，故人之生也，必合阴阳之气，构父母之精，两精相搏，形神乃成。所谓大地合气，命之曰人也。""知人知所不知谓之神，见人所不见者谓之明。"

⑨　随神往来者谓之魂：魂：精神之意。《左传·昭公二五年》："心之精爽，是谓魂魄。"《楚辞·九歌·国殇》："子魂魄兮为鬼雄。"但古人认为魂是能离开人的形体而存在的一种精神，魄是依附人的形体，但又独立存在的一种精神。《礼记·郊特性》："魂气归于天，形魄归于地。"《太素》卷六首篇："魂者，神之别灵也。故随神往来，藏于肝，名曰魂。"

⑩　并精而出入者谓之魄：《类经》三卷第九："精对神而言，则神为阳而精为阴；魄对魂而言，则魂为阳而魄为阴，故魂则随神而往来，魄则并精而出入。按：精、神、魂、魄，虽有阴阳之别，而阴阳之中，复有明阳之别焉。如神之与魂皆阳也，何谓魂随神而往来？盖神之为德，如光明爽朗，聪慧灵通之类皆是也，魂之为言，如梦寐恍惚，变幻游行之境皆是也。神藏于心，故心静则神清；魂随乎神，故神昏则魂荡，此则神魂之义，可想象而悟矣。精之与魄皆阴也，何为魄并精而出入？盖精之为物，重浊有质，形体因之而成也。魄之为用，能动能作，痛痒由之而觉也，精生于气，故气聚则精盈，魄并于精，故形强而魄壮，此则精魄之状亦可默会而知也。然则神为阳中之阳，而魂则阳中之阴也，精为阴中之阴，而魄则阴中之阳者乎。"

⑪　任物者谓之心：任，职责。物，神，神灵。《汉书·武帝纪》："朕巡荆扬，辑江淮物，会大海气，以合泰山。"颜师古注引如淳曰："物，犹神也"。神灵。《汉书·武帝纪》："朕巡荆扬，辑江淮物，会大海气，以合泰山。"颜师古注引如淳曰："物，犹神也"。"知人知所不知谓之神，见人所不见者谓之明"。任物，即担任神职职能。马莳曰："所谓心、意、志、思、智、虑，举不外于一心焉耳，故凡所以任物者谓之心。"成瓘曰："任物者谓之

心"，即职责是神的脏就是心。

⑫ 僻邪：僻，与众不同。《列子·说符》："夫子答之僻，吾惑愈甚。"僻邪，不是一般的邪气。

【语译】

黄帝向岐伯：大凡针刺的原则，必须以正气作为根本。血、脉、营、气、精、神是藏在五脏中的。如果过度放荡伤及于藏就会导致精的损失，魂魄不能安于宅而魂飞魄散，神志恍惚，失去正常思维，这是什么原因呢？是大自然带来的祸害呢，还是本人的过失呢？什么叫德、气、生、精、神、魂、魄、心、意、志、思、智、虑？请问其中的缘故。岐伯说：天在我身上的物质是阳气，地在我身上的是阴气。阳气留滞和阴气相结合就是有生命的人，所以生命的出现叫做精，男女之精互相搏结而形成的生灵叫做神，随着神往来的叫魂与精同时出入的叫做魄，用来担任神职职能的叫做心，心中有所思考叫做意，思考的存留下来叫做志，借助志而意图求得变化叫做思，借助思而追求未来的目标叫做虑，借助虑而处理事物叫做智。所以明智的人的养生之道，一定是顺应四时气候而调适冷暖，使情志安和而安于居所，使阴阳刚柔得以调节，这样，各种邪气就不会伤及人体，而可长寿健康。

【原文】

是故怵惕①思虑者则伤神，神伤则恐惧流淫而不止②。因悲哀动中③者，竭绝④而失生。喜乐者，神惮⑤散而不藏。愁忧者，气[一]闭塞而不行。盛怒者，迷惑而不治。恐惧者，神荡惮而不收[二]⑥。

【校勘】

〔一〕气：《太素》卷六首篇、《素问·五运行大论》新校正引《灵枢》文并无。

〔二〕神荡惮而不收　《素问·疏五过论》王注、《太素》卷六首篇、

《甲乙》卷一第一并无"神"字。

【注释】

① 怵惕：恐惧；凄怆，悲伤。《说文》："怵，恐也。"《玉篇·心部》："怵，凄怆也。"此指凄怆。

② 神伤则恐惧流淫而不止：流，移动不定；通"游。"《后汉书·来歙传》："陇西虽平，而人饿，流者相望。"李贤注："流，谓流离以就食也。"《说文通训定声·孚部》："流，假借为游。"淫，《广雅·释言》："淫，游也。"流淫：同义词连用，指游走。全句意为：神伤后就会恐惧，游走而不停。

③ 动中：动，指伤；中，内藏，指肺指魄。动中，伤肺之魄。

④ 竭绝：竭，极度；绝，绝望。竭绝，极度绝望。

⑤ 惮：动弹，动。

⑥ 神荡惮而不收：荡，游走。神荡惮而不收，心神游荡而不能收敛。

【语译】

所以凄怆思虑太过，神气就要受伤，神气受伤就会心中害怕、游走而不停。因为悲哀太过使肺之魄受伤的，极度绝望而失去生活信心。喜乐太过的，心神动荡散乱而不能内藏。忧愁太过的，使人的气闭塞而不运行。大怒的，心神迷惑而不能正常思维。恐惧过度的，则心神游荡而不能收敛。

【按语】

"神伤则恐惧流淫而不止"，人有恐惧思虑，心神就会受伤，神伤后则心不安，甚或动悸，常见人或逃跑，或踱来踱去，不停走动。

【原文】

心，怵惕思虑则伤神〔一〕①，神伤则恐惧、自失，破䐃脱肉②，毛悴色夭③，死于冬④。脾，愁忧而不解则伤意，意伤则悗乱⑤，四肢不举⑥，毛悴色夭，死于春⑦。肝，悲哀动中则伤魂⑧，魂伤则狂忘不精⑨，不精则不正当人⑩，阴缩而挛筋⑪，两胁骨不举，毛悴色夭，死于秋⑫。肺，喜乐无极则伤魄⑬，魄伤则狂，狂者意不存人⑭，皮革焦，毛悴色夭，死于夏⑮。

肾，盛怒而不止则伤志⑯，志伤则喜忘其前言，腰脊不可以俯仰屈伸，毛悴色夭，死于季夏⑰。恐惧而不解则伤精，精伤则骨酸痿厥⑱，精时自下⑲。是故五藏主藏精者也，不可伤，伤则失守⑳而阴虚，阴虚则无气，无气则死矣。是故用针者，察观病人之态，以知精神魂魄之存亡得失之意，五者以伤，针不可以治之也。

【校勘】

〔一〕心，怵惕思虑则伤神　《素问·宣明五气篇》王注引文无"心"。据"肝，悲哀动中则伤魂"文例当有，下文之"脾、肺、肾"雷同。

【注释】

①　心，怵惕思虑则伤神：《太素》卷六首篇："怵惕，肾来乘心也；思虑，则脾来乘心。二邪乘甚，故伤神也。"

②　破䐃脱肉：脱，消瘦。《说文·肉部》："脱，消肉臞也。"段玉裁注："消肉之臞，臞之甚者也。今俗语谓瘦太甚者曰脱形，言其形象如解蜕也。"破䐃脱肉，即肉块如破败使肌肉消瘦。《素问·玉机真脏论》王冰："䐃者，肉之标，谓膝肘后肉如块者。脾主肉，故肉如脱尽，䐃如破败也。"

③　毛悴色夭：指发毛干枯，气色面容等出现衰败之表现。北方方言称"倒毛眼"。

④　毛悴色夭，死于冬：《太素》卷六首篇注："毛悴，肺伤；色夭，肝伤也。以神伤则五脏皆伤也。冬，火死时也。"本病为水克火，冬日水盛，故心病死于冬。毛悴色夭，死于冬，即毛发干枯，面色发青，到冬季就会死亡。

⑤　悗乱：烦闷心乱。

⑥　举：行动，活动。

⑦　毛悴色夭，死于春：病为脾土败绝，春日木盛而乘脾土，故脾败则死于春。

⑧　肝，悲哀动中则伤魂：悲哀则肺盛而伤肝，肝藏魂，故曰：悲哀动中则伤魂。

⑨　狂忘不精：忘，通"妄"。不精，不精明，不清楚。

⑩　不精则不正当人：指头脑不精明就不能正确地应对他人。

⑪ 阴缩而挛筋：肝脉主筋，绕阴器。故见阴缩而筋挛。

⑫ 毛悴色夭，死于秋：肝伤败，至秋天金盛，金克木，故死于秋。

⑬ 肺，喜乐无极则伤魄：肺为金，喜乐太过则心气盛而肺金受伐，故曰：喜乐无极则伤魄。

⑭ 狂者意不存人：狂者目中无人。

⑮ 毛悴色夭，死于夏：病缘于肺金伤败，夏天火盛，故死于夏。

⑯ 肾，盛怒而不止则伤志：盛怒则气厥于上，肾水则耗竭，肾藏志。故曰：盛怒而不止则伤志。

⑰ 毛悴色夭，死于季夏：肾伤败，季夏土盛，土克水，故死于季夏。

⑱ 精伤则骨酸痿厥：肾藏精，精生髓，髓充骨。故精伤则骨不充，骨弱则酸；肾水亏乏，则风易上扰，故发痿厥。

⑲ 精时自下：精，此处之精泛指人体内的精微物质，不限于生殖之精。精时自下，精微物质时时丢失于下。

⑳ 失守：不能守藏于内。

【语译】

心病，凄怆思虑太过就会伤神，神受伤就容易恐惧，失去自身的控制能力，肌肉消瘦，毛发干枯，气色面容出现衰败，就可能在冬季死亡；脾病忧愁太过就会伤意，意受伤就会烦闷意乱，四肢不能活动，毛发干枯，气色面容等出现衰败，就可能在春季死亡；肝病悲哀太过就会伤魂，魂伤就会狂、头脑错乱而不精明，不精明就不能正确地应对他人，阴器收缩，筋脉拘挛，两胁肋不能向上抬起，毛发干枯，气色面容等出现衰败，就可能在秋季死亡；肺病喜乐太过就会伤魄，魄伤就会发狂，发狂者目中无人，皮肤干枯，气色面容等出现衰败，就可能在夏季死亡；肾病暴怒不止则伤志，志伤就容易忘记以前所说的话，腰背不能俯仰屈伸，毛发干枯，气色面容等出现衰败，就可能在长夏死亡。恐惧而不休就会伤精，精伤就会发生骨酸痿厥等证，精微物质时时向下流失。所以说，五藏是贮藏人体精微的所在，不能受伤，受伤就会使精微物质不能守藏于内，这就会造成阴虚，阴虚就不能化生正气，正气消亡就可死亡。所以扎针的时候，要注意观察病人的神态表现，据此得知精神魂魄的存亡得失的情况。五藏已经受到伤损，针刺就不可再用来治疗了。

【原文】

　　肝藏血，血舍①魂，肝气虚则恐，实则怒。脾藏营，营舍意，脾气虚则四肢不用②，五藏不安，实则腹胀、经〔一〕③溲不利。心藏脉，脉舍神，心气虚则悲〔二〕，实则笑不休。肺藏气，气舍魄，肺气虚则鼻塞不〔三〕利，少气，实则喘喝、胸盈〔四〕④仰息。肾藏精，精舍志，肾气虚则厥⑤，实则胀，五藏不安。必审五藏之病形，以知⑥其气之虚实，谨而调之也。

【校勘】

　　〔一〕经　《甲乙》卷一第一、《脉经》卷六第五、《千金》卷十五第一、《素问·调经论》王注引《针经》文并作"泾"。

　　〔二〕悲　《素问》新校正云："按《甲乙经》及《太素》并全元起注本并作'忧'。"

　　〔三〕鼻塞不　《甲乙》卷一第一"塞"作"息"。《素问·调经论》王注引《针经》文、《脉经》卷六第七、《千金》卷十七第一"塞不"并作"息"。《太素》卷六首篇"鼻塞不"作"息"。

　　〔四〕盈　《素问·调经论》王注引《针经》文、《甲乙》卷一第一、《脉经》卷六第七、《太素》卷六首篇、《千金》卷十七第一并作"凭"。

【注释】

　　①　舍：处所；虚拟的宅舍。《管子·心术》："德者，道之舍也。"《鬼谷子·本经阴符》："故静固志意，神归其舍。"陶宏景注："舍者，志意之宅也。"《淮南子·原道》："夫形者，生之舍也。"

　　②　不用：用，主宰；治理；使用。不用，此指不停使唤。

　　③　经：通"泾"。《水经注·漳水》："漳水又历经县故城西。"赵一清按："《续志》……《地理志》无经县。钜鹿郡堂阳县下尝分为泾县，泾即经。"《太素》卷六首篇杨注："经"为女子月经。王冰："泾"为大便，溲为

小便。

　　④　盈：充满。《广雅·释诂四》："盈，充也。"

　　⑤　厥：逆，即反。

　　⑥　知：识别；区别。《吕氏春秋·有始》："天地合和……以寒暑日月知之。"高诱注："知，犹别也。"

【语译】

　　肝贮藏血液，血是魂的宅舍，肝气虚就恐惧，肝气盛就易怒。脾贮藏营气，营是意的宅舍，脾气虚则四肢运动失灵，使五脏不能安和，脾气实，就会有腹部胀满，二便不利，女子月经不行。心贮藏血脉，血脉是神的宅舍，心气虚则易产生悲忧的情绪，心气盛，则大笑不止。肺贮藏一身之气，气是魄的宅舍，肺气虚就会鼻塞呼吸不利而气短，肺气壅实；就会出现胸满䐃喘，仰头呼吸。肾贮藏阴精，精是志的宅舍，肾气虚衰就会出现气机上逆而喘，肾气实，就会出现腹胀满，使五脏都不得安和（正常），所以必须审察五脏疾病的表现，识别各脏的虚实，谨慎地加以调理这些病。

【音释】

　　悗乱上音闷　　怵惕上耻律切，下他的切，悚惧也

终始第九〔一〕

【原文】

　　凡刺之道，毕于终始，明知终始①，五藏为纪，阴阳定矣。阴者主藏，阳者主府，阳受②气于四末，阴受气于五藏③。故泻者迎之，补者随之，知④迎知随，气可令和。和气之方，必通阴阳，五藏为阴，六府为阳。传之后世，以血为盟⑤，敬之者昌，慢之者亡，无道行私，必得夭殃。

【校勘】

〔一〕法野　该篇名和目录后并有"法野"二字。钱校本注："原刻第一篇注"'法野'，盖取二十三卷'九针论'之文，殊不知彼本论针，而非论篇目也，甚为无理。"今据删。

【注释】

①　明知终始：《类经》卷十九接第十六："终始，本篇名，即本末之谓。"孙鼎宜："《终始》，古经篇名，亡。……明知终始，则为经脉之起止也，既载于终始篇中，故必明知，以便补泻也。"其实本篇"始"指"一盛"，终指"四盛"，最后段的"太阳之脉，其终戴眼……"足证矣。

②　受：接受；禀受；容纳；取。《说文》："受，相付也。"《字汇》："受，禀也。"《玉篇》："受，容纳也。"《字汇》："受，取也。"

③　阳受气于四末，阴受气于五藏：《类经》二十卷第二十八："阳主外，故受气于四末，阴主内，故受气于五脏，四末，手足末也。"

④　知：病愈。

⑤　以血为盟：歃血，在古代，古人盟誓时举行一种极其郑重的仪式，初用盘盛动物的血，仪式进行中，盟誓者在嘴唇上涂抹牲畜的血，以此表示决不背信弃义。以血为盟，即歃血盟誓。

【语译】

大凡针刺的原理，都要竭尽掌握各经疾病，依靠疾病的初起和衰亡，五脏为纲纪，而后用阴阳确定各经的关系。阴面（内侧）的属脏，阳面（外侧）的属腑，阳面经脉出现的经气反应在四肢，阴面的经气的出现反应到五脏，所以在用泻法是逆着脉气的来路针刺，补法是顺着经脉的去路来针刺，补法可以使病愈，泻法也可以使病愈，那就是让气机恢复正常，使气调和的方法，一定通晓阴阳，五脏属阴、六腑属阳。要把这些理论传之后代，以歃血盟誓，敬重这种理论的人一定兴盛，怠慢这种理论的人就会衰亡，不讲道义，秘密只给自己家人使用的人就会有夭殃灾祸的报应。

【原文】

谨奉①天道，请言②终始，终始者，经脉为纪③，持其脉口、人迎，以知阴阳有余不足、平与不平，天道毕矣④。所谓平人者不病，不病者，脉口人迎应四时也，上下相应而俱往来也〔一〕，六经之脉不结动也，本末之寒温之相守司⑤也，形肉血气必相称也，是谓平人。

【校勘】

〔一〕上下相应而俱往来也　《太素·卷十四·人迎脉口诊》杨注引《九卷》其"上"有"应四时者"四字，"而俱往来"作"俱往俱来"。

【注释】

①　谨奉：谨，严格。奉，信奉；遵循。《左传·哀公六年》："吾子奉义而行者也。"谨奉，严格遵循。

②　请言：请，通"情。"实情。《说文通训定声》："请，假借为情。"《荀子·君子》："故莫不服罪而请。"俞樾评议："请当读为情……情，实也。"言，告知；陈述。《韩非子·内储说上》："赵令人引申子于韩请兵将以攻魏。"《礼记·哀公问》："然后言其丧。"郑玄注："言，语也。"《韩非子·初见秦》："臣愿悉言所闻。"《史记·项羽本纪》："愿伯具言臣之不敢倍德也。"

③　终始者，经脉为纪：《类经》第二十卷第二十八："天道阴阳，有十二辰次为之纪，人身血气，有十二脉为之纪，循环无端，终而复始，故曰终始。"

④　天道毕矣：《类经》第二十卷第二十八："脉口在手，太阴脉也，可候五脏之阴。人迎也颈，阳明脉也，可候六腑之阳。人之血气经脉，所以成天地阴阳之盛衰者，毕露于此，故曰天道毕矣。"其是指有征兆显示出来。

⑤　相守司：相，相互。守司：职责，职守；监守。《荀子·君道》："而人主之守司，远者天下，近者境内，不可不略知也。"梁启雄释："守司，犹职责也。"《韩非子·三守》："至于守司图圄、禁制刑罚，人臣擅之，此谓刑劫。"《鬼谷子·捭阖》："〔圣人〕筹策万类之终始，达人心之理，见变化之朕焉，而守司其门户。"陶弘景注："司，主守也。"相守司，即脏腑的属性有寒温相互监守。

【语译】

严格地遵循自然界的客观规律，实情陈述经脉的终始。终始的情况是以经脉为纲领，摸寸口、人迎，就可以感知到人的阴阳是有余还是不足，正常还是不正常，有征兆显示出来。所讲的正常人的情况，是没有病态，没有病的人寸口、人迎的脉象和四季相盛衰适应的，人迎、寸口来来往往的脉象相一致，六脉没有结滞的现象。脏腑的属性有寒温，相互监守，使肉体与气血协调一致，这就是无病的正常人。

【原文】

少气者，脉口、人迎俱少而不称尺寸也。如是者，则阴阳俱不足，补阳则阴竭，泻阴则阳脱①。如是者，可将以甘药，不〔一〕可饮以至②剂。如此者弗灸，不已③者因〔二〕而泻之，则五藏气坏矣。

【校勘】

〔一〕不　《太素·卷十四·人迎脉口诊》、杨注其下有"愈"字。

〔二〕因　《太素·卷十四·人迎脉口诊》无其字。

【注释】

①　补阳则阴竭，泻阴则阳脱：《太素》卷十四·人迎脉口诊杨注："夫阳实阴虚，可泻阳补明；阴实阳虚，可泻阴补阳。今阴阳惧虚，补阳，其阴益以竭，泻阴之虚，阳无所依，故阳脱。"

②　至，壅闭，堵塞。此指收敛之剂。至，窒，为古今字。

③　弗灸，不已：《太素·卷十四·人迎脉口诊》杨注："灸当为久，日渐方愈，故曰不久不已。"

【语译】

气虚的病人，脉口、人迎脉都细弱无力，致使上下之脉不合乎标准。这样的脉，就是阴阳都不足，对这种阴阳两虚的疾病，如果补其阳，则阴气衰竭；如果泻其阴，则易导致阳气外脱。像这样的疾病，可以用甘味药调补，不可饮用收敛之剂。像这种情况一般不灸（以免耗伤真阴）。如果因用补法未愈而改用泻法，则五藏精气都会受到损坏。

【按语】

阴阳俱不足，当用甘药，但应防止壅闭，壅闭则阳气不得伸。补则难以奏效。即使补也不可用大剂量，骤补则虚人反而不受，欲速则不达。久灸叠韵，久为灸的初字，没有争议，但是杨注认为，"灸当为久"于此文义不通。

【原文】

人迎一盛①，病在足少阳，一盛而躁②，病在手少阳③。人迎二盛，病在足太阳，二盛而躁，病在手太阳。人迎三盛，病在足阳明，三盛而躁，病在手阳明。人迎四盛，且大且数〔一〕，名曰溢〔二〕阳，溢阳为外格④。

脉〔三〕口一盛，病在足厥阴，厥阴一盛而躁，在手心主〔四〕⑤。脉口二盛，病在足少阴，二盛而躁，在手少阴，脉口三盛，病在足太阴，三盛而躁，在手太阴。脉口四盛，且大且数者，名曰溢阴，溢阴为内关，内关不通死，不治⑥。人迎与太阴脉口俱盛四倍以上〔五〕⑦，命曰关格，关格者与之短期⑧。

人迎一盛，泻足少阳而补足厥阴〔六〕，二泻一补〔七〕，日一取之，必切而验之，疎取之上〔八〕⑨，气和乃止⑩。人迎二盛，泻足太阳〔九〕，补足少阴，二泻一补，二日一取之，必切而验之，疎取之上，气和乃止。人迎三盛，泻足阳明而补足太阴，二补一泻，日二取之，必切而验之，疎取之上，气和乃止。

脉口一盛，泻足厥阴而补足少阳，二补泻一，日一取之，必切而验之，疎而取之上，气和乃止。脉口二盛，泻足少阴而补足太阳，二补一泻〔十〕，日二取之，必切而验之，疎取之上，气和乃止。脉口三盛，泻足太阴而补足阳明，二补一泻，日二取之，必切而验之，疏而取之上，气和乃止。所以日二取之者，太阳〔十一〕主胃，大富于谷气，故可日二取之也〔十二〕。人迎与脉口俱盛三倍〔十三〕以上，命曰阴阳俱溢。如是者，不开则血脉闭塞，气无所行，流淫于中，五藏内伤。如此者，因而灸之，则变易而为他病矣①。

【校勘】

〔一〕数 《太素·卷十四·人迎脉口诊》其下有"者"字。

〔二〕溢 《素问·六节脏象论》王注引《灵枢》文"溢"作"格"。

〔三〕脉 《素问·六节脏象论》王注引作"寸"。

〔四〕在手心主 《素问·六节脏象论》王注引《灵枢》文作"在手厥阴"。

〔五〕人迎与太阴脉口俱盛四倍以上 《素问·六节脏象论》王注引《灵枢》文"以"作"已"，《太素·卷十四·人迎脉口诊》"上"下有"者"字。

〔六〕人迎一盛，泻足少阳而补足厥阴 《太素·卷十四·人迎脉口诊》注："人迎一倍大于脉口，即知少阳一倍大于厥阴，故泻足少阳，补足厥阴，余皆准此也。"《类经》二十卷第二十八注："人迎主腑，故其一盛病在胆经，肝胆相为表里，阳实而阴虚，故当泻足少阳之腑，补足厥阴之脏也。"二注可互参。

〔七〕二泻一补 《太素·卷十四·人迎脉口诊》注："其补泻法：阳盛阴虚，二泻于阳，一补于阴；阴盛阳虚，一泻于阴，二补于阳。然则阳盛得二泻，阳虚得二补，阴盛得一泻，阴虚得一补，疗阳得多，疗阴得少，何也？阴气迟缓，故补泻在渐；阳气疾急，故补泻在顿，倍于疗阳也。余仿此。"

〔八〕疏取之上 疏，《太素》作"躁"，不可信。因本篇多次出现该字，不可能皆错。

〔九〕阳 《太素·卷十四·人迎脉口诊》、《甲乙》卷五第五其下并有"而"字。依文例当据补。

〔十〕二补一泻　《甲乙》卷五第五作"二泻一补"。

〔十一〕阳　《太素·卷十四·人迎脉口诊》、《甲乙》卷五第五并作"阴"。当据改。

〔十二〕故可日二取之也　《太素·卷十四·人迎脉口诊》作"故日二取"。

〔十三〕三倍　《甲乙》卷五第五作"四倍"。

【注释】

①　人迎一盛：王冰："一盛者，谓人迎之脉大于寸口一倍也。"

②　躁：急疾；迅速。《易·说》："为决躁。"王引之《经义述闻·周易下》："决、躁皆疾也。象雷之迅，故为决躁。《说文》：'躁，疾也。'躁与燥同。"

③　病在手少阳：《类经》二十卷第二十八注："人迎，足阳明脉也。阳明主表，而行气于三阳，故人迎一盛，病在足经之少阳，若大一倍而加以躁动，则为阳中之阳，而上在手经之少阳矣。凡二盛三盛，病皆在足，而躁则皆在手也，下仿此。"

④　溢阳为外格：《太素·卷十四·人迎脉口诊》注："人迎盛至四倍，大而动数，阳气盈溢在外，格拒阴气，不得出外，故曰外格也。"

⑤　在手心主：《类经》二十卷第二十八："脉口，手太阴脉也。太阴主里，而行气于三阴。故脉口一盛，病在足经之厥阴。若加以躁，则为阴中之阳，而上在手厥阴心主矣。凡二盛三盛皆在足，而躁则皆在手也。"

⑥　内关不通死，不治：《太素·卷十四·人迎脉口诊》："阴气四盛于阳，脉口大而且数，阴气盈溢在内，关闭，阳气不得复入，名曰内关，不可疗也。"

⑦　俱盛四倍以上：王冰："谓俱大于平常之脉四倍也。"

⑧　关格者与之短期：关格，病名。短期，言死期将近。关格者与之短期，关格的病人，随着病情的加重离死期不远了。《类经》二十卷第二十八注："人迎主阳，脉口主阴，若俱盛至四倍以上，则各盛其盛，阴阳不交，故曰关格，可与言死期也。"《诸病源候论》："关格则阴阳气否结，腹内胀满，气不行于大小肠，故关格而大小便不通也"。《医醇賸义》："症见喉下作梗，继而食入呕吐，渐显溲溺难，粪如羊矢。"《寿世保元》卷五："溺溲不通，非细故也，期朝不通，便令人呕，名曰关格。""丹溪曰：此症多死……格则吐

逆，关则小便不通。"

　　⑨　踈取之上：踈，同"疏"，疏，通"搜"。搜寻；搜索。《说文通训定声》："疏，假借为搜。"《汉书·赵充国传》："金城太守合疏捕山间房。"

　　⑩　气和乃止：即人迎、脉口之脉气得到调和，针刺方能停止。

　　⑪　如此者，因而灸之，则变易而为他病矣：《类经》二十卷第二十八注："俱盛三倍以上，即四盛也。阴阳俱溢，即溢阴溢阳。不开，即外关内格也。如此者气血闭塞无所行，五藏真阴伤于内，刺之已不可，灸之则愈亡其阴而变生他病，必至不能治也。"

【语译】

　　人迎脉比正常的脉大一倍的，病在足少阳经，若大一倍而快的，病在手少阳经；人迎脉比正常的脉大两倍的，病在足太阳经，若大两倍而快的，病在手太阳经；人迎脉比正常的脉大三倍的，病在足阳明经，若大三倍而快的，病在手阳明经；人迎脉比正常大四倍又大而数的，叫做溢阳，（由于阳气盛极，格拒阴气不得出外，阴阳不能相交）溢阳就是"外格"。

　　寸口的脉比正常的脉大一倍的，病在足厥阴经，若比正常的脉大一倍而快的，病在手厥阴经；寸口的脉比正常的脉大两倍的，病在足少阴经，若比正常的脉大两倍而快的，病在手少阴经；寸口的脉比正常的脉大三倍的，病在足太阴经，若比正常的脉大三倍而快的，病在手太阴经；寸口的脉比正常的脉大四倍，而且又大又数的（此为六阴盛极），名叫溢阴。溢阴就是脏腑关闭了，内关是脏腑不通，阴阳表里相互隔绝，这样的是死证，不能治愈。人迎与寸口脉都比平时大四倍以上的，病名叫关格，关格的病人很快就会死亡。

　　人迎脉比正常的脉大一倍的（是病在足少阳胆经，肝与胆相表里），要泻足少阳经而补足厥阴经，用二泻一补法，每天针刺一次，一定摸人迎、寸口两处的脉象而后找到有征验的地方，找到后就针刺那个地方，使气机和利就可以停止针刺了；人迎脉比正常的脉大二倍的，病在足太阳膀胱经（膀胱与肾相表里），要泻足太阳经而补足少阴经，用二泻一补法，两天针一次，一定摸人迎、寸口两处的脉象而后找到有征验的地方，找到后就针刺那个地方，使气机和利就可以停止针刺了；人迎脉比正常的脉大三倍的，是病在足阳明胃经（胃与脾相表里），当泻足阳明经而补足太阴经，用二泻一补法，每日针刺二次，一定摸人迎、寸口两处的脉象而后找到有征验的地方，找到后就针刺那个地方，使气机和利就可以停止针刺了。

寸口脉象比正常的脉大一倍的，病在足厥阴肝经，（肝与胆相表里），当泻足厥阴而补足少阳，用二补一泻法，每日针一次，一定摸人迎、寸口两处的脉象而后找到有征验的地方，找到后就针刺那个地方，使气机和利就可以停止针刺了；寸口脉比正常的脉大两倍的，是病在足少阴肾经，（肾与膀胱为表里），当泻足少阴而补足太阳，用二补一泻法，两日针一次，一定摸人迎、寸口两处的脉象而后找到有征验的地方，找到后就针刺那个地方，使气机和利就可以停止针刺了；寸口脉象比正常的脉大三倍的，病在足太阴脾经，（脾与胃相表里），要泻足太阴而补足阳明，用二补一泻法，每日要针刺二次，一定摸人迎、寸口两处的脉象而后找到有征验的地方，找到后就针刺那个地方，使气机和利就可以停止针刺了。每日针刺二次的原因，是足太阴主司胃，胃有很丰盛的谷气，所以要每日针刺二次。人迎与寸口脉象都比平时大三倍以上的，叫做阴阳俱溢，像这样的关格病，就是血脉闭塞，气机没有流通的地方，流行于里，那么使五脏内伤。像这样的情况，于是就用灸法治疗，那么变换治法就会变生别的病。

【原文】

凡刺之道，气调而止〔一〕，补阴泻阳①，音气〔二〕益彰，耳目聪明。反此者，血气不行。所谓气至②而有效③者。泻则益〔三〕虚，虚者脉大如其故而不坚④也，坚如其故者〔四〕，适⑤虽言故，病未去也。补则益实，实者，脉大如其故而益坚也，夫〔五〕如其故而不坚者，适虽言快，病未去也。故补则实，泻则虚，痛〔六〕虽不随针〔七〕，病必衰去。必先通十二经脉之所生病，而后可得传于终始矣。故阴阳不相移⑥，虚实不相倾，取之其经。

【校勘】

〔一〕气调而止 《甲乙》卷五第五"调"作"和"，"而"作"乃"。

〔二〕音气 《甲乙》卷五第五"气"作"声"。音气：气：声气。《晏子春秋·外篇上十一》："寡人夜者闻西方有男子哭者，声甚哀，气甚悲，是奚为者也？寡人哀之。"

〔三〕益 《甲乙》卷五第五作"脉"。

〔四〕坚如其故者 《甲乙》卷五第五作"大如故而益坚者"。

〔五〕夫 《太素·卷十四·人迎脉口诊》、《甲乙》卷五第五并作"大"。

〔六〕痛 《甲乙》卷五第五作"病"。

〔七〕针 《甲乙》卷五第五其下有"减"字。当据补。

【注释】

① 补阴泻阳：张志聪："补阴者，补五脏之衰阴；泻阳者，导六气之外出"。即补五脏之正气而泻六淫之邪气。

② 至：通"窒"。壅闭，堵塞；极。《管子·幼官》："事变日至。"郭沫若等集校引尹桐阳曰："至，同窒，塞也。"

③ 效：显示；显露。《集韵·巧韵》："效，事露也。"《韩非子·二柄》："则是群臣之情不效。"旧注："效，显也。"

④ 坚，饱满；长。《诗·大雅·生民》："实坚实好。"孔颖达疏："其粒皆坚"。《广雅·释诂四》："坚，长也。"《素问·玉机真藏论篇》："脉实以坚，谓之益甚。"《脉经》："实脉，大而长，微强，按之隐指愊愊然。"

⑤ 适：调理；调节。《史记·日者列传》："岁谷不孰不能适。"司马贞索引："适，犹调也。"

⑥ 移：离。

【语译】

大凡针刺的原理，就是使气机调和，补阴泻阳，正气充盛、音声更加响亮，使听力提高，视力增加。如果与这个治法相反，就会使血气不流通，所说的气机壅闭就会有显露的迹象，若虽有实象但用泻法，那么就会更虚，虚的特征是脉大身体状况依旧，可是没有饱满而长的脉象；有饱满而长的脉象，可是身体感觉依旧的人，调理后即使说没有病感觉，实际上病没有开始祛除；补益就会使人更加充实，实证的病人，脉大，身体感觉依旧，可是补益后身体更加坚实了；对身体感觉依旧，可是没有饱满而长的脉象的人，即使补益后说身体感觉很舒服，实际上病没有开始祛除，所以补益后就会是正气充实，泻了就使邪气虚，病痛即使没有随即的效果，这么严重的大病一定会衰减的，一定要通晓十二经中生病的部位，而后就可以在经脉的始终那里得到先后有病的次序了，所以阴阳不能相互离开的，对虚、实的治法不能有偏差，来针刺相应的经脉。

【原文】

凡刺之属①，三刺②至谷气。邪僻妄合③，阴阳易〔一〕居，逆顺相反，沉浮异处，四时不〔二〕得，稽留淫泆④，须⑤针而去。故一刺则阳邪出，再刺则阴邪出，三刺则谷气至，谷气至而止⑥。所谓谷气至者，已补而实，已泻而虚，故以知谷气至也。邪气独去者，阴与阳未能调，而病知愈也。故曰补则实，泻则虚，痛〔三〕虽不随针〔四〕，病必〔五〕衰去矣。

阴盛而阳虚，先补其阳，后泻其阴而和之。阴虚而阳盛，先补其阴，后泻其阳而和之⑦。

【校勘】

〔一〕易　《甲乙》卷五第五作"移"。

〔二〕不　《甲乙》卷五第五其下有"相"字。

〔三〕痛　《甲乙》卷五第五作"病"。

〔四〕针　《太素·卷二十二·三刺》、《甲乙》卷五第五并有"减"字。

〔五〕必　熊本作"者"。

【注释】

① 属：类别；种类；连续。《广韵·烛韵》："属，类也。"《释名·释亲属》："属，续也，恩相连续也。"

② 三刺：谓同一病，对同一穴位针刺时候，在皮肤、肌肉、分肉三个层次但是一次完成的不同刺法。

③ 邪僻妄合：妄，非分。合，聚合。邪僻：僻，与众不同。《列子·说符》："夫子答之僻，吾惑愈甚。"邪僻，又称僻邪。不是一般的邪气。

④ 稽留淫泆：泆，水奔突而流动。引申为邪气的在体内流窜样的出现。《水经注·涷水》："山水暴至，雨潦潢潦本泆。"稽留淫泆，停留在身体的邪气留滞不去，四处流窜。

⑤ 须：等待。《篇海类编》："须，待也。"

⑥ 故一刺则阳邪出……三刺则谷气至，谷气至而止：《类经》十九卷第十六注："初刺之，在于浅近，故可出阳分之邪。再刺之，在于深远，故可出阴分之邪。三刺之，在候谷气。谷气者，元气也。止，出针也。"

⑦ 阴盛而阳虚，先补其阳……先补其阴，后泻其阳而和之：《类经》十九卷第八注："此以脉口、人迎言阴阳也。脉口盛者，阴经盛而阳经虚也，当先补其阳，后泻其阴而和之。人迎盛者，阳经盛而阴经虚也，当先补其阴，后泻其阳而和之。何也？以治病者皆宜先顾正气，后治邪气。盖攻实无难，伐虚当畏，于此节之义可见，用针用药，其道皆然。"

【语译】

总的来说，针刺的连续性，就是三次到谷气（由浅至深的刺法，从皮、肉、分肉这三个步骤依次完成，针刺时，待针下有谷气至的就是得气感觉，才能获得好的疗效），邪气侵入经脉非分与正气相搏结，使阴阳之气所处的位置发生改变，使气血运行的顺逆正常的方向出现相反，脉的沉浮部位也相互异处，疾病不顺应四时气候，留在身体的邪气留滞不去，四处流窜。等到针感时邪气才会离开身体，所以第一步是浅刺，就可以使阳邪可以出来；第二步刺到较深层肌肉，使阴分之邪外出；第三步刺是刺入到近骨头地方的分肉之间，就会有谷气来到的出现（有得气感觉），谷气出现后就要停针，所讲的谷气的出现结果，就是已经补益了正气就会使正气充实，已经用了泻法，就会使邪气虚，所以就知道谷气已经出现了。病邪独自被排除，人体的阴阳气血虽不能立即得到和调而恢复常态，但可察觉疾病即将痊愈，所以，运用补法，就会使正气得到充实；运用泻法，就会使邪气能够衰减，病痛虽不能随着出针而马上获愈，但病势一定会减轻。

　　当寸口脉（阴经盛）大于人迎脉（阳经虚）时，治疗时，当先补阳经的正气，后泻阴经的邪气，从而使阴盛阳虚的病变得以恢复正常；人迎脉（阳经盛）大于寸口脉（阴经虚）时，治疗时，当先补阴经的正气，后泻阳经的邪气，从而使阳盛而阴虚的病变得以恢复正常。

【原文】

　　三脉①动于〔一〕足大指之间②，必审其实虚。虚而泻之，是谓重虚，重虚病益甚③。凡刺此者，以指按之，脉动而实且疾者，疾〔二〕泻之，虚而徐者则补之，反此者病益甚。其动〔三〕也，阳明在上，厥阴在中，少〔四〕阴在下④。

【校勘】

〔一〕动于　《太素·卷二十二·三刺》作"重"字。

〔二〕疾　《甲乙》卷五第五作"则"

〔三〕动　《太素·卷二十二·三刺》作"重"。

〔四〕少　《太素·卷二十二·三刺》作"太"。

【注释】

　　①　三脉：即指足经的阳明、厥阴、少阴三条经脉。是"阳明在上，厥阴在中，少阴在下"的省文。

②　动于足大指之间：马莳："阳明动于大指次指之间，凡厉兑、冲阳、解溪在足跗上也；厥阴动于大指次指之间，正以大敦、行间、太冲、中封在足跗内阳；少阴则动于足心，其穴涌泉乃足跗之下也。"

③　重虚病益甚：《太素·卷二十二·三刺》注："必审大指间三脉虚实，以手按之，先补虚者，后泻实者。若不知三脉有实，泻其虚者，是谓重虚，重虚病益甚也。"

④　阳明在上，厥阴在中，少阴在下：楼英："阳明在上，冲阳脉也；厥阴在中，太冲脉也；少阴在下，太溪脉也。"

【语译】

足阳明经、足厥阴经和足少阴经三条经脉都搏动有变化于足大趾、次趾间。针刺治疗，必须首先审察清楚这三经是虚是实，（以确定相应的补泻手法）。如果虚证误用了泻法，正气更虚，这叫做重虚，重虚会导致病情更加严重。凡是针刺治疗这些病证，可以用手指切按这三经的动脉：脉的搏动坚实而急速的，（为实证），应赶紧泻其实邪；如果脉的搏动是虚弱而缓慢的，（为虚证），应当使用补益的方法，若用了与此相反的针法，病情会更重。三条经脉搏动有变化的部位，足阳明经在足背的上面，足厥阴经在足背的中间，足少阴经在足背的下面。

【原文】

膺腧中膺①，背腧中背。肩膊②虚③者，取之上④。重舌⑤，刺舌柱⑥以铍针也。手屈而不伸者，其病在筋；伸而不屈者，其病在骨。在骨守骨，在筋守筋。

【注释】

①　膺腧中膺：中，正对上，引申为"针对"。《战国策·西周策》："去柳叶者而射之，百发百中。"《礼记·月令》："律中大蔟。"郑玄注："中，犹应也。"膺腧中膺，即胸中的腧穴针对胸部的疾病。

②　膊：通"髆"，肩膀。

③　虚：区域。《左传·昭公十七年》："宋，大辰之虚也。"孔颖达疏：

"大辰为大火之次，是宋之区域，故谓宋为大辰之虚。"

④ 取之上：《太素·卷二十二·三刺》注："补肩膊、肩井等穴，曰取之上也。"

⑤ 重舌：心火上炎而见舌下生肿物，其状如一小舌，故名重舌。

⑥ 舌柱：《类经》二十一卷第四十四注："舌柱，即舌下之筋如柱也。"

【语译】

膺腧正对胸部，背腧正对背部，肩髆部位的疾病，应针刺肩髆的上面。治重舌病，用铍针刺舌下如柱状的筋。若手只能弯曲而不能伸的，病的部位在筋；只能伸而不能弯曲的，病的部位在骨，病在骨的当选取骨的部位，病在筋的当选取筋的部位。

【原文】

补须〔一〕：一方实①，深取之，稀按其痏②，以极出其邪气；一方虚，浅刺之，以养其脉，疾按其痏，无使邪气得入。邪气来也紧〔二〕而疾，谷〔三〕气来也徐而和。脉实者，深刺之，以泄其气；脉虚者，浅刺之，使精气无得出，以养其脉，独出其邪气。刺诸痛者，其脉皆实。

【校勘】

〔一〕补须 《太素·卷二十二·三刺》注："量此'补'下脱一'泻'字。"《类经》十九卷第八注："补，当作刺。"

〔二〕紧 《太素·卷二十二·三刺》作"坚"。

〔三〕谷 原作"邪"，胡本、熊本、周本、统本、藏本、《甲乙》卷五第五、《太素·卷二十二·三刺》并作"谷"。今据改。

【注释】

① 一方实：方，区域，地方。一方，《南齐书·竟陵王子良传》："齐有天下日浅，恩洽未布，一方或饥，当加优养。"一方实，一个部位是实证。

② 稀按其痏："稀"通"希"。痏，指针孔。《太素·卷二十二·三刺》注："希，迟也。按其痏者，迟按针伤之处，使气泄也。"

【语译】

针刺补泻手法，必须（依照以下原则）：一个部位是实证，针刺宜深，出针后不立即按压针孔，以使邪气尽量排除；一个部位是虚证，针刺宜浅，以便蓄养脉气，出针后应当迅速按压其针孔，不让外邪侵入。若邪气来袭，脉见紧而快；若胃气来，脉见缓和。脉实的，（属邪气内盛），应当深刺，以使邪气外泄；脉虚的，（属正气不足），应当浅刺，使正气不至于外泄，以蓄养其脉气，仅将邪气排除。凡是针刺各种疼痛的病证，（多用泻法），因为它们的脉象多表现坚实有力。

【原文】

故曰：从腰以上者，手太阴、阳明皆主之①；从腰以下者，足太阴、阳明皆主之。病在上者下取之，病在下者高取之②，病在头者取之足，病在足[一]者取之腘③。病生于头者头重，生于手者臂重，生于足者足重，治病者，先刺其病所从生者也④。

【校勘】

〔一〕足　胡本、熊本、周本、统本、金陵本、藏本、日抄本、《太素》卷二十二·三刺、《甲乙》卷五并作"腰"。当据改。

【注释】

①　从腰以上者……手太阴、阳明皆主之：从，从属。从腰以上者……足太阴阳明皆主之，《类经》二十二卷第五十三注："此近取之法也。腰以上者，天之气也，故当取肺与大肠二经，盖肺经自胸行手，大肠经自手上若也。腰以下者，地之气也，故当取脾胃二经，盖脾经自足入腹，胃经自头下足也。"

②　病在上者下取之，病在下者高取之"：《太素·卷二十二·三刺》注："手太阴下接手阳明，手阳明下接足阳明，足阳明下接足太阴，以其上下相接，故手太阴、阳明有病，宜疗足太阴、阳明，故曰下取之。足太阴、阳明有病，宜疗手太阴、阳明，故曰高取之也。"

③　病在头者取之足，病在足者取之腘：《类经》二十二卷第五十三注：

"此远取之法也。有病在上而脉通于下者，当取于下。病在下而脉通于上者，当取于上。故在头者取之足，在腰者取之腘。"

④ 治病者，先刺其病所从生者也：《类经》二十二卷第五十三注："先刺所从生，必求其本也。"

【语译】

所以说，从属腰以上患病的，手太阴经、手阳明经都是司理和主治这些病的，从属腰以下患病的部位，足太阴经、足阳明经都是司理和主治这些病的（这是循经近取之法）。（由于经脉贯穿全身上下，彼此相通。）对病在上半身的，可以取刺下部的穴位，病在下半身的，可以取刺上部的穴位，病在头部的，可以取刺足部的穴位，病在腰部的，可以取刺腘部的穴位（这是循经远取之法）。病生于头部的，着重治疗头，病在手部的，着重治疗手臂，病在足部的，着重治疗足。治疗这些病证的基本原则，是先要针刺疾病最初发生的部位（然后再用远刺）。

【原文】

春，气在〔一〕毛，夏，气在皮肤，秋，气在分肉，冬，气在筋骨①，刺此病者，各以其时为齐②。故刺肥人者，以秋冬之齐；刺瘦人者，以春夏之齐。病〔二〕痛者，阴也，痛而以手按之不得〔三〕阴也，深刺之。病在上者阳也，病在下者阴也。痒者，阳也，浅刺之〔四〕。病先起〔五〕阴者，先治其阴而后治其阳；病先起〔六〕阳者，先治其阳而后治其阴③。刺热厥④者，留针反为寒；刺寒厥⑤者，留针反为热。刺热厥者，二阴一阳；刺寒厥者，二阳一阴〔七〕。所谓二阴者，二刺阴也；一阳者，一刺阳也。久病者邪气入深，刺此〔八〕病者，深内而久留之，间日而复刺之，必先调其左右，去其血脉，刺道毕矣⑥。

【校勘】

〔一〕在 《太素·卷二十二·三刺》其下有"豪"字，《甲乙》卷五第五其下有"毫"字。"豪"与"毫"同,《尔雅·释畜》:"未成毫狗。"释文:"毫本作豪。"

〔二〕病　《甲乙》卷五第五作"刺之"。

〔三〕者　《甲乙》卷五第五其下有"亦"字。

〔四〕痒者,阳也,浅刺之　此七字,《甲乙》卷五第五在其上之"深刺之"之下。

〔五〕起　《太素·卷二十二·三刺》、《甲乙》卷五第五其下并有"于"字。当据补。

〔六〕起　《太素·卷二十二·三刺》、《甲乙》卷五第五其下并有"于"字。当据补。

〔七〕二阳一阴　《甲乙》卷七第三作"一阴二阳。"

〔八〕此　《太素·卷二十二·三刺》作"久"。

【注释】

① 春气在毛……冬气在筋骨:《类经》二十卷第十八注:"此言病气之中人,随时气而为深浅也。"

② 刺此病者,各以其时为齐:齐,调节;调和。《集韵·霁韵》:"齐,和也。"《类经》二十卷第十八注:"齐、剂同,药曰药剂,针曰砭剂也。春夏阳气在上,故取毫毛皮肤,则浅其针;秋冬阳气在下,故取分肉筋骨,则深其针,是以时为齐也。"刺此病者,各以其时为齐,即刺这些病的原则,是各个不同的疾病应该在其相应的季节来调节。

③ 先治其阳而后治其阴:《类经》二十二卷第五十三注:"此以经络部位言阴阳也。病之在阴在阳,起有先后。先者病为本,后者病之标,治必先其本,即上文所谓先刺其病所从生之义。"

④ 热厥:《素问·厥论》:"阴气衰于下,则为热厥。"

⑤ 寒厥:《素问·厥论》:"阳气衰于下,则为寒厥。"

⑥ 必先调其左右,去其血脉,刺道毕矣:《类经》二十二卷第五十二注:"久远之疾,其气必深。针不深则隐伏之病不能及,留不久则固结之邪不得散也。一刺未尽,故当间日复刺之。再刺未尽,故再间日而又刺之,必至病除而后已。然当先察其在经在络,在经者直刺其经,在络者缪刺其络,是谓调其左右,去其血脉也。"

【语译】

春天病邪往往存在于人的表浅的毛窍；夏天病邪往往存在于人的浅层的皮肤；（秋冬阳气收藏于里，抗邪气则在肉，筋骨）秋天病邪往往存在于人的分肉之间；冬天病邪往往存在于人的最深层的筋骨。治疗这些病的原则，是各个不同的疾病应该在其相应的季节来调节，所以对体肥肉厚的胖人病人，在秋冬季节采取深刺来调节；对针刺皮薄肉少的瘦人病人，在春夏采取浅刺。有疼痛的症状，是属于阴证，在疼痛部位，可是用手按压不到痛处的异常的体征就是病在深处，宜深刺来调节；身有瘙痒病，是病邪在皮肤，宜浅刺。疾病先起于阴经的，当先治阴经，然后再治阳经，是谓治标。疾病先起于阳经的，当先治阳经，然后再治阴经。针刺热厥，进针后留针，要针下感觉发凉的感觉；针刺寒厥，进针后也留针，要针下感觉温热的感觉。针刺热厥病，要（用补法）刺阴经二次；要（用泻法）刺阳经一次。针刺寒厥病，要（用补法）刺阳经二次；要（用泻法）刺阴经一次。所说的二阴称谓，是指在阴经针刺二次。所说一阳称谓，是指在阳经针刺一次。患病日久的，邪气侵入必深。针刺这类的疾病，要深刺而长时间的留针，要隔日针刺一次。在针刺之前，必先诊察疾病在经在络，如在经的就直刺其经，若在络的就缪刺其络，对血络有瘀血的，刺其出血，这就是所谓的调其左右。针刺的规律都说完了。

【原文】

凡刺之法，必察①其形气。形肉未脱，少气而脉又躁，躁厥者，必为缪刺之②，散气可收，聚气可布。深居静处，占③神往来，闭户塞牖，魂魄不散，专意一神，精气之分〔一〕④，毋闻人声，以收〔二〕其精，必一其神，令志在针〔三〕，浅而留之，微而浮之，以移其神⑤，气至乃休。男内女外，坚拒勿出，谨守勿内，是谓得气〔四〕⑥。

【校勘】

〔一〕精气之分　之，《太素·卷二十二·三刺》、《灵枢略·六气论》并作"不"。

〔二〕收　日抄本作"取"。

〔三〕令志在针　《太素·卷二十二·三刺》"志"作"之"，《灵枢略·六气论》"令志在针"作"闭其外门，真气乃存"。

〔四〕男内女外，坚拒勿出，谨守勿内，是谓得气　男内女外，《难经》七十八难作"男外女内"，《甲乙》卷五第五作"男女内外"。拒，《太素·卷二十二·三刺》作"巨"。

【注释】

① 察：辨别；区分。《淮南子·说林》："秋毫之末，视之可察。"

② 少气而脉又躁，躁厥者，必为缪刺之：少气，《诸病源候论·气病诸候·少气候》："此由脏气不足故也。肺主于气而通呼吸，脏气不足，则呼吸微弱而少气。胸痛少气者，水在脏腑，水者，阴气，阴气在内，故少气。诊右手寸口脉，阴实者，肺实也，苦少气，胸内满彭彭，与髆相引，脉来濡者，虚少气也。左手关上脉阴阳俱虚者，足厥阴、少阴俱虚也，病苦少气不能言。右手关上脉俱虚者，足太阴、阳明俱虚也，病苦胃中如空状，少气不足以息，四逆寒，脉弱者，少气，皮肤寒，脉小者，少气也。"少气而脉又躁，躁厥者，必为缪刺之，《太素·卷二十二·三刺》注："缪刺之益，正气散而收聚，邪气聚而可散也。"

③ 占：窥察。《方言》卷十："占，视也。"《广雅·释言》："占，瞻也"。

④ 精气之分：精气，真气。古人认为宇宙间的一种灵气。《古今韵会举要·庚韵》："精，《增韵》：真气也。《管子·心术下》："一气能变精。"尹知章注："谓专一其气，能变鬼神来教。"《汉书·匡衡传》："臣闻天下之际，精祲有以相荡，善恶有以相推。"颜师古引李奇曰："言天人精气相动也。"分，料想；估计。《汉书·苏建传附苏武》："自分已死久矣。"精气之分，对（经脉）真气要个大概估计。

⑤ 微而浮之，以移其神：微，衰微；减弱。浮，行；游荡。此引申为"捻动。"《书·盘庚中》："鲜以不浮于天时。"移，摇动；转动。此引申为

"活动"。《国语·晋语一》："变非声章，弗能移也。"韦昭注："移，动也。"
神，即正气，也叫真气。微而浮之，以移其神，即针感减弱了就捻动针，来
使真气活动。

⑥ 男内女外，坚拒勿出，谨守勿内，是谓得气：张志聪："男为阳，
女为阴，阳在外，故使之内，阴在内，故引之外，谓和调外内阴阳之气也。
坚拒其正气，而勿使之出；谨守其邪气，而勿使之入，是谓得气。"

【语译】

针刺的原则，一定要辨别病人形体和外在的征象。形体肌肉
不消瘦，少气而脉象急，是躁厥的病，一定用左病刺右、右病刺
左的缪刺法，使欲散的精气可以收敛，聚积的邪气可以散失。（针
刺时）要在深居幽静的处所，来窥察病人的精神活动，关闭室内
门窗，专心全神，对（经脉）真气的料想（判断）时，也不要有
别人说话的声音，一定要全面观察病人的神情，让病人的注意力
全部想到的是在针刺，浅刺而后就留针，针感减弱了就捻动针，
来使真气活动，直至针下得气为止。这样，使男人阳气内入，使
女人阴气向外，使阴阳之气沟通而达到协调，严格操守，不要再
向上提针，不要再向里进针，这就叫得气。

【按语】

从"深居静处"到"令志在针"，是说医生在针刺时的要求。
总的讲，要聚精会神、环境安静。

【原文】

凡刺之禁：新内勿[一]刺，新[二]刺勿内；已[三]醉勿刺，已
刺勿醉[四]；新[五]怒勿刺，已刺勿怒；新[六]劳勿刺，已刺勿
劳；已[七]饱勿刺，已刺勿饱；已[八]饥勿刺，已刺勿饥；已[九]
渴勿刺，已刺勿渴；大惊大恐，必定其气，乃刺之[十]；乘车
来者，卧而休之，如食顷乃刺之；出[十一]行来者，坐而休之，
如行十里顷乃刺之。凡此十二①禁者，其脉乱气散，逆其营

卫，经气不次〔十二〕，因而刺之，则阳病入于阴，阴病出为〔十三〕阳，则邪气复生。粗工勿察，是谓伐身，形体淫泆〔十四〕②，乃消脑髓〔十五〕，津液不化，脱其五味，是谓失气也③。

【校勘】

〔一〕勿　《素问·刺禁论》新校正引《灵枢》文、《脉经》卷七第十二、《千金》卷二十九第三并作"无"，此下同。

〔二〕新　张本、《素问·刺禁论》新校正引《灵枢》文并作"巳"。

〔三〕巳　《素问·刺禁论》新校正引《灵枢》文、《甲乙》卷五第一上、《脉经》卷七第十二、《千金》卷二十九第三并作"大"。

〔四〕巳醉勿刺，巳刺勿醉　此句，《甲乙》卷五第一上、《脉经》卷七第十二、《千金》卷二十九第三、《素问·刺禁论》新校正引《灵枢》文在下"巳刺勿劳"句下。

〔五〕新　《甲乙》卷五第一上、《脉经》卷七第十二、《千金》卷二十九第三、《素问·刺禁论》新校正引并作"大"。

〔六〕新　《甲乙》卷五第一上、《脉经》卷七第十二、《千金》卷二十九第三、《素问·刺禁论》新校正引并作"大"。

〔七〕巳　《素问·刺禁论》新校正引《灵枢》文《甲乙》卷五第一上、《脉经》卷七第十二、《千金》卷二十九第三并作"大"。

〔八〕巳　《素问·刺禁论》新校正引《灵枢》文《甲乙》卷五第一上、《脉经》卷七第十二、《千金》卷二十九第三并作"大"。

〔九〕巳　《素问·刺禁论》新校正引《灵枢》文《甲乙》卷五第一上、《脉经》卷七第十二、《千金》卷二十九第三并作"大"。

〔十〕大惊大恐，必定其气，乃刺之　其十一字，《甲乙》卷五第一上、《千金》卷二十九第三在"如行十里顷乃刺之"句下。

〔十一〕出　《甲乙》卷五第一上、《千金》卷二十九第三并作"步"。

〔十二〕次　黄校本作"足"。

〔十三〕为　日刻本、马本、张本并作"于"。

〔十四〕形体淫泆　本篇后的〔音释〕"淫泺下述各切齿长平声"，据此，"泆"当作"泺"（shuò）。

〔十五〕乃消脑髓　《甲乙》卷五第一上"乃"作"反"，"脑"作"骨"。

【注释】

① 十二：虚数，言其多也，并非确指。《木兰诗》："军书十二卷……策勋十二转……同行十二年。"

② 淫泺《素问·骨空论》王冰注："淫泺，谓似酸痛而无力也。"形体淫泆，即全身酸痛而无力。

③ 脱其五味，是谓失气也：张志聪："五味入口，藏于肠胃，味有所藏，以养五气，气和而生，津液相成，神乃自生。针刺之道，贵在得神致气。犯此禁者，则脱其五味所生之神气，是谓失气也。"

【语译】

大凡针刺治病的禁忌：行房事不久的不可刺，针刺不久的不要行房事；喝酒已醉的人不可刺；终归针刺的人不能饮酒至醉；刚发怒的人不可刺；终归针刺的人不要发怒；刚才劳累的人不可刺；终归针刺的人不要过劳；饱饭之后不可刺；终归针刺的人不要吃得过饱；饥饿的人不可刺，终归针刺的人不要受饥饿；终归渴之时不可刺，终归针刺的人不要受渴；受到大惊大恐的人，一定使其精神、情绪安定之后，才能进行针刺。坐车来就医的患者，应让其卧床休息大约吃过一顿饭的时间，才能针刺；出门后走来的病人，让其坐下休息到大约走十里路的时间，然后才能针刺。凡是以上所列举的多种针刺禁忌的病人，他们可能有脉乱气散，营卫逆反，经脉之气不依次运行，于是就施针，使表浅的病深入于里，在里的病就会到体表，形成表里俱病，使邪气再次出现。低等的医生不会区分这些禁忌，这样的做法，叫做摧残病人的身体，使病人全身酸疼无力，脑髓消耗，津液不生，也丧失了饮食五味所化生的精气，这就叫失气。

【原文】

太阳之脉，其终也，戴眼①、反折②、瘛疭③，其色白，绝皮④乃绝汗，绝汗⑤则终矣。少阳终者，耳聋，百节尽纵，目系绝，目系绝一日半则死矣，其死也色青白乃死，阳明终者，口目动作⑥，喜惊妄言，色黄，其上下⑦之经盛⑧而不行则终矣。少阴终者，面黑、齿长而垢，腹胀闭塞，上下不通而终矣⑨。厥阴终者，中热嗌干，喜溺心烦，甚则舌卷，卵上缩而终矣。太阴终者，腹胀闭不得息，气噫善呕，呕则逆，逆则面赤，不逆则上下不通，上下不通则面黑，皮毛燋而终矣。

【注释】

① 戴眼：即眼目上视而不能转动。汪昂："戴眼，谓上视。"

② 反折：即角弓反张。汪昂："反折，谓身反向后。"

③ 瘛疭：与抽搐义同，俗称抽风，指手足时缩时伸，抽动不止的证候。

④ 绝皮：绝，穿越。指真气越出皮。

⑤ 绝汗：《素问·诊要经终论》王冰注：绝汗，谓汗暴出，如珠而不流，旋复干也。"

⑥ 口目动作：《类经》十八卷第九十七注："手足阳明之脉，皆挟口入目，故为口目动作而牵引歪斜也。"

⑦ 上下：《素问·诊要经终论》新校正："上，谓手脉；下，谓足脉也。"

⑧ 经盛：《素问·诊要经终论》新校正："谓面目颈颌，足跗腕胫皆躁盛而动也。"

⑨ 少阴终者，面黑、齿长而垢，腹胀闭塞，上下不通而终矣：王冰："手少阴气绝则血不流，足少阴气绝则骨不软，骨硬则断上宣，故齿长而积垢。……手少阴脉起于心中，出属心系，下膈络小肠，故其终则腹胀闭，上下不通也。"

【语译】

手足太阳二经脉气将绝之时，就会出现目睛上视不能转动，角弓反张，手足抽搐，面色苍白，真气穿过皮肤就会汗出如珠、着身不流的绝汗，绝汗的出现，那么人就快死亡了；手足少阳二经脉气将绝之时，就会出现耳聋，周身骨节皆松弛无力，眼睛的相关组织和脉气竭绝了，眼珠不能转动，眼睛的相关组织和脉气竭绝一日半就要死亡，病人临死时，面色青白；手足阳明二经脉气将绝之时，就会出现口眼抽动且牵引歪斜，好发惊惕，胡言乱语，脸色发黄及手足阳明经脉快大而动，因为脉气不流动了，人就会死亡。手足少阴二经脉气将绝之时，就会出现脸色发黑，牙龈短缩好似牙齿变长而且齿附污垢，腹部胀满，气机闭塞，手足少阴二经脉气不通时，就要死亡了；手足厥阴二经脉气将绝之时，病就会出现胸腹发热，咽干，小便频数，心中烦乱，严重了就会舌卷、阴囊上缩，而后就会死亡了；手足太阴二经脉气将绝之时，就会出现腹胀闭塞，呼吸不利，噫气，好呕吐，呕吐就是气机上返，气机上返就会面部发红，若气不上返就是手足太阴二经脉气不通，手足太阴二经脉气不通则出现面显黑色、皮毛干枯，而后就会死亡。

【音释】

缪刺 上眉救切　男内女外 《难经》作男外女内　淫泺 下述各切　齿长 平声

卷 之 三

经脉第十

【原文】

雷公问于黄帝曰：禁服[一]①之言，凡刺之理，经脉为始，营其所行，制[二]其度量，内次[三]五藏，外别[四]六府，顾[五]尽闻其道。黄帝曰：人始生，先成精，精成而脑髓生。骨为干②，脉为营③，筋为刚④，肉为墙，皮肤坚而毛发长，谷入于胃，脉道以通，血气乃行。雷公曰：顾卒⑤闻经脉之始生。黄帝曰：经脉者，所以能决死生，处⑥百病，调虚实，不可不通。

【校勘】

〔一〕服　原作"脉"，守山阁校本注："此下所引系《禁服》篇文，'脉'当作'服'。"今据改。

〔二〕制　本书《禁服》作"知"。

〔三〕次　本书《禁服》作"刺"。

〔四〕别　本书《禁服》篇作"刺"。

〔五〕顾　冀医本作"愿"，下同。当作"顾"。

【注释】

①　服：《太素·卷二十四·天忌》杨注、《素问·八正神明论》王注并："服，事也。"

②　骨为干：干，按甲骨文、金文干字像有树桠的木棒。用来狩猎作战用。"干为斡"的初字。干，古代筑墙时于夹板两边所竖的起固定作用的木柱；胁。《说文》："干，筑墙端木也。"徐锴系传："筑墙两旁木也。"后来借

用为"骸骨"。骨为干，骨头起固定作用的。

③　脉为营：营，四周垒土而居。引申为"环绕；周。"此引申为括约。接受血而括约之。《说文》："营，币居也。"桂馥义证："营谓周垣。"脉为营，即经脉就像环绕四周的墙，如环无端。

④　刚：顾氏《校记》："此假'刚'为'纲'"。本书《经筋》篇有"肘纲"之言，《太素·卷十三·经筋》杨注："人肘屈伸，以此筋为纲维，故曰肘纲也。"刚、纲二字双声叠韵，当通假，刚，假借为纲。纲，提网的总绳；大网（用线等结成的捕鱼或捕鸟兽的器具）；系靶于竿上的绳；系束。《说文》："纲，维纮绳也。"《吕氏春秋·用民》："一引其纲，万目皆张。"《论语·述而》："子钓而不纲。"《周礼·考工记·梓人》："上纲与下纲出舌寻。"郑司农云："纲，连侯绳也。"筋为刚，即筋好比是个网样的物。

⑤　卒：范围副词。都。

⑥　处：审度；辨察；决断。《国语·鲁语上》："而智者处物。"王引之《述闻》："谓辨物也。"《吕氏春秋·有始》："皆当察其情，处其形。"《汉书·谷永传》："臣愚不能处也。"颜师古注："处，谓断决也。"

【语译】

雷公问到黄帝时说：《禁服》这篇里的话，大凡是针刺治病之道理，首先应懂得经脉的起点，掌握营的走向，知道它的长短，（经脉）向内与五脏相联络，向外的分支连接六腑，我请求你全面的让我听听这里边的学问。黄帝说：人在孕育初起，是先由男女之精灵构合而成的，精灵发育而使脑髓发育（以后逐渐形成人体），骨头就像起固定作用的木柱，脉道像环绕的营而藏血气灌溉周身，筋约束的绳子（系束脏腑与骨骼等），肉好比是墙壁，就会使皮肤坚实而使毛发生长，（人出生以后）水谷精气进入胃后，就会流通到脉道，血气即可在脉道中流动不止。雷公说：请允许我全面了解经脉的起始循行情况。黄帝说：经脉是用来判断人死和生、察多种疾病，调理虚证和实证的地方，所以不能不通晓（经脉的循行）。

【原文】

　　肺手太阴之脉，起于中焦，下络①大肠，还②循胃口③，上膈属④肺，从肺系⑤横出腋下，下循臑⑥内，行少阴心主之前，下肘中，循臂内上骨下廉⑦，入寸口，上鱼⑧，循鱼际⑨，出大指之端；其支⑩者，从腕后直出次指内廉，出其端。是动则病⑪肺胀满膨膨而喘咳，缺盆中痛，甚则交两手而瞀⑫，此为臂厥⑬。是主肺所生病⑭者，咳，上气喘渴〔一〕⑮，烦心胸满，臑臂内前廉痛⑯厥，掌中热。气盛⑰有余⑱，则肩背痛风寒，汗出中风⑲，小便数而欠。气虚则肩背痛寒，少气不足以息，溺色变〔二〕。为此诸病，盛则泻之，虚则补之，热则疾之，寒则留之，陷下则灸之，不盛不虚，以经取之。盛者寸口大三倍于人迎，虚者则寸口反小于人迎也。

【校勘】

　　〔一〕渴　《甲乙》卷二第一上、《脉经》卷六第七、《千金》卷十七第一、《圣济总录》卷一九一作"喝"。

　　〔二〕溺色变　《脉经》卷六第七其下有"卒遗矢无度"五字。

【注释】

　　①　络：联络。此指联络于与本经相表里的脏腑。

　　②　还：转回去。

　　③　胃口：此指胃的上口。

　　④　属：联络。

　　⑤　肺系：系，通"繫"。《太平寰宇记》引齐太公《金匮》："武王伐纣，至凤凰陂，袜系解。"《韩非子·外储说左下》："袜繫解，因自结。"系，本义为连属；连接。《说文》："系，繫也。"引申为"繫东西的带子；系结；连缀。"《乐府诗集·横吹曲辞五·捉搦歌》："中央有系两头繫。"繫，《广韵·霁韵》："繫，缚系也。"《类篇·纟部》："肺系，联也。"《逸周书·作雒》："南系于洛水。"孔晁注："繫，因接连结也。"指与肺连接的带子样的组织。

　　⑥　臑：上臂肩至肘处。

　　⑦　廉：边缘或边侧的意思。

⑧　鱼：手大指本节后掌侧肌肉的边缘。

⑨　鱼际："鱼"的边缘为鱼际，也是穴名。

⑩　支：分支。《礼记·曲礼下》："支子不祭。"孔颖达疏："支子，庶子也。"《正字通》："庶，嫡庶。妾所出曰庶子。"

⑪　是动则病：是，指示代词，指本条经。动，改变事物原来的状态或位置；感应。《左传·闵公元年》："鲁不弃周礼，未可动也。"是动则病，这经有改变就会生病了。张志聪："夫是动者，病因于外"。《难经经释》："是动诸病，乃本经之病，所生之病，则以类推而旁及他经者。"《类经》十四卷第十注："动，言变也，变则变常而为病。如《阴阳应象大论》曰，在变动为握为哕之类，即此之谓。……观此以是动为气，所生为血，先病为气，后病为血，若乎近理；然细察本篇之义，凡在五脏，则各言脏所生病，凡在六腑，则或言气，或言血，或脉或筋，或骨或津液，其所生病本各有所主，非以气血二字统言十二经者也。"

⑫　瞀：不爽，闷。《说文通训定声》："瞀，假借为闷。"《素问·气交变大论》："民病肩背瞀重。"王冰注："瞀，谓闷也。"

⑬　臂厥：病名。臂气厥逆，两手交叉于胸部且胸闷。

⑭　所生病：张志聪："所生者，病因于内。"即本脏发生疾病影响到本经的叫"所生病"。

⑮　渴：急。《公羊传·隐公三年》："渴葬也。"何休注："渴，喻急也。"《素问·生气通天论》："烦则喘喝。"王冰注："喝，谓大呵出声也。"

⑯　痛：伤。《玉篇·疒部》："痛，伤也"。

⑰　盛：多。引申为"实"。

⑱　余：通"馀、瘀、郁"。《诸病源候论·产后血上抢心痛候》："凡产，馀血不尽，得冷则结，与气血相搏则痛。因重遇于寒，血结弥甚，变成血瘕，亦令月水否涩不通。"据此，余通"瘀"或"郁"。《灵枢·五邪》："阳气有余，阴气不足，则热中，善饥。"《本经》："紫葳，……主妇人产乳余疾。……元参，女子产乳余疾。"

⑲　中风：中，遭受；伤；中伤之意。《后汉书·王允传》："以事中允"。注："中，伤也"。中风，即伤风。《诸病源候论·中风候》："中风者，风气中于人也……藏于皮肤之间，内不得通，外不得泄，其入经脉，行于五脏者，各随脏腑而生病也……《诸病源候论·金疮中风痉候》："夫金疮痉者

……风气得入，五脏受寒则痉，其状：口急背直，摇头马鸣，腰为反折，须臾十发，气息如绝，汗出如雨……凡金疮卒无汁者，中风也。"

【语译】

肺的经脉是手太阴经，从中焦开始，向下联络大肠，回来环绕顺着胃口，向上穿过膈膜，连缀肺脏，顺着肺的连接的带子样的组织横行出来到腋下，向下顺着上臂内侧而下，走到手厥阴经的前面，向下至肘中间，顺着臂的内侧的上边的骨的下缘，进入寸口动脉处，向上到鱼部的边缘，顺着鱼边界，从大拇指尖端出来；它的支脉，顺着手腕后直着出来到食指内侧的边缘，一直到食指尖端（与手阳明大肠经相接）。这条有经脉改变就会生病，出现肺部胀满的很严重，而且咳嗽气喘，缺盆部疼痛，甚则病人两手交叉按于胸部而感觉闷，这是臂厥病。本脏发生疾病影响到本经的，就会出现咳嗽，呼吸气逆，喘气急，心中烦乱，胸部满闷，臑、臂部内侧上缘疼痛，掌心发热。邪气盛有郁的，就发生肩背痛，有风寒之感，汗出是伤风，使小便次数多而量少。这条经脉气虚不足，就会发生肩背痛有寒感，在呼吸时感到气不够吸，小便的颜色也发生异常变化。对这些病证的处理，实证的要用泻法，虚证的要用补法，热证的要用速刺法，寒证的要用留针法，阳气下陷的要用灸法，不实不虚的从本经取治。肺的经脉气实的时候寸口脉比人迎脉大三倍，虚的寸口脉反小于人迎脉。

【原文】

大肠手阳明之脉，起于大指次指①之端〔一〕，循指上廉，出合谷②两骨之间③，上入两筋之中，循臂上廉，入肘外廉，上臑外前廉，上肩，出髃骨④之〔二〕前廉，上出于柱骨之会上⑤，下入缺盆⑥络肺，下膈属大肠；其支者，从缺盆上颈贯颊，入下齿〔三〕中，还出挟口，交人中，左之右，右之左，上挟〔四〕⑦鼻孔。是动则病，齿痛颈肿。是主津液所生病者，目黄口干，衄衄⑧，喉痹⑨，肩前臑痛，大指次指痛不用。气有余则当脉所过者热肿，虚则寒栗不复。为此诸病，盛则泻之，虚则实之，热则疾之，寒则留之，陷下则灸之，不盛不虚，以经取之。盛者人迎大三倍于寸口，虚者人迎反小于寸口也。

【校勘】

〔一〕端　《脉经》卷六第八、《甲乙》卷二第一上、《千金》卷十八第一其下并有"外侧"二字。

〔二〕骨之　《太素》卷八首篇、《素问·五脏生成篇》王注引无。

〔三〕下齿：《脉经》卷六第八、《千金》卷十八第一、《素问·上古天真论》王注引、马本其下并有"缝"字。

〔四〕挟　《太素》卷八首篇、《脉经》卷六第八、《甲乙》卷二第一上、《千金》卷十八第一并作"侠"。

【注释】

①　大指次指：次，次第，排序。古人无食指、无名指之名。唯有大指、小指、中指之名。则用大指的次指称呼食指；以小指的次指称呼无名指。

②　合谷：穴名，位于手大指、次指两指本节后两骨之间，为大肠经原穴。

③　两骨之间：即第一、二掌骨之间，俗名虎口。

④　髃骨：指肩胛骨与臑骨（肱骨）上端相连接的地方，结成肩关节，俗称肩头。

⑤　柱骨之会上：柱骨，指颈椎。会，腧穴；聚积。《史记·扁鹊仓公列传》："扁鹊乃使弟子子阳厉针砥石，以取外三阳五会。"张守节正义："五会谓百会、胸会、听会、气会、臑会。"柱骨之会上，即颈椎高起部位大椎的穴位上。

⑥　缺盆：即锁骨窝。

⑦　挟：通"侠"。《全三国文·桓范·〈世要论〉·为君难》："臣有……谋事托公而实侠私。"严可均校注："《长短经》作挟，侠与挟通。"

⑧　鼽衄：鼽，即鼻塞，衄，即鼻出血。

⑨　喉痹：《诸病源候论》："喉痹者，喉里肿塞闭痛，水浆不得入也，风毒客于喉间……亦令人壮热而恶寒。"今类白喉或急性喉炎。

【语译】

大肠的经脉是手阳明经，起始于食指尖端，顺着食指的拇指侧的上缘，到合谷穴的拇指、食指歧骨间，向上进入两筋的中间，顺着前臂上缘进入肘外侧缘，再顺着上臂外侧前缘，向上到肩，从肩峰前缘出来，在上到肩背的上面至颈椎高起的地方（与诸阳经会合于大椎穴上），再向前进入缺盆联络肺脏，向下过膈又联络大肠；它的支脉，顺着缺盆向上到颈部穿过颊部入下齿龈，回转过来绕至上唇，左右两脉交会于人中，自此左脉向右走，右脉向左走，向上行挟至鼻孔两侧（与足阳明胃经相接）。这条有经脉改变就会生病，出现牙齿疼痛，颈部肿大。这个腑司理津液的所发生病证，有眼睛发黄，口中发干，鼻塞、鼻子流血，喉痹，肩前及臑部作痛，食指疼痛不能动。邪气的出现郁滞在这里那么正好就在这条经脉所经过的地方有发热而肿胀；（这条经脉有）虚证，就会有恶寒战栗，且难以回复温暖。对这些病证的处理，实证的要用泻法，虚证的要用补法，热证的要用速刺法，寒证的要用留针法，阳气下陷的要用灸法，不实不虚的从本经取治。大肠的经脉气实的时候寸口脉比人迎脉大三倍，虚的寸口脉反小于人迎脉。

【原文】

胃足阳明之脉，起于鼻之⁽一⁾交頞中①，旁纳⁽二⁾②太阳之脉，下循鼻外，入上齿中，还出挟口环唇，下交承浆，却③循颐④后下廉，出大迎，循颊车，上耳前，过客主人⑤，循发际，至额颅⑥；其支者，从大迎前下人迎，循喉咙，入缺盆，下膈属胃络脾；其直者，从缺盆下乳内廉，下挟脐，入气街中；其支者，起于胃口，下循腹里，下至气街中而合，以下髀关，抵伏兔，下膝膑⑦中，下循胫⑧外廉，下足跗⑨，入中指⑩内间；其支者，下膝⁽三⁾三寸而别，下入中指外间；其支者，别跗上，入大指间，出其端。是动则病，洒洒振寒、善呻⑪、数欠、颜黑，病至则恶人与火，闻木声则惕然而惊，心欲⑫动，独闭户塞牖而处⑬，甚则欲上高而歌，弃衣而走；贲响腹胀，是为骭厥⑭。是主血所生病者⑮，狂、疟、温淫⑯，汗出；衄、鼽、口喎⑰、唇胗⑱、颈肿、喉痹⑲、大腹水肿⑳、膝膑肿痛，循膺、乳、气街、股、伏兔、骭外廉、足跗上皆痛，中指不用。气盛则身以前皆热，其有余于胃，则消谷善饥，溺色黄。气不足则身以前皆寒栗，胃中寒则胀满。为此诸病，盛则泻之，虚则补之，热则疾之，寒则留之，陷下则灸之，不盛不虚，以经取之。盛者人迎大三倍于寸口，虚者人迎反小于寸口也。

【校勘】

〔一〕之　《太素》卷八首篇、《素问·上古天真论》王注引《灵枢》文、《脉经》卷六第六、《千金》卷十六第一、《圣济总录》卷一九一并无"之"字。

〔二〕纳　《甲乙》卷二第一上、《脉经》卷六第六、《千金》卷十六第一、《素问·气厥论》王注、《圣济总录》卷一九一并作"约"。

〔三〕膝　原作"廉"，《素问·阴阳离合论》、《素问·痿论》、注引《灵枢》、《太素》、《千金》并作"膝"，今据改。

【注释】

①　交頞中：交，相并；合在一起。《广雅·释二》："交，合也。"頞，通"额"。宋·苏轼《传神记》："眉扬而頞蹙。"交頞中，在和交接额处的中间。

②　纳：引入。

③　却：退回的意思。

④　颐：口角后、腮的下部。

⑤　客主人：即上关穴。

⑥　额颅：即前额骨部，在发下眉上处。

⑦　膑：即髌骨，指膝盖部。

⑧　胻：又名胻。小腿。

⑨　跗：足背。

⑩　指：通"趾"。下同。

⑪　善呻：呻，吟诵。善呻，多语。《说文·口部》："呻，吟也"。

⑫　欲：爱，好。《书·秦誓》："射御不违，我尚不欲。"

⑬　处：隐藏。《世说新语》："处则为远志，出者为小草。"

⑭　骭厥：骭，胫骨；小腿。具有小腿发凉等表现的厥证。

⑮　是主血所生病者：脾胃为气血生化之源。中焦受气，取汁，变化而赤，是为血。故足阳明经主血所生病。

⑯　淫：迷惑。《孟子·滕文公下》："富贵不能淫"。赵岐注："淫，乱其心也。"

⑰　口㖞：即嘴歪。

⑱　胗：嘴唇溃疡。

⑲　喉痹：《诸病源候论·喉痹候》："喉痹者，喉里肿塞痹痛，水浆不得入也……亦令人壮热而恶寒。"

⑳　大腹水肿：《诸病源候论·水肿病诸候·大腹水肿候》："而大腹水肿者，或因大病之后，或积虚劳损，或新热食竟，入于水，自渍及浴，令水气不散，流溢肠外，三焦闭塞，小便不通，水气结聚于内，及腹大而肿，故四肢小，阴下湿，手足逆冷，腰痛，上气，咳嗽，烦疼，故云大腹水肿。"

【语译】

胃的经脉是足阳明，起于鼻子（鼻翼两旁），它向上到和额交界的中间，旁连足太阳经脉，由此下行，沿鼻外侧，进入上齿内，再回来，夹着口，环绕口唇，下行，相交于任脉的承浆穴，再退回来，沿腮部后方的下缘，行至大迎穴，沿着颊车上行至耳前，经过上关穴，沿发际至额颅部。它的支脉，从大迎向前下走到人迎穴，沿喉咙，进入缺盆，下行过膈膜，连接胃部，通联脾脏。足阳明经直行的经脉，顺着缺盆向下走乳头内侧的边缘，再向下挟脐，进入气街穴（气冲）内；足阳明的另一条支脉，从胃口开始，向下至腹内，再下至气街穴（气冲）与前在腹直行的经脉就会合了，在这里向下行经过的（大腿前方）髀关穴，到达伏兔穴，向下进入膝盖内，再向下沿胫骨前外侧缘下至足背，入中趾内侧里；足阳明经的再一条支脉，自膝下三寸处分出来，向下进入中趾外侧里；足阳明经的又一支脉，是在足背的高处从直脉那里分出来（斜出到足厥阴的外侧），进入足大趾的中间，从大趾尖端出来（与足太阴脾经相连接）。这条有经脉改变就会生病，出现身上被凉水淋洒而发冷，多语，频频打呵欠，额部暗黑；严重的病就厌恶见人和火光，听到木的音响更为惊怕，心里爱跳动不安，独自一人把门关上，堵塞窗户就藏起来，严重时候就想上高处来唱歌，把衣服扔下就跑走了，腹胀肠鸣响亮，这叫骭厥。本腑所司理的血发生的病，会出现狂、疟疾、瘟病有神志昏乱，大汗出；鼻塞、衄血；口角㖞斜、口唇生疮、颈部肿胀、喉痹、大腹水肿、膝盖肿痛、顺着胸侧，乳部，腹部的气街（气冲）穴，大腿、小腿外缘，足背都疼痛，足中趾不能活动。本经气旺盛（实）就会有身的面额、胸腹部都发热，邪热盛影响到胃则消烁水谷，易于饥饿，溲色改变；本经气不足就会身前面额、胸腹部都有发冷打寒战的感觉，胃伤了寒邪就会发生胀满。对这些病证的处理，实证的要用泻法，虚证的要用补法，热证的要用速刺法，寒证的要用留针法，阳气下陷的要用灸法，不实不虚的从本经取治。胃的经脉气实的时候寸口脉比人迎脉大三倍，虚的寸口脉反小于人迎脉。

【按语】

善呻，多吟诵，即多自语。阳明胃为痰之所生，痰致癫而见多语。并可见多呵欠、不欲见人等表现。此为癫证，若阳盛，则狂，见上高而歌，弃衣而走等表现。

【原文】

脾足太阴之脉，起于大指之端，循指内侧白肉际①，过核骨②后，上内踝前廉，上踹〔一〕③内，循胫〔二〕骨后，交出厥阴之前，上膝〔三〕股内前廉，入腹属脾络胃，上膈，挟咽，连舌本④，散舌下；其支者，复从胃别，上膈，注心中。是动则病，舌本强、食则呕，胃脘痛，腹胀善噫，得后与气⑤则快然如衰，身体皆重。是主脾所生病者，舌本痛，体不能动摇，食不下，烦心，心下急痛溏瘕泄⑥、水闭⑦、黄疸，不能卧，强立股膝内肿〔四〕；厥，足大指不用。为此诸病，盛则泻之，虚则补之，热则疾之，寒则留之，陷下则灸之，不盛不虚，以经取之。盛者寸口大三倍于人迎，虚者寸口反小于人迎也。

【校勘】

〔一〕踹　《素问·阴阳离合论》王注引《灵枢》、《甲乙》、《脉经》、《太素》、《千金》、《圣济总录》并作"腨"。

〔二〕胻　《素问·阴阳离合论》、《素问·脉要精微论》王注引《灵枢》文、《甲乙》、《脉经》、《千金》、《图经》并作"胕"。

〔三〕膝　《素问·脉要精微论》王注、《甲乙》卷二第一上、《脉经》卷六第五、《太素》卷八首篇、《千金》卷十五第一并有"上循"二字。

〔四〕肿　《甲乙》卷二第一上作"肿痛"二字，《脉经》卷六第五作"痛"字。

【注释】

①　白肉际：亦叫赤白肉际，是手足两侧阴阳面的分界处。阳面赤色，阴面白色。

②　核骨：是足大趾本节后内侧凸出的圆骨，形如果核，故名。

③　踹，通"腨"。《龙龛手鉴》："踹，胫肠也。"张隐庵集注："踹，足肚也。"腨，《说文》："腨，腓肠也。"《正字通》："腨，俗曰脚肚。"

④　舌本：本，根也。舌本，即舌根。

⑤　后与气：后，肛门；粪便。此指粪便。《战国策·韩策一》："宁为鸡口，无为牛后。"《新序·杂事四》："惠王之后蛭出，故其久病心腹之疾皆愈。"清·俞正燮《癸巳类稿·持素证篇三》："寒气客于小肠，小肠不得成聚，故后泄腹痛矣。"后与气，即得大便与矢气。

⑥　心下急痛溏瘕泄：溏，水粪夹杂样的大便。瘕，腹内有寄生虫。《山海经·南山经》："佩之无瘕疾。"郭璞注："瘕，虫病也。"泄，混杂。《后汉书·杜诗传》："陛下虽垂念北边，亦当颇泄用之。"李贤注："泄犹杂也。"心下急痛溏瘕泄，即胃内有紧痛，水粪夹杂，且有寄生虫混在其中。

⑦　水闭：水，无色液体。在体为水，《一切经音义》引《通俗文》："出脬为尿。"小水，即小便。水闭，即尿闭。

【语译】

　　脾的经脉是足太阴经，从足大趾尖端开始，沿大趾内侧赤白肉分界处，经过大趾本节的核（hu）骨后，向上行至足内踝的前缘，再上行入小腿肚内侧的，沿胫骨后方，交叉穿过足厥阴经的前面，再向上行，经过膝股内侧的前缘，直入腹内，联络脾和胃，再向上穿过膈膜，挟行咽喉，连舌根，布散于舌下；它的支脉，再从胃腑分出来，上行膈膜，灌注于心中。这条有经脉改变就会生病，出现舌根强硬，食后则呕，胃脘部疼痛，腹内作胀，多发嗳气，解了大便和放屁，就觉得舒服好像病情减轻了，但全身却感觉沉重。此经所司理脾脏所的发生病证，有舌根疼痛，身体不能活动，吃不下食物，心中烦乱，胃内有紧痛，水粪夹杂，且有寄生虫混在其中；尿闭；黄疸；股膝内侧肿痛的出现使身体僵硬站立；瘤，足大趾不能活动。对这些病证的处理，实证的要用泻法，虚证的要用补法，热证的要用速刺法，寒证的要用留针法，阳气下陷的要用灸法，不实不虚的从本经取治。脾的经脉气实的时候寸口脉比人迎脉大三倍，虚的寸口脉反小于人迎脉。

【原文】

　　心手少阴之脉，起于心中，出属心系①，下膈络小肠；其支者，从心系上挟咽，系目系②；其直〔一〕者，复从心系却③上肺，下出腋下，下循臑内后廉，行太阴、心主④之后，下肘内，循臂内后廉，抵掌后锐骨⑤之端，入掌内后廉，循小指之内出其端。是动则病嗌干心痛，渴而欲饮，是为臂厥。是主心所生病者，目黄胁痛，臑臂内后廉痛厥，掌中热痛。为此诸病，盛则泻之，虚则补之，热则疾之，寒则留之，陷下则灸之，不盛不虚，以经取之。盛者寸口大再倍于人迎，虚者寸口反小于人迎也。

【校勘】

〔一〕直　《素问·脏气法时论》、《素问·刺禁论》王注引此下有"行"字。

【注释】

①　心系：参见本篇"肺手太阴之脉"段中注。指与心连接的带子样的组织。

②　系目系：前"系"为"连属"，后"系"为"带子样的组织"。系目系，联结到眼睛的带子样的组织上。

③　却：返回。

④　太阴、心主：此指手太阴和手厥阴二经。

⑤　锐骨：《类经》七卷第二注："手腕下髁为锐骨神门穴也。"

【语译】

心的经脉是手少阴经，在心中内开始，在心中内出来后联结心脏的相关的带子样的组织，向下穿过膈膜，联络到小肠；它的支脉，顺着心连接的带子样的组织向上挟咽，来联结眼球内带子样的组织；心经直行的脉，又顺着心的带子样的组织退回来，然后向上行到肺（从肺出来），而后从腋下出来，再向下顺着臑的（上臂）内侧后缘，走到手太阴经和手厥阴经的后面，向下入肘内，沿臂内的后缘，到掌内小指侧高骨尖端，入手掌内侧后缘，沿小指内侧的后缘，顺着小指的内侧从尖端出来。这条有经脉改变就会生病，出现咽喉干燥，心痛，渴欲饮水，这就叫臂厥。此经所司理心脏所的发生病证，有眼睛发黄，胁肋胀满疼痛，上臂和下臂内侧后缘疼痛或厥冷、掌心热痛。对这些病证的处理，实证的要用泻法，虚证的要用补法，热证的要用速刺法，寒证的要用留针法，阳气下陷的要用灸法，不实不虚的从本经取治。心的经脉气实的时候寸口脉比人迎脉大三倍，虚的寸口脉反小于人迎脉。

【原文】

小肠手太阳之脉，起于小指之端，循手外侧上腕，出踝①中，直上循臂骨〔一〕下廉，出肘内侧两筋〔二〕之间，上循臑外后廉，出肩解②，绕肩胛，交肩上，入缺盆络心，循咽下膈，抵胃属小肠；其支者，从缺盆循颈上颊，至目锐眦③，却入耳中；其支者，别颊上顋④抵鼻，至目内眦⑤，斜络于颧。是动则病嗌痛颔肿，不可以顾，肩似拔⑥，臑似折。是主液所生病者，耳聋，目黄，颊肿，颈、肩、臑、肘臂外后廉痛。为此诸病，盛则泻之，虚则补之，热则疾之，寒则留之，陷下则灸之，不盛不虚，以经取之。盛者人迎大再倍于寸口，虚者人迎反小于寸口也。

【校勘】

〔一〕骨　《太素》卷八首篇其上有"下"字。

〔二〕筋　《甲乙》卷二第一上、《脉经》卷六第四、《太素》卷八首篇、《千金》卷十三第一、《图经》卷一并作"骨"。

【注释】

① 踝：此指手腕后方小指侧的高骨。

② 肩解：肩端骨缝。

③ 目锐眦：即眼外角。

④ 顋（zhuo）：颧骨。《急就篇》第三章："头颈颊顋眉目耳。"颜师古注："顋，两颊之权也。"《广韵·薛韵》："顋，面秀骨。"《集韵·没韵》："顋，面颧。"

⑤ 目内眦：即眼内角。

⑥ 拔：脱离。《梁书·王亮传》："义师至新林，内外百僚皆道迎，其不能拔者，亦间路送诚款。"

【语译】

小肠的经脉是手太阳，在小指的尖端开始，沿手外侧向上到腕，再到小指侧高骨中间出来，直着向上顺着前臂后骨的下缘，到肘后内侧两骨中间后，向上顺着臑外的后缘，到肩端骨缝，绕行肩胛，相交于两肩之上，进入缺盆，联络心，顺着咽喉向下行进入膈膜到达胃，再向下连接小肠腑；小肠的经脉的支脉，从缺盆顺着颈上颊，至眼外角，退回来进入耳内；小肠的经脉的又一支脉，从颊部分出来向上进入眼眶下而至鼻部，再至眼内角，斜着联络到颧。这条有经脉改变就会生病，出现咽喉疼痛，下颊发肿，头项难以转侧回顾，肩痛如被扯拔，臂如被折断。这条经脉所司理的液发生的病证，有耳聋、眼睛发黄、颊肿；颈、颊、肩、臑、肘、臂外后缘有疼痛。对这些病证的处理，实证的要用泻法，虚证的要用补法，热证的要用速刺法，寒证的要用留针法，阳气下陷的要用灸法，不实不虚的从本经取治。小肠的经脉气实的时候寸口脉比人迎脉大三倍，虚的寸口脉反小于人迎脉。

【原文】

　　膀胱，足太阳之脉，起于目内眦，上额，交巅〔一〕①；其支者，从巅至耳上角②；其直者，从巅入络脑，还出别下项，循肩髆〔二〕③内，挟脊抵腰中，入循膂④，络肾属膀胱；其支者，从腰中下挟脊〔三〕贯臀，入腘中；其支者，从髆内左右⑤，别下贯胛〔四〕，挟脊内〔五〕，过髀枢⑥，循髀外从后廉下合腘中，以下贯踹内，出外踝之后，循京骨⑦，至小指〔六〕外侧。是动则病冲⑧头痛，目似脱，项如〔七〕拔，脊痛腰似折，髀不可以曲〔八〕，腘如结，踹如裂，是为踝厥。是主筋所生病者⑨，痔、疟、狂、癫疾，头囟项痛〔九〕，目黄，泪出，鼽衄，项、背、腰、尻⑩、腘、踹、脚皆痛，小指不用。为此诸病。盛则泻之，虚则补之，热则疾之，寒则留之，陷下则灸之，不盛不虚，以经取之。盛者人迎大再倍于寸口，虚者人迎反小于寸口也。

【校勘】

〔一〕交巅　《素问·五脏生成篇》王注引、《脉经》卷六第十、《太素》卷八首篇、《千金》卷二十第一、其下并有"上"字。

〔二〕肩髆　张本、马本、《脉经》卷六第十、《甲乙》卷二第一上、《千金》卷二十第一为"膊"。

〔三〕挟脊　《素问·厥论》王注引无。

〔四〕䏚　《素问·厥论》王注引、《太素》卷八首篇、《千金》卷二十第一、并讹作"胂"。

〔五〕挟脊内　《素问·厥论》王注引、《太素》卷八首篇、《千金》卷二十第一并无。

〔六〕小指　《素问·厥论》王注引文其后有"之端"二字。

〔七〕如　《素问·至真要大论》、《甲乙》卷二第一上、《脉经》卷六第十、《太素》卷八首篇、《千金》卷二十第一、《圣济总录》卷一九一作"似"。

〔八〕曲　《素问·至真要大论》、新校正引《甲乙》并作"回"。《太素》卷八首篇作"迴"，"回"通"迴"。

〔九〕头囟项痛　《素问·至真要大论》作"头项囟顶脑户中痛"；《甲乙》卷二第一上作"头囟项颈间痛"；《脉经》卷六第十作"头脑项痛"。

【注释】

① 巅：巅顶；本义是山顶，此引申为头顶正中最高点。

② 耳上角：即耳轮的上部。

③ 肩髆：即肩胛骨。滑伯仁："肩后之下为肩髆。"

④ 膂：膂，俗称"里脊"。即挟脊两旁的肌肉。

⑤ 左右：从内到外。右为阳，左为阴。内为阴，外为阳，故左右者，内外也。

⑥ 髀枢：髀，大腿；枢，轴。股骨上端的关节部叫髀枢，即髋关节。

⑦ 京骨：京，人为大高丘，京骨足第五跖骨基底部外侧骨隆起处，又为穴名。

⑧ 冲：涌摇，动摇。《说文》："冲，涌摇也。"

⑨　是主筋所生病者：《素问·生气通天论》："阳气者，精则养神，柔则养筋"；张志聪："太阳之气，生于膀胱水中，而为诸阳之气，阳气者，柔则养筋，故是主筋所生之病。"

⑩　尻：骶尾骨部的通称。

【语译】

　　膀胱的经脉是足太阳经，从眼内角开始，上行额部，交会于头顶；它的支脉，从头顶到耳上角；膀胱直行的经脉则从头顶入内络脑，返回来从头顶分出下行到后项部，顺着肩膊内侧，挟行脊柱两旁到达腰部，顺着里脊肉进入，联络肾脏和膀胱；膀胱经的又一支脉，从腰部下行挟里脊肉穿过臀部，直入腘窝中；膀胱的还有一支脉，在肩髆的内侧从里向外分出来，向下贯穿肩胛，挟脊内下行，经过髋关节，顺着大腿外侧后侧到后缘向下与前一支脉会合于腘窝中，从这里再向下，穿行小腿肚子中，在外踝骨后方出来，顺着足第五跖骨基底部外侧骨隆起处行至小趾外侧。这条有经脉改变就会生病，出现头动摇而痛，眼睛像要脱出，颈项像被扯拔，脊背疼痛，腰痛好像被折断，大腿不能屈伸，腘窝部筋脉似被凝结，小腿肚痛得像裂开，这叫做踝厥病。这条经脉所司理的筋发生的病证，有痔疮、疟疾、狂病、癫病，头的囟门部及项部疼痛、眼睛发黄、流泪、鼻塞、鼻子出血，项、背、腰、尻、腘、小腿肚和小腿以下的部位都觉得疼痛，足小趾也不能活动。对这些病证的处理，实证的要用泻法，虚证的要用补法，热证的要用速刺法，寒证的要用留针法，阳气下陷的要用灸法，不实不虚的从本经取治。膀胱的经脉气实的时候寸口脉比人迎脉大三倍，虚的寸口脉反小于人迎脉。

【原文】

　　肾足少阴之脉，起于小指之下，邪走〔一〕①足心，出于然谷〔二〕②之下，循内踝之后，别入跟中，以上踹内，出腘〔三〕内廉，上股内后廉，贯脊属肾络膀胱；其直者，从肾上贯肝膈，入肺中，循喉咙，挟舌本；其支者，从肺出络心，注胸中。是动则病饥不欲食，面如漆柴〔四〕③；咳唾则有血，喝喝〔五〕④而喘，坐⑤而欲起，目䀮䀮⑥如无所见，心如悬若饥状，气不足则善恐，心惕惕如人将捕之，是为骨厥。是主肾所生病者，口热舌干，咽肿上气⑦、嗌干及痛；烦心、心痛；黄疸、肠澼⑧；脊股内后廉痛，痿厥嗜卧，足下热而痛。为此诸病，盛则泻之，虚则补之，热则疾之，寒则留之，陷下则灸之，不盛不虚，以经取之。灸则强食生肉〔六〕⑨，缓带披发⑩，大杖⑪重履而步。盛者寸口大再倍于人迎，虚者寸口反小于人迎也。

【校勘】

〔一〕邪走　《素问·刺热篇》、《素问·痹论》王注并作"斜趋"。《素问·阴阳离合论》王注引《灵枢》文、《脉经》卷六第九、《甲乙》卷二第一上、《太素》卷八首篇、《千金》卷十九第一、《圣济总录》卷一九一并作"斜趣"。

〔二〕然谷　《素问·阴阳离合论》王注引《灵枢》、《脉经》、《太素》、《千金》、《图经》并作"然骨"。

〔三〕腘　《甲乙》卷二第一上、《脉经》卷六第九、《千金》卷十九第一其下并有"中"字。

〔四〕面如漆柴　《太素》卷八首篇、《圣济总录》卷一九一并作"面黑如地色"。《甲乙》卷二第一上、《脉经》卷六第九、《千金》卷十九第一并作"面黑如炭色"。

〔五〕喝喝　《脉经》卷六第九、《千金》卷十九第一、并作"喉鸣"。

〔六〕强食生肉　肉，《太素》卷八首篇作"食"。《脉经》卷六第九作"害"。《千金》卷十九第一作"灾"。

【注释】

① 邪走：邪：与"斜"通。邪走，即斜向经过。

② 然谷：《太素》卷八首篇："然骨，在内踝下近前起骨是也。"即内

踝下前突起的大骨。

　　③　面如漆柴：漆，黑。《战国策·赵策一》："漆车。"郑玄注："漆车，黑车也。"柴，名作动词。即火燎的柴炭。《礼记·月令》："收秩薪柴。"郑玄注："柴以给燎。"面如漆柴，即面的颜色像火燎过的木炭那样黑。

　　④　喝喝：即齁齁的喘。

　　⑤　坐：跪着。

　　⑥　䀮䀮：《玉篇·目部》："䀮，目不明。"

　　⑦　上气《圣济总录·上气候》："所谓上气者，盖气上而不下，升而不降，痞满膈中，胸背相引，气道奔迫，喘息而有声者是也。"另，《诸病源候论》亦有"上气候"及"卒上气候"，但其为怒而呕血及食物，仅供参考。

　　⑧　肠澼《集韵·昔韵》："澼，肠间水。"肠澼，即腹泻。

　　⑨　强食生肉：即使食欲增强，使肌肉生长。

　　⑩　缓带披发：披，指从旁拉。《说文》："披，从旁持曰披。"缓带披发，即使衣带宽松，使头发散披如梳理，以使身体气血流畅。

　　⑪　大杖：大，代替。杖，棍棒。大杖，一义，指放弃杖而行走；二义，大的棍棒。

【语译】

　　肾的经脉是足少阴，从足小趾下开始，斜着经过足心，到足内踝前大骨的下方出来，顺着内侧踝骨的后面转入足跟，离别这里进入后跟内而向上到小腿肚内侧，在腘窝内侧缘出来，向上到大腿的内侧的后缘，连贯到脊柱，连缀到肾脏和联络膀胱；肾的直行的经脉，顺着肾上行，穿过肝脏，通过膈膜，进入肺内后就顺着喉咙，挟于舌根；肾的支脉，顺着肺联络到心，灌注到胸中。这条有经脉改变就会生病，出现有饥饿感而不想进食，面的颜色像火燎过的木炭那样黑；咳吐就出血，齁齁的喘息，使人跪着就想站起来，两目视物模糊不清，心像悬吊在半空的样子，有如饥饿之感；肾气虚的容易发生恐惧，心中怦怦跳动，好像有人要捉扑他（她）一样，这就叫做骨厥。这条经脉所司理的肾脏发生的病证，就会出现嘴里像冒火而舌干，咽部发肿，气上逆，喉咙发干随后出现疼痛；心内烦、心痛；黄疸、腹泻、脊柱和大腿的后缘痛；痿瘸；好睡觉，脚下面发热而痛。对这些病证的处理，实证的要用泻法，虚证的要用补法，热证的要用速刺法，寒证的要用留针法，阳气下陷的要用灸法，不实不虚的从本经取治。灸了就会使人食欲增强，肌肉生长，使衣带宽松，头发散披，能拿起大的棍棒，穿着重履来行走。肾的经脉气实的时候寸口脉比人迎脉大三倍，虚的寸口脉反小于人迎脉。

【按语】

灸肾经而肾得补益，故可增进食欲，生长肌肉；肌肉长而腰围粗带必宽，故称缓带；肾之华在发，肾充则发长，故其发胜梳；肾主骨，骨为人体支架，肾壮骨强故可弃杖。肾充骨壮，即使着重履亦可行走。或认为补肾强骨后，可持大杖穿重履行走。

【原文】

心主①手厥阴心包络〔一〕②之脉，起于胸中，出属心包络〔二〕，下膈，历③络三膲；其支者，循胸〔三〕出胁下腋三寸，上抵腋〔四〕，下循臑内，行太阴少阴之间，入肘中，下〔五〕臂行两筋之间，入掌中，循中指出其端；其支者，别掌中，循小指次指④出其端。是动则病手心热，臂肘挛急，腋肿，甚则胸胁支〔六〕满，心中憺憺〔七〕⑤大动，面赤目黄，喜笑不休。是主脉〔八〕所生病者，烦心心痛，掌中热。为此诸病，盛则泻之，虚则补之，热则疾之，寒则留之，陷下则灸之，不盛不虚，以经取之。盛者寸口大一倍于人迎，虚者寸口反小于人迎也。

【校勘】

〔一〕心包络　《太素》卷八首篇无"络"字。

〔二〕络　《素问·诊要经终论》王注引、《脉经》卷六第三、《太素》卷八首篇、《千金》卷十三第一、《圣济总录》卷一九一并无。

〔三〕胸　马本、张本其下并有"中"字。

〔四〕腋　《素问·脏气法时论》王注引、《太素》卷八首篇其下并有"下"字。

〔五〕下　《素问·脏气法时论》王注、《甲乙》卷二第一上其下并有"循"字。

〔六〕胁支　《太素》卷八首篇作一"中"字。

〔七〕憺憺　《素问·至真要大论》、新校正引《甲乙》文、《脉经》卷六第三、《太素》卷八首篇、《千金》卷十三第一、《圣济总录》卷一九一并作"澹澹"。

〔八〕主脉　《太素》卷八首篇有"主"上"心"字，《图经》卷二"脉"上有"心包"二字。

【注释】

①　主：掌管；守。《广韵》："主，掌也。"《广雅·释诂三》："主，守也。"

②　心包络：包，包裹；包罗。络，包罗；覆盖；环绕；网。《文选·张衡〈西京赋〉》："衍地络。"李善注引薛综曰："络，网也。"心包络：覆盖心的网状组织。

③　历：依次；尽；遍。《书·盘更下》："今予其敷心腹肾肠，历告尔百姓于朕志。"蔡沉注："历，尽也。"

④　小指次指：从小指数起的第二指，即无名指。

⑤　憺憺：本书的"四时气第十九"："呕有苦，长太息，心中憺憺，恐人将捕之"。憺，震动，害怕。《集韵·阚韵》："憺，动也。"《汉书·李广传》："憺乎邻国。"颜师古注："李奇曰：'憺，犹动也。'苏林曰：'陈留人语恐言憺之。'"澹，水波起伏之貌。《说文》："澹，水摇也。"《玉篇》："澹，水动也。"《汉书·礼乐志》："《郊祀歌》十九章……震澹心。"颜师古注："澹，动也。"据此，憺，通"澹"。澹澹，即心里害怕扑通扑通地跳动。

【语译】

被心掌管的经脉是手厥阴，它又是覆盖心的网状组织的经脉，开始出现在胸中，从胸中出来后联络心并覆盖心，向下到膈膜，依次联络上中下三焦；被心掌管又经覆盖心的网状组织的手厥阴经脉的支脉，顺着胸在胁的腋缝下三寸处出来，向上到达腋窝，向下顺着上臂的内侧面，走在于手太阴经和手少阴经中间，进入肘中，向下走在前臂两筋之间，进入掌中，顺着中指到尖端出来；被心掌管又经覆盖心的网状组织的手厥阴经脉的又一支脉，在掌的中心分出来，顺着无名指到尖端出来。这条经脉改变就会生病，出现手心发热，臂、肘部拘挛；腋下肿，甚至胸中满闷；心里害怕扑通扑通地跳动；面赤，眼黄，喜笑不止。这条经脉所司理的膀胱发生的病证，就会出现心烦，心痛，掌心发热。对这些病证的处理，实证的要用泻法，虚证的要用补法，热证的要用速刺法，寒证的要用留针法，阳气下陷的要用灸法，不实不虚的从本经取治。膀胱的经脉气实的时候寸口脉比人迎脉大三倍，虚的寸口脉反小于人迎脉。

【原文】

三焦手少阳之脉，起于小指次指之端。上出两指之间，循手表腕〔一〕①，出臂外两骨之间，上贯肘，循臑外上肩，而交出足少阳之后，入缺盆，布〔二〕②膻中，散落〔三〕③心包，下膈，循〔四〕④属三焦；其支者，从膻中上出缺盆，上项，系〔五〕耳后直上，出耳上角，以屈下颊〔六〕至𬱂⑤；其支者，从耳后入耳中，出走耳前，过客主人前，交颊，至目锐眦。是动则病耳聋浑浑焞焞〔七〕⑥，嗌肿喉痹。是主气所生病者，汗出，目锐眦痛，颊痛〔八〕，耳后、肩、臑、肘臂外皆痛，小指次指不用。为此诸病，盛则泻之，虚则补之，热则疾之，寒则留之，陷下则灸之，不盛不虚，以经取之。盛者人迎大一倍于寸口，虚者人迎反小于寸口也。

【校勘】

〔一〕腕　《素问·缪刺论》王注引、《太素》卷八首篇并无。

〔二〕布　《脉经》卷六第十一、《千金》卷二十第四并作"交"。

〔三〕落　《素问·缪刺论》王注引、《脉经》卷六第十一、《甲乙》卷二第一上、《太素》卷八首篇、《千金》卷二十第四、《圣济总录》卷一

九一、日刻本并作"络"。

〔四〕循　《脉经》卷六第十一、《太素》卷八首篇、《千金》卷二十第四并作"遍"。

〔五〕系　《脉经》卷六第十一、《甲乙》卷二第一上、《千金》卷二十第四并作"侠"。《图经》卷二作"挟"。

〔六〕颊　《脉经》卷六第十一、《甲乙》卷二第一上、《千金》卷二十第四、《圣济总录》卷一九一并讹作"额"。

〔七〕浑浑焞焞　《脉经》卷六第十一、《诸病源候论·耳聋候》、《圣济总录》卷一九一"浑浑"作"辉辉"，《太素》卷八首篇"焞焞"作"淳淳"。

〔八〕痛　马本、《脉经》卷六第十一、《千金》卷二十第四并作"肿"。

【注释】

①　手表腕：表，外。手表腕，即手腕的外侧。

②　布：分散，散布。

③　落：经过；走。通"络"。《文选·孙绰〈游天台山赋〉》："落五界而迅征。"吕向注："落，经也。"《说文通训定声》："落，假借为络。"《汉书·李寻传》："则百川理，落脉通。"颜师古注："落，谓经络也。"

④　循、遍，都有"依次"之义。

⑤　顺：颧骨。《集韵·没韵》："顺，面顺。"

⑥　浑浑焞焞：浑，《说文》："浑，混流声也。"焞，盛大，形容耳聋后耳内有很大的流水声音。

【语译】

三焦的经脉是手少阳经，从无名指的尖端，向上到小指与无名指中间，沿手背外侧上行到腕部，进入到前臂外侧两骨的中间，向上穿过肘，顺着上臂外侧向上到上肩，而后交叉到足少阳经的后面，进入锁骨窝，布散到膻，离开膻中联络心包，向下穿过膈膜，依次联络于上、中、下三焦；三焦的经脉的支脉，从膻中向上到缺盆，再向上走项，连接到耳后处，到耳上角，耳上角这个地方弯屈向下到颊部至到面的颧骨；三焦的经脉又一支脉，从耳后处进入耳内，又出来到耳前，经过足少阳经客主人穴的前方，与前一条支脉汇合于颊部，（然后向上行）至眼外角。这条经脉改变就会生病，出现耳聋后耳内有很大的流水声音；喉咙肿痛；喉痹等证，这条经脉所司理的气机发生的病证，就会出现自汗出；外眼角痛；颊肿；耳后、肩、臑、肘、臂外侧都发生疼痛，无名指不能运动。对这些病证的处理，实证的要用泻法，虚证的要用补法，热证的要用速刺法，寒证的要用留针法，阳气下陷的要用灸法，不实不虚的从本经取治。膀胱的经脉气实的时候寸口脉比人迎脉大三倍，虚的寸口脉反小于人迎脉。

【原文】

胆足少阳之脉，起于目锐眦，上抵头角〔一〕①，下耳后，循颈行手少阳之前，至肩上，却交出手少阳之后，入缺盆；其支者，从耳后入耳中，出走耳前，至目锐眦后；其支者，别锐〔二〕眦，下大迎，合于手少阳，抵〔三〕于颛，下加颊车，下颈合缺盆以下胸中，贯膈络肝属胆，循胁里，出气街，绕毛际②，横入髀厌③中；其直者，从缺盆下腋，循胸过季胁④，下合髀厌中，以下循髀阳⑤，出膝外廉，下外辅骨⑥之前，直下抵绝骨⑦之端，下出外踝之前，循足跗上，出小指次指之端〔四〕；其支者，别跗上，入大指之间，循大指岐骨〔五〕内出其端，还贯爪甲，出三毛⑧。是动则病口苦，善太息，心胁痛不能转〔六〕侧，甚则面微有尘体无膏泽，足外反热，是为阳厥。是主骨所生病者⑨，头痛〔七〕颔痛，目锐眦痛，缺盆中肿痛，腋下肿，马刀侠瘿⑩，汗出振⑪寒，疟，胸胁肋、髀、膝外至胫绝骨外踝〔八〕⑫前及诸节皆痛，小指次指不用。为此诸病，盛则泻之，虚则补之，热则疾之，寒则留之，陷下则灸之，不盛不虚，以经取之。盛者人迎大一倍于寸口，虚者人迎反小于寸口也。

【校勘】

〔一〕头角　《太素》卷八首篇无"头"字。

〔二〕锐　《素问·刺腰痛篇》王注引、《太素》卷八首篇其上并有"目"字。

〔三〕抵　《脉经》卷六第二、《太素》卷八首篇、《千金》卷十一第一、《素问·刺腰痛篇》王注、并无。刘衡如："疑是后人沾注"。

〔四〕出小指次指之端　原作"入小指次指之间"，《素问·阴阳离合论》王注引《灵枢》、《脉经》卷六第二、《千金》卷十第一并作"出小指次指之端。"今据改。

〔五〕骨　《脉经》卷六第二、《太素》卷八首篇、《千金》卷十一第一并无。

〔六〕转　《太素》卷八首篇、《甲乙》卷二第一上、《千金》卷十二第一作"反"。

〔七〕痛　《太素》卷八首篇、《圣济总录》卷一九一并作"角"。

〔八〕髁　周本、统本、张本、并作"踝"。

【注释】

①　角：《太素》卷八首篇杨注："角，谓额角也。"

②　绕毛际：绕，从侧面或后面迂回过去；弯曲。《史记·卫将军骠骑列传》："两军不相见，汉（兵）益纵左右翼绕单于。"毛际，《十四经发挥》注："曲骨之分为毛际"。绕毛际，即从耻骨部生阴毛上部的边缘过去。

③　髀厌：《说文》："股，髀也。"段玉裁注：髀，"股外曰髀，髀上曰髋。"《医宗金鉴》："大楗骨，一名髀骨，上端如杵，入于髀枢之臼。下端如锤，接于骺骨，同名曰股。"厌，《说文》："厌，一曰合也。"髀厌，即股骨上端与髋臼的边缘接合处。

④　季胁：即橛肋之最短而挟脊的肋骨。

⑤　髀阳：外为阳，内为阴，髀阳，就是大腿的外侧。

⑥　外辅骨：辅骨，挟膝两侧之骨的总称。内侧名曰内辅骨，外侧名曰外辅骨。

⑦　绝骨：绝，缝，绝骨，即骨缝；也是穴名，其穴在外踝直上三寸腓

骨的凹陷处。但此处指骨缝而不是腧穴。

⑧　三毛：三，虚数，言其多。《述学·释三九上》："凡一二之所不能尽者，则约之三，以见其多。"《论语·公冶长》："季文子三思而后行。"三毛，即在拇趾爪甲后二节间有很多毛的地方。也叫"丛毛"。《类经》七卷第二注："大指（趾）爪甲后二节间为三毛。"

⑨　是主骨所生病者：《类经》十四卷第十注："胆味苦，苦走骨，故胆主骨所生病。又骨为干，其质刚，胆为中正之官，其气亦刚，胆病则失其刚，故病及于骨。凡惊伤胆者骨必软，即其明证。"

⑩　马刀侠瘿：即瘰疬，生在颈项或腋下等部位。

⑪　振：发。《一切经音义》："振，发也。"

⑫　髁：也作"踝"。《阅微草堂笔记》："各持起瓦击其髁……次日……两足青紫。"然《说文》足部："踝，足踝也，谓之左右隆然环起也。"《说文》："髁，髀骨也。"段玉裁注："髀骨，犹言股骨也……髁者，髀与髋相连接之处。"据上下文义，此髁为踝。

【语译】

胆的经脉是足少阳经，开始于眼外角，向上行至额角，在额角向下到耳后边，顺着颈穿过手少阳经的前面，到肩上，退回来又交叉到手少阳经的后面，进入于缺盆；胆经的支脉，从耳后入耳内，又出来到耳前至眼外角的后方；胆的经脉又一支脉，从眼外角分出来，向下到大迎，会合到手少阳经处到达颧部，再向下到颊车，向下走过颈部，接着进入缺盆与胆的前一条经脉相会合，在缺盆这里下行至胸中，穿过膈膜后，联络肝脏和胆腑，由胆顺着胁内下行，经气街，从耻骨部生阴毛上部的边缘过去，横着股骨上端与髋臼的边缘接合处；胆的直行的经脉，在缺盆进入腋，顺着胸部经过季胁，向下与前一条支脉会合于股骨上端与髋臼的边缘接合处，在这里顺着大腿的外侧下行到达膝外缘，向下入外辅骨（胫骨）之前面，再直着向下到骨缝的顶端，向下到外踝的前面，顺着足背上面进入足第四趾尖端；胆的又一条支脉，由足背分出，走向足大趾的中间，顺着足大趾、次指的内侧面，到大趾的尖端，又返回穿过爪甲，从爪甲后二节间的三毛出来。这条经脉改变就会生病，出现口苦，时常叹气，胸胁部作痛，不能转动翻身，病重的，面部像有细小的灰尘，全身皮肤干燥没有油性样的润泽，足外侧发热，这叫做阳厥。这条经脉所司理的骨骼发生的病证，就会出现额角痛、下颔、外眼角痛；缺盆肿痛，腋下肿，腋下或颈旁生瘰疬；自汗出而发冷；疟疾；胸、胁、肋、大腿、膝部位的外侧，直至胫的骨缝，外踝前以及诸关节皆痛，足第四趾不能运动。对这些病证的处理，实证的要用泻法，虚证的要用补法，热证的要用速刺法，寒证的要用留针法，阳气下陷的要用灸法，不实不虚的从本经取治。膀胱的经脉气实的时候寸口脉比人迎脉大三倍，虚的寸口脉反小于人迎脉。

【原文】

　　肝足厥阴之脉，起于大指丛毛〔一〕之际，上循足跗上廉，去内踝一寸，上踝八寸，交出太阴之后，上腘内廉，循股阴〔二〕①入毛〔三〕中，过〔四〕阴器，抵〔五〕小〔六〕腹，挟胃属肝络胆，上贯膈，布胁肋，循喉咙之后，上入颃颡②，连目系，上出额，与督脉会于巅〔七〕；其支者，从目系下颊里，环唇内；其支者，复③从肝别贯膈，上注④肺。是动则病腰痛不可以俯仰，丈夫㿉⑤、疝⑥，妇人少腹肿，甚则嗌干，面尘脱色。是〔八〕肝所生病者，胸满呕逆飧泄⑦，狐疝⑧，遗溺，闭癃。为此诸病，盛则泻之，虚则补之，热则疾之，寒则留之，陷下则灸之，不盛不虚，以经取之。盛者寸口大一倍于人迎，虚者寸口反小于人迎也。

【校勘】

　　〔一〕丛毛　《素问·阴阳离合论》王注引《灵枢》、《脉经》、《千金》并作"聚"，《太素》卷八首篇作"藂"。丛，聚集。《广韵·东韵》："藂，丛俗字。"丛毛：聚集之毛。又叫"三毛"。

〔二〕股阴　《太素》卷八首篇作"阴股"。

〔三〕毛　《圣济总录》卷一九一其上有"阴"字。

〔四〕过　《甲乙》卷二第一上、《脉经》卷本第一、《太素》卷八首篇、《千金》卷十一第一、《活人书》卷一、《素问·刺疟篇》王注引、《圣济总录》卷一九一中并作"环"。当据改。

〔五〕抵　《素问·诊要经终论》王注引其上有"上"字。

〔六〕小　《太素》卷八首篇、《脉经》卷六第一、《甲乙》卷二第一上、《千金》卷十一第一、《圣济总录》卷一九一并作"少"。

〔七〕巅　《素问·刺腰痛篇》王注其下并有"其支者，从小腹与太阴、少阳结于腰髁下夹脊第三第四骨孔中"二十五字。

〔八〕是　《甲乙》卷二第一上、《脉经》卷六第一、《太素》卷八首篇、《千金》卷十一第一、《圣济总录》卷一九一并有"主"字。

【注释】

①　阴股：阴，内为阴，外为阳。阴股，大腿的内侧。

②　颃颡　《太素》卷八首篇注："喉咙上孔，名颃颡。"

③　复：行故道。

④　注：衔接；连属。《集韵·遇韵》："注，属也。"《北史·周法尚传》："旗帜相望……首尾连注，千里不绝。"

⑤　㿉：《诸病源候论·病㿉候》："㿉者，阴核气结肿大也。小儿患此者，多尹啼怒，躯气不止，动于阴气，阴气而击，结聚不散所成也。"

⑥　疝：《诸病源候论·七疝候》："七疝者，厥疝、症疝、寒疝、气疝、盘疝、胕疝、狼疝，此名七疝也。厥疝心痛，足寒，诸饮食吐不下，名曰厥疝也。腹中气乍满，心下尽痛，气积如臂，名曰癥疝也。寒饮食即胁下腹中尽痛，名曰寒疝也。腹中乍满乍减而痛，名曰气疝也。腹中痛在脐旁，名曰盘疝也。腹中脐下有积聚，名曰胕疝也。小腹与阴相引而痛，大行难，名曰狼疝也。"

⑦　飧（sun）泄：飧，本义是晚饭。古人早饭和晚饭不同，晚饭是用水浇早晨吃的剩饭。《广韵·魂韵》："飧，《说文》：'铺也。'"《国语·晋语二》："不飧而寝。"餐，餐或从水。《孟子·滕文公上》："饔飧而治。"赵岐注："朝曰饔，夕曰飧。"《六书故·工事四》："飧，夕食也。古者夕则馂朝膳

之余。"《玉篇》："飧，水和饭也。"飧，同"飱"、"餐"。《古今韵会举要》："飧，《说文》：'铺也。'谓晡时食也。本从夕言，言人旦则食饭，夕则食飧，飧为饭别名，当作飧，今文作餐。《字林》云：'水浇饭也。'"餐，同"飱"《说文》："餐，或从水。"《史记·梁孝王世家》："太后闻之，立起坐餐，气平复。"餐，又读作 sun，《集韵》苏昆切，平魂心。通"飧"。《玉篇》："餐，饮浇饭也。"《韩非子·外储说左上》："晋文公出亡，箕郑挈壶餐而从。"飧泄，即泄下的粪便像水浇饭样，水是水，饭是饭，食物没有消化，即完谷不化的泄泻。

　　⑧　狐疝：张子和："狐疝，其状如瓦，卧则入少腹，行立则出少腹入囊中……此疝出入上下，往来正与狐相类也。"其类似于狼疝。

【语译】

　　肝的经脉是足厥阴经，开始出现在足大趾二节间丛毛的边缘，向上顺着足背上边的边缘，行至离内踝前一寸的地方，向上超过踝八寸，交叉后到足太阴经的后面，向上走腘窝的内侧缘，顺着大腿的内侧进入阴毛中，环绕阴器，向上到少腹，挟在胃的两旁上行，联结肝脏和联络胆腑，向上穿过膈膜，布散于胁肋，再顺着喉咙的后面，向上进入喉咙的上孔，联结到眼睛周围的带子样的组织，向上到额部出来，与督脉相会于巅顶的百会；肝的经脉的支脉，从眼睛周围的带子样的组织向下走颊内，环绕唇内；肝的经脉又一支脉，顺着主脉从肝分出来穿膈膜，衔接肺中。这条经脉改变就会生病，出现腰痛不能俯仰，男子患㿗疝，妇女患少腹部肿胀，严重的还见咽喉发干，面部如蒙上灰尘没有光泽。这条经脉所司理的肝发生的病证，就会出现胸中满闷，呕吐气逆，腹泄完谷不化；狐疝；遗尿；小便不通。对这些病证的处理，实证的要用泻法，虚证的要用补法，热证的要用速刺法，寒证的要用留针法，阳气下陷的要用灸法，不实不虚的从本经取治。膀胱的经脉气实的时候寸口脉比人迎脉大三倍，虚的寸口脉反小于人迎脉。

【按语】

　　十二经脉的循行方向，其本书的"逆顺肥瘦"篇总结为"手之三阴，从脏走手；手之三阳，从手走头；足之三阳，从头走足；足之三阴，从足走腹”，说明了十二经脉是由阴入阳，由阳入阴，从表走里，从里达表，自上而下，自下而上顺着一定的方向和次序连接起来的，虽然十二经脉经“外内相贯，如环之无端”，除此而外，每条经脉各自还要有支络联系着身体其他各部分，这样就把全身上下表里都紧密地联系起来，发挥了整体作用。如果经络有了改变，经络自身可以有病，也可以影响到其脏腑，反之，脏腑有病了，它也会通过经络反映到体表，这就是脏腑对经络的影响，“有诸于内，必行于外”，说的就是这个道理。

【原文】

手太阴气绝①则皮毛焦。太阴者〔一〕，行气温于皮毛者也。故气不荣〔二〕②则皮毛焦，皮毛焦则津液去皮节③，津液去皮节者则爪〔三〕枯毛折，毛折者则毛〔四〕先死④，丙笃丁死，火胜金也。

【校勘】

〔一〕太阴者　《难经·二十四难》其句下有“肺也”二字。

〔二〕不荣　《难经·二十四难》、《脉经》卷三第四、《甲乙》卷二第一上、《千金》卷十七第一并作“弗营”。

〔三〕爪　《难经·二十四难》、《千金》卷十七第一校语并作“皮”。

〔四〕毛　《难经·二十四难》、《脉经》卷三第四、《千金》卷十七第一并作“气”。

【注释】

①　绝：通“竭”。周武王《书井》：“源泉滑滑，连旱则绝。”

②　荣：血；循环；流动；营养。《正字通》：“荣，血也。”荣通“营”。《说文通训定声》：“荣，假借为营。”《晏子春秋·内篇问上十三》：“不掩欲以营君。”吴则虞集释引王引之云：“营，读为荣。”本书“营卫生会”篇：“人受气于谷谷入于胃，以传与肺，五脏六腑皆以受气，其清者为营，浊者为卫，营在脉中，卫在脉外，营周不休。”

③　节：连接的地方。《诗·邶风·旄丘》："其于木也，为坚为节。"
④　死：形容极甚；失去知觉。此引申为"衰竭到了极点"；或"失去活动功能"。《汉书·霍光传》："今将军坟墓未干，尽外我家，反任许、史夺我印绶，令人省死。"《山海经·南山经》："有鱼焉……其名曰鲑，冬生则夏死。"

【语译】

手太阴肺经的脉气衰竭，就会使皮毛焦枯，手太阴经运行温熏气到皮毛的经脉，所以在气有流动的时候就会使皮毛焦枯，皮毛焦枯就是津液耗伤了，津液的耗伤，就会使皮和毛连接的地方受到伤害，皮和毛连接的地方受到伤害了，那么就会使皮肤枯焦，毫毛折断脱落。毫毛折断脱落现象是肺经毫毛首先衰竭到了极点，这种病丙日危重、丁日死亡，（肺在五行属金）丙丁属火，是火能胜金的缘故。

【原文】

手少阴气绝则脉不通，脉不通则血不流，血不流则髦①色不泽，故其面黑如漆柴②者，血先死，壬笃癸死，水胜火也。

【注释】

①　髦：泛指毛发。
②　漆柴：参见"足少阴之脉"中注。

【语译】

手少阴心经的气脉衰竭，那么就会脉道不通，脉道不通则血不流通，血不流就会毛发、面色失去光泽。所以面的颜色像火燎过的木炭那样黑的征象，这是血开始不流动了。这种病壬日危重、癸日死亡，（心在五行属火）壬癸属水，是水能胜火的缘故。

【原文】

足太阴气绝者〔一〕则脉不荣肌肉〔二〕，唇舌〔三〕者，肌肉之本也，脉不荣则肌肉软〔四〕①，肌肉软则舌萎〔五〕、人中〔六〕满，人中满则唇反，唇反者肉先死，甲笃乙死，木胜土也。

【校勘】

〔一〕者 《难经·二十四难》、《脉经》卷三第三、《甲乙》卷二第一上、《千金》卷十五第一并无。依文例，当据删。

〔二〕肌肉 《难经·二十四难》、《脉经》卷三第三、《甲乙》卷二第一上、《千金》卷十五第一并作"其口唇"。

〔三〕唇舌 《难经·二十四难》、《脉经》卷三第三、《甲乙》卷二第一上、《千金》卷十五第一并作"口唇"。

〔四〕软 《难经·二十四难》、《太平圣惠方》卷二十六引并作"不滑泽"三字，《脉经》卷三第三、《甲乙》卷二第一上、《千金》卷十五第一并作"濡"。下同。

〔五〕舌萎 《难经·二十四难》、《脉经》卷三第三、《甲乙》卷二第一上、《千金》卷十五第一并无。刘衡如："疑是后人沾注"。其说不足为据，因为脾脉"连舌本，散舌下"。

〔六〕人中 《难经·二十四难》作"肉"字。

【注释】

① 软：同"濡"。软，《集韵》："辄柔也，或从欠，亦作濡。"

【语译】

足太阴经的脉气衰竭，就不能营养肌肉，口唇是肌肉之本，肌肉得不到营养而松软，肌肉松软那么舌体萎缩、人中部肿满（人中沟消失），人中部肿满（人中沟消失）那么口唇就会向外翻；口唇向外翻的征象，这是肌肉先极度衰竭了，此种征象甲日危重，乙日死亡，（脾在五行属土）甲乙属木，是木能胜土的缘故。

【原文】

足少阴气绝则骨枯。少阴者，冬脉也，伏行而濡骨髓者也。故骨不濡则肉不能着〔一〕也，骨肉不相亲则肉软却①，肉软却故齿长②而垢〔二〕发无泽，发无泽者骨先死，戊笃己死，土胜水也。

【校勘】

〔一〕着　《难经·二十四难》、《脉经》卷三第五、《甲乙》卷二第一上、《千金》卷十九第一其下并有"骨"字。

〔二〕垢　《难经·二十四难》作"枯"。

【注释】

①　却：读 xì。疲羸。王念孙·《读书杂志·战国策·赵策四》："'而恐太后玉体之有所却（一本作郄）也。'"却字本作俹，读如烦剧之剧。谓疲羸也。

②　齿长：意动用法。认为齿长。

【语译】

足少阴肾经脉气衰竭，那么就会骨枯槁。足少阴肾经脉应和于冬，就是冬脉，其脉深藏而走而濡养骨髓，所以骨髓得不到濡养，肌肉就不能附着于骨，骨和肉不能相连，那么肌肉就会软弱萎缩；肌肉软缩，那么就会像牙齿变长而毛发有污垢失去光泽，毛发有失去光泽的征象骨气就先极度衰败了，这种病戊日危重，己日死亡，（肾在五行属水）戊己属土，是土能胜水的缘故。

【原文】

足厥阴气绝则筋绝①。厥阴者，肝脉也。肝者，筋之合②也。筋者，聚于阴气〔一〕③，而脉〔二〕络于舌本也，故脉弗荣则筋〔三〕急，筋急则引舌与卵，故唇青④舌卷，卵缩则筋先死，庚笃辛死，金胜木也。

【校勘】

〔一〕气　《难经》、《脉经》、《甲乙》、《千金》并作"器"。

〔二〕脉　《难经·二十四难》无。

〔三〕筋　《难经·二十四难》、《脉经》卷三第一、《甲乙》卷二第一、《千金》卷十一第一其下并有一"缩"字。

【注释】

① 绝：竭；尽；极。周武王《书经》："源泉滑滑，连旱则绝"。《淮南子·本经》："江河山川，绝而不流。"高诱注：绝，竭也。《后汉书·吴良传》："臣苍荣宠绝矣，忧责深大"，李贤注："绝，犹极也。"

② 合：匹配。

③ 气：通"器"。《说文通训定声》："气，假借为器。"《礼记·乐记》："然后乐气从之。"《淮南子·说山》："故鱼不可以无饵钓也，曾不可以虚气召也。"俞樾平议："气，当作器。"本书"五音五味"篇："士人有伤于阴，阴气绝而不起，阴不用。"

④ 唇青：《诸病源候论·唇青候》："小儿脏气不和，血虚为冷气乘，即口唇青白色。亦有脏气热而风冷之气入，疮虽瘥，之后血色不复，故冷唇青。

【语译】

足厥阴肝经脉气衰竭，那么就会经筋竭尽，足厥阴是肝脏的经脉，肝脉匹配于筋，经筋聚合在阴器，而经脉联络于舌根，所以肝脉不能循环营养筋，那么就会使筋拘急，筋拘急就会牵引睾丸和舌根，出现口唇发青，舌体卷曲，睾丸抽缩，这就是筋先极度败绝了，这种病，庚日危重，辛日死亡，（肝在五行属木）庚辛属金，是金能胜木的缘故。

【原文】

五阴气俱绝则目系转①，转则目运②，目运者为志先死，志先死则远一日半死矣。六阳气绝〔一〕，则阴与阳相离，离〔二〕则腠理发泄，绝汗③乃出，故旦占夕死，夕占旦死。

【校勘】

〔一〕绝　《难经·二十四难》、《甲乙》卷二第一上其上并有"俱"。据文例，当据补。

〔二〕离　《难经·二十四难》、《甲乙》卷二第一上其上有"阴阳相"三字

【注释】

①　转：变化；改变。《商君书·立本》："生于法而万转。"高亨注："万转，万变。"

②　运：通"晕"。《说文通训定声》："运，假借为晕。"

③　绝汗：《素问·诊要经终论》王注："绝汗，谓汗暴出，如珠而不流，旋复干也。"

【语译】

五脏精气竭绝，就会使眼睛相关的部位发生变化，眼睛相关的部位发生变化就会使眼睛光亮，眼睛光亮的出现就是志极度衰竭了，志极度衰竭最长不能超过一天半否则就会死亡。六腑阳气衰竭，则阴气与阳气两相分离，阴阳分离就会使腠理发泄，大汗暴出，如珠而不流，过一会儿就又干了的死症的出现，早晨出现这些表现，预示着晚上可能死亡，夜间出现这些表现，预示着明晨可能死亡。

【原文】

经脉十二者〔一〕，伏行分肉①之间，深而不见；其常见者，足太阴过于外，〔二〕②踝之上，无所隐故也。诸脉之浮而常见者，皆络脉也。六经，络手阳明少阳之大络，起于五指间，上合肘中。饮酒者，卫气先行皮肤，先充络脉，络脉先盛，故〔三〕卫气已平〔四〕③，营气乃满，而经脉大盛。脉之卒然动〔五〕者，皆邪气居之，留于本末；不动则热，不坚则陷且空，不与众同，是以知其何脉之动〔六〕也。

【校勘】

〔一〕经脉十二者　《甲乙》卷二第一下作"十二经脉"，日刻本、《太素·卷九·经络别异》"经脉"之上有"黄帝曰"三字。

〔二〕外　《太素·卷九·经络别异》作"内"。

〔三〕故　《甲乙》卷二第一下作"则"。

〔四〕平　《甲乙》卷二第一下作"则"。

〔五〕动　马本、张本并作"盛"。

〔六〕动　《太素·卷九·经络别》作"病"。

【注释】

①　分肉：马莳："肌肉分肉之辩，肌肉在皮内肉上，而分肉近于骨者也。分肉有二，各部在外之肉曰分肉。其在内近骨之肉与骨根分，也曰分肉。"《类经》十九卷第六："大肉深处，各有分理，是谓分肉间也。"

②　外：此指"上内踝前廉。"

③　平：《类经》七卷第六注："平，犹潮平也，即盛满之谓。"

【语译】

手足阴阳十二经脉之隐蔽走在分肉之间，位置较深而不看见；那些能见到的，只有足太阴经过足内踝之上前边的部位，这是由于该处皮薄，无所隐蔽的缘故。众多的脉浮露表浅能够看到的都是络脉。手六经的脉连络手阳明、少阳的大络，六经络分别开始出现在五指内，向上汇合于肘窝之中。饮酒的情况下，酒随卫气外达皮肤，先充盈于络脉，络脉开始充盛，所以这时卫气已经盛满，营气才会盛满，就会使经脉很充盈。十二经脉突然发生异常搏动，都是因邪气留在经脉。邪气留在整个经脉，不走可郁而化热，脉形坚硬，若脉不长大，那么向下按之有空虚感，与一般人的脉象不同，这样就可以知道哪一条经脉出现病态了。

【原文】

雷公曰：何以知经脉之与络脉异也〔一〕？黄帝曰：经脉者，常不可见也。其虚实也，以气口知之。脉之见者，皆络脉也。

【校勘】

〔一〕也　《太素·卷九·经络别异》作"耶"。

【语译】

雷公说：怎样就知晓经脉与络脉之二者的不同呢？黄帝说：

经脉是常常不易看到的，在寸口部位了解经脉和络脉的虚实情况，能够见到的脉，都是络脉。

【原文】

雷公曰：细子①无以明其然也。黄帝曰：诸络脉皆不能经大节②之间，必行绝道③而出入，复合于皮中，其会皆见于外。故诸刺络脉者，必刺其结④上。甚血者虽无结，急取之以泻其邪而出其血，留之发为痹也。

【注释】

① 细子：细，小也。细子，犹言"小子"，自谦之称谓。

② 大节：即大骨节。

③ 绝道：绝，不连属；穿越。《说文》："绝，断丝也。"此引申为"缝隙"。绝道，缝隙处的路径。

④ 结：聚积；结子或像结子一类的块状物。《左传·昭公十一年》："带有结。"此指身体表面有极小的疙瘩；或血管怒张或小血管充血都为结子，但是血管和血管之间连接的地方也为结。

【语译】

雷公说：我没有什么办法知晓它们内在之间的关系。黄帝说：所有络脉都不能经过大的骨节的缝隙，一定走在有缝隙的路径横穿出出进进，又在皮中汇合，那么络脉都显露在外面，所以对众多的针刺络脉时，一定刺在络脉的结子上，对很严重的血分的疾病，即使没有聚结之象，也应急刺络脉，来泻其邪就要使血放出来，邪气、瘀血不祛除，会发为痹证。

【按语】

刺络放血，必选择其络脉结聚处，民间至今流传下来此法：将近端掐住或绑住，在静脉血管暴起较粗的地方刺血。对于严重的痹证，即使无结，也应刺出其血，治痹先治血，血和风自灭，当然，对于血浓的他病，也可以放血。今临床有瘀血的病人，其面部也有细小的血管充血，色赤而细，虽无鼓起之结，以及舌边的瘀点，都可作为放血辅助治疗的对象。

【原文】

凡诊①络脉，脉色青则寒且痛，赤则有热。胃中寒〔一〕，手鱼之络多青矣；胃中有热，鱼际络赤；其暴〔二〕黑者，留久，痹也；其有赤有黑有青者，寒热气也；其青短者，少气也。凡刺寒热者皆多血络，必间日而一取之，血尽而止，乃调其虚实；其小〔三〕而短者、少气②甚者，泻之则闷，闷甚则仆不得言，闷则急坐之也③。

【校勘】

〔一〕寒 《甲乙》卷二第一下其上有"有"字。

〔二〕暴 《太素·卷九·经络别异》作"鱼"。

〔三〕小 张本作"青"。

【注释】

① 诊：省视；查考。《说文》："诊，视也。"

② 少气：《诸病源候论·气病诸候·少气候》："此由脏气不足故也。肺主于气而通呼吸，脏气不足，则呼吸微弱而少气。胸痛少气者，水在脏腑，水者，阴气，阴气在内，故少气。"

③ 闷则急坐之也：闷，胸闷；头晕。《梁书·王僧辩传》："世祖……流血至地，僧辩闷绝，久之方苏。"坐，《说文》："坙，止也。从土，从留省，土，所止也。此与留同意。"《玉篇》："留，止也。"《广韵·尤韵》："留，住也。"《汉书·项籍传》："北救赵，至安阳，留不进。"闷则急坐之也，即扎针时出现胸闷、头晕，要立即停止针刺。

【语译】

总的来说，察视络脉颜色来判断疾病，络脉色青的，是有寒邪又疼痛；络脉色红的有热象；胃中有寒，手鱼部的络脉多出现青色；胃中有热，鱼际络脉就有赤色；手鱼部络脉有很黑色的，是邪留日久的痹病；对络脉颜色时赤、时黑、时青的，是既有寒邪，也有热邪。鱼际络脉色青但是短小的，是少气症候，凡是针刺发冷发热的病证，大多刺表浅血络，一定要隔日一刺，把瘀血泻尽为止，才能调治体质的虚实。对手鱼部络脉色青短细的、少气很严重的症候；用泻法会引起头昏头晕，头晕严重的就会使人跌倒不能说话。扎针时出现胸闷、头晕，要立即停止针刺。

【按语】

"小而短者、少气甚者，泻之则闷，闷甚则仆不得言，闷则急坐之也。"此语是讲对少气等症候晕针的处理，晕针的时候有头晕、胸闷症状，凡晕针者，处理首先停止针刺，其次起针，三者，让病人躺下，千万不要坐起，以免酿成大祸。

【原文】

手太阴之别①，名曰列缺，起于腕上分间②，并太阴之经直入掌中，散入于鱼际。其病实则手锐③掌热，虚则欠㰦，小便遗数，取之去腕半寸〔一〕，别走阳明也。

【校勘】

〔一〕半寸　《脉经》卷六第七、《太素·卷九·十五络脉》并作"一寸半"。当据改。

【注释】

①　别：马莳："夫不曰络而曰别者，以此穴由本经而别走邻经也。"

②　分间：分，部位。间，同"闲"。本义为缝隙；引申为"凹陷"；空隙。

③　手锐：锐，尖；突起。手锐，即手指末端。

【语译】

手太阴经分出的络脉处，在名叫列缺穴处开始，它出现在腕后上侧的缝隙，和手太阴经脉并行，直接进入手掌里，布散于鱼际处。手太阴经络脉发病为实证时，那么手指末端及手掌发热；虚的张口呵欠，小便不禁或频数。刺腕后寸半处的列缺穴，这里是手太阴经分出的络脉，它联络到手阳明经。

【原文】

手少阴之别，名曰通里，去腕一寸半〔一〕，别而上行，循经入于心中，系舌本，属目系。其实则支膈①，虚则不能言，取之掌后一寸，别走太阳也。

【校勘】

〔一〕一寸半　《太素·卷九·十五络脉》、《千金》卷十三第一、《圣济总录》卷一九一并作"一寸"，据下文"取之掌后一寸"之语，当据改。

【注释】

①　支膈：使胸膈感到撑胀得不舒服。

【语译】

手少阴经分出的络脉处，在名叫通里穴处开始，它出现在腕后内侧一寸处，在此处分开后就向上走，循本经手少阴经上行，进入心中，联结舌根，连接目系。手少阴经络脉发病为实证时，那么胸膈间有撑胀不舒服；虚证的不能说话，治疗时，刺腕后内侧一寸处的通里穴，这里是手少阴经分出的络脉，它联络到手太阳经。

【原文】

手心主之别，名曰内关，去腕二寸，出于两筋之间，别走少阳〔一〕，循经以上系于心包，络心系。实则心痛，虚则为烦心〔二〕，取之两筋间也。

【校勘】

〔一〕别走少阳　原脱，据《太素·卷九·十五络脉》杨注引《明堂经》补。

〔二〕烦心　原作"头强"，《甲乙》卷二第一下、《脉经》卷六第三、《千金》卷十三第一、《太素·卷九·十五络脉》作"烦心"。另据手心主之直脉也不行于头。今据改。

【语译】

手厥阴心包络经分出的络脉处，在名叫内关穴处开始，它出现在掌后腕上二寸处，从两筋之间出来，手厥阴心包络经分出的络脉联络到手少阳经；其顺着手厥阴心包络经上行，联结于心包，络连于心的相关组织。手厥阴心包络经络脉发病为实证时，那么就会有心痛；虚证就会出现心中烦乱。刺腕上内侧二寸处两筋间的内关穴。

【原文】

手太阳之别，名曰支正，上腕五寸，内注^①少阴；其别者，上走肘，络肩髃。实则节弛肘废^②，虚则生肬^③，小者如指痂疥^④，取之所别也。

【注释】

①　注：衔接；连属。《集韵·遇韵》："注，属也。"《北史·周法尚传》："旗帜相望……首尾连注，千里不绝。"

②　废：懈怠。

③　肬：通称瘊子。肬同"疣"。《说文·肉部》："疣，赘也，从肉尤声，𩨞，籀文疣从黑。"《释名·释疾病》："肬，丘也，出皮上，聚高如地之有丘也。"《札朴·览古·食肬》："肬，疣古今字，谓赘肬也，螺蛸能治肬，故名蚀肬。"

④　痂疥：痂，《说文·疒部》："痂，疥也。"《徐错系传》："干疡也，今谓疮生肉蜕干为痂。"疥，《说文·疒部》："疥，搔也。"段注："疥急于搔，因谓之搔。"《急就篇》第四章："疥疠痴聋盲。"颜师古注："小虫攻契啮皮肤，灌错如鳞介也。"痂疥气在皮肤中，指干性疥疮如鳞介样且皮肤内有痒感。

【语译】

手太阳经分出的络脉处，在名叫支正穴处开始，它出现在腕上外侧五寸，向内衔接于手少阴心经，手太阳经的络脉在这里分出向上过肘，络结于肩髃穴。手太阳经的络脉发病为实证时，那么就会有骨节弛缓，肘关节不能运动，虚证就会出现皮上生瘊子，小个的瘊子像指间痂疥一样，刺本经分出的络脉上的支正穴。

【原文】

手阳明之别，名曰偏历，去腕三寸，别入〔一〕太阴；其别者，上循臂，乘肩髃，上曲颊偏齿①，其别者，入耳〔二〕合于宗脉②。实则龋聋，虚则齿寒痹〔三〕隔，取之所别也。

【校勘】

〔一〕入 《甲乙》卷二第一下、《太素·卷九·十五络脉》、《千金》卷十三第一并作"走"。

〔二〕耳 《太素·卷三·阴阳杂说》注其下有"中"字。

〔三〕痹 《太素·卷九·十五络脉》作"痺"。

【注释】

① 偏齿：偏，部属。部属于齿根。

② 宗脉：指很多经脉的主脉汇聚的地方。本书"口问"篇说："耳者，宗脉之所聚也。"

【语译】

手阳明经分出的络脉处，在名叫偏历穴处开始，它出现在腕上外侧三寸处，在这里分出进入手太阴经；它在这里分出的另一条络脉向上行顺着臂到肩髃，在肩髃处上行到颈到曲颊，部属于齿根；它在这里分出的另一条络，向上入耳中，汇合于此处的主脉。手阳明经的络脉发病为实证时，那么就会有龋齿、耳聋，虚证就会出现齿冷，膈间闭塞不畅，刺本经分出的络脉上的偏历穴。

【原文】

手少阳之别，名曰外关，去腕二寸，外绕臂，注胸中，合心主，病实则肘挛，虚则不收，取之所别也。

【语译】

手少阳经分出的络脉处，在名叫外关穴处开始，它出现在离腕后向上二寸处，向外绕行于臂部，再上行衔接胸中与手厥阴心包经相会合。手少阳经的络脉发病为实证时，那么就会有肘关节拘挛，虚证就会出现肘部弛缓不收，刺本经分出的络脉上的外关穴。

【原文】

足太阳之别，名曰飞阳，去踝七寸，别走少阴，实则鼽窒、头背痛，虚则鼽衄，取之所别也。

【语译】

足太阳经分出的络脉，在名叫飞阳穴处开始，它出现在离外踝向上七寸的地方，在这里分出后进入足少阴经。足太阳经的络脉发病为实证时，那么就会有鼻塞不通，头、背部疼痛，虚证就会出现鼻塞流涕或出血，治疗时，刺本经分出的络脉上的飞阳穴。

【原文】

足少阳之别，名曰光明，去踝五寸，别走厥阴，下〔一〕络足跗。实则厥，虚则痿躄①，坐不能起②，取之所别也。

【校勘】

〔一〕下　《甲乙》卷二第一下、《素问·刺腰痛篇》王注其上并有"并经"二字。

【注释】

① 痿躄：痿，即痿证，痿，身体某一部分萎缩或失去机能不能行动。《玉篇·病部》："痿，不能行也。"《素问·痿论》："痹而不仁，发为肉痿。"《史记·卢绾列传》："仆之思归，如痿人不能起"。司马贞索引张揖云："痿，不能起。"古代痿、痹不分。《说文》："痿，痹也。"《汉书·哀帝纪》："即位

痿痹"，注："痿亦痹也。"《汉书·昌邑哀王髆传》："身体长大，疾痿，行步
不便。"颜师古注："痿，风痹疾也。躄，同'躃'。瘸腿。"《正字通·足部》：
"躃，同躄。"《玉篇·足部》："躄，跛甚者。"《一切经音义》卷二十四："顾
野王云：'躄，谓足偏枯不能行也。'"《篇海类编·身体类·足部》："躄，跛
甚，亦作躃。"《字汇·足部》："躄，躄者，两足俱废。"据此，痿躄为同义词
连用。痿躄，即，痿证出现不能走路的瘸子。

　　② 坐不能起：坐，古人的坐姿如今日之跪。意为跪下而不能起立。

【语译】

　　足少阳经分出的络脉处，在名叫光明穴处开始，它出现在离
外踝上五寸的地方，在这里分出后进入足厥阴经，向下络结在脚
面上。足少阳经的络脉发病为实证时，那么就会有肢冷，虚证就
会出现肢体痿软无力不能行走，跪下而不能起立，治疗时，刺本
经分出的络脉上的光明穴。

【原文】

　　足阳明之别，名曰丰隆，去踝八寸，别走太阴；其别者，
循胫骨外廉，上络头项，合诸经之气，下络喉嗌。其病：气逆
则喉痹、瘁①喑〔一〕，实则狂颠，虚则足不收、胫枯，取之所
别也。

【校勘】

　　〔一〕瘁瘖　瘁，张注本作"卒"。

【注释】

　　① 瘁：《玉篇》："瘁，病也。"瘁喑，即失音病。

【语译】

　　足阳明经分出的络脉处，在名叫丰隆穴处开始，它出现在离
外踝上八寸的地方，在这里分出后进入足太阴经。足阳明经分出
的另一条络脉在这里（离外踝上八寸的地方）顺着胫骨的外缘，
向上络结头项，与该处的其他诸经经脉会合后，向下络结于喉

咽。足阳明经的络脉发病有邪气上逆，那么就会使人出现喉痹、失音病；足阳明经的络脉发病为实证时，那么就会有癫、狂，虚证就会出现两足不能跄腿和踹踢活动，胫骨的肌肉枯萎，刺本经分出的络脉上的丰隆穴。

【原文】

足太阴经之别，名曰公孙，去本节之后一寸，别走阳明；其别者，入络肠胃。厥①气上逆则霍乱，实则肠〔一〕中切②痛，虚则鼓胀，取之所别也。

【校勘】

〔一〕肠 《脉经》卷六第五、《太素·卷九·十五络脉》、《千金》卷十五上第一并作“肠”。

【注释】

① 厥：其。指代足太阴之别。

② 切：为古代加工珠宝器物的工艺名称。《脉经》：“紧脉，数如切绳状。”此处引申为“加工绳子”，或者说“拧绳子，或曰搓绳子”。李中梓曰：“如绞转索。”故切，为“拧。”《玉篇》：“索，纠绳曰索。”《淮南子·主术》：“索铁歙金。”高诱注：“索，绞也。”

【语译】

足太阴经分出的络脉处，在名叫公孙穴处开始，它出现在足的趾本节后一寸的地方，在这个地方进入足阳明经；足太阴经分出的另一条络脉在这里向上行，（进入腹）络结于肠胃。足太阴经分出的这条络脉，有邪气上逆就会导致霍乱，足阳明经的络脉发病为实证时，那么就会有肠子拧痛，虚证就会出现腹胀如鼓，刺本经分出的络脉上的公孙穴。

【原文】

足少阴之别，名曰大钟，当踝后绕跟，别走太阳；其别者，并经上走于心包下，外①贯腰脊。其病：气逆则烦闷，实则闭癃，虚则腰痛，取之所别者也。

【注释】

① 外：向外走。

【语译】

足少阴经分出的络脉处，在名叫大钟穴处开始，它出现在足内踝的后面，环绕足跟联络足太阳经；足少阴经分出的另一条络脉在这里和本经向上的经脉相并行，向上进入心包络的下边，而后向外贯穿腰脊。足少阴经分出的络脉发病了，就会气机上逆发生心烦闷乱；足少阴经的络脉发病为实证时，那么就会有小便不通，或淋证，虚证就会出现腰痛，刺本经分出的络脉上的大钟穴。

【原文】

足厥阴之别，名曰蠡沟，去内踝〔一〕五寸，别走少阳；其别者，径胫①上睾，结于茎。其病：气逆则睾肿〔二〕卒疝，实则挺长〔三〕②，虚则暴③痒，取之所别也。

【校勘】

〔一〕踝　《甲乙》卷二第一下、《脉经》卷六第一、《千金》卷十一第一、《素问·缪刺论》王注，其下并有"上"字。

〔二〕睾肿　《太素·卷二十三·量缪刺》注作"暴痛"。

〔三〕挺长　《甲乙》卷二第一下、《脉经》卷六第一、《太素·卷九·十五络脉》、《千金》卷十一第一、《圣济总录》卷一九一"长"下并有"热"字。

【注释】

① 径胫：径，行。行于小腿内侧。《汉书·苏建传附苏武》："径万里分度沙幕。"

② 挺：《集韵·迥韵》："挺，直也。"通"莛、梃"。《说文通训定声》："挺，假借为莛。"《说文通训定声》："草曰莛。"《说文》："茎，枝柱也。"《说

文通训定声》：“挺，假借为梃。”梃，劲直；挺直；草茎；棍棒。《正字通·木部》：“梃，劲直貌。”段玉裁注：“凡条直者曰梃。”据此，挺，即莛茎。挺长，即阴茎勃起劲直时间久，后世称谓“阳强”。

③ 暴：风邪。《尔雅·释天》：“日出而风为暴。”

【语译】

足厥阴经分出的络脉处，在名叫蠡沟穴处开始，它出现在离内踝向上五寸的地方，在这个地方分出后进入足少阳经；足厥阴经分出的另一条络脉在这里上行，顺着小腿的内侧向上到睾丸，而后络结在阴茎。分出的络脉发病了，就会气机上逆发生睾丸肿痛、疝病；足少阴经的络脉发病为实证时，那么就会有阴茎勃起劲直时间久，虚证就会出现因风邪瘙痒，刺本经分出的络脉上的蠡沟穴。

【原文】

任〔一〕脉〔二〕之别，名曰尾翳，下①鸠尾，散于腹。实则腹皮痛，虚则痒搔，取之所别也。

【校勘】

〔一〕任　原作“住”，胡本作“任”，形近而误，今据改。

〔二〕脉　《太素等·卷九·十五络脉》作“冲”，杨注：“任冲二经此中合有一络者，以其营处是同，故合之也。”

【注释】

① 下：范围、处所；产生。向下。此指向下。《三国志·魏志·武帝纪》：“汝南降贼，刘辟等叛应绍，略许下。”《南史·齐武帝诸子传》：“九年，都下大水，吴兴偏剧。”方言，鸡下蛋，下羊羔。

【语译】

任脉分出的络脉处，在名叫尾翳穴处开始，向下在鸠尾（心之蔽骨）这个地方，布散到腹部。任脉的络脉发病为实证时，那么就会有肚子皮痛，虚证则腹皮作痒。刺本经分出的络脉上的尾翳穴。

【原文】

督脉之别，名曰长强，挟膂上项，散〔一〕头上〔二〕，下当肩胛左右，别走太阳，入贯膂。实则脊强，虚则头重，高摇之，挟脊之有过者，取之所别也。

【校勘】

〔一〕散　《太素·卷九·十五络脉》其上有"上"字。

〔二〕头上　《圣济总录》卷一九一其二字互乙。

【语译】

督脉分出的络脉，在名叫长强穴处开始，挟里脊肉向上到脖子后头，布散到头上，又返转回来向下走到肩胛部的左右，络结于入足太阳膀胱经，入于深部贯穿在脊柱的两旁里脊肉。督脉的络脉发病为实证时，那么就会有脊柱强直，虚则头部有沉重感，头晃动，是挟脊的络脉经过的缘故，刺本经分出的络脉上的长强穴。

【按语】

高摇之，指督脉阳气严重虚弱，则头晃动。督脉虚，阳气不得上达，头无气以支，故见摇动。

【原文】

脾之大络〔一〕，名曰大包，出渊腋①下三寸，布胸胁。实则身尽痛，虚则百节尽皆纵，此脉若罗络之血者②，皆取之脾之大络脉也〔二〕。

【校勘】

〔一〕络　《太素·卷九·十五络脉》、《圣济总录》卷一九一其下并有"脉"字。

〔二〕皆取之脾之大络脉也　《太素·卷九·十五络脉》作"皆取之所别"。

【注释】

①　渊腋：穴名。胆经的腧穴；此指腋窝的源头。

②　此脉若罗络之血者：罗，捕鸟之工具。络，网。血，红色。此脉若罗络之血者，此络脉像网络一样色红的。

【语译】

脾脏的大络，在名叫大包穴处开始，它出现在腋窝的源头向下三寸的地方，散布于胸胁。脾脏的大络发病为实证时，那么就会有全身都觉疼痛，虚证就会有周身骨节皆弛缓无力，这条络脉有像网络一样色红的病态。都刺脾脏的大络大包穴。

【原文】

凡此十五络者，实则必见，虚则必下，视之不见，求之上下，人经不同络脉异所别也。

【语译】

总的来说，这十五络脉的疾病，实证的就会显露出体表，虚证的就不易看见，对经过查看没有发现异常的，那么就要在络脉的上下寻求，人的经脉不同，络脉也一定有差异。

【音释】

瞀音务　骭音旱　顑之劣切　髀音箪　邪与斜同　憺憺音淡　焞焞土浑切　疣音由

经别第十一

【原文】

黄帝问于岐伯曰：余闻人之合①于天道〔一〕②也，内有五藏，以应五音③、五色④、五时⑤、五味⑥、五位⑦也；外有六府，以应六律⑧。六律建⑨阴阳诸经〔二〕而合之十二月、十二辰⑩、十二节⑪、十二经水、十二时⑫、十二经脉者，此五藏六府之所以应天道〔三〕。夫十二经脉者，人之所以生，病之所以成，人之所以治，病之所以起⑬，学之所始，工之所止也；粗之所易，上〔四〕之所难也⑭。请问⑮其离合出入奈何？岐伯稽首⑯再拜曰：明乎哉问也⑰！此粗之所过⑱，上之所息〔五〕⑲也，请卒言之。

【校勘】

〔一〕道 《甲乙》卷二第一下作"地"。

〔二〕六律建阴阳诸经 建，《甲乙》卷二第一下作"主持"，《太素·卷九·经脉正别》作"建主"。

〔三〕道 《甲乙》卷二第一下、《太素·卷九·经脉正别》其下并有"也"字。

〔四〕上 《太素·卷九·经脉正别》作"工"。

〔五〕上之所息 息，《甲乙》卷二第一下作"悉"。

【注释】

① 合：不违背；符合；一致性。《论衡·自然》："不合自然，故其义疑，未可从也。"

② 道：事理；规律；宇宙万物的本原、本体。《易·说卦》："是以立天之道曰阴与阳，立地之道曰柔与刚，立人之道曰仁与德。"《礼记·中庸》："道也者，不可须臾离也。"朱熹注："日用事物当行之理。"《易·系辞上》："一阴一阳谓之道。"韩康伯注："道者，何无之称也，无不通也，无不由也，况之曰道。"

③ 五音：角、徵、宫、商、羽。

④ 五色：青、赤、黄、白、黑。

⑤ 五时：春、夏、长夏、秋、冬。

⑥ 五味：酸、苦、甘、辛、咸。

⑦ 五位：五种方位。即东、南、中央、西、北。

⑧ 六律：古代音乐的律制，据传黄帝时，截竹为筒，每筒长度不同，声音也有清浊高下之分，以此校定各乐器的音调，竹筒共十二个，分阳律六、阴律六，叫十二律。阳律有黄钟、太簇、姑洗、蕤宾、夷则、无射，此为六律；阴律有林钟、南吕、应钟、大吕、夹钟、仲吕，此为六吕。六律六吕，

简称律吕。

⑨　建：至。六律结合到阴阳诸经。

⑩　十二辰：子、丑、寅、卯、辰、巳、午、未、申、酉、戌、亥。

⑪　十二节：立春、惊蛰、清明、立夏、芒种、小暑、立秋、白露、寒露、立冬、大雪、小寒。

⑫　十二时：一昼夜有十二时，名称是夜半、鸡鸣、平旦、日出、食时、隅中、日中、日昳、晡时、日入、黄昏、人定。

⑬　起：病愈。《吕氏春秋·察贤》："今有良医于此，治十人而起几人，所以求之万也。"《史记·扁鹊仓公列传》："越人能使之起耳。"

⑭　工之所止也；粗之所易，上之所难也：止，治病；治疗。《吕氏春秋·制药》："无几何，疾乃止。"唐·段成式《酉阳杂俎·怪术》："王潜在荆州，百姓张七政善止折伤。"易，轻视。《集韵·置韵》："易，轻也。"难，论说。《史记·五帝本纪》："生死之说，存亡之难。"司马贞索引："难，犹说也，凡事是非未尽，假以往来之词，则曰难。"工之所止也；粗之所易，上之所难也，即一般的医生是用来看病的，水平低的医生有不重视的现象。高明的医生是会掌握这些内容的论说的。

⑮　问：通"闻"。《正字通·耳部》："闻，与问通。"《说文通训定声·屯部》："问，假借为闻。"告知。

⑯　稽首：古时一种跪拜礼，叩头至地。《书·舜典》："禹拜稽首。"孔传："稽首，首至地。"孔颖达疏："稽首，为敬之极，故为首至地。"《周礼·春官·大祝》："辨九揲，一曰稽首，二曰顿首，三曰空首，四曰振动，五曰……九曰肃揲。"郑玄注："稽首，拜头至地也。"贾公彦疏："其稽，稽留之字，头至地多时，则为稽首也，此三者（稽首，顿首，空首），正拜也。稽首，拜中最重，臣拜君之拜。"一说两手拱至地，头至首，不触及地。《荀子·大略》："平衡曰拜，下衡曰稽首。至地曰稽颡。"王先谦集解引郝懿行曰："稽首亦头至手而手至地，故曰下衡，稽颡则头触地。"后世也指举一手向人行礼。

⑰　明乎哉问也：明，今之次。《左传·昭公七年》："其明月，子产立公孙泄及良止以抚之。"问，打听；寻访；告诉；询问；了解；信息。通"闻"。《史记·项羽本纪》："项王至阴陵，迷失道，问一田父。"《三国志·吴志·吕蒙传》："度此家不得外问，谓援可待，故至于此耳。"《说文通训定声·

屯部》："问，假借为闻。"《礼记·曲礼上》："入竟问禁，入门问讳。"《战国策·齐策三》："或以问孟尝君。"高诱注："问，告。"明乎哉问也，即依次向你汇报吧。

⑱　过：失，忽略。

⑲　息：归，返。高明的医生归结了这经脉的离合出入。

【语译】

　　黄帝向岐伯问到：我听说人和自然界的事物是相一致的，体内有五脏以应和五音、五色、五时、五味、五位；外有六腑以应和六律。六律的六阴六阳结合于人体的手足各三阳经和手足的各三阴经，以应和十二月、十二辰、十二节、十二经水、十二时和十二经脉的生理和病理，这就是五脏六腑与自然界事理相一致的情况。十二经脉的生理和病理现象，是人生存的条件，是疾病生成的地方，是人治疗的原因，是能够使疾病治愈的依据，是初始学医的人的经脉理论和内容，一般的医生是根据离合出入来治病的，粗率的医生有不重视经脉分开，又合在一起，从哪里出现在哪里进入的现象，高明的医生是会掌握这些内容的论说的。希望你告知我经脉在人体是怎样离合出入的？岐伯两次拜头（磕头）至地后说：那就依次向你汇报吧，一般的医生不探访经脉的离合出入，高明的医生归结了这经脉的离合出入，请允许我全面地汇报这些内容吧。

【原文】

　　足太阳之正①，别②入于腘中；其一道下尻③五寸，别入于肛，属于膀胱，散之肾；循膂当心入散；直者，从膂上出于项，复属于太阳，此为一经也。足少阴之正，至腘中别，走太阳而合，上至肾，当十四顀〔一〕④，出属带脉；直者，系舌本，复出于项，合于太阳，此为一合。成⑤以诸阴之别，皆为正也。

【校勘】

〔一〕颇　《甲乙》卷二第一下、《太素·卷九·经脉正别》并作"椎"。

【注释】

① 正：直。《榖梁传·隐公四年》："诸侯与正而不与贤也。"范宁注："雍曰：'正，谓嫡长也。'"此指直经。犹十二经的"其直者"分支，即十二经的另一部分的直经。

② 别：分开之处。

③ 尻：腰以下十七至二十一椎部通称为尻。

④ 颇：《字汇》："颇，脊骨。"清·沉彤：《释骨》："椎亦作颇。"

⑤ 成：并。

【语译】

足太阳经脉的正经，在腘窝处分开后进入腘窝内部（和足少阴肾脉相连）；足太阳经脉的正经的另一条（在"入循膂"处）向下行至尻下五寸的地方处，分开进入到肛门，又联络膀胱本腑，还布散到肾脏；顺着脊脊肉在正冲心部而分散；其直行的，顺着脊脊肉上行到项部，又联络到足太阳本经经脉（还出别下项的经脉），这就成为一条完整的脉了。足少阴经脉的正经在腘内缘恰好腘窝中线分出而行，走到太阳经相交合，然后上行至肾，恰好在十四椎处出来连接带脉；其直行的，从肾上行联结在舌根，又回来到项部出来，与足太阳经相交合，这是阴阳表里相配的第一合。并与诸阴经的经脉相互联络，都为正经分出的经脉。

【原文】

足少阳之正，绕①髀入毛际，合足厥阴；别者，入季胁之间，循胸里属胆散之，上肝贯心，以上挟咽，出颐颔中，散于面，系目系，合少阳于外眦也。足厥阴之正，别跗上，上至毛际，合于少阳，与别俱行②，此为二合也。

【注释】

①　绕：从侧面或后面迂回过去；弯曲。《史记·卫将军骠骑列传》："两军不相见，汉（兵）益纵左右翼绕单于。"

②　行：道路。《尔雅·释宫》："行，道也。"

【语译】

足少阳经脉的正经，在股骨上端与髋臼的边缘接合处绕过来而入阴毛处，与足厥阴经脉交汇；其与足厥阴经脉交汇处分出进入季胁间，顺着胸内联络胆腑而布散，向上到肝贯穿心部，在心部上行挟咽喉两旁侧，到腮部及颔中，散于面部，系结于目的周围组织，与足少阳本经交接于外眼角。足厥阴经脉的正经，在足背处分出来，上行至阴毛的边缘，与足少阳分出的正经相交接，随后分出的经脉就都成了经脉之道，这是阴阳表里相配的第二合。

【原文】

足阳明之正，上至髀，入于腹里，属胃，散之脾，上通于心，上循咽出于口，上颏颅，还系目系，合于阳明也。足太阴之正，上至髀〔一〕①，合于阳明，与别俱行，上结〔二〕于咽，贯舌中〔三〕，此为三合也。

【校勘】

〔一〕髀　《甲乙》卷二第一下其上有"则别"二字。

〔二〕结　《太素·卷九·经脉正别》作"络"。

〔三〕中　《太素·卷九·经脉正别》作"本"。

【注释】

①　髀：大腿。

【语译】

足阳明经脉的正经，上行大腿的上部，进入腹内，联结胃腑，布散到脾脏，向上通到心，再向上顺着咽部到口，再上行到达鼻梁位置的颧骨处，返回来联系目系，与足阳明本经相交接。足太阴经脉的正经，上行到大腿部，与足阳明经相交接，随着在此处它们的分开都成为信道，向上络结于咽部，穿入舌内，这是阴阳表里相配的第三合。

【原文】

手太阳之正，指地[1]，别于肩解，入腋走心，系小肠也。手少阴之正，别入于渊腋两筋之间，属于心，上走喉咙，出于面，合目内眦，此为四合也。

【注释】

① 指地：指，攀扯，引申为联结。地，下。指地，即联结下部。

【语译】

手太阳经脉的正经，联结到肩关节，从肩关节分出，进入腋部，循行入心脏，联结于小肠腑。手少阴经脉的正经，在腋下分出，进入足少阳经渊腋穴处两筋之间，联络心脏，向上循行到喉咙，再循行到面部，交接于内眼角，这是阴阳表里相配的第四合。

【原文】

手少阳之正，指天[1]，别于巅，入缺盆，下走三焦，散于胸中也。手心主之正，别于渊腋三寸，入胸中，别属三焦，出循喉咙，出耳后，合少阳完骨之下，此为五合也。

【注释】

① 指天：指，攀扯，引申为联结。天，上。指天，即联结上部。

【语译】

手少阳经脉的正经，联结到巅顶部，从巅顶分出，循行到缺盆，向下行至三焦，布散于胸中。手厥阴心包经脉的正经，在渊腋下三寸处分出，进入胸中，在胸中分出联结三焦，向上而行，顺着喉咙，到耳后，与手少阳三焦经交接于完骨的下方，这是阴阳表里相配的第五合。

【原文】

手阳明之正，从手循膺乳，别于肩髃，入柱骨，下走大肠，属于肺，上循喉咙，出缺盆，合于阳明也。手太阴之正，别入渊腋少阴之前，入走肺，散之大肠〔一〕，上出缺盆，循喉咙，复合阳明，此为〔二〕六合也。

【校勘】

〔一〕大肠 原作"太阳"，《太素·卷九·经脉正别》作"大肠"。今据改。

〔二〕为 原脱，《甲乙》卷二第一下、《太素·卷九·经脉正别》其下并有"为"字，依文例，今据补。

【语译】

手阳明经脉的正经，从手上行循行至胸、乳部，在肩颙穴处分开，入于颈椎，而后向下走入大肠腑，联结到肺脏，布散到大肠，向上到缺盆，再到喉咙处，又与手阳明本经相交接。这是阴阳表里相配的第六合。

【音释】

尻枯毛切　肛胡公切　颐颔上以之切，下户感切

经水第十二

【原文】

黄帝问于岐伯曰：经脉十二者，外合于十二经水①，而内属于五藏六府。夫十二经水者，其有大小、深浅、广狭、远近各不同，五藏六府之高下、小大、受谷之多少亦不等，相应奈何？夫经水者，受水而行之；五藏者，合②神气魂魄而藏之；六府者，受谷气而行之，受③气而扬之；经脉者，受血而营④之。合而以治奈何？刺之深浅，灸之壮数，可得闻乎？岐伯答

曰：善哉问也！天至高，不可度，地至广，不可量，此之谓也。且夫人生于天地之间，六合⑤之内，此天之高、地之广也，非人力之所能度量而至也。若夫八尺之士⑥，皮肉在此，外可度量切循而得之，其死可解剖而视之，其藏之坚脆，府之大小，谷之多少，脉之长短，血之清浊，气之多少，十二经脉之多血少气，与其少血多气，与其皆多血气，与其皆少血气，皆有大〔一〕数。其治以针艾〔二〕，各调其经气，固其常有合乎！

【校勘】

〔一〕大　《甲乙》卷一第七作"定"

〔二〕艾　张本、《甲乙》卷一第七并作"灸"。

【注释】

①　经水：《水经注·河水一》："水有大小，有远近，水出山而流入海者命曰经水；引他水入于大水及海者命曰枝水。"《类经》九卷第三十三注："经水者，受水而行于地也。……经脉犹如江河也，血犹水也，江河受水而经营于天下，经脉受血而运行于周身，合经水之道以施治。则其源流远近固自不同，而刺之浅深，灸之壮数，亦当有所辨也。"

②　合：聚合，聚集。柳宗元《褅说》："合百神于南郊。"

③　受：取。

④　受血而营：受，盛；容纳；得到。《方言》："受，盛也。"《玉篇》："受，容纳也。"北魏·郦道元·《水经注·淄水》："（淄水）东迳巨淀县故城南……县东南则巨淀湖，盖以水受名也。"营，四围垒土而居。《说文》："营，匝居也。"段玉裁注："匝居，谓围绕而居。"桂馥义证："营，谓周垣。"《孟子·滕文公下》："上者为营。"焦循正义："军垒周匝相连皆曰营。"引申为围绕；缠绕；括约。此指血管《公羊传·庄公二十五年》："以朱丝营社。"《释文》："营，本亦作萦，同。"《汉书·李寻传》："日且入，妻妾吏役所营。"颜师古注："营，绕也。"受血而营，即盛血而括约之。有指血；循环；流动；营养。《正字通》："荣，血也。"荣，通"营"。《说文通训定声》："荣，假借为营。"《晏子春秋·内篇问上十三》："不掩欲以营君。"吴则虞集释引王引之云："营，读为荣。"本书《营卫生会》篇："人受气于谷谷入于胃，以传与肺，五脏六腑皆以受气，其清者为营，浊者为卫，营在脉中，卫在脉外，营

周不休。"

⑤　六合：即上下前后左右六个方位。

⑥　八尺之士：尺，古代的长度单位。各代制度不一。汉·蔡邕·《独断》卷上："十寸为尺……殷……九寸为尺……周……八寸为尺。"段玉裁注："八寸为尺，十尺为丈。"寸：古代长度单位，但是标准不同。《说文》："寸，十分也。"《公羊传·僖公三十一年》："肤寸而合。"何休注："侧手为肤，案指为寸。"《淮南子·主术》："夫寸生于稞，稞生于日……此度之本也。"高诱注："稞，禾穗……十稞为一分，十分为一寸。"王念孙杂志："《说文》、《玉篇》、《广韵》、《集韵》皆无'稞'字，稞当为秒字之误也。秒与秒同……《字汇补》乃于禾部增入'稞'字，音粟。引《淮南子》……甚矣，其谬也。"《集韵·小韵》："秒，禾芒也。或作稞。"肤，古代的长度单位。一指为寸，四指为肤。《洪武正韵》："肤，四指为肤。"《内经》成书年代，多认为在西汉，故据国家计量总局编写的《中国古代度量图集》1984年第2版，对十四把出土汉尺进行了测量，汉尺1尺约等于23厘米。古之八尺之士，约身高1.84米。八尺之士，即八尺高的男子。

【语译】

黄帝向岐伯问道：十二条经脉的现象，对外匹配于地面上十二条河流，而向内联结于五脏六腑。这十二条河流，每条河流有水多少、深浅、宽窄和远近各不相同，五脏六腑也有位置的高低、形体大小和容纳饮食多少的不同，那么两者如何迎合呢？经水的现象，是江河容纳山泉之水而流到大海；五脏的功能是集聚着神、气、魂、魄，又把它们储存起来；六腑的功能是受纳水谷传导变化，汲取水谷精微之气并输送它们；经脉的功能是容纳血液并使之流动。把以上这些情况相应地配合起来，运用在治疗上是怎样的呢？针刺的深浅、施灸的壮数多少能说给我听吗？岐伯回答说：你问得妙极了。天的高度难以计算，地的广度也难以丈量，说的这是个比喻，况且人生活在天地之间，六合之内，这天如此的高，地如此的宽，不是人力计算和丈量能量准确的。假如一个六尺四寸的男人，从外部测量皮肉或用手指摸索后，就可以知道他的身体各部位尺度。假如是个死人，通过解剖观察五脏的坚脆、六腑的大小，纳谷有多少，脉道的长短，血液的清浊，气的多少，十二经是多血少气，还是少血多气，还是都气血多，还是都气血少，都有个大概的数字。那么用针刺艾灸治病，分别调理不同经的邪气时，刺入的深浅，手法的轻重，艾炷的大小、多少，的确有一定规律是和身体相结合而来确定的。

【原文】

黄帝曰：余闻之，快于耳，不解于心，愿卒闻之。岐伯答曰：此人之所以参天地而应阴阳也，不可不察。足太阳外合于〔一〕清水〔二〕①，内属于〔三〕膀胱，而通水道焉。足少阳合于渭水，内属于胆。足阳明外合于海水②，内属于胃。足太阴外合于湖水③，内属于脾。足少阴外合于汝水④，内属于肾。足厥阴外合于渑水〔四〕⑤，内属于肝。手太阳外合于〔五〕淮水⑥，内属于〔六〕小肠，而水道出焉〔七〕。手少阳外合于漯水⑦，内属于三焦。手阳明外合于江水⑧，内属于大肠。手太阴外合于河水⑨，内属于肺。手少阴外合于济水⑩，内属于心。手心主外合于漳水⑪，内属于心包。凡此五藏六府十二经水者，外〔八〕有源泉而内有所禀，此皆内外相贯，如环无端，人经亦然。故天为阳，地为阴，腰以上为天，腰以下为地。故海〔九〕以北者为阴，湖以北者为阴中之阴，漳以南者为阳，河以北者至漳者为阳中之阴，漯以南至江者为阳中之太阳⑫，此一隅〔十〕之阴阳也，所以人与天地相参也。

【校勘】

〔一〕于 原脱，熊本、周本、金陵本、藏本、日抄本、日刻本、《太素·卷五·十二水》、《甲乙》卷一第七并有"于"字。依文例，今据补。

〔二〕清水　或以为"清"为"渎"字之误。此无凭。渎水，指四渎。四渎中本包括江、河等。与下文中的诸水重复，此不通。

〔三〕于　原脱，熊本、周本、金陵本、藏本、日抄本、日刻本、《太素·卷五·十二水》、《甲乙》卷一第七并有"于"字。依文例，今据补。

〔四〕淄水　淄，《太素·卷五·十二水》、《素问·离合真邪论》王注、新校正引《甲乙》并作"沔"。

〔五〕于　"于"字原脱，胡本、熊本、周本、金陵本、藏本、日抄本、《甲乙》卷一第七、《太素·卷五·十二水》并有"于"字。依文例，今据补。

〔六〕于　原脱，胡本、熊本、周本、金陵本、藏本、日抄本、《甲乙》卷一第七、《太素·卷五·十二水》并有"于"字。依文例，今据补。

〔七〕而水道出焉　《太素·卷五·十二水》作"而通水道焉"。

〔八〕外　《甲乙》卷一第七、《太素·卷五·十二水》其上并有"皆"字。

〔九〕海　《太素·卷五·十二水》作"清"。

〔十〕隔　《甲乙》卷一第七、《太素·卷五·十二水》并讹作"州"。

【注释】

①　清水：水名。即今陕西省的延河。《水经注·河水三》："河水又右会于区水，《山海经》……阴山……区水出焉，而东流注于河。世谓之清水。"

②　海水：南海。海，《说文》："海，天池也。"《庄子·逍遥游》："南冥者，天池也。"

③　湖水：古水名。在河南省灵宝县西南，发源于夸父山，北流入黄河。

④　汝水：水名。1. 淮河支流，源出河南省鲁山县大盂山，流经宝丰、襄城、上蔡、汝南而注入淮河。《说文》：汝，水出弘农卢氏还归山，东入淮。2. 江西盱江下游的别名。

⑤　淄水：古水名。《左传·昭公十二年》："有酒如淄。"杜预注："淄水出齐国临淄县北。入时水。"《水经注》："淄水出营邱城东……西经乐安、

博兴，与时水合。"

　　⑥　淮水：1. 古代四渎之一。发源于河南省桐柏山，东流经安徽省，入江苏省，向东流入海。《说文》："淮，水出南阳平氏桐柏大复山，东南入海。"2. 在安徽省南陵县南，《汉书·地理志》："陵阳，桑钦言淮水出东南，北入大江。"3. 指秦淮河。

　　⑦　漯水：古水名。古漯水为古黄河的支流，其故道自今河南省浚县西南分出，行今黄河之北，经今山东省，行今黄河之南，东流入海。

　　⑧　江水：江，古人特指长江。江水，长江之水。

　　⑨　河水：河，古人特指黄河。河水，黄河之水。

　　⑩　济水：古水名。源出河北省赞皇山，北流经赞皇县南，又东折经高邑县南，经柏乡县入宁晋泊。《说文》："济，水出常山房子赞皇山，东入泜。"

　　⑪　漳水：水名。发源于山西省的漳河，其有二源，一为浊漳水，发源于山西省长子县，东北流至襄垣县北，折而东南流入河南省林县北界，与清漳水合；一称清漳河，发源于山西省昔阳南，南流入河南省林县北界，与浊漳水合。合流后，古仍称清漳河，东北流入河北省，在东光县境注入古黄河。黄河改道后，今漳河经河北省临漳东流，至今馆陶县境注入卫河。《说文》："漳，浊漳出上党长子鹿谷山，东入清漳；清漳出沾山大要谷，北入河。"

　　⑫　海以北者为阴，湖以北者为阴中之阴，漳以南者为阳，河以北者至漳者为阳中之阴，漯以南至江者为阳中之太阳：《类经》九卷第三十三注："海合于胃，湖合于脾，脾胃居于中州，腰之分也。海以北者为阴，就胃腑言，自胃而下，则小肠胆与膀胱皆属腑，居胃之北而为阴也。湖以北者为阴中之阴，就脾脏言，自脾而下，则肝肾皆属脏，居脾之北，而为阴中之阴也。腰以上者，如漳合于心主，心主之上，惟心与肺，故漳以南者为阳也。河合于肺，肺之下亦惟心与心主，故河以北至漳者为阳中之阴也。凡此皆以上南下北言阴阳耳。然更有其阳者，则脏腑之外为三焦，三焦之外为皮毛，本脏篇曰：肺合大肠，大肠者皮其应。今三焦合于漯水，大肠合于江水，故曰漯以南至江者，为阳中之太阳也。"

　　【语译】

　　黄帝说：我了解了这些内容，听到后很高兴，但心里仍不明白，希望全面了解这些内容。岐伯回答说：这是人之所以能够与天地阴阳相参照的原因，是不可不探究的。足太阳经在和外界的

江河相参照的话，与清水相匹配，在体内联结于膀胱腑，而与全
身运行水液的道路相通；足少阳经在和外界的江河相参照的话，
与渭水相匹配，在体内联结于胆腑；足阳明经在和外界的江河相
参照的话，与海水相匹配，在体内联结于胃腑；足太阴经在和外
界的江河相参照的话，与湖水相匹配，在体内联结于脾脏；足少
阴经在和外界的江河相参照的话，与汝水相匹配，在体内联结于
肾脏；足厥阴经在和外界的江河相参照的话，与渑水相匹配，在
体内联结于肝脏；手太阳经在和外界的江河相参照的话，与淮水
相匹配，在体内联结于小肠腑，水道从小肠腑出来；手少阳经和
外界的江河相参照的话，与漯水相匹配，在体内联结于三焦；手
阳明经和外界的江河相参照的话，与长江相匹配，在体内联结于
大肠；手太阴经和外界的江河相参照的话，与黄河相匹配，在体
内联结于肺脏；手少阴经和外界的江河相参照的话，与济水相匹
配，在体内联结于心脏；手心主和外界的江河相参照的话，与漳
水相匹配，在体内联结于心包络。以上所说的五脏六腑所联结的
十二经脉，也正如十二江河一样，都是外有源泉、内有所受，这
些都是内外相互贯通，如圆环一样无有尽头，人的经脉在体内循
行也是如此。所以说，在上的天属阳，在下的地属阴。对人体来
说，腰以上像天，属阳，腰以下像地，属阴。所以，按此推论，
海水以北属于阴，湖水以北为阴中之阴，漳水以南为阳，黄河以
北至漳水为阳中之阴，漯水以南至长江为阳中之太阳。这仅是举
一隅的阴阳，用来说明人与天地相参照的道理。

【原文】

黄帝曰：夫经水之应经脉也，其远近浅深，水血之多少各
不同，合而以刺之奈何？岐伯答曰：足阳明，五藏六府之海
也，其脉大血多，气盛热壮，刺此者不深弗散，不留不泻也。
足阳明刺深六分，留十呼①。足太阳深五分，留七呼。足少阳

深四分，留五呼。足太阴深三分，留四呼。足少阴深二分，留三呼。足厥阴深一分，留二呼。手之阴阳，其受气之道近，其气之来疾，其刺深者皆无过二分，其留皆无过一呼②。其少长大小肥瘦，以心撩之〔一〕③，命曰法天之常。灸之亦然。灸而过此者得恶火④，则骨枯脉涩；刺而过此者，则脱气。

【校勘】

〔一〕以心撩之　史崧《音释》云："一本作：'以意料之。'"撩，《甲乙》卷一第一作"料"。

【注释】

①　留十呼：《类经》九卷第三十三注："出气曰呼，入气曰吸。曰十呼、七呼之类，则吸在其中矣。盖一呼即一息也。但刺有补泻之异，呼吸有先后之分。故凡用泻者，必候病者之吸而入针，再吸转针，候呼出针；凡用补者，必因其呼而入针，再呼转针，候吸出针。故针赋曰：补者先呼后吸，泻者先吸后呼。正此义也。"呼，本指呼气，此代指呼吸。一呼即呼吸一次，此可理解为呼吸一次所需的时间。十呼理同。

②　手之阴阳……其留皆无过一呼：《类经》九卷第三十三注："手之六经皆在于上，肌肉薄而溪谷浅，故刺不宜深；经脉短而气易泄，故留不宜久。"其理通，可取。

③　以心撩之：撩：通"料"。揣度；估算。王念孙疏证：撩与料声近义同。以心撩之，指医生针刺时，应该据不同的患者进行测度，适度化裁针刺浅深、留针时间等。

④　恶火：恶，害；伤。《淮南子·说林》："拯溺而授之石，欲救之，反为恶。"高诱注："恶，犹害也。"恶火，即伤火。

【语译】

黄帝说：自然界的十二经水对应于人体的十二经脉，经水与经脉都有远近、深浅及水或血多少的不同，如果把两者比照，用于针刺治疗是怎样的呢？岐伯回答说：足阳明好比是五脏六腑之海，其经脉粗大而多气多血，其容纳邪气偏多，热势必甚，所以针刺这一经脉时，不深刺则邪不能散，不留针则邪气不能泻。足阳明经是多

血多气的经脉，针刺六分深，留针时间约十次呼吸；足太阳经是多
血少气的经脉，针刺五分深，留针时间约七次呼吸；足少阳经是少
血多气的经脉，针刺四分深，留针时间约五次呼吸；足太阴经是多
血少气的经脉，针刺三分深，留针时间四次呼吸；足少阴经是少血
多气的经脉，针刺二分深，留针时间三次呼吸；足厥阴经是多血少
气的经脉，针刺一分深，留针时间二次呼吸。手三阴三阳经脉，均
循行人体上半身，它们与接受血气的脏距离较近，经气运行迅速，
刺入的深度，都不超过二分；留针的时间，都不超过一次呼吸。但
人有老少之分，身材之别，胖瘦之异，应该据不同的患者进行测度，
适度化裁针刺浅深、留针时间等。这些叫作取法自然的常规。灸法
也和上述道理一样，灸得过度就会被火伤害，会出现骨髓枯槁，血
脉涩滞的病变。针刺过度，会导致正气的脱失。

【原文】

黄帝曰：夫经脉之小大，血之多少，肤之厚薄，肉之坚
脆，及䐃〔一〕①之大小，可为量度〔二〕乎？岐伯答曰：其可为度量
者，取其中度也，不甚脱肉而血气不衰也。若夫〔三〕度之人，
痟〔四〕瘦而形肉脱者，恶可以度量？刺乎审切、循、扪、按②，
视其寒温盛衰而调之，是谓因适而为真也。

【校勘】

〔一〕䐃　原作"胭"。《甲乙》卷一第七、《太素·卷五·十二水》
并作"䐃"。今据改。

〔二〕量度　周本、张本、《太素·卷五·十二水》、《甲乙》卷二第
七并作"度量"。

〔三〕夫　《甲乙》卷一第一、《太素·卷五·十二水》并作"失"。

〔四〕痟　《甲乙》校注："音'消'，渴病。"据此，痟，为"消"
之借字。《太素·卷五·十二水》作"瘠"，杨注："瘠，音藉也。"

【注释】

① 䐃：《太素·卷五·十二水》杨注："䐃，臑等块肉也。"

② 刺乎审切、循、扪、按：刺时斟酌挱、循、扪、按之所见。

【语译】

黄帝说：人体的经脉有长有短，血液有多有少，皮肤有厚有薄，肌肉有的瓷实，有软弱，块肉也有的大有的小，这些都能度量吗？岐伯回答说：这些各方面都可以度量，但要选择中等度身材，肌肉不甚消瘦，血气不甚衰弱的人为标准。假如对度量的有形体消瘦、肌肉塌陷的人，怎么能用标准度量来针刺呢？刺时斟酌挱、循、扪、按之所见，观察病人是寒证，还是热证，正气的盛衰等具体情况，来进行调治，这才称得起根据不同情况施用不同方法，来治疗不同的病证的正确治法则。

【音释】

涽弥善切　潦通合切　以心撩之—本作以意料之

卷 之 四

经筋①第十三

【原文】

　　足太阳之筋，起于足小指，上结于踝，邪〔一〕②上结于膝，其下循足外踝〔二〕，结于踵③，上循跟，结于腘；其别者，结于腨〔三〕④外，上腘中内廉，与腘是并上结于臀，上挟脊，上项；其支者，别入结于舌本；其支者，结于枕骨，上头下颜，结于鼻；其支者，为目上网〔四〕⑤，下结于顺〔五〕⑥；其〔六〕支者，从腋后外廉，结于肩髃；其支者，入腋下，上出缺盆，上结于完骨；其支者，出缺盆，邪上出〔七〕于顺。其病：小指支⑦，跟肿〔八〕痛，腘挛，脊反折，项筋急，肩不举，腋支，缺盆中纽⑧痛，不可左右摇。治在燔针⑨劫刺⑩，以知为数⑪，以痛为输⑫，名曰仲春痹⑬也。

【校勘】

　　〔一〕邪　《甲乙》卷二第六、《圣济总录》卷一九一并作"斜"，下同。

　　〔二〕踝　胡本作"侧"。

　　〔三〕腨　《太素·卷十三·经筋》、《甲乙》卷二第六、《圣济总录》卷一九一并作"腨"。

　　〔四〕网　《太素·卷十三·经筋》、《甲乙》卷二第六、《圣济总录》卷一九一并作"纲"。

　　〔五〕顺　《太素·卷十三·经筋》、《甲乙》卷二第六作"䪼"，下同。

〔六〕其　《甲乙》卷二第六、《太素·卷十三·经筋》其下有"下"字。

〔七〕出　《甲乙》卷二第六作"入"。

〔八〕肿　《甲乙》卷二第六、《太素·卷十三·经筋》作"踵"。

【注释】

① 经筋：马莳："经皆有筋，筋皆有病，各有治法，故名篇。"

② 邪：通"斜"。《玉篇》："邪，音斜。"《水经注·河水》："邪行五里。"

③ 踵：即足后跟着地的部分，俗称脚后跟。

④ 踹：参见"经脉"篇注。

⑤ 网：参见"经脉"篇注。

⑥ 颃：颧骨。通"頄"。《玉篇》："颃，面颧也。"《易·夬》："壮于颃，有凶。"王弼注："颃，面权也。"《释文》："颃，颧也。"《说文通训定声》："頄，假借为頯（颃）。"《素问·气府论》："頄骨下各一。"王冰注："頄，颃也。颃，面颧。"

⑦ 支：拒，抵抗。指关节部位筋僵硬而出现抵抗。

⑧ 纽：通"扭"。指"揪"、"拧"。指揪痛、拧痛。

⑨ 燔针：火针，将针烧红而后刺入相应的部位。

⑩ 劫刺：针刺后即出，称为劫刺，即快速刺入快速出的刺法。一说，劫，强夺。祛邪急泻刺法。

⑪ 以知为数：知，病愈的程度；病愈。《方言》卷三："知，愈也，"南楚病愈者谓之差。或谓之间，或谓之知，知，通语也。《广雅·释诂一》："知，愈也。"《素问·刺疟论》："一刺则衰，二刺则知。"数，法则；筮法。此引申为"原则；推断效果"。《后汉书·李固传》："夫穷高则危，大满则溢，日盈则缺，日中则移，凡此四者，自然之数也。"《左传·僖公十五年》："龟，象也。筮，数也。"

⑫ 以痛为输：输，通"腧"。把痛处当作腧穴，即阿是穴。马莳："其所取之腧穴，即痛处是也，俗云天应穴者。"

⑬ 仲春痹：古人以手六经、足六经分主一年的十二月，一年分四个时节，每一时节的三个月，则以孟、仲、季的顺序分别命名。每个月发生之痹症，也按月的名称分别命名，如春季正月为孟春痹、二月为仲春痹、三月为

季春痹。

【语译】

足太阳经之筋，始出于足小趾，向上结聚于外踝，再斜行向上结聚于膝部；足太阳经之筋在足外踝的那一支顺着向下循行足外踝结聚于足跟，然后沿着足跟上行结聚在腘窝内；从外踝别出的一支，结聚到小腿肚子的外侧，上行至腘窝内缘，随后和足跟上行结于腘窝的筋合在一起向上结聚于臀部，向上挟脊柱到脖子后部；由此分出的一条筋，分开后联结到舌根；从脖子后部直行的一支，向上结聚于枕骨，上行头顶，由头的前方下行到颜面，结聚于鼻；由此分出的一条支筋，像网络一样围绕上眼胞，而后向下结聚于颧骨处；从脖子后部下行的支筋，从腋后外侧缘，结聚于肩髃；脖子后部的另一条支筋，进入腋窝下方，然后从后边绕到缺盆，向上结聚于耳后完骨部；还有一条支筋，从缺盆分出来，斜行向上入于颧骨部。足太阳经之筋生病了，就会出现足小趾关节部位筋僵硬而出现抵抗；足跟部疼痛，腘窝部牵急，脊背反张，项筋发紧，肩不能抬起来，腋部有支撑感，缺盆部似拧一样地作痛，不能左右摆动。治疗本经病应采取火针劫刺的方法，以病愈为标准，在痛处作为针刺的穴位，这种病证叫仲春痹。

【原文】

足少阳之筋，起于小指次指〔一〕，上结外踝，上循胫外廉，结于膝外廉；其支者，别起〔二〕外辅骨，上走髀，前者结于伏兔之上，后者结于尻；其直者，上乘䏚〔三〕①季胁，上走腋前廉，系〔四〕于膺乳，结于缺盆；直〔五〕者，上出腋，贯缺盆，出太阳之前，循耳后，上额角，交巅上，下走颔，上结于頄；支〔六〕者，结于目〔七〕眦为外维②。其病：小指次指支③、转筋，引膝外转筋，膝不可屈伸，腘筋急，前引髀，后引尻，即上乘䏚季胁痛，上引缺盆、膺、乳、颈，维筋急，从左之右，右目不开④，上过右角，并跻脉而行，左络于右，故伤左角，右足不用，命曰维筋相交⑤。治在燔针劫刺，以知为数，以痛为输，名曰孟春痹也。

【校勘】

〔一〕指 《太素·卷十三·经筋》、《甲乙》卷二第六、《千金》卷十一第一《圣济总录》卷一九一其下并有"之上"二字。

〔二〕别起 《太素·卷十三·经筋》作"起于"。《甲乙》卷二第六、《千金》卷十一第一其下并有"于"字。

〔三〕乘眇 《太素·卷十三·经筋》、《千金》卷十一第一、《圣济总录》卷一九一并互乙。

〔四〕系 《千金》卷十一第一作"侠"。

〔五〕直 《太素·卷十三·经筋》、《甲乙》卷二第六其上并有"其"字，依文例，当据补。

〔六〕支 《甲乙》卷二第六、《太素·卷十三·经筋》、《千金》卷十一第一、《圣济总录》卷一九一其上并有"其"字。

〔七〕目 《甲乙》卷二第六、《太素·卷十三·经筋》、《千金》卷十一第一、《圣济总录》卷一九一其上并有"外"字。

【注释】

① 眇：《素问·玉机真藏论》："眇中清。"王冰注："眇者，季肋之下，侠脊两傍空软处。"乘眇：顺着季肋之下，侠脊两傍空软处。

② 外维：维，系物的大绳；网；络。《说文》："维，车盖维也。"桂馥义证："维，谓系盖之绳也。"《仪礼·大射》："中离维网。"贾公彦疏："网与维皆用绳为之。"《集韵·脂韵》："维，网也。"《正字通》："维，络也。"《太素·卷十三·经筋》注："外维，太阳为目上纲，阳明为目下纲，少阳为目外纲。"《类经》七卷第四注："此支者，从颧上斜趋结于目外眦，而为目之外维，凡人能左右盼视者，正以此筋为之伸缩也。"外维，此指像眼外角的网状样的筋网。

③ 支：拒，抵抗。指关节部位筋僵硬而出现抵抗。

④ 从左之右，右目不开：《太素·卷十三·经筋》注："此筋本起于足，至项上而交至左右目，故左箱有病，引右箱目不得开，右箱有病，引左

箱目不得开也。"

⑤　上过右角……右足不用，命曰维筋相交：《太素·卷十三·经筋》注："乔脉至于目眦，故此筋交颠，左右下于目眦，与之并行也。筋既交于左右，故伤左额角，右足不用；伤右额角，左足不用，以此维筋相交故也。"

【语译】

足少阳经之筋，始出于足第四趾端，向上行结聚于外踝，再向上顺着胫骨外侧，向上结于膝部外缘；足少阳经之筋的支筋，在外辅骨（腓骨）分出来，向上走到大腿部，分为两支，行于前面的，结聚于伏兔之上，行于后面的，结聚于腰以下十七至二十一椎部；足少阳经直行的筋，从外辅骨（腓骨）上行至肋下空软处与软肋部，接着向上走腋部的前缘，（横过胸旁）联结到胸部的乳房，而后结聚于缺盆；足少阳经之筋直行的在空软处与软肋部向上到腋部，穿过缺盆后，走到足太阳经筋的前面，顺着耳后向到上额角，交叉于巅顶上，而后从头顶向下走至颔部，又向上结聚于颧部，在颧部分出的支筋，结聚于眼外角为眼外角的网状样的筋网。足少阳经之筋发病，出现足第四趾关节部位筋僵硬而出现抵抗且抽筋，还牵扯膝外侧也转筋，膝关节不能随意屈伸，腘窝部的筋拘急，影响前面的那一条支筋牵扯到大腿部，影响后面的那一条支筋牵扯到腰以下十七至二十一椎部，足少阳经从外辅骨（腓骨）上行至肋下空软处与软肋部，接着向上走腋部的前缘，（横过胸旁）联结到胸部的乳房，而后结聚于缺盆直行的筋，就会向上牵引肋下空软处及软肋部作痛，再向上会牵引缺盆、胸部、乳房、颈部的像网状样的筋发生拘急，在左侧的筋有病就会在右侧有表现，那么就会使右眼不能张开。在向上经过右额角与阴跷阳跷并行并在此交叉，在左侧之筋到右侧，在右侧之筋到左侧，所以左侧的额角的筋伤了，会引起右足不能活动，名字叫维筋相交。治疗本经病应采取火针劫刺的方法，以病愈为标准，以痛处为针刺的穴位，病名叫孟春痹。

【原文】

足阳明之筋，起于中三指①，结于跗上，邪外上加②于辅骨，上结于膝外廉，直上结于髀枢，上循胁③，属脊④；其直者，上循骭⑤，结于膝；其支者，结于外辅骨，合少阳；其直者，上循伏兔，上结于髀，聚于阴器，上腹而布，至缺盆而结，上颈，上挟口，合于頄，下结于鼻，上合于太阳，太阳为目上网〔一〕⑥，阳明为目下网⑦；其支者，从颊结于耳前。其病：足中指支、胫转筋；脚跳坚⑧；伏兔转筋；髀前肿；㿉疝；腹筋急，引缺盆及颊；卒口僻⑨，急者目不合，热则筋纵，目不开，颊筋有寒则急，引颊移⑩口；有热则筋弛纵缓不胜收，故僻。治之以马膏⑪，膏其急者，以白酒和桂，以涂〔二〕其缓者。以桑钩钩之⑫，即以生⑬桑灰〔三〕⑭置之坎⑮中，高下以〔四〕坐等⑯，以膏熨急颊，且饮美酒，啖美炙肉，不饮酒者，自强也，为之三拊⑰而已。治在燔针劫刺，以知为数，以痛为输，名曰季春痹也。

【校勘】

〔一〕网 《太素·卷十三·经筋》、《甲乙》卷二第六并作"纲"。

〔二〕涂 《圣济总录》卷一九一其下有"之"字。

〔三〕灰 张本、日刻本、《太素·卷十三·经筋》、《圣济总录》卷一九一并作"炭"。

〔四〕以 《太素·卷十三·经筋》、《甲乙》卷二第六并作"与"。

【注释】

① 中三指：马莳："厉兑起于次趾，而其筋则自次趾以连三趾。"

② 加：附着。《字汇》："加，着。"

③ 胁：胸部两侧的部位。

④ 脊：物体高起的部分。此指锁骨。《尔雅》："山脊，冈。"

⑤ 骭：胫骨。《广韵·谏韵》："骭，胫骨。"

⑥ 网：参见"经脉"篇注。

⑦ 太阳为目上网，阳明为目下网：《类经》七卷第四注："网，网维也，所以约束目睫，司开阖者也。"又注："太阳细筋，散于目上，故为目上网；阳明细筋，散于目下，故为目下网。"

⑧ 脚跳坚：脚，小腿。《说文》："脚，胫也。"跳，趹脚，瘸。《说文·足部》："蹶，僵也，从足厥声。一曰跳也。亦读曰橜，蹶、躍或从闕"。《荀子·非相》："禹跳汤偏。"杨倞注引《尸子》曰："……偏枯之病，步不相过，人曰禹步。"《庄子·盗跖》："禹偏枯。"成玄英疏："治水勤劳，风栉雨淋，致偏枯之疾，半身不遂也。"孙诒让闲诂："闕，即厥字。"据此，闕，即厥，蹶的通假字。跳，蹶也，即腿瘸。脚跳坚，即小腿瘸而僵硬。

⑨ 口僻：僻，歪，斜。口僻，病名。俗称"吊线风"，以口眼歪斜为主要表现。

⑩ 移：变易；改变；延及。《广雅·释诂三》："移，蚀也。"王念孙疏证："易与蚀通。"《玉篇》："移，易也。"《广韵·支韵》："移，延也。"《礼记·大传》："绝族无移服。"孔颖达疏："在旁而及曰移。"

⑪ 马膏：又叫马脂，马矕膏。为马项部位的脂肪。马脂肪炙炼冷后凝结在一起，即为马膏。其性味甘平而柔润，能舒缓拘急之筋。

⑫ 以桑钩钩之：前钩，名用如动词，钩，用来探取、连接、悬挂器物的用具；或做成圆圈状，用来套住器物。《集韵·侯韵》："钩，悬物者。"《古乐府·陌上桑》："青丝为笼系，桂枝为笼钩。"《战国策·赵策三》："无钩……之便。"鲍彪注："钩，剑头环。"桑钩，即把桑枝弯曲做成钩。之，指代坎。以桑钩钩之，把桑枝弯曲做成圆圈，然后套住坎的上部，然后用钩子悬挂起坎来。或把桑枝弯曲成钩，钩起樽来。

⑬ 生：点燃。方言"生火"，即点火。

⑭ 灰：此指炭。《字汇》："火过为灰。"《抱朴子·内篇·释滞》："不灰之木，不热之火。"本书"寿夭则柔第六"有"生桑炭"之语，其义自现。

⑮ 坎：盛酒器，形如壶而小。《尔雅·释器》："小罍谓之坎。"罍，小口，广肩，深腹，圈足，有盖，多用青铜器或陶制成。《篇海类编·器用类·缶部》："罍，酒樽也。"《玉篇》："罇，与樽同。"《正字通》："樽，'《说文》：酒器。'字本作尊，后加缶，加木，加瓦，加土，随俗所见也。"《尔雅·释器》："彝……罍，器也。"郭璞注："皆盛酒尊。"邢昺疏："罍者，尊之大者也。"尊，《说文》："尊，酒器也。"历代形制不一。郝懿行义疏："坎为酒樽，

言小于罍，则受实不及一斛。"王筠句读："凡器皿字，惟缶壶有盖，皆盛酒者也。"

⑯　坐等：坐，古代人以跪为止息方式。等，衡量。《三国志·蜀志·谯周传》："今若入吴，固当臣服……等为小称臣，熟与为大。"坐等，即坎挂的高低，在跪下后来衡量。

⑰　三拊：三，虚数，表示多次。拊，《说文》："拊，揗也。"段玉裁注："揗者，摩也。古作'拊揗'，今作'抚揗'，古今字也。"三拊，反复多次抚摩有病的地方。

【语译】

足阳明经之筋，始出于足次趾连及中趾，结聚在足背上，而后斜行向外侧向上行附着于辅骨，向上结聚于膝的外侧缘，再直行向上结聚于股骨的上端，接着向上顺着胁部联结到高起如山脊的锁骨上；足阳明经另一条直行的筋，从足背向上顺着胫骨，结聚于膝部。由此所分出的支筋，结聚于外辅骨（腓骨），和足少阳经的筋相联结；其直行的，在膝部顺着伏兔上行，接着向上联结于股骨而结聚于生殖器，再向上于腹部布散开来，上行至缺盆部结聚，再向上到颈部，接着向上挟口联结于颧部，继而向下联结于鼻，从鼻旁上行与太阳经筋相联结，太阳经网状样的筋是上眼胞，阳明经网状样的筋是下眼胞；足阳明经之筋的支筋在上挟口之颊发出，通过颊部结聚于耳前。足阳明经之筋发病，出现足中趾关节部位筋僵硬而出现抵抗、胫部转筋，小腿出现瘸而且僵硬，伏兔部转筋；大腿前面肿；瘄疝；腹筋拘急，向上牵连到缺盆部及颊部；突然发生口角歪斜，筋拘急之侧眼胞不能闭合，如有热则筋松纵，使眼不能开。颊部筋有寒邪，那么就会有拘急感、牵引颊部使口型改变；有热邪就会使筋弛缓不能收缩，故见口眼歪斜。治疗口角歪斜用马油涂在拘急一侧的面颊；用白酒调和肉桂末涂在弛缓一侧的面颊，再用桑枝弯曲做成圆圈，然后套住坎，然用钩子悬挂起坎来，随即点着桑木炭火放在坎中，坎悬挂的高低在跪下后以衡量，就会使涂抹马油拘急的面颊得以热敷，同时一边喝着美酒，一边吃着美味的烤肉，对于不能喝酒的也勉强喝一些，并多次反复的用手抚摩患处就可以了。治疗本经病应采取火针劫刺的方法，以病愈为标准，以痛处为针刺的穴位，这种病证叫季春痹。

【按语】

本段足阳明经病，凡过之处皆可生病，其中大部分病前人或今人皆知，唯"脚跳坚"仁者见仁，智者见智，愿和同道商榷此类问题，不知所云，不知道也不可怕，可怕的是没有根据的臆测，或根据某处脚即为足，难道此处脚就是足吗？跳，作"蹻"有新义吗？岂有此理？脚跳，翻译成"足部有跳动"，没有一位神医见过或解释为"足部有跳动"的，纯属望文生训，既不合医理，又不符合词义，严重地影响对疾病的正确认识，这是带领今人误诊。再，以桑钩钩之，翻译成"用桑钩钩其口角，以调整其歪斜"，岂不怕把病人的嘴钩豁了，或者不怕把病人的嘴钩破了吗？钩住嘴了何以"且饮美酒，啖美炙肉，"明明钩的是坎，不理解古人的文义，却要今人钩嘴，这是带领今人误治。这样的医生不怕把嘴钩豁，也不怕钩破嘴流血，医理何在？医德何之有？以生桑灰置之坎中，高下以坐等，若翻译成"另用桑木炭火放在地坑中，坑的高低以患者坐位时，能烤至颊部为宜，"坑，再高也高不过坐姿之人，何以烤到颊部？地坑之火不是不能烤到颊部，回答是肯定能，但是前提是"熊熊大火"才能烤到颊部，当"熊熊大火"烤到颊部时候，躯干能否承受？因此，坎，不是坑，既然在地上挖坑不符合医理，那么，坎，是否为"龛"？当然龛也就是在墙上挖窟窿了，这样就和坐姿接近了，但是不要忘记先以"以桑钩钩之"，随后是"即以生桑灰置之坎中，高下以坐等，"如果成了"龛"的话，那次序是先"高下以坐等，"而后"即以生桑灰置之坎中，"最后是"以桑钩钩之"，但是必须有两次"高下以坐等"，否则不能治疗了，再说了，"坑"也好，"龛"也罢，都是烘烤病人的颊部，这样处理不怕把病人的脸烤焦吗？如果用罍或樽之类的给病人热敷，烘烤起来很舒服的，也不会影响病人"且饮美酒，啖美炙肉"。

笔者也不反对"坎"为"坑"，笔者孤陋寡闻，据笔者看到的文献，大概有三种：一、如《汉书·苏武传》："凿地为坎。"二、在平地上垒土作成的窟。如《礼记·月令》："其祀中溜。"郑玄注："古者复穴是以名室为溜。"孔颖达疏："复穴者，谓窟居也，随地而造，若平地则不凿，但垒土为之，谓之为复，言于地上重复为之也；若高地则为坎，谓之为穴。"但前提是成为坑后，将苏武置其上，如何"置其上"？没有谈，不可能直接放在炭火上，因《汉书》不是医药专业书，不可能说的很具体；三、对于在平地用土垒成的溜，则为居室；在高地凿的坎，就是类似今西北黄土高原的窑洞。四、今新疆方言还保留"坎"为"坑"的含义，当地把北方的大的水坑（壕坑）叫做"坎井"。

关于罍或罇的形状，在注解已说，不再赘言。笔者在看"中央电视台·今日说法"时看见一清代瓷酒器，其上有圆口，无盖，颈细，腹大，足圈而底平，其中腹部的下部有一口，下部之口的上端横截封死，上部圆口可用来灌酒和倒酒，腹部的下部口，用来放炭火以温酒；还在中央电视台王雪纯主持的节目中，看见一民国时期的锡酒壶，腹部的下部有口，下部口的上端横截封死，用来放炭火以温酒。但都不是坎，而是由坎演化而来，根据此类病人的治法，罇比较省事，因为它有耳，钩起来比较简单，操作方便。

【原文】

足太阴之筋，起于大指之端内侧，上结于内踝；其直者，络①于膝内辅骨，上循阴股②，结于髀，聚于阴器，上腹，结于脐，循腹里，结于肋③，散于胸中；其内者，着于脊。其病：足大指支④，内踝痛，转筋痛，膝内辅骨痛，阴股引髀而痛，阴器纽⑤痛，上〔一〕引脐、两胁痛，引膺中、脊内痛。治在燔针劫刺，以知为数，以痛为输，命曰孟〔二〕秋痹也。

【校勘】

〔一〕上 原作"下"，《甲乙》卷二第六、《太素·卷十三·经筋》作"上"，今据改。

〔二〕孟 《太素·卷十三·经筋》作"仲"。张志聪："酉者八月，主左足之太阴，故为仲秋之痹。"当据改。

【注释】

① 络：系；结。

② 阴股：大腿内侧。

③ 肋：肋骨，胁部之骨。

④ 支：拒，抵抗。指关节部位筋僵硬而出现抵抗。

⑤ 纽：同扭。

【语译】

足太阴经之筋，始出于足大趾尖末端的内侧，上行结聚于内踝；其直行的筋，联结于膝内辅骨，向上沿着大腿内侧，联结于髋关节部，结聚于前阴部，向上行至腹部，结聚于脐，沿腹内上行，联结于肋骨，散布于胸中；其行于里面的经筋附着于脊柱。足太阴经之筋发病，出现足大趾僵硬，内踝疼痛，转筋疼痛，膝内辅骨疼痛，大腿内侧牵引髋关节部作痛，阴器扭转疼痛，向上牵拉脐及两胁疼痛，牵引胸中、脊柱内疼痛。治疗本经病应采取火针劫刺的方法，以病愈为标准，以痛处为针刺的穴位，这种病证叫中秋痹。

【原文】

足少阴之筋，起于小指之下，并足太阴之筋，邪①走内踝之下，结于踵②，与太阳之筋合而上结于内辅③之下，并太阴之筋而上循阴股，结于阴器，循脊内挟膂上至项，结于枕骨，与足太阳之筋合。其病：足下转筋，及所过而结者皆痛及转筋④。病在此者主痫瘛及痉⑤，在外者不能俯，在内者不能仰。故阳病者腰反折⑥不能俯，阴病者不能仰⑦。治在燔针劫刺，以知为数，以痛为输，在内者熨引饮药。此筋折纽〔一〕，纽发数甚者，死不治〔二〕，名曰仲秋〔三〕痹也。

【校勘】

〔一〕纽　《太素·卷十三·经筋》作"纫"。

〔二〕治　熊本作"知"。

〔三〕仲秋　仲，《太素·卷十三·经筋》作"孟"。《类经》十七卷第六十九注："仲秋误也，当作孟秋。"张志聪："申者七月之生阴，主左足之少阴，故为孟秋之痹。"当据改。

【注释】

① 邪：通"斜"。

② 踵：足跟。

③ 内辅：即内辅骨（胫骨）。

④ 转筋：抽筋。转，抽。很多方言言之，"我腿肚子转筋"，即"我腿肚子抽筋"。转筋，痉挛的时候，局部的筋像拧转一样，故称转筋。

⑤ 痫瘛及痉：《类经》十七卷第六十九注："痫，癫痫也。瘛，牵急也。痉，坚强反张尤甚于瘛者也。"

⑥ 反折：反，翻转。《说文》："反，覆也。"折，弯曲。《广雅·释诂一》："折，曲也。"

⑦ 在外者不能俯，在内者不能仰。……阴病者不能仰：《太素·卷十三·经筋》注："背为外为阳也，腹为内为阴也。故病在背筋，筋急故不得低头也；病在腹筋，筋急不得仰身也。"

【语译】

　　足少阴经之筋，始出于足小趾的下方，就和足太阴经筋并行，至内踝之下，结聚于足跟，下与足太阳经筋汇合后就向上结于内辅骨之下端，在此与足太阴经筋并行向上顺着大腿的内侧结聚于阴器，而后顺着脊的深部里脊肉上行至脖子后，联结于头后部的枕骨，与足太阳经筋汇合。足少阴经之筋发病，出现脚趾向下抽筋，随着足少阴经之筋经过的部位和所结聚的部位，都有疼痛和抽筋的症候。病在足少阴经筋，主要有癫痫、痉挛和项背反张等证。病在背侧的不能前俯，在胸腹侧的不能后仰，所以项、背、腰部的筋急，而腰翻转弯曲，身体就不能前俯，病在胸腹部侧的筋急，就会使身体不能后仰。治疗本经病应采取火针劫刺的方法，以病愈为标准，以痛处作为针刺的腧穴（阿是穴），病在胸腹内的筋病，可熨帖患处，按摩导引、饮用汤药来治疗。足少阴经之筋有筋弯曲扭攀，发作次数频繁，且很重的，往往是不治的死症，这种病证叫做孟秋痹。

【原文】

足厥阴之筋，起于大指之上，上结于内踝之前，上循胫，上结内辅之下，上循阴股，结于阴器，络诸筋〔一〕。其病：足大指支、内踝之前痛，内辅痛，阴股痛转筋，阴器不用①，伤于内则不起，伤于寒则阴缩入，伤于热则纵挺不收②。治在行水清阴气③。其病转筋者，治在燔针劫刺，以知为数，以痛为输，命曰季秋痹也。

【校勘】

〔一〕筋　《甲乙》卷二第六作"经"。

【注释】

①　用：功用。

②　纵挺不收：纵，向上勃起；跳起来。此指向上勃起。《论衡·道虚》："举臂而纵身。"挺，阴茎。挺：《集韵·迥韵》："挺，直也。"通"莛、梃"。《说文通训定声》："挺，假借为莛。"《说文通训定声》："草曰莛。"《说文》："莛，枝柱也。"《说文通训定声》："挺，假借为梃。"梃，劲直；挺直；草茎；棍棒。《正字通·木部》："梃，劲直貌。"段玉裁注："凡条直者曰梃。"

收，收缩。《素问·举痛论》：“寒则腠理闭，气不行，故气收矣。”阴茎勃起
而不倒，后世称为“强中”。纵挺不收，阴茎坚硬向上翘而久久不软。

③ 行水清阴气：行水，用水；阴，指阴器；气，指阳热之气。行水清
阴气，用滋阴来清阴器之火热。

【语译】

　　足厥阴经之筋，始出于足大趾之上，向上行结聚于内踝之前，
再向上顺着胫骨而结于内辅骨之下端，又向上顺着大腿内侧络结
于生殖器，并联络足三阴和足阳明众经之筋。足厥阴经筋发病，
足大关节部位筋僵硬而出现抵抗、内踝前部疼痛，内辅骨处也痛，
股内侧疼痛抽筋，阴器失去了功用，内脏损伤则阴痿不举，伤于
寒邪则阴器缩入，伤于热则阴茎坚硬向上翘而久久不软。治疗本
病应用滋阴来清阴器之火热；若是转筋疼痛的病症，治疗本病应
采取火针劫刺的方法，以病愈为标准，以痛处作为针刺的腧穴
（阿是穴），这种病证叫季秋痹。

【原文】

　　手太阳之筋，起于小指之上，结于腕，上循臂内廉，结于
肘内锐骨①之后，弹之应〔一〕小指之上②，入〔二〕结于腋下；其支
者，后走腋后廉〔三〕，上绕肩胛〔四〕③，循颈④出走〔五〕太阳之〔六〕
前，结于耳后完骨⑤；其支者，入耳中；直者〔七〕，出耳上，下
结于颔〔八〕⑥，上属目外眦。其病：小指支〔九〕，肘内锐骨后廉
痛，循臂阴入腋下，腋下〔十〕痛，腋后廉痛，绕〔十一〕肩胛引颈而
痛，应耳中鸣痛，引颔目瞑，良久乃得〔十二〕视，颈〔十三〕筋急则
为筋瘘〔十四〕⑦颈肿。寒热在颈者，治在燔针劫刺之〔十五〕，以知
为数，以痛为输，其为肿者，复〔十六〕而锐之⑧。本⑨支者，上
曲牙⑩，循耳前，属目外眦，上颔，结于角。其痛当所过者支
转筋。治在燔针劫刺，以知为数，以痛为输〔十七〕，名曰仲夏
痹也。

【校勘】

〔一〕应　《太素·卷十三·经筋》其下有"于"字。

〔二〕入　《太素·卷十三·经筋》其上有"上"字。

〔三〕后走腋后廉　《甲乙》卷二第六作"从腋击后廉"。顾氏《校记》："'走'上'后'字误，当依《圣济总录》作'别'。"

〔四〕上绕肩胛　《甲乙》卷二第六"绕"下有"臑外廉"三字，"肩"上有"上"字，《甲乙》卷二第六、《千金》卷十三第一"胛"并作"甲"。

〔五〕走　《甲乙》卷二第六、《太素·卷十三·经筋》、《千金》卷十三第一作"足"。

〔六〕之　《甲乙》卷二第六、《太素·卷十三·经筋》、《千金》卷十三第一其下并有"筋"字。

〔七〕者　《千金》卷十三第一无。

〔八〕颌　日抄本作"领"。

〔九〕其病：小指支《太素·卷十三·经筋》其"病"下有"手"字，"支"下有"痛"字。《甲乙》卷二第六"支"作"及"。

〔十〕腋下　顾氏《校记》云："《圣济总录·经脉统论·手太阳小肠经》'腋下'二字不重。"

〔十一〕绕　《太素·卷十三·经筋》其下重一"肩"字。

〔十二〕得　《太素·卷十三·经筋》、《甲乙》卷二第六并作"能"。

〔十三〕颈　《圣济总录》卷一九一作"头"。

〔十四〕筋瘘　"瘘"，张本、《太素》、《甲乙》并作"痿"。

〔十五〕之　《甲乙》卷二第六、《太素·卷十三·经筋》、《圣济总录》卷一九一并无。依文例，当据删。

〔十六〕复　《太素·卷十三·经筋》作"伤"。

〔十七〕本支者……以痛为腧　《甲乙经》无其四十一字。

【注释】

①　锐骨：锐，尖，锐骨，此处是指肘内侧的高骨，屈肘时凸显。

②　弹之应小指之上：应，感应；引申为"传导"。弹之应小指之上：《类经》七卷第四注："于肘尖下两骨罅中，以指捺其筋，则酸麻应于小指之

上，是其验也。"其实捺、弹其筋皆可有感应。弹之较捺更加明显。

③ 胛：甲，古今字，可通。

④ 胫：当读为"颈"。据疑于义者，以音证之。胫，颈，均再耕部，叠韵，故可通。

⑤ 完骨：玉枕下当耳后的高骨，又称寿台骨。

⑥ 颔：同"颔"。俗称下巴。《方言》："颔，颐，颔也。南楚谓之颔，秦晋谓之颔，颐其通语也。"

⑦ 筋瘘：病名，《类经》十七卷第六十九注："筋瘘颈肿，即鼠瘘之属。"

⑧ 复而锐之：复，再。再用锐利的针刺之。

⑨ 本：古代指有血缘关系的嫡系子孙，此引申为从主筋分出的支筋。《诗·大雅·文王》："文王孙子，本支百世。"毛传："本，本宗也。"

⑩ 曲牙：下牙齿弯曲处。

【语译】

手太阳经之筋，始出于手小指上，结聚于手腕，向上顺着臂内侧边缘，结聚于肘内高骨之后，如用手指弹拨此处的筋，则酸麻之感能传导到小指上，在肘内高骨处上行联结于腋下；手太阳经之筋的支筋，在腋下处向后走腋窝后缘，向上绕到肩胛，顺着颈部出走足太阳经筋之前，结聚于耳后的完骨；在完骨处分出的支筋，进入耳中；其直行的筋，于耳后的完骨处，进入耳朵上部，然后向下行结于下巴部，接着又上行连接到外眼角。足太阳经筋发病，可见手小指关节部位筋僵硬而出现抵抗，肘内高骨后缘疼痛，顺着臂的内侧缘至腋下，使腋内、腋后侧缘也痛，环绕肩胛牵引颈部作痛；感到耳中鸣响且痛，而其疼痛牵引下巴部且使眼睛不能睁开；很长时间才能看东西；颈筋拘急，可发生筋瘘、颈肿，这是寒热邪气存在颈部的缘故。其治疗应以火针速刺疾出，以病愈为度，以痛处作为针刺的腧穴（阿是穴），对刺后其肿不消者，再用锐利的针刺治，从主筋分出的支筋，一条在下巴部向上包着牙齿，顺着耳朵的前面联结到眼外角；一条支筋向上出下巴，联结到头角部。这些部位的疼痛，就是这些经过部位的支筋有抽筋。治疗本经病应采取火针劫刺的方法，以病愈为标准，以痛处作为针刺的腧穴（阿是穴），这种病证叫做仲夏痹。

【按语】

筋瘘，或以为筋痿，非是。瘘与古体痿相差许多，且筋急出现瘘，与医理不合。

【原文】

手少阳之筋，起于小指次指之端，结于腕，中循臂结于肘，上绕臑外廉①，上肩走颈，合手太阳；其支者，当曲颊入系舌本；其支者，上曲牙〔一〕②，循耳前，属目外眦，上乘颔〔二〕③，结于角④。其病：当所过者即⑤支⑥转筋，舌卷。治在燔针劫刺，以知为数，以痛为输，名曰季夏痹也。

【校勘】

〔一〕曲牙　《太素·卷十三·经筋》作"耳"。

〔二〕颔　《太素·卷十三·经筋》作"颌"。

【注释】

①　廉：边，侧边。《仪礼·乡饮酒礼》："设席于堂廉东上。"郑玄注："侧边曰廉。"

②　曲：本义为养蚕的器具。《说文》："曲，蚕薄。"宋育仁《部首笺正》："今蜀语谓之簸，吴语谓之编。"曲牙，即包着牙。

③　颔：参见上段"手太阳之筋"段中的注。

④　角：额角。额上部两旁有棱角处。

⑤　即：就；靠近；接近。《尔雅·释诂下》："即，尼也。"郭璞注："尼，近也。"

⑥　支：拒。指关节部位筋僵硬而出现抵抗。

【语译】

手少阳经之筋，始出于无名指靠近小指侧的端，（向上行）结聚于腕部，向上顺着臂联结于肘部，向上绕到臑的外侧，接着向上到肩走至颈部，和手太阳经的筋联结；从颈分出的支筋，正好在颊部下颌骨弯曲处联结于舌根；手少阳经之筋的又一条支筋，在颊部下颌骨弯曲处向上包裹牙齿，顺着耳前联结外眼角，接着向上到额部联结于额角。手少阳经筋发病，出现手少阳经之筋循行部位僵硬、转筋和舌卷。治疗本经病应采取火针劫刺的方法，以病愈为标准，以痛处为针刺的穴位（阿是穴），这种病证叫季夏痹。

【原文】

手阳明之筋，起于大指次指之端，结于腕，上循臂，上结于肘外，上〔一〕臑，结于髃①；其支者，绕肩胛，挟②脊；直者〔二〕，从肩髃上颈；其支者，上颊，结于頄；直者〔三〕，上出手太阳之前，上左角，络头，下右颔③。其病：当所过者支、痛及转筋，肩不举，颈不可左右视④。治在燔针劫刺，以知为数，以痛为输，名曰孟夏痹也。

【校勘】

〔一〕上　《甲乙》卷二第六其下有“绕”字。

〔二〕直者　《甲乙》卷二第六其上有“其”字。

〔三〕直者　《太素·卷十三·经筋》、《甲乙》卷二第六其上并有“其”字。

【注释】

① 髃：《说文》：“髃，肩前也。”段玉裁注：“腢，肩头也。腢，即髃字，凡肩后统于背前为髃，髃之言隅也。如物之有隅也。”桂馥义证：“‘肩前也者，’《广韵》：‘髃，骨名，在髆前。’……今人曰肩头。”

② 挟：从旁钳住。引申为“联结”。《广雅·释诂四》：“挟，夹也。在旁也。”

③ 上左角，络头，下右颔：《类经》卷七第四注：“此直者，自颈，出手太阳天窗、天容之前，行耳前上额左角络头，以下右颔。此举左而言，则

右在其中，亦如经脉之左之右，右之左也。故右行者，亦上额右角，交络于头；下左颔，以合于太阳、少阳之筋。"

④ 颈不可左右视：《太素·卷十三·经筋》注："其筋左右交络，故不得左右顾视。"

【语译】

手阳明经之筋，始出于食指端，结聚于腕，向上行顺着臂结于肘的外侧，接着上行到臑部而结于肩头；在肩头分出的支筋，向后绕过肩胛，联结在脊柱；直行的筋，顺着肩头向上行到颈，手阳明经之筋在颈分出的支筋，向上行至颊，结聚于颧部；直行的筋在肩头向上到手太阳经筋的前方，接着向上至左额角，络结在头角而向下行进入右下巴。手阳明经筋发病，出现手阳明经之筋所循行的部位有僵硬疼痛抽筋，肩不能抬举，颈部不能左右转动环视。治疗本经病应采取火针劫刺的方法，以病愈为标准，以痛处为针刺的腧穴（阿是穴），这种病证叫孟夏痹。

【原文】

手太阴之筋，起于大指之上，循指上行，结于鱼〔一〕后，行寸口外侧，上循臂，结肘中，上臑内廉，入腋下，出〔二〕缺盆，结肩前髃〔三〕，上结缺盆，下结〔四〕胸里，散贯贲，合贲①下〔五〕，抵季胁〔六〕。其病：当所过者支、转筋、痛，甚成息贲②，胁急吐血。治在燔针劫刺，以知为数，以痛为输，名曰仲冬痹也。

【校勘】

〔一〕鱼 《甲乙》卷二第六其下有"际"字，《圣济总录》卷一九一其下有"际之"二字。

〔二〕出 《甲乙》卷二第六、《千金》卷十七第一其上并有"上"字。

〔三〕前髃 《千金》卷十七第一互乙。

〔四〕结　《太素·卷十三·经筋》作"络"，《甲乙》卷二第六其下有"于"字。

〔五〕合贲下　《千金》卷十七第一无"合贲"二字。《甲乙》卷二第六"贲"作"胁"。

〔六〕胁　《太素·卷十三·经筋》、《甲乙》卷二第六、《圣济总录》卷一九一并作"胁"。

【注释】

①　贲：读 ben。《广韵》：博昆切，平魂帮。谆部。《素问·缪刺论》："气上走贲上。"林亿·新校正引杨玄操云："贲，鬲也。"

②　息贲：参见上段"手太阴之筋"中的注。

【语译】

手太阴经之筋，始出于手大指之端之上，顺着手大指向上行，结聚于大鱼际之后，行于寸口的外侧，顺着前臂上行，联结于肘中，向上走行到臑部内侧，进入腋下，向上到缺盆，联结于肩髃前，再向上联结于缺盆，再向下联结于胸内，散布穿过膈，汇合于膈下，下行抵季胁部。手太阴经筋发病：可见本经筋所循行和经过的部位僵硬、转筋、疼痛，重者可成息贲病，或胁部拘急、吐血。治疗本经病应采取火针劫刺的方法，以病愈为标准，以痛处为针刺的穴位，这种病证叫仲冬痹。

【原文】

手心主之筋，起于中指，与太阴之筋并行，结于肘内廉，上臂阴，结腋下，下散前后挟胁；其支者，入腋〔一〕，散胸中，结于贲〔二〕①。其病当所过者支、转筋，前〔三〕②及胸痛息贲③。治在燔针劫刺，以知为数，以痛为输，名曰孟冬痹也。

【校勘】

〔一〕腋　《太素·卷十三·经筋》其下有"下"字。

〔二〕贲　原作"臂"，《甲乙》卷二第六、《太素·卷十三·经筋》、张介宾并作"贲"，今据改。

〔三〕前　　《太素·卷十三·经筋》无。

【注释】

①　赍：赍、臂二字在《广韵》中，赍，卑义切，去置帮。支部。臂，彼义切，去置帮。微部。据此，臂，为赍的通假字。

②　前：导。此引申为"影响"。

③　息赍：参见上段"手太阴之筋"中的注。

【语译】

手厥阴心包经之筋，始出于手中指之端，与手太阴经筋相并行，结聚肘的内缘，上行臂的内侧面，联结于腋下，向下前后布散挟在两胁；其腋下分支之筋，入于腋，散布胸中，联结于膈部。手厥阴心包经筋发病：可见本经筋所循行经过的部位僵硬、转筋，影响到胸部而痛或成息赍病。治疗本经筋病应采取火针劫刺的方法，以病愈为标准，以痛处作为针刺的腧穴（阿是穴），这种病证叫孟冬痹。

【原文】

手少阴之筋，起于小指之内侧，结于锐骨，上结肘内廉，上入腋，交太阴，挟〔一〕①乳里，结于胸中，循臂〔二〕②，下系于脐。其病：内急，心承伏梁③，下为肘网〔三〕④。其病：当所过者支〔四〕、转筋，筋〔五〕痛。治在燔针劫刺，以知为数，以痛为输。其成伏梁、唾〔六〕血脓〔七〕者，死不治。经〔八〕筋之病，寒则反折筋急⑤，热则筋弛纵不收，阴痿不用。阳急则反折⑥，阴急则俯不伸。焠刺⑦者，刺寒急也，热则筋纵不收，无用燔针。名曰季冬痹也〔九〕。

【校勘】

〔一〕挟　　《太素·卷十三·经筋》作"伏"。

〔二〕臂　　《甲乙》卷二第六、《太素·卷十三·经筋》并作"赍"。

〔三〕下为肘网　　《甲乙》卷二第六、《太素·卷十三·经筋》、《圣济总录》卷一九一作"网"并作"纲"。

〔四〕支 《太素·卷十三·经筋》其上有一"则"字。

〔五〕筋 《甲乙》卷三第六无。

〔六〕唾 《甲乙》卷二第六作"吐"。

〔七〕血脓 《甲乙》卷二第六、《太素·卷十三·经筋》并互乙。

〔八〕经 《甲乙》卷二第六其上有"凡"字。

〔九〕名曰季冬痹也 《类经》十七卷第六十九注在"死不治"句下。

【注释】

① 挟:从旁钳住。引申为"联结"。《广雅·释诂四》:"挟,夹也。在旁也。"

② 贲:参见"手太阴之筋"中的注。

③ 心承伏梁:承,蒙受。伏梁,《素问·奇病论》:"人有身体髀股䯒皆肿,环脐而痛……病名曰伏梁。"《难经·五十二难》"心之积,名曰伏梁,起脐上,大如臂,上至心下。"《诸病源候论·伏梁候》:"伏梁者,此由五脏之积一名也。"其体表现与《难经》同。心承伏梁,即心得了伏梁病。

④ 下为肘网:网,通"纲"。纲,提网的总绳;大网(用线等结成的捕鱼或捕鸟兽的器具);系靶于竿上的绳;系束。《说文》:"纲,维绹绳也。"《吕氏春秋·用民》:"一引其纲,万目皆张。"《论语·述而》:"子钓而不纲。"《周礼·考工记·梓人》:"上纲与下纲出舌寻。"郑司农云:"纲,连侯绳也。"网,用绳线结成的捕鱼或捕鸟兽的器具;网状物。《诗·邶风·新台》:"鱼网之设。"《楚辞·招魂》:"网户。"五臣:"织网于户上。"根据《难经·五十二难》"伏梁,起脐上,大如臂,上至心下"的表现,下为肘网,即心下有像捆绑的肘臂。

⑤ 寒则反折筋急:反,翻转;引申为"拧"。《说文》:"反,覆也。"折,弯曲。此引申为"痉挛"。《广雅·释诂一》:"折,曲也。"寒则反折筋急,筋受寒后就会有翻转弯曲,使筋发紧。

⑥ 反折:反,翻转;《说文》:"反,覆也。"折,弯曲。《广雅·释诂一》:"折,曲也。"反折,向后翻转而弯曲。

⑦ 焠刺:《太素·卷十三·经筋》注:"焠,谓烧针刺之也。"

【语译】

手少阴经之筋，始出于小指的内侧，联结于掌后小指侧高骨，接着向上行联结于肘的内侧缘，再向上行进入腋侧面，和手太阴经筋相交叉后联结于乳内，而后联结于胸内，顺着膈向下行系结在脐部。手少阴经筋发病，可见胸内拘急；心下有积块像肘臂扣在肚子上；手少阴经筋所循行或结聚的部位，有僵硬，抽筋、疼痛。治疗时应用火针速刺疾出，以病愈为度，以痛处作为针刺的腧穴（阿是穴）。假如有已成伏梁而吐脓血的表现，是死症，不会治愈的。经筋的疾病，筋受寒后就会有拧转弯曲而痉挛，使筋发紧，遇热则筋松弛，阴痿不举。背部的筋挛急向后翻转而弯曲，腹部的筋挛急，身体向前弯腰而不能伸直。焠刺的应用范围，是用来刺治因寒而筋急的病的，对因热而经筋弛缓，就不能用火针了。这种病证叫季冬痹。

【原文】

足之阳明，手之太阳，筋急则口目为劈〔一〕①，眦〔二〕②急不能卒③视，治〔三〕皆如右方也。

【校勘】

〔一〕劈　《甲乙》卷二第六作"僻"。

〔二〕眦　《甲乙》卷二第六、《太素·卷十三·经筋》其上有"目"字。

〔三〕治　《甲乙》卷二第六其下有"此"字。

【注释】

① 劈：当读作"僻"。

② 眦：眼眶。《说文》："眦，目匡也。"《史记·项羽本纪》："头发上指，目眦尽裂。"《云笈七签》："以指按目四眦，令人目明。"

③ 卒：范围副词。都，尽；全面。

【语译】

　　足阳明经筋和手太阳的经筋有拘急，那么就会发生口眼歪斜，眼眶的筋拘急时就不能全面观察物体。治疗这些病证都应采用上述的燔针劫刺法，以病愈为度，以痛处为腧穴。

【音释】

　　頄音求

骨度第十四

【原文】

　　黄帝问于伯高曰：《脉度①》言经脉之长短，何以立之？伯高曰：先度②其骨节之大小、广狭、长短，而脉度定矣。黄帝曰：愿闻众人之度，人长七尺五寸③者，其骨节之大小、长短各〔一〕几何？伯高曰：头之大骨围④二尺六寸，胸围⑤四尺五寸，腰围⑥四尺二寸。发所复者⑦，颅至项〔二〕⑧尺二寸，发以下至颐⑨长一尺，君子⑩终折〔三〕⑪。结喉⑫以下至缺盆中长四寸，缺盆以下至𩩲骭⑬长九寸，过则肺大，不满则肺小⑭。𩩲骭以下至天枢⑮长八寸，过则胃大，不及〔四〕则胃小⑯。天枢以下至横骨⑰长六寸半，过则回〔五〕肠广长，不满则狭短⑱。横骨长六寸半，横骨上廉以下至内辅之上廉⑲长一尺八寸，内辅之上廉以下至下廉长三寸半，内辅〔六〕下廉〔七〕⑳下至内踝长一尺三寸，内踝以下至地长三寸，膝腘以下至跗属㉑长一尺六寸，跗属以下至地长三寸，故骨围大则太过，小则不及。角以下至柱骨㉒长一尺，行腋中不见者㉓长四寸，腋以下至季胁长一尺二寸，季胁㉔以下至髀枢长六寸，髀枢以下至膝中长一尺九寸，膝以下至外踝长一尺六寸，外踝以下至京骨㉕长三寸，京骨以下至地长一寸。耳后当完骨者广九寸㉖，耳前当耳门者㉗广一尺三寸，两颧之间相去七寸〔八〕，两乳之间广九寸半㉘，两髀之间㉙广六寸半。足长一尺二寸，广四寸半。肩至肘长一尺七寸，肘至腕长一尺二寸半，腕至中指本节㉚长四寸，本节至其末长四寸半。项发以下至背〔九〕㉛骨长二〔十〕寸半，膂骨〔十一〕以下至尾骶二十一节长三尺，上节长一寸四分分之一，奇分在下㉜，故上七节〔十二〕至于膂骨九寸八分分之七，此众人骨之〔十三〕度也，所以立经脉之长短也。是故视其经脉〔十四〕之在于身也，其见浮而坚㉝，其见明而大者，多血；细而沉者，多气也〔十五〕。

【校勘】

〔一〕各　《甲乙》卷二第七其上有"知"字。

〔二〕项　《太素·卷十三·骨度》其下有"长"字。

〔三〕终折　《甲乙》卷二第七、《太素·卷十三·骨度》、《圣济总录》卷一九一"终"并作"参"。

〔四〕及　《太素·卷十三·骨度》、《圣济总录》卷一九一并作"满"。

〔五〕回　《甲乙》卷二第七作"胃"。

〔六〕辅　《太素·卷十三·骨度》其下有"之"字。

〔七〕廉　《太素·卷十三·骨度》其下有"以"字。

〔八〕七寸　《甲乙》卷二第七作"九寸半"。

〔九〕背　《太素·卷十三·骨度》、《圣济总录》卷一九一并作"膂"。

〔十〕二　《甲乙》卷二第七、《太素·卷十三·骨度》并作"三"。根据实际情况，故当据改。

〔十一〕膂骨　《说文》："膂，脊骨也。"《书·君牙》："作股肱心膂。"孔颖达疏："膂，背也。"膂骨，此指胸椎和腰椎。

〔十二〕七节　《甲乙》卷二第七、《太素·卷十三·骨度》、《圣济总录》卷一九一其下并有"下"字。

〔十三〕骨之　《太素·卷十三·骨度》互乙。

〔十四〕脉　《太素·卷十三·骨度》、《圣济总录》卷一九一并作
"络"。

〔十五〕多气也　《甲乙》卷二第七其下有"乃经之长短也"六字。

【注释】

① 度：指经脉的长度。

② 度：测量。

③ 七尺五寸：尺，古代的长度单位。各代制度不一。汉·蔡邕·《独
断》卷上："十寸为尺……殷……九寸为尺……周……八寸为尺。"段玉裁注：
"八寸为尺，十尺为丈。"寸：古代长度单位。但是标准不同。《说文》："寸，
十分也。"《公羊传·僖公三十一年》："肤寸而合。"何休注："侧手为肤，案
指为寸。"《淮南子·主术》："夫寸生于秬，秬生于日……此度之本也。"高诱
注："秬，禾穗……十秬为一分，十分为一寸。"王念孙杂志："《说文》、《玉
篇》、《广韵》、《集韵》皆无'秬'字，秬当为䅘字之误也。䅘与秒同……
《字汇补》乃于禾部增入'秬'字，音粟。引《淮南子》……甚矣，其谬也。"
《集韵·小韵》："秒，禾芒也。或作䅘。"肤，古代的长度单位。一指为寸，
四指为肤。《洪武正韵》："肤，四指为肤。"十个稻芒为一寸，一指即等于十
个稻芒，七尺五寸，约等于 1.725 米。

④ 头之大骨围：即头最粗处的骨围，以头颅骨周围，以前与眉平，后
与枕骨平来计算标准。《太素·卷十三·骨度》杨注："自颈项骨以上为头颅
骨，以为头大骨也，当其粗处以绳围之。"《灵枢识》简按："头骨于耳尖上周
围而度之。"

⑤ 胸围：在平乳部位绕胸一周的长度。

⑥ 腰围：在平脐部位绕身一周的长度。

⑦ 发所复者：发，头发。复，即覆盖。发所复者，即从前发际纵行向
后度量至后发际，头被发所盖之处的长度。

⑧ 项：后脖子。

⑨ 颐：颊部的口角后腮部。

⑩ 君子：古代对统治者和贵族男子的统称；妻称夫；有才德的人。据
全文分析其骨度，此指古代统治者和贵族男子。

⑪ 终折：马莳："言士君子之面部三停齐等，可以始、中、终而三折

之也,众人未必然耳。"可是前提说的是"愿闻众人之度,人长七尺五寸者",难道众人之度等于君子乎?难道众人之面就是歪瓜裂枣乎?故马说难以令人信服。终,相当。《仪礼·士冠礼》:"广终幅。"郑玄注:"终,充也。"折,判断;裁决;折合。《论语·颜渊》:"片言可以折狱者。"宋·苏轼·《上神宗皇帝书》:"买绢未尝不折盐。"终折,以相当众人之度来判断。

⑫　结喉:即喉结。

⑬　髑骬:胸骨下端之蔽心骨,也叫鸠尾骨,西医称剑突。

⑭　过则肺大,不满则肺小:《类经》卷八第十八注:"缺盆之下,鸠尾之上,是为之胸,肺脏所居,故胸大则肺亦大,胸小则肺亦小也。"

⑮　天枢:肚脐眼。天,自然的;天生的。《文选·陆机〈皇太子宴玄圃宣猷堂有令赋诗〉》:"天姿玉裕。"张铣注:天然之姿容如玉也。枢,旧式门的转轴或承轴臼。《说文》:"枢,户枢也。"《尔雅·释宫》:"枢谓之椳。"徐灏笺:"枢谓之椳,盖削木为半弧形,宛中以居门轴也。"《说文通训定声》:"椳,门枢臼也,渊中以居枢,苏俗谓之门印子。"据此,天枢穴,是天生的凹陷的坑。

⑯　过则胃大,不及则胃小:《类经》卷八第十八注:"自髑骬之下,脐之上,是为中焦,胃之所居,故上腹长大者胃亦大,上腹短小者胃亦小也。"

⑰　横骨:两股骨间的横骨。西医称耻骨联合。

⑱　过则回肠广长,不满则狭短:《类经》卷八第十八注:"自天枢下至横骨,是为下焦,回肠所居也,故小腹长大者回肠亦大,小腹短狭者回肠亦小也。"

⑲　内辅之上廉:辅,绑在车轮外用以夹毂的两条直木,能增强轮辐的载重力;此引申为大腿。《诗·小雅·正月》:"其车既载,乃弃尔辅。"内辅,即大腿的内侧。内辅之上廉,此具体指股骨内上髁上缘。

⑳　廉:边;边缘。

㉑　跗属:一说为近踝为附属;一说足面前后皆为附属。其实根据文义,前说较接近。但不确切,因为,跗,足背,即脚面;其歧骨上为跗。属:面对。杜甫·《陪裴使君登岳阳楼》:"楼孤属晚晴。"仇兆鳌注:"属,当也。""膝腘"向下不可能和脚面斜向度量,"膝腘"脚面不"当"?跗,只有向后的某些部位和"膝腘""当",只能脚后边的相对应,以直线来度量,因此,跗属,即以脚面歧骨上为参照物,向后到和腘横纹向下交叉处,即为

跗属。

　　㉒　角以下至柱骨：角，额角。额上部两旁有棱角处。柱骨：指第一至第七颈椎。此指第一椎部位。

　　㉓　行腋中不见者：马莳："自柱骨行于腋下之隐处。"即从柱骨下行至腋横纹的尽头的地方。马说差矣，因为柱骨到腋下之隐处远远超过了四寸，恐怕一尺也多，故马说不成立。若以马说计算，本人测试颈椎到腋横纹头，约 26.5cm，约合一尺五寸。故马说错矣。行，通"形"。形体；此指躯干。《老子·第二十四章》："余食之行。"清·魏源·《老子本义》："卷上引司马光曰：'行、形'，古字通用。"行腋中不见者，即躯干的腋窝内上肢下垂后不显露的地方为四寸。

　　㉔　季胁：即橛肋之最短而挟脊的肋骨。

　　㉕　京骨：京，人为大高丘，此指大。足第五跖骨基底部外侧骨隆起处，又为穴名。

　　㉖　耳后当完骨者广九寸：当，对着；对等。《左传·文公四年》："则天子当阳。"俞樾评议："当，犹对也。南方为阳，天子南面而立，故当阳也。"门当户对。《吕氏春秋·孟夏纪》："必当其位。"高诱注："当，直也。"完骨，玉枕下当耳后的高骨，又称寿台骨。西医叫乳突。耳后当完骨，耳后当完骨者广九寸，指两侧耳后两个对着的完骨间的距离宽九寸。

　　㉗　耳前当耳门者：两耳前的距离，以对着耳门的部位算起。

　　㉘　两乳之间广九寸半：指两乳之间的长度为九寸半。

　　㉙　两髀之间：两大腿之间。

　　㉚　本节：本者，根也。本节，根节部的关节，手足指、趾靠近手掌部的那一节称为本节。

　　㉛　背：脊背；段玉裁注："脊者，背之一端，背不止与脊。"据此背就是指的颈椎，具体的说，此指界限在大椎处。

　　㉜　奇分在下：奇，余数；零头。《正字通》："数之零余曰奇。"分，整体的一部分。奇分，即余不尽的小数；下，指七椎而下。以第一推至第七椎为上七节，每节长一寸四分一厘，七节共长九寸八分七厘。自膂骨（大椎）至尾骶共二十一节，全长为三尺。除去上七节九寸八分七厘外，所余长度用七带以下的十四节平分，有余不尽之小数，故曰奇分在下。《类经》卷八第十八注："自大椎而下至尾骶计二十一节，共长三尺。上节各长一寸四分分之

一，即一寸四分一厘也。故上之七节，共长九寸八分七厘。其有余不尽之奇分，皆在下部诸节也。"今人不用此法，而是用数脊椎来推测穴位。

㉝ 坚：长。《广雅·释诂》："坚，长也。"

【语译】

黄帝问伯高：《脉度》篇里论说的人身经脉的长短，是依照什么标准确立的呢？伯高回答说：先测量出各骨节的大小、宽窄和长短，就可以用这个标准确定脉的长度。黄帝说：我希望你了解一般人的骨度，一般人如以身长七尺五寸为准，全身各骨节的大小、长短是多少？伯高说：头盖骨周围长二尺六寸，胸围四尺五寸，腰围四尺二寸。在头发所覆盖的部位，从头颅的前发际到项后发际长一尺二寸，从前发际下至颐端长一尺，对大官显贵以相当众人之度来判断。从喉头隆起（喉结）处到两缺盆的中间处（天突穴）长四寸，从两缺盆的中间下行到蔽心骨（鸠尾骨）长九寸，超过九寸的则是肺脏大，不满九寸的是肺脏小。从胸骨摒下端到天枢穴之间（脐中）长八寸，超过八寸的则是胃大，不满八寸的则是胃小。从脐眼向下到横骨长六寸半，超过六寸半的则大肠粗且长，不足六寸半的大肠细且短。横骨长六寸半，从横骨的上缘向下到股骨内上髁上缘长一尺八寸，股骨内上髁的上缘至下缘长三寸半，股骨内上髁下缘向下到内踝骨长一尺三寸，从内踝骨向下到地长三寸，从膝腘之间向下的外侧到跗属长一尺六寸，从跗属向下到地长三寸，所以骨围大的骨是超过了众人的度，骨围小的骨就达不到众人的度。从额角到颈项之开端长一尺，躯干的腋窝内上肢下垂后不显露的地方为四寸，从腋窝到季胁长一尺二寸，从季胁到髀枢长六寸，从髀枢到膝窝中间长一尺九寸，从膝到外踝长一尺六寸，从外踝到京骨长三寸，从京骨到地长一寸。耳后两高骨间的宽度是九寸，耳前两耳门部位的宽度是一尺三寸，两颧之间的宽度是七寸，两乳之间的宽度是九寸半，两髀之间的宽度是六寸半。足的长度是一尺二寸，宽四寸半。肩端至肘长一尺七寸，肘至腕长一尺二寸半，腕至中指靠近手掌部的那一节根部长四寸，中指靠近手掌部的那一节根部至指尖长四寸半。从项后发际向下到背骨（柱骨）大椎长三寸半，从脊椎骨的胸椎到尾骶骨共二十一节，长三尺，上七椎每节长一寸四分一厘，共长九寸八分七厘，其余不尽之数都在以下诸节平均计算，这是一般人周身的骨度，根据这个标准，这就是确立了人体经脉的长短度数的依据。所以再观察人体的经脉，其呈现在体表浮浅而坚实，或明显粗大的是多血之经脉，细而深的是多气之经脉。

【音释】

髃骭上许竭切，又许伐切。下云居切　髀布米切，股也

五十营第十五

【原文】

黄帝曰：余愿闻五十营①奈何？岐伯答曰：天周[一]二十八宿②，宿三十六分，人气行一周[二]③，千八分④。日行⑤二十八宿[三]，人经脉[四]上下、左右、前后二十八脉⑥，周身十六丈二尺，以应二十八宿，漏水下百刻⑦，以分昼夜。故人一呼，脉再动，气[五]行三寸；一吸，脉亦再动，气[六]行三寸。呼吸定息⑧，气[七]行六寸。十息气[八]行六尺，日行二分⑨。二百七十息，气行十六丈二尺，气行交通于中，一周于身，下水[九]二刻，日行二十五分[十]。五百四十息，气行再周于身，下水四刻，日行四十分⑩。二千七百息，气行十周于身，下水二十刻，日行五宿二十分。一万三千五百息，气行五十营[十一]于身，水下百刻，日行二十八宿，漏水皆尽，脉终矣。所谓交通者，并行一数⑪也，故五十营备⑫，得尽天地之寿矣，凡[十二]

行八百一十丈也。

【校勘】

〔一〕天周　《甲乙》卷一第九、《素问·八正神明论》王注并互乙。

〔二〕周　《素问·八正神明论》"周"下有"天"字。

〔三〕日行二十八宿　《太素·卷十二·营五十周》作"日行二十八分"，《甲乙》卷一第九无其六字。

〔四〕脉　《甲乙》卷一第九讹作"络"。

〔五〕气　《难经·一难》作"脉"字。

〔六〕气　《甲乙》卷一第九作"脉"字。

〔七〕气　《难经·一难》作"脉"字。

〔八〕气　《甲乙》卷一第九作"脉"字。

〔九〕下水　张本互乙。

〔十〕二十五分　《甲乙》卷一第九作"二十分有奇"。

〔十一〕营　《素问·八正神明论》王注引、《景岳全书》卷四脉神章引并作"周"。

〔十二〕凡　《甲乙》、《太素》其上并有"气"字。

【注释】

① 营：四周垒土而居；血；循环；流动；营养；周流。引申为"环绕；周；圈"。此处为周。《说文》："营，帀居也。"桂馥义证："营谓周垣。"《正字通》："荣，血也。"荣；通"营"。《说文通训定声》："荣，假借为营。"《晏子春秋·内篇问上十三》："不掩欲以营君。"吴则虞集释引王引之云："营，读为荣。"本书"营卫生会"篇："人受气于谷谷入于胃，以传与肺，五脏六腑皆以受气，其清者为营，浊者为卫，营在脉中，卫在脉外，营周不休。"

② 二十八宿：二十八宿，是古代天文学的星座名称，周天之星分四方，每方各有七宿，东方七宿是角、亢、氐、房、心、尾、箕；北方七宿是斗、牛、女、虚、危、室、壁；西方七宿是奎、娄、胃、昴、毕、觜、参；南方七宿是井、鬼、柳、星、结、翼、轸，共合二十八宿。

③ 人气行一周：是指经脉之气一昼夜在人身运行五十周次。

④ 千八分：每宿三十六分，与日行二十八宿相乘之数为一千零八分。

⑤　日行：古人以为太阳绕地球转，故称日行。

⑥　二十八脉：手足三阴三阳十二经，有十二脉，左右两侧合二十四脉，加阴跷、阳跷、任脉、督脉各一，共合二十八脉。

⑦　漏水下百刻：漏，即漏刻，是古代计时的仪器，其构造历代不一，原理基本相同。《辞海》：“古代时之器也，以铜壶盛水，底穿一孔，壶中立箭，上刻度数，壶中水以漏渐减，箭上所刻亦以次显露，即可知时。……其法总以百刻，分于昼夜，冬至昼漏四十刻，夜漏六十刻，夏至则反之，春秋二分昼夜各五十刻。”古代的计时标准，都是以一百刻作为一昼夜的时间，其计算方法，每刻分为六十分，一百刻共计六千分，将六千分平均分配于一昼夜的十二个时辰，每一时辰各得五百分，折合八刻二十分，所以一昼夜为九十六刻二百四十分，而二百四十分又等于四刻，合共一百刻。

⑧　呼吸定息：息，《增韵》：“一呼一吸为一息。”呼吸定息，用一呼一吸来确定为息。

⑨　日行二分：日，太阳光阴，时间。分，古人计量时间的度。非今日的时钟所指的分、秒。日行二分，太阳走二分。

⑩　日行四十分：据上分析，其当是四十分三厘二毫。四十分，乃其概数。

⑪　并行一数：脉与漏之数运行一致。

⑫　备：满。《国语·楚语上》：“四封不备一同。”韦昭注：“备，满也。”

【语译】

黄帝说：我希望听你说说经脉之气在人体循环五十圈的情况是怎样的？岐伯回答说：周天有二十八宿，每宿的距离是三十六分，人体的经脉之气，一昼夜运行五十圈，恰好是一千零八分。在一昼夜中日行周历了二十八宿，人体的经脉从上向下数、从左侧和右侧数、前面和后面，共有二十八脉，脉气在全身运行一周共十六丈二尺，恰好相应于二十八宿，用漏壶滴水下流百刻，来划分昼夜环周所需时间。所以人一呼气，脉搏就跳动两次，脉气就流动三寸远，一吸气，脉也跳动两次，脉气也流动三寸远，用一呼一吸来确定为息，每气息流动六寸远，十息气则流动六尺远，等于时间走了二分，二百七十息，脉气流动有十六丈二尺远，脉气流动来来往往在体内，在全身流动等于一圈，等于漏水向下流二刻；等于时间行二十五分。五百四十息，等于脉气于身流动两圈，等于下水四刻，等于日行四十分；二千七百息，脉气在全身流动十圈，等于漏水下流二十刻，等于日行五宿又二十分；一万三千五百息，脉气在全身流动五十圈，等于漏水下注一百刻，等于日行二十八宿。当一百刻的漏水滴尽时，脉气正好运行了五十周结束。所说的脉气流动来来往往在体内的现象，是脉气与漏之数运行相一致的，所以人的脉气一昼夜运行满五十圈，就会有天地赋予的寿命。总的来说，脉气在人体运行五十圈的总长度是八百一十丈。

营气第十六

【原文】

黄帝曰：营气之道①，内谷为宝〔一②。谷入于胃，乃〔二〕传③之肺，流溢于中④，布〔三〕散于外，精专⑤者行于经隧⑥，常营无已，终而复始，是谓天地之纪⑦。故气从太阴出〔四〕，注手阳明，上行注足阳明，下行至跗上，注大指间，与太阴合，上行抵髀〔五〕。从脾注心中，循手少阴出腋下臂，注小指〔六〕，合手太阳，上行乘⑧腋出𬱖内，注目内眦，上巅下项，合足太阳，循脊下尻⑨，下行注小指⑩之端，循足心注足少阴，上行注肾，从肾注心，外散于胸中。循心主脉出腋下臂，出〔七〕两筋之间，入掌中，出中指之端，还注小指次指之端，合手少阳，上行注膻中，散于三焦，从三焦注胆，出胁注足少阳，下行至跗上，复从跗注大指间，合足厥阴，上行至肝，从肝上注肺〔八〕，上循喉咙，入颃颡之窍，究于畜门⑪。其支别者，上额循巅下项中，循脊入骶，是督脉也，络阴器，上过毛中，入脐中，上循腹里⁽⁹⁾，入缺盆，下注肺中，复出太阴。此营气之所行也，逆顺之常⑫也。

【校勘】

〔一〕内谷为宝 《素问·痹论》王注引《灵枢》文"宝"作"实"。

〔二〕乃 《素问·平人气象论》王注引作"气"。

〔三〕布 《素问·平人气象论》王注引《灵枢》文作"而"。

〔四〕出 《甲乙》卷一第十其下有"循臂内上廉"五字。

〔五〕髀 《太素·卷十二·首篇》、《甲乙》卷一第十并作"脾"。

〔六〕指 《太素·卷十二·首篇》、《甲乙》卷一第十其下并有"之端"二字。

〔七〕出 《太素·卷十二·首篇》、《甲乙》卷一第十并作"入"。

〔八〕肺 《甲乙》卷一第十作"鬲"

〔九〕循腹里 《太素·卷十·督脉》杨注无。顾氏《校记》："以上文例之，此下当云'是任脉也'。"

【注释】

① 道：事理；种类。《礼记·檀弓上》："哭有二道，有爱而哭之，有畏而哭之。"

② 内谷为宝：内，同"纳"。宝，珍宝。受纳的五谷变成珍贵的物质。

③ 传：转；递送。引申为"转输"。《集韵》："传，一曰转也。"

④ 中：心。《汉书·乐书》："四畅交于中而发作于外。"张守节正义："中，心也。"汉·曹操。《短歌行》："忧从中来，不可断绝。"

⑤ 精专：精，精华。《字汇》："凡物之纯至者皆曰精。"专，专一，不杂乱纷繁。精专，谓饮食中化生出的精华而纯的物质。

⑥ 经隧：隧，不显露的潜道。《素问·调经论》："五脏之道，皆出于经隧，以行气血。"王冰注："隧，潜道也。"经隧，经脉运行气血的深部的信道。

⑦ 纪：规律。

⑧ 乘：顺。

⑨ 尻：腰以下十七至二十一椎部通称为尻。

⑩　指：通趾。

⑪　究于畜门：究，窟室；此引申为鼻腔和头内其他内在的腔道。《广雅·释宫》》"究，窟也。"《灵枢识》简按："畜门者，鼻孔中通于脑之门户。畜，嗅同。以鼻吸气也。"究于畜门，即喉咽上内部的腔室通到鼻子的外孔道。

⑫　逆顺之常：逆顺，指经脉向下行者为顺，向上行者为逆。全句意为：（经气）上行下行常规。

【语译】

黄帝说：营气的事理，是由受纳的五谷变成珍贵的物质，谷气进入胃中，就把珍贵的物质先上转输到肺，再流溢于心，而后散布于体外，其精华而纯的部分流到深部的经脉之中，长久不息地在全身循环，终而复始，这种现象叫作自然规律。所以营气从手太阴经流出，然后灌注到手阳明经，接着上行面部，灌注到足阳明经后，再下行至脚面上，流注于足大趾间，与足太阴经汇合，而后上行到达大腿，随着到脾，由脾灌注到心内，由此顺着手少阴经到腋部，向下到臂，流注手小指尖端，与手太阳经汇合，由手小指尖端，上行顺着腋部，向上出于眼眶下颧骨内连下牙床部，而后灌注到眼的内角，接着向上流到巅顶，而后向下到后脖子，与足太阳经汇合，接着沿脊柱向下到尻部，接着向下流到足小趾尖端，顺着脚心流到足少阴经，接着向上流到肾脏，随着肾灌注到心包络，散布到胸中，然后顺着心包经到腋，向下到臂，到两筋之间，而后进入手掌中，到中指的尖端，由中指的尖端回转注入无名指的尖端，与手少阳经汇合，接着向上灌注到膻中，布散到三焦腑，再从三焦腑注入胆腑，随着三焦腑灌注到胆腑，由胆腑到胁部灌注到足少阳经，接着向下行到脚面部，又随着脚面部流注到足大趾间，与足厥阴经汇合，接着向上流到肝脏，随着肝脏向上灌注到肺，接着向上顺着喉咙后面的组织的内窍，由内部的腔室通到鼻子的外孔道。

肝的分支分开后，向上至额部，循巅向下到项的中间，顺着脊椎骨向下进入尾骶部，这条是督脉；由尾骶部联结生殖器，接着向上经过阴毛的中间，接着进入到脐中间，而后向上进入腹里，接着再进入缺盆部，然后下流灌注到肺内，接着又到手太阴肺经，这营气循环的路线，是经脉流动的有向上，有向下的常规。

【音释】

骶音氏

脉度第十七

【原文】

黄帝曰：愿闻脉度。岐伯答曰：手之六阳〔一〕，从手至头，长〔二〕五尺①，五六〔三〕三丈②。手之六阴〔四〕，从手至胸中，三〔五〕尺五寸③，三六一丈八尺，五六〔六〕三尺，合〔七〕二丈一尺。足之六阳〔八〕，从足上至头〔九〕，八〔十〕尺，六八四丈八尺。足之六阴〔十一〕从足至胸中，六〔十二〕尺五寸，六六三丈六尺，五六三尺，合〔十三〕三丈九尺。跷脉从足至目，七〔十四〕尺五寸，二七一丈四尺，二五〔十五〕一尺，合〔十六〕一丈五尺。督脉、任脉各〔十七〕四尺五寸，二四〔十八〕八尺，二五一尺，合〔十九〕九尺。凡都④合一〔二十〕十六丈二尺，此气之大经隧也。经脉为里，支而横者为络，络之别⑤者为孙〔二十一〕，盛⑥而〔二十二〕血⑦者疾诛⑧之，盛者〔二十三〕泻之，虚者饮药以补之。

【校勘】

〔一〕手之六阳　《太素·卷十三·脉度》"手"下有"足"字，《难经·二十三难》作"手三阳之脉"。

〔二〕长　《太素·卷十三·脉度》无"长"字。

〔三〕六　《难经·二十三难》、《甲乙》卷二第三其下并有"合"字。

〔四〕手之六阴　《难经·二十三难》作"手三阴之脉"。

〔五〕三 《难经·二十三难》、《甲乙》卷二第三其上并有"长"字。

〔六〕六 《甲乙》卷二第三其下有"合"字。

〔七〕合 《太素·卷十三·脉度》、《甲乙》卷二第三并作"凡"。

〔八〕足之六阳 《难经·二十三难》作"足三阳之脉"。

〔九〕从足上至头 《太素·卷十三·脉度》、《难经·二十三难》并无"上"字。《太素·卷十三·脉度》"头"作"顶"。

〔十〕八 《难经·二十三难》、《甲乙》卷二第三其上并有"长"字。

〔十一〕足之六阴 《难经·二十三难》作"足三阴之脉"。

〔十二〕六 《难经·二十三难》、《甲乙》卷二第三其上并有"长"字。

〔十三〕合 《太素·卷十三·脉度》、《甲乙》卷二第三并作"凡"。

〔十四〕七 《难经·二十三难》、《甲乙》卷二第三其上并有"长"字。

〔十五〕五 《甲乙》卷二第三其后有"合"字。

〔十六〕合 《太素·卷十三·脉度》、《甲乙》卷二第三并作"凡"。

〔十七〕各 《难经·二十三难》、《甲乙》卷二第三其下并有"长"字。

〔十八〕四 《甲乙》卷二第三其后有"合"字。

〔十九〕合 《太素·卷十三·脉度》、《甲乙》卷二第三并作"凡"。

〔二十〕凡都合一 《难经·二十三难》"都合"作"脉长",《太素·卷十三·脉度》"合"下无"一"字。

〔二十一〕孙 《素问·调经论》王注引《针经》文、《素问·三部九候论》王注引《灵枢》文、《太素·卷十三·脉度》、《甲乙》卷二第三其下并有"络"字。当据补。

〔二十二〕盛而 《太素·卷十三·脉度》、《甲乙》卷二第三其上并有"盛"上有"孙络之"三字,"而"下并有"有"字。

〔二十三〕者 《太素·卷十三·脉度》其下有"徐"字。

【注释】

① 尺:古代的长度单位。各代制度不一。汉·蔡邕·《独断》卷上:"十寸为尺……殷……九寸为尺……周……八寸为尺。"段玉裁注:"周制八寸

为尺，十尺为丈。"《淮南子·天文》："十寸而为尺。"

　　②　丈：古代长度单位。《说文》："丈，十尺也。"《国语·周语下》："不过墨丈。"韦昭注："五尺为墨，倍墨为丈。"《淮南子·天文》："十尺而为丈。"

　　③　寸：古代长度单位。参见《骨度》篇之"七尺五寸"之注。

　　④　凡都：同义词连用，凡，总共；总计。《史记·陈涉世家》："陈胜王凡六月。"都，总，总共。《汉书·西域传》："都获之起。"颜师古注："都，犹总也。"

　　⑤　别：分支。

　　⑥　盛：盛满；此处引申为"实、瘀血"。《素问·五常政大论》："无盛盛，无虚虚。"《素问·五常政大论》："无实实，无虚虚。"本书《四时气》篇："盛泻之，虚补之。"

　　⑦　血：红色。唐·李朝威·《柳毅传》："赤龙长千余丈，雷目血舌。"

　　⑧　诛：除去。《国语·晋语六》："以惠诛怨。"韦昭注："诛，除也。"

【语译】

　　黄帝说：我希望了解脉的长度。岐伯回答说：左右两手各有手太阳、手少阳、手阳明，共六条手阳经，从手走到头，每条经脉长五尺，五乘六等于三丈；手太阴，左右两手各有手太阴、手少阴、手厥阴，共六条手阴经，从手走到胸中，每条经脉长三尺五寸，三尺乘六是一丈八尺，五寸乘六是三尺，加起来是二丈一尺；左右两脚各有足太阳、足少阳、足阳明，共六条足阳经，从足向上至头，每条经脉长八尺，六乘八是四丈八尺。左右两脚各有足太阴、足少阴、足厥阴，共六条足阴经，从足到胸中，每条经脉长六尺五寸，六乘六是三丈六尺，五乘六是三尺，加起来是三丈九尺。左右各有一条跷脉，从足到目，每条长七尺五寸，二乘七是一丈四尺，二乘五寸是一尺，加起来是一丈五尺。督脉、任脉，每条长四尺五寸，二乘四是八尺，二乘五寸是一尺，两条经脉加起来是九尺。以上二十八条经脉的总长度是一十六丈二尺，这是营气循行深部的大信道，经脉隐伏在人体深部，从经脉分出支脉横行的是络脉，络脉分出的支是孙络，孙络盛满就会有红色的现象，立即用放血法去除瘀血，对郁滞的病证用泻法，对正气虚的要喝药物来调补。

【按语】

关于瘀血的问题，一般看舌边的瘀点，或外伤看瘀斑，其实，有的人胸、脘、背部就有小米粒样的小疙瘩，胸、脘、背部出现小疙瘩时，病人有的表现为食欲不振，有的表现为乏力，还有其他疾病有像丝线样红色的现象，也为瘀血，都可以挑刺放血治疗。

【原文】

五藏常①内阅②于上七窍也〔一〕，故〔二〕肺气通于鼻，肺〔三〕和③则鼻能知臭香矣；心气通于舌，心〔四〕和则舌能知五味矣；肝气通于目，肝〔五〕和则目能辨五色〔六〕矣；脾气通于口，脾〔七〕和则口能知④五谷〔八〕矣；肾气通于耳，肾〔九〕和则耳能闻五音矣。五藏不和则七窍不通，六府不和则留〔十〕⑤为痈⑥。故邪在府则阳脉不和〔十一〕⑦，阳脉不和〔十二〕则气〔十三〕留之，气〔十四〕留之则阳气〔十五〕盛⑧矣。阳气太盛〔十六〕则阴〔十七〕不利〔十八〕⑨，阴脉不利〔十九〕则血〔二十〕留之，血〔二十一〕留之则阴气〔二十二〕盛矣。阴气太盛，则阳气弗能〔二十三〕荣⑩也，故曰格。阴阳俱盛，不得相荣，故曰关格⑪。关格者，不得尽期⑫而死也〔二十四〕。

【校勘】

〔一〕七窍也 《太素·卷六·脏腑气液》作"在七窍"。

〔二〕故 《太素·卷六·脏腑气液》无。

〔三〕肺 《太素·卷六·脏腑气液》、《难经·二十三难》、《甲乙》卷一第四并作"鼻"。

〔四〕心 《太素·卷六·脏腑气液》、《甲乙》卷一第四并作"舌"。

〔五〕肝 《太素·卷六·脏腑气液》、《甲乙》卷一第四并作"目"。

〔六〕五色 《难经·二十三难》作"白黑"。

〔七〕脾 《太素·卷六·脏腑气液》、《难经·二十三难》、《甲乙》卷一第四并作"口"。

〔八〕知五谷 《甲乙》卷一第四作"别五谷味"。

〔九〕肾 《太素·卷六·脏腑气液》、《甲乙》卷一第四并作"耳"。

〔十〕留 《难经·二十三难》、《甲乙》卷一第四其下有"结"字。

〔十一〕和 《太素·卷六·脏腑气液》作"利"。

〔十二〕和 《太素·卷六·脏腑气液》作"利"。

〔十三〕气 《难经·二十三难》作"脉"。

〔十四〕气 《难经·二十三难》作"脉"。

〔十五〕气 《难经·二十三难》作"脉"。

〔十六〕阳气太盛 《难经·二十三难》作"邪在五脏",《甲乙》卷一第四作"邪在脏"。

〔十七〕阴 《难经·二十三难》、《甲乙》卷一第四、《太素·卷六·脏腑气液》其下并有"脉"字。以下文文义,当据补。

〔十八〕利 《难经·二十三难》、《甲乙》卷一第四并作"和"。

〔十九〕利 《难经·二十三难》、《甲乙》卷一第四并作"和"。

〔二十〕血 《太素·卷六·脏腑气液》作"气"。

〔二十一〕血 《太素·卷六·脏腑气液》作"气"。

〔二十二〕气 《难经·二十三难》作"脉"

〔二十三〕能 《难经·二十三难》、《甲乙》卷一第四并作"得相"。

〔二十四〕不得尽期而死也 《难经·二十三难》作"不得尽其命而死矣"。

【注释】

① 常:通"尚"。好;还。此指"还"。《管子·七臣七主》:"耳常五声。"许维遹案:"常,当读为尚。《晋语》韦注:'尚,好也。'"

② 阅:通"穴。"窟穴。此引申为"窍"。《说文解字注》:"阅,古假阅为穴。"本书《五阅五使》:"余闻刺有五官五阅,以观五气。……五官者,五藏之阅也。"

③ 和:《说文》:"利,铦也。从刀;和然后利。从和省。《易》曰:

'利者，义之和也。'"王念孙疏证："《说文》引《干·文言》'利者，义之和
也'。荀爽注云："阴阳相和，名得其宜，然后利。……《后汉书·章帝纪》
'利作和'。是利与和同义。"

④　知：识别；区别。

⑤　留：止；停留；留滞。

⑥　痈：繁体作"癰"。大疮。亦作"瘫"。同"雍"。通"壅"。此指阻
塞；瘀滞。《素问·大奇论》："肺之雍，喘……"林亿等新校正："详肺雍、
肝雍、肾雍。《甲乙经》俱作痈。"《孟子·万章上》："或谓孔子于卫主痈疽。"
"痈"，《说文解字通训定声》："按《史记》正作雍渠，名取于物为假也；《韩
非子》作雍鉏，《说苑》作雍睢。"《洪武正韵》："雍，与壅同。"《汉书·沟
志》："有决河深川，而无堤防雍塞之文。"颜师古注："雍，读曰壅。"《汉
书·五行志下之上》："犍为柏江山崩，捐江山崩，皆壅江水。"颜师古注：
"壅读曰'壅'。"壅，堵塞；阻挡。《左传·成公十二年》："交贽往来，道路
无壅。"《国语·周语上》："川壅而溃，伤人必多。"

⑦　和：顺；通"宣"。《广韵·戈韵》："和，顺也。"杨树达读书记：
"和读为宣，二字为对转。"王引之述闻："和当读为宣。"宣，通；疏通。《广
韵·仙韵》："宣，通也。"

⑧　盛：实。此处引申为"雍实；不爽快；瘀血"。《素问·五常政大
论》："无盛盛，无虚虚。"

⑨　利：和利；通利；顺利。此引申为"通；通畅"。《神农本草经》
"滑石……利小便。"《史记·高祖本纪》："沛公引兵西，与战……不利。"《神
农本草经》："空青……利九窍。"

⑩　荣：血；循环；流动；营养；周流。此处为"循环；流动"。通
"营"。《说文通训定声》："荣，假借为营。"《晏子春秋·内篇问上十三》："不
掩欲以营君。"吴则虞集释引王引之云："营，读为荣。"本书"营卫生会"
篇："人受气于谷，谷入于胃，以传与肺，五脏六腑皆以受气，其清者为营，
浊者为卫，营在脉中，卫在脉外，营周不休。"《正字通》："荣，血也。"

⑪　关格：《诸病源候论》："关格则阴阳气否结，腹内胀满，气不行于
大小肠，故关格而大小便不通也。"《医醇剩义》："症见喉下作梗，继而食入
呕吐，渐显溲溺难，粪如羊矢。"《寿世保元》卷五："溺溲不通，非细故也，
期朝不通，便令人呕，名曰关格。""丹溪曰：此症多死……格则吐逆，关则

小便不通。"《伤寒论》："大为实，在尺为关，在寸为格，关则不得小便，格则吐逆。"

　　⑫　期：年；特指人寿百岁。此指年。《汉书·王尊传》："三期之间。"颜师古注："期，年也。"《礼记·曲礼上》："百年曰期、颐。"

　　【语译】

　　五脏还有内窍向外通于面部的七窍。所以肺气能外通于鼻，肺脏的功能正常，鼻子就能区别香臭；心气能外通于舌，心脏的功能正常，舌就能辨别五味；肝气能外通于目，肝脏的功能正常，目就能分辨五色；脾气能外通于口，脾脏的功能正常，口就能区别饮食的味道；肾气能外通于耳，肾脏的功能正常，耳就能听到五音。五脏内窍不通利，那么就会使七窍就不通畅；六腑不通畅使气机留滞变成壅瘀。所以邪气在六腑，六腑的经脉不通畅，六腑的经脉不通畅则气机留滞，邪气留滞则使腑气壅滞了。腑气过分的壅滞则会使五脏不通利，导致五脏经脉不通，就会使血液瘀滞，血液瘀滞就会使五脏之气郁滞了，五脏之气过分壅滞，那么就会使六腑之气不能流动，所以叫做关。六腑之气过分郁滞，就会使五脏之气不能流动，所以就叫做格。五脏六腑之气都壅滞，不能相互流动，所以就叫做关格。关格的病人，不超过一年就会死的。

　　【按语】

　　此段讲的是五脏内在的窍道和外窍道相互通的关系，以及生理、病理异常的情况。脏腑以及经脉之气壅滞不通，就会导致关和格。首先脏气壅滞有病，导致腑气不通则为关，若首先腑气壅滞有病，导致脏气不通则为格。如脏气、腑气壅滞不通了，那么就成为关格，关格一成，一般很难超过一年就会离开人世。

　　关于阴气为何是五脏之气？阳气为何是六腑之气？前提有"五藏不和则七窍不通，六府不和则留为痈"和"邪在府则阳脉不和"之语，据此推理，阳脉就是六腑之经脉，其后的阴脉，无疑就是五脏之脉，脏属阴，腑属阳，故阴气，即五脏之气，阳气，即是六腑之气。

【原文】

黄帝曰：跷脉安①起安止？何气荣水〔一〕②？岐伯答曰：跷脉〔二〕者，少阴③之别，起于然骨之后，上内踝之上，直上循阴股入阴〔三〕，上循④胸里入缺盆，上出人迎之前，入頄〔四〕⑤属目内眦，合于太阳、阳跷而上行⑥，气并相还则为濡目，气不荣则目不合。黄帝曰：气独行五藏，不荣六府，何也？岐伯答曰：气之不得无行也〔五〕，如水之流，如环之无端，莫知其纪，终而复始。其流溢之气，内溉藏府〔六〕，外濡腠理。黄帝曰：跷脉有阴阳，何脉〔七〕当其数⑦？岐伯答曰：男子数其阳，女子数其阴，当〔八〕数者为经，其不当数者为络也。

【校勘】

〔一〕荣水　《太素·卷十·阴阳跷脉》作"营此"，《甲乙》卷二第二"水"作"也"，《灵枢识》简按："荣水不成义。"

〔二〕跷脉　《素问·刺腰痛》王注引作"阴跷"。楼英曰："跷脉始终，独言阴跷，而不及阳跷者，有脱简也。"

〔三〕入阴　《素问·刺腰痛》王注引此下有"而循腹"三字。

〔四〕頄　黄校本作"鸠"，《素问·缪刺论》王注引《针经》文作"軌"。《素问·刺腰痛篇》、《难经·二十三难》虞注其下并有"内廉"二字。

〔五〕气之不得无行也　《难经·三十七难》作"然气之所行也"。

〔六〕藏府　马本、张本并作"五脏"。

〔七〕脉　《太素·卷十·阴阳跷脉》、《甲乙》卷二第二并作"者"。

〔八〕当　《甲乙》卷二第二其上衍"其阴"二字。

【注释】

① 安：哪里。

②　荣水：荣，血；循环；流动；营养；周流。此处为"循环；流动"。通"营"。水，此指肾。本书《热病》："索脉于心，不得索之水，水者，肾也。"

③　少阴：《内经》凡言六经，不明确足经、手经者，均指足经。上下同。

④　循：按次序。《玉篇》："循，次序也。"《庄子·天运》："四时叠起，万物循生。"成玄英疏："一切物类顺序而生。"

⑤　顑：《广韵》又巨鸠切。幽部。頯，巨鸠切。幽部。双声叠韵，可通。《说文通训定声》："頯，假借为颈（顑）。"《素问·气府论》："頯骨下各一。"王冰注："頯，顑也。顑，面颧。"

⑥　行：头。《太玄·装》："莫见之行。"范望注："行，首也。"

⑦　何脉当其数：当，应该；应当。《字汇》："当，理合如是也。"《词诠》："当……直也，应也。今言'该当'、'应该'。"数，算在数内。《后汉书·文苑传·祢衡》："余子碌碌，莫足数也。"何脉当其数，即什么经脉应该计算在内。

【语译】

黄帝说：脉跷从哪里开始到哪里停止，是什么经气流到肾呢？岐伯回答说：阴跷脉的出现是足少阴肾经的分支脉，起于然骨下边，向上行到内踝的上面，笔直向上顺着大腿内侧入于生殖器，接着向上依次进入胸内，然后进入于缺盆，向上到人迎的前面，接着进入颧部，联结于眼内角，与足太阳经、阳跷脉会合，阳跷脉就在这里向上到头，阴跷与阳跷的脉气并行联结到足太阳经脉就返回来而濡润眼睛；脉气不流动那么目就不合。黄帝说：阴跷之脉气，只流到五脏，不能循环到六腑是什么原因呢？岐伯回答说：脏气不能不流动，像水的流动，日月的运转一样，不会休止的，所以五脏的经脉流动到相应的脏器，六腑的经脉流动到六腑，如环无端，没有谁知道那里的起点，终而复始。各脉之气流动的营气，向内灌溉五脏六腑，流到肌表的则濡润肌腠皮肤。黄帝说：跷脉有阴跷、阳跷的区别，那么什么经脉应该计算在内？岐伯答：

男子计算在内的是阳跷脉的长度，女子计算在内的是阴跷脉的长度，计算在内的就是经，不计算在内的就是络。

【按语】

本篇首开宗明义指出"跷脉从足至目，七尺五寸，二七一丈四尺，二五一尺，合一丈五尺"。其告诉我们，跷脉就两条，非能算作四条。因"男子数其阳，女子数其阴，当数者为经，其不当数者为络也"言外之意，男子有阳跷经而无阴跷经，但有阴跷络。女子有阴跷经而无阳跷经，但有阳跷络。

【音释】

跷渠略切　　经隧音遂

营卫生会第十八

【原文】

黄帝问于岐伯曰：人焉受①气②？阴阳焉会？何气为营？何气为卫？营安从生？卫于焉〔一〕③会？老壮不同气，阴阳异位，顾闻其会。岐伯答曰：人受气于谷，谷④入于胃，以〔二〕传⑤与〔三〕肺〔四〕，五藏六府，皆以受〔五〕气，其清者为营，浊者为卫，营在〔六〕脉中，卫在〔七〕脉外，营周⑥不休，五十〔八〕而复大会⑦。阴阳相贯，如环无端。卫气行于阴二十五度，行于阳二十五度，分为昼夜，故气至阳而起〔九〕⑧，至阴而止。故曰：日中而阳陇〔十〕⑨为重阳⑩，夜半而阴陇〔十一〕为重阴。故太阴主内，太阳主外，各行二十五度⑪，分为昼夜。夜半为阴陇，夜半后而为〔十二〕阴衰，平旦阴尽而阳受气矣。日中为〔十三〕阳陇〔十四〕，日西而阳衰，日入阳尽而阴受气矣。夜半而大会，万民皆卧，命曰合阴，平旦阴尽而阳受气，如是无已，与天地同纪。

【校勘】

〔一〕于焉　《甲乙》卷一第十一作"安从"。

〔二〕以　《甲乙》卷一第十一作"气"，《难经·三十难》作"乃"。

〔三〕与　张本作"于"。

〔四〕肺　《难经·三十难》作"五脏六腑"。

〔五〕以受　《难经·三十难》作"受于"。

〔六〕在　《难经·三十难》、《甲乙》卷一第十一、《伤寒论·辨太阳病脉证并治中》并作"行"。

〔七〕在　《难经·三十难》、《甲乙》卷一第十一、《伤寒论·辨太阳病脉证并治中》并作"行"。

〔八〕十　《灵枢略·六气论》其下有"周"字。

〔九〕起　《灵枢略·六气论》作"行"。

〔十〕陇　《甲乙》卷一第十一校语"一作袭"，下同。

〔十一〕陇　《甲乙》卷一第十一校语"一作袭"，下同。

〔十二〕为　《甲乙》卷一第十一无。

〔十三〕为　胡本、熊本、周本、统本、金陵本、藏本、日抄本并作"而"。

〔十四〕陇　日刻本作"隆"。

【注释】

①　受：接受；得；取。《广雅·释诂三》："受，得也。"《字汇》："受，取也。"

②　气：人体内流动的像雾露样的且富有营养的物质。本书《决气篇》："上焦开发，宣五谷味，熏肤充身泽毛，若雾露之溉，是谓气。"

③　焉：疑问代词。哪里；怎么。

④　谷：此指营养；养分。《广韵·屋韵》："谷，养也。"《老子》第六章："谷神不死。"河上公注："谷，养也，人能养神则不死，神谓五脏之神也。"

⑤　传：转输。《集韵·仙韵》："传，一曰转也。"《孟子·滕文公下》："以传食于诸侯。"焦循正义："言转食也。"

⑥　营周：营，四周垒土而居；血；循环；流动；营养；周流。此由"营谓周垣"引申为"环绕的经脉"，或循环的经脉。周，"环绕；周；圈"。

《后汉书·班彪传上》："周以钩陈之位。"李贤注："周，环也。"营周，营卫在环绕的经脉内外流动。

⑦ 五十而复大会：大，通"待"。营卫在一昼夜各行五十周次之后，等待再次汇合。

⑧ 起：起床。

⑨ 陇：隆盛。

⑩ 重阳：即阳中之阳，阳气盛极的时候。

⑪ 各行二十五度：各，尺度；标准。各与格为古今字。《说文》："各，异辞也。……有行而止之，不相听也。"徐灏·《说文解字注笺》："各，古格字。故从夊，夊有至义，亦有止义，格训为至，亦训为止。"《广韵·陌韵》："格，度也，量也。"《后汉书·傅燮传》："朝廷重其方格。"李贤注："格，犹标准也。"各行二十五度，即标准为流二十五圈。

【语译】

黄帝向岐伯问到：人在哪里得到营养物质呢？阴阳是怎样交汇的？什么气叫营？什么气叫卫？营气是从哪里产生的呢？卫气到哪里汇合呢？老年人和壮年人气的盛衰不同，阴阳的位置不同，我想了解它们是怎样会合的。岐伯回答说：人从五谷得到的精气，谷的营养进入到胃后，就传输到肺，五脏六腑都凭借胃来得到谷气的营养，营养物质中清的叫营，浊的叫卫，营气流动于脉中，卫气流动在脉外，营卫在环绕的经脉内外流动没有休止，一昼夜营卫各循行五十周后就汇合一次，脏腑脉相互贯通，如环无端。卫气夜行于阴二十五周次，昼行于阳二十五周次，以此来区分昼和夜。卫流到天亮时候则人们起床活动，流到夜间时候则人们睡觉。所以说，中午时阳气最盛，叫重阳，夜半时阴气最盛，叫重阴。所以足太阴守着里面，足太阳守着外面。标准为流二十五圈，以此来区分昼和夜。夜半为阴气盛，夜半向后阴气开始衰，到黎明时阴气已衰极，而白天得到卫气。中午阳气最盛为阳陇，当太阳向西时阳气开始衰，黄昏之时阳气已衰极，而夜间得到卫气。夜半时，营气、卫气都在阴分汇合了，也是很多人都在睡觉，因此此时叫做合阴，黎明，阴气就衰尽，白天又得到卫气了，像这样日日夜夜循行不息，如同天地日月运转一样的规律。

【按语】

重阳、重阴的解释，一般解释为"阳中之阳，阳气盛极的时候"、"阴中之阴，阴气盛极的时候"，但是没有反映出与"夜半而大会……命曰合阴"命名内在的关系，因为"重"除了含有"极"义外，"重"有"两个；成双"的含义，其之所以叫重阳，是因为"平旦阴尽而阳受气，日中为阳陇"这一阶段为一，加上"日中为阳陇，日西而阳衰，日入阳尽，"这又是一，1＋1＝（重）两个，即日中为二阳重叠之时，也是阳气多时，因"日中为阳陇"，故此时是二阳气交接重合最盛的阶段，故陇；重阴的解释以此推理。"日入阳尽而阴受气"始，至夜半为一，从"夜半后而为阴衰，平旦阴尽"又为一，故为"重阴"。

【原文】

黄帝曰：老人之不夜瞑者，何气使然？少壮之人不昼瞑〔一〕者，何气使然？岐伯答曰：壮〔二〕①者之〔三〕气血盛，其〔四〕肌肉滑，气道通〔五〕，荣卫之行，不失其〔六〕常，故昼精②而夜瞑③。老者之气血衰，其肌肉枯，气〔七〕道涩，五藏之气相抟〔八〕④，其营气衰少而卫气内伐⑤，故昼不精，夜不瞑。

【校勘】

〔一〕不昼瞑　《甲乙》卷一第十一作"不夜瞑"，《难经·四十六难》为"少壮者夜不瞑"。

〔二〕壮　《医说》卷五其上有"少"字。

〔三〕之　《医说》卷五无。

〔四〕其　《医说》卷五无；《景岳全书》卷十八·不寐类作"则"。

〔五〕通　《甲乙》卷一第十一作"利"。

〔六〕其　《医说》卷五作"于"。

〔七〕气　《医说》卷五作"营卫之"。

〔八〕抟　统本、金陵本、藏本、日抄本、张本并作"搏"。《甲乙》卷一第十一作"薄"。

【注释】

① 壮：壮年，三十岁。此泛指三十左右。又指年轻。《后汉书·循吏传·任延》："拜会稽都尉，时年十九，迎官惊其壮。"《释名·释长幼》："三十曰壮。"《礼记·曲礼上》："人生十年曰幼，学；二十曰弱，冠；三十曰壮，有室。"

② 昼精：精，明，指头脑清楚，精神充沛。昼精，白天头脑清楚，精神充沛。

③ 夜瞑：夜瞑，夜间睡眠深熟。

④ 抟：此引申为约束。通"缚"。段玉裁注："易抟为缚，缚，谓卷之紧也。"《广雅·释诂三》："抟，束也。"《墨子·备高临》："左右缚弩皆于植。"孙诒让闲诂："抟当读做缚。"

⑤ 伐：伤。

【语译】

黄帝说：老年人在夜间不能熟睡，是什么气使他们这样呢？少年人和壮年人在白天头脑清楚、精神充沛，夜晚睡眠深熟，又是什么气使他们这样呢？岐伯回答说：少年人和壮年人气血充盛，肌肉滑利，气道通畅，营气、卫气都很正常，所以在白天头脑清楚、精神充沛，夜晚睡眠深熟。老年人的气血已经衰少，他们的肌肉枯萎，气道涩滞，五脏之气就一个接着一个地被约束；营气衰少，卫气内扰，所以在白天头脑不清楚、精神不充沛，在夜里也就不能熟睡。

【原文】

黄帝曰：顾闻营卫之所行，皆何道①从来〔一〕？岐伯答曰：营出于中焦，卫出于下〔二〕焦。黄帝曰：顾闻三焦之所出②。岐伯答曰：上焦出于胃上口〔三〕，并咽以上贯膈而布胸中，走腋，循〔四〕太阴之分而行，还至〔五〕阳明，上至舌，下足阳明，常③与营〔六〕俱行于阳二十五度〔七〕，行于阴亦二十五度一周也，故五十度而复大会于手太阴矣。黄帝曰：人有热，饮食下胃，其气未定④，汗则出，或出于面，或出于背〔八〕，或出于半身，其不循卫气之道而出何也？岐伯曰：此外伤于风，内开腠理，毛蒸理泄，卫气走之，固〔九〕不得循其道，此气慓悍滑疾，见开而出，故不得从其道，故命曰漏泄〔十〕。

黄帝曰：愿闻中焦之所出。岐伯答曰：中焦亦并〔十一〕胃中〔十二〕，出上焦之后，此所〔十三〕受气者，泌糟粕，蒸〔十四〕津液，化其精微，上注于肺脉，乃化而为血，以奉〔十五〕生身，莫贵于此，故独得行于经隧，命曰营气。黄帝曰：夫血之与气，异名同类，何谓也？岐伯答曰：营卫者，精气也；血者，神气也〔十六〕。故血之与气，异名同类焉。故夺〔十七〕血者无⑤汗，夺〔十八〕汗者无血，故人生〔十九〕有两死而无两生⑥。

黄帝曰：愿闻下焦之所出。岐伯答曰：下焦者〔二十〕，别回肠⑦，注于膀胱而渗入焉。故水谷者，常并居于胃中，成〔二十一〕⑧糟粕，而俱下于大〔二十二〕肠，而成⑨下焦，渗而俱下，济泌别汁〔二十三〕⑩，循下焦而渗入膀胱焉。黄帝曰：人饮酒，酒〔二十四〕亦入胃，谷未熟而小便独先下何也？岐伯答曰：酒者，熟谷之液也，其气悍以清〔二十五〕，故后谷而入，先谷而液出焉〔二十六〕。黄帝曰：善。余闻上焦如雾⑪，中焦如沤⑫，下焦如渎⑬，此之谓也。

【校勘】

〔一〕来　《太素·卷十二·首篇》作"行"，《甲乙》卷一第十一作"起"。

〔二〕下　《太素·卷十二·首篇》、《千金》卷二十第四、《灵枢略·六气论》并作"上"，据上下文义，当据改。

〔三〕口 《千金》卷二十第五作"管"。

〔四〕循 《甲乙》卷一第十一、《千金》卷二十第五、《普济方》卷四十三引其下并有"足"字。

〔五〕至 《甲乙》卷一第十一作"注手"。据下文有"下足阳明"，当据改。

〔六〕营 《千金》卷二十第五、《难经本义》卷下其并下有"卫"字。

〔七〕度 《太素·卷十二·首篇》作"周"。

〔八〕背 《千金》卷二十第五其下有"身中皆热"四字。

〔九〕固 张本、《甲乙》卷一第十一并作"故"。

〔十〕命曰漏泄 《千金》卷二十第五作"名曰漏气"，《甲乙》卷一第十一"命"作"名"。

〔十一〕并 日刻本旁注作"出"，《难经·三十一难》滑注引作"傍"。

〔十二〕中 《甲乙》卷一第十一、《太素·卷十二·首篇》并作"口"。

〔十三〕所 《太素·卷十二·首篇》其下有"谓"字。

〔十四〕蒸 《太素·卷十二·首篇》作"承"。

〔十五〕以奉 《千金》卷二十第五互乙。

〔十六〕营卫者，精气也；血者，神气也 《外台》卷六中焦热、寒泄痢方引《删繁》作"卫是精气，营是神气"。

〔十七〕夺 《千金》卷二十第五作"脱"。

〔十八〕夺 《千金》卷二十第五作"脱"。

〔十九〕生 《甲乙》卷一第一、《千金》卷二十第五、《伤寒论》成注卷一、《儒门事亲》卷十四并无。

〔二十〕下焦者 《千金》卷二十第五其并下有"起胃下管"四字。

〔二十一〕成 《素问·咳论》王注引作"盛"。

〔二十二〕大 《难经本义》卷下其下有"小"字。

〔二十三〕济泌别汁 《素问·咳论》王注引无"济"字。

〔二十四〕酒 《太素·卷十二·首篇》、《外台》卷六·下焦热方引

《删繁》、《千金》卷二十第五并无。

〔二十五〕清　《太素·卷十二·首篇》、《甲乙》卷一第十一、《千金》卷二十第五并作“滑”，《甲乙》校语“一作清”。

〔二十六〕先谷而液出焉　《太素·卷十二·首篇》、《千金》卷二十第五、《外台》卷六·下焦热方引《删繁》作“而先谷出焉”。

【注释】

① 道：通“首”。头；起始。《逸周书·芮良夫》：“稽道谋告。”王念孙杂志：“稽道，即稽首也。道从首声，故与首通用。……前《周月篇》‘周正岁道’，即岁首，是《逸周书》借道为首也。”

② 出：居于；处在。《史记·秦始皇本纪》：“（秦王）居约易出人下。”

③ 常：通“尚”。还。《管子·七臣七主》：“耳常五声。”许维遹案：“常，当读为尚。”

④ 定：熟肉；成熟。引申为“化成精气”。

⑤ 无：亡。《说文》：“无，亡也。”

⑥ 有两死而无两生：有夺汗又夺血这两种情况，就可能死；夺汗、夺血这两种情况仅存其一的，就有生的希望。

⑦ 别回肠：《类经》卷八第二十三注：“别回肠者，谓水谷并居于胃中，传化于小肠，当脐上一寸水分穴处，糟粕由此别行回肠，从后而出，津液由此别渗膀胱，从前而出。”

⑧ 成：变成；成熟。《史记·李将军列传》：“桃李不言，下自成蹊。”《吕氏春秋·明理》：“五谷萎败不成。”高诱注：“成，熟也。”

⑨ 成：盛（cheng）也。《释名·释语言》：“成，盛也。”王先谦疏证补：“成盛声义互通，见于经典者甚多。故成训为盛。”盛，《经典释文》：“在器曰盛。”

⑩ 济泌别汁：济，罴；本义是滤酒，过滤的意思。《齐民要术》：“济令清。”缪启愉校释：“《广雅》：‘罴，漉也。’……所谓‘济令清’，就是漉出糟。”王念孙疏证：“罴之言挤也。”《广韵·荠韵》：“罴……通作沛。”沛，也作“济”。《汉书·地理志上》：“沛、河惟兖州。”颜师古注：“沛本济水之字。”济，漉；过滤。《周礼·天官·酒正》辨四饮之物，一曰清。郑玄注：“清，谓醴之沛者。”孙揖让正义：“凡沛皆谓去汁滓。”泌，过滤。本篇的“泌糟粕”，即过滤之意。汁，含有某种物质的液体。《说文》：“汁，液也。”

济泌别汁，即经过过滤，将液体分离出来。

⑪　如雾：像雾露一样弥漫。

⑫　如沤：沤，长时间壅埋堆积而发热发酵。《蜀语》："衣物湮烂曰沤。"如沤，像发酵一样。

⑬　如渎：沟渠。《说文》："渎，沟也。"如渎，像沟渠一样。

【语译】

黄帝说：我希望了解营卫之气它们所流动的范围，都是从什么源头来的？岐伯回答说：营气是由中焦发出的，卫气是由上焦发出的。黄帝说：希望了解三焦所处的位置。岐伯回答说：上焦产生于胃的上口，和食道并在一起就向上穿过膈膜，布散于胸中，接着循行到腋下；顺着足太阴经分开的部位而走，还到阳明经，向上行至舌，向下注于足阳明胃经；还和营气白天行于阳二十五度，夜间行于阴二十五度一圈了，所以行五十圈，就汇合于手太阴肺经了。黄帝说：人有发热的时候，饮食向下到胃后，尚未化成精气，就出汗了，有的出在面部，有的出在背部，有的出在半身，出汗的部位没有顺着卫气运行的道路而出，这是什么道理？岐伯说：这是因为肌表为风所伤，向内使腠理开泄，汗毛眼被蒸腾使腠理开泄，卫气行至的部位，的确是没有顺着它的正常的路径走，这卫气强悍滑疾，遇到有开泄的间隙就会出来，所以不能顺从它原来的途径运行了，这种现象，叫做漏泄。

黄帝说：希望了解中焦所处的部位。岐伯回答说：中焦腑也合并胃中，到上焦的后边，这就是能得到营养物质的地方，其能过滤糟粕，蒸化津液的消化，把饮食的精华部分，向上灌注于肺脉，饮食的才能化生成为血液，以奉养活生生的身体，没有什么比这血更重要的了，所以独有它行于十二经脉，给它命名营气。黄帝说：血与卫气虽然名称不同，但是同属一类，怎么称谓它们呢？岐伯回答说：营气和卫气的称谓叫精气，血的称谓叫神气，所以，血与气名称虽不同，但来源同属一类，因此，血液丢失的人，就是亡汗，汗出过多的人，就是亡血，既有夺汗又有夺血这两种情况，就可能死；夺汗、夺血这两种情况仅存其一的，就有生的希望。

黄帝说：希望了解下焦之所处的位置。岐伯问答说：下焦从回肠分出来，联结到膀胱就有水渗入进去了，所以水谷变化，还同时留在胃中，变成糟粕后就都向下到大肠，就盛在下焦，慢慢地透出或漏出都向下排出去。黄帝说：人喝了酒，酒也入于胃中，食物尚未腐熟消化，可是酒却只有小便先排泄出去，是什么原理呢？岐伯回答说：酒是谷类经发酵酿制成的液体，酒气的性质剽疾滑利而是纯净的液体，所以它虽后于食物入胃，却先于食物腐熟地排出。黄帝说：很好。我听说上焦的蒸腾气化，像雾露一样弥漫，中焦的作用对食物发酵一样，以过滤糟粕，使水谷产生精微，下焦的作用是排泄，它就像沟渠一样把水液糟粕送出体外，说的就是这些现象。

【按语】

关于"营卫者，精气也；血者，神气也。故血之与气，异名同类焉"的核心是指出汗血都为水谷精微所化生，因此"汗血通源"，当"夺血者无汗，夺汗者无血"情况的出现，血脱就意味着汗也亡了，汗脱就意味着血也亡了。

关于"循太阴之分而行，还至阳明，上至舌，下足阳明"的"还至阳明，上至舌"如何理解，或认为是手阳明，但查手阳明经不连舌，唯足太阴脾联结。因此三焦是"循太阴之分而行"向两个方向循行，一为脾向上至舌，一为下足阳明，就合乎"循太阴之分而行"的原则了。

关于三焦的问题，对此至今争论不休，实际上没有什么可以争论的，本篇说的很清楚，此段"顾闻三焦之所出。岐伯答曰：上焦出于胃上口，并咽以上贯膈而布胸中，走腋，循太阴之分而行，还至阳明，上至舌，下足阳明，常与营俱行于阳二十五度，行于阴亦二十五度一周也，故五十度而复大会于手太阴矣"说的就是上焦所处的位置和大小；此段"中焦亦并胃中，出上焦之后，此所受气者，泌糟粕，蒸津液，化其精微，上注于肺脉"说的就是中焦所处的位置和大小；此段"下焦者，别回肠，注于膀胱而渗入焉"说的就是下焦所处的位置和大小，只是上中焦的某些地方有和某脏腑的相重叠而已。由此可以看出，三焦腑很大，因此称为"孤腑"——大腑。

四时气第十九

【原文】

黄帝问于岐伯曰：夫四时之气，各不同形，百病之起，皆有所生，灸刺之道，何者为定〔一〕？岐伯答曰：四时之气，各有所在，灸别〔二〕之道，得〔三〕气穴为定。故春取经〔四〕血〔五〕脉分肉①之间，甚者深刺〔六〕之，间②者浅刺〔六〕之。夏取盛③经孙络〔七〕④，取分间⑤绝⑥皮肤。秋取经腧，邪〔八〕在府，取之合。冬取井荥，必深以留之〔九〕。

【校勘】

〔一〕定　《甲乙》卷五第一上"定"作"宝"。

〔二〕别　统本、金陵本、藏本、日抄本、张本、《太素》、《甲乙》并作"刺"。据上文"灸刺之道"，当据改。

〔三〕得　《甲乙》卷五第一上无。

〔四〕经　《素问·水热穴论》作"络"。

〔五〕血　《甲乙》卷五第一上引《九卷》作"与"。

〔六〕刺　《甲乙》卷五第一上作"取"。

〔七〕孙络　《甲乙》卷五第一上无。

〔八〕邪　《太素·卷二十三·杂刺》、《甲乙》卷五第一上其下有"气"字。

〔九〕必深以留之　《甲乙》卷五第一上"必"作"欲""以"作
"而"。

【注释】

①　分肉：分，分开。《说文》："分，别也。"分肉，此即在深部的肉与
肉分开的缝间。马莳："肌肉、分肉之辩，肌肉在皮内肉上，而分肉近于骨者
也。分肉有二，各部在外之肉曰分肉。其在内近骨之肉与骨根分，也曰分
肉"。《类经》卷十九第六："大肉深处，各有分理，是谓分肉间也。"

②　间，同"闲"，此指病愈。《方言》卷三："差、闲，愈也。南楚病
愈者谓之差，或谓之闲。"《论语·子罕》："病闲。"何晏集解引孔安国注：
"病少差曰闲也。"

③　盛：多；众多，盛满。《广雅·释诂三》："盛，多也。"

④　孙络：最小的络脉。

⑤　分间：分，分开。《说文》："分，别也。"间，通"闲"。缝隙。分
间，肌肉和肌肉的缝隙。

⑥　绝：穿越；切断。《吕氏春秋·悔过》："今行数千里，又绝诸侯之
地以袭国。"高诱注："绝，过也，过诸侯之土地。"《释名·释语言》："绝，
截也。如割截也。"皇侃疏："若少差则病势断绝有闲隙。"

【语译】

黄帝问岐伯：四时气候的变化，各有不同的情形，多种疾病
的发生，都有所产生的原因，灸刺的规律怎样来确定呢？岐伯回
答说：四季的气候，各自出现在所相应的部位，灸刺的规律，得
气（有感应）的穴位是确定的依据。所以春天针刺经、血脉的分
肉的间隙，严重的病证，用深刺的方法，病情稍轻宜浅刺。夏天
针刺盛满经的孙络在络脉这个部位穿过皮肤浅刺，秋天针刺各经
的腧穴，邪气在六腑的，可刺阳经相应的合穴。冬季针刺各经的
井穴和荥穴，且一定深刺而留针时间要长些。

【原文】

温疟①汗不出，为五十九痏②。风痓③肤胀，为五十七〔一〕

痏，取皮肤之血者，尽取之。殑泄④，补三阴之〔二〕上，补阴陵泉，皆久留之，热行乃止。转筋于阳治〔三〕其阳，转筋于阴治〔四〕其阴，皆卒刺⑤之。徒㾴⑥，先取环谷⑦下三寸，以铍针⑧针之〔五〕，已刺而筩⑨之，而内之，入而复之⑩，以尽其㾴，必坚〔六〕⑪，来〔七〕⑫缓则烦悗〔八〕，来〔九〕急则安静，间一日刺之，㾴尽乃止。饮闭药⑬，方刺之时徒饮之，方饮无食，方食无饮，无食他食，百三十五日。着痹⑭不去，久寒不已，卒取其三里〔十〕。骨为干〔十一〕⑮。肠〔十二〕中不便⑯，取三里，盛泻之，虚补之。疠风〔十三〕⑰者，素⑱刺其肿上，已刺，以锐针针其处〔十四〕，按出⑲其恶气〔十五〕，肿尽乃止，常食方食⑳，无食他食。

【校勘】

〔一〕七　《太素·卷二十三·杂刺》、《甲乙》卷八第四并作"九"。

〔二〕之　《甲乙》卷十一第五作"交"。

〔三〕治　《太素·卷二十三·杂刺》作"理"。

〔四〕治　《太素·卷二十三·杂刺》作"理"。

〔五〕以铍针针之　《太素·卷二十三·杂刺》、《甲乙》卷十一第五"铍"并作"鈚"。《太素·卷二十三·杂刺》仅一"针"字，《甲乙》卷十一第五"针之"作"刺之"。

〔六〕必坚　《甲乙》卷八第四、《太素·卷二十三·杂刺》其下并有"束之"二字。

〔七〕来　《甲乙》卷八第四作"束"。

〔八〕悗　《太素·卷二十三·杂刺》作"悇"。

〔九〕来　《甲乙》卷八第四作"束"。

〔十〕卒取其三里　《太素·卷二十三·杂刺》无"三"字。《太素·卷二十三·杂刺》杨注："卒，当为'焠'。"

〔十一〕骨为干　《甲乙》卷九第七无"骨为干"三字，《太素·卷二十三·杂刺》"干"作"骭"。

〔十二〕肠　《甲乙》卷九第七作"腹"。

〔十三〕疠风　熊本、日抄本、《太素·卷二十三·杂刺》并作

"厉"。

〔十四〕以锐针针其处 《太素·卷二十三·杂刺》作"以兑针兑其处",《甲乙》卷十一第九下作"以吮其处"。

〔十五〕气 《甲乙》卷十一第九下作"血"。

【注释】

① 温疟:《诸病源候论·疟病诸候·温疟候》:"先伤于寒而后伤于风,故先寒后热,病以时作,名曰寒疟。先伤于风而后伤于寒,故先热而后寒,亦以时作,名曰温疟。"

② 五十九痏:针刺孔;针刺的次数,针刺一次叫一痏;殴伤。此指瘀点,或米粒样的小疙瘩。本书《邪气脏腑病形》:"已发针,疾按其痏,无令其血出,以和其脉。"《素问·缪刺论》:"刺手中指、次指爪甲上,去端如韭菜,各一痏。"徐灏注笺:盖殴人但皮肤肿起者谓之疵,伤至青黑色则为之痏也。五十九痏:参见本书"热病""所谓五十九刺者"。

③ 疭:水肿病。疭,《集韵·至韵》:"疭,肿病。"唐·玄应·《一切经音义》:"疭,水肿,肿病。经文作疭、脉二形。"

④ 飧(sun)泄:参见"经脉"篇注。

⑤ 卒刺:急速针刺。

⑥ 徒疭:徒,范围副词,只;仅。徒疭,仅有水肿。

⑦ 环谷:《太素》杨注认为是脐中;一说,环跳之别名。待考。

⑧ 铍针:铍:通"錍"。铍针,一种刺痈肿的针,末如剑锋。

⑨ 筩:通"筒"。桶状或筒状器具。此指中空的针具,或筒状器具。《集韵·董韵》"筩,候管。"《一切经音义》卷二引《三苍》:"筩,竹管也。"《韩非子·说疑》:"不能饮者以筩灌之。"楼英:"筩针,针中行空窍,如筩出水也。"

⑩ 复之:復、複,二者今简化为"复"。复,通"覆"。覆盖;倾覆;翻转。《荀子·臣道》:"以德复君而化之。"俞樾评议:"《韩诗外传》复作覆,当从之。"《易·泰》:"城复于隍,勿用师。"孔颖达疏:"今下不陪扶,城则陨坏,以此崩倒,反于复隍。"覆,通"复"。《易·干》:"终日干干,反复道也。"三国·魏·王弼注作"覆"。阮元校勘记:"《释文》复,本亦作覆。"《汉书·冯唐传》:"不从中覆也。"颜师古注:"覆,谓覆白之也。"《说文》:"覆,覂也一曰盖也,从襾,复声。"段玉裁注:"'反'下曰:覆也。反复者,

倒易其上下也。"

⑪　必坚：坚，坚硬。必坚，一定要使肌肉坚硬，（方为水尽）。

⑫　来：招致；招之使来。此指"水流出来"。《尔雅·释诂上》："来，至也。"《字汇》："来，招之也。"徐灏注笺："来本为麦名……古来麦字只作来假借为行来之来。"《吕氏春秋·不侵》："尊贵富大不足以来士矣。"高诱注："来，犹致也。"

⑬　闭药：闭，小便不通。闭药，治疗小便不通之药。马莳："必饮通闭之药，以利其水，防其再肿。"

⑭　着痹：《素问·痹论》："湿气胜者，为着痹也。"

⑮　骨为干：干。触犯，《说文》："干，犯也。"骨为干，即骨被邪气侵袭。

⑯　便：顺利；排泄大小便。《字汇》："便，顺也。"《华阳国志·蜀志》："朝泻金其后，曰牛便金。"

⑰　疠风：疠，癞；瘟疫。徐锴系传："疠，恶疮疾也。"《素问·风论》："有荣气热胕，其气不清，故使其鼻柱坏而色败，皮肤溃疡。"《战国策·楚策四》："疠人怜王。"吴是道补注："疠，癞也。"《玉篇》："疠，疫气也。"疠风，据下文"恶风"二字，其为恶疮疾也，因《诸病源候论·恶风须眉堕落候》："大风病，风须眉堕落者……即成风疾……故面色败，皮肤伤，鼻柱坏，须眉落。"类今之"麻风病"。据此，疠风，恶风，大风异名实同。

⑱　素：广博。《方言》十三："素，广也。"《广雅·释诂四》："素，博也。"

⑲　按出：抑制；止住；击。《尔雅·释诂下》："按，止也。"《广韵·翰韵》："按，抑也；止也。"《文选·宋玉〈招魂〉》："陈钟按鼓。"刘良注："按，犹击也。"出，产生。

⑳　方食：方，规谏。《三国志·魏志·高堂隆传》："昔汉文帝称为贤主，躬行约俭……而贾谊方之。"方食，规定之食。

【语译】

温疟不出汗的，刺五十九个穴位；风水病，皮肤肿胀，刺五十七个穴位中皮肤有血点的地方，把瘀血都放出来。飧泄证，补三阴交穴，补阴陵泉穴，都应长时间留针，待针下有热感流动就停止针刺。对转筋的部位在外侧的，就取三阳经的腧穴进行刺治，对转筋部位在内侧的，应取三阴经的腧穴进行刺治，都应立即针刺相应的穴位。对只有水肿病而不兼风邪的，首先在环谷下三寸的部位，用铍针刺之，然后用中空如筒的针，刺入铍针所刺入的部位，中空如筒的针进入后，使中空如筒的针孔翻转过来，来极力消除水肿，一定要把中空如筒的针固定牢固，水放得缓慢，患者会感觉烦闷不舒；水放得快就会使病人安静，每隔一日用针刺放水一次，使水肿退尽为止。还需要饮服通闭利小便的药物，在开始针刺阶段，只喝通闭利尿药，才服药时就不要吃食物，刚吃过食物不要服药，不要吃不利于病的食物一百三十五天。着痹长久不除，是长期有寒邪没有完结，速刺足三里穴。骨被邪气侵袭，就会使大小肠不通顺，刺足三里穴。对郁滞的用泻法，对正气虚的用补法。对麻风病，大面积地刺其肿起的部位。刺过之后；再用锐利的针刺患处，抑制生病部位的毒气，直至肿消为止。刺后要吃医生规谏的食物，不要吃其他的食物（动风发毒的食物）。

【按语】

关于"必坚"，一定要使肌肉坚实，（方为水尽）。因水肿者局部肌肉不实，按之有凹，治疗水肿将水放尽的标志，是肌肉变实，按之无凹。

关于"骨为干"解释的依据，是根据《素问·痹论篇第四十三》："诸痹不已，亦益内也。"及"骨痹不已，复感于邪，内舍于肾……肾痹者，善胀。"

【原文】

腹[一]中常[二]鸣，气上[三]冲胸，喘不能久立，邪在大肠，刺肓[四]之原[①]、巨虚上廉[②]、三里。小[五]腹控睾[③]引腰脊，上冲心[六]，邪在小肠者[七]，连睾系，属于脊，贯肝肺，络心系。气盛则厥逆，上冲[④]肠胃，熏[八][⑤]肝[九]，散于肓[十]，结于脐。

故取之肓〔十一〕原以散之，刺太阴以予〔十二〕之，取厥阴以下之，取巨虚下廉以去之，按其所过之经以调之。

【校勘】

〔一〕腹 《脉经》卷六第八、《外台》卷十大肠论并作"肠"。

〔二〕常 《甲乙》卷九第七、《脉经》卷六第八、《千金》卷十八第一、《外台》大肠论并作"雷"，《圣济总录》卷一九三作"肠"。

〔三〕上 《甲乙》卷九第七作"常"。

〔四〕肓 胡本、统本、金陵本、藏本、日刻本、《脉经》卷六第八并作"肓"。

〔五〕小 《太素·卷二十三·杂刺》、《脉经》卷六第四并作"少"。

〔六〕心 《甲乙》卷九第八其下有"肺"字。

〔七〕者 《甲乙》卷九第八"者"作"也"，其下有"小肠者"三字。

〔八〕熏 《脉经》卷六第八、《千金》卷十四第一、《太素·卷二十三·杂刺》、《圣济总录》卷一九一并作"动"。

〔九〕肝 《甲乙》卷九第八、《脉经》卷六第八、《千金》卷十四第一、《圣济总录》卷一九一其下有"肺"字。

〔十〕肓 《甲乙》卷九第八作"肓"。据"刺肓之原"，当据改。

〔十一〕肓 《甲乙》卷九第八作"肓"。据"刺肓之原"，当据改。

〔十二〕予 《脉经》卷六第八作"与"。

【注释】

① 刺肓之原：本书"九针十二原"："肓之原出于脖胦。"脖胦，即针刺脐下一寸半的气海穴。

② 巨虚上廉：上巨虚的别名。

③ 控睾：控，《说文》："控，引也。匈奴名引弓控弦。"《素问·刺腰痛篇》："腰痛引少腹控䏚，不可以仰。"王冰注："控，通引也。"控睾，牵制睾丸。

④ 冲：冲撞，触犯。

⑤ 熏：侵袭。南朝·宋·鲍照·《代苦热行》："瘴气昼熏体。"

【语译】

腹中经常鸣响，气上逆就冲撞胸部，喘促不能久站立，这是邪在大肠所致，其治疗当刺气海、上巨虚、足三里穴。小腹痛掣睾丸、腰脊，向上侵袭心胸，是邪在小肠的缘故，因小肠之筋连于睾丸相应的组织，联结到脊，穿过肝肺，联系心的相关组织，所以当小肠邪气盛只有气上逆，上侵袭肠胃、肝脏，布散于肓膜，结聚在脐部，所以应取用肓之原（气海穴）以消散脐部之结。针刺手太阴经以补肺虚，刺足厥阴经以泻肝实，刺下巨虚以去小肠的邪气，按抚小肠脉所过之经以调其气。

【原文】

善呕，呕有苦，长①太息，心中憺憺〔一〕②，恐人将捕之，邪在胆，逆在胃，胆液泄则口苦，胃气逆则呕苦〔二〕，故曰呕胆。取〔三〕三里，以下③胃气逆，则刺〔四〕少阳血络〔五〕以闭④胆逆，却⑤调其虚实以去其邪。饮食不下，膈塞〔六〕不通，邪在胃脘，在上脘则刺抑⑥而下之，在下脘则散而去之。小腹痛〔七〕肿，不得小便，邪在三焦，约取之⑦太阳大络，视其〔八〕络〔九〕脉与厥阴小络结而血者，肿上及胃脘，取三里。睹其色，察其以〔十〕知其散复者，视其目色，以知病之存亡也。一⑧其形，听其动静⑨者，持气口、人迎以视其脉，坚且盛且滑者病日进，脉软〔十一〕者病将〔十二〕下，诸经实者病三日已。气口候阴，人迎候阳也。

【校勘】

〔一〕憺憺　本书"邪气脏腑病形"作"淡淡"。

〔二〕苦　《脉经》卷六第二、《甲乙》卷九第五、《千金》卷十二第一其下并有"汁"字。

〔三〕取　《脉经》卷六第二、《千金》卷十二第一并作"刺"。

〔四〕则刺　《脉经》卷六第二、《太素·卷二十三·杂刺》并无

"则"字。《甲乙》卷九第五、"刺"下有"足"字。

〔五〕血络 《脉经》卷六第二作"经络"。

〔六〕塞 《素问·至真要大论》新校正引《甲乙》文作"咽"。

〔七〕痛 《脉经》卷六第十一、《太素·卷二十三·杂刺》并作"病"字。

〔八〕其 《甲乙》卷九第九其下有"结"字。

〔九〕络 《千金》卷二十作"结"。

〔十〕以 《太素·卷二十三·杂刺》、本书"九针十二原"、《小针解》并作"目"。据上下文义,当据改。

〔十一〕软 《太素·卷二十三·杂刺》作"濡"。

〔十二〕将 《太素·卷二十三·杂刺》作"持"。

【注释】

① 长:常,经常;深远。《广雅·释诂一》:"长,常也。"《文选·张衡〈西京赋〉》:"赴长莽。"李善注引薛综曰:"长,谓深且远也。"

② 憺憺:震动;使人畏惧。《集韵·阚韵》:"憺,动也。"

③ 下:攻克;去掉;除掉。此引申为消除;祛除。《战国策·齐策六》:"燕攻齐,取七十余城,唯莒、即墨不下。"《周礼·秋官·司民》:"司民掌登万民之数……岁登下其死生。"郑玄注:"下,犹去也。"

④ 闭:止。

⑤ 却:副词。表示继续或重复。这里指继续。相当于"再,还"。

⑥ 抑:控制。《史记·平准书》:"故抑天下物,名曰'平准'。"

⑦ 约取之:约,薄;缠束。一、理解为浅取刺络出血。二、理解为捆绑刺血。

⑧ 一:全面(观察)。

⑨ 动静:情况;消息。引申为异常反应。《汉书·西域传》:"都护督察乌孙康居诸外国,动静有变,以闻。"今方言仍保留其义,如:"你看看外边有什么动静。"

【语译】

时常呕吐,呕吐时感到苦有味,经常叹气,心中扑通扑通地跳动,恐惧不宁,害怕的好像有人将要捕捉自己一样,这是病邪在胆，逆气到胃的缘故，胆液外泄就会感觉口苦，胃气上返时，就会呕吐出苦汁，所以就叫呕胆病。刺足三里穴，以消除胃气上返，并针刺足少阳胆经部位的血络，以制止胆气上逆，还要调理虚实调治，以祛除病邪。感觉饮食不能向下走，胸膈感觉阻塞不通，这是病邪留在胃脘的缘故。病在上脘，则针刺上脘，那么就能控制食物上返，而使之向下走，病在下脘，那么就疏导停积。小腹部肿痛，不能小便，是病邪在膀胱的缘故，要捆绑足太阳经的大络委阳穴，察看足太阳经的络脉与足厥阴经的小络联结的地方，有瘀血的征象，针刺以去其瘀血，对小腹部肿痛向上到胃脘，要刺足三里穴。针刺时，看病人的气色，观察患者的眼神，可知正气的散失或恢复。看目色的变化，可知病邪的存无。全面观察病人的形态、听病人的声音，摸气口、人迎脉后审察病人的脉象，脉象长且大滑利的，是病证日日加重；脉象软弱缓和的，是病邪将退的表现。诸经脉实的，有病三天左右就可以痊愈了。气口属肺脉，主内，以候五脏；人迎为胃脉，主外，以候六腑。

【音释】

疢尸类切　　简音同　　着痹上直略切，下音闭　　锐针上余惠切，芒也

卷 之 五

五邪第二十

【原文】

邪在肺，则病皮肤痛，寒热，上气喘，汗出，咳动①肩背。取之膺中外腧②，背三节五藏〔一③〕之傍，以手疾〔二④〕按之，快然，乃刺之，取之缺盆中⑤以越〔三〕之。

邪在肝，则两胁中痛，寒中⑥，恶血⑦在内，行善掣节〔四⑧〕，时脚肿〔五⑨〕。取之行间以引胁下，补三里以温胃中，取⑩血脉以散恶血，取耳间青脉，以〔六〕去其掣⑪。

邪在脾胃〔七〕，则病肌肉痛。阳气有余，阴气不足，则热中善饥；阳气不足，阴气有余，则寒中肠鸣腹痛。阴阳俱有余，若⑫俱不足，则有寒有热。皆调于〔八〕三里。

邪在肾，则病骨痛阴痹⑬。阴痹者，按〔九〕之而〔十〕得，腹胀腰痛，大便难，肩背颈项〔十一〕痛，时眩。取之涌泉、昆仑，视有血者尽取之。

邪在心，则病心痛喜悲，时眩仆，视有余、不足而调之其输也。

【校勘】

〔一〕三节五藏　原校语"一本作'五颠又五节'。"颠，脊椎骨，后作"椎。"《广韵·脂部》："颠，项颠。"《字汇》："颠，脊骨。"本书《经别》："上至肾，当十四颠。"其后〔音释〕："颠音椎"，据文义，"藏"当作"节"。

〔二〕疾　《脉经》卷六第七、《千金》卷十七第一并作"痛"。

〔三〕越　《太素·卷二十二·五脏刺》作"起"。

〔四〕行善掣节　掣，《太素·卷二十二·五脏刺》作"瘈"。

〔五〕时脚肿　《甲乙》卷九第四、《脉经》卷六第一、《太素·卷二十二·五脏刺》无"脚"字。

〔六〕以　《脉经》卷六第一作"已"。

〔七〕胃　《脉经》卷六第五无。

〔八〕于　《脉经》卷六第五、《甲乙》卷九第七并作"其"。

〔九〕按　《千金》卷十九第一作"抚"。

〔十〕之而　《太素·卷二十二·五脏刺》作"如"。

〔十一〕项　《脉经》卷六第九、《甲乙》卷九第八、《千金》卷十九第一其下并有"强"字。

【注释】

①　动：感应。此引申为"牵动；动摇"。

②　膺中外腧：膺，胸。膺中外腧，指属于肺经在胸外侧的穴位，如中府、云门穴。

③　节：动物骨骼联结处。《韩非子·解老》："三百六十节，四肢，九窍，其大具也。"

④　疾：亟，尽力。

⑤　缺盆中：本书《本输》："缺盆之中，任脉也，名曰天突。"

⑥　寒中：中，内藏。寒伤内藏（此指肝）。

⑦　恶血：参见本书《邪气脏府病形》篇中注。即死血，人死则不动，血死则不流，引申为瘀滞之血。

⑧　行善掣节：行走时容易牵引关节作痛。

⑨　时脚肿：时发小腿肿。

⑩　取：本义为割下左耳。此引申为割破放血，或刺破放血。《周礼·夏官·大司马》："大兽公之，小禽私之，获者取左耳。"郑玄注："得禽兽者取左耳，当以计功。"本书凡针对穴位者，大多是割破或挑刺某穴位放血，或刺破某穴位放血，极少是指取某穴，故不能单纯理解腧穴。

⑪　取耳间青脉，以去其掣：《类经》卷二十第二十五注："足少阳经循

耳前后，足厥阴主诸经而与少阳为表里，故取耳间青脉，可以去瘛节。"

⑫　若：或；如果。

⑬　阴痹：马莳："阴痹者，痛无定所，按之而不可得，即痹论之所谓以寒胜者为痛痹也。"

【语译】

邪气在肺，那么有病就会发生皮肤疼痛，恶寒发热，气上逆而喘。出汗，咳嗽牵动肩背作痛。刺胸部在中、外侧的穴，背部第三椎、第五椎俞穴，针刺前先用手尽力地按压，有舒服的感觉，就在该处针刺，针刺两缺盆的正中间（天突穴），以使肺中邪气散越。

邪气在肝，那么有病就会发生两胁疼痛，寒邪伤肝，死血（瘀血）在胁内，头有抽瘛痛样的感觉，在本季（春季）小腿肿胀，刺破足厥阴肝经的荥穴行间，以导引胁之瘀血向下流，补足阳明胃经三里穴，以温胃暖中，刺破红色血络以消散死血，刺破足少阳经近耳根处缝间发黑的血脉，以去头部瘛痛的感觉。

邪气在脾胃，那么有病就会发生肌肉疼痛，阳气有余，阴气不足，是热邪在中焦，胃热过盛就会使人好有饥饿感；阳气不足，阴气有余，那么就会使寒邪在中焦，出现肠鸣、腹痛。阴阳都有余，或者阴阳都不足，而发病有的是寒证，有的是热证。寒证或热证，都到足三里穴进行针刺调治。

邪气在肾，那么有病就会发生骨痛之阴痹，阴痹的表现：痛无定处，用手按摸也确定不了具体部位，还有腹胀，腰痛，大便难，肩背颈项痛，时常头眩。刺破足少阴经的涌泉穴和足太阳经的昆仑穴。看到有红色的或黑色的瘀血点的现象，尽量刺破之瘀血点。

邪气在心，那么有病就会发生心痛，好悲伤，时常有眩晕摔倒，审察病证的虚实，以调理心经的输穴。

【按语】

此"五邪"与本书《刺节真邪》的"五邪"所指不同。"行善
掣节，时脚肿"一句，《甲乙》、《脉经》、《太素》等去掉"脚"
字，句读为"行善掣，节时肿"，不当。因肝主筋，肝病则行走时
筋痛而牵扯关节；肝藏血，肝血瘀滞于脚（小腿），常可见肿。

【音释】

颀音椎

寒热病第二十一

【原文】

皮寒热者，不〔一〕可附〔二〕席，毛发焦①，鼻槁腊②，不得
汗。取三阳之络③，以〔三〕补手太阴④。肌寒热者，肌痛〔四〕，毛
发焦而唇槁腊，不得汗。取三阳于下⑤以去其血者，补足太阴
以出其汗。骨寒热者，病〔五〕无所安，汗注不休。齿未槁〔六〕，
取其少阴于阴股之络；齿已槁，死不治。骨厥亦然。骨痹⑥，
举⑦节不用而痛，汗注烦心。取三阴〔七〕之经，补之。身有所
伤，血出多，及中风寒，若有所堕坠，四支懈惰⑧不收，名曰
体惰〔八〕。取其小腹脐下三结交⑨。三结交者，阳明、太阴也，
脐下三寸关元也。厥痹者，厥气上及腹。取阴阳之络，视主病
也〔九〕，泻阳补阴经也。⑩

【校勘】

〔一〕不　《难经·五十八难》、《甲乙》卷八第一上、《太素·卷二
十六·寒热杂说》其上并有"皮"字。

〔二〕附　《难经·五十八难》作"近"。

〔三〕以　《太素·卷二十六·寒热杂说》、《甲乙》卷八第一上
并无。

〔四〕肌痛　《甲乙》卷八第一上其上有"病"字，《难经·五十八

难》作"皮肤痛"。

〔五〕病　《甲乙》卷八第一上作"痛"。

〔六〕齿未槁　《难经·五十八难》、《甲乙》卷八第一上并作"齿本槁痛"。

〔七〕三阴　原校语："一本作三阳。"

〔八〕体惰　《甲乙》卷十第二下、《太素·卷二十六·寒热杂说》并作"解"。

〔九〕也　《甲乙》卷十第一下、《太素·卷二十六·寒热杂说》并作"者"。

【注释】

① 焦：干枯。

② 鼻槁腊：槁，干枯的意思。腊，副词，相当于"极"。《国语·郑语》："毒之酉腊者，其杀也滋速。"韦昭注："腊，极也。"鼻槁腊，就是鼻腔干燥至极。

③ 三阳之络：三阳之络，即飞扬穴。

④ 补手太阴：马莳："当取手太阴肺经之络穴列缺"，而张介宾主张是"手太阴之鱼际、太渊"二穴。列缺是肺经络穴，兼通肺与大肠。虚证实证都可取用；鱼际是肺经的荥穴，太渊是腧穴，可补可泻。故此三穴临床均可随证选用。

⑤ 取三阳于下：马莳："如不得汗，当取足太阳于下……不言穴者，必俱是络穴耳。"

⑥ 骨痹：《素问·长刺节论》："病在骨，骨重不可举，骨髓酸痛，寒气至，名曰骨痹。"

⑦ 举：全部。

⑧ 懈惰：又称解㑊。张隐庵集注："解㑊，懈惰也。"《素问·刺要论》王注："解㑊，谓强不强，弱不弱，热不热，寒不寒，解解㑊㑊然，不可名之也。"

⑨ 三结交：马莳："盖本经为任脉而足阳明胃、足太阴脾经之脉，亦结于此，故谓之三结交也，即脐下三寸关元穴耳。"

⑩ 厥痹者，……泻阳补阴经也：《类经》卷二十二第五十注："厥必起于四支，厥而兼痹，共气上及于腹者，当取足太阴之络穴公孙、足阳明之络

穴丰隆，以腹与四肢治在脾胃也。然必视其主病者，或阴或阳而取之。阳明多实故宜泻，太阴多虚故宜补。"

【语译】

　　皮肤发寒热之病，可见皮肤疼痛不可着席，毛发焦枯、鼻中干燥至极，汗不得出。治疗时取用足太阳经的络穴飞扬（亦可理解为：三条足阳经的脉络），而补手太阴经。肌肉发寒热之病，可见肌肉疼痛。毛发枯焦而口唇干燥至极，汗不得出。治疗时取用足太阳经下部的络穴飞扬（亦可理解为：三条足阳经的脉络），用来排出瘀血；再补足太阴脾经以出其汗。骨发寒热之病，使人烦躁不安，汗流不休。如果牙齿没有枯槁，治疗时当取足少阴经在大腿内侧的脉络；如果牙齿已经很枯槁，为不治的死证。至于骨厥，也可据此类推。骨痹之病，全身各骨节丧失活动功能而且疼痛，汗出如注，心中烦乱。治疗时可取三阴经的穴位，针刺用补法。若身体有破伤，出血很多，以及受了风寒的侵袭，或从高处坠堕跌伤，导致四肢懈怠无力，这叫做"体解"病，治疗时可取脐下小腹部的三结交，三结交的位置在足阳明胃经、足太阴脾经与任脉三经相交处的穴，即肚脐下三寸处的关元穴。厥痹，是厥逆之气向上到达腹部，治疗时可取与本病有关的阴经或阳经的脉络，察看其主病（属阴还是属阳、病在何经等），泻其阳经之穴，补其阴经之穴。

【按语】

　　三阳之络，注家多以为是膀胱经的飞扬穴。但下文中谈到足少阴在阴股的络穴。阴股乃大腿的内侧，但足少阴经的络穴为大钟，大钟穴在内踝部，不在阴股，则文意不通。所以，将"络"理解为脉络较有理。而进一步讲，三阳亦不限于足太阳，当包括足阳明、足少阳在内。

【原文】

颈侧之动脉人迎。人迎，足阳明也，在婴筋①之前。婴筋之后，手阳明也，名曰扶突。次脉，手〔一〕少阳脉也，名曰天牖。次脉，足太阳也，名曰天柱。腋下〔二〕②动脉，臂〔三〕③太阴也，名曰天府。

【校勘】

〔一〕手　原作"足。"《太素·卷二十六·寒热杂说》、本书《本输》并作"手"。今据改。

〔二〕下　本书《本输》作"内"。

〔三〕臂　本书《本输》作"手"。

【注释】

①　婴筋：婴，系冠的带子。同"缨"。《礼记·内则》："衿婴綦履。"《释文》："婴，又作缨。"婴筋，像系帽子的带子样的筋。据此，颈大筋称谓"婴筋"。

②　下：内；里面。《三国演义》第一百零一回："众军心下大乱。"

③　臂：《说文》："臂，手上也。"《马王堆五十二病方》把手经称为臂经。

【语译】

颈部两侧动脉部位有人迎穴，人迎穴是足阳明经的穴，在婴筋的前面。婴筋后面的，是手阳明经的腧穴，名叫扶突。依次向后是手少阳经的腧穴，名叫天牖。依次向后是足太阳经的腧穴，名叫天柱。腋下三寸处的动脉，是手太阴经的腧穴，名叫天府。

【原文】

阳迎〔一〕①头痛，胸满不得息，取之人迎。暴瘖气鞕〔二〕②，取〔三〕③扶突与舌本出血。暴聋气蒙〔四〕④，耳目不明〔五〕，取天牖。暴〔六〕挛痫眩，足不任身，取天柱。暴瘅⑤内逆，肝肺相搏⑥，血溢鼻口，取天府。此为天牖〔七〕五部⑦。

【校勘】

〔一〕迎　《甲乙》卷九第一、《太素·卷二十六·寒热杂说》、《外台》卷三十九第六并作"逆"。

〔二〕鞕　《太素·卷二十六·寒热杂说》作"鲠"，《外台》卷三十九第二作"哽"。

〔三〕取　《甲乙》卷十二第二作"刺"。

〔四〕蒙　《甲乙》卷七第一其下有"瞀"字。

〔五〕明　《甲乙》卷七第一作"开"。

〔六〕暴　《甲乙》卷十第三其下有"拘"字。

〔七〕天牖　《太素·卷二十六·寒热杂说》作"大输"。

【注释】

①　迎：《说文》："逆，迎也。"《说文》："迎，逢也。"

②　鞕：通"鲠"，哽塞。杨上善注："气在咽中，如鱼鲠之状，故名气鲠。"

③　取：参见本书《五邪》篇中注。

④　蒙：覆盖。《方言》卷十二："蒙，覆也。"

⑤　瘅：病；黄疸；湿热；热。《诗·大雅·板》："下民卒瘅。"毛传："瘅，病也。"《山海经·西山经》："服之已瘅。"郭璞注："黄瘅病也。"《素问·奇病论》："此五气之溢也，名曰脾瘅。"王冰注："瘅，谓热也。"《素问·脉要精微论》："风成为寒热，瘅成为消中。"王冰注："瘅，谓湿热也。"

⑥　搏：对打；相斗；击；拉。此引申为"影响"。《左传·僖公二十八年》："晋侯梦与楚子搏。"杜预注："搏，手搏。"《荀子·富国》："是犹乌获与焦侥搏也。"《史记·魏其武安侯列传》："夫醉，搏甫。"司马贞索引："搏，音博，谓击也。"《广雅·释诂三》："搏，击也。"《吕氏春秋·首时》："搏其手而与之坐。"

⑦　天牖五部：以天牖居中，人迎、扶突、天柱、天府四穴在其周围，故名。

【语译】

阳经不顺而有头痛、胸闷的呼吸困难，刺破足阳明经的人迎穴。突然失音、如气鲠喉的，刺破扶突穴和舌根使之出血；突然耳聋是有邪气蒙蔽，耳失聪，目不明，刺破天牖穴放血；突然发生拘挛、癫痫、眩晕，两足软弱无力，不能支撑身体，刺破天柱穴；突然患热病，使脏气血不顺，肝肺相互影响，使口鼻出血，刺破天府穴放血。以上所取五穴，天牖居中，其他腧穴在其四周，故称天牖五部。

【原文】

臂①阳明有入烦遍②齿者，名曰大〔一〕迎，下齿龋③，取之；臂恶寒，补之；不恶寒，泻之。足〔二〕太阳有入烦〔三〕遍齿者，名曰角孙，上齿龋，取之，在鼻与烦前。方病之时其脉盛，盛则泻之，虚则补之。一曰取之出鼻〔四〕外。

【校勘】

〔一〕大 《太素·卷二十六·寒热杂说》作"人"。

〔二〕足 《甲乙》卷十二第六作"手"。

〔三〕烦 《太素·卷二十六·寒热杂说》作"颊"。

〔四〕出鼻 《甲乙》卷十二第六、《太素·卷二十六·寒热杂说》并作"出眉"。

【注释】

① 臂：《说文》："臂，手上也"；《马王堆五十二病方》把手经称为臂经。

② 遍：通偏、徧。此指环绕；周边；部属。《篇海类编》："徧，周也。"《广韵·线韵》："徧，周也。"《墨子·非儒》："远施周偏。"孙诒让间诂："偏，与徧同。"《说文》："徧，帀也。"《说文通训定声》："徧，字亦作遍。"

③ 龋：泛指牙痛诸病。

【语译】

手阳明大肠经入于颧部而遍络于齿的穴，叫大迎，下齿龋痛，刺这个大迎穴。有臂恶寒用补法，不恶寒的用泻法。足太阳膀胱经入于颧部而遍络于齿的穴，叫角孙，上齿龋痛，刺这个角孙穴。

角孙穴在鼻子和颧前，在刚发病的时候，其脉气表现大，要用泻法，脉虚弱的则用补法。另一种说法，亦可以取鼻外侧的穴位治疗。

【按语】

关于"臂阳明有入颃遍齿者"的所指，察无一经符合此条件者，遍齿者，有经为证，别也可通，因"其别者……上曲颊偏齿。"入颃者，唯有"手阳明之筋……上颊，结于颃。"看来臂阳明所指，既有经络可以有齿龋痛，经筋也可以有齿龋痛。

关于"角孙"穴的归属，查角孙属今手少阳三焦经的穴位，但是它也是手太阳、阳明、手足少阳的会穴，无可厚非。惟和足太阳无缘。再，今"角孙"的位置，和"在鼻与颃前"相差甚远，疑本书角孙，不是今角孙穴。

【原文】

足阳明有〔一〕①挟鼻入于面者，名曰悬颅，属口，对入系目本，视〔二〕有过者取之，损有余，益不足，反者益甚〔三〕。足太阳有通项入于脑者，正属目本，名曰眼系，头目苦〔四〕痛取之，在项中两筋间，入脑乃别。阴跷、阳跷，阴阳相交，阳入阴，阴出阳，交于目锐眦〔五〕，阳气盛则瞋目，阴气盛则瞑目。

【校勘】

〔一〕有　《甲乙》卷十二第四作"又"。

〔二〕视　《甲乙》卷十二第四其上有"头痛引颔取之"。

〔三〕甚　原作"其"，形近而误，《甲乙》卷十二第四、《太素·卷二十六·寒热杂说》并作"甚"。今据改。

〔四〕苦　《太素·卷二十六·寒热杂说》作"固"。

〔五〕目锐眦　《太素·卷二十六·寒热杂说》、《甲乙》卷十二第四、《千金》卷六上第一并无"目"字。"内"原作"锐"，本书《脉度》："跷脉安起安止？……入颃属目内眦。"据此，"锐"，当作"内"。当据改。

【注释】

①　有：通"又"。《汉书·韩信传》："淮阴少年又侮信曰：'虽长大……'"王念孙杂志："此又非承上之词。又。读为有，言少年中有侮信者也。"

【语译】

足阳明经脉有挟于鼻旁而入于面部的，与足少阳经交会的穴位叫悬颅。经脉由悬颅处联结到口，在对着眼睛处进入眼睛相关组织的根部，头痛牵引颔部亦痛，治疗时可以刺发病部位的腧穴，凡诊察到经过本经络的部位疾病就可以针刺。泻其有余，补其不足，治法用错了病情就会更重。足太阳膀胱经有通过项部的进入于脑的部位，正好连属于眼睛的根部，名叫眼系，有苦于头目疼痛的就可以针刺该部位的穴位。足太阳膀胱经在项中两筋间进入脑，分开连接于阴跷、阳跷二脉，这两条脉阴阳相交，阳跷之气进入阴跷，阴跷之气进入阳跷，阴阳二跷交会于目内眦，当阳气偏盛，即阳跷偏盛时就睁眼而窹，当阴气偏盛，即阴跷偏盛时就闭目而睡。

【原文】

热厥，取足太阴、少阳①，皆留之；寒厥，取足阳明、少阴于足，皆留之。舌纵②涎下，烦悗，取足少阴。振寒③洒洒〔一〕④，鼓颔⑤，不得汗出，腹胀烦悗，取手太阴。刺虚者，刺其去也；刺实者，刺其来也。春取络脉，夏取分腠，秋取气口⑥，冬取经输，凡此四时，各以时为齐⑦。络脉治皮肤，分腠治肌肉，气口治筋脉，经输治骨髓、五藏。

【校勘】

〔一〕洒洒　《甲乙》卷七第一中作"凄凄"。

【注释】

①　热厥取足太阴、少阳：《类经》卷二十二第五十注："热厥者，阳邪

有余，阴气不足也，故当取足太阴而补之，足少阳而泻之。"

　　② 纵：发；出；伸展。

　　③ 振：发。

　　④ 洒洒，通"淅淅"，形容恶寒像凉水泼在身上冷得发抖。

　　⑤ 鼓颔：鼓，名用如动。颔，此指上下牙。鼓颔：上下牙相撞击。

　　⑥ 气口：气的关口，指主调气的穴位。不限于寸口。

　　⑦ 齐：通"剂"，调剂之义。

【语译】

　　对热厥证，当补足太阴脾经，泻足少阳胆经，都应作较长时间的留针；对寒厥证，当补足阳明胃经，泻足少阴肾经，都在足部取穴，并作较长时间的留针。若舌伸出不能缩回，口角流涎，心中烦闷的，当调治于足少阴肾经。恶寒战栗，使上下牙相撞击，不出汗，腹胀烦闷，当选取手太阴经腧穴。针刺虚证，应顺着脉气去的方向施补法（即"随之"）；针刺实证，应迎着脉气来的方向施泻法（即"迎之"）。春季多取络脉间穴位，夏季多取分肉、腠理间的穴位；秋季多取调气的穴位，冬季多取各经输穴。对这些病出现在四季时，各根据所在的季节进行调剂。刺络脉间穴位可治皮肤的病，刺分腠间穴位可治肌肉的病，刺调气的穴位可治筋脉的病，刺各经输穴位可治骨髓、五脏的病。

【原文】

　　身〔一〕有五部：伏兔一；腓〔二〕二，腓者，腨也；背三；五藏之腧①四；项五。此五部有痈疽者死〔三〕。病始手臂者〔四〕，先取〔五〕手阳明、太阴而汗出〔六〕；病〔七〕始头首者，先取〔八〕项太阳而汗出〔九〕；病〔十〕始足胫者，先取〔十一〕足阳明而汗出〔十二〕。臂太阴可汗出，足阳明可汗出〔十三〕。故取阴而汗出甚者，止之于阳；取阳而汗出甚者，止之于阴。凡刺之害，中而不去则精②泄，不中③而去则致气④，精泄则病甚而恇⑤，致气则生为痈疽〔十四〕也。

【校勘】

〔一〕身 《甲乙》卷十一第九下其上有"曰，有疽死者奈何，曰"八字，其下无"有"字。《千金翼方》卷二十三其上有"帝曰，有疽死者奈何？岐伯曰"十一字。

〔二〕腓 《甲乙》卷十一第九下作"腨"字。

〔三〕此五部有痈疽者死 《太素·卷二十六·寒热杂说》无"此"字，《甲乙》卷十一第九下无"痈"字；《千金翼方》卷二十三作"五部有疽死也"。

〔四〕病始手臂者 《素问·刺热篇》、《甲乙》卷七第一"病"上并有"热"字。《素问·刺热篇》"臂"下有"痛"字；《脉经》卷七第十三本句作"热病先手臂痛"六字。

〔五〕先取 《素问·刺热篇》作"刺"。

〔六〕出 《素问·刺热篇》其有"止"字。

〔七〕病 《素问·刺热篇》、《甲乙》卷七第一"病"上并有"热"字。

〔八〕先取 《素问·刺热篇》作"刺"。

〔九〕出 《素问·刺热篇》其有"止"字。

〔十〕病 《素问·刺热篇》、《甲乙》卷七第一"病"上并有"热"字。

〔十一〕先取 《素问·刺热篇》作"刺"。

〔十二〕出 《素问·刺热篇》其有"止"字。

〔十三〕汗出 《甲乙》卷七第一、《太素·卷二十六·寒热杂说》并互乙。

〔十四〕疽 本书《九针十二原》、《甲乙》卷五第四、《太素·卷二十六·寒热杂说》并作"疡"。

【注释】

① 五藏之腧：即背部与五脏有密切联系的肺腧、心腧、肝腧、脾腧、肾腧五个腧穴。

② 精：正气。《古今韵会举要·庚韵》："精，《增韵》：真气也。"

③　中：得当；恰当。《汉书·成帝纪》："举错不中。"颜师古注："中，当也。"

④　致气：招致邪气。

⑤　悝：怯弱。

【语译】

身体有五个部位：一是伏兔部；二是小腿部；三是背部的督脉及膀胱经所行处；四是背部五脏腧穴的部位；五是项部。这五个部位患有痈疽，有致死的危险。疾病开始发生在手臂的，可先刺手阳明大肠经、足太阴脾经的穴位，使其出汗；疾病开始发生在头部的，可先刺在项部足太阳膀胱经的穴位，使其出汗；疾病开始发生在足胫部的，可先刺足阳明胃经的穴位，使其出汗。针刺手太阴经的穴位可以出汗，针刺足阳明经的穴位也可出汗。针刺阴经而出汗过多的，可刺阳经来止汗，针刺阳经出汗过多的，可刺阴经来止汗。总的来说，针刺的危害，病除而不去就会使正气耗泄；针刺未到火候就罢休就会招致邪气；正气耗泄过度，就会使病情加重而虚弱；招致邪气就会导致疮疽。

【音释】

槁腊下思亦切　　齵丘禹切，齿蠹也　　顑遄、仇二音　　腓音肥

癫狂第二十二

【原文】

目眦外决①于面者，为锐眦；在内近鼻者为内眦；上为外眦，下为内眦。

【注释】

①　决：张开，通"缺"。缝隙。《集韵·屑韵》："缺，破也，亦作决。"杜甫《望岳》："决眦入归鸟。"《史记·李斯列传》："夫人生居世闲也，譬犹骋六骥过决隙也。"

【语译】

眼角向外的缝隙到面部一侧的，称为锐眦；在内侧近鼻一侧的缝隙，称为内眦。缝隙端位置高的称为外眦，缝隙端位置低的称为内眦。

【原文】

癫疾始生，先不乐，头重痛〔一〕，视〔二〕举，目赤，甚作〔三〕①，极已②而烦心，候之于颜③，取手太阳、阳明、太阴④，血变而止⑤。

癫疾始作〔四〕而引口啼呼喘悸者，候之手阳明、太阳，左强⑥者攻其右，右强者攻其左，血变而止。

癫疾始作，先〔五〕反僵⑦，因而脊痛，候之足太阳、阳明、太阴、手太阳，血变而止。

治癫疾者，常与之居⑧，察其所当取之处。病至，视之有过者〔六〕泻之，置其血于瓠壶⑨之中，至其发时，血独动矣，不动，灸穷骨二十壮。穷骨者，骶骨〔七〕也。

骨癫疾⑩者，顑⑪齿诸腧分肉皆满，而骨居⑫，汗出烦悗⑬。呕多沃〔八〕⑭沫，气下泄，不治。

筋癫疾者，身倦⑮挛急大，刺项大经之大杼脉。呕多沃〔九〕沫，气下泄，不治⑯。

脉癫疾者，暴仆，四肢之脉皆胀而纵⑰。脉满，尽刺之出血；不满，灸之挟项太阳，灸〔十〕带脉于腰相去三寸，诸分肉、本输。呕多沃〔十一〕沫，气下泄，不治。

癫疾者，疾〔十二〕发如狂者，死不治。

【校勘】

〔一〕痛 《千金》卷十四第五、《圣济总录》卷一百九十二·风癫灸刺法并无。

〔二〕视　《难经·五十九难》、《甲乙》卷十一第二、《千金》卷十四第五、《圣济总录》卷一百九十二其上并有"直"字。

〔三〕甚作　甚，《太素·卷三十·癫疾》、《千金》卷十四第五、《圣济总录》卷一百九十二并作"其"。

〔四〕癫疾始作　周本作"血甚作疾，已而烦心"。

〔五〕先　《太素·卷三十·癫疾》、《千金》卷十四第五并作"而"。

〔六〕者　《太素·卷三十·癫疾》、《甲乙》卷十一第二、《千金》卷十四第五其下并有"即"字。

〔七〕骶骨　《甲乙》卷十一第二、《千金》卷十四第五、《圣济总录》卷一百九十二·风癫灸刺法作"尾骶"。

〔八〕沃　《甲乙》卷十一第二、《太素·卷三十·癫疾》、《千金》卷十四第五并作"涎"。

〔九〕沃　《甲乙》卷十一第二、《太素·卷三十·癫疾》、《千金》卷十四第五并作"涎"。

〔十〕灸　《甲乙》卷十一第二、《千金》卷十四第五其上并有"又"字。

〔十一〕沃　《甲乙》卷十一第二、《太素·卷三十·癫疾》、《千金》卷十四第五并作"涎"。

〔十二〕疾　黄校本、《太素·卷三十·癫疾》、《千金》卷十四第五并作"病"。藏本作"暴"。

【注释】

①　甚作：作，兴起，引申为亢奋、躁动。甚作，十分亢奋、躁动。

②　极已：极，屋之中栋，引申为是非标准。已，结束，消失。引申为没有。极已，此指不能辨别是非，头脑糊涂。

③　候之于颜：颜，两眉之间，俗称印堂；额头，即发际以下，眉以上，两额角间的部分。《说文》："颜，眉目之闲也。"段玉裁注："眉与目之间不名额……颜为眉间，医经所谓阙，道书所谓上丹田，相书所谓中正印堂也。"《方言》："颜，额也。"《小尔雅·广服》："颜，额也。"当以段说为据。《类经》二十一卷第三十七注："颜，天庭也。候之于颜，邪色必见于此也。"候之于颜，有征象在两眉之间。

④ 取手太阳、阳明、太阴：《类经》二十一卷第三十七注："当取手太阳支正、小海；手阳明偏历、温溜；手太阴大渊、列缺等穴。"

⑤ 血变而止：变，通。《易·系辞下》："变则通，通则久。"《易·系辞下》："一阖一辟谓之变，往来不穷谓之通。"止，治疗；除灭；医治。《周礼·天官·疡医》："凡疗疡。"郑玄注："止病曰疗。"《吕氏春秋·制乐》："无几何，疾乃止。"高诱注：止，除也。《类经》二十一卷第三十七注："泻去邪血，必待其血色变而后止针也。"血变而止，用放血法使血流通来治疗。

⑥ 强：不柔和；不顺从。《字汇》："木强，不柔和也。"《字汇》："强，侜强不从人也。"

⑦ 反僵：一说为角弓反张、身体僵硬；另一说为向后倒地或向前趴下。

⑧ 常与之居：《类经》二十一卷第三十七注："凡治癫疾者，须常与之居，庶得察其病在何经，及当取之处，不致谬误也。"

⑨ 瓠壶：张志聪："瓠壶，葫芦也。"

⑩ 骨癫疾：《类经》二十一卷第三十七注："骨癫疾者，病深在骨也。"

⑪ 顑（kan）：俗名腮。

⑫ 骨居：居，卑下。骨不显露。

⑬ 烦悗（men）：即心中烦乱而闷。

⑭ 沃：白。《淮南子·地形》："西方曰金郊，曰沃野。"高诱注："沃，犹白也，西方白，故曰沃野。"

⑮ 倦：《甲乙》卷十一第二、《太素·卷三十·癫疾》作"卷"，《千金》卷十四第五作"拳"。"拳"当为"卷"之借字。

⑯ 呕多沃沫，气下泄，不治：《类经》二十一卷第三十七注："若呕多涎沫，气泄于下者，尤为脾肾俱败，必不可治。"

⑰ 纵：伸展。

【语译】

癫病初发作时，先出现不高兴，头重而痛、两目上视，眼睛发红，十分亢奋、躁动，头脑糊涂并有心烦意乱，有瘀血征象在两眉之间。刺破手太阳经、手阳明经、手太阴经相关的穴位，用放血法使血流通来治疗。

　　癫病开始发作，口角常被牵引以致歪斜，啼哭呼叫，喘气急，心悸的表现，在手阳明、太阳的部位有瘀血征象，采用缪刺法，口角左侧（有病）不柔和，刺破其右侧穴位；口角右侧（有病）不柔和，就刺破其左侧穴位，用放血法使血流通来治疗。

　　癫病开始发作。先出现向后摔倒，于是有脊背疼痛，足太阳经、足阳明经、足太阴经、手太阳经有瘀血征象，刺破相关的腧穴，用放血法使血流通来治疗。

　　治疗癫病的时候，应该常和病人居住在一起，以观察发病原因和表现，就会得到有病的部位，发病时，看到有病的经脉，就针刺泄血，把刺出的血，盛在葫芦瓢里，到其发病时，其血依然流动（不凝固），若凝固的，灸穷骨二十壮。穷骨，就是尾骶骨（指长强穴）。

　　骨癫病的表现，腮、齿各腧穴的肉块之间都胀满，而看不见骨骼，有出汗，心中烦闷，呕吐很多白沫，这是正气下泄，不能治愈了。

　　筋癫病的表现，痉挛拘急很严重使身体蜷曲，刺破足太阳经在项后第一椎旁的大杼穴的血脉。若还呕吐很多白沫，这是正气下泄，不能治愈了。

　　脉癫病，卒然仆倒，四肢的脉皆胀而伸展。对脉胀满的，都要刺其出血；对脉不胀满的，灸挟项两旁的足太阳经腧穴，灸足少阳胆经的带脉穴，此穴在离腰间三寸的部位，还刺各经肉块之间的腧穴和四肢的输穴。若还呕吐很多白沫，这是正气下泄，不能治愈了。

　　癫病的表现，有发病如狂一样的证候，是死证，不能治愈。

【按语】

　　癫病人多见目赤，其面亦红，以其阳盛故也。《内经》云此目赤，隐含面赤等义。针取上列诸经穴后，散气血以祛瘀，以使阳热退，而红色消减，是为病愈而罢针。

【原文】

狂始生，先自悲也，喜忘①，苦怒，善恐者，得之忧饥，治之取〔一〕手太阴、阳明，血变而止，及取足太阴、阳明。

狂始发，少卧不饥，自高贤也，自辨智也，自尊贵也，善骂詈，日夜不休，治之取手阳明、太阳、太阴、舌下、少阴②，视之〔二〕盛者，皆取之，不盛〔三〕③，释之也。

狂，言④、惊〔四〕、善〔五〕笑、好歌乐、妄行〔六〕不休者，得〔七〕之大恐，治之取手阳明、太阳、太阴。

狂，目妄见、耳妄闻、善呼者，少气⑤之所生也，治之取手太阳、太阴、阳明、足太阴、头、两颥。

狂者多食，善见鬼神，善笑而不发于外者⑥，得之有所大喜，治之取足太阴、太阳、阳明，后〔八〕取手太阴、太阳、阳明。

狂而新发，未应如此者⑦，先取曲泉左右⑧动脉，及盛者见血，有顷〔九〕⑨已，不已，以法取之⑩，灸骨骶〔十〕二十壮。

【校勘】

〔一〕取　《甲乙》卷十一第二其上有"先"字。

〔二〕之　《甲乙》卷十一第二、《太素·卷三十·癫疾》其上有"脉"字。

〔三〕盛　《甲乙》卷十一第二、《太素·卷三十·癫疾》其下有"者"字。

〔四〕狂，言、惊　《甲乙》卷十一第二作"狂善惊"，《太素·卷三十·惊狂》"言"作"喜"。

〔五〕善　《太平御览》七百三十九狂条引《黄帝八十一问》作"妄"。

〔六〕行　日抄本作"作"。

〔七〕得　黄校本其上有"皆"字。

〔八〕后　《太素·卷三十·惊狂》作"复"。

〔九〕有顷　《甲乙》卷十一第二作"立倾"，《太素·卷三十·惊狂》作"食倾"。

〔十〕骨骶　《甲乙》卷十一第二、《太素·卷三十·惊狂》并无。

【注释】

① 忘：通"妄"。荒诞，胡乱，引申为胡思乱想。

② 舌下、少阴：《类经》二十一卷第三十七注："舌下者，任脉之廉泉也；少阴者，心经之神门、少冲也。"

③ 盛：盛满，引申为"充盈"。

④ 言：议论；谈论。《论语·学而》："赐也，始可与言《诗》已矣。"

⑤ 少气：少，一指贬低，则义为受贬低生气而得；一指年轻，则义为年轻人气盛而发。或以为少气神怯，则于该病发病机理不合。

⑥ 善笑而不发于外者：《灵枢集注·癫狂二十二》注："不发于外者，冷笑而无声也。"

⑦ 未应如此者：《类经》二十一卷第三十七注："谓狂病新起，未有如上文五节之见证也。"

⑧ 左右：指周围。

⑨ 有顷：一会儿。

⑩ 不已，以法取之：《类经》二十一卷第三十七注："如不已，则当照前五节求法以取之。"

【语译】

狂病开始发生时，先前有悲哀的心情，好忘事，苦于生气，好恐惧的表现，是遇到忧愁和饥饿所致，治疗这个病，刺破手太阴经、手阳明经相应的穴位。用放血法使血流通来治疗，随后刺取足太阴经、足阳明经的穴位。

狂病开始发作时，有睡眠少，没有饥饿感，自以为了不起，自以为聪明、尊贵，好骂人，日夜不止，治疗要刺破手阳明经、手太阳经、手太阴经的穴位、廉泉穴、手少阴经脉相关的腧穴。看到上述各经脉腧穴有充盈的现象的，都可针刺出血，不充盈的就不要放血了。

狂病，有评头品足，精神紧张有恐惧感，好笑，喜欢吟歌诵曲，无休止地没有目的走动，这是由于受了地恐吓的原因，要刺手阳明经、手太阳经、手太阴经的穴位。

　　狂病，有两目幻视，两耳幻听，好大声呼喊，是年少气盛所致，要刺手太阳经、手太阴经、手阳明经、足太阴经及头部、两腮的穴位。

　　狂病，饮食量多，好现死去的人和神仙之态，经常冷笑而不出声的，得这个病的原因是过度喜乐所致，要刺足太阴经、足太阳经、足阳明经的穴位，接着刺手太阴经、手太阳经、手阳明经的穴位。

　　对新近产生的狂病，未出现以上狂病各节证候的，先刺足厥阴经的曲泉穴周围的动脉，找到充盈的经脉，刺其出血，没有多长时间，病就痊愈了，仍然不好的，可依照前述治狂病的方法取穴刺治，并灸骶骨（长强穴）二十壮。

【原文】

　　风逆①暴②四肢肿，身漯漯③，晞然④，时寒，饥则烦，饱则善变⑤，取手太阴表里，足少阴、阳明之经，肉〔一〕清⑥取荥，骨清取井、经也。

　　厥逆为病也，足暴清，胸〔二〕若将裂〔三〕，肠〔四〕若将〔五〕以刀切之，烦〔六〕而不能食，脉大小皆涩，暖取足少阴，清取足阳明，清则补之，温则泻之。

　　厥逆腹胀满，肠鸣，胸满⑦不得息，取之下胸二胁〔七〕⑧咳而动手〔八〕者，与背腧以手按之立快者是也。内闭不得溲，刺足少阴、太阳与骶上以长针，气逆则取其太阴、阳明、厥阴，甚取少阴、阳明动⑨者之经也。少气⑩，身漯漯也，言吸吸⑪也，骨酸体重，懈惰不能动，补足少阴。短气⑫，息短不属，动作气索⑬，补足少阴，去血络也。

【校勘】

〔一〕肉　《甲乙》卷十第二其下有"反"字。

〔二〕胸　《甲乙》卷七第三其下有"中"字。

〔三〕裂　《太素·卷三十·厥逆》作"别"。

〔四〕肠　《甲乙》卷七第三其上有"腹"字，《太素·卷三十·厥逆》作"腹"。

〔五〕将　《甲乙》卷七第三无。

〔六〕烦　《甲乙》卷七第三作"膜"。

〔七〕下胸二胁　《甲乙》卷七第三、《太素·卷三十·厥逆》，"胁"并作"肋"。

〔八〕动手　《甲乙》卷七第三"动"下有"应"字，《甲乙》卷七第三、《太素·卷三十·厥逆》"手"并作"指"。

【注释】

① 风逆：逆，遇到。《说文》："逆，迎也。"迎的过程中就隐含着"遇到"。风逆，遇到风邪。《类经》二十二卷第五十注："风感于外，厥气内逆，是为风逆。"

② 暴：突然；急骤；侵害。《史记·平津侯主父列传》："故倒行暴施之。"司马贞索隐："暴者，卒也，急也。"《广雅·释诂二》："暴（暴），猝也。"《广韵·号韵》："暴，侵暴。"

③ 身漯漯（tà）：漯，当读为腾。汗出貌。《字汇补》："漯，汗貌。"《素问·刺腰痛论》："令人腰痛，痛上漯漯然汗出。"身漯漯，即身上汗漉漉（汗腾腾）的。

④ 唏然：有痛苦面容而呻吟的样子。《说文》："唏，哀痛不泣曰唏。"《方言》卷一："唏，痛也，哀而不泣曰唏。与方则楚言哀曰唏。"《淮南子·说山》："纣为象箸而箕子唏。"高诱注："箕子为之惊号啼也。"

⑤ 变：通"辩"。急躁；发脾气。《韩非子·亡征》："变褊而心急。"陈奇猷校注引俞樾曰："变当读为辩。"《说文》："辩，一曰急也。"

⑥ 清：冷。《广雅·释诂四》："清，寒也。"《类经》二十二卷第五十注："清，寒冷也。"

⑦ 满：通"懑"。郁；闷塞；憋胀的样子。

⑧　胁：从腋下至肋骨尽头；肋骨。《释名·释形体》："胁，挟也，在两旁臂所挟也。"《玉篇》："胁，身左右腋下也。"《左传·僖公二十三年》："曹共公闻其骈胁，欲观其裸。"杜预注："骈胁，合干。"

⑨　动：改变事物原来的位置或状态。此指异常的现象。《左传·闵公元年》："鲁不弃周礼，未可动也。"

⑩　少气：《诸病源候论·气病诸候·少气候》："此由脏气不足故也。肺主于气而通呼吸，脏气不足，则呼吸微弱而少气。胸痛少气者，水在脏腑，水者，阴气，阴气在内，故少气"。

⑪　言吸吸：说话时上气不接下气。《宋书·谢庄传·与江下王义恭书》："吸吸惙惙，常如行尸。"

⑫　短气：《诸病源候论·短气候》："平人无寒热，短气不足以息者，体实，又，肺虚则气少不足，亦令短气，则其人气微，常如少气，不足以呼吸"。

⑬　气索：索，尽，空。《广雅·释诂一》："索，尽也。"《小尔雅·广言二》："索。空也。"气索，用尽全身气力。

【语译】

外感风邪后，突然四肢发肿，身上汗腾腾（漉漉）的，痛苦而呻吟的样子，饥饿时感觉烦闷，吃饱后则有急躁而发脾气，刺手太阴经及与其相表里的手阳明经相应的穴位，还刺足少阴经、足阳明经相应的穴位；对肌肉有冷感的，要刺上述四经的荥穴；对骨有寒冷感的，要刺上述四经的井穴和经穴，以泻其水邪。

厥逆病，有两足突然清冷，胸部好像将要撕裂一样的难受、肠子部好像被刀割一样的疼痛，烦乱又不能进食，脉搏不论大小均有涩象。（对这样的病）如身体有温热的，就刺足少阴经相应的穴位，有清冷感的，就刺足阳明经相应的穴位，有清冷感的用补法，有温热感的用泻法。

出现逆气上返，有腹部胀满，肠鸣，胸懑的不能呼吸，要刺胸下左右两肋相应的穴位，让病人咳嗽，有使手震动的地方，即是其穴。随后就刺背部穴位，以手按之有舒快感的部位这就是其穴。肾、膀胱气机闭塞，就小便不通，要刺足少阴经相应的穴位和足太阳经相应的穴位，随后用长针刺在尾骨上相应的穴位；对气上逆有腹部胀满，肠鸣，胸憋的不能呼吸的，要刺足太阴脾经、足阳明胃经、足厥阴肝经相应的穴位；对气逆严重的，刺足少阴肾经和足阳明胃经有异常感应的经穴。对少气的病人，身上汗腾腾（漉漉），言语不能连续，骨节酸疼、身体沉重，四肢乏力，像懒惰一样不能活动的，用补法以刺足少阴经相应的穴位。对短气的患者，气感到不够用，呼吸气短不能接续，活动时好像用尽全身力气，用补法刺足少阴经；同时刺破血络的。

【按语】

"厥逆腹胀满，肠鸣，胸满不得息"，应取第二肋间咳而动手处，以及背腧以手按之觉舒服的穴位。当指上列部位的阿是穴。

关于"血于瓠壶之中，至其发时，血独动矣"，笔者认为"瓠壶"不是真正的"瓠壶"而是"像瓠壶样"的仪器。

【音释】

颥口感切　　倦挛上音权　　唏许几切，笑也

热病第二十三

【原文】

偏枯，身偏①不用而痛，言不变，志〔一〕②不乱，病在分腠③之间，巨针取之，益其不足，损其有余，乃可复也。

痱④之为病也，身无痛者，四肢不收，智〔二〕⑤乱不甚，其言微知，可治，甚则不能言，不可治也。病先起于阳，后入于阴者，先取其阳，后取其阴，浮而取之⑥。

【校勘】

〔一〕志　《太素·卷二十五·热病说》作"知"，《甲乙》卷十第二下作"智"。

〔二〕智　据上文"志不乱"之"志"，智，当做"志"。

【注释】

①　偏：半。《字汇》："偏，侧也，旁也。……又半也。"《左传·闵公二年》："衣身之偏。"杜预注："偏，半也。"

②　志：神志；记忆。

③　分腠：分，部分。引申为部位。《礼记·乐记》："分夹而进，事蚤济也。"《盐铁论·轻重》："夫拙医不知脉理之腠，血气之分。"孔颖达疏："分，谓部分。"腠，皮肤；皮肤的纹理。《史记·扁鹊仓公列传》："君有疾在腠理。"张守节正义："谓皮肤。"《类篇》："腠。肤理也。"《仪礼·乡饮酒礼》："皆右进腠。"郑玄注："腠，理也。"

④　痱：《诸病源候论·风痱候》："风痱之状，身体无痛，四肢不收，神志不乱，一臂不随者，风痱也。"《医学纲目》："痱，废也。痱即偏枯之邪气深者，痱与偏枯是二疾，以其半身无气荣运，名曰偏枯；以其手足废而不收，故名痱。或偏废，或全废。皆曰痱也。"

⑤　智：智能；聪明；神志；《释名·释言语》："智，知也，无所不知也。"

⑥　浮而取之：浮，不固定。汉·蔡邕《九惟文》："居处浮漂。"浮而取之。不要固定针刺某经。

【语译】

偏枯病，出现半身不遂而痛，言语正常，神志清楚，记忆不错乱，这是病邪在皮肤肌肉的纹理之间。用九针之一的大针针刺。补其不足的；泄其有余的，这样就可以恢复正常了。

痱这种病，身体没有疼痛的症状，有四肢不能蜷缩，神志轻度模糊，对别人说的话知道的较少，对这样的可治疗；严重的就不能说话，这样的就不可治了。（风邪）开始出现在体表。而后就深入脏腑了，先刺属表的阳（腑）经，后取刺属里的阴（脏）经，不要用固定模式针刺某经。

【原文】

热病^①三日，而气口静^②、人迎躁^③者，取之诸阳，五十九刺^④，以泻其热而出其汗，实其阴以补其不足者。身热甚，阴阳皆静^④者，勿刺也^{〔一〕}；其可刺者，急取之，不汗出则泄^⑥。所谓勿刺者^{〔二〕}，有^{〔三〕}死征也。

热病七日^{〔四〕}八日，脉口动喘而短^{〔五〕⑦}者，急刺之，汗且自出，浅刺手大^{〔六〕}指间。

热病七日^{〔七〕}八日，脉微小，病者溲血，口中干，一日半而^{〔八〕}死；脉代者，一日死^{〔九〕}。热病已得汗出，而脉尚躁^{〔十〕}喘，且复热，勿刺肤^{〔十一〕}，喘甚者死^⑧。

热病七日^{〔十二〕}八日，脉不躁，躁^{〔十三〕}不散^{〔十四〕}数^⑨，后^{〔十五〕}三日中有汗；三日不汗，四日死。未曾汗者，勿腠^{〔十六〕}刺之。

热病先肤痛，窒鼻、充面^⑩，取之皮，以第一针，五十九^{〔十七〕}，苛轸鼻^⑪，索皮于肺，不得索之火，火者，心也。

热病先身涩，倚而热^{〔十八〕⑫}，烦悗，干唇，口嗌，取之皮^{〔十九〕}，以第一针，五十九^{〔二十〕}，肤胀，口干，寒，汗出，索脉于心，不得索之水，水者，肾也。

热病嗌干多饮，善惊，卧不能起^{〔二十一〕⑬}，取之肤肉，以第六针，五十九，目眦^⑭青^{〔二十二〕}，索肉于脾，不得索之木，木者，肝也。

热病面青脑痛^{〔二十三〕}，手足躁，取之筋间，以第四针于四逆^{〔二十四〕}，筋躄^{〔二十五〕⑮}，目浸^{〔二十六〕⑯}，索筋于肝，不得索之金，金者，肺也。

热病，多次惊风，使人瘛疭而狂^⑰，取之脉^{〔二十七〕}，以第四针，急泻有余者，癫疾毛发^{〔二十八〕}去，索血于心，不得索之水，水者，肾也。

热病^{〔二十九〕}身重骨痛，耳聋而好瞑^{〔三十〕}，取之骨，以第四针，五十九刺〔三十一〕，骨病不〔三十二〕食，啮齿〔三十三〕⑱耳青〔三十四〕，索骨于肾，不〔三十五〕得索之土，土者，脾也。

热病不知所痛〔三十六〕，耳聋〔三十七〕不能自收⑲，口干〔三十八〕，阳热甚，阴颇有寒⑳者，热在髓，死不可〔三十九〕治。

热病头痛，颞颥〔四十〕、目瘈脉痛〔四十一〕㉑，善衄，厥热病〔四十二〕㉒也。取之以第三针，视有余不足，寒热痔〔四十三〕㉓。

热病体重，肠中热㉔，取之以第四针，于其腧及下诸指间，索气于胃胳〔四十四〕㉕，得气也。

热病挟脐急痛，胸胁〔四十五〕满，取之涌泉与阴陵泉㉖，取以〔四十六〕第四针，针嗌里㉗。

热病而汗且出〔四十七〕㉘，及脉顺可汗者㉙，取之〔四十八〕鱼际、太渊、大都、太白、泻之则热去，补之则汗出，汗出太甚〔四十九〕，取内〔五十〕踝上横脉㉚以止之。

热病已得汗而脉尚躁盛〔五十一〕，此阴脉〔五十二〕之极也，死；其得汗而脉静者，生。热病者〔五十三〕，脉尚盛躁而不得汗者，此阳脉之极也，死；脉盛躁得汗静者，生。

热病不可刺者〔五十四〕有九：一曰，汗不出，大颧发赤，哕者，死；二曰，泄而腹满甚者，死；三曰，目不明，热不已者，死；四曰，老人婴儿，热而腹满〔五十五〕者死；五曰，汗不出，呕、下血者死；六曰，舌本烂，热不已者死；七曰，咳而衄，汗不出，出不至足〔五十六〕者死；八曰，髓热者死；九曰，热而痉〔五十七〕者死。腰〔五十八〕折，瘛疭，齿噤齘〔五十九〕㉛也。凡此九者，不可刺也。

所谓五十九刺者，两手外内侧各三，凡十二痏；五指间各一㉜，凡八痏，足亦如是；头入发一寸〔六十〕傍三分〔六十一〕各三，凡六痏；更入发三寸边〔六十二〕五，凡十痏；耳前后口下者各一〔六十三〕，项中一，凡六痏；巅上一，囟会一，发际㉝一，廉泉一，风池二，天柱二〔六十四〕。

【校勘】

〔一〕也 《甲乙》卷七第一中作"之"。

〔二〕者 《甲乙》卷七第一中无。

〔三〕有 《甲乙》卷七第一中其上有"皆"字。

〔四〕日 《太素·卷二十五·热病说》无。

〔五〕喘而短 《甲乙》卷七第一中、《脉经》卷七第十三、《太素·卷二十五·热病说》"短"并作"眩"。《太素》杨注"脉喘动头眩"。日刻本、《类经》卷二十一引并作"弦"。

〔六〕大 《太素·卷二十五·热病说》无。

〔七〕日 《太素·卷二十五·热病说》无。

〔八〕半而 周本无。

〔九〕脉代者，一日死 周本无其六字。

〔十〕躁 《甲乙》卷七第一中校注"躁，一作盛"。

〔十一〕勿刺肤 《甲乙》卷七第一中、《太素·卷二十五·热病说》并作"勿庸刺"。《脉经》卷七第十八作"勿肤刺"。

〔十二〕日 《太素·卷二十五·热病说》无。

〔十三〕躁 《甲乙》卷七第一中无。《脉经》卷七第二十作"喘"。

〔十四〕散 《脉经》卷七第二十、《太素·卷二十五·热病说》并无。

〔十五〕后 《太素》卷二十五·热病说"后"上衍"数"字。

〔十六〕膝 《甲乙》卷七第一中、《太素·卷二十五·热病候》并作"庸"。

〔十七〕五十九 据本段"取之诸阳，五十九刺"，当补"刺"字。

〔十八〕倚而热 倚，《甲乙》卷七第一中作"烦"。

〔十九〕皮 马本、张本并作"脉"。

〔二十〕五十九 据本段"取之诸阳，五十九刺"，当补"刺"字。

〔二十一〕起 《甲乙》卷七第一中、《脉经》卷七第十三并作"安"。

〔二十二〕青 《甲乙》卷七第一中、《脉经》卷七第十三并作

"赤"。

〔二十三〕面青脑痛　《素问·刺热篇》新校正引《灵枢》文、《太素·卷二十五·热病说》、《甲乙》卷七第一中、《脉经》卷七第十三并作"而胸胁痛"。

〔二十四〕于四逆　《脉经》卷七第十三、《甲乙》卷七第一中"于"上重"针"字，周本无"于"字，《素问·刺热篇》新校正引无"于四逆"三字，《脉经》卷七第十三"逆"作"达"。

〔二十五〕甓　《脉经》卷七第十三、《太素·卷二十五·热病说》并作"辟"。

〔二十六〕于四逆，筋甓目浸　《素问·刺热篇》新校正引《灵枢》文无其七字，刘衡如《灵枢经》"详文义是后人沾注"。

〔二十七〕脉　顾氏《校记》："下言索血于心，则'脉'当做'血'。"

〔二十八〕发　《太素·卷二十五·热病说》作"髦"。

〔二十九〕病　《脉经》卷七第十三、《素问·刺热篇》新校正引其下并有"而"字。

〔三十〕耳聋而好暝　《甲乙》卷七第一中"聋"上无"耳"字，新校正引《灵抠》、《素问·刺热篇》"瞑"并作"暝"。

〔三十一〕刺　《太素·卷二十五·热病说》无。《灵枢识》按："刺字下句。"

〔三十二〕不　《脉经》卷七第十三、《太素·卷二十五·热病说》并无。

〔三十三〕啮齿　《脉经》卷七第十三"啮"上有"牙"字。

〔三十四〕青　《脉经》卷七第十三作"清"，《甲乙》卷七第一中其下有"赤"字。

〔三十五〕不　《脉经》卷七第十三作"无"。

〔三十六〕痛　《甲乙》卷七第一中作"病"。

〔三十七〕耳聋　《太素·卷二十五·热病说》无。

〔三十八〕口干　《伤寒明理论》卷二第三十二引《针经》作"口干舌黑者死"。

〔三十九〕可　《太素·卷二十五·热病说》、《景岳全书》卷二十七·耳证类并无。

〔四十〕颞颥　《脉经》卷七第十三作一"摄"字。

〔四十一〕目、瘭脉痛　《太素·卷二十五·热病说》"瘭"作"瘈"，且无"痛"字，《脉经》卷七第十三、《甲乙》卷七第一中并作"目脉紧"。

〔四十二〕厥热病　《脉经》卷七第十三、《太素·卷二十五·热病说》并无"病"字。

〔四十三〕寒热痔　此处或有脱文，或为衍文。

〔四十四〕胳　《太素·卷二十五·热病说》、《脉经》卷七第十三、《甲乙》卷七第一中并作"络"。据此"胳"通"络"。

〔四十五〕胁　《脉经》卷七第十三其下有"支"字。

〔四十六〕取　《甲乙》卷七第一中、《脉经》卷七第十三，《太素·卷二十五·热病说》

〔四十七〕热病而汗且出　《太素·卷二十五·热病说》无"而"字。孙鼎宜："'且'当做'自'，形误，热病顺证。"

〔四十八〕之　《甲乙》卷七第一中无。

〔四十九〕甚　《脉经》卷七第十三其下有"者"字。

〔五十〕内　《太素》、《脉经》卷七第十三并无。

〔五十一〕尚躁盛　《太素·卷二十五·热病说》"尚"作"常"。《甲乙》卷七第一中"盛"下有"者"字。

〔五十二〕阴脉　《脉经》卷七第十八"阴"作"阳"、《千金》卷二十八第十五"脉"作"气"。

〔五十三〕者　统本、《脉经》卷七第十八、《甲乙》卷七第一中并无。

〔五十四〕不可刺者　《甲乙》卷七第一中、《外台卷一·诸论伤寒》并作"死候"二字。

〔五十五〕热而腹满　《外台》卷一·诸论伤寒作"而"作"病"。

〔五十六〕出不至足　《医心方》卷十四引作"出不止"。

〔五十七〕痓　《医心方》卷十四、《太素·卷二十五·热病说》并作"痉"。

〔五十八〕腰 《甲乙》卷七第一中其下有"反"字。

〔五十九〕龄 《甲乙》卷七第一中作"断"。

〔六十〕发一寸 《甲乙》卷七第一中"发"下有"际"字，日抄本"一寸"作"二寸"。

〔六十一〕分 刘衡如《灵枢经》校语："应据《甲乙》卷七第一中校语删，以复林亿等所见《灵枢》之旧。"

〔六十二〕边 《脉经》卷七第十三其下有"各"字。

〔六十三〕耳前后口下者各一 《甲乙》卷七第一中校注"口下"作"巳下"。《脉经》卷七第十三作"耳前后口下项中各一"。《脉经》言之有理。当据改。

〔六十四〕二 《太素·卷二十五·热病说》、《脉经》卷七第十三并无"囟会一，发际一，廉泉一，风池二，天柱二"以上十五字。

【注释】

① 热病：《类经》二十一卷第四十注："此下所言热病，即伤寒时疫也。"

② 静：平静；没有声响；平和。《增韵·静韵》："静，无为也。"《韩诗外传》："树欲静而风不止。"《国语·晋语一》："吾其静也。"韦昭注："静，默也。"

③ 躁：动；疾；此引申为变化；改变。《广韵·号韵》："躁，动也。"《素问·奇病论》："人迎躁盛。"《素问·评热病论》"汗出辄复热，而脉躁疾"。并可参见本章的下段文字。

④ 五十九刺：参见本段落的"所谓五十九刺者"。

⑤ 阴阳皆静：阴指气口脉，阳指人迎脉。阴阳皆静，即气口脉、人迎脉都正常。

⑥ 不汗出则泄：不出汗就会下泄。

⑦ 喘而短：喘，急促。喘而短，指脉象急促而短。疑于义者，以声求之。喘，《说文》从口，端声。《广韵》元部。湍，《说文》从水，嵩声。《广韵》元部。喘，湍叠韵，喘，当读为湍，喘，急也。

⑧ 喘甚者死：脉非常急促者，有死亡危险。

⑨　躁不散数：浮而不散数。

⑩　充面：充，满。引申为肿。面肿。

⑪　苛轸鼻：苛，通疴，病患。此处名词动用。轸，轸与瘆、胗、疹同。轸，乃瘾疹之疹也。苛轸鼻，即患鼻生疹之疾。

⑫　倚而热：倚，因。《广雅·释诂四》："倚，因也。"倚而热，因而发热。

⑬　起：由躺而坐，由坐而立。此指坐。《说文》："起能立也。"《左传·宣公十四年》："楚子闻之，投袂而起。"

⑭　眦：《说文》："眦，目匡也。"段玉裁注："谓目之匡当也。"

⑮　四逆，筋躄：四逆，四肢寒凉。屰为逆的初文。《说文·干部》："屰，不顺也。"甲骨文、金文"屰"字，从到大，大为正面人体，倒置表示顺逆的"逆"。段玉裁注："后人多用逆，逆行而屰废矣"。据此，"屰"即"逆"的初文。《字汇》："屰，古戟字，有枝兵也，与干字同体，双枝为屰，单枝为戈。"四肢如四枝。干，甲骨文，金文干字像有丫杈的木棒形。四肢如四杈。故四逆，四肢也。《素问·通评虚实论》："所谓逆者，手足寒也。"躄：通"躃。"《正字通》："躃，与躄通，足病不能行。"《荀子·正论》："不能以辟马毁与致远。"杨倞注："辟与躄同。"

⑯　目浸：《类经》二十一卷第四十注："筋躄者，足不能行也，目浸者，泪出不收也。皆为肝病，肝属木，其合在筋，故但求之于筋，即所以求于肝也。"目浸，张说误矣，浸，虽是一种眼病，但不是流泪。《释名·释疾病》："目生肤入眸子曰浸。浸，侵也，言侵明也，亦言浸淫转大也。"毕沅疏证："浸，近字也。当借浸为之。"据此，当为《诸病源候论·目病诸候·目息肉淫肤候》："在于白睛肤睑之间，即谓之息肉淫肤也。"膜，生物体内像薄皮样的组织。膜，即翳。《诸病源候论·目病诸候·睛盲有翳候》："而生翳似蝇翅者。"《诸病源候论·目肤翳候》："肤翳者，明眼睛上有物如蝇翅者即是。"目浸，即目生翳膜。

⑰　狂：痴呆；狂言；癫痴（精神失常）。《广雅·释诂三》："狂，痴也。"《玉篇》："狂，癫痴也。"宋·苏轼《上皇帝书》："狂易丧志。"

⑱　嗤齿：咬。同"齩、啮"。《说文》："啮，噬也。"段玉裁注："《释名》曰'鸟曰啄，兽曰啮'。"《说文》："齩，啮骨也。"《集韵·巧韵》："亦作咬。"啮，《集韵·巧韵》："齩，亦作啮、咬。"《正字通》："啮，俗啮字。"

《论衡·论死》："今人死……不能复啮噬"啮齿，即咬牙。

⑲　耳聋不能自收：收，获取。指耳朵聋，听不到声音。

⑳　阳热甚，阴颇有寒：甚，深；极。《吕氏春秋·知士》："王之不悦（田）婴也甚，公往必得死焉。"高诱注："甚，犹深。"《助字辨略》："甚，犹极也。"颇，偏；少。《广雅·释诂二》："颇，邪也。"《广雅·释诂三》："颇，少也。"寒，枯萎；凋零。此引申为衰竭。汉·崔实《农家谚》："黄梅寒，井底干。"

㉑　颞颥：一说为鬓骨，一名太阳。位于眼眶（眉棱骨）的外后方，颧骨弓上方的部位。《广韵·叶韵》："颞，鬓骨，颞颥。"一说为在顶骨下两侧位于两耳上前方的部分，形状扁平。《玉篇》："颞，颞颥，耳前动也。"一说为颞颥穴。《甲乙经》："脑空，一名颞颥。"

㉒　目瘈脉痛：瘈，抽。目瘈脉，谓目边脉抽动也。

㉓　厥热病：《类经》二十一卷第四十注："厥热病，热逆于上也。"

㉔　痔：当读为持。痔，《说文》："从疒，寺声。"持《说文》："从手，寺声。"韵同，但无其他佐证。不敢妄定。若通持，则为"治理；控制"。《吕氏春秋·察今》："故悖乱不可以持国。"《通志·校雠略一》："类书，犹持军也。"

㉕　热病体重，肠中热：《类经》二十一卷第四十注："脾主肌肉四支，邪在脾，故体重。大肠小肠皆属于胃，邪在胃则肠中热。"

㉖　胳：通络。胳，《说文》："从肉，各声。"络《说文》："从纟，各声。"陆宗达《说文解字通论·引言·三》："羊矢盖肩下触之有羊矢状筋胳处。"

㉗　热病挟脐急痛……取之涌泉与阴陵泉：《类经》二十一卷第四十注："挟脐急痛，足少阴肾经所行也；胸胁满，足太阴脾经所行也。故在少阴则取涌泉，在太阴则取阴陵泉。"

㉘　针嗌里：《类经》二十一卷第四十注："针嗌里者，以少阴太阴之脉俱上络咽嗌，即下文所谓廉泉也。"《说文》："嗌，咽也。"故嗌为咽喉。据此，嗌里为廉泉之别名。

㉙　热病而汗且出：《类经》二十一卷第四十注："热病阳气外达，脉躁盛者，汗且出也。"

㉚　及脉顺可汗者：《类经》二十一卷第四十注："阳证得阳脉者，脉之

顺也，皆为可汗。"

　　㉛　横脉：横，交错。横脉，此指交叉脉，即三阴交。

　　㉜　龂：龂齿。《说文》："龂，齿相切也。"段玉裁注："谓上下齿紧相磨切也，相切则有声，故《三仓》云'龂，鸣齿也'。"《诸病源候论·龂齿候》："龂齿者，是睡眠而相磨切也，此由血气虚，风邪客与牙车，筋脉之间，故因睡眠气息喘而邪动，引其筋脉，故上下齿相磨切有声，谓之龂。"

　　㉝　五指间各一：《类经》二十一卷第四十注："五指间者，总言手五指也；各一者，本节之后各一穴也。……如手经则太阳之后溪，少阳之中渚，阳明之三间，独少阴之在本节后者，则少府之荥也。"

　　㉞　发际：指前发际和后发际。

【语译】

　　热病已三日，气口的脉象没有什么（热象）变化，而人迎部脉象有（热象）变化的现象，可刺各阳经，选取治热病的五十九穴，用来泻其热，使邪气随汗而出，补阴来填补不足的阴液。对身热重，气口、人迎的脉象都没显出有什么异常（热象）的，（一般说）是不可以针刺；其个别情况还有可以针刺的，就急刺五十九穴，不出汗就放血。所谓不可针刺的，是因其有死亡的征象。

　　热病已七天到八天，气口脉象变成躁动而短的，当急速针刺，待其汗将自出之时，宜浅刺手大指间太阴肺经的穴位。

　　热病已七八天，脉象微小，如果病人出现尿血、口中干燥等症（此为热盛阴竭），一天半之内可以死亡；若见代脉（此为脏气衰绝），一日内可以死亡。热病已经出汗（脉象当平静），如仍呈现躁动而急速，并且全身发热（则病在里），就不要针刺尺肤（寸口）部位穴，若脉数很严重的，就可能死亡。

　　热病已七天到八天，脉象不见异常变化，即使略有异常变化但也不散不数，这种情况，三天之内应当出汗（能出汗的，热随汗解，病可愈）；如在三日后仍未得汗出（为正衰邪盛），到第四天就可能死亡，这种未得汗出的热病，不要针刺腠理。

　　热病先见到皮肤痛、鼻塞、面部浮肿等表现的，其治疗当浅刺皮部，用九针中的第一针（镵针），选取五十九个治疗热病与皮表有关的穴位上进行针刺。若患鼻子生疹，应当求治于皮（责）之于肺，不可求之于火（而选取心的穴位，因为鼻子属于肺而不属于心），因火是属于心的。

热病先见到身体干涩不爽、因而发热，心中烦闷，唇干，口咽部堵塞（为热在血脉），当取治血脉，用九针中的第一针（镵针），选取五十九个治疗热病有关血脉的穴位上进行针刺。若皮肤胀，口干，恶寒，出汗（为病在血脉），应当求治于脉、责之于心，而不要求治于补水（因病在于火盛，不在于水亏），而水属于肾所主。

热病，有咽干、饮水多、好惊恐，躺倒后不能坐立，要刺皮肤之肌肉，用九针中的第六针（员利针），在五十九个治疗热病的与肌肉有关的穴位上进行针刺。对眼眶色青，选取针刺刺肌肉在脾经的腧穴，不要选取属于木的肝经穴位，木，是肝（筋）。

热病，有面色发青，头脑作痛，手足躁动，要刺筋结之间，用九针中的第四针（锋针）刺于四肢以治四肢发冷。筋躄足不能行，眼睛生翳膜，选取在肝经的腧穴，不要刺治属于金的肺经穴位，金，是肺（皮毛）。

热病，有多次的惊风，使人手足搐搦，痴呆（或妄言），要刺刺血络，用九针中的第四针（锋针），泻去有郁滞的热邪；对癫疾有毛发脱落，要选取治疗血分病的心经的腧穴，不要选取是治疗骨病的穴位，水，是肾（骨）。

热病，有身体沉重，骨节疼痛，耳聋而嗜睡，要选取治疗于骨头病肾经的腧穴，用九针中的第四针（锋针）在五十九个有关的穴位上进行针刺。对骨病而不能食，咬牙，耳呈青色，选取治疗骨头属于肾的腧穴，不要刺治肉病的脾经穴位，土，是脾（肉）。

热病，有疼痛但不知痛处，耳聋不能听到声音，口干，是阳邪热气到了极点，使阴液偏少出现衰竭，就会使邪热到骨髓，这是死症，为不能治愈了。

热病，有头痛，鬓骨和耳前及眼区筋脉抽掣作痛，好鼻子出血，这是热病反逆于上，当用九针中的第三针（锓针）刺治根据病情，泻其有余的经脉的热邪。补其正气的不足经脉，以控制发冷发热。

热病，有身体沉重，是肠中热邪，可以用九针中的第四针（锋针），刺于脾胃二经的输穴，随后针刺向下刺各足趾间的缝，还选取针刺在胃经的络穴（丰隆）就能找到邪气所在部位。

热病，脐两侧拘急疼痛，胸胁闷，刺治肾经的涌泉穴和脾经的阴陵泉穴，用九针中的第四针（锋针），咽喉内。

发热病，即将汗出以及顺脉（阳证见阳脉）可以发汗的，刺手太阴经的鱼际、太渊和足太阴经的大都、太白穴，用泻法就可以退热，用补法可使汗出。对出汗过多的，可针刺内踝上脾经的三阴交穴，用以止汗。

热病，在出汗以后但是脉仍数大，这是脏脉虚弱已衰竭，是死症；热病若出汗之后，脉象转为正常的，愈后良好。热病的病人脉象还数大而不能出汗的，这是腑脉衰竭的死症；若脉数大，而在出汗后脉象转为正常的，这是顺证，愈后良好。

热病，不能针刺的有九种：一叫做不出汗，高颧部发红，呃逆的是死症；二叫做泄泻而腹胀严重是死症；三叫做两眼视物不清，发热不退的是死症；四叫做老年人、婴儿，发热而腹胀满的是死症；五叫做热病不出汗，呕吐兼有大便下血的是死症；六叫做舌根溃烂，发热不退的是死症；七叫做咯血又有衄血，不出汗，即使出汗也达不到脚部位的是死症；八叫做热邪在骨髓的是死症；九叫做发热而抽搐的是死症，发热而抽搐时，则有腰背反张，手足抽掣，口噤不开以而牙齿相切，总的来说这九种症候是不能针刺的。

所说的五十九个针刺的穴位，就是两手手指端外侧各三穴，内侧亦各三穴，左右共有十二穴；在手五指缝间，各有一穴，所以左右两手共八穴；足五趾缝间，各有一穴，所以两足共八穴；在头部入前发际一寸督脉的两旁各有三穴，左右共六穴；再从入发际的督脉向后三寸的两边各有五穴，左右共十穴，耳前后各一穴，口下一穴，项中一穴，共六穴；巅顶一穴，囟会一穴，前发际一穴，后发际一穴，廉泉一穴，左右风池共二穴，左右天柱共二穴。

【按语】

脉口动喘而短，注者或以为喘，指气喘。此非。因本处是在描述脉口的脉象。因下文尚有"脉尚躁喘"等，可互参。"喘"当读做"湍"。

【原文】

气满胸中喘息，取足太阴大指之端，去爪甲如薤^{〔一〕①}叶，寒则留之，热则疾之，气下乃止。

心疝^②暴痛，取足太阴、厥阴。尽刺去其血络。

喉痹^③舌卷，口中干，烦心、心痛，臂内廉痛，不可及头，取^{〔二〕}手小指次指爪甲下，去端如韭叶^{〔三〕}。

目中赤痛，从内眦始，取之阴跷。

风痉，身反折，先取足太阳及腘中及血络出血^{〔四〕}；中^{〔五〕}有寒，取三里。

癃，取之阴跷及三毛上及血络出血。

男子如蛊^④，女子如怚^{〔六〕⑤}，身体腰脊如解，不欲饮食，先取涌泉见血，视跗上盛^⑥者，尽见血也。

【校勘】

〔一〕薤　日刻本、《太素·卷三十·逆满》并作"韭"。

〔二〕取　《甲乙》卷九第二其下有"关冲在"三字。

〔三〕叶　《甲乙》卷九第二其下有"许"字。

〔四〕及血络出血　《太素·卷三十·风痉》无"出血"二字，"及血络"属下"中有寒"。

〔五〕中　《甲乙》卷七第四其上有"痉"字。

〔六〕女子如怚　《甲乙》卷八第一上、《千金》卷三十针灸下杂病七"怚"并作"阻"。张志聪："怚"当做"阻"，女子如阻者，如月经之阻隔也。

【注释】

① 薤：《本草纲目·菜部·薤》："韭类也，故字从韭……"

② 心疝　历代记述不一。《素问》脉要精微论说："诊得心脉而急，病名心疝，少腹必有形也。"《诸病源候论·心疝候》："疝者，痛也。由阴气积于内，寒气不散，上冲于心，故使心痛，谓之心疝。其痛也，或如锥刀所刺，或阴阴而痛，或四支逆冷，或唇口变青，皆其候也。"

③ 喉痹：《诸病源候论·喉痹候》："喉痹者，喉里肿塞痹痛，水浆不得入也……亦令人壮热而恶寒。"

④ 蛊　也称蛊毒。其临床表现有数种。《素问·玉机真藏论》："脾传之肾，病名曰疝瘕，少腹冤热而痛，出白，一名曰蛊。"蛊毒：详见《诸病源候论·蛊毒病诸候·蛊毒候》。其原因有三，一为一种人工培养的蛊虫随饮食而入腹内而为病。一为自然界的飞虫，去来无由，如鬼气者，或老狸野物之精，变为鬼域，袭人而病者。一为伤害人的热毒恶气，《岭表录异》："岭表山川，盘郁结聚，不易疏泄，故多雾作瘴，人感之多病，腹胪胀成蛊。"此多指前二者，"以其毒害势甚，故云蛊毒"。《千金方·蛊毒第四》："凡中蛊毒，令人心腹绞切痛，如有物啮，或吐下血皆如烂肉。若不即治，蚀人五脏尽乃死矣……凡人患积年，时腹大，便黑如漆，或坚或薄，或微赤者，皆是蛊也……凡卒患血痢，或赤或黑，无有多少，此皆是蛊毒，粗医以断痢药处之，此大非也。"类似今之肝硬化，肝癌，血吸虫等晚期患者。

⑤ 女子如怚：怚，通"妒"，妒，通"乳"，孕妇将生。女子如怚，此指女子病见腹大，如孕之将生。

⑥ 盛：充盈、极点、显赫；盛满；此处引申为"淤血"。《素问·皮部论》："其入于络也，则络脉盛色变。"《庄子·德充符》："平者，水停之盛

也。"《孟子·公孙丑上》："自生民以来，未有盛于孔子也。"《素问·五常政大论》："无盛盛，无虚虚。"《素问·五常政大论》："无实实。无虚虚。"本书《四时气》篇："盛泻之，虚补之。"

【语译】

对胸中气满而发生喘息，就针刺足太阴经足大趾内侧端，离爪甲角如韭叶宽的地方就是此穴，属寒的，刺治时当用留针法，属热的，刺治时当用疾刺法，待上逆之气下降不喘为止。

心疝暴痛的，针刺足太阴经与足厥阴经，要全部刺破二经的血络上。

喉痹，有舌卷曲不伸，口中干燥，心烦，心痛，手臂内侧边有疼痛，手不能上举摸到头部，针刺手无名指的小指侧的穴位，离爪甲角如韭叶宽处即其穴。

眼睛内发红疼痛，开始起于内眼角，选取用阴跷脉的相应的腧穴。

风痉出现角弓反张，先刺用足太阳经相应的腧穴，及在腘窝中央的委中穴随后刺破使之出血。

并刺破表浅的血络，令其出血；对脏腑有寒的，刺足阳明经的足三里穴。

对小便不通，可取用阴跷相应的腧穴（足少阴经的照海穴）和足厥阴经位于足大趾外侧有很多毛上的地方就是腧穴（大敦），并刺破其二经的血络。

男子好像患了蛊病，女子好像怀孕了，身体腰脊如同要裂开一样难受，且不思饮食，先刺破（足少阴经的）涌泉穴，使其出血，看到足背上充盈淤血的血络，就全部刺破使之出血。

【音释】

痱音肥　痓举井切　噤巨禁切　骱音介

厥病第二十四

【原文】

厥①头痛，面若肿起而烦心，取之足阳明、太阴〔一〕。

厥头痛，头脉痛，心悲善泣，视头动脉反盛者，刺尽去血〔二〕，后调足厥阴。

厥头痛，贞贞〔三〕②头重而痛，泻头上五行③，行五④，先取手少阴，后取足少阴。

厥头痛，意〔四〕善忘⑤，按之不得⑥，取头面左右动脉⑦，后取足太阴。

厥头痛，项先痛，腰脊为应，先取天柱，后取足太阳。

厥头痛，头痛甚，耳前后脉涌有热⑧，泻出〔五〕其血，后取足少阳。

真头痛⑨，头痛甚，脑尽痛，手足寒至节，死不治。

头痛不可取于腧者〔六〕，有所击堕〔七〕，恶血在于内，若肉〔八〕伤，痛未已，可则〔九〕⑩刺，不可远取也。

头痛不可刺者，大痹⑪为恶⑫，日作者，可令少愈，不可已。

头半寒痛⑬，先取手少阳、阳明，后取足少阳、阳明。

【校勘】

〔一〕取之足阳明、太阴　《太素·卷二十六·厥头痛》、《甲乙》卷九第一"取"下并无"之"字，"阴"并作"阳"。

〔二〕刺尽去血　《甲乙》卷九第一作"乃刺之尽去血"。

〔三〕贞贞　《甲乙》卷九第一作"员员"。《素问·刺热篇》："其逆则头痛员员，脉引冲头也。"

〔四〕意　《甲乙》卷九第一作"噫"。

〔五〕泻出　《甲乙》卷九第一作"先写"。"泻"其上原校语："一本云有动脉。"

〔六〕者 《甲乙》卷九第一无。

〔七〕堕 《太素·卷二十六·厥头痛》、《甲乙》卷九第一并作
"坠"。

〔八〕肉 《太素·卷二十六·厥头痛》、《甲乙》卷九第一并作
"内"。

〔九〕则 《太素·卷二十六·厥头痛》、《甲乙》卷九第一并作
"即"。

【注释】

① 厥：发。《说文》："厥。发石也。"此引申为"出现；有"。

② 贞贞：象声词，〔音释〕贞贞都耕切，据此贞贞应读做"噔噔"，或
"当当"。《广雅·释诂三》："贞，当也。"

③ 五行：即头部分布的五条经脉线路，在中间的一行为督脉，其旁左
右二行各为足太阳膀胱经，又旁左右二行各为足少阳胆经。

④ 行五：即上述"五行"的每行在头部各有五穴，督脉有上星、囟
会、前顶、百会、后顶，计五穴；足太阳膀胱经的五处、承光、通天、络却、
玉枕，计五穴，左右各二行，共计十穴；足少阳胆经的临泣、目窗、正营、
承灵、脑空，计五穴，左右各二行，共计十穴，合计共二十五穴。

⑤ 意善忘：意，内心，忘，通"妄"。即乱。意善忘，指内心感到乱。

⑥ 按之不得：寻按不得痛所。孙鼎宜："阳邪在头而无定所，则按之
不得。"

⑦ 头面左右动脉：莫云从，"头面左右动脉，足阳明之脉也。"

⑧ 耳前后脉涌有热：涌，满溢。耳前后脉涌有热，耳朵前后的脉满溢
有热。

⑨ 真头痛：《难经·第六十难》"手三阳之脉受风寒，伏留而不去者，
则名厥头痛，入连在脑者，名真头痛"。虞庶注："头脑中痛甚，而手足冷至
肘、膝者，为真头痛，其寒气入深故也。"

⑩ 则：即。义指"就近"。

⑪ 痹：疼痛。《释名·释疾病》："疼，痹也，气疼疼然也。"《广雅·
释诂二》："疼，痛也"。

⑫ 恶：死。《周礼·春官·小史》："若有事，则昭王之忌讳。"郑玄

注："先王死日为忌。"

⑬　头半寒痛：半，偏。《字汇》："偏，侧也，旁也。……又半也。"《类经》二十一卷第四十三注："头半寒痛者，偏头冷痛也。"

【语译】

对出现头痛，还面部似浮肿而心烦，刺足阳明胃经、足太阴脾经的相应的腧穴。

对出现头痛，感到头上的筋脉也痛，内心悲伤，好哭流泪，能看到头部脉络有搏动激烈，异常充盈之处，先用针刺破放血，然后调治足厥阴肝经。

对出现头痛，且头部感到噔噔的沉重而痛，泻督脉、足太阳膀胱经、足少阳胆经的这五行经脉，每行的五个穴位之血后，先泻手少阴心经，后刺足少阴肾经相应的腧穴。

对出现头痛，还有记忆力减退，以手寻按却找不到头痛的具体部位，刺头面左右的动脉，然后再刺足太阴脾经相应的腧穴。

对出现头痛，项部先痛，而后腰脊也相应作痛，先刺足太阳膀胱经的天柱穴，然后再刺足太阳膀胱经其他相应的腧穴。

对出现头痛，其头痛剧烈，耳前后血脉充盈而有热感，先刺破血脉使其出血，而后刺足少阳胆经相关腧穴。

真头痛，痛得不但非常剧烈，而且满脑都疼痛，手足冷到肘膝关节，这是死症。

头痛有针刺不能拘泥取腧穴的病症是：撞击跌仆之类的外伤的，有淤血内留的，就是如此；比如肌肉损伤，疼痛不止，可就近于局部针刺止痛，不要远取腧穴来治疗。

对出现头痛不能刺治的人，就是头痛很剧烈成为死症了，对天天都发作的头痛，针刺后也只能略有好转，但不能根治。

对偏头痛而感到有寒凉感，要先刺手少阳三焦经、手阳明大肠经的腧穴，而后刺足少阳胆经、足阳明胃经相应的腧穴。

【原文】

厥心痛①，与背相控〔一〕②，善瘛③，如〔二〕从后触其心，伛偻〔三〕④者，肾〔四〕心痛也，先取京骨、昆仑。发狂不已〔五〕，取然谷。

厥心痛，腹胀胸满〔六〕，心尤痛甚，胃心痛也，取之大都、太白。

厥心痛，痛如以锥针刺其心〔七〕，心痛甚者，脾心痛也，取之然谷、太溪〔八〕。

厥心痛，色苍苍如死〔九〕⑤状，终日不得太息⑥，肝心痛也，取之行间、太冲。

厥心痛，卧若徒居〔十〕⑦，心痛间〔十一〕⑧，动作〔十二〕痛益甚，色不变，肺心痛也，取之鱼际、太渊。

真⑨心痛，手足清〔十三〕至节，心痛甚，旦发〔十四〕夕死，夕发旦死。

心痛〔十五〕不可刺者，中有盛聚〔十六〕⑩，不可取于腧。

【校勘】

〔一〕控　《甲乙》卷九第二、《千金》卷十三第六、《外台》卷七、并作"引"。

〔二〕如　《千金》卷十三第六其下并有"物"字。

〔三〕伛偻　《甲乙》卷九第二、《千金》卷十三第六、《外台》卷七"伛"上并有"身"字。

〔四〕肾　袁刻本讹作"背"。

〔五〕发狂不已　狂，气势猛烈。（其病）发作猛烈而不止。

〔六〕腹胀胸满　《甲乙》卷九第二，"腹"前有"暴泄"二字，"胀"下无"胸"字，《外台》卷七"满"下有"不欲食，食则不消"七字。

〔七〕痛如以锥针刺其心　《千金》卷十三第六无"痛"字，《太素·卷二十六·厥心痛》、《外台》卷七并无"以"字。

〔八〕然谷、太溪　张志聪："然谷当做漏谷，太溪当做天溪。"

〔九〕苍苍如死　《千金》卷十三第六、卷三十第二，"苍苍"下有"然"字，"死"下有"灰"字。

〔十〕卧若徒居　徒，《太素·卷二十六·厥心痛》作"徙"。

〔十一〕心痛间　《外台》卷七无"心"字，《甲乙》卷九第二"痛"下有"乃"字。

〔十二〕作　《景岳全书》卷二十五心腹痛类引作"则"。

〔十三〕清　金陵本、统本并作"清"，周本、张本并作"青"。

〔十四〕发　《中藏经》卷上第二十四"发"作"得"。

〔十五〕痛　《甲乙》卷九第二、《千金》卷十三第六并作"下"。

〔十六〕盛聚　盛，《千金》卷十三第六作"成"。

【注释】

①　厥心痛：因五脏气机逆乱而致之心痛。《难经·第六十难》："其五脏气相干，名厥心病。"杨玄操注："诸经络皆属于心，若一经有病，其脉逆行，逆则乘心，乘心则心痛，故曰厥心痛。是五脏气冲逆致痛，非心家自痛也。"

②　控：牵引；牵掣。《说文》："控，引也。匈奴名引弓控弦。"《素问·刺腰痛论》："腰痛引少腹控䏚。"王冰注："控，通引也。"

③　瘛：拘急。《说文》："瘛，小儿瘛疭病也。从疒，恝声。"恝，同忦。《集韵》："忦，急也，忧也。古作恝。"《类经》二十一卷第四十六注："善瘛，拘急如风也。"《素问·玉机真藏论》："病筋脉相引而急，病名曰瘛。"

④　伛偻：北方方言称谓"疙偻。"俗称"佝偻。"弯腰曲背。《一切经音义》卷四十一引《通俗文》："曲脊捐之伛偻。"

⑤　苍苍：绿色；青黑；灰白色；浅青色。此指青黑色《说文》："苍，草色也。"《广雅·释器》："苍，青也。"《素问·阴阳应象大论》："在色为苍。"王冰注："苍，谓薄青色。"

⑥　太息：在深长呼吸的同时有叹息声。

⑦　卧若徒居：徒，古代刑法名。徒刑。《新唐书·刑法志》："一曰终身，二曰五年，三曰一年，"居住所；通"锢"。韩愈《孟生》："岂识天子居。"《说文通训定声》："居，假借为锢。"卧若徒居，卧床休息就像服刑被

禁锢。

⑧　间：同"闲"，此指病少愈。《方言》卷三："差、闲，愈也。南楚病愈者谓之差，或谓之闲。"《论语·子罕》："病闲。"何晏集解引孔安国注："病少差曰闲也。"

⑨　真：真实；正。《古今韵会举要》："真，实也，伪之反也。"《字汇》："真，正也。"

⑩　盛聚：盛，盛满；《素问·皮部论》："其入于络也，则络脉盛色变。"聚，会合；丛生；并拢。盛聚，指很多实证合并在一起。

【语译】

厥心病牵引到背，还有好拘急感如从后背撞击其前心，弯腰曲背的症状（是肾经邪气上犯于心），这是肾心痛。先刺（与足少阴肾经相表里的足太阳膀胱经的）京骨穴、昆仑穴，对其病发作猛烈而不止的，就刺（足少阴肾经的）然谷穴。

厥心痛，有胸腹胀闷，心痛的特别厉害，这是胃心痛。刺（足阳明胃经相表里的足太阴脾经的）大都穴、太白穴。

厥心痛，痛得像用锥刺病人的心，这是脾心痛，刺（足少阴肾经的）然谷穴、太溪穴。

厥心痛，还有面色青黑如死灰，整天不能够发出叹息声，这是肝心痛，刺（足厥阴肝经的）行间穴、太冲穴。

厥心痛，卧床休息就像服刑被禁锢，不能随便活动，使心痛稍有好转；活动时疼痛就加剧，面色没什么变化，这是肺心痛，刺（手太阴肺经的）鱼际穴、太渊穴。

真心痛，发作时感觉手足寒凉至肘膝，这是极严重的疾病，常出现早晨发作晚上死亡、晚上发作不过第二天早晨就死亡的现象。

心病有不宜针刺的，那就是很多实症合并在一起，不能用针刺腧穴了。

【原文】

肠中有虫瘕及蛟蛕⁽一⁾①，皆不可取以⁽二⁾小针。心肠⁽三⁾②痛，惋作痛肿聚，往⁽四⁾来上下行，痛有休止⁽五⁾，腹热⁽六⁾喜渴⁽七⁾，涎出者，是蛟蛕也，以手聚按而坚持之，无令得移，以大针刺之，久持之，虫不动，乃出针也。悲腹惋痛，形中上者⁽八⁾③。

【校勘】

〔一〕虫瘕及蛟蛕　《千金》卷十三第六"虫"下无"瘕及"二字，"蛟蛕"作"蛕咬"。

〔二〕皆不可取以　《甲乙》卷九第二无"皆"字。《太素·卷二十六·厥心痛》"取"下无"以"字。

〔三〕心肠　《脉经》卷六第三《甲乙》卷九第二、《千金方》卷十三第六、《中藏经》卷上第二十四并作"腹"。

〔四〕往　《中藏经》卷上第二十四"往"上有"气"字。

〔五〕痛有休止　《中藏经》卷上第二十四"有"下有"时"字。《脉经》"止"作"作"。

〔六〕腹热　《甲乙》卷九第二、《千金》卷十三第六"腹"下并有"中"字，《脉经》卷六第三、《中藏经》卷上第二十四并作"心腹中热"。

〔七〕喜渴　《千金》卷十三第六"喜"下无"渴"字。《中藏经》卷上第二十四"喜渴"作"喜水"。

〔八〕悲腹惋痛，形中上者　《甲乙》卷九第二、《脉经》卷六第三、《千金》卷十三第六并无。

【注释】

①　虫瘕及蛟蛕：虫瘕，指寄生虫积聚在一起成团的现象。蛟，此指蛕虫。《韵会·肴韵》："蛟，龙属，无角曰蛟。"蛕（hui）同"蛔"。《集韵·灰韵》："蛕，或作蛔。"蛟蛕，即像龙样的蛔虫。

②　心：此指胃。《丹溪心法·心脾痛》："心痛，即胃脘痛。"《外科正宗·溃疡主治方》："补中益气汤……煎一盅，空心热服。"《伤寒论》之"心下"便是例证。

③　悲腹怅痛，形中上者：悲，同"怦"。《玉篇·心部》："怦，满。"形：通刑。此引申为"治疗"《说文通训定声》："形，假借为刑。"

【语译】

肠中有虫瘕和蛔虫，都不宜以小针治疗。胃肠部疼痛，烦闷时就疼痛发作，使肿块聚起，且上下移动，时痛时止，还感到有腹内发热，口渴，流涎的症状，这是蛔虫病。用手攘按住肿物而且要牢固，不让它移动，用大针刺肿物，要长时间的攘握肿物，等到虫已经不能动的时候，才能出针。对满腹，烦闷，疼痛，治疗中上部的地方。

【原文】

耳聋无闻，取耳中。耳鸣，取耳前动脉。耳痛①不可刺者，耳中有脓，若有干耵聍②，耳无闻也。耳聋，取手足〔一〕小指次指爪甲上与肉交者，先取手，后取足。耳鸣，取手足〔二〕中指爪甲上，左取右，右取左，先取手，后取足。

【校勘】

〔一〕足　据本句后"后取足"补。

〔二〕足　据本句后"后取足"补。

【注释】

①　耳痛：耳朵有病。《说文》："痛，病也。"

②　耵聍：耳垢，俗称耳屎。

【语译】

对耳聋不能听到声音，针刺位于耳的中间部位（听宫穴）；对耳鸣，刺耳前动脉的部位（耳门穴）；耳病有不能针刺的是：耳中有脓液了；如果耳内有干耳垢，使耳朵不能听到声音了。对一般的耳聋，可针刺手足无名指端外侧爪甲角与肉相交处，次序是先针手（关冲），后针足（窍阴），对耳鸣，刺手中指指端爪甲角处（中冲穴）和足大趾外侧爪甲角部（大敦穴）。左耳鸣的，刺右边的穴位，右耳鸣的取左边的穴位，针刺时，先刺手（中冲穴），后刺足（大敦穴）。

【原文】

足髀不可举，侧而取之，在枢合中，以员利针，大针不可刺。

【语译】

脚和大腿不能抬起活动，令病人侧卧，取大转子骨（像枢轴）部位的结合处（环跳穴），用员利针刺之，不要使用大针刺。

【原文】

病注〔一〕①下血，取曲泉。

【校勘】

〔一〕注 《太素·卷二十·瘅泄》、《千金》卷三第二、并作"泄"。

【注释】

① 注：倾泻。《三国志·吴志·朱然传》："弓矢雨注。"

【语译】

患大便倾注样的下血病，针刺足厥阴肝经的曲泉穴。

【原文】

风痹淫泺〔一〕①，病不可已者，足如履冰，时如入汤中〔二〕，股〔三〕胫淫泺，烦心头痛，时呕时悗〔四〕②，眩已汗出〔五〕③，久则目眩，悲以喜恐④，短气不乐⑤，不出三年死也。

【校勘】

〔一〕淫泺 《太素·卷二十八·痹论》无"泺"字，《甲乙》卷九第二"淫泺"作"注"。

〔二〕时如入汤中 《太素·卷二十八·痹论》作"时如汤入腹中"。

〔三〕股 《甲乙》卷九第二作"肢"。

〔四〕时呕时悗　悗，《太素·卷二十八·痹论》作"惋"。

〔五〕眩已汗出　《永乐大典》卷一三八七九引无"眩已汗出"四字。刘衡如："疑此四字当在下'久则目眩'之后。"

【注释】

①　泿：行走的样子。《羽猎赋》："浩如涛水之波，泿泿舆舆，前后要遮。"注：泿泿舆舆，皆行貌。泺，水动。《类篇》："泺，水动儿。"

②　时呕时悗：悗，迷惑；胡涂；闷；烦闷。悗，《玉篇·心部》："悗，惑也。"本书"五乱"："乱于胸中，是谓大悗。"根据上下文分析，此指糊涂，即神昏。因为上文有"烦心"之语。

③　眩已汗出：已，通以。眩，眼睛视物摇晃不定；晕，晕旋；迷惑。《方言》卷三："凡饮药、傅药而毒，东齐海岱之间谓之瞑，或谓之眩。"《释名·释疾病》："眩，县也。目视动乱，如县物摇摇然不定也。"《素问·玉机真藏论》："忽忽眩冒而巅疾。"《礼记·中庸》："敬大臣则不眩。孔颖达疏："眩，惑也。"此指晕，因下文有"目眩"二字。

④　喜恐：好发恐惧。

⑤　不乐：乐，通"疗"。《说文通训定声·小部》："乐，假借为疗，《经典释文》："乐，本又作疗"。《诗·陈风·衡门》："可以疗饥。"郑玄笺："可饮以疗饥，疗，犹治，止。"《周礼·天官·疡医》："凡疗疡。"郑玄注："止病曰疗。"不乐，此指不治之症。

【语译】

风痹病游走窜痛，病重时就有不能医治的征象，就是足冷得像踏着冰块，时象浸泡在滚热的汤水中，下肢有游走窜痛时，就出现心烦、头痛、时时呕吐，时时神志糊涂，昏晕过后接着就汗出，病久就会有眼睛视物摇晃不定，悲伤后好有恐惧感，气息短弱，此是不治之症，不出三年，就会死亡。

【音释】

贞贞都耕切　恼乃老切 悲音烹　耵聍上都领切，下乃顶切，耳垢也

病本第二十五

【原文】

先病而后逆①者，治其本②。先逆而后病者，治其本。先寒而后生病者，治其本。先病而后生寒者，治其本。先热而后生病者，治其本。先泄而后生他病者，治其本。必且〔一〕③调之，乃治其他病。先病而后中满者，治其标④。先病后泄者，治其本。先中满而后烦心者，治其本。

【校勘】

〔一〕且 《甲乙》卷六第二作"先"。

【注释】

① 逆：《素问·通评虚实论》："所谓逆者，手足寒也。"

② 本：事物根源；起始；根本；原来的，固有的；本质。古人以"本"概括疾病矛盾的主要方面，借以分析事物矛盾主要所在。在中医学范围内，"本"常指病因、先发的疾病、里病而言。故《素问·阴阳应象大论》："治病必求于本"的本，即指疾病的主要矛盾方面。但在特定的情况下，"本"也有可能转化"标"（次要矛盾方面）。

③ 且：暂且。

④ 标：有次要；枝末；外在的表现。古人以"标"概括疾病矛盾的次要方面，"标"常指症状、后发的疾病、表病而言。但在特定的情况下，"标"也有可能转化"本"。

【语译】

先有某种疾病，后出现手足寒的，治其起始的本病；先有手足寒症状，而后出现其他疾病的，应先治手足寒这个本病；先感受寒邪，而后引起其他疾病的，治疗寒邪这个本质；先有了某种疾病而后产生寒的症状，先治原发的那个本病；先感受了热邪，而后产生其他病变的，治疗热邪这个本质；先有泄泻而后转生其他疾病的，要调治泄泻这个本病，一定要暂且调治引起泄的根源，才能治疗其他疾病；先有某种疾病，而后发生中满的表现，要治疗中满这个标病；先有其他疾病，而后出现泄泻的病，要治疗其他疾病引起泄泻的根源；先有中满的病，而后继发心中烦闷的症状，应先治中满这个本病。

【原文】

有客气〔一〕①，有同气②，大小便不利，治其本。病发而有余③，本而标之，先治其本，后治其标；病发而不足，标而本之，先治其标，后治其本。谨详〔二〕察间甚④，以意调之，间者并行，甚为〔三〕独行。先小大便不利而后生他病者，治其本也。

【校勘】

〔一〕客气　《素问·标本病传论》新校正引全元起本作"固气"。

〔二〕详　《甲乙》卷六第二无。

〔三〕为　《素问·标本病传论》、《甲乙》卷六第二并作"者"。

【注释】

① 客气：客，寄居；旅居；外来的盗寇或敌人。《三国志·魏志·杜畿传》："会天下乱，遂弃官客荆州。"《易·系辞下》："重门击柝，以待暴客。"《国语·越语下》："天时不作，弗为人客。"韦昭注："攻者为客。"客气，此指非时令侵袭人体之邪气。即外界非按时令而至，且侵袭人体之风、寒、暑、湿、燥、火。此六气对人体危害较重。《伤寒论·太阳证上》："客气动膈。"方有执注："客气，邪气也"。

② 同气：同，和谐，《礼记·礼运》："故外户而不闭，是谓大同。"郑玄注："同，犹和也，平也。"同气，气类相同。即正常的气候，即应时而至的六气，如春风、夏暑（火）、长夏湿、秋燥、冬寒等，在人体不能适应的情况下，或正气虚弱时，此六气也成为致病因素。但此六气对人体危害较轻。

③ 余：通馀。淤滞；淤积；郁积。凡气、血、津、液、水等不流动或堆积的现象都为"余"。凡"余"为实证。余，剩，多出来。《本经》："妇人产乳余疾。"《广雅·释诂四》："余，盈也。"盈余则郁积，故可引申为淤积。余，繁体作余，余与淤均为鱼部，叠韵声近可通。故《诸病源候论》有"产

后馀疾候"，"发乳馀核不消候"及"凡产，余血不尽，得则结"之佐证。《诸
病源候论·产后血上抢心痛候》："凡产，余血不尽，得冷则结，与气血相搏
则痛。因重遇于寒，血结弥甚，变成血瘕，亦令月水否涩不通。"

④　间甚：间，同"闲"，此指病愈或好转。《方言》卷三："差、闲，
愈也。南楚病愈者谓之差，或谓之闲。"《论语·子罕》："病闲。"何晏集解引
孔安国注："病少差曰闲也。"甚，表示程度深。此指病情加剧。《广雅·释
言》："甚，剧也。"《吕氏春秋·知士》："王之不悦（田）婴也甚，公往必得
死焉。"高诱注："甚，犹深。"《晋书·祖逖传》："未成，而逖病甚。"

【语译】

感受外界非时而至的六淫邪气，或感受按时而至的六气后，
使人大小便不利，首先通利大小便以治这个紧急的标病。大小便
通利后，就要治其根源了。

疾病发作之后出现淤滞的，先治其根源，以除病因，而后治
其标，以除症状；疾病发作之后出现虚症的，先治其外在的征象，
补虚以补不足，后治其根源，以除病邪。要详细地观察病情是好
转了，还是加重了，用心调治。病情稍有好转的，可标本同治，
病深重的，侧重于一个方面。先有大小便不利，而后出现其他病
症的，要先治大小便不利这个本病。

杂病第二十六

【原文】

厥①挟脊而痛者至顶〔一〕，头沉沉然，目眈眈然②，腰脊强，
取足太阳腘中血络。

【校勘】

〔一〕挟脊而等痛者至顶　《太素·卷二十六·厥头痛》、《甲乙》卷
七第一、张本并无"者"字。"顶"，《太素·卷二十六·厥头痛》作
"项"。

【注释】

① 厥，同"瘚、欮、蹷"。《说文》："厥，发石也。"《集韵·月韵》："瘚，《说文》：'屰气也'或省。"《说文·干部》："屰，不顺也。"甲骨文、金文"屰"字，从到大，大为正面人体，倒置表示顺逆的"逆"。段玉裁注："后人多用逆，逆行而屰废矣。"据此，"屰"即"逆"的初文。《正字通》："瘚，通作厥。"桂馥义证："汉律有蹷张士。蹷，发石。"一般情况下，厥逆并用时，当为同义词连用。其具体含义，根据上下文来确定，绝对不是我们通常理解的厥都是四肢逆冷或昏厥。此即指出现邪气。因为《说文》的本义是向对方发射石块，因此出现了"触碰；气不顺；气向上走；气向上返；气逆；遇到、感受、出现"等引申义。

② 晄晄 huang huang：目不明。《玉篇》："晄，目不明也。"

【语译】

出现脊柱两旁的腰背部疼痛，牵连着头顶部，头部感觉沉甸甸的样子，眼睛看不清东西，腰脊强直，刺破足太阳经腘窝部位的血络（使其出血）。

【原文】

厥胸满面肿，唇漯漯然〔一〕①，暴言难，甚则不能言，取足阳明。

【校勘】

〔一〕唇漯漯然　金陵本、黄校本并无"然"字。"漯漯"，《太素·卷二十六·厥头痛》作"思思"。

【注释】

① 唇漯漯然：《类经》二十二卷第五十注："唇漯漯，肿起貌"。马莳："唇漯漯然，有涎出唾下之意。"马说为是，因为"漯"无通假肿之类字，若作肿义，古人把"唇"则放在"面"之后了，故张说非。

【语译】

气机逆上出现胸满，面唇肿起，涎唾不收，突然言语困难，严重时就不能对人说话，刺足阳明胃经，相应的腧穴。

【原文】

厥气走喉而不能〔一〕言，手足清①，大便不利，取足少阴。

【校勘】

〔一〕能　《甲乙》卷七第三无。

【注释】

①　清：冷。

【语译】

气机逆上冲于喉，不能言语，手足清冷，大便不通，刺足少阴经相应的腧穴。

【原文】

厥而腹向向然〔一〕①，多寒气，腹中縠縠〔二〕②，便溲难，取足太阴。

【校勘】

〔一〕向向然　《甲乙》卷七第三作"膨膨"。

〔二〕縠縠（huhu）　《甲乙》卷七第三作"濩濩"，《太素·卷二十六·厥头痛》作"荥"。

【注释】

①　向向然：向，本指室北面的窗户。但向《广韵》"许亮切。去漾晓，阳部。"乡，《广韵》"许亮切。平阳晓，阳部。"向、乡，双声叠韵可通。《仪礼·士虞礼》："祝从，启牖乡如初。"郑玄注："乡、牖一名也。"贾公彦疏："谓牖一名乡，一物二名，非谓室北别有牖也。"乡，通响，《正字通·邑部》："乡与响通。"《汉书·天文志六》："犹景之象形，乡之应声。"颜师古注："乡，读曰向。"据此，向是响的通假字。向向然，即有很响亮的声音。

②　縠縠（音 hu）：《玉篇·水部》："縠，水声也。"据此其当为斛的倒水声。然而《说文》"斛……角声。"角，音 jue，其出现于商代和西周初期，用来盛酒或温酒。但是角还读做 gu，《字汇补》："古酷切，角，角角，雉之鸣声。"縠縠，即"咕咕"声。

【语译】

气不顺且有很响亮的声音，是寒气太多了，使肚子里有咕咕的水声，大小便不利，刺足太阴脾经相应的腧穴。

【原文】

嗌干，口中〔一〕热如胶，取足少阴〔二〕。

【校勘】

〔一〕中　《甲乙》卷七第一无。

〔二〕阴　《甲乙》卷七第一中作"阳"。

【语译】

咽干，口中觉热，津唾稠黏如胶，针刺足少阴经相应的腧穴。

【原文】

膝中痛，取犊鼻，以员利针〔一〕，发而间之①。针大如牦，刺膝无疑②。

【校勘】

〔一〕针　《甲乙》卷十第一其下衍"针"字。

【注释】

①　发而间之：发，散发，间，同"闲"，此指病愈。发而间之，让病邪散发出来就会使病愈。

②　疑：害怕。《广韵·之韵》："疑，恐也。"《韩非子·解老》："不疑之谓勇。"陈奇猷集释："疑亦惧也。"

【语译】

膝关节部位疼痛，用员利针刺犊鼻穴，让病邪散发出来就会使病愈。员利针粗如牦尾巴上的长毛，这样再针刺膝部就不会让人害怕了。

【原文】

喉痹①不能言，取足阳明；能言，取手阳明〔一〕。

【校勘】

〔一〕能言，取手阳明　周本无其六字。

【注释】

①　喉痹：《诸病源候论》："喉痹者，喉里肿塞闭痛，水浆不得入也，风毒客于喉间……亦令人壮热而恶寒。"今称白喉或急性喉炎之类。

【语译】

喉痹病，有不能说话的，针刺足阳明经相应的腧穴；对能说话的，针刺手阳明经相应的腧穴。

【原文】

疟〔一〕不渴，间日而作，取足阳明〔二〕；渴而〔三〕日作，取手阳明〔四〕。

【校勘】

〔一〕疟　《太素·卷二十五·十二疟》其下有"而"字。

〔二〕取足阳明　《素问·刺疟篇》、《太素·卷二十五·十二疟》并作"刺足太阳"。又，《太素·卷三十·刺疟节度》作"足阳明"。刘衡如："《灵》、《素》二书取法不同，杨氏两存其说。"

〔三〕而　《素问·刺疟篇》、《太素·卷二十五·十二疟》、《甲乙》卷七第五其下并有"间"字。

〔四〕手阳明　《素问·刺疟篇》、《太素·卷二十五·十二疟》并作"足少阳"。

【语译】

疟疾，没有口渴的症状而隔日一发作的，要针刺足阳明胃经相应的腧穴；有口渴症状而每日一发的，要针刺手阳明大肠经相应的腧穴。

【原文】

齿〔一〕痛，不恶清饮①，取足阳明；恶清饮，取手阳明。

【校勘】

〔一〕齿　《甲乙》卷十二第六其下有"动"字。

【注释】

①　清饮：冷饮。

【语译】

牙齿疼痛，不怕冷饮的，刺足阳明胃经相应的腧穴；怕冷饮的，刺手阳明大肠经相应的腧穴。

【原文】

聋而不痛者〔一〕，取足少阳；聋而痛者〔二〕，取手阳明。

【校勘】

〔一〕者　《太素·卷三十·耳聋》、《甲乙》卷十二第五并无。

〔二〕者　《太素·卷三十·耳聋》、《甲乙》卷十二第五并无。

【语译】

耳聋而没有疼痛的，针刺足少阳胆经相应的腧穴；耳聋而有疼痛的，针刺手阳明大肠经相应的腧穴。

【原文】

衄而不止〔一〕，衃血〔二〕流，以足太阳。衃血①，取手太阳；不已，刺宛骨下②；不已，刺腘中出血。

【校勘】

〔一〕衄而不止　《太素·卷三十·衄血》无"止"字，属下"衃"字为句。

〔二〕衃血　衃，黄校本作"衄"。《甲乙》卷十二第七"衃血"上有"大衄"二字。《太素·卷三十·衄血》"衃"下无"血"字。

【注释】

①　衃血：凝血，此指瘀血，《说文》："衃，凝血也。"本书之"水胀"第五十七："恶血当泻不泻，衃以留止。"

②　宛骨下：下，范围、处所。《三国志·魏志·武帝纪》："汝南降贼，刘辟等叛应绍，略许下。"《南史·齐武帝诸子传》："九年，都下大水，吴兴偏剧。"宛骨，即腕骨。宛骨下，即腕骨一带。

【语译】

鼻中出血不止，并有血块流出，鼻中出血不止病在足太阳膀胱经；对出血不多而兼有血块的，要刺手太阳小肠经相应的腧穴；不止，可刺手太阳小肠经的腕骨穴一带；若再不止，可刺破腘窝中间（足太阳膀胱经委中穴）出血。

【原文】

腰痛，痛上〔一〕①寒，取足太阳、阳明〔二〕；痛〔三〕上热，取足厥阴；不可以俯仰，取〔四〕足少阳〔五〕；中②热而喘，取〔六〕足少阴、腘中血络〔七〕。

【校勘】

〔一〕痛上　《素问·刺腰痛篇》、《甲乙》卷九第八《圣济总录》卷一百九十四·治腰痛灸刺法并无"痛"字。

〔二〕取足太阳、阳明　《素问·刺腰痛篇》、《圣济总录》卷一百九十四·治腰痛灸刺法"取"并作"刺"，《太素·卷三十·腰痛》无"阳明"二字。

〔三〕痛　《素问·刺腰痛篇》、《甲乙》卷九第八《圣济总录》卷一百九十四·治腰痛灸刺法并无。

〔四〕取　《素问·刺腰痛篇》、《圣济总录》卷一百九十四·治腰痛灸刺法"取"并作"刺"。

〔五〕不可以俯仰，取足少阳　《圣济总录》卷一百九十四·治腰痛灸刺法无其九字，《太素·卷三十·腰痛》"少"作"太"。

〔六〕取　《素问·刺腰痛篇》、《圣济总录》卷一百九十四·治腰痛灸刺法"取"并作"刺"。

〔七〕腘中血络　《素问·刺腰痛篇》、《圣济总录》卷一百九十四·治腰痛灸刺并作"刺郄中出血"。

【注释】

① 上：通"尚"。《说文》："尚，曾也，庶几也。"徐灏注笺："尚之言上也，加也，曾犹重也，亦加也。"此引申为"还有"。

② 中：伤；内脏。《后汉书·王允传》："以事中允。"李贤注："中，伤也"。

【语译】

腰痛，痛处的部位还感觉发凉，刺足太阳膀胱经、足阳明胃经相应的腧穴；对痛处的部位还感觉发热，刺足厥阴肝经相应的腧穴；对腰痛而不能俯仰，刺足少阳胆经相应的腧穴；对还有脏腑伤热而气喘的，既刺足少阴肾经相应的腧穴，又要刺破腘窝部内的血络。

【原文】

喜怒而不欲食，言益小〔一〕①，刺〔二〕足太阴；怒而多言，刺足少阳〔三〕。

【校勘】

〔一〕小　《甲乙》卷九第五、《太素·卷二十·喜怒》并作"少"。

〔二〕刺　张本作"取"。

〔三〕阳　《甲乙》卷九第九作"阴"。

【注释】

① 言益小：说话越来越少。

【语译】

好发怒而不思饮食，说话越来越少，刺足太阴脾经相应的腧穴；易怒而且说话多的，刺足少阳胆经相应的腧穴。

【原文】

顑⁅一⁆痛，刺手阳明与顑⁅二⁆之盛脉①出血。

【校勘】

〔一〕顑　张本、《甲乙》卷九第一并作"颔"，《太素·卷三十·颔痛》作"颔"。

〔二〕顑　张本、《甲乙》卷九第一并作"颔"，《太素·卷三十·颔痛》作"颔"。

【注释】

①　刺手阳明与顑之盛脉：盛，充盈、极点、显赫。《素问·皮部论》："其入于络也，则络脉盛色变。"《庄子·德充符》："平者，水停之盛也。"《孟子·公孙丑上》："自生民以来，未有盛于孔子也。"刺手阳明与顑之盛脉，马莳："手阳明当是商阳穴，顑之盛脉，是胃经颊车穴。"

【语译】

腮部疼痛，刺破手阳明大肠经穴位与腮部充盈的脉络，使之出血。

【原文】

项痛⁅一⁆不可俯仰，刺足太阳；不可以⁅二⁆顾，刺手太阳也①。

【校勘】

〔一〕项痛　《甲乙》卷九第一作"头项"。

〔二〕以　《太素·卷三十·项痛》、《甲乙》卷九第一并无。

【注释】

①　刺手太阳也：马莳："顾则属肩与项，故曰手太阳也。"因手太阳小肠经经过肩、项，故取之。

【语译】

脖子后头疼痛，不能低头仰头的，刺足太阳膀胱经相应的腧穴；不能左右回顾的，刺手太阳小肠经相应的腧穴。

【原文】

小〔一〕腹满大，上走胃〔二〕，至心，浙浙〔三〕①身时寒热，小便不利，取足厥阴。

【校勘】

〔一〕小 《甲乙》卷九第九作"少"。

〔二〕胃 《甲乙》卷九第九作"胸"。

〔三〕浙浙 《太素·卷三十·刺腹满数》作"溯溯"，《甲乙》卷九第九作"索索然"。

【注释】

① 浙浙，《玉篇·水部》："浙，洗也。"据此"浙"即"洗"的通假字。浙浙，即洗洗、洒洒，因为"洗"同"洒"。洗，肃敬貌；寒貌。《资治通鉴·唐则天后长安二年》："循宪召见，询以事；嘉贞为条枿理分，莫不洗然。"胡三省注："洗与洒同。"浙浙，寒冷的感觉有凉水撒在身上冷的打哆嗦的样子。

【语译】

小腹有胀闷高起的感觉，向上影响到胃脘、心胸，寒冷的感觉有凉水洒在身上冷得打哆嗦的样子。而发烧，小便不利，刺足厥阴肝经相应的腧穴。

【原文】

腹满，大便不利，腹大，亦上走胸嗌〔一〕，喘息喝喝然〔二〕①，取足少阴〔三〕。

【校勘】

〔一〕亦 《太素·卷三十·刺腹满数》、《甲乙》卷九第七并无"亦"字。

〔二〕喘息喝喝然 《甲乙》卷九第七无"喘息"二字。

〔三〕取足少阴 《太素·卷三十·刺腹满数》杨注："取其脉之腧穴，有本少阴为少阳。"《甲乙》卷九第七作"少阳"。

【注释】

①　喘息喝喝然：《说文》"喝，潵……曷声。《玉篇·口部》："喝，嘶声也。"喝，鮈，双声，喝，鯛，双声叠韵，故可通，喝喝，当读作"鮈鮈"或"鯛鯛"，喘息喝喝然，喘息有鮈鮈的声音像嘶叫的样子。

【语译】

腹胀满，大便不通，胀闷的感觉向上波及胸部和咽部，喘息有鮈鮈的声音像嘶叫的样子。刺足少阴肾经相应的腧穴。

【原文】

腹满食不化，腹〔一〕向向然①，不能大〔二〕便，取足太阴〔三〕。

【校勘】

〔一〕腹　《甲乙》卷九第七无。

〔二〕能大　《太素·卷二十·刺腹满数》无"能大"二字。《甲乙》卷九第七"能"作"得"。

〔三〕阴　《甲乙》卷九第七作"阳"。

【注释】

①　向向然：指有很响亮的声音。参见《杂病》篇中注。

【语译】

腹部胀闷，食物不得消化，腹内有鸣音很响亮，大便不通利，刺足太阴脾经相应的腧穴。

【原文】

心痛引腰脊，欲呕，取〔一〕足少阴。

【校勘】

〔一〕取　《甲乙》卷九第二作"刺。

【语译】

心痛牵拽腰脊作痛，恶心欲吐的，刺足少阴经相应的腧穴。

【原文】

心痛，腹胀啬啬然①，大便不利，取足太阴。

【注释】

① 啬啬然：啬，弥和。《方言》卷十二："啬，合也。"此引申为不通。啬啬然，谷道不通的样子。

【语译】

心痛，腹胀满闭塞不通气（放屁）的样子，大便不通，刺足太阴脾经相应的腧穴。

【原文】

心痛引背不得息，刺足少阴；不已，取手少阳〔一〕①。

【校勘】

〔一〕阳 《甲乙》卷九第二作"阴"。

【注释】

① 心痛引背不得息，……取手少阳：《类经》二十一卷第四十六注："足少阴之脉贯脊，故痛引于背，于少阳之脉布膻中，故不得息。"

【语译】

心痛牵引背部后不能随意呼吸，刺足少阴肾经相应的腧穴，若不愈，刺手少阳三焦经相应的腧穴。

【原文】

心痛引小腹满〔一〕①，上下无常〔二〕处，便溲〔三〕难，刺足厥阴。

【校勘】

〔一〕心痛引小腹满 《太素·卷二十六·厥心痛》"痛"下无"引"字，《千金》卷十三第六"腹"下无'满'字。

〔二〕常 马本、张本并作"定"。

〔三〕溲 《素问病机气宜保命集》作"溺"。

【注释】

① 引：招致；引起。

【语译】

心痛引起少腹满胀，其疼痛部位上下没有定处，大小便困难，刺足厥阴肝经相应的腧穴。

【原文】

心痛，但〔一〕短气不足以息，刺手太阴①。

【校勘】

〔一〕但 《千金》卷十二第三、《圣济总录》卷一九二·治心腹痛灸刺法并无。

【注释】

① 刺手太阴：《太素·卷二十六·厥心痛》注："手太阴主于气息，故气短息不足。取此脉疗主输穴。"

【语译】

心痛，不过还有气短感到气不够用，刺手太阴肺经相应的腧穴。

【原文】

心痛，当九节刺之〔一〕，按已刺〔二〕①，按之立已；不已，上下求之，得之立已。

【校勘】

〔一〕当九节刺之 胡本、熊本、周本、统本、金陵本、藏本、张本"刺"并作"次"。

〔二〕按已刺 按，《太素·卷二十六·厥心痛》作"不"。

【注释】

① 按已刺：按，用手向下压；触摸；按摩。《字汇》："按，抚也。"《素问·金匮真言论》："故冬不按跷。"王冰注："按，谓按摩。"已，以后。

按已刺，按住后针刺。

【语译】

心病，对着第九椎这个部位刺，先按压疼痛点后再针刺，可以马上止疼；压后依然疼痛，当在第九节之上下来寻找疼痛的部位，找到了相应的疼痛的部位的穴位后，就可以马上止痛。

【按语】

本节阐述对心痛的处理，在九节中寻找阿是穴，然后针刺。

【原文】

颅[一]①痛，刺足[二]阳明曲周②动脉见血，立已；不已，按人迎于经[三]，立已。

【校勘】

〔一〕颅 《太素·卷三十·颌病》作"频"。

〔二〕足 《太素·卷三十·颌痛》无。

〔三〕按人迎于经 《甲乙》卷九第一作"按经刺人迎"。

【注释】

① 颅：腮部。

② 周：至；极端；环绕。《广雅·释诂一》："周，至也。"《小尔雅·广言》："周，匝（匝）也。"《国语·晋语五》："三周华不注之山。"韦昭注：周，匝也。

【语译】

腮痛，针刺足阳明胃经在弯曲处的顶点的动脉，令其出血，痛可立时而止，若痛不止，按住人迎穴在经脉的动脉，就马上能止痛。

【按语】

本节几次谈到刺动脉，以古人的针具假如刺中动脉，当有危险，即使今日，针刺亦当避开动脉。

【原文】

气逆，上^①刺膺中陷者与下胸^{〔一〕}动脉。

【校勘】

〔一〕下胸 《甲乙》卷九第四作"胁下"。

【注释】

① 上：方位名词；时间；次序在前的。王引之《经义述闻·毛诗上》："古者上与前同义。"

【语译】

气逆，在上针刺胸中部有凹陷标志的腧穴（足阳明胃经的腧穴膺窗或屋翳穴），随后到胸部下方刺有动脉处。

【按语】

膺窗或屋翳穴，是根据张景岳和马莳注定。

【原文】

腹痛，刺脐左右动脉，已刺按之，立已；不已，刺气街，已刺^{〔一〕}按之，立已。

【校勘】

〔一〕已刺 《甲乙》卷九第七无。

【语译】

腹痛时，针刺脐两旁天枢穴处的动脉，针刺后，加以按压，可立即止痛；若痛不止，再刺足阳明胃经的气冲穴，刺后也加按压，就会立即痛止。

【原文】

痿厥^①为四末^{〔一〕}束，悗^②，乃疾解之，日二，不仁者十日而知，无休，病已止^③。

【校勘】

〔一〕末 《太素·卷三十·痿厥》无。

【注释】

① 厥：通"蹶。"参见《邪气脏腑病形》篇中"痿厥"之"厥"注。

② 束悗：捆绑后有憋闷的感觉。

③ 痿厥……病已止：孙鼎宜："此言治痿厥法，当缚其手足，良久觉烦闷，又必须疾解之，隔半日又缚，后解如故，不仁者，谓缚久不觉烦闷。知者，谓十日方知烦闷。"

【语译】

四肢有痿厥时，就把患者四肢缠缚起来，使躯干部位有憋闷感觉时，才能速解开，每天缠缚两次；对麻木不仁症状，用此法治疗后，十天左右就可以有感觉了，还继续这样治疗，不要停顿，直至病愈为止。

【按语】

孙鼎宜认为治疗痿厥是采用捆绑四肢的方法，待捆绑出现闷胀后再解开。但此解释与医理不通。因患者四肢本已痿厥，若再行捆绑，或将加重病情，或难以致闷胀感出现，即使出现闷胀，恐导致四肢缺血坏死。故笔者认为，此处是在讲治疗法则。即：四末束悗，是患者的表现；疾解之，是讲迅速用通法治疗。因"解"有"通"之义，但孙说亦有一定的道理，故暂从孙说而译。

【原文】

哕①，以草刺鼻，嚏，嚏〔一〕而已；无息而疾迎〔二〕②引之，立已；大惊之，亦可已〔三〕。

【校勘】

〔一〕嚏　《太素·卷三十·疗哕》、《甲乙》卷十二第一并无。

〔二〕迎　《甲乙》卷十二第一无。

〔三〕已　《太素·卷三十·疗哕》无。

【注释】

① 哕：干呕为哕；呃逆也为哕。此指后者。《说文》："哕，气牾也。"

《正字通》："有声无物曰哕。"

②　迎：《说文》："迎，逆也。"呃逆时，气向上走，逆引之，则是用口吸气向下咽。

【语译】

呃逆，以草刺激鼻腔，使其喷嚏，打喷嚏后呃逆止；屏住呼吸，等待呃逆上冲时，用口吸气向下咽，使气下行，很快也能止住呃逆；（或当其发作时）突然使他大吃一惊，也能治愈。

【按语】

"大惊之"的处理方法就是运用"恐则气下"的原理，惊吓让病人的胃气下行，使哕而愈。

【音释】

向音响　穀音斛

周痹第二十七

【原文】

黄帝问于岐伯曰：周痹之在身也〔一〕，上下移徙随脉，其〔二〕上下左右相应，间①不容空，顾闻此痛〔三〕，在血脉之中邪②？将在分肉之间乎？何以致是？其痛之移也，间不及下针，其憯痛③之时，不及定④治，而痛已止矣，何道④使然？顾闻其故。岐伯答曰：此众痹也，非周痹也。黄帝曰：顾闻众痹。岐伯对曰：此各在其处，更⑥发更止，更居更起，以右应左，以左应右，非能周也，更发更休也。黄帝曰：善。刺之奈何？岐伯对曰：刺此者，痛虽已止，必刺其处，勿令复起。

【校勘】

〔一〕也　《甲乙》卷十第一上作"者"。

〔二〕其　《太素·卷二十八·痹论》无。

〔三〕痛　《太素·卷二十八·痹论》其下有"之"字。

【注释】

① 间：通"闲"。眉目之间；更叠。《说文》："颜，眉目之闲也。"段玉裁注："眉与目之间不名额……颜为眉间。"《广韵·裥韵》："闲，叠也。"

② 邪："邪"同"耶"。《字汇·耳部》："耶与邪同。"《洪武正韵》："邪，疑辞，亦作耶。"《敦煌掇琐·太子入山修道赞》："尽信耶言。"

③ 惜痛：惜，积。《说文》："惜，起也。"《正字通》："惜，积也，……痛也。"惜痛，出现的疼痛则积聚在某个部位。

④ 定：究竟。《世说新语·言语》："卿云艾艾，定是几艾。"

⑤ 道：事理。

⑥ 更：更替。

【语译】

黄帝向岐伯问道：人得了周痹，疼痛随血脉上下移动，在上下部位、左侧经脉和右侧经脉相对应，疼痛部位更叠不在腧穴处，我想知道这种疼痛是发生在血脉中呢，还是在肉块缝之间呢？是什么原因导致这种疼痛的转移呢？疼痛的部位更迭当还来不及在痛处下针，对积聚在某处疼痛时的部位，还没有决定如何去治，而疼痛就消失了。这是什么道理呢？我希望了解其中的缘故。岐伯回答说：这个病是众痹，不是周痹呀！黄帝说：我希望了解众痹这个病。岐伯回答说：众痹，病邪分别在身体不同的部位，疼痛的部位发作和静止交替出现，还更替居住（侵袭）和发作疼痛的部位。左侧经脉疼痛部位和右侧经脉疼痛部位相对应，黄帝说：好。针刺这众痹怎么处理呢？岐伯答道：针刺这种病的办法，即使某一个地方疼痛发过以后很快就停止了，也一定要针刺那个部位，不要让它再发作。

【原文】

帝曰：善。愿闻周痹如何？岐伯对曰：周痹者〔一〕，在于〔二〕血脉之中，随脉以上，随〔三〕脉以下，不能左右，各当其所。黄帝曰：刺之奈何？岐伯对曰：痛〔四〕从上下者，先刺其下以过〔五〕之，后刺其上以脱①之。黄帝曰：善。此痛〔六〕②安生？何因而有名〔七〕？岐伯对曰：风寒湿气，客于外分肉之间〔八〕③，迫切而为沫④，沫〔九〕得寒则聚，聚则排分肉而分裂也〔十〕⑤，分裂〔十一〕则痛，痛则神归之⑥，神归之则热，热则痛解，痛解则厥⑦，厥则他痹发，发〔十二〕则如是。

【校勘】

〔一〕者　《甲乙》卷十第一上无。

〔二〕于　《太素·卷二十八·痹论》无。

〔三〕随　《太素·卷二十八·痹论》作"循"。

〔四〕痛　《甲乙》卷十第一上其上有"其"字。

〔五〕过　《太素·卷二十八·痹论》作"遇"，《甲乙》卷十第一上作"通"。

〔六〕痛　《甲乙》卷十第一作"病"。

〔七〕何因而有名　《甲乙》卷十第一上作"因何有名"。

〔八〕客于外分肉之间　《千金》卷八第一"客"上有"并"字，"于"下无"外"字。《甲乙》卷十第一、《太素·卷二十八·痹论》并无"外"字。

〔九〕沫　《千金》卷八第一、《素问·痹论》王注引并无。

〔十〕聚则排分肉而分裂也　《太素·卷二十八·痹论》无"则"字。《千金》卷八第一、《素问·痹论》王注引并无"而分裂也"四字。

〔十一〕分裂　《千金》卷八第一作"肉裂"。

〔十二〕发　《太素·卷二十八·痹论》无。

【注释】

①　脱：去掉；消除。《国语·齐语》："脱衣就功。"韦昭注："脱，解也。"《公羊传·昭公十五年》："乐正子春之视疾，复加一饭，则脱然愈。"

②　痛：《说文》："痛，病也。"

③　客：寄居，停留。《说文》："客，寄也。"《史记·扁鹊仓公列传》："风瘅客脬。"张守节正义："言风瘅之病客居在膀胱。"

④　迫切而为沫：迫，靠近，依附。困窘。《说文》："迫，近也。"《楚

辞·离骚》："望……而勿迫。"王逸注："附也。"《增韵》："迫，窘也。"切，急；拧紧。此处引申为"凝滞"。《素问·调经论》："必切而出。"王冰注："切，谓急也。"《脉经》："紧脉，数如切绳状。"沫，即痰。《金匮要略·肺痿肺痈咳嗽上气病脉证并治第七》："寸口脉数，其人咳，口中反有浊唾涎沫者何？……肺痿吐涎沫而不咳者。"《金匮要略·痰饮咳嗽病脉证并治第十二》："水在肺，吐涎沫……"《素问·厥论篇第四十五》："手太阴厥逆，虚满而咳，善呕沫。"迫切而为沫，风寒湿相互依附而凝滞在一起成为痰沫。

⑤ 排：劈。《汉书·贾谊传》："解十二牛，而芒刃不顿者，所排击剥割。"

⑥ 神归之：神。《说文》："神，天神，引出万物者也。"徐锴系传："天主降气以感万物，故言引出万物也。"徐灏注笺："天地生万物，物有主之者曰神。"本书《平人绝谷》："故神者，水谷之精气也。"《类经》十九卷第六："谷气，即正气，亦曰神气。"本书《营卫生会》："营卫者，精气也；血者，神气也。"归，向往。《广雅·释诂一》："归，往也。"《广雅·释诂三》："归，就也。"神归之，据物有主之者曰神，其言神，就是调动正气到邪气致病这个地方。

⑦ 厥：逆乱。

【语译】

黄帝说：好。我我想了解周痹如何？岐伯答道：周痹的病位和表现，是邪气在血脉之中，随着血脉而向上，又随着血脉而向下。它的发病，不是疼痛左右相互对应着，疼痛也没有固定的部位。黄帝问：怎样进行针刺周痹呢？岐伯回答说：疼痛从上部向下部走的时候，先刺其下部而经过的经脉，然后刺其上部以消除疼痛；疼痛从下部向上部走的时候，先刺其上部而经过的经脉，然后刺其下部的经脉以消除疼痛。黄帝说：好。周痹这个疼痛是怎么发生的呢？因为什么称这种病为周痹呢？岐伯答道：风、寒、湿三气从体表侵入，停留在肉块的缝间，风寒湿相互依附而凝滞在一起成为痰沫，痰沫遇到寒邪就凝聚，痰沫凝聚则劈开肉块就会使肉块分裂了，肉块分裂时就会产生疼痛。疼痛时就调动正气到邪气致病这个疼痛的部位，正气到这个地方后就有温热感，有温热感可使疼病解除了，疼痛解除了，那么使气血逆乱，气血逆乱后就会导致别处疼痛出现，发病就是这个原因。

【原文】

帝曰：善。余已得其意矣〔一〕。此内不在藏，而外未发于皮〔二〕，独居分肉之间，真气不能周①，故命曰周痹。故刺痹者，必先切循其下之六经〔三〕，视其虚实，及大络之血结而不通〔四〕，及虚而脉陷空者而调之〔五〕，熨而通之，其瘛坚〔六〕，转引而行之。黄帝曰：善。余已得其意矣，亦〔七〕得其事也。九者②，经巽③之〔八〕，理十二经脉阴阳之病也〔九〕。

【校勘】

〔一〕帝曰：善。余已得其意矣　《类经》十七卷第六十八注："'帝曰：善。余已得其意矣。'九字，乃下文之误复于此者，今删去之。"

〔二〕而外未发于皮　《太素·卷二十八·痹论》无"而"字。《千金》卷八第一"皮"下有"肤"字。

〔三〕必先切循其下之六经　《甲乙》卷十第一上作"循切其上下之大经"。

〔四〕血结而不通　《太素·卷二十八·痹论》"结而"互乙。《甲乙》卷十第一上"通"下有"者"字。

〔五〕调　《太素·卷二十八·痹论》"调"上无"而"字。

〔六〕其瘛坚　《甲乙》卷十第一上作"其瘛紧者"。

〔七〕亦　《太素·卷二十八·痹论》作"又"。

〔八〕九者，经巽之　《太素·卷二十八·痹论》"九"上有"人"字，"巽"作"络"。

〔九〕九者，经巽之，理十二经脉阴阳之病也　顾氏《校记》："与上文不相属，疑有脱误。"刘衡如校语："疑是他篇错简，且有脱误。"

【注释】

①　周：周流。

②　九者：九，虚数，言其多也。九者，泛指很多的治疗方法。因其前

有"熨而通之。"

③ 巽：顺。《广雅·释诂一》："巽，顺也。"

【语译】

黄帝说：好，我已经知道这个病的气势（表现）了。（岐伯接着说：）邪气在内没有在脏腑，在外没有出现在皮肤，只留在肉块的缝间，使人的正气不能周流到那里，所以命名这种病为周痹。所以，针刺痹病的时候，一定要先分清在经脉，顺着经脉抚摸向里这样来处理六经经脉，来审察是属虚是属实。得到大络的血结，得到脉弱陷下空虚的现象，就加以调治，用热敷法来使经络通；对筋脉有牵引拘急坚劲的，就按摩牵拉以行其气血。黄帝说：好，我明白了这个病的气势（表现）了，也明白了治疗的方法。看来很多的治疗方法可以使经气顺达，就会使十二经脉的虚实病得到调理了。

【音释】

愶许六切

口问第二十八

【原文】

黄帝闲居，辟〔一〕①左右而问〔二〕于岐伯曰：余已闻九针之经，论②阴阳逆顺六经已毕，愿得口问。岐伯避席再③拜〔三〕④曰：善乎哉问也，此先师之所口传也。黄帝曰：愿闻口传。岐伯答曰：夫百病之始生也，皆生于风雨寒暑，阴阳⑤喜怒，饮食居处。大惊卒恐，则〔四〕血气分离，阴阳破败〔五〕，经络厥绝⑥，脉道不通，阴阳相逆，卫气稽留，经脉虚空，血气不次⑦，乃失其常。论⑧不在经者，请道其方⑨。

【校勘】

〔一〕辟 《太素·卷二十七·十二邪》作"避"。

〔二〕问　《太素·卷二十七·十二邪》其下无"于"字。

〔三〕拜　《太素·卷二十七·十二邪》其下有"对"字。

〔四〕则　《太素·卷二十七·十二邪》无。

〔五〕败　熊本、周本、统本、金陵本、藏本、日抄本、张本、《太素·卷二十七·十二邪》并作"散"。

【注释】

①　辟：古称官吏；通"避"。《文选·张衡〈西京赋〉》："用朝群辟。"李善注引李综曰："群辟，谓王侯、公卿、大夫、士也。"辟，通"避"。《说文通训定声·解部》："辟，段段借为避。"《汉书·武五子传》："时上疾，辟暑甘泉宫。"

②　论：分析，说明事理。段玉裁注："凡言语循其理得其宜谓之论。"

③　再：又；且。表示两种行为或情状并举、并存。也作"载"。《正字通》："再，通载。"载歌载舞。

④　拜：古代表示敬意的一种礼节。行礼时两足跪地，低头，下与腰平，两手至地。《荀子·大略》："平衡曰拜。"《论语·子罕》："拜下，礼也。"后有作为行礼的通称。宋·吴自牧《梦梁录》："正月朔日……往来拜节。"明·陆蓉《菽园杂记》："京师元日后，上至朝官，下至庶人，往来交错道路者，谓之拜年。"

⑤　阴阳：此指房事。

⑥　厥绝：厥，缺；短。通"阙"。此引申为断。《史记·司马相如列传》："舜在假典，顾省厥遗。"《玉篇·厂部》："厥，短也。"《墨子·非命中》："纣夷之居……弃阙先神二不祀也。"孙诒让闲诂："阙，即厥字。"绝，《说文》："绝，断丝也。"《千金要方》卷第十九："肾虚寒……脉代，绝时不至。"《苏秦连横约从》："未绝一弦。"《汉书·苏武传》："武气绝，半日复息……异域之人，一别长绝……路穷绝兮矢刃摧。"《董卓歌词》："郑康成行酒，伏地气绝。"今北方人方言云："绳子绝了，"即绳子断了，可见今方言仍保留断之义。故脉绝，厥绝，同义词连用，即断义。

⑦　次：处。《国语·鲁语上》："五刑三次。"韦昭注："次，处也。"

⑧　论：陈述；学说。《广韵·魂韵》："论，说也。"

⑨　方：义理；道理。《广雅·释诂二》："方，义也。"《广韵·阳韵》："方，道也。"

【语译】

黄帝闲居，官吏在左右两侧，向岐伯问道：我已经了解了九针经，分析十二经脉的阴阳逆顺的问题已经结束，我希望用口询问医学知识。岐伯离开座位，又行礼后说：您问得好啊！这些都是已故老师口传给我的。黄帝说：我希望了解口传的医学知识。岐伯答道：很多疾病的发生，都是产生于风雨寒暑、房事、喜怒、饮食、居处环境、使人大惊、突然的恐吓（这些原因），使血气分离、阴阳损伤、经络断绝、脉道不通畅、阴阳相背叛（逆乱）、卫气停留、经脉空虚，气血不在经脉之中，于是经脉就失去正常状态。对不在经典里的学说，请允许我谈谈有关的义理。

【按语】

关于"辟"的解释，传统认为辟通避，使群臣官吏避开（退下），此说亦通。但笔者认为辟，是指群臣官吏，依据是本书《九针十二原》的"余哀其不给，而属有疾病，余欲勿使被毒药，无用砭石，欲以微针通其经脉，调其血气，营其逆顺出入之会。令可传于后世，必明为之法"。既然黄帝想"传于后世"不必使左右避。故辟为官吏。

【原文】

黄帝曰：人之欠①者，何气使然？岐伯答曰：卫气昼日〔一〕行于阳，夜半则〔二〕行于阴。阴者〔三〕主夜，夜者〔四〕卧。阳者主上，阴者主下。故阴气积于下，阳气未尽②，阳引③而上，阴引而下，阴阳相引，故数〔五〕欠。阳气尽④，阴气盛，则目瞑；阴气尽而阳气盛，则寤矣〔六〕。泻足少阴，补足太阳。

【校勘】

〔一〕日　《甲乙》卷十二第一无。

〔二〕半则　《太素·卷二十七·十二邪》无"半"字，《甲乙》卷十二第一无"半则"二字。

〔三〕者　《甲乙》卷十二第一无。

〔四〕者　《甲乙》卷十二第一、《太素·卷二十七·十二邪》其下有"主"。

〔五〕数　《伤寒论》成注卷一第二引无。

〔六〕矣　《甲乙》卷十二第一，其下有"肾主欠故"四字。

【注释】

①　欠：打呵欠。

②　尽：竭；达到极限或使之达到极限。其引申为"乏竭"。《礼记·哀公问》："今之君子……固民是尽。"孔颖达疏："尽，谓竭尽。"晋·皇甫谧《〈三都赋〉序》："引而申之，故文必极美，……故辞必尽丽。"《礼记·曲礼上》："虚坐尽后，食坐尽前。"

③　引，拉，牵拉。《韩非子·人主》："夫马之所以能任重引车致远道者。"

④　阳气尽：阳气乏竭。

【语译】

黄帝说：人打呵欠，是什么气使人这个样子呢？岐伯答道：卫气白天行于阳分，夜间行于阴分，阴之时在夜间，夜间的时候就应当睡觉，阳气本位在上，阴气本位在下，所以阴气聚集于下，阳气还未乏竭，阳气牵拉阴气向上，阴气牵拉则阳气向下，阴阳相互牵拉，所以多次有呵欠。阳气乏竭时，阴气旺盛，就能闭目安睡；阴气乏竭时，阳气则盛，人就醒了，对于打呵欠，要泻足少阴肾经，补足太阳膀胱经。

【原文】

黄帝曰：人之哕者，何气使然？岐伯曰：谷入于胃，胃气上注于肺。今有故寒气与新谷气〔一〕俱还①入于胃，新故相乱②，真邪相攻③，气并〔二〕④相逆，复出〔三〕于胃，故为〔四〕哕。补手太阴，泻足少阴〔五〕。

【校勘】

〔一〕故寒气与新谷气　史崧《灵枢经·叙》引作"新谷气入于胃，与故寒气相争"。疑史崧是引大意，不是原文照录。

〔二〕气并　《太素·卷二十七·十二邪》无"气"字。《甲乙》卷十二第一无"气并"二字。

〔三〕出　《太素·卷二十七·十二邪》无。

〔四〕为　史崧《灵枢经·叙》引作"曰"。

〔五〕补手太阴，泻足少阴　《甲乙》卷十二第一"补"上有"肺主哕故"四字，"少"作"太"。《景岳全书》卷十·呃逆类引"补"作"取"。

【注释】

① 还：积聚。《方言》卷十三："还，积也。"

② 乱：混淆；扰乱。《释名·释语言》："乱，浑也。"《论语·卫灵公》："小不忍，则乱大谋。"

③ 攻：进击；排斥。《说文》："攻，击也。"宋·张载《正蒙·太和》："天地之气，虽聚散，攻取百涂。"

④ 气并：寒气和新谷气合并（搏结）在一起。

【语译】

黄帝问道：人有呃逆症状，什么气使人这样呢？岐伯回答说：饮食物入胃，胃内的精气向上灌注到肺。现在是胃中原有寒气和新化生的饮食精气都聚居在胃中，新的水谷之气与原有的寒气混淆在一起，邪正相互排斥，使二气搏结后相互上逆，还从胃中而出，所以就出现呃逆。治疗时，要补手太阴肺经，泻足少阴肾经。

【原文】

黄帝曰：人之唏①者，何气使然？岐伯曰：此阴气盛而阳气虚，阴气疾而阳气徐，阴气盛而〔一〕阳气绝②，故为唏。补〔二〕足太阳，泻足少阴③。

【校勘】

〔一〕而　《甲乙》卷十二第一、《太素·卷二十七·十二邪》并无。

〔二〕补　《甲乙》卷十二第一其上有"故"字。

【注释】

①　唏（xi）：哀叹；啼哭。《说文》："唏，哀痛不泣曰唏。"《方言》卷一："唏，痛也。哀而不泣曰唏。于方则楚言哀曰唏。"

②　阳气绝：绝，竭；尽；极。周武王《书井》："源泉滑滑，连旱则绝。"《淮南子·本经》："江河山川，绝而不流。"高诱注：绝，竭也。《后汉书·吴良传》："臣苍荣宠绝矣，忧责深大"，李贤注："绝，犹极也。"阳气绝，即阳气乏竭到了极点。

③　补足太阳，泻足少阴：《类经》十八卷第七十九注："补太阳之申脉，阳跷所出也；泻少阴之照海，阴跷所出也。"

【语译】

黄帝问道：人哀痛啼哭而不流泪的现象，是什么气使人这样呢？岐伯说：这是由于阴气旺盛而阳气虚弱，就会使阴气运行速度快，阳气运行缓慢，阴气过盛，就使阳气乏竭到了极点。治疗时，要补足太阳经，泻足少阴经。

【原文】

黄帝曰：人之振寒①者，何气使然？岐伯曰：寒气客于皮肤，阴气盛，阳气虚，故为〔一〕振寒寒慄。补诸阳②。

【校勘】

〔一〕为　《太素·卷二十七·十二邪》无。

【注释】

①　振寒：振，发。唐·玄应《一切经音义》卷七："振，发也。"振寒，发冷。

②　补诸阳：《太素·卷二十七·十二邪》注："以阳虚阳盛，阳虚故皮肤虚，阴盛故寒客皮肤，故振寒寒栗，宜补三阳之脉。"

【语译】

黄帝问道：人有发冷的症状，是什么气使人这样呢？岐伯回答说：寒邪侵入到肌肤后，阴寒之气盛，使体表阳气偏虚，所以出现发冷使人寒战，治疗时，要温补各阳经。

【原文】

黄帝曰：人之噫^①者，何气使然？岐伯曰：寒气客于胃，厥逆^②从下上散，复出于胃，故为噫^③。补足太阴、阳明^④。一曰补眉本^⑤也。

【注释】

① 噫：胃内的气体从嘴里出来，并发出气体声音。后作"嗳"。《庄子·齐物》："夫大块噫气，其名为风。"《素问·至真要大论第七十四》："民病洒洒振寒，善伸数欠，心痛支满，两胁里急，饮食不下，鬲咽不通，食则呕，腹胀善噫，得后与气，则快然如衰，身体皆重。"《古今医统》卷二十四嗳气注云，"《内经》名噫气，俗作嗳气，今从之，即饱食有声出是也"。

② 厥逆：厥，同"瘚"。《集韵·月韵》："瘚，《说文》：瘚'屰气也'或省。"《说文·屰部》："屰，不顺也。"甲骨文、金文"屰"字，从到大，大为正面人体，倒置表示顺逆的"逆"。段玉裁注："后人多用逆，逆行而屰废矣"。据此，"屰"即"逆"的初文。一般情况下，厥逆并用时，当为同义词连用。其具体含义，根据上下文来确定，绝对不是我们通常理解的厥都是四肢逆冷，或昏厥。此即为同义词连用，为"反"义，厥逆，即逆气向上返。

③ 寒气客于胃，……复出于胃，故为噫：《类经》十八卷第七十九注："此节与上文之哕，皆以寒气在胃而然，但彼云故寒气者，以久寒在胃，言其深也。此云寒客于胃者，如客之寄，言其浅也。故厥逆之气。从下上散，则复出于胃而为噫。"

④ 补足太阴、阳明：《太素·卷二十七·十二邪》注："脾胃腑脏皆虚，故补斯二脉。"《类经》十八卷七十九注："使脾胃气温，则客寒自散，而噫可除。"

⑤ 眉本：攒竹穴别名。

【语译】

黄帝说：人有嗳气的症状，是什么气使人这样呢？岐伯回答说：寒气侵入胃中，使胃气逆从下向上散发，还从胃中出来，所以就导致了嗳气。治疗时，要补足太阴脾经和足阳明胃经。一种说法是补眉本穴。

【原文】

黄帝曰：人之嚏者，何气使然？岐伯曰：阳气和利，满于心①，出于鼻，故为嚏。补足太阳，荣眉本②，一曰眉上也。

【注释】

①　满于心：心，胸，胃。此指胸。《庄子·天运》："故西施病心而矉其里，其里丑人，见而美之，归亦捧心而矉之。"《丹溪心法》："心痛，即胃脘痛。"满于心，即布满胸中。

②　荣眉本：荣通"营"，指人体的营养作用或血液循环功能作用的一个方面。《说文通训定声·鼎部》："荣，假借为营。"《正字通·木部》："荣，血也。"眉，此指高；上。书页的上端称为书眉；周代金文有"眉寿无疆"等类似语。眉本，又名攒竹穴。荣眉本，即让营气向上营养高处的鼻梁根处的攒竹穴。

【语译】

黄帝说：人有打喷嚏现象，是什么气使人这样呢？岐伯说：阳气通利，就布满心胸从鼻子出来，所以就形成了喷嚏，治疗时，要补足太阳经，让营气向上营养高处的鼻梁根处的攒竹穴，一个名字叫眉上。

【原文】

黄帝曰：人之亸[一]①者，何气使然？岐伯曰：胃不实则诸脉虚，诸脉虚则筋脉懈惰，筋脉懈惰则[二]行阴用力，气不能复，故为亸[三]。因其所在，补分肉间。

【校勘】

〔一〕瘅 《太素·卷二十七·十二邪》作"掸"，《甲乙》卷十二第一"瘅"作"躯"。

〔二〕则 《太素·卷二十七·十二邪》无。

〔三〕瘅 《太素·卷二十七·十二邪》作"掸"，《甲乙》卷十二第一"瘅"作"躯"。

【注释】

① 瘅：又称风瘅曳候。《诸病源候论·风瘅曳候》："风瘅曳者，肢体迟缓不收摄也。人以胃气养于肌肉经络也，胃若衰损，其气不实，经脉虚，则筋肉懈惰，故风邪搏于筋而使瘅曳也。"

【语译】

黄帝问：人得了瘅病的时候，是什么气使人这样呢？岐伯说：胃气不充实，那么就会使各经脉虚，各经脉的虚衰就会使筋骨肌肉懈惰无力，筋骨肌肉懈惰时候而入房费用气力，正气就不能恢复，所以导致了出现瘅病，治疗时，要顺应病邪所在的部位，在肉块缝间施用补法。

【原文】

黄帝曰：人之哀而泣涕出〔一〕①者，何气使然？岐伯曰：心者，五藏六府之主也；目者，宗脉之所聚也，上液之道也②；口鼻者，气之门户也。故悲哀愁忧则心动③，心动则五藏六府皆摇④，摇则宗脉感⑤，宗脉感则液道开，液道开故泣涕出焉⑥。液者，所以灌精〔二〕⑦濡空窍者也，故上液之道开则泣〔三〕，泣〔四〕不止则液竭，液竭则精不灌，精不灌则目无所见矣，故命曰夺精⑧。补天柱，经侠颈〔五〕⑨。

【校勘】

〔一〕泣涕出 《甲乙》卷十二第一无"出"字。

〔二〕精 《太素·卷二十七·十二邪》其下有"而"字。

〔三〕则泣　《太素·卷二十七·十二邪》无。

〔四〕泣　《太素·卷二十七·十二邪》其下有"出"字。

〔五〕补天柱，经侠颈　熊本、周本"侠"并作"挟"。《太素·卷二十七·十二邪》"颈"作"项"。

【注释】

① 泣涕出：泣，泪。泣涕出，泪水和鼻涕流出来。

② 目者，宗脉之所聚也，上液之道也：宗，众。《广雅·释诂三》："宗，众也。"《说文通训定声·丰部》："宗，叚借为众。"目者，宗脉之所聚也，上液之道也，《太素·卷二十七·十二邪》注："手足六阳及手少阴、足厥阴等诸脉凑目，故曰宗脉所聚，大小便为下液之道，涕泣以为上液之道？"

③ 动：感应；改变事物原来的位置和状态。此引申为："此指异常的现象；影响、生病。"《吕氏春秋·具备》："说与治人不诚，其动人心不神。"高诱注："动，感；神，化；言不诚不能行其化。"《左传·闵公元年》："鲁不弃周礼，未可动也。"

④ 摇：《说文》："摇，动也。"此处引申为："变化；改变。"

⑤ 感，通"撼"。《尔雅·释诂下》：感动也。《字汇补·心部》："感，与撼通。"

⑥ 悲衰愁忧则心动，……宗脉感则液道开，液道开故泣涕出焉：《太素·卷二十七·十二邪》注："有物相感，遂即心动。以其心动，即心脏及于四脏并六腑，亦皆摇动。脏腑既动，脏腑之脉皆动，脏腑宗脉摇动，则目鼻液道并开，以津道开，故涕泣出也。"

⑦ 精：黑眼珠，此指眼睛。《正字通·米部》："精，目中黑粒有光者亦曰精。今通作睛。"《淮南子·主术》："犹不能见其精。"高诱注："精，目瞳子也。"

⑧ 夺精：夺，丧失；精，明。夺精，指失明。

⑨ 补天柱，经侠颈：天柱，足太阳经的腧穴；颈椎。根据下文和本篇的"补天柱，经侠颈，侠颈者，头中分也"，当指足太阳经的天柱穴。经，经脉；主要的；治疗，此指经脉。经侠颈，经脉在项部两旁。颈，项颈。《说文》："颈，头茎也。"此指项。侠，通"夹"；在两旁。《正字通·人部》："侠，傍也。并也。与夹通。"补天柱，经侠颈，即补天柱穴，经脉在项部靠着颈。

【语译】

黄帝问：人在悲哀时流眼泪和鼻涕，是什么气使人这样呢？岐伯答道：心是五脏六腑脏腑的主宰，眼睛是许多经脉聚会的地方，也是向上液体的信道；口鼻，好比是气的门户。所以当人有悲哀忧愁时就影响心脏，心脏的改变就会使其他脏腑变化，其他脏腑的变化使各经脉也受到撼动，众脉的撼动就会使液的信道开，所以涕和泪就出来了。液，是用以来灌注眼睛、濡润空窍的，所以身体上部津液的道路开通就会流泪，泪液不止就会使津液枯竭，津液枯竭就会使眼睛无津液灌注，眼睛无津液灌注就会出现眼睛看不到东西，所以叫做夺精。治疗时，要应补足太阳经夹在项部位的天柱穴。

【原文】

黄帝曰：人之太息①者，何气使然？岐伯曰：忧思则心系②急，心系急则气道约，约则不利③，故太息以伸出之〔一〕。补手少阴、心主、足少阳，留之也。

【校勘】

〔一〕以伸出之　《太素·卷二十七·十二邪》"伸"作"申"，无"之"字。

【注释】

①　太息：太，大也；息，呼吸。太息，深长的呼吸。

②　心系：系，栓；结，维系。《广韵·齐韵》："系，缚系。"《逸周书·作雒》："南系于洛水，北因于郏山。"孔晁注："系，因皆连接也。"心系，即连接心的相关组织。

③　心系急则气道约，约则不利：约：缠束，引申为困阻。心系急则气道约，约则不利，《太素·卷二十七·十二邪》注："心系连肺，其脉上迫肺系，肺系为喉通气之道，既其被迫，故气道约不得通也。"

【语译】

黄帝说：人有叹息的现象，是什么气使人这样呢？岐伯说，忧愁思虑就使连接心的相关组织发紧，连接心的相关组织发紧就会使气道困阻，气道困阻就不通畅，所以就出现深长呼吸以舒伸其气。治疗时，要补益手少阴心经、手厥阴心包络经、足少阳胆经，采用留针的方法。

【原文】

黄帝曰：人之涎下者，何气使然？岐伯曰：饮食者〔一〕皆入于胃，胃中有热则虫〔二〕动，虫〔三〕动则胃缓①，胃缓则廉泉开②，故涎下。补足少阴③。

【校勘】

〔一〕者 《甲乙》卷十二第一无。

〔二〕热则虫 《太素·卷二十七·十二邪》、《甲乙》卷十二第一"热"下并有"热"字。日抄本"虫"作"蛊"。

〔三〕虫 日抄本"虫"作"蛊"。

【注释】

① 缓：疏松；此引申为"松弛"。《吕氏春秋·任地》："使地肥而土缓。"

① 廉泉开：《太素·卷二十七·十二邪》注："廉泉，舌下孔，通涎道也，人神守，则其道不开，若为好味所感，神者失守，则其孔开涎出也。亦因胃热虫动，故廉泉开，涎因出也。"

③ 补足少阴：《类经》十八卷第七十九注："肾为胃关，而脉系于舌，故当补之，以壮水制火，则涎有所主而自止也。"《太素·卷二十七·十二邪》注："肾足少阴之脉，上侠舌本、主于津涎。今虚。故涎下是也。"

【语译】

黄帝说：人有唾涎向下流出来的现象，是什么气使人这样呢？岐伯说：饮食的东西都进入胃，当胃中有热时，寄生虫就蠕动，寄生虫就蠕动使胃松弛，胃松弛则舌下廉泉张开，所以唾涎就流出来了。治疗时，要补足少阴肾脉。

【原文】

黄帝曰：人之耳中鸣者，何气使然？岐伯曰：耳者，宗①脉之所聚也，故胃中空②则宗脉虚，虚则下溜③，脉有所竭者，故耳鸣。补客主人④、手大指爪〔一〕甲上与肉交者也。

【校勘】

〔一〕爪 《甲乙》卷十二第一无。

【注释】

① 宗：众。《广雅·释诂三》："宗，众也。"《说文通训定声·丰部》："宗，假借为众。"

② 空：穷尽；贫乏；缺少；短缺。《尔雅·释诂上》："空，尽也。"《集韵·送韵》："空，穷也。"《正字通》："空，困穷空乏也。"《广韵·送韵》："空，空缺。"

③ 溜：通"流"。水或液体向下流。此引申为"移动"。《一切经音义》卷十八引 《仓颉解诂》："溜，谓水垂下也。"本书《九针十二原》："所溜为荥。"《难经·六十八难》作"流。"史菘《音释》："溜谨按《难经》当作流。"

④ 客主人：腧穴名。属足少阳胆经。

【语译】

黄帝问：人有耳内鸣响，是什么气使人这样呢？岐伯说：耳部是很多经脉聚集的地方，当胃中，水谷精气缺少时就使众脉的精气不足，众脉精气不足是向下流了，这就是很多经脉精气乏竭的原因，所以耳中鸣响。治疗时，要足少阳胆经的客主人穴和手大指爪甲角上边与肉交界的地方（少商穴）。

【原文】

黄帝曰：人之自啮①舌者，何气使然？岐伯曰：此厥逆②走上，脉气辈〔一〕③至也。少阴气至则〔二〕啮舌，少阳气至则啮颊，阳明气至则啮唇矣。视主病者则补之。

【校勘】

〔一〕辈 《甲乙》卷十二第一作"皆"。

〔二〕则 《甲乙》卷十二第一其下有"自"字。

【注释】

① 啮：咬。同"齩齧"啮，《集韵·巧韵》："齩，亦作啮、咬。"《正字通》："啮，俗齧字。"本书《热病》作"齧"。《论衡·论死》："今人死……不能复啮噬。"《说文》："齧，噬也。"段玉裁注："《释名》曰：'鸟曰啄，兽曰啮。'"《说文》："齩，齧骨也。"《集韵·巧韵》："亦作咬。"

② 厥逆：厥，同"瘚"。《集韵·月韵》："瘚，《说文》：'屰气也'或省。"《说文·屰部》："屰，不顺也。"甲骨文、金文"屰"字，从到大，大为正面人体，倒置表示顺逆的"逆"。段玉裁注："后人多用逆，逆行而屰废矣。"据此，"屰"即"逆"的初文。逆，反；不顺从，抗拒。而呕吐的逆的本字当为噎据此，厥同瘚，屰同逆、噎，一般情况下，厥逆并用时，当为同义词连用。其具体含义，根据上下文来确定，绝对不是我们通常理解的厥逆都是四肢逆冷，或昏厥。此即指出现邪气。因为《说文》厥的本义是发射石块，因此出现了"触碰"、"遇到、感受、出现"等引申义，但此处的厥逆，即逆气。

③ 辈：《玉篇·车部》："辈，比也。"即同，齐同，并列。

【语译】

黄帝说：人有咬舌的现象。是什么气使人这样呢？岐伯说：这是邪气上逆到头部了。血脉和邪气一同到了一定的部位。当少阴脉有邪气上逆就会咬舌。当少阳脉有邪气上逆就会有颊部咬牙，阳明脉有邪气上逆就会咬唇。要察看主要有病的经脉，用扶正以祛邪。

【原文】

凡此十二邪①者〔一〕，皆奇邪②之〔二〕走空窍者也。故〔三〕邪之所在，皆为〔四〕不足。故上气不足③，脑为之不满，耳为之苦〔五〕鸣，头为之苦〔六〕倾，目为之眩〔七〕；中气不足④，溲便为之变〔八〕，肠为之苦鸣；下气不足⑤，则乃为痿厥⑥心悗〔九〕。补足外踝下留〔十〕之。

【校勘】

〔一〕《甲乙》卷十二第一"二"作"四"。

〔二〕之　《甲乙》卷十二第一无。

〔三〕故　《甲乙》卷十二第一无。

〔四〕为　《太素·卷二十七·十二邪》其下有"之"字

〔五〕苦　《太素·卷二十七·十二邪》、《甲乙》卷十二第一并作"善"。

〔六〕苦　《太素·卷二十七·十二邪》、《甲乙》卷十二第一并作"善"。

〔七〕眩　周本其上有"苦"字。《循经考穴编》引作"瞋"。

〔八〕溲便为之变　熊本、统本、金陵本"便"并作"使"。周本"溲便"作"胃使"。《素问·脏气法时论》王注引作"则腹为之善满"。

〔九〕则乃为痿厥心悗　《太素·卷二十七·十二邪》无"乃"字，"心悗"作"足冈"。

〔十〕留　藏本作"溜"。

【注释】

① 十二邪：十二，言其多也，并非确指。《木兰诗》："军书十二卷……策勋十二转……同行十二年。"十二邪，即很多邪气。

② 奇邪：奇，希罕；特殊；不寻常；变幻莫测；诡异不正。通"羁，寄"。《说文》："奇，异也。"《周礼·天官·阍人》："奇服怪人不入官。"郑玄注："奇服，衣非常。"《篇海类编》："奇，诡也。"《睡虎地秦墓竹简·法律答问》："擅兴奇祠，赀二甲，可（何）如为奇？王室所当祠固有矣，擅有鬼立殿为奇，它不为。"《文选·马融〈长笛赋〉》："惟箦笼之奇生兮。"王念孙杂志："奇读为寄。"奇邪，即诡异的邪气侵袭经脉。

③ 上气不足：上，在上部。上气不足，在上部正气不足。

④ 中气不足：中，在中部。中气不足，在中部正气不足。

⑤ 下气不足：下，在下部。下气不足，在下部正气不足。

⑥ 痿厥：即痿证而出现瘸。

【语译】

　　总起来说，这很多的邪气引起的病证，都是诡异不正的邪气停留（侵袭）空窍的原因，所以邪气存在（侵害）的地方，都是正气的不足。所以上气不足，则脑髓不充实，使耳朵有耳鸣，使头部倾斜，使眼睛眩转；中气不足，使二便失常，使肠中有鸣响；下气不足，使人有痿证而出现癫，心胸烦闷，要补足外踝后部（昆仑穴）要留针。

【原文】

　　黄帝曰：治之奈何？岐伯曰：肾主①为欠，取足少阴。肺主为哕，取手太阴、足少阴。唏者，阴与〔一〕阳绝②，故补足太阳，泻足太阴。振寒者〔二〕，补诸阳。噫者〔三〕，补足太阴、阳明。嚏者〔四〕，补足太阳、眉本。軃，因其所在，补分肉间。泣出，补天柱，经侠颈③。侠颈者，头中分也。太息，补手少阴、心主、足少阳留之。涎下，补足少阴。耳鸣，补客主人、手大指爪甲上与肉交者。自啮舌，视主病者则补之。目眩头倾〔五〕，补〔六〕足外踝下留之。痿厥④心悗，刺足大指间〔七〕上二寸留之，一曰足外〔八〕踝下留之。

【校勘】

　　〔一〕与　《甲乙》卷十二第一、《太素·卷二十七·十二邪》注并作"盛"。本篇"人之唏者，……此阴气盛而阳气虚……阴气盛而阳气绝，故为唏"。其当为"盛"。当据改。

　　〔二〕者　《太素·卷二十七·十二邪》无。

　　〔三〕者　《太素·卷二十七·十二邪》无。

　　〔四〕者　《太素·卷二十七·十二邪》无。

　　〔五〕头倾　据本篇"头为之苦倾，目为之眩"，《太素·卷二十七·十二邪》讹作"项强"。

　　〔六〕补　《太素·卷二十七·十二邪》无。

〔七〕刺足大指间　《甲乙》"刺"上有"急"字，"大指"下无"间"字。

〔八〕外　日刻本无。

【注释】

①　主：当事者；首领。《宋史·选举志》："凡被举擢官，遇诰命署举主姓名。"《书·武成》："（商王）为天下逋逃主。"孔颖达疏："主，魁首也。"

②　阳绝：绝，竭；尽；极。即阳气乏竭到了极点。

③　颈：脖子。古时颈项区分不很严格。《说文》："颈，头茎也。"本义是颈椎。

④　痿厥：参见《脏腑病形篇》中注。

【语译】

黄帝说：治疗这些病的依据是什么呢？岐伯说：肾气虚为主的呵欠，应补足少阴肾经；肺虚为主所致的呃逆，应补手太阴肺经、足少阴肾经；哀痛啼哭而不流泪的现象，是阴气盛阳气乏竭，所以就补足太阳膀胱经、泻足少阴肾经；对发冷的症状，补各条阳经相应的腧穴用；对嗳气症状，要补足太阴脾经和足阳明胃经；对喷嚏的症状，要补足太阳膀胱经的攒竹穴；对肢体懈惰无力的，于是在发病部位，补肉块的缝间；对涕泪出的症状，要补天柱穴，其是足太阳经脉挟着项部的分出的直脉上；时作叹气的，当补手少阴心经、手厥阴心包经和足少阳胆经，用留针法；对口流涎液的症状，要补足少阴肾经；对耳鸣的症状，要补足少阳胆经的客主人穴和手大指爪甲角部与肉交界的地方（手太阴肺经少商穴）；自咬其舌的症状，要对发病部位经脉而分用补法，对两目昏眩、头倾斜的证候，补足外踝后边（的昆仑穴），用留针法；对痿证而瘸、心胸烦闷的病证，刺足大趾内侧缝处向上二寸处，用留针法，另有一种说法是治此病针刺足外踝后处（昆仑穴），也用留针法。

卷 之 六

师传第二十九

【原文】

黄帝曰：余闻先师①，有所心藏，弗着于方②。余愿闻而藏之，则而行之，上以治民，下以治身，使百姓③无病，上下和亲，德泽下流，子孙无忧，传于后世，无有终时，可得闻乎？岐伯曰：远乎哉问也。夫治民与自治〔一〕，治彼与治此，治小与治大，治国与治家，未有逆而能治之〔二〕也，夫惟顺而已矣。顺者，非独阴阳脉论〔三〕气之逆顺也，百姓③人民皆欲顺其志也。

【校勘】

〔一〕自治 《太素·卷二·顺养》互乙。

〔二〕之 《太素·卷二·顺养》、《甲乙》卷六第二并作"者"。

〔三〕论 《太素·卷二·顺养》杨注无"论"字。

【注释】

① 先师：已故的老师为先师。

② 方：古代书写字时所用的木板。《仪礼·聘礼》："不及百名书于方。"郑玄注："方，板也。"

③ 百姓：官；平民。平民没有姓氏，贵族有姓氏，百姓与"万民"相对。百姓是贵族的通称。《诗·小雅·天保》："群黎百姓。"

【语译】

黄帝说：我听说已故的老师有一些心里记着的医学知识，没有在著作之中记载下来，我希望了解这些医学知识，并把它保存下来，作为准绳来加以推行，这样一来可治疗人民的疾病，二来可以用以自己的医疗和养生，使百姓都不受疾病的困扰，上下之间和谐亲密，并把这个美德流传给后代，让我们的子子孙孙不至于因疾病而受到忧患，让这些宝贵的知识流传给后代，永远不会丢失，我可以听你讲讲这些知识吗？岐伯说：你说的问题意义深远啊！这个道理不论是管理老百姓还是修养自身，治理那里还是治理这里，处治小事还是处理大事，治理国还是治理家庭，没有违背这些道理可以治理好的。只有顺应这个规律才能成功。顺的内容，不只是医学上的阴阳、经脉学说逆顺，对社会生活各个方面都是如此，官员和普通的老百姓，也都愿意顺应他们自己的意志的。

【原文】

黄帝曰：顺之奈何？岐伯曰：入国问俗，入家问讳，上堂问礼〔一〕①，临病人〔二〕问所便②。黄帝曰：便病人奈何③？岐伯曰：夫〔三〕中热消瘅④则便寒，寒中之属则便热。胃中热，则消谷，令人县心⑤善饥；脐以上皮热；肠中热，则出黄如糜〔四〕⑥；脐以下皮寒〔五〕，胃中寒，则腹〔六〕胀；肠中寒，则肠鸣飧泄。胃中寒，肠中热，则胀而〔七〕且泄；胃中热，肠中寒，则疾饥，小〔八〕腹痛胀。

【校勘】

〔一〕入国问俗，入家问讳，上堂问礼　《甲乙》卷六第二"入国问俗"作"故入国问其俗"，无"入家问讳，上堂问礼"八字。

〔二〕人　《甲乙》卷六第二无。

〔三〕夫　《太素·卷二·顺养》其下有"人"字。

〔四〕糜　《甲乙》卷六第二其下有"色"字。

〔五〕脐以下皮寒　刘衡如："详文义'寒'字似应改为'热'。自杨上善以下历代注家解释此句，病多牵强，或以此五字属下，或改前'上'

为‘下’、义均未安，如易‘热’字，则文义豁然矣。”不当改，因为此句为下一分句的开始，故不可改。

〔六〕腹　《太素·卷二·顺养》、《甲乙》卷六第二作“膜”。

〔七〕而　《太素·卷二·顺养》、《甲乙》卷六第二并无。

〔八〕小　《太素·卷二·顺养》作“少”。

【注释】

①　入国问俗：国，地方；地域。《周礼·地官·掌节》：“山国有虎节，土国有人节。”唐·王维《相思》：“红豆生南国。”问，询问；打听；了解；信息。通“闻”。《史记·项羽本纪》：“项王至阴陵，迷失道，问一田父。”《三国志·吴志·吕蒙传》：“度此家不得外问，谓援可待，故至于此耳。”《说文通训定声·屯部》：“问，假借为闻。”

②　便：安适；合宜；有利；偏颇。通“偏”。《字汇·人部》：“便，宜也，利也。”

③　便病人奈何：（问）病人怎样才觉安适？

④　中热消瘅：《太素·卷二·顺养》注：“中，肠胃中也。肠胃中热，多消饮食，即消瘅病也。瘅，热也，热中宜以寒调。”《素问·通评虚实论》王注：“消，谓内消。瘅，谓伏热。”

⑤　县心：即心悬，县，通“悬”。悬，悬，悬空；无所依傍，吊挂。《正字通·心部》：“悬，挂也。”《后汉书·费长房传》：“以朽索悬万斤石于心上。”心悬，胃空虚而有吊挂之感。

⑥　糜：稠粥。

【语译】

黄帝说：怎样做才算是顺呢？岐伯说：到了某一个地方，要先了解当地的风俗习惯，到了一个家庭，要先了解人家有什么忌讳，上堂庭时候要要了解应施用的礼节，面对病人时，要了解病人的偏欲。黄帝说：怎样确定病人的偏颇喜好？岐伯说：脏腑有热而致多食易饥的消瘅病，那么病人就偏欲寒凉；脏腑有寒邪一类的疾病，那么病人就偏欲温热；胃中有热。则食谷易化而常有饥饿感，胃空虚而有吊挂之感，脐以上的腹部发热；肠中有热邪，则排泄黄色的稠粥样的粪便；脐以下的肌肤发凉，胃中也有寒邪，则出现腹胀；肠中寒，则肠鸣，泄的粪便中有没经消化的食物；胃中寒、肠中热的病证，则见腹胀而且腹泻；胃中热，肠中寒的病证则很快就饥饿而又小腹痛而胀。

【原文】

黄帝曰：胃欲①寒饮，肠欲热饮，两者相逆，便〔一〕之奈何？且夫王公大人血食②之君，骄恣、从〔二〕欲、轻人③，而无能禁之，禁之则逆其志，顺之则加其病，便之奈何？治之何〔三〕先？岐伯曰：人之情④，莫不恶死而乐生，告之以其败〔四〕，语之以其善〔五〕，导之〔六〕以其所便，开之以其所苦，虽有无道之人，恶有不听〔七〕者乎？

【校勘】

〔一〕便 《甲乙》卷六第二作"治。

〔二〕从 张本作"纵"。

〔三〕治之何 周本无其"治之何"三字。

〔四〕败 《太素·卷二·顺养》作"驭"。

〔五〕善 《太素·卷二·顺养》作"道"。

〔六〕导之 《太素·卷二·顺养》作"示"，其下无"之"字。

〔七〕听 《太素·卷二·顺养》其下有"令"字。

【注释】

① 欲：邪淫。《玉篇》："欲，邪媱也。"

② 血食：受祭者。此指肉食者，食膏粱厚味之人。

③ 轻人：不看重别人。

④ 情：本性。《孟子·腾文公上》："夫物之不齐，物之情也。"赵歧注："乃物之情性也。"

【语译】

黄帝说：胃中的邪气是寒饮，肠中的邪气是热饮，这二种病邪在性质上是矛盾的，对这样的偏颇怎么处理呢？再说那些高官厚禄，养尊处优，整天吃着膏粱厚味的大人们，骄傲自大，恣意

随欲，他们看不起人，而不能使他们受到一点约束，医生的嘱咐
就会约束他们，这就是违背了他们的意志，顺从他们的意志就会
使他们的病加重，对这样有偏颇的病人如何处理？先医治什么？
岐伯说：人的本性是没有哪一个不厌恶死而愿意活的，告诉病人
不听医生嘱咐的危害，对病人说清楚遵从医嘱的益处，开导病人
创造适宜治愈疾病的条件，解说疾病对他产生痛苦，这样，即使
有不通情理的人，哪里还会有不听话的病人呢？

【原文】

　　黄帝曰：治之奈何？岐伯曰：春夏先治其标，后治其本；
秋冬先治其本，后治其标①。黄帝曰：便其相逆者奈何②？岐
伯曰：便此者，食饮衣服，亦〔一〕欲适寒温，寒无凄怆〔二〕③，暑
无出汗。食饮者，热无灼灼，寒无沧沧。寒温中适，故气
将〔三〕持④。乃不致邪僻也。

【校勘】

　　〔一〕亦　《甲乙》卷六第二无。

　　〔二〕凄怆　《太素·卷二·顺养》作"凄凄"，《甲乙》作"凄怆"。

　　〔三〕将　《甲乙》卷六第二作"博。"

【注释】

　　①　春夏先治其标，后治其本；……后治其标：本，本义树根，此引申
为"事物根本性的一面"。标，树梢。《玉篇》："标，木末也。"此引申为"事
物非根本性的一面"。《淮南子·天文》："物类相动，本标相应。"《太素·卷
二·顺养》注："本，谓根与本也。标，谓技与叶也。春夏之时，万物之气上
升在标，秋冬之时，万物之气下流在本。候病所在，以行疗法，故春夏取标，
秋冬取本也。"《类经》十二卷第二注："春夏发生，宜先养气以治标，秋冬收
藏，宜先固精以治本。"

　　②　便其相逆者奈何：杨上善："谓适于口则害于身，违其心而利于体
者奈何。"

　　③　凄：寒貌。同"凄、凄、姜"。《说文通训定声》："凄，俗字亦作

凄."凄,《广韵》七稽切,平齐清。脂部。凄,《广韵》七稽切,平齐清。脂部。萋,《广韵》七稽切,平齐清。脂部。双声叠韵。可通假。《正字通》:"凄,寒凉也。"《诗·邶风·绿衣》:"凄其以风。"毛传:"凄,寒风。"孔颖达疏:"凄,寒凉之名。"萋,《诗·小雅·大田》:"有渰萋萋。"怆,通"沧"。寒冷貌。《说文通训定声》:"怆,叚借为沧。""凄怆"即"凄沧"。《汉书·王褒传》:"不忧至寒之凄怆。"颜注:"凄怆,寒冷也。"

④ 持:通"恃"。依;凭借。《韩非子·奸劫弑臣》:"持楫之利,则可以水绝江河之难。"陈奇猷集释:"持借为恃。"

【语译】

黄帝说:治疗这样的病如何处理呢?岐伯说:在春夏应先治其非根本性的标病,后治其根本性的本病;在秋冬应先治其根本性的本病,后治其非根本性的标病。黄帝说:用适宜的方法与病情相矛盾的情况下如何处理呢?岐伯说:适宜的办法,就是在饮食和穿衣服方面,也应注意使他寒温适中,天冷时。不要有寒凉之感;暑天天热时,不要出汗;饮水,吃饭虽热不要有热乎乎的感觉,饮水,吃饭虽凉,但是没有寒冷的感觉,使水饭不凉不烫,恰到好处,所以病人正气就将会有所凭借,就不会招致邪气侵害了。

【原文】

黄帝曰:本藏①以身形、支节、䐃②肉,候五藏六府之小大焉。今夫王公大人、临③朝即位之君而问焉,谁可扪循④之而后答乎?岐伯曰:身形支节者,藏府之盖⑤也,非面部之阅⑥也。黄帝曰:五藏之气,阅于面者,余已知之矣,以肢节知⑦而阅之奈何?岐伯曰:五藏六府﹝一﹞者,肺为之盖,巨⑧肩陷咽,候见其外。黄帝曰:善。岐伯曰:五藏六府﹝二﹞,心为之主,缺盆为之道⑨,䯏骨⑩有余⑪,以候﹝三﹞䮴骬⑫。黄帝曰:善。岐伯曰﹝四﹞:肝者主为将﹝五﹞,使之候﹝六﹞⑬外,欲知坚固,视目小大。黄帝曰：善。岐伯曰：脾者主为卫[七]⑭，使之迎粮，视唇舌好恶，以知吉凶。黄帝曰：善。岐伯曰：肾者主为外[八]，使之远听，视耳好恶，以知其性。

黄帝曰：善。愿闻六府之候。岐伯曰：六府者，胃为之[九]海，广骸[十]⑮、大颈、张胸，五谷乃容；鼻隧[十一]以长，以候大肠；唇厚、人中长，以候小肠；目下果大⑯，其胆乃横⑰；鼻孔在外，膀胱漏泄；鼻柱中央起，三焦乃约⑱。此所以候六府者也。上下三等⑲，藏安且良矣。

【校勘】

〔一〕六府　《甲乙》卷一第三无。

〔二〕黄帝曰：善。岐伯曰：五藏六府　《甲乙》卷一第二无其十一字。

〔三〕候　日抄本作"侯"。

〔四〕黄帝曰：善。岐伯曰　《甲乙》卷一第三无其七字。

〔五〕肝者主为将　《甲乙》卷一第三作"肝为之主将"。

〔六〕候　日抄本作"侯"。

〔七〕脾者主为卫　《甲乙》卷一第三作"脾主为胃"。

〔八〕外　《太素·卷二十九·津液》作"水"。

〔九〕为之　日刻本《类经》卷四第二十九并互乙。

〔十〕骸　《千金》卷十六第一并作"胲"。

〔十一〕隧　周本作"遂"。

【注释】

① 本藏：本书的第四十七篇篇名曰《本藏》。

② 䐃：肌肉突起的部分。《素问·玉机真藏论》："身热脱肉而破䐃。"王冰注："䐃，谓肘膝后肉如块者。"

③ 临：统治；治理。《书·大禹谟》："临下一简。"

④ 循：通"揗"。抚摩。《说文通训定声》："循，叚借为揗。"《汉书·李广传附李陵》："而数数自循其刀环。"颜师古注："循谓摩顺也。"

⑤ 盖：像华盖。类似伞。

⑥　阆：通"穴"。窟穴。此引申为"窍"。《说文解字注》："阆，古假阆为穴。"本书《五阅五使》："余闻刺有五官五阆，以观五气。……五官者，五藏之阆也。"

⑦　知：表现；显露；通"志"。标志。《管子·心术》："外见于形容，可知于颜色。"《吕氏春秋·自知》："文侯不说，知于颜色。"《易·坤》："或从王事，知光大也。"俞樾评议："知，当读为志……盖志、知古通用。"

⑧　巨肩：巨，最；极；大。巨，《广韵》：其吕切，上语群，鱼部。举，《广韵》："居许切，上语见，鱼部。"据此，巨，当为举的假字。但无其它左证，不敢妄定。三国·魏·曹植《辩道论》："故粗举其巨怪者。"《仪礼·有司彻》："左食受牢举如侯。"郑玄注："举，肺脊。"巨若同举，巨肩，即云肩高如脊。目前只能定为"外在有宽大像高脊的肩膀"。

⑨　道：通"首"。头；起始。《逸周书·芮良夫》："稽道谋告。"王念孙杂志："稽道，即稽首也。道从首声，故与首通用。……前《周月篇》'周正岁道'，即岁首，是《逸周书》借为首也。"

⑩　骺骨：肩端骨。清·沉彤《释骨》引此文云："彤按此骺骨乃缺盆两旁之端，即肩端骨也。"

⑪　余：末。《春秋公羊传注疏序》："此世之余事。"徐彦疏："余，末也。"

⑫　髑骺：胸骨下蔽心之骨，即剑突部位，俗称蔽心骨，又称鸠尾骨或蔽骨；缺盆骨。根据文义，此指缺盆。本书《骨度》："缺盆以下至髑骺长九寸，过则肺大，不满则肺小。髑骺以下至天枢长八寸，过则胃大，不及则胃小。"《广韵·虞韵》："骺，髑骺，缺盆骨也。"《集韵·虞韵》："骺，《广雅》：'髑骺，缺盆，骨。'"

⑬　候：诊察。《北齐书·方伎传·马嗣明》："嗣明为之诊，候脉。"《太平广记》卷二百一十九引段成式《酉阳杂俎》："候脉良久，曰：都无疾。"

⑭　卫：任守御防护之职者；边远的地方；四肢。《书·康王之诰》："一二臣卫，敢执壤奠。"孔颖达疏："言卫者，诸侯之在四方，皆为天子蕃卫。故曰臣卫。"《周礼·春官·巾车》："以封四卫。"郑玄注："四卫，四方诸侯守卫者。"《吕氏春秋·审时》："是故得时之稼，其香臭，其味甘，其气章，百日食之，耳目聪明，心意睿智，四卫变强，（歹凶）气不入，身无苛殃。"高诱注："四卫，四枝也。"

⑮　骸：同"胲"。脸颊；足大指长毛处的肉。《集韵·咍韵》："胲，《说文》：'足大指毛也'或从骨。"《集韵·海韵》："颐，颊下曰颐，或作胲。"《汉书·东方朔传》：臣观其齿齿牙"树颊胲"。颜注："颊肉曰胲。"

⑯　目下果大：果，当读为窠。《说文》："窠，空也。穴中曰窠，树上曰巢，从穴，果声。"目下果大，即眼窝深宽而大。

⑰　横，广阔。此引申为宽大。《荀子·修身》："体恭敬而心忠信，术礼义而情爱人，横行天下，虽困四夷，人莫不贵。"谢墉校注："横行天下……言周流之广。"

⑱　约：困阻。《论语》："不仁者不可以久处约，不可以长处乐。"

⑲　上下三等：三等，齐等。引申为均衡。参，《广韵》苏甘切；《广韵》仓含切。《广雅·释言》："参，三也。"《庄子·在宥》："我与日月参光。"上下三等，即面部从上到下匀称对称，没有偏大偏小及畸形。

【语译】

黄帝说：本脏篇中说凭借人的形体、四肢、关节、突起的肉块，在这里来诊察五脏六腑的大小。现在的王公大人、统治朝政的君王想了解这些情况，谁能抚摸这些部位后回答呢？岐伯答说：身形肢节的现象，就像覆盖着五脏六腑的伞，对这些部位的观察不是面部五官的观察的结果。黄帝说：五官在面部的情况，我已经知晓了。凭借肢节形体知晓的情况和五官的关系如何？岐伯说：五脏六腑的关系，肺好比是五脏六腑的华盖（伞），有宽大像高脊的肩膀，咽喉像个坑，诊察这些部位是肺显露在外的地方。黄帝说：好。岐伯说：心好比是五脏六腑的君主，缺盆是观察心起始部，其范围到缺盆两旁的肩端骨末端处结束，在诊察缺盆的变化。黄帝说：好。岐伯说：肝的角色，在君主这里就是将军之官，指使他守候外，想知晓肝脏的坚固情况，就要审察眼睛的大小。黄帝说：好。岐伯说：脾的角色，好比是君主在较远处四方的守卫，指使他受纳粮食，通过审察唇舌的好坏，就可以知道脾病的吉凶。黄帝说：好。岐伯又说：肾的角色，好比是君主的最外围，指使他探听远处的消息，通过审察耳朵的好坏，就可以知晓肾的功能。

黄帝说：好。希望了解对六腑的诊察依据。岐伯说：六腑的征象有：胃好比是人的海，若颊部宽大，颈部粗壮，胸部宽阔，胃容纳水谷的量就多。鼻孔深而长，就象征大肠好。口唇厚，人中长，就象征小肠好。眼窝深宽而大，胆就宽大。鼻孔掀露于外，膀胱就漏泄；鼻梁中央隆起的，则三焦困阻不佳。这就是诊察六腑的一般情况。面部从上到下，上、中、下三个部位匀称对称，没有偏大偏小及畸形，一般说来，内脏健康而且良好。

【音释】

便平声

决气①第三十

【原文】

黄帝曰：余闻人有精、气、津、液、血、脉，余意以为一气耳，今乃辨〔一〕为六名，余不知其所以然〔二〕。岐伯曰：两神相搏〔三〕②，合而成形，常先身生，是谓精。何〔四〕谓气？岐伯曰：上焦开发〔五〕，宣五谷味，熏肤③，充身，泽毛，若雾露之溉，是谓气。何谓津？岐伯曰：腠理发泄，汗出溱溱〔六〕④，是谓津。何谓液？岐伯曰：谷入气满，淖泽⑤注于骨，骨属⑥屈伸，泄⑦泽，补益脑髓，皮肤润泽，是谓液。何谓血？岐伯曰：中焦受气，取汁，变化而赤，是谓血。何谓脉？岐伯曰：壅遏⑧营气，令无所避⑨，是谓脉。

【校勘】

〔一〕辨　藏本、张本并作"辩"。

〔二〕余不知其所以然　《太素·卷二·六气》无"然"字，其下有"顾闻何谓精"五字，《灵枢略》作"余不知所以，愿闻何谓"。

〔三〕两神相搏　搏，统本、金陵本、张本并作"抟"。《太素》卷二·六气、《素问·调经论》王注并作"薄"。

〔四〕何　《灵枢略·六气论》其上有"帝曰"二字。

〔五〕开发　《太素·卷十三·肠度》杨注无。

〔六〕汗出溱溱　汗出，《太素·卷十三·肠度》杨注互乙。《素问·调经论》王注引、《太素·卷二·六气》、《甲乙》卷一第十二"溱溱"并作"腠理"。

【注释】

①　决气：决，分别。决气，分别不同之气。

②　两神相搏：神，天地万物的创造者和主宰者。《说文》："神，天神，引出万物者也。"徐错系传："天主降气以感万物，故言引出万物也。"郑玄注："天神，谓五帝及日月星辰也。"《正字通·示部》："神，阳魂为神……气之伸者为神。"本书《平人绝谷第三十二》："故神者，水谷之精气也。"据此，两神相搏，古人认为，天神降气（阴阳二气）而成万物。人的生命是由男女之不同之精气相遇而成，故为男女精气交媾。搏，抓着；搏击。此引申为结合。《吕氏春秋·首时》："搏其手而与之坐。"薄，通"博"。搏击。《淮南子·兵略》："薄之若风。"《说文通训定声》："薄，假借为博。"《南史·臧质传》："魏军乃肉薄登城。"搏、薄、博双声叠韵，可通。

③　熏：热气蒸腾。

④　溱溱：多盛貌。

⑤　淖泽：淖，稠汁的液体。此引申为有营养的液体。《广雅·释言》："涆，淖也。"《说文》："涆，多汁也。"段玉裁注："涆，今江苏俗语谓之稠也。"《淮南子·原道》："横四维而含阴阳……甚淖而涆。"高诱注："涆亦淖也。夫馆粥多沈者为涆。"淖泽，稠厚的营养液体。

⑥　骨属：属，解。《广雅·释诂一》："属，解也。"解，物体相连接的地方，即关节。

⑦　泄：出，发。

⑧　壅遏：同义词连用。遮盖。引申为"约束。"壅，《广雅·释诂二》："壅，障也。"

⑨　避：去；离开。

【语译】

黄帝说：我听说人有精、气、律、液、血、脉，我认为都是一气罢了，现在却把它分为六种名称，我不明白这样分别的道理。岐伯说：男女精气交媾，相合后就产生身形，这种在身形出现之前形成的物质叫做精，黄帝问：什么是气？岐伯答：上焦将五谷精微宣发布散到全身各部，蒸腾于皮肤，充实于形体，润泽于毛发，像雾露灌溉着各种生物一样，这就叫做气。黄帝问：什么叫做津？岐伯说：从肌腠开泄出来，流出很多的汗液，这就叫做津。黄帝问：什么叫做液？岐伯说：水谷入胃以后，精气满盈，稠厚的营养液体灌注于骨，使骨胳关节屈伸自如，流泄润泽，以补益脑髓，渗润皮肤，使皮肤滑润，这就称为液。黄帝问：什么叫做血？岐伯说：中焦接受了水谷精气，选取其中的汁液，经气化作用变成红色液体，这就叫做血。黄帝问：什么叫做脉？岐伯说：约束营气，使其不能离开的管道，就叫做脉。

【原文】

黄帝曰：六气者，有余不足，气之多少，脑髓之虚实，血脉之清浊，何以知之？岐伯曰：精脱者，耳聋；气脱者，目不明；津脱者，腠理开，汗大泄；液脱者，骨属屈伸不利，色夭①，脑髓消，胫酸，耳数②鸣；血脱者，色白，夭③然不泽；脉脱者〔一〕，其脉空虚，此其候也。

【校勘】

〔一〕脉脱者 丹波元简谓："本经脱'脉脱者'三字，当补。若不然，则六脱之候不备。"今据补。

【注释】

① 夭：晦暗。《素问•玉机真藏论》："色夭不泽。"王冰注："夭，谓不明而恶，不泽，谓枯燥也。"

② 数：频频，屡次。《广韵•觉韵》："数，频数。"清•郝懿行《尔雅

义疏·释诂上》："数者，与屡同意，今人言数数，犹言屡屡也。"

　　③　夭：憔悴。《淮南子·本经》："而万物燋夭。"高诱注："霜雪之害不止，则万物燋夭不繁茂也。"

【语译】

　　黄帝问：上述精、气、津、液、血、脉六者，它们的有余或不足，气的多少，脑髓的虚实，血脉的清浊等，怎样明确它呢？岐伯答：精脱的，会发生耳聋；气脱的，眼睛看不清东西；津脱的，腠理开泄，大量出汗；液脱的，骨胳关节屈伸不利，晦暗，脑髓不充满，小腿酸疼，时作耳鸣；血脱的，肤色苍白，憔悴而不润泽；脉脱的，脉道空虚下陷，这就是六脱的征候。

【原文】

　　黄帝曰：六气者，贵贱①何如？岐伯曰：六气者，各有部主②也，其贵贱善恶③，可为常主④，然五谷与⑤胃为大海也。

【注释】

　　①　贵贱：指重要性。

　　②　部主：指以上六者各有所司，各有其作用。

　　③　贵贱善恶：偏义词，指贵和善。即重要性。

　　④　常主：五常的根本。如肺的根本在气，肾的根本在精，等等。

　　⑤　与：随从；随着。《国语·齐语》："桓公知天下诸侯多与己也。"韦昭注："与，从也。"《淮南子·坠形》："蛤蟹珠龟，与月盛衰。"高诱注："与，随也。"

【语译】

　　黄帝问：以上六者，它们的重要性各有什么不同？岐伯说：以上六者，它们各有所司，各有其作用，所以它们在人体中的重要性，可称得上是五常的根本。很明显，五谷随着胃化生，为六者的大海。

【音释】

　　溱音臻

肠胃第三十一

【原文】

黄帝问于伯高曰：余顾闻六府传谷者，肠胃之小大长短，受谷之多少奈何？伯高曰：请尽言之，谷所从出入浅深远近长短之度：唇至齿长九分，口〔一〕广二寸半。齿以后至会厌①，深三寸半，大容五合②。舌重十两，长七寸，广二寸半〔二〕。咽门重十两〔三〕，广一〔四〕寸半，至胃长一尺六寸。胃纡〔五〕曲，屈伸之长二尺六寸，大一尺五寸，径五寸，大容三斗五升〔六〕。小肠后附脊〔七〕，左环回周〔八〕叠积，其注于回肠者，外附于脐上，回运环〔九〕十六曲，大二寸半，径八分分之少半，长三丈二〔十〕尺。回肠当脐，左〔十一〕环回周叶积③而下，回运环反十六曲，大四寸，径一寸寸之〔十二〕少半，长二丈一尺。广肠傅④脊，以受回肠，左环叶⑤脊⑥，上下辟⑦，大〔十三〕八寸，径二寸寸之〔十四〕大半，长二尺八寸。肠胃所入至所出，长六丈四寸四分，回曲环反，三十二曲也。

【校勘】

〔一〕口　《甲乙》卷二第七无。

〔二〕舌重十两，长七寸，广二寸半　《太素·卷十三·肠度》无其十一字。

〔三〕门重十两　《太素·卷十三·肠度》无其四字。

〔四〕一　胡本、周本、藏本、日刻本、张本、《太素·卷十三·肠度》、《甲乙》卷二第七并作"二"。

〔五〕纡　《千金》卷十六第一作"迂"。

〔六〕三斗五升　统本、金陵本、藏本"三"并作"二"。《太素·卷十三·肠度》无"五升"二字。

〔七〕后附脊　《太素·卷二十三·杂刺》杨注无"后"字，"附"

作"傅"。

〔八〕回周　《太素·卷十三·肠度》无。

〔九〕环　《太素·卷十三·肠度》、《甲乙》卷第七、《千金》卷十四第一并有"反"字。

〔十〕二　胡本、周本、藏本、日抄本、张本并作"三"。

〔十一〕左　《素问·奇病论》王注引《灵枢》文、《难经·四十二难》、《千金》卷十八第一并作"右"。

〔十二〕寸之　《太素·卷十三·肠度》无。

〔十三〕大　《素问》王注引《灵枢》衍一"大"字。

〔十四〕寸之　《太素·卷十三·肠度》无。

【注释】

① 会厌：在气管与食道交会的地方。当呼吸或说话时，会厌开启以通气，在吞咽或呕吐时，会厌将气管盖住，防止食物进入气管。

② 合：古容积单位。《孙子算经》："十勺为一合。"《说苑·辨物》："十龠为一合。"《汉书·律历志上》："量者，龠、合、升、斗、斛也。所以量多少也。本起于黄钟之龠，用度数审其容，以子谷秬黍中者千有二百实其龠，以井水准其概，合龠为合，十合为升，十升为斗，十斗为斛，而五量嘉矣。"《广雅·释器》："龠二曰合，合十曰升。"每一合折算今市制一升的十分之一，约二十五立方厘米。

③ 叶积：叶，聚积。《方言》："叶，聚也……楚通语也。"《淮南子·俶真》："枝解叶贯。"积，褶子；此引申为弯曲。《仪礼·士冠礼》："服素积。"郑玄注："积，犹辟也。"叶积，即堆在一起出现弯褶子。

④ 傅：通"敷"。分布。《史记·夏本纪》："禹隧与益……命诸侯百姓与人徒以傅土。"司马贞索引："敷，分也，谓会人分布理九州之土地也。"

⑤ 叶：聚积。《方言》卷三："叶，聚也。"《淮南子·俶真》："枝解叶贯。"

⑥ 脊：物体中间高起部分。《尔雅·释山》："山脊。冈。"

⑦ 辟：通襞，指结肠袋。

【语译】

黄帝向伯高问道：我希望了解一下六腑中传导五谷的器官肠

胃等的大小、远近、长短、受盛水谷的多少的情况是怎样的状态？伯高说：请允许我从饮食物入口一直到废物的排出，所经过的所有消化道的粗细、长短等情况全部说出来吧！自唇到牙齿长九分，口的宽度是二寸半，从牙齿之后到会厌，深三寸半，最多口腔可容五合的食物；舌的重量为十两，长七寸，宽二寸半；咽门重十两，宽一寸半，从咽门到胃为一尺六寸；胃体是弯曲的。若直量长二尺六寸，粗处周径一尺五寸，直径五寸，最多容积为二斗五升；小肠的后部附于脊部，从左向右环绕有弯曲的褶子，下接回肠的部位，向外附于脐部，旋转弯曲共有十六个弯曲，周径二寸半，直径不到八分半，长三丈二尺；回肠正对着脐部开始，从左向右环绕而像堆积的山冈，而出现弯褶子，也有十六个弯曲，周径四寸，直径不到一寸半，长两丈一尺；大肠附着于脊部，接受回肠的内容物，从左向右环绕而像堆积的山冈，而出现弯褶子，从上到下有结肠袋，周径八寸，直径二寸半稍多，长二尺八寸。整个消化道从水谷入口算起直到糟粕排出结束，总长六丈四寸四分，有弯曲的地方三十二处。

平人绝谷第三十二

【原文】

　　黄帝曰：愿闻人之不食，七日而死何也〔一〕？伯高曰：臣请言其故。胃大一〔二〕尺五寸，径五寸，长二尺六寸，横屈受水谷三斗五升〔三〕。其中之谷常留二斗，水一斗五升〔四〕而满。上焦泄气，出其精微，慓悍滑疾，下焦下①溉诸〔五〕肠。

【校勘】

　　〔一〕何也　《太素·卷十三·肠度》其上有"其故"二字。

　　〔二〕一　《太素·卷十三·肠度》无。

　　〔三〕横屈受水谷三斗五升　《千金》卷十六第一无"横屈"二字。《太素·卷十三·肠度》作"横屈受三斗"。

〔四〕五升　《太素·卷十三·肠度》无。

〔五〕诸肠　《甲乙》卷二第七、《千金》卷十六第一"诸肠"皆作
"泄诸小肠"。

【注释】

① 下焦下：后一个"下"为方位词。义为"向下降于下焦之下"。

【语译】

黄帝说：希望听你讲说，人不进饮食七天就会死亡，这是为
什么？伯高说：请允许我解释其中的缘故。胃周径一尺五寸，直
径五寸，长二尺六寸、它的形状呈横向弯曲，可容纳水谷三斗五
升。一般情况，存留食物二斗、水一斗五升就满了。水谷消化而形
成的精微，经上焦之气的开发宣泄而布散全身，其中一部分形成慓
悍滑疾的阳气，所余之物下降于下焦之下，灌渗于诸肠之中。

【原文】

小肠大二寸半，径八分分之少半，长三丈二尺，受谷二斗
四升〔一〕，水六升三合合之大半。回肠大四寸，径一寸寸之〔二〕
少半，长二丈一尺。受谷一斗〔三〕，水七升半。广肠大八寸，
径二寸寸之〔四〕大半，长二尺八寸，受谷〔五〕九升三合八分合之
一。肠胃之长，凡五丈八尺四寸〔六〕，受水谷九斗二升一合合
之大半〔七〕，此肠胃所受水谷之数也。

【校勘】

〔一〕受谷二斗四升　《太素·卷十三·肠度》作"受一斗三合合之
大半，谷四升"。

〔二〕寸之　《太素·卷十三·肠度》无。

〔三〕受谷一斗　《太素·卷十三·肠度》作"受一斗七升升之半，
谷一斗"。

〔四〕寸之　《太素·卷十三·肠度》无。

〔五〕谷　《太素·卷十三·肠度》无。

〔六〕凡五丈八尺四寸　《太素·卷十三·肠度》作"凡长六文四寸四分"。

〔七〕九斗二升一合合之大半　《太素·卷十三·肠度》作"六斗六升六合八分合之一"。《难经·四十二难》作"八斗七升六合八分合之一"。

【语译】

小肠的周径二寸半，直径略小于八分半，长三丈二尺，可容纳谷二斗四升，水六升三合半稍多。回肠周径四寸，直径略小于一寸半，长二丈一尺，可容纳谷一斗，水七升半。广肠周径八寸，直径二寸半稍多，长二尺八寸，可容纳谷九升三又八分之一合，肠胃的总长度，共计五丈八尺四寸，容纳水谷九斗二升一合半稍多，这是肠胃受纳水谷的总量。

【原文】

平人则不然，胃满则肠虚，肠满则胃虚，更虚更满，故〔一〕气得上下，五藏安定，血脉和利〔二〕，精神乃居，故神者，水谷之精气也。故肠胃之中，当留谷二斗〔三〕，水一斗五〔四〕升。故平人日再后①，后二升半，一日中五升，七日五七三斗五升，而留水谷尽矣。故平人不食饮七日而死者，水谷精气津液皆尽故也。

【校勘】

〔一〕故　《千金》卷十六第一、《灵枢略·六气论》并无。

〔二〕利　周本作"则"。

〔三〕当留谷二斗　当，日刻本、《甲乙》卷二第七、《太素·卷十三·肠度》并作"常"。另，《甲乙》卷二第七、《太素·卷十三·肠度》、《千金》卷十六第一"二斗"下皆有"四升"二字。

〔四〕五　《太素·卷十三·肠度》、《千金》卷十六第一并作"一"。

【注释】

① 再后：再，二，此指二便。后，摒弃，即指排泄。《汉书·邹阳

传》："愿大王察玉人……而后楚王、胡亥之听。"颜师古注："以谬听为后，后犹下也。"

【语译】

常人在受纳水谷方面与上述实际的肠胃容量并不相同，这是因为当胃中饮食充满时，肠是空虚的；饮食下行至肠，肠充满时，胃里呈空虚状态。这样，肠胃之间，交替呈现此充满彼空虚的状态。因而，人的气升降才能上下通畅，五脏才能安定，血脉才能和调通利，精和神才能安居于人体。所以说人的神，就是水谷的精气。所以说，人的肠胃之内，通常留有谷二斗、水一斗五升。常人每天有二便排泄，排泄二升半，合计二便一天就排出五升，七天排出三斗五升，这样，肠胃原来所留存的水谷都排尽了。所以，常人不吃不喝七天就会死亡，根本的原因，是水谷精气津液全部耗竭所致。

【按语】

此处说，正常人胃中有谷二斗，水一斗五升，共计三斗五升，而每天从大小便两处排出共五升，七天排出三斗五升，则胃中所有之水谷已经排尽。

海论第三十三

【原文】

黄帝问于〔一〕岐伯曰：余闻刺法于夫子，夫子之所言，不离于营卫血气。夫十二经脉者，内属于府藏，外络于肢节，夫子乃合之于四海乎〔二〕？岐伯答曰：人亦〔三〕有四海、十二经水。经水者，皆注于海，海有东西南北，命曰四海。黄帝曰：以人应之奈何？岐伯曰：人〔四〕有髓海，有血海，有气海，有水谷之海，凡此四者，以〔五〕应四海也。

【校勘】

〔一〕于　《太素·卷五·四海合》无。

〔二〕夫子乃合之于四海乎　《太素·卷五·四海合》"子"上无"夫"字，"海"下有"何"字。

〔三〕亦　《甲乙》卷一第八无。

〔四〕人　《甲乙》卷一第八无。

〔五〕以　《太素·卷五·四海合》其上有"所"字。

【语译】

黄帝向岐伯问道：我听先生讲述刺法，你讲述的内容没有离开营卫血气，十二经脉的走向，向内连接于脏腑，向外联络着肢节，先生能把十二经脉和四海联系起来谈一下吗？岐伯回答说：（自然界有四个海、十二经水），人与之相应，也有四海、十二经脉。经水的流向，都灌注到海，海有东西南北，命名为四海。黄帝说：拿人和四海相应是怎样的呢？岐伯说：人身有髓海、有血海、有气海、有水谷之海，总此四者，可以用来与自然界的四海相应。

【原文】

黄帝曰：远乎哉，夫子之合人天地四海也，顾闻应之奈何？岐伯答曰：必先明知阴阳表里荣〔一〕输所在，四海定矣。

【校勘】

〔一〕荣　《太素·卷五·四海合》作"营"。

【语译】

黄帝说：这个问题实在深远啊！你把人与天地间的四海对应起来，可它们究竟是如何相对应的呢？岐伯说：首先必须明确地了解人身的阴阳、表里、经脉的荣、输等具体分布，然后就可以确定人身的四海了。

【原文】

黄帝曰：定之奈何？岐伯曰：胃者〔一〕，水谷之海，其输上在气街〔二〕①，下至三里。冲脉者，为〔三〕十二经之海，其输上在于大杼，下出于巨虚之上下廉。膻中②者，为气之海，其输上在于柱骨之上下〔四〕，前在于人迎。脑〔五〕为髓之海，其输上在于其盖，下在风府。

【校勘】

〔一〕者　《素问·阴阳应象大论》、《素问·平人气象论》王注引《灵枢》文皆作"为"。《太素·卷五·四海合》、《甲乙》卷一第八"者"下并有"为"字。

〔二〕街　街，马本、张本并作"冲"。

〔三〕为　《素问·痿论》、《素问·骨空论》王注引并无。

〔四〕其输上在于柱骨之上下　张本、《甲乙》卷一第八、《太素·卷五·四海合》并无"于"字。

〔五〕脑　《甲乙》卷一第八"脑"下有"者"字，与以上文例合，可取。

【注释】

① 在：存在。《说文》："在，存也。"

② 膻中：膻，胸。故膻中乃指胸中。参本章下文：岐伯曰："气海有余者，气满胸中。"

【语译】

黄帝说：（人的四海及其经脉输注的重要穴位）怎样来确定呢？岐伯说：胃是水谷之海，它的气血输注的重要腧穴，从上边的是气冲穴开始，到下边足三里穴；冲脉是十二经之海，它的气血输注的重要腧穴，从上边的是大杼穴开始，到下边的上巨虚、下巨虚两穴；胸中为气海，它的气血输注的重要腧穴，从上边的天柱骨（即颈椎）的上下，到前边的人迎穴；脑为髓之海，它的气血输注的重要腧穴，从上边的脑盖，到下边的是风府穴。

【按语】

气海，膻中，自王冰以后，皆谓指两乳间之膻中穴。此非。但四海中其他三者皆非穴位，而是较大的部位，独气海指穴位，于理不当。海乃大者，非一穴可以表述。故气海之膻中，乃指胸中，非指膻中穴。据下文：岐伯曰："气海有余者，气满胸中"可证。另据《胀论》"膻中者，心主之宫城也"亦可证。

【原文】

黄帝曰：凡此四海者，何利何害？何生何败？岐伯曰：得顺者生，得逆者败；知调者利，不知调者害。

【语译】

黄帝说：所有这四海的功能，对人说来哪种情况有利？哪种情况有害？哪种情况有利于人的生命活动？哪种情况对人生命活动造成损害？岐伯说：四海功能调顺正常的，就有利于人的生命活动；四海功能反常的，就会对人生命活动造成损害。知道调养四海的，就对人体有利；不知道调养四海的，就对人体有害。

【原文】

黄帝曰：四海之逆顺①奈何？岐伯曰：气海有余②，则〔一〕气满胸中、悗息③、面赤；气海不足，则气少不足以言。血海有余〔二〕，则常想其身大，怫然不知其所病；血海不足，亦〔三〕常想其身小，狭〔四〕然不知其所病。水谷之海有余，则腹满〔五〕；水谷之海不足，则饥不受谷食。髓海有余，则轻劲多力，自过其度；髓海不足，则脑转耳鸣，胫酸眩冒④，目无所见，懈怠安卧。

【校勘】

〔一〕则　原作"者"，属上读。《甲乙》卷一第八作"则"，则属下读，依本段文例，今据改。

〔二〕余　《太素·卷五·四海合》其下有"者"字，下同。

〔三〕亦　《甲乙》卷一第八、《太素》卷五四海合并作"则"。

〔四〕狭　日抄本作"挟"。

〔五〕腹满　《甲乙》卷一第八"腹"下有"胀"字，《太素·卷五·四诲合》"满"下有"胀"字。

【注释】

① 逆顺：偏义词，指逆，不正常。

② 余：通"馀"。瘀滞。

③ 悗息：悗，烦闷；息，呼吸。悗息，呼吸觉满闷。使动用法。

④ 冒：晕，头蒙。

【语译】

黄帝说：人身的四海不正常的情况怎样？岐伯说：气海有瘀滞，就会出现气憋于胸中，呼吸觉满闷，面色红赤；气海不足，就会出现气少连说话的气力都不够。血海有余，就会时常感觉身体庞大，心情郁闷，不知道自己那里有什么病；血海不足，就会时常感觉身体瘦小，身体紧绷绷的样子，不知道自己那里有什么病。水谷之海有余，就会腹部胀满；水谷之海不足，就会有饥饿感，但吃不下东西。髓海有余，就会感觉身体轻健有力，超过其自身力量的状况；髓海不足，就会感觉头脑旋转，耳鸣，小腿痿软、眩晕头蒙，眼睛看不清东西，身体感觉散架子一样而懒惰静卧。

【原文】

黄帝曰：余已闻逆顺，调之奈何？岐伯曰：审守其输而调其虚实，无犯其害，顺者得复，逆者必败。黄帝曰：善。

【语译】

黄帝说：我已经知道四海的不正常的情况了，怎样调治呢？岐伯说：准确的选定上述四海气血输注的各个要穴，来调整四海的虚实，不要犯"虚虚实实"的错误。能够正确治疗的就会康复，错误治疗的就会带来祸害。黄帝说：说得好。

五乱第三十四

【原文】

黄帝曰：经脉十二者，别为五行，分为四时，何失而乱？何得而治？岐伯曰：五行有序，四时有分，相顺则〔一〕治，相逆则〔二〕乱①。

黄帝曰：何谓相顺〔三〕？岐伯曰：经脉十二者〔四〕，以应十二月。十二月者，分为四时。四时者，春秋冬夏，其气各异，营卫相随，阴阳已和〔五〕，清浊不相干②，如是则顺之〔六〕而治。

黄帝曰：何谓〔七〕逆而乱？岐伯曰：清气在阴，浊气在阳；营气顺脉〔八〕，卫气逆行，清浊相干，乱于胸中，是谓大悗。故气乱于心，则烦心密嘿〔九〕③，俯首静伏；乱于肺，则俯仰喘喝，接〔十〕④手以呼；乱于肠胃，则为霍乱；乱于臂胫，则为四厥⑤；乱于头，则为厥逆，头重〔十一〕眩仆。

【校勘】

〔一〕则 《甲乙》卷六第四作"而"。

〔二〕则 《甲乙》卷六第四作"而"。

〔三〕顺 《甲乙》卷六第四其下有"而治"二字。

〔四〕者 《甲乙》卷六第四无。

〔五〕已和 《甲乙》卷六第四作"相合"。

〔六〕之 《太素·卷十二·营卫气行》、《甲乙》卷六第四并无。

〔七〕谓 《甲乙》卷六第四其下有"相"字。

〔八〕脉 《太素·卷十二·营卫气行》作"行"。

〔九〕密嘿 《甲乙》卷六第四"嘿"作"默"。

〔十〕接 《甲乙》卷六第四作"按"。

〔十一〕重　《甲乙》卷六第四作"痛"。

【注释】

①　乱：改变。此处引申为"病变"。唐·韩愈《张中丞传后叙》："巡就戮时，颜色不乱。"

②　干：触犯；冒犯。《说文》："干。犯也。"

③　密嘿：密，默。嘿，通默。同义词连用，指静默不言。

④　接：交接。此处引申为"交叉"。《说文》："接，交也。"

⑤　四厥：四，四肢。厥通"蹷"。《说文·足部》："蹷，僵也，从足厥声。一曰跳也。亦读曰橜。蹷、蹶或从阙。"《荀子·非相》："禹跳汤偏。"杨倞注引《尸子》曰"……偏枯之病，步不相过，人曰禹步。"据此"厥"当为"蹷"。四厥，即四肢痿癫；或为四肢发凉。

【语译】

人的十二经脉分别隶属于五行，又分别和四时相对应，什么情况下五行、四时才能使十二经脉不正常呢？怎样就能达到正常？岐伯说：木、火、土、金、水这五行的生克各有一定的秩序，春、夏、秋、冬四季各有职分，人的经脉气血的活动与五行、四时的变化规律相相适应，就是正常。相违背，就会发生病变。

黄帝说：什么叫相顺？岐伯说：人身的十二条经脉和一年的十二个月份适应。把十二个月份为四季，四季是春、夏、秋、冬，四季气候各不相同，能使营卫之气相依随，阴阳和调，清气和浊气的升降时互不冒犯，像这样的情况人适应了自然界的变化就是顺，这种情况经脉不生病就是正。

黄帝说：什么叫不顺而有有病了呢？岐伯说：清阳之气不能升散而居于下部和内部，浊气不能沉降而反居于上部和外部。营气顺脉而行，卫气的反而逆向循行，清浊相互冒犯，逆乱在胸中时，这就叫太烦闷。所以气乱于心，则心烦，静默不言，低头而静静的伏案；气乱于肺，则趴着或仰头都气喘呼呼，呼吸不利，气喘喝喝，俯仰不安，两手交叉于胸部以呼气；气乱于肠胃，则成为霍乱而上吐下泻；气乱于四肢，就造成四肢痿癫；气乱于头，就会发生气逆上冲，出现头沉重，眩晕仆倒。

【原文】

黄帝曰：五乱者，刺之有道乎？岐伯曰：有道以来，有道以去，审知其道，是谓身宝。黄帝曰：善。愿闻其道。岐伯曰：气在①于心者，取之手少阴、心主之输〔一〕。气在于肺者〔二〕，取之手太阴荥、足〔三〕少阴输。气在于肠胃者〔四〕，取之足太阴、阳明；不下者〔五〕②，取之〔六〕三里。气在于头者，取之天柱、大杼；不知③，取足太阳〔七〕荥输。气在于臂足，取之先去〔八〕血脉，后取其阳明、少阳之荥输。

【校勘】

〔一〕取之手少阴、心主之输 《太素·卷十二·营卫气行》"阴"下有"经"字，"主"下无"之"字。

〔二〕者 《太素·卷十二·营卫气行》无。

〔三〕足 《甲乙》卷六第四其上有"手"字。

〔四〕者 《太素·卷十二·营卫气行》无。

〔五〕不下者 《太素·卷十二·营卫气行》无"不"字。

〔六〕之 《太素·卷十一·营卫气行》无。

〔七〕足太阳 《甲乙》卷六第四"太阳"下有"之"字。

〔八〕取之先去 《太素·卷十二·营卫气行》无"取之"二字。

【注释】

① 在：存在。《说文》："在，存也。"

② 下：消除。此指胃肠之气下降。

③ 不知：不效。

【语译】

黄帝说：对五乱这样的疾病，针刺时有一定规律吗？岐伯说：五乱的发生发展是有规律的，它的治疗也有常规可循，审察并明白这个规律，这就叫养身之宝。黄帝说：好。希望听你讲讲治疗的规律。岐伯说：气乱于心的，要刺手少阴心经和手厥阴心包经的输穴；气乱于肺的，要刺手太阴肺经的荥穴和足少阴肾经的输穴；气乱于肠胃的，要刺足太阴脾经和足阳明胃经，如不愈，要刺足三里穴；气乱于头的，要刺足太阳膀胱经的天柱和大杼穴，如不效，要刺足太阳膀胱经的荥穴和该经的输穴；气乱于臂足四肢的，应先刺血脉使之出血，然后刺阳明经、少阳经的荥穴、输穴。

【原文】

黄帝曰：补泻奈何？岐伯曰：徐入徐出，谓〔一〕之导气，补泻无形，谓之同精〔二〕①，是非有余不足也，乱气之相逆也。黄帝曰：允乎哉道，明乎哉〔三〕论，请着之玉版，命曰治乱〔四〕也。

【校勘】

〔一〕谓　《甲乙》卷六第四其上有"是"字。

〔二〕谓之同精　日抄本"同"作"固"。《太素・卷二・营卫气行》"谓"上有"所以"二字。

〔三〕道，明乎哉　周本无其四字。

〔四〕治乱　顾氏《校记》云："篇题五乱，而此云治乱，必有一误。"

【注释】

①　同精：同，聚集。《诗・豳风・七月》："我稼既同。"郑玄注："既同，言已聚也。"精，神。同精，即与本书的《周痹》篇的"神归之"同义，其言使神聚集调动正气到邪气致病的这个地方。

【语译】

黄帝说：补泻的手法是怎样的？岐伯说：慢进针，慢出针，这种手法叫做导气，补泻是不能用肉眼看见的，这叫做"同精"，因为上述五乱病既不是有余的实证，也不是不足的虚证，只是气机逆乱，所以才使用这样的方法。黄帝说：你说的确是十分可信的，论述得真明白，请你把这些记在玉版上，就叫做治乱吧。

胀论第三十五

【原文】

黄帝曰：脉之应于寸口，如何而胀？岐伯曰：其脉大坚以涩者〔一〕，胀也。黄帝曰：何以知〔二〕藏府之胀也？岐伯曰：阴①为藏〔三〕，阳②为府。黄帝曰：夫气之令人胀也，在③于血脉之中耶，藏〔四〕府之内乎？岐伯曰：三〔五〕④者皆存焉，然非胀之舍⑤也。黄帝曰：愿闻胀之舍。岐伯曰：夫胀者，皆在于藏府之外，排⑥藏府而郭〔六〕⑦胸胁，胀皮肤，故命曰胀。

【校勘】

〔一〕其脉大坚以涩者　《甲乙》卷八第三、《太素·卷二十九·胀论》"脉"并作"至"。《甲乙》卷八第三"坚"下有"直"字。

〔二〕知　《甲乙》卷八第三其下有"其"字。

〔三〕藏　《太素·卷二十九·胀论》、《甲乙》卷八第三其下并有"而"字。

〔四〕藏　《甲乙》卷八第三其上有"抑"字。

〔五〕三　《太素·卷二十九·胀论》、《甲乙》卷八第三并作"二"。

〔六〕郭　《甲乙》卷八第三作"廓"。

【注释】

①　阴：沉取。

②　阳：浮取。

③　在：存在。《说文》："在，存也。"

④　三，指脉、脏、腑；或指多处。

⑤　舍：处所。《玉篇·集部》："舍，处也。"

⑥　排：推挤；劈。《说文》："排，挤也。"《汉书·贾谊传》："解十二牛，而芒刀不顿者，所排击剥割。"

⑦　郭：扩大；扩张。《集韵·铎韵》："郭，张也。"

【语译】

黄帝说：在寸口出现什么脉象是有胀病？岐伯说：脉象表现大、硬而又涩滞的，就是有胀病。黄帝说：根据什么明确脏腑的胀病呢？岐伯说：沉取是胀在脏，浮取是胀在腑。黄帝说：气的失常可以使人发生胀病，胀的发病是在血脉之中呢，还是在脏腑呢？岐伯说：血脉、脏、腑都有胀病，但这不是胀病的发病部位。黄帝说：希望听你讲一下胀病的发病部位。岐伯说：胀病的表现，都存在脏腑之外，向内推挤脏腑，向外扩张到胸胁，使人皮肤发胀，所以命名为胀病。

【原文】

黄帝曰：藏府之在胸胁腹里之内也〔一〕，若匣匮之藏禁器也，各有次舍，异名而同处①。一域〔二〕之中，其气各异，顾闻其故〔三〕。黄帝曰：未解其意，再问。岐伯曰：夫胸腹者〔四〕，藏府之〔五〕郭也。膻中②者，心主之宫城也③。胃者，太仓也。咽喉、小肠〔六〕者，传送〔七〕也，胃之五窍〔八〕④者，闾⑤里门户也。廉泉、玉英者，津液之道〔九〕也。故五藏六府者，各有畔界，其病各有形状。营气循脉，卫气逆〔十〕为脉胀，卫气并脉〔十一〕循分〔十二〕肤胀。三里而泻〔十三〕，近者一下，远者三下⑥，无问虚实，工⑦在疾泻。

【校勘】

〔一〕在胸胁腹里之内也　《太素》卷二十九·胀论"里"作"裹"。《甲乙》卷八第三无"胸胁腹里之"五字。

〔二〕域　《太素·卷二十九·胀论论》作"城"。

〔三〕顾闻其故　黄帝曰未解其意再问《甲乙》卷八第三、《太素·卷二十九·胀论》无其九字。

〔四〕者　原脱，据《甲乙》卷八第三、《太素》卷二十九·胀论及文例补。

〔五〕之 《甲乙》卷八第三、《太素·卷二十九·胀论》其下并有"城"字。

〔六〕小肠 《甲乙》卷八第三讹作"少腹"。

〔七〕送 《甲乙》卷八第三、《太素·卷二十九·胀论》并作"道"。

〔八〕胃之五窍 孙鼎宜："'胃之',二字衍。"

〔九〕道 《甲乙》卷八第三作"道路"。

〔十〕卫气逆 《太素·卷二十九·胀论》脱。

〔十一〕脉 《甲乙》卷八第三其上有"血"字。

〔十二〕循分 《甲乙》卷八第三其下有"肉"字。

〔十三〕三里而泻 《甲乙》卷八第三作"取三里泻之"。

【注释】

① 处，处所。

② 膻中：膻，胸。故膻中乃指胸中。参《海论》文："岐伯曰：'气海有余者，气满胸中'"可互证。

③ 心主之宫城也：《甲乙》卷八第三作"心主之中宫也"；《太素·卷二十九·胀论》作"主之宫也"。

④ 五窍：五，邻。《周礼·地官·遂人》："五家为邻。"五窍，邻窍。

⑤ 闾：里、巷的大门；泛指门。《说文》："闾，里门也。"《周礼·地官·乡大夫》："令民各守其闾。"孙诒让正义："闾中有巷，巷首则有门。"《荀子·大略》："庆者在堂，吊者在闾。"

⑥ 近者一下，远者三下：近，病程短而浅；一，指泻一次；三，指多次泻。下，消除。近者一下，远者三下，即病短而轻者泻一次愈，病久而重者多次泻方可愈。

⑦ 工：通"功"，奏效。

【语译】

黄帝说：脏腑居于胸胁腹腔的里面，就像匣柜保存贵重的东西一样，各自依次在一定的部位，名称不同却共同居于一处。这样，在一个部位之中，脏腑各有不同的功能，希望听你讲一下这方面的道理。岐伯说：胸腹，好比脏腑的城廓；膻中，是心脏的宫城；胃，相当于大仓库；咽喉和小肠，是食物传送的道路；胃的邻窍，就如里巷中的门户一样；廉泉、玉英，是津液的通路；所以说，五脏六腑各有其固定的位置界线，它们的疾病也有不同的表现。（正常情况下），营气在脉内正常循行，如果卫气逆乱而影响脉，就会发生脉胀；卫气并入脉中，顺着流到分肉之间，就会发生肤胀。治疗应取三里穴，施用泻法。若胀的病程短，治疗一次即可；若胀的病程长，需治疗多次。不问虚实，奏效在于赶快施用泻法。

【原文】

黄帝曰：顾闻胀形。岐伯曰：夫心胀者，烦心短气，卧不安〔一〕。肺胀者，虚满而喘咳〔二〕。肝胀者，胁下满而痛引小腹。脾胀者，善哕，四肢烦悗〔三〕①，体重不能胜衣〔四〕，卧不安。肾胀者，腹满引背央央然〔五〕②，腰髀痛〔六〕。六府胀〔七〕：胃胀者，腹满，胃脘痛，鼻闻焦臭，妨于食，大便难。大肠胀者，肠鸣而痛濯濯〔八〕③，冬日重感于寒，则飧泄不化〔九〕。小肠胀者，少〔十〕腹䐜胀，引腰〔十一〕而痛。膀胱胀者，少腹满而气癃④。三焦胀者，气满于皮肤中〔十二〕，轻轻〔十三〕⑤然而不坚。胆胀者，胁下痛胀，口中〔十四〕苦，善〔十五〕太息。凡此诸胀者，其道在一，明知逆顺，针数不失。泻虚补实，神去其室，致邪失正，真不可定，粗之〔十六〕所败，谓之夭命。补虚泻实，神归其室，久塞其空，谓之良工。

【校勘】

〔一〕卧不安　《甲乙》卷八第三"不"下有"得"字。

〔二〕虚满而喘咳　《脉经》卷六第七"满而"二字互乙。"喘咳"下有"逆倚息目如脱状其脉浮"十字。

〔三〕烦悗　《太素·卷二十九·胀论》、《脉经》卷六第五、《千金》

卷十五上第一引并作"急"。

〔四〕不能胜衣　《太素》、《脉经》、《甲乙》、《千金》校注云："胜衣，一作收。"

〔五〕央央然　《太素·卷二十九·胀论》作"怏然"。《甲乙》卷八第三作"怏怏然"。

〔六〕髀痛　《千金》卷十五上第一"髀"下有"并"字。《千金》校注"髀"并作"痹"。

〔七〕六府胀　《甲乙》卷八第三无。

〔八〕濯濯　《脉经》卷六第八、《千金》卷十八第一并无。

〔九〕冬日重感于寒，则飧泄不化　《脉经》卷六第八、《千金》卷十八第一并作"寒则泄食不化"。周本无"泄"字。《太素·卷二十九·胀论》"飧泄"作"泄食"。

〔十〕少　统本、《甲乙》卷八第三并作"小"。

〔十一〕腰　《脉经》卷六第四、《千金》卷十四第一并作"腹"。

〔十二〕中　《脉经》卷六第十一、《千金》卷二十第四并无。

〔十三〕轻轻　《太素·卷二十九·胀论》、《脉经》卷六第十一、《甲乙》卷八第三"轻"并作"壳"。

〔十四〕中　《太素·卷二十九·胀论》、《脉经》卷六第二、《甲乙》卷八第三并无。

〔十五〕善　《甲乙》卷八第三、《太素》并作"好"，《脉经》卷六第二无。

〔十六〕之　《甲乙》卷八第三作"工"。

【注释】

①　烦悗：悗，音"闷"。烦闷；烦而憋闷。此指烦而憋闷。《脾胃论》："致使心烦而乱，病名曰悗。悗者，心惑而烦乱不安也。"本书《百病始生》："厥气生足悗，悗生胫寒，胫寒则血脉凝滞。"

②　央央然：云气兴起貌。此指腹满胀而上涌。

③　濯濯：濯，盛大。《尔雅·释诂上》："濯：大也。"《文选·枚乘〈七发〉》："血脉淫濯。"李善注："淫濯，谓过度而且大也。"此引申为"很严重"。

④ 气癃：《类经》十六卷第五十六注："气癃，膀胱气闭，小便不通也。"

⑤ 轻轻：松软貌。

【语译】

黄帝说：希望听你讲一下胀病的表现。岐伯说：心胀病，心烦气短，睡卧不宁。肺胀病，病觉胸中满胀，喘促咳逆。肝胀病，胁下胀满疼痛而牵引小腹。脾胀病，多呃逆，四肢烦、闷胀不舒，身体重滞，连身上的衣服都觉得累赘，睡眠不安宁。肾胀病，腹胀满，牵引到背部胀而上涌，腰大腿部感到疼痛。六腑的胀病：胃胀病，腹部胀满而胃脘疼痛，鼻中常闻到焦的气味，妨碍正常的食欲，大便也不利。大肠胀病，肠鸣而痛，濯濯有声，若冬季再受寒，就会出现完谷不化的飧泄。小肠胀病，小腹撑胀，牵引腰部作痛。膀胱胀病，小腹满而小便不利。三焦胀病，气充满在皮肤内，按之虚浮空软而不坚硬。胆胀病，胁下胀痛，口中觉苦，常作深长的呼吸而叹息。上述这些胀病，其发病的规律具有一致性。针刺时要明确了解气血运行逆顺的道理，正确而适度地运用针刺技术（就能够治愈）。如果虚证误用泻法，实证误用补法，就会招致邪气的侵袭、正气的耗散，真气就不能胜邪，这是拙劣的医生治疗失败的原因所在，称为夭折人命。如能正确做到补虚泻实，就可达到神气回归本位，日久而虚亏之处得以充实，这样的人就可以称为优秀的医生。

【原文】

黄帝曰：胀者焉生？何因而有〔一〕？岐伯曰：卫气之在身也，常①然并脉循分肉〔二〕，行有逆顺②，阴阳相随，乃得天和，五藏更始〔三〕，四时循〔四〕序，五谷乃化。然后③厥④气在下，营卫留止，寒气逆上，真邪相攻，两气相搏〔五〕，乃合为胀也。黄帝曰：善。何以解惑？岐伯曰：合之于真，三合而得⑤。帝曰：善。

【校勘】

〔一〕有　《甲乙》卷八第三、《太素·卷二十九·胀论》其下并有"名"。

〔二〕常然并脉循分肉　《甲乙》卷八第三、《太素·卷二十九·胀论》并无"然"字。《太素》"分"下无"肉"字。

〔三〕五脏更始　《甲乙》卷八第三"更"作"皆"。《太素·卷二十九·胀论》、《甲乙》卷八第三"始"并作"治"。

〔四〕循　胡本、周本、明本、日抄本并作"有"。

〔五〕搏　周本、统本、金陵本、日刻本并作"抟"。《甲乙》、《太素》并作"薄"。

【注释】

① 常：一般的，普通的。

② 逆顺：由下向上为逆，由上向下为顺。

③ 然后：然而，后者（胀）……

④ 厥：其，指下之寒气。

⑤ 三合而得：寒气、营气、卫气三者相合而得。

【语译】

黄帝说：胀病是怎样产生的？有哪些原因导致胀的病变？岐伯说：卫气在人体内，一般的依傍着经脉而循行于分肉之间，其循行下行上行，营卫之气在脉内脉外阴阳相顺随，就合于天道，五脏的经气输注运转有一定的交替和起始，顺从于四季变化的次序，水谷就可以正常地消化吸收。然而，后者（胀病）的发生是因寒气在内，营卫之气循行被凝滞，寒气逆而上出，邪气与正气相争，两者互相搏结，这就合成了胀病。黄帝说：好。拿什么来解除我们的困惑？岐伯说：确切地说，寒气与营卫之正气搏结，寒气、营气、卫气三者相合而发生胀病。黄帝说：好！

【原文】

黄帝问于岐伯曰：胀论言无问虚实〔一〕，工在疾泻，近者一下，远者三下①。今有其三而不〔二〕下者，其过焉在？岐伯对曰：此言陷于肉、肓②而中③气穴者也。不中气穴，则气内闭〔三〕；针〔四〕不陷肓，则气不行；上〔五〕越中肉，则卫气相乱，阴阳相逐〔六〕。其于胀也，当泻〔七〕不泻，气故不下，三而不下〔八〕，必更其道。气下乃止，不下复始〔九〕，可以万全，乌有殆者乎？其于胀也，必审④其胗〔十〕⑤，当泻则泻，当补则补，如鼓〔十一〕应桴，恶有不下者乎！

【校勘】

〔一〕胀论言无问虚实　《太素·卷二十九·胀论》"言"下有"曰"字。顾氏《校记》："'胀论'二字误。当作'夫子'"。

〔二〕不　胡本、熊本、统本、金陵本、明本并作"下"。

〔三〕则气内闭　《甲乙》卷八第三"则"作"而"，"闭"下有"藏"字。

〔四〕针　《甲乙》卷八第三无。

〔五〕上　《太素·卷二十九·胀论》作"不"。

〔六〕逐　《太素·卷二十九·胀论》作"逐"，《甲乙》卷第三作"逆"。

〔七〕当泻　《甲乙》卷八第三其下有"而"字。

〔八〕三而不下　《甲乙》卷八第三无。

〔九〕始　《甲乙》卷八第三作"起"。

〔十〕胗　《太素·卷二十九·胀论》、《甲乙》卷八第三并作"诊"。

〔十一〕鼓　《甲乙》卷八第三、《太素·卷二十九·胀论》其下并有"之"字。

【注释】

①　近者一下，远者三下：近，病程短而浅；一，指泻一次；三，指多次泻。下，消除。近者一下，远者三下，即病短而轻者泻一次愈，病久而重者多次泻方可愈。

② 肓：心膈之际。

③ 中：准确扎到。

④ 审：明辨。

⑤ 胗：同"诊"。诊断。《契凡国志·耶律隆运传》："召番汉名医胗视。"周学海："胗，即诊也。诊，即证也，即五脏六腑之胀形也。"

【语译】

黄帝向岐伯问道：胀的学说谈到不问虚实，奏效在于赶快施用泻法，若胀的病程短，治疗一次即可；若胀的病程长，需治疗多次。现在有多次治疗不痊愈的病人，治疗的错误在哪里呢？岐伯回答说：这里谈的扎针要进入肉和肓之中，准确地刺中调气的穴位，如果扎不准调气的穴位，则会导致气在体内郁闭；如果针刺扎不到肓的地方，气就不能运行；如果针刺扎得偏上穿过就伤肉，使卫气逆乱，阴阳之气相互争，这对于胀病来说，当泻却没有泻，邪气所以就不能消除。针刺多次而气而不能消除，一定要改变针刺的方法。直到邪气消除才停止，如果还是病不愈，就重新开始。这样，就可以把胀病都治愈。怎会有治坏的呢？对于那些胀病，一定要明辨它的表现，应该泻的就泻，应该补的就补。（这样做）就像以槌击鼓必有响声一样，怎会有不能消除的胀病呢？

五癃津液别〔一〕① 第三十六

【原文】

黄帝问于岐伯曰：水谷入于口，输于肠胃，其液别为五：天寒衣薄则为溺与气，天热〔二〕衣厚则为汗，悲哀气②并则为泣，中热胃缓则为唾。邪气内逆③，则气为之闭塞而不行，不行则为水胀，余知其然也，不知其何〔三〕由生，顾闻其道〔四〕。

【校勘】

〔一〕五癃津液别　刘衡如："据本篇末句及《甲乙》卷一第十三篇目，此五字当是'津液五别'四字，因系篇名沿用已久，姑仍其旧。"

〔二〕热　《甲乙》卷一第十三作"署"。

〔三〕何　张本、《太素·卷二十九·津液》并作"所"。

〔四〕道　《太素·卷二十九·津液》作"说"。

【注释】

① 五癃津液别：癃：病弱。《周礼·地官·大司徒》"五曰宽疾"，汉·郑玄注："宽疾若今癃不可事不算卒。"别，类别。本书《九针论》："心主汗，肝主泣，肺主涕，肾主唾，脾主涎，此五液所出也。"五癃津液别，指五种津液的病态的类别。

② 气：愤怒。《新方言·释言》："忾，亦训怒，今人谓怒为气（氣）。气，当读为忾。"《战国策·赵策四》："太后盛气而揖之。"

③ 逆：犯。

【语译】

黄帝向岐伯问道：水谷入于口后就转输到胃肠，所化生的津液分为五种，如天气寒冷，衣服单薄时，津液就变成尿和热气；天热，衣服厚时，津液就变成汗；悲痛、哀怨、生气一起出现时则津液就变成泪；伤热就会使胃弛缓，在体内的津液就变成唾液，邪气内犯，则阳气闭塞而使津液不能流动，就成为水胀。我知道这些现象，但不知其如何化生的，希望了解这其中的原理。

【原文】

岐伯曰：水谷皆入于口，其味有五，各〔一〕注其海①，津液各走其道。故三〔二〕焦出②气，以温肌肉，充皮肤，为其津；其流〔三〕③而不行④者，为液⑤。天暑衣厚则腠理开，故汗出；寒留〔四〕于分肉之间，聚沫⑥则为痛。天寒则腠理闭，气湿〔五〕不行，水下留〔六〕⑦于膀胱，则为溺与气。五藏六府，心为之主，耳为之听，目为之候⑧，肺为之相，肝为之将，脾为之卫⑨，肾为之主外⑩。故五藏六府之津液，尽上渗于目，心悲气并则心系急，心系急则肺举〔七〕⑪，肺〔八〕举则液上溢，夫心系与肺，不能常举，乍上乍下，故咳而泣出矣〔九〕⑫。中⑬热则胃中消谷，消谷则虫〔十〕上下作，肠胃充郭⑭故胃〔十一〕缓，胃缓则气逆，故唾出。

【校勘】

〔一〕各 《甲乙》卷一第十三作"分"。参见本书《海论》。

〔二〕三 《甲乙》卷一第十三、《太素·卷二十九·津液》并作"上"。

〔三〕流 《甲乙》卷一第十三、《太素·卷二十九·津液》并作"留"。

〔四〕留 藏本作"溜"。

〔五〕湿 《甲乙》卷一第十三、《太素·卷二十九·津液》并作"涩"。

〔六〕留 马本、张本、《甲乙》卷一第十三并作"流"。《太素·卷二十九·津液》作"溜"。

〔七〕心系急则肺举 《素问·痿论》王注作"悲则心系急，肺布叶举"。《甲乙》卷一第十三、《太素·卷二十九·津液》并无"心系"二字，"肺"下并有"叶"字。

〔八〕肺 《甲乙》卷一第十三、《太素·卷二十九·津液》并无。

〔九〕夫心系与肺，不能常举，乍上乍下，故咳而泣出矣 《太素·卷二十九·津液》其"与"作"举"、《甲乙》卷一第十三其作"急"。张本"常"作"尽"。统本、金陵本、日抄本"举"并作"与"。"咳"，《太素·卷二十九·津液》作"呋"。《甲乙》卷一第十三"泣"作"涎"。

〔十〕虫 日抄本作"蛊"。

〔十一〕胃 《太素·卷二十九·津液》无。

【注释】

① 海：此指气海、血海、水谷之海、髓海等。

② 出：产生。

③ 流：流动；移动不定；演变。移动不定；通"游"。

④ 行：连续贯穿；流动；规律。《广雅·释诂一》："贯，行也。"《易·复》："反复其道，七日来复，天行也。"孔颖达疏："阳气灭绝之后，不过七日，阳气复生，此乃天之自然之理，故曰天行也。"

⑤ 液：《玉篇》："液，津也。"

⑥ 聚沫：沫，即痰。《金匮要略·肺痿肺痈咳嗽上气病脉证并治第七》："寸口脉数，其人咳，口中反有浊唾涎沫者何？……肺痿吐涎沫而不咳者。"《金匮要略·痰饮咳嗽病脉证并治第十二》："水在肺，吐涎沫……"《素问·厥论篇第四十五》："手太阴厥逆，虚满而咳，善呕沫。"聚沫：凝聚在一起成为痰沫。

⑦ 留：通"溜；流"。《一切经音义》卷十八引《仓颉解诂》："溜，谓水垂下也。"史崧《音释》："溜谨按《难经》当作流"。

⑧ 候：观察；侦察。《说文》："候，伺望也。"《广雅·释诂三》："候，觇也。"《吕氏春秋·贵因》："武王使人候殷，反，报歧周曰：'殷其乱矣。'"高诱注："候，视也。"

⑨ 脾为之卫：卫，任守御防护之职者；边远的地方；四肢。《书·康王之诰》："一二臣卫，敢执壤奠。"孔颖达疏："言卫者，诸侯之在四方，皆为天子蕃卫。故曰臣卫。"《周礼·春官·巾车》："以封四卫"，郑玄注："四卫，四方诸侯守卫者。"本书"师传"篇有"脾者主为卫"之语。脾为之卫，即脾是君主心较远处防御守候者。

⑩ 肾为之主外：主，司理，支撑；外，外层；外表；身体体表之肌肉、血脉等。肾为之主外，肾为君主司理远处的事物，即耳为之听边远的事情。

⑪ 举：起。汉·曹操《却东西门行》："举翅万余里。"

⑫ 夫心系与肺……泣出矣：此段是说，心系和肺，不能有规律地抬起（和下降），而突然上抬，突然下降，故咳而泪出。

⑬ 中：身。《礼记·檀弓下》："文子其中退然如不胜衣。"郑玄："中，身也。"

⑭ 充郭：郭，扩张。《集韵·铎韵》："郭，张也。"充郭：填充扩张。

【语译】

岐伯说：五谷和水都从口进入，五谷有酸苦甘辛咸五种味道，各自注入相应的人体脏器的四海。饮食所化之津液各自走一定的道路，所以由三焦产生的精气，用来温熏肌肉，充实皮肤，可以变成津；那些流动而不连续流动的，叫做液。当热天时穿厚衣服，则腠理就会开泄，所以使人出汗；当寒邪留滞分肉之间，津液凝聚为痰时，就会导致疼痛；当天冷时候，就会使腠理闭塞，三焦产生的气和湿不能连续流动时，水液就向下流到膀胱，就会变成尿与热气。五脏六腑之中心是它们的主宰，耳为心君主探听消息，眼睛为君主看物体，肺是心的宰相，肝是心的将军，脾是心的较远处防御守候者和四肢，肾为君主心司理远处的事物。所以五脏六腑的津液都灌渗于眼目，当君主心有悲哀时，气向上并于心，那么心相关的带子样组织因而发紧，心相关的带子样组织发紧时，就会使肺叶随着升起来，当肺升起来时就会使泪液向上流溢出来。心相关的带子样组织和肺叶是不能经常升起来的，时上时下，所以咳喘就有泪液流出来；身有热邪在胃中则食物易于消化，食物消化后就会被寄生虫上下扰动，使胃肠填充扩张，所以胃就松弛，胃就松弛那么液、气就上返，所以有涎唾从口外流的现象。

【原文】

五谷之津〔一〕液和合而为膏①者，内渗入于骨空②，补益脑髓，而下流于阴股〔二〕。阴阳不和，则使液溢而下流于阴③，髓液皆减而下，下过度则虚，虚故腰背痛而胫酸〔三〕。阴阳气道不通，四海闭塞，三焦不〔四〕泻④，津液不化，水谷并行〔五〕肠胃之中，别于回肠，留于下焦，不得渗膀胱，则下焦胀，水溢则为水胀，此津液五别之逆顺也。

【校勘】

〔一〕津 周本、日刻本、张本并作"精"。

〔二〕阴股　《太素・卷二十九・津液》无"股"字。

〔三〕虚故腰背痛而胫酸　《太素・卷二十九・津液》"腰背"作"骨脊"；《甲乙》卷一第十三"故"作"则"，"背"作"脊"。

〔四〕不　周本作"下"。

〔五〕行　周本、《甲乙》、《太素》并作"于"。

【注释】

①　膏：油脂；浓稠的膏状物。《礼记・内则》："沃之以膏淳煞。"《后汉书・华佗传》："既而缝合，傅以神膏。"

②　空：通"孔"。此指骨髓腔。

③　阴：指阴部或阴器。

④　泻：消散，排泄，即疏通，疏泄之意思。

【语译】

五谷的津液汇合后合成油脂状的物质，由脏腑渗灌于骨头的骨髓腔，来补充脑髓，而后向下流到大腿内骨。当阴阳不和时，那么就会使津液溢出，向下流到生殖器，使髓和液都减少又流出，流出过度的髓和液就会造成虚，虚，所以就会出现腰背脊骨疼痛和足胫酸楚。当阴阳的气道不通，四海出现闭塞，三焦不能输泄时，使津液不得宣化，水和五谷共同在肠胃中流动，过滤到回肠，溜到于下焦，而不能渗泄到膀胱，那么下焦就胀满，水向外溢就成为水胀。这些就是津液五种正常的情况和不正常的情况。

五阅五使第三十七

【原文】

黄帝问于岐伯曰：余闻刺有五官五阅，以观五气。五气者，五藏之使①也，五时之副〔一〕②也。愿闻其五使当安出？岐伯曰：五官者，五藏之阅③也。黄帝曰：愿闻其所出，令可为常④。岐伯曰：脉出于气口，色见于明堂⑤，五色更出，以应五时，各如其常〔二〕，经气入藏，必当治里。

【校勘】

〔一〕副 冀医本作"付。"

〔二〕常 马本、张本并作"藏"。

【注释】

① 使：使者，引申为代表。

② 副：审，辨。

③ 阅：通"穴"。窟穴。此引申为"感官；窍"。《说文解字注》："阅，古叚阅为穴。"

④ 常：通"祥"。吉凶的征兆。《仪礼·士虞礼》："期有小祥。"郑玄注："古文常为祥。"《说文系传》："祥，祥之言详也，天欲降祸福，先以吉凶之兆，详审告悟之也。"段玉裁注："祥，凡统言则灾亦谓之祥，析言则善者谓之祥。"

⑤ 明堂：鼻子。本书《五色》："明堂者，鼻也。"

【语译】

黄帝向岐伯问道：我听说刺法中有五官，是五脏之窍，用来观测五脏之气，五脏之气就是五脏的代表，在五时之时来分析五脏，我希望了解那五脏之气是怎样表现出来的。岐伯说：五官就是五脏的窍道。黄帝说：我希望了解五官的外部表现是怎么产生的，使之作为诊断疾病的吉祥。岐伯说：五脏的变化表现在气口脉的变化上，气色的变化则在鼻部上，这五色的变化出现，与来应和五时的更迭，都有一定的征兆，当在经脉邪气进入到内脏，一定要治疗在内脏的邪气。

【原文】

帝曰：善。五色独决①于明堂②乎？岐伯曰：五官已〔一〕辨③，阙庭④必张⑤，乃立明堂。明堂广大，蕃蔽⑥见外，方壁高基⑦，引垂居外⑦，五色乃⑨治，平博广大，寿中百岁。见此

者，刺之必已，如是之人者，血气有余，肌肉坚致，故可苦⑩
已针。

【校勘】

〔一〕已　周本、统本、日刻本、金陵本并作"以"。

【注释】

①　决：分辨；判断。《国语·晋语八》："叔向闻之，见宣子曰：'……
又无决。'"《韩非子·解老》："目不能决黑白之色，谓之盲。"

②　明堂：鼻子的别名。

③　辨：察看；辨认。

④　阙庭：两眉之间为阙，额部为庭。本书《五色》："阙者，眉间也。"
本书《五色》："庭者，颜也。"

⑤　张：张贴，张扬。引申为显露。

⑥　蕃蔽：蕃，颊的后部，耳根前方的部位。本书《五色》："蕃者，颊
侧也。"蔽，耳前小珠，俗称耳门。本书《五色》："蔽者，耳门也。"

⑦　方壁高基：方，方圆；周围。《孟子·梁惠王上》："地方百里可以
王。"喻面部肌肉为壁，方壁，面部周围肌肉像墙壁。下颌骨部曰基。高基，
即指下颌骨部的肌肉隆满。

⑧　引垂居外：引，牵连。《后汉书·党锢传·李膺》："帝愈怒，遂下
膺等于黄门北寺狱，膺等颇引宦官子弟。"引垂居外，连接耳垂凸露在外。

⑨　乃：是，这里。

⑩　苦已针：苦，使受。已，通以。苦已针，受得针刺。

【语译】

黄帝说：好。五色仅分辨于鼻子的部位吗？岐伯说：五官一
定要察看眉间、额部有显露的，才显现在鼻子的部位，若鼻子宽
长，颊部至耳门部丰满，显露于外，面部周围肌肉像墙壁。下颌
骨部的隆满，连接耳垂凸露在外，面部五色是正常的，说明面部
匀称宽大，就可以活到百岁。这样的人气血充盛，肌肉坚实致密，
所以受得针刺。

【原文】

黄帝曰：顾闻五官。岐伯曰：鼻者，肺之官也；目者，肝之官也；口唇〔一〕者，脾之官也；舌者，心之官也；耳者，肾之官也。黄帝曰：以官何候？岐伯曰：以候五藏。故〔二〕肺病者，喘息鼻胀〔三〕①；肝病者，眦青〔四〕；脾病者，唇黄；心病者，舌卷短〔五〕，颧赤；肾病者，颧与颜黑。

【校勘】

〔一〕唇　《素问·生气通天论》、《素问·六节脏象论》王注无。

〔二〕故　《甲乙》卷一第四无"故"字。

〔三〕胀　胡本、熊本、周本、统本、金陵本、藏本、日抄本、日刻本、《甲乙》卷一第四并作"张"。当据改。

〔四〕眦青　《甲乙》卷一第四其上有"目"字。

〔五〕短　《甲乙》卷一第四无。

【注释】

① 胀：同"张"。

【语译】

黄帝说：我希望了解五官五脏的联系。岐伯说：鼻是肺的器官（官能）；眼睛是肝的器官（官能）；口唇是脾的器官（官能）；舌为心的器官（官能）；耳为肾的器官（官能）。黄帝说：从五官可以测候什么呢？岐伯说：可探测五脏的发病情况。所以，有肺病的人，呼吸喘急，鼻翼煽张；有肝病的人，眼角发青；有脾病的人，口唇发黄；有心病的人，舌卷而短缩，两颧发红；有肾病的人，两颧面部发黑。

【原文】

黄帝曰：五脉安出？五色安见？其常色殆者①如何？岐伯曰：五官不辨，阙庭不张，小其明堂，蕃蔽不见，又埤②其墙，墙下无基，垂角去外，如是者，虽平常殆，况加疾哉！

【注释】

① 常色殆者：殆，危。常色殆者，色正常却危败。

② 垗：同卑。低注。《篇海类篇·地理类·土部》："垗，同卑，污下也。"

【语译】

黄帝说：五脉是怎样产生的？五色是怎样显露的？有的人平时色脉正常，而危笃的征象是什么呢？这是什么道理？岐伯说：五官小而不分明，眉间、额部窄小，鼻子小而不丰满，颊的后部，耳根前方的部位狭小而不显露，又有面部周围肌肉凹陷，肌肉下面的颊部小的像没有，耳垂、耳上角向外翻，像有这样情况的人，即使有正常的色脉，也会有危笃，何况加上有疾病呢。

【原文】

黄帝曰：五色之见①于明堂，以观五藏之气，左右高下，各有形②乎？岐伯曰：府〔一〕藏之在中也，各以次舍，左右上下，各如其度也。

【校勘】

〔一〕府 张本作"五"。

【注释】

① 见：通"现"。

② 形：征象。

【语译】

黄帝说：五色显现在鼻子部位，用来观察五脏之气，在鼻子的左右上下，各自有一定的形征吗？岐伯说：脏腑在胸腹之内，各自依次有一定的位置，分别在面部的左右上下，也有一定标准的位置。

【音释】

致池利切，密也

逆顺肥瘦第三十八

【原文】

黄帝问于岐伯曰：余闻针道于夫子，众多毕悉矣，夫子之道〔一〕应①若失，而据②未有坚然者也，夫子之问学熟乎③，将审察于物而心生之乎〔二〕？岐伯曰：圣人之为道者，上合于天，下合于地，中合于人事，必有明法，以起度数，法式检押④，乃后可传焉。故匠人不能释尺寸而意短长，废绳墨而起平木〔三〕⑤也，工人不能置规⑥而为圆，去矩而为方。知用此者，固自然之物⑦，易用之教，逆顺之常⑧也。

【校勘】

〔一〕道 《太素·卷二十二·刺法》无。

〔二〕心生之乎 《太素·卷二十二·刺法》作"生平"二字。

〔三〕平木 胡本、熊本并作"平水"，《太素·卷二十二·刺法》作"水平"。

【注释】

① 应：击；引申为"刺"。应验。《广雅·释诂三》："应，击也。"《汉书·终军传》："故周至成王……休征之应见。"

② 据：同"剧"；繁难。王引之《经义述闻·尔雅·释宫》："'郭曰：今南阳冠军乐乡数道交错，俗呼之物剧道。'家大人曰：'《史记·郦生传》曰，陈留者，天下之据冲也。据与剧同。'"

③ 问学熟乎：熟，深，问，论难，探讨。《易·干》："君子学以聚之，问以辩之。"孔颖达疏："问以辩之者，学有未了，更详问其事，以辩决于疑也。"《吕氏春秋·博志》："故曰：精而熟之。"问学熟，探讨的学识太深了啊。

④ 以起度数，法式检押：起，设置。《礼记·礼运》："则礼虽先王未之有，可以义起也。"度，计算长短的标准和器具。《玉篇》："度，尺曰度。"《礼记·王制》："用器不用度。"郑玄注："度，丈尺也。"清·赵翼《陔余丛

考》卷三十："分与厘毫丝忽，本亦度之名。"法式，同义词连用，准则；规矩。法，准则。《左传·成公十二年》："今吾子之言，乱之道也，不可以为法。"式，法度；规矩。《楚辞·天问》："天式从横。"王逸注："式，法也。"检，考查；验证。《字汇》："检，校也。"押，画符号作为凭信。《玉篇》："押，署也。"以起度数，法式检押：用设置的尺丈丈量后得出具体数字，用标准的器物来规矩验证后画上记号。

⑤　平木：平的木面。

⑥　置规：放下圆规。

⑦　物：选择。《周礼·地官·载师》："以物地事授地职。"郑玄注："物，物色之。"《左传·昭公三十二年》："计丈数，揣高卑，度厚薄……物土方。"杜预注："物，相也。"

⑧　常：规律。《荀子·天论》："天行有常。"

【语译】

黄帝向岐伯问道：我听针的理论来源于先生你那里，用先生的理论针刺就可以消除疾病，就是繁难的痼疾，也不会顽固不化的，先生了解的知识太深了呢！还是观察事物的过程后就从心里产生了呢？岐伯说：圣人的这种论说，在上符合天，在下符合大地，在天地之间符合自然、社会人事的变化规律，就一定要有明确法度和标准，施用设置的尺丈丈量后得出具体数字，用标准的器物来规矩验证后画上记号，就可以传到后世了啊。所以，匠人不能放弃尺寸去猜测长短，放弃绳墨去取得平直木板。工人不能施用规而取得圆，不能抛弃矩就取得方，懂得施用这些器物的工匠，本来就是自然的选择，是易于应用的知识技能，人的生理也有不正常和正常的规律。

【原文】

黄帝曰：愿闻自然奈何〔一〕？岐伯曰〔二〕：临深决水，不用功力，而水可竭也。循掘决冲①，而经可通也。此言气之滑涩，血之清浊，行之逆顺也。

【校勘】

〔一〕自然奈何　《甲乙》卷五第六作"针道自然"。

〔二〕曰　《甲乙》卷五第六"曰"下有"用自然者"四字。

【注释】

①　循掘决冲：掘，通"窟"，指窟窿，坑穴。冲，流水冲击。循掘决冲，顺着坑穴开决激流。

【语译】

黄帝说：希望听你说说怎样顺应自然？岐伯说：从深处决堤放水，不用费多少功力，也能把水放尽；循着下面的坑穴来开决激流，也很容易使经水通行。这好比说对人的气有滑涩，血有清浊的处理，要顺势对病情处理。

【原文】

黄帝曰：顾闻人之白黑肥瘦小①长，各有数乎？岐伯曰：年质壮大，血气充盈，肤革〔一〕坚固，因加以邪，刺此者，深而留之，此肥人也〔二〕。广肩腋，项肉薄，厚皮而黑色，唇临临然②，其血黑以〔三〕浊，其气涩以迟〔四〕，其为人也〔五〕，贪于取与〔六〕，刺此者深而留之，多益其数也。黄帝曰：刺瘦人奈何？岐伯曰：瘦人者，皮薄色少〔七〕，肉廉廉然③，薄唇轻言④，其血清气滑〔八〕，易脱于气，易损于血，刺此者，浅而疾之。

【校勘】

〔一〕肤革　《甲乙》卷五第六作"皮肤"。

〔二〕此肥人也　《太素·卷二十二·刺法》无其四字。

〔三〕以　《太素·卷二十二·刺法》作"而"。

〔四〕以迟　《太素·卷二十二·刺法》无。

〔五〕为人也　《甲乙》卷五第六无。

〔六〕与　《甲乙》卷五第六作"予"。

〔七〕少 《针灸大成》卷一引作"白"。

〔八〕其血清气滑 《甲乙》卷五第六"气"上有"其"字。《针灸大成》卷一引"清气"二字互乙，且下无"滑"字。

【注释】

① 小：通"少"。

② 临临然：临，《广雅·释诂一》："临，大也。"

③ 廉廉然：瘦少的样子。丹波元简："瘦膧而见骨骼。"

④ 轻言：轻，灵巧；轻便。轻言，指快语能说。

【语译】

黄帝说：希望听你说说人有黑白、胖瘦、年龄长幼的不同，针刺的法度有一定标准吗？岐伯说：对体强年壮的人，气血充盛，皮肤坚实，由于又感受外邪，（是实上加之实），刺这种病人时深刺、久留针，这是肥壮的人。肩、腋宽阔，项肉却薄削的，皮厚而色黑，口唇有肥大的样子的人，这种人血黑而浓稠，他的气涩而迟滞，这种人的性格好胜而追求进取。在针刺这样的人时，要深刺、久留针，可以增加针刺的次数。黄帝说：针刺瘦人的时候又怎样呢？岐伯说：瘦人的规律，是皮肤薄，颜色淡，肌肉瘦巴巴的样子。口唇薄，快语能说，血清稀而气滑利，气易脱失，血易耗损，刺这样的人，应该浅刺、快刺。

【原文】

黄帝曰：刺常人奈何？岐伯曰：视其白黑，各为调之，其端正敦厚者，其血气和调，刺此者，无失常数也。

【语译】

对正常人怎样针刺呢？岐伯说：要根据皮肤颜色的黑白，分别调治。那些形体端正敦厚的人，他的血气是和调的，针刺这样的人，不要超越一般的量。

【原文】

黄帝曰：刺壮士真骨①者奈何？岐伯曰：刺壮士真骨，坚肉缓节监监然②，此人重③则气涩血浊，刺此者，深而留之，多益其数；劲④则气滑血清，刺此者，浅而疾之。

【注释】

①　壮士真骨：壮士，犹言勇士。真，身。《战国策·燕策三》："风萧萧兮易水寒，壮士一去兮不复还。"《庄子·山木》："见利而忘其真。"真骨，指身体。北方有方言称谓"身子骨"，壮士真骨：即勇士的身体骏骨；不同于凡俗之骨。

②　监监然：监，明，明白。监监然，清清楚楚的样子。

③　重：迟缓。

④　劲：强健，猛烈。

【语译】

黄帝说：刺习武人的身体时候该怎样进行针刺？岐伯说：习武人的身体，肌肉坚实、关节舒缓，筋骨看上去清清晰晰。这类人中动作迟缓的，多属气涩血浊，针刺这样的人，要深刺、久留针，并增加针刺的次数；这类人中动作强健、猛烈的，多属气滑血清，针刺这样的人，要浅刺、快刺。

【原文】

黄帝曰：刺婴儿奈何？岐伯曰：婴儿者，其肉脆①血少气弱，刺此者，以豪针〔一〕②，浅刺而疾发针，日再可也。

【校勘】

〔一〕豪针　周本、日刻本、张本"豪"并作"毫"。

【注释】

①　脆：柔弱。

②　豪：通"毫"。

【语译】

黄帝说：对婴儿怎样进行针刺呢？岐伯说：婴儿肌肉柔弱，

血少气弱，针刺婴儿，应选用较细的毫针，浅刺而快速出针，一天可以针刺两次。

【原文】

黄帝曰：临深决水奈何？岐伯曰：血清气浊〔一〕，疾泻之，则气②竭焉。黄帝曰：循掘决冲奈何？岐伯曰：血浊气涩，疾泻之，则经可通也。

【校勘】

〔一〕浊　《太素·卷二十二·刺法》作"滑"，当据改。

【注释】

①　气：当指邪气。

【语译】

黄帝说：（与上述）从深处决堤放水相类似的针刺是怎样的呢？岐伯说：血清气滑的人，只需采取快速泻的针法，则容易使邪气衰竭。黄帝说：（与上述）顺着坑穴开决激流相类似的针刺是怎样的呢？岐伯说：对于血浊气涩的人，快速地采取泻法，他的经脉气血就能畅通了。

【原文】

黄帝曰：脉行之逆顺①奈何？岐伯曰：手之三阴，从藏走手；手之三阳，从手走头。足之三阳，从头走足；足之三阴，从足走腹。

【注释】

①　逆顺：偏义词，指顺，即经脉正常的循行。

【语译】

黄帝说：经脉正常的循行规律是怎样的呢？岐伯说：手三阴经脉，从脏走向手；手三阳经脉，从手部走向头；足三阳经脉，从头部走向足部；足三阴经脉，从足部走向腹部。

【原文】

黄帝曰：少阴之脉独下行何也？岐伯曰：不然[一]。夫冲脉者，五藏六府之海也，五藏六府皆禀焉。其上者，出于颃颡①，渗诸阳，灌诸精[二]；其下者，注②少阴之大络，出于气街[三]，循阴股内廉，入[四]腘中，伏行骭[五]③骨内，下至内踝之后[六]属而别，其下者，并于少阴之经，渗三阴；其前者，伏行出跗属，下循跗[七]④入大指间，渗诸络而温肌肉。故别络结则跗上不动，不动则厥，厥则寒矣。黄帝曰：何以明⑤之？岐伯曰：以言[八]导之，切而验之，其非必动，然后乃可明逆顺之行也。黄帝曰：窘乎哉！圣人之为道也。明于日月，微[九]⑥于毫厘，其非夫子，孰能道之也。

【校勘】

〔一〕不然　《甲乙》卷二第二无。

〔二〕精　《甲乙》卷二第二作"阴"。

〔三〕街　黄校本、《甲乙》卷二第二并作"冲"。

〔四〕入　《甲乙》卷二第二其上有"斜"字。

〔五〕骭　马本、张本、《太素·卷十·冲脉》并作"䯒"。《甲乙》卷二第三作"髀"。

〔六〕后　《太素·卷十·冲脉》无。

〔七〕下循跗　顾氏《校记》云："'下'乃'上'之误。下文'别络结则跗上不动'即其证。"

〔八〕以言　周学海："据经义当是'循而'二字。"

〔九〕微　《太素·卷十·冲脉》作"彻"。

【注释】

① 颃颡：咽喉；颈项。颃，《说文》："亢，人颈也。颃，亢或从页。"徐锴系传："亢，喉咙也。"同"吭"。《集韵·荡韵》："吭，咽也。或从页。"《洪武正韵》："吭，吞也。亦作颃。"颃颡，《诸病源候论·鼻病诸候》："颃颡之间，通于鼻道。"《太素·卷八首篇》注："喉咙上孔名颃颡。"

② 注：属，衔接；附属。《集韵·遇韵》："注，属。"《战国策·秦策

四》："一举众而注地于楚。"高诱注："注，属也。"《北史·周法尚传》："旗帜相望……首尾连注，千里不绝。"

　　③　骭：胫骨；小腿。《广韵·谏韵》："骭，胫骨。"

　　④　跗属：一说外侧近踝处为跗属；一说足面前后皆为跗属。

　　⑤　明：分辨；区别；通"萌"。萌发。《玉篇》："明，察也。"《正字通》："明，辨也。"《文心雕龙·明诗》："离合之发，则明于图识。"范文澜注："明，唐写本作萌，是。"

　　⑥　微：伺察；侦察。《史记·孝武本纪》："使人微得赵绾等奸利事。"裴骃集解引徐广曰："纤微伺察之。"

【语译】

　　足少阴经只向下行是怎么回事呢？岐伯说：不是这样，冲脉，是五脏六腑十二经脉之海，五脏六腑都禀受它的气血的濡养。这条经脉向上行的一支经脉，在喉咙之间的鼻道出来，向诸阳经灌渗精气。它的向下行的一支经脉，连着足少阴肾经的大络，在气街部位浮出来，顺着大腿的内侧缘，进入膝腘窝中，接着下行于小腿深部胫骨的内侧，直到足内踝之后连接足太阴和足厥阴后就分出两支，向下行的分支，与足少阴经相合并在一起，同时将精气灌注于三阴经；其前行的分支，从内踝后向下走到脚面，向下顺着足面进入足大趾缝间，将精气灌渗众多的络脉来温养肌肉，所以冲脉在踝部分出的络脉淤结不通时，那么在脚面的上面就没有脉跳动，没有跳动，就是气血逆（不顺），气血逆（不顺），就出现局部发凉了。黄帝说：用什么办法区别经脉气血的逆顺呢？岐伯说：来安慰、开导病人，而后用按循来验证有无病，如果足背的动脉就不是一定有搏动，出现这样的情况后，就可以区别经脉气血是逆的情况了。黄帝说：这个问题实在困惑啊！圣人研究的这些学问，明亮地像日月照耀到每一处，如同伺察地毫厘都不放过，假若不是先生，有谁能阐述出这种道理来呢！

血络论第三十九

【原文】

黄帝曰：顾闻其奇邪而不在经者〔一〕①。岐伯曰：血络是也。黄帝曰：刺血络而仆②者，何也？血出而射者，何也？血少〔二〕黑而浊者，何也？血出清而〔三〕半为汁者，何也？发针而肿者，何也？血出若〔四〕多若少而面色苍苍者〔五〕③，何也？发针而面色不变而烦悗者，何也？多出血而不动摇者，何也？顾闻其故。岐伯曰：脉气盛而血虚者〔六〕，刺之则脱气，脱气则仆。血气俱盛而阴④气多者，其血滑，刺之则射；阳气畜〔七〕积，久留而不泻者，其血黑以浊，故不能射。新饮而液渗于络，而未合和于血也，故血出而汁别焉；其不新饮者，身中有水，久则为肿。阴气积于阳，其气因于络〔八〕，故刺之血未出而气先行，故肿。阴阳之气，其〔九〕新相得而未和合，因而泻之，则阴阳俱脱，表里相离，故脱色而〔十〕苍苍然。刺之血出多〔十一〕，色不变而烦悗者，刺络而〔十二〕虚经。虚经之属于阴者，阴脱〔十三〕，故烦悗〔十四〕。阴阳相得而合为痹者，此为内溢于经，外〔十五〕注于络，如是者，阴阳俱〔十六〕有余，虽多出血而弗能虚也。

【校勘】

〔一〕顾闻其奇邪而不在经者　《太素·卷二十三·量络刺》无"其"字。《甲乙》卷一第十四"者"下有"何也"二字。

〔二〕少　《甲乙》卷一第十四、《太素·卷二十三·量络刺》作"出"。

〔三〕血出清而　《太素·卷二十三·量络刺》作"血清"。

〔四〕若　《太素·卷二十三·量络刺》无。

〔五〕面色苍苍者　《太素·卷二十三·量络刺》、《甲乙》卷一第十四"者"上并有"然"字。当据补。

〔六〕脉气盛而血虚者 统本、金陵本、《甲乙》卷一第十四"盛"并作"甚"。张本无"血"字。

〔七〕畜 《甲乙》卷一第十四、《太素·卷二十三·量络刺》作"蓄"。

〔八〕其气因于络 《太素·卷二十三·量络刺》"其"上有"则"字。

〔九〕其 《太素·卷二十二·量络刺》无。

〔十〕而 《太素·卷二十三·量络刺》作"中"。

〔十一〕血出多 《甲乙》卷一第十四无。丹波元简:"血出多'三字衍。"《太素·卷二十三·量络刺》"血"下无"出"字。

〔十二〕而 《太素·卷二十三·量络刺》作"中"。

〔十三〕脱 《甲乙》卷一第十四其上有"气"字。

〔十四〕悗 胡本、明本、藏本、日抄本并作"闷"。

〔十五〕外 《甲乙》卷一第十四其上有"而"字。

〔十六〕俱 《甲乙》卷一第十四作"皆"字。

【注释】

① 奇邪:参见《根结》篇中注。

② 仆:向后摔倒或向前扑倒皆为仆。

③ 苍苍:灰白色。杜甫《赠卫八处士》:"少壮能几时,鬓发各已苍。"

④ 阴:此指经脉内部。

【语译】

黄帝说:我希望了解那种诡异的邪气没有侵袭经脉的疾病。岐伯说:病邪留滞在络脉,这就是淤血在络脉(血络病)。黄帝曰:刺破血络后,可是病人昏倒,是怎么回事?有的针刺后,血液喷射而出,是怎么回事?有的针刺放出的血液很少而浓浊发黑,有的放出来的血清稀,就有一半像汁液一样,这是什么原因呢?出针后,皮肤发肿是怎么回事?放血后有的出血多些,有的出血少些,可是在针刺后出现面色苍白。有的出针后面色不变,可是感觉心烦胸闷的症状。还有的虽出血很多,病人却不感到有什么改变，这都是什么原因呢？我希望听听其中的道理。岐伯说：经脉中气盛而血虚的，刺血络而气易随之脱失，气脱就会昏倒。血气都盛而经脉内部气较多的，他的血运行滑利，在刺络时，血就会喷射出来。阳气蓄积而久久留滞在血络而不得疏泄的，他的血黑而浓稠，所以刺血络时血不能喷射而出。刚刚饮过水，水液渗透到血络中，还没有与血混合，所以针刺血络，血流出时可以见到未与血混合的汁液。若不是由于刚刚饮过水而出血中也有较多水分的，那是原来体内有过盛的水气，日久水气从脉络渗透于外就会发生水肿。经脉内部的气蓄积于体表，这气承接于络脉，所以在刺络脉时，还没有出血，而气已先行外出，涌聚于皮腠而发肿。阴阳二气刚刚相遇而尚未调和交泰的时候，于是就用了泻法，就使阴阳都脱失，内外不相维系，所以出现面无血色而苍白的样子。刺络出血很多，面色不变却出现心烦胸闷的，这是因为泻络而导致了经脉虚。如果这虚弱的经脉是属于阴经，就会出现阴脱，所以见到心烦胸闷。阴阳邪气相遇，合而壅闭于体内成为痹证的，这是由于邪气向内流溢到经，向外灌注到络，像这样的情况，阴阳正气都盛，刺后即使出血多也不会使人虚弱。

【原文】

黄帝曰：相①之奈何？岐伯曰：血脉者，盛〔一〕坚横②以赤，上下无常〔二〕③处，小者如针，大者如筋〔三〕④，则〔四〕而泻之万全⑤也，故无失数矣，失数而反〔五〕，各如其度⑥。黄帝曰：针入而肉著者〔六〕⑦，何也？岐伯曰：热气因于针则针〔七〕热，热则肉着于针，故坚焉。

【校勘】

〔一〕者盛　《太素·卷二十三·量络刺》作"盛者"。

〔二〕常　《太素·卷二十三·量络刺》无。

〔三〕筋　《太素·卷二十三·量络刺》作"撍"。

〔四〕则　《太素·卷二十三·量络刺》作"即"。《甲乙》卷一第十四作"刺"。

〔五〕反　《甲乙》卷一第十四作"返"。

〔六〕针入而肉著者　《甲乙》卷一第十四作"针入内者"。

〔七〕针　《甲乙》卷一第十四无。

【注释】

① 相：省视；察看。《说文》："相，省视也。"相面之相，即观察。

② 横：交错；纷杂。汉·刘向《九叹·忧苦》："涕横集而成行。"

③ 常：好。《管子·七臣七主》："耳常五声。"许维遹案："常，当读为尚。《晋语》韦注：'尚，好也。'"

④ 箸：筷子。

⑤ 万全：万，绝对。《汉书·黥布传》："我之取天下，可以万全。"全，通"痊"。《说文通训定声》："全字亦作痊。"《周礼·天官·医师》："十全为上，十失一次之。"郑玄注："全，犹愈也。"

⑥各如其度：各，至；止。《说文解字注笺》："各，古格字，故从夂，夂有止义，格训为至，亦训为止矣。"度，闭塞；杜塞。《书·盘庚》："度乃口。"孙星衍疏："度，……闭也。"

⑦ 著（zhuo）：即"着"。附着。《广韵·麻韵》张略切，入药知。《一切经音义》卷十二引《桂苑珠丛》："著，附也。"

【语译】

黄帝说：怎样观察血络呢？岐伯说：血脉中邪气盛的，血络充盈坚硬、交错而色红，从上到下没有好的（正常的）地方，小的像针，大的像筷子，那么就在该处针刺出血，绝对痊愈，所以不能不要治疗规律，若不遵循这个治疗规律，就是用的方法相反了，那么就会使血脉郁滞，就像河流有填塞。

黄帝说：进针后，肌肉紧紧地裹住针身，这是什么原因？岐伯说：这是由于进针时，热气于是到针体，那么就会使针体热，针身发热，就会使肌肉粘在针体上，所以就坚紧。

阴阳清浊第四十

【原文】

黄帝曰：余闻十二经脉，以应^{〔一〕}十二经水者，其五色各异，清浊不同，人之血气若一，应之奈何？岐伯曰：人之血气，苟能若一，则天下为一矣，恶有乱者乎。黄帝曰：余问一人，非问天下之众。岐伯曰：夫一人者，亦有乱气^{〔二〕}，天下之众，亦有乱人^{〔三〕}，其合为一耳。

【校勘】

〔一〕应　《太素·卷十二·营卫气行》其下有"十二经水"四字。

〔二〕气　统本作"人"。

〔三〕人　《太素·卷十二·营卫气行》作"气"。

【语译】

黄帝说：我听说人的十二经脉来对应自然界的十二条大河，而这十二条大河的颜色、清浊各有不同，犹如人的气血一样，怎样相对应呢？岐伯说：假如人的气血犹如一样，那普天下也就是一个样了，那怎么有作乱的人呢？黄帝说：我问的是一个人的情况，不是问普天下的人的情况。岐伯说：一个人身上也会有乱气，天下有众多的人，也有作乱的人，社会现象和自然现象合为一体，就有同样的道理。

【原文】

黄帝曰：愿闻人气之清浊^{〔一〕}。岐伯曰：受谷者浊，受气者清。清者注^{〔二〕}阴，浊者注阳^①。浊而清者，上出于咽；清而浊者，则下行。清浊相干。命曰乱气。

【校勘】

〔一〕浊　《甲乙》卷一第十二其下有"者何也"三字。

〔二〕注　日抄本作"主"。

【注释】

①　受谷者浊，受气者清……浊者注阳：《类经》四卷第十九注："人身之气有二：曰清气，曰浊气。浊气者谷气也，故曰受谷者浊；清气者，天气也，故曰受气者清，喉主天气，故天气清气，自喉而注阴，阴者五脏也。咽主地气，故谷之浊气，自咽而注阳，阳者六腑也。"

【语译】

黄帝说：我希望了解人的清气和浊气的情况。岐伯说：受纳的五谷养分是浊气，吸收的天空之气是清气，天阳之气灌注于脏，水谷浊气灌注于腑，水谷养分之纯净之气，向上升出于咽，天空之气中的浊气则下降。当清气和浊气互相干犯时，起名就叫乱气。

【原文】

黄帝曰：夫阴清而阳浊①，浊者有清，清者〔一〕有浊，清浊〔二〕别之奈何？岐伯曰：气之大别，清者上注于肺，浊者下走〔三〕于胃。胃之清气，上出于口；肺之浊气，下注于经，内积于海②。

【校勘】

〔一〕者　《甲乙》卷一第十二作"中"。

〔二〕清浊　《甲乙》卷一第十二、《太素·卷十二·营卫气行》无其二字。

〔三〕走　《甲乙》卷一第十二、《太素·卷十二·营卫气行》并作"流"。

【注释】

①　阴清而阳浊：清，纯洁；纯净透明。《玉篇》："清，澄也，洁也。"浊，液体不清亮。《释名·释语言》："浊，渎也。汁滓演渎也。"《篇海类编·地理类·水部》："浊，不清也。"

②　气之大别，……内积于海：《类经》四卷第十九注："大别。言大概之分别也。上文以天气、谷气分清浊，而此言清中之浊，浊中之清，共所行

复有不同也。清者上升，故注于肺；浊者下降，故走于胃。然而浊中有清，故胃之清气上出于口，以通呼吸津液；清中有浊，故肺之浊气下注于诸经，以为血脉营卫；而其积气之所，乃在气海间也。"

【语译】

黄帝说：在五脏的养分纯净透明，可是在六腑的液汁不清亮，在六腑的不清亮的汁液中含有纯净透明的养分，在五脏的纯净透明养分中含有不清亮的汁液，对清浊怎么区别呢？岐伯说：清浊之气的主要区别是这样的：纯净透明的养分，向上灌输到肺脏；水谷的不清亮汁液，向下灌注到胃腑。而在胃内水谷浊气中的清气向上出于口；在肺中的浊气，则向下灌注到经脉中，并内积于胸中的气海。

【原文】

黄帝曰：诸阳皆浊，何阳浊甚乎〔一〕？岐伯曰：手太阳独受阳之浊①，手太阴独受阴之清，其清者上走空〔二〕②窍，其浊者下行诸经〔三〕。诸〔四〕阴皆清，足太阴独受其浊。

【校勘】

〔一〕何阳浊甚乎　浊，张本、《甲乙》卷一第十二、《太素·卷十二·营卫气行》并作"独"。周本"何"下有"太"字。

〔二〕空　《甲乙》卷一第十二作"孔"。

〔三〕经　日抄本作"阴"。

〔四〕诸　《甲乙》卷一第十二其上有"故"字。

【注释】

① 手太阳独受阳之浊：《太素·卷十二·营卫气行》注"胃者腐熟水谷，传与小肠，小肠受盛，然后传与大肠，大肠传过，是为小肠受秽浊最多，故小肠经受阳之浊也"。

② 空：史崧《音释》："空，音孔。"

【语译】

黄帝说：诸阳经都有不清亮的液汁，哪一经接受不清亮的液汁最多呢？岐伯说：手太阳小肠只接受胃的不清亮的液汁（将清浊过滤，所以手太阳小肠经受的浊气最多）；手太阴肺脏只接受足太阴上输的纯净透明的汁液，肺将清气上输空窍，将稠浊之气都下分流流到众多经脉内，五脏都受纳清气，唯有足太阴脾经只接受胃不清亮的液汁。

【原文】

黄帝曰：治之奈何？岐伯曰：清者其气滑，浊者其气涩，此气之常也。故刺阴〔一〕者，深而留之；刺阳〔二〕者，浅而疾之；清浊相干〔三〕者，以数调之也。

【校勘】

〔一〕阴　《太素·卷十二·营卫气行》作"阳"。

〔二〕阳　《太素·卷十二·营卫气行》作"阴"。

〔三〕干　底本原作"于"，形误，《甲乙》卷一第十二、《太素·卷十二·营卫气行》并作"干"。今据改。

【语译】

黄帝问：对清浊在治疗上怎样处理？岐伯说：纯净透明之气滑利，不清亮的液汁之浊气涩滞，这是一般规律。所以针刺在内的经脉时应深刺而留针时间长些；在针刺头部、体表的络脉时，应浅刺而快出针。当清浊相互干犯时，按相应的方法去调治。

【音释】

空音孔

卷 之 七

阴阳系日月第四十一

【原文】

黄帝曰：余闻天为阳，地为阴，日为阳，月为阴，其合之于人奈何？岐伯曰：腰以上为天，腰以下为地，故天为阳，地为阴。故足之十二经脉^⑴，以应十二月，月生于水，故在下者为阴；手之十指，以应十日，日主火^⑵，故在上者为阳。黄帝曰：合之于脉奈何？岐伯曰：寅者，正月之生阳也，主左足之少阳；未者六月，主右足之少阳。卯者二月，主左足之太阳；午者五月，主左足之太阳。辰者三月，主左足之阳明；巳者四月，主右足之阳明。此两阳合于前^⑶，故曰阳明。申者，七月之生阴也，主右足之少阴；丑者十二月，主左足之少阴。酉者八月，主右足之太阴；子者十一月，主左足之太阴。戌者九月，主右足之厥阴；亥者十月，主左足之厥阴。此^⑷两阴交^①尽，故曰厥阴。甲主左手之少阳，己主右手之少阳。乙主左手之太阳，戊主右手之太阳。丙主左手之阳明，丁主右手之阳明。此两火并合，故为阳明。庚主右手之少阴，癸主左手之少阴。辛主右手之太阴，壬主左手之太阴。故足之阳者，阴中之少阳也；足之阴者，阴中之太阴也。手之阳者，阳中之太阳也；手之阴者，阳中之少阴也。腰以上者为阳，腰以下者为阴。其于五藏也，心为阳中之太阳，肺为阴^⑸中之少阴，肝为阴中之少阳，脾为阴中之至阴，肾为阴中之太阴。

【校勘】

〔一〕故足之十二经脉 《太素·卷五·阴阳合》无"故"字。

〔二〕日主火 《太素·卷五·阴阳合》作"日生于火"。依文例，据"月生于水"之语。当据改。

〔三〕此两阳合于前 《素问·阴阳类论》王注引作"两阳合明"。

〔四〕此 《素问·阴阳类论》王注引无。

〔五〕阴 日刻本、张本、黄校本、《太素·卷五·阴阳合》并作"阳"。据上文"手之阴者，阳中之少阴也"。故当为"阳"，当据改。

【注释】

① 交：交替，更叠。此指依次。

【语译】

黄帝说：我听说天为阳，地为阴；日为阳，月为阴。这天、地、日、月与人的阴阳是怎样相对应的？岐伯说：人体的腰以上部位为天，腰以下部位为地，所以说，腰以上的"天"的部位为阳，腰以下的"地"的部位为地，所以，左右的足三阳和足三阴共十二条经脉（在下、属地、应月），与一年中的十二个月相对应。月是在下的水精之气凝聚而成，所以在下的经脉属阴。手的十指相对于足是在上的，与十日相对。日是在上的火精之气凝聚而成，所以在上的经脉为阳。黄帝说：以上所说的怎样与经脉相配合？岐伯说：地支上的寅，合于正月的阳气初生，属于阳，主左足的少阳经；地支上的未，合于六月，主右足的少阳经；地支上的卯，合于二月，主左足的太阳经；地支上的午，合于五月，主右足的太阳经；地支上的辰，合于三月，主左足的阳明经；地支上的巳，合于四月，主右足的阳明经。这两个阳经合于人小腿的前面，（位于显明之处），所以叫阳明。地支上的申，合于七月的阴气初生，属于阴，主右足的少阴经；地支上的丑，合于十二月，主左足的少阴经；地支上的酉，合于八月，主右足的太阴经；地支上的子，合于十一月，主左足的太阳经；地支上的戌，合于九月，主右足的厥阴经；地支上的亥，合于十月，主左足的厥阴经。此两经位于阴依次终尽之处，所以称为厥阴。天干甲日天之阳气灌注主左手的少阳经，己日主右手的少阳经，乙日主左手的太阳经，戊日主右手的太阳经，丙日主左手的阳明经，丁日主右手的阳明经，（十天干归类于五行，丙、丁都属火）当丙日，丁日两火精合并时，所以叫阳明。庚日主右手的少阴经，癸日主左手的少阴经，辛日主右手的太阳经，壬日主左手的太阴经。（足位于下边，下，属性为阴。）所以，在足的三阳经，为阴中的少（小）阳，即阳气微弱；在足的阴经，为阴中的太（大）阴，即阴气大盛；（手位于上，上，属性为阳。）在手的阳经，是阳中的太（大）阳，即阳气很盛；在手的阴经，为阳中的少（小）阴，即阴气微弱。（即使同一条经脉）在腰以上的则属于阳位，在腰以下的属于阴位。把这个划分阴阳的方法，演化到五脏来说，心位居腰上，属手经，上，属于阳，心在五行属火，那么心就是阳中的太（大）阳，肺也位居腰上，肺属金，那么为阳中的少（小）阴。肝、脾、肾居于腰下，属足经，属于阴。肝属木，肝也居于腰下，木属阳，那么肝就为阴中的少（小）阳，脾属土，土属阴，那么脾就为阴中的至阴，肾属水，所以为阴中的太（大）阴。

【原文】

黄帝曰：以治之奈何？岐伯曰：正月、二月、三月，人气在左，无刺左足之阳；四月、五月、六月，人气在右，无刺右足之阳；七月、八月、九月，人气在右，无刺右足之阴；十月、十一月、十二月，人气在左，无刺左足之阴。黄帝曰：五行以东方为甲乙木，王〔一〕春。春者，苍色，主肝。肝者，足〔二〕厥阴也。今乃以甲为左手之少阳，不合于数，何也？岐伯曰：此天地之阴阳也，非四时五行之以次行也。且夫阴阳者，有名而无形，故数之可十，离〔三〕①之可百，散〔四〕②之可千，推③之可万，此之谓也。

【校勘】

〔一〕王　周本、《太素·卷五·阴阳合》并作"主"。

〔二〕足　《太素·卷五·阴阳合》其上有"主"字。

〔三〕离　马本、《素问·五运行大论》并作"推"。

〔四〕散　张本作"数"。

【注释】

① 离：分散，分析。

② 散：分散。

③ 推：扩展，扩充。

【语译】

黄帝说：把以上道理用于治疗上是怎样的呢？岐伯说：正月、二月、三月（天当阳生之时），人的阳气主要在左，所以不宜针刺左足的三阳经；四月、五月、六月（天当阳盛之时），人的阳气主要在右，所以不宜针刺右足的三阳经；七月、八月、九月（天当阴生之时），人的阴气主要在右，所以不宜针刺右足的三阴经，十月、十一月、十二月（天当阴盛之时），人的阴气主要在左，所以不宜针刺左足的三阴经。

黄帝说：按照五行归类，方位上的东方，属于甲、乙、木，旺于春季，在五色为青色，在五藏合于肝，而肝的经脉是足厥阴。现在却以甲来配属左手的少阳，不合于五行配天干的规律，这是为什么？岐伯说：这里的干支配经脉，是根据天地阴阳消长变化的规律而配的，不是按四时、五行的演变规律来依次排列五行的。更进一步说，阴阳只是一种抽象的概念，而不是具体的形质之物（用它可以概括一切事物的对立的属性），所以如果数起来，阴阳是十个的话，再分析而观之，可以成为上百个；再分散，可以扩大到上千个，再推演、扩展，可达上万个（以至无穷），就是说的这个道理。

病传第四十二

【原文】

黄帝曰：余受九针于夫子，而私览于诸方，或有导引、①
行气②、乔摩③、灸、熨、刺、焫④、饮药之一者，可独守耶，
将尽行之乎？岐伯曰：诸方者，众人之方也，非一人之所尽行
也。黄帝曰：此乃所谓守一勿失万物毕⑤者也。今余已闻阴阳
之要〔一〕，虚实之理，倾移之过⑥，可治之属⑦，顾闻病之变化，
淫传绝败而不可治者，可得闻乎？岐伯曰：要乎哉问。道，昭
乎其如日〔二〕醒，窘乎其如夜瞑⑧，能被⑨而服⑩之，神与俱成，
毕将⑪服之，神自得之，生神之理，可着于竹帛，不可传于子
孙。黄帝曰：何谓日醒？岐伯曰：明于阴阳，如惑之解，如醉
之醒。黄帝曰：何谓夜瞑？岐伯曰：瘖乎其无声，漠乎其无
形，折毛发理，正气横倾，淫邪泮衍⑫，血脉传溜〔三〕，大气入
藏，腹痛下淫，可以致死，不可以致生。

【校勘】

〔一〕今余已闻阴阳之要　马本、张本并无"已"字。《甲乙》卷六
第十无"今"字。

〔二〕日　胡本、周本、熊本、明本、藏本、《甲乙》卷六第十并作
"旦"。

〔三〕溜　《甲乙》卷六第十"溜"作"留"。

【注释】

① 导引：传统"伸缩手足，除劳去烦"的练功方法。

② 行气：又称吐纳，是传统呼吸锻炼方法。

③ 乔摩：即跷摩。今称按摩。

④ 焫：读作"ruo"或"re"。指火针一类疗法。

⑤ 守一勿失万物毕：指掌握一个基本原则所有方法，万事万物就都知

道怎样处理了。

⑥　倾移之过：由于偏颇所导致的祸害。过，通"祸"。

⑦　可治之属：属，类别。可治之属，可以治疗的类别。

⑧　瞑：闭眼；昏暗。据上文义，此指昏暗。

⑨　被：用手把握之处。此指掌握。

⑩　服：用。指实行。

⑪　毕将：毕；灵活。将；持；拿。此指把握。

⑫　泮衍：弥散，扩散。

【语译】

黄帝说：我从你这里获得了九针的知识，又自己阅读了一些方书。其中有的有导引、行气、按摩、灸、熨、针刺、火针及服药等诸种疗法，对这些疗法，在应用时，是只固定的使用其中的一种，还是将这些方法同时都使用呢？岐伯说：方书上所说的各种疗法，是众多医生为适应不同的人、不同的疾病而设的，不是一个医生全部运用这些方法或是将这些方法都用在一个人身上。

黄帝说：守一勿失，万物毕，指掌握一个基本原则所有方法，那么，万事万物就都知道怎样处理了。现在我已经懂得了阴阳的要点，虚实的理论，由于偏颇所导致的祸害，不同疗法可以治疗的类别，我希望听你谈一下疾病变化的情况，邪气使病情的发展、传变，正气衰竭败坏而导致不能治疗的现象，可以听你讲讲吗？岐伯说：你问得太重要了。这些医学道理，明白它就像白天头脑清醒；对之困惑时，就像在黑夜冥幽，难以察觉明白，如果能掌握并实行它，神妙的医术和心灵的彻悟就同时形成了，灵活地把握并实行它，神妙的医术自然就会具有了，产生这种神妙医术的理论，可以写在竹帛上，而不能像器物一样传给自己的子孙。

黄帝说：什么情况称白天清醒？岐伯说：把阴阳的道理弄明白了，就好像困惑的难题得到透彻的解答，就好像在酒醉中清醒过来一样。黄帝说：什么情况称晚上昏暗？岐伯说：对疾病的传变，就像哑了一样寂然无声，就像昏昏暗暗的一样没有形体。常在不知不觉的情况下出现毛发毁折、腠理开泄多汗等病态，正气因而大伤，邪气由此而弥漫，在血脉中流传，使严重的邪气传到内脏，就会出现腹痛、精气遗泄等病状，这样下去，可以导致死亡，不能导致生机恢复。

【原文】

黄帝曰：大气入藏奈何？岐伯曰：病先发于心〔一〕，一日而之肺〔二〕，三日而之肝〔三〕，五日而之脾〔四〕，三日不已，死，冬夜半，夏日中。病先发于肺〔五〕，三日而之肝〔六〕，一日而之脾〔七〕，五日而之胃〔八〕，十日不已，死，冬日入，夏日出。病先发于肝〔九〕，三〔十〕日而之脾，五日而之胃〔十一〕，三日而之肾〔十二〕，三〔十三〕日不已，死，冬日入〔十四〕，夏早食。病先发于脾，一日而之胃〔十五〕，二日而之肾〔十六〕，三日而之膂膀胱〔十七〕，十日不已，死，冬人定〔十八〕①，夏晏食②。病先发于胃〔十九〕，五日而之肾〔二十〕，三日而之膂膀胱〔二十一〕，五日而上之心〔二十二〕，二〔二十三〕日不已，死，冬夜半〔二十四〕，夏日昳③。病先发于肾〔二十五〕，三日而之膂〔二十六〕膀胱，三日而上之心，三日而之小肠〔二十七〕，三〔二十八〕日不已，死，冬大晨④，夏早晡〔二十九〕⑤。病先发于膀胱〔三十〕，五日而之肾，一日而之小肠〔三十一〕，一日而之心〔三十二〕，二日不已，死，冬鸡鸣，夏下晡⑥。诸病以次相传，如是者，皆有死期，不可刺也；间一藏及二三四藏者〔三十三〕⑦，乃可刺也。

【校勘】

〔一〕病先发于心　《千金》卷十三第一《脉经》卷六第三、《甲乙》卷六第十"心"下并有"者心痛"三字。《素问·标本病传论》"病先发于心"作"心病先心痛"。

〔二〕一日而之肺　《脉经》卷六第三、《甲乙》卷六第十、《千金》者十三第一无"而"字。《脉经》、《千金》"之肺"下并有"喘咳"二字，

《甲乙》有"而咳"二字。

〔三〕三日而之肝　《素问·标本病传论》新校正引《甲乙》"三"作"五"。《脉经》卷六第三、《千金》卷十三第一"肝"并有"胁痛支满"四字。

〔四〕脾　《脉经》卷六第三、《千金》卷十三第一其下并有"闭塞不通，身痛体重"八字。

〔五〕肺　《脉经》卷六第七、《甲乙》卷六第十、《千金》卷十七第一，其下并有"喘咳"二字。

〔六〕肝　《脉经》卷六第七、《千金》卷十七第一其下并有"胁痛支满"四字。

〔七〕脾　《脉经》卷六第七、《千金》卷十七第一其下并有"闭塞不通，身痛体重"八字。

〔八〕胃　《脉经》卷六第七、《千金》卷十七第一其下并有"腹胀"二字，〈甲乙〉卷六第十有"而胀"二字。

〔九〕肝　《脉经》卷六第一、《千金》卷十一第一其下并有"头目眩，胁痛支满"七字。《甲乙》卷六第十其下有"头痛目眩，肋多满"七字。

〔十〕三　《甲乙》卷六第十、《脉经》卷六第一、《千金》卷十一第一并作"一"。

〔十一〕五日而之胃　《脉经》卷六第一、《千金》卷十一第一"五"并作"二"。"胃"有"而腹胀"三字。

〔十二〕肾　《脉经》卷六第一、《千金》卷十一第一"肾"下并有"少腹腰脊痛，胫酸"七字。《甲乙》卷六第十有"腰脊少腹痛，腑酸"七字。

〔十三〕三　《脉经》卷六第一、《千金》卷十一第一并作"十"。

〔十四〕入　《甲乙》卷六第十作"中"。

〔十五〕胃　《脉经》卷六第一、《千金》卷十一第一其下并有"而腹张"三字。

〔十六〕肾　《脉经》卷六第一、《千金》卷十一第一、《甲乙》卷六第十其下并有"少腹，腰脊痛，痠酸"七字。

〔十七〕三日而之膂膀胱　《素问·标本病传论》新校正引"膂"作"胠"。《脉经》卷六第一、《甲乙》卷六第十、《千金》卷十一第一并无"而"、"膂"二字，"膀胱"下有"背胠筋痛小便闭"七字。

〔十八〕人定　根据上下文义，"人"疑讹，当为"入"。

〔十九〕胃　《甲乙》卷六第十、《脉经》卷六第六、《千金》卷十六第一其下并有"胀满"二字。

〔二十〕肾　《甲乙》卷六第十、《脉经》卷六第六、《千金》卷十六第一"肾"下并有"少腹腰脊痛痉酸"七字。

〔二十一〕胱　《甲乙》卷六第十、《脉经》卷六第六、《千金》卷十六第一"其"下并有"背胠筋痛小便闭"七字。

〔二十二〕之心　《脉经》卷六第六作"之脾"，《千金》卷十六第一作"之心脾"。

〔二十三〕二　《甲乙》卷六第十、《脉经》卷六第六并作"六"。《千金》卷十六第一作"三"。

〔二十四〕半　《脉经》卷六第六、《千金》卷十六第一其下并有"后"字。

〔二十五〕肾　《脉经》卷六第九、《甲乙》卷六第十、《千金》卷十九第一其下并有"少腹腰脊痛、胫酸"七字。

〔二十六〕三日而之膂　《甲乙》卷六第十、《脉经》卷六第九、《千金》卷十九第一并无"而"、"膂"二字。

〔二十七〕三日而上之心，三日而之小肠　《甲乙》卷六第十、《脉经》卷六第九、《千金》卷十九第一并作"二日上之心，心痛，三日之小肠胀"。《素问·标本病传记》新校正引《灵枢经》作"三日之小肠，三日上之心"互乙。守山阁校本注："原刻此二句误倒，依林亿校《素问》引此文乙转"。

〔二十八〕三　《脉经》卷六第九、《千金》卷十九第一作"四"。

〔二十九〕早哺　《素问》标本病传论、《甲乙》卷六第十、《脉经》卷六第九、《千金》卷十九第一并作"晏"。

〔三十〕胱　《脉经》卷六第十、《千金》卷二十第一其下并有"背胠筋痛，小便闭"七字。《甲乙》卷六第十其下有"小便闭"三字。

〔三十一〕肠 《脉经》卷六第十、《千金》卷二十第一其下并有
"胀"字。《甲乙》卷六第十其下有"而肠胀"三字。

〔三十二〕一日而之心 《甲乙》卷六第十"一"作"二","心"作
"脾"。《素问·标本病传论》王注引、《脉经》卷六第十、《千金》卷二十
第一并作"脾"。

〔三十三〕间一藏及二三四藏者 《素问·标本病传论》作"间一脏
止及至三、四脏者"。《甲乙》卷六第十无其九字。

【注释】

① 定，十二时辰午的别称。《淮南子·天文》："寅为建……午为定。"

② 晏食：晏，晚。《小尔雅·广言》："晏，晚也。"《吕氏春秋·慎
小》："二子待君日晏。"高诱注："晏，暮也。"晏食，即在傍晚吃晚饭的
时候。

③ 夏日昳：昳（die），《集韵·屑韵》："昳，日侧。"在夏季，午后太
阳偏西。

④ 大晨：天已大亮。

⑤ 早晡：早，初时。晡，申时。即午后三点至五点。早晡，即刚刚进
入三点以后。

⑥ 下晡：晡，申时。即午后三点至五点。下晡，即下午五点将要结束
的阶段。

⑦ 间一藏及二三四藏者：间一脏，是指在依五行相克规律的传变过程
中，隔过一个脏器传变，按五行相克传变是：肝→脾→肾→心→肺，间二脏，
隔过二个脏器传变。如病肝→肾。余依次类推。《素问·玉机真脏论》："五脏相
通，移皆有次，五脏有病，则各传其所胜，"《素问·平人气象论》："脉反四时
及不间脏，曰难已。"《难经·五十三难》："七传者死，间脏者生。"其说不一。

【语译】

黄帝说：严重的邪气入侵内脏后，会有什么样的情况？岐伯
说：邪气入脏，当疾病先从心开始发生，过一天后就会传到肺，
三天后就传到肝，五天后就传到脾，再过三天不能痊愈，就会死
亡，在冬天，死于夜半，在夏天，死于中午。

当疾病首先发生在肺，过三天后，就会传至肝，再过一天就

传到脾，再过五天后而传到胃，在第十天不能痊愈时，就会死亡。在冬天，死在日落的时候，在夏天，死在日出的时候。

当疾病首先发生在肝，过三天后就传到脾，过五天后传到胃，过三天后就传到肾，再过三天仍不能痊愈时，就会死亡。在冬天，死在日落的时候，在夏天，死在吃早饭的时候。

当疾病先发生在脾，一天后就传到胃，过两天后就传到肾，过三天后传到脊和膀胱。过十天后不能痊愈时，就会死亡。在冬天，死在进入中午的时候，在夏天，死在傍晚吃晚饭的时候。

当疾病首先发生在胃，五天后就会传到肾，再过三天后传到脊和膀胱，再过五天后就向上传到心了，又过两天不能痊愈时，就要死亡。在冬天，死在夜半，在夏天，死在午后太阳偏西时。

当疾病首先发生在肾，三天后传到脊和膀胱，又过三天就向上传到心，再过三天后就传到小肠。三天后不能痊愈时，就会死亡。在冬天，死在天大亮时，在夏天，死在刚刚进入三点以后。

当疾病首先发生在膀胱，过五天后就传到肾，再过一天就传到小肠，又过一天就传到心了，再两天后不能痊愈时，就会死亡。在冬天，死在鸡鸣的时候，在夏天，死在下午五点将要结束阶段。

如上述各脏发生疾病的这种情况，这很多疾病都会顺着相克次序传变，那么死也都有一定的时限，就不能再针刺了；当疾病传变的次序是间隔一脏或间隔二、三、四脏传变的情况，才可以针刺的。

【音释】

昳 徒结切

淫邪发梦第四十三

【原文】

黄帝曰：愿闻〔一〕淫邪泮衍①奈何？岐伯曰：正邪②从外袭内，而〔二〕未有定舍，反〔三〕③淫于藏，不得定处，与营卫俱行，而与魂魄飞扬④，使人卧不得安而喜梦。气〔四〕淫于府，则〔五〕有余于外，不足于内；气淫于藏，则有余于内，不足于外。黄帝曰：有余不足，有形⑤乎？岐伯曰：阴气盛〔六〕则梦涉大水而〔七〕恐惧，阳气盛则梦大火而燔焫〔八〕⑥，阴阳俱盛则梦相杀〔九〕。上盛则梦飞〔十〕，下盛则梦堕〔十一〕，甚饥则梦取，甚饱则梦予〔十二〕。肝气盛则梦怒，肺气盛则梦恐惧、哭泣飞扬〔十三〕，心气盛则梦善笑恐畏〔十四〕，脾气盛则梦歌乐、身体重不举〔十五〕，肾气盛则梦腰脊两解不属〔十六〕。凡此十二盛者至，而泻之立已。

【校勘】

〔一〕顾闻　《甲乙》卷六第八无其二字。

〔二〕而　《甲乙》卷六第八无。

〔三〕反　《千金》卷一·序例诊候第四作"及"。

〔四〕气　《甲乙》卷六第八、《千金》卷一第四其上并有"凡"字。

〔五〕则　《甲乙》卷六第八其下有"梦"字。

〔六〕阴气盛　《素问·脉要精微论》、《太素·卷十四·四时脉诊》、《甲乙》卷六第八、《千金》卷一第四并无"气"字。

〔七〕而　《素问·脉要精微论》、《太素·卷十四·四时脉诊》并无。

〔八〕则梦大火而燔焫　《千金》"梦"下有"蹈"字，《素问·脉要精微论》、《太素·卷十四·四时脉诊》"焫"并作"灼"。

〔九〕相杀　《素问·脉要精微论》、《太素·卷十四·四时脉诊》、《甲乙》卷六第八、《千金》卷一第四其下并有"毁伤"二字。

〔十〕飞　《太素·卷十四·四时脉诊》、《千金》卷一第四其下并有"扬"字。

〔十一〕下盛则梦堕　周本、日刻本、《类经》卷十八·梦寐篇"盛"并作"甚"。

〔十二〕予　《千金》卷一第四作"与"。

〔十三〕肺气盛则梦恐惧、哭泣飞扬　《素问·脉要精微论》作"肺气盛，则梦哭"，《太素·卷十四·四时脉诊》作"肺气盛，则梦哀"，《千金》卷一第四"哭泣"下无"飞扬"二字。

〔十四〕善笑恐畏 日刻本"善"作"喜"。《中藏经》卷上第二十四、《千金》卷一第四"笑"下并有"及"字。《太平御览》卷三十九无"恐畏"二字。

〔十五〕身体重不举 《脉经》卷六第五、《甲乙》卷六第八、《千金》卷一第四并无"身"字,"体重"下有"手足"二字。《太平御览》卷三十九引作"体重身不举"。

〔十六〕梦腰脊两解不属 《太平御览》卷三十九引无"腰"字。《甲乙》卷六第八、《千金》卷一第四"解"下并有"而"字。《脉经》卷六第九"不"下有"相"字。

【注释】

① 泮衍:泮,通"判"。分,散。《说文通训定声》:"泮,假借为判。"《玉篇》:"泮,散也,破也。"衍:散开;分布;扩展,扩充;延伸。通"延。"《小尔雅·广言》:"衍,散也。"《后汉书·文苑传·杜笃》:"霸王所以衍功。"李贤注:"衍,广也。"《管子·白心》:"无迁无衍。"俞樾评议:"衍当读为延。"泮衍,此指侵犯扩散。

② 正邪:《类经》十八卷第八十五注:"凡阴阳劳逸之感于外。声色嗜欲之动于内,但有干于身心者,皆谓正邪。"张景岳说此不合文义,因不论劳役,还是声色嗜欲,都不会使人"阴阳俱盛",也不会使肝等脏气盛,因此"正",就是"当"。正邪,当邪气。

③ 反:违背;违反。《国语·周语下》:"日反其信。"韦昭注:"反,违也。"

④ 飞扬:飞,物体在飘落或流动;驰骋。《汉书·爰盎传》:"今陛下骋六飞。"颜师古注引如淳曰:"六马之疾若飞也。"扬,簸动。《吕氏春秋·必己》:"舟中之人尽扬播入于河。"飞扬:飞起飘动;躁动;不安定。此指躁动;不安定。

⑤ 形:形征;征象。此引申为"表现"。

⑥ 炳:焫也。

【语译】

黄帝说:我想听听邪气在体内浸淫扩散怎样的情况? 岐伯说:

当邪从外侵袭体内，可是没有固定的侵犯部位，违反规律就流溢（侵犯）到内脏，随着营卫之气一起流动，就会伴随着魂魄躁动，使人睡卧不宁而多梦；当邪气侵扰到腑，那么就有实像表现在外，不足的征象出现在里；当邪气侵扰于脏。那么就有实像表现在里，不足的征象表现在外。

黄帝说：有余不足，有什么表现吗？岐伯说：阴气盛时，就会梦见跋涉大水而有恐惧感，阳气盛时，就会梦见大火而有烤热感；阴阳都盛时，就会梦见互相杀伐；上部邪盛时，会梦见向上飞跃；下部邪盛时，会梦见向下坠堕；很饥饿时，会梦见向人索取食物，很饱时，就会梦见给予别人东西；肝气盛时，会有生气的梦；肺气盛时，会有恐惧、哭泣，使人不安定的梦；心气盛时，就会梦见喜好笑、恐惧和畏怯；脾气盛，则梦见歌唱，娱乐、身体沉重难以起来，肾气盛时，会梦见在腰脊部位出现断裂而不相连接。总的来说，这多种实证的梦病出现时，就用泻法泻去与之相应的部位，就可痊愈了。

【原文】

厥〔一〕①气客于心，则梦见丘山烟火〔二〕。客于肺，则梦飞扬②，见金铁之〔三〕奇物。客于肝，则梦山林树木〔四〕。客于脾，则梦见〔五〕丘陵大泽③，坏屋〔六〕风雨。客于肾，则梦临渊〔七〕，没居水中〔八〕。客于膀胱，则梦游行。客于胃，则梦饮食。客于大肠，则梦田野。客于小肠，则梦聚邑冲衢〔九〕④。客于胆，则梦斗讼自刳〔十〕。客于阴器〔十一〕，则梦接内〔十二〕⑤。客于项，则梦斩首。客于胫〔十三〕，则梦行走而不能前〔十四〕，及居深地窌苑中〔十五〕⑥。客于股肱〔十六〕，则梦礼节拜起〔十七〕⑦。客于胞䐈⑧，则梦溲便〔十八〕。凡此十五〔十九〕不足者至，而补之立已也。

【校勘】

〔一〕厥　《中藏经》卷上第二十二作"邪"。

〔二〕则梦见丘山烟火　《中藏经》卷上第二十二"梦"下无"见"字；《太平御览》卷三十九引"烟"作"燼"。

〔三〕之　《甲乙》卷六第八其下有"器及"二字，《脉经》卷六第七、《千金》卷一第四其下并有"器"字。

〔四〕树木　《中藏经》卷上第二十二作"茂盛"。

〔五〕见　《脉经》卷六第五、《中藏经》卷上第二十六并无。

〔六〕坏屋　《中藏经》卷上第二十六无。

〔七〕渊　《中藏经》卷中第三十作"深"。

〔八〕没居水中　《中藏经》卷中第三十作"投水中"。

〔九〕聚邑冲衢　《脉经》卷六第四、《千金》卷一第四、《太平御览》卷二十九引"冲衢"并作"街衢"。

〔十〕自刭　《脉经》卷六第二、《中藏经》卷上上第二十三并无"自刭"二字。

〔十一〕器　《太平御览》卷三十九引无。

〔十二〕则梦接内　《千金》卷一第四作"则梦交接斗内"。

〔十三〕胫　《千金》卷一第四作"跨"，《太平御览》卷三十九引作"足"。

〔十四〕前　《太平御览》卷三十九引无，《千金》卷一第四其下有"进"字。

〔十五〕及居深地窅苑中　《千金》卷一第四作"池渠上穴下井窊中居"。

〔十六〕胅　《千金》卷一第四无。

〔十七〕拜起　《甲乙》卷六第八、《千金》卷一第四"起"并作"跪"。

〔十八〕则梦溲便　《甲乙》卷六第八"便"下有"利"字。《千金》卷一第四作"则梦溲溺便利"。

〔十九〕十五　金陵本、藏本并作"有数"。

【注释】

① 厥：代词。

② 飞扬：此指向空中飞起飘荡。

③　泽：泽，水汇聚处；也指水草丛杂之地；又指湖、海。《书·禹贡》："震泽底定。"孔传："震泽，吴南大湖名也。"孔颖达疏："大泽畜水，南方名之曰湖。"《汉书·苏武传》："天子射上林中，得雁，足有系帛书，言武在某泽中。"《汉书·苏武传》："匈奴以为神，乃徙武北海上无人处……武既至海上。"北海，在前苏联西伯利亚贝加尔湖。泽，此指湖、海。

④　聚邑冲衢：聚邑，泛指聚集着很多人的地方。冲衢，衢，道路；分岔的道路。此指交通要冲。《尔雅·释宫》："四达谓之衢。"聚邑冲衢：在聚居很多人的道岔上。

⑤　则梦接内：接，四川方言，迎娶；交接；插。《说文》："接，交也。"三国·魏·嵇康《兄秀才公穆入军赠诗十九首》："右接忘归。"戴明扬校注引刘履曰："接与插同。"内，妻；妻妾；脏腑；房事。《左传·襄公二十八年》："则以其内实迁于卢蒲嫳氏，易内而饮酒。"杜预注："内实。实物。妻妾也。"《文选·枚乘〈七发〉》："扁鹊治内。"李善注引《史记》曰："扁鹊……视病尽见五脏。"《伍子胥变文》："忽忆父兄枉被诛，即得五内心肠烂。"《神农本草经》："䗪虫，味咸，寒。主血瘀症坚寒热……；内寒无子。"《诸病诸候论·妇人杂病诸候·瘀血候》："血瘀在内，则时时体热面黄，瘀久不消，则变成积聚症瘕也。"则梦接内，即做梦娶媳妇，或就梦而性交。

⑥　地窈苑中：窈，后作窖。《说文》："窈，窖也。"地窈，即地窖。苑，古代有围墙的园林，以养禽兽，植林木，是供帝王游猎的场所。段玉裁注："苑，古谓之囿，汉谓之苑。"

⑦　拜：古代表示敬意的一种礼节。行礼时两足跪地，低头，下与腰平，两手至地。《荀子·大略》："平衡曰拜。"《论语·子罕》："拜下，礼也。"后又作为行礼的通称。宋·吴自牧《梦梁录》："正月朔日……往来拜节。"明·陆蓉《菽园杂记》："京师元日后，上至朝官，下至庶人，往来交错道路者，谓之拜年。"

⑧　胞䐈：胞，膀胱。通"脬"。《集韵·爻韵》："脬，《说文》：'膀光也。'通作胞。"䐈，直肠。《广韵·职韵》："䐈，肥肠。"

【语译】

这邪气稽留于心脏，就会梦见丘陵、大山有烟火弥漫；稽留于肺脏，就会梦见向空中飞起飘荡，或看到金属类的奇怪东西；稽留于肝脏，就会梦见山林树木；稽留于脾脏，就会梦见丘陵和湖泊，以及破漏房屋被风吹被雨淋；稽留于肾脏，就会梦见如临深渊或淹没在水中；稽留于膀胱，就会梦见到处游走；稽留于胃中，就会梦见饮水，吃饭；稽留于大肠，就会梦见田地荒野；稽留于小肠，就会梦见人们聚集在交通道岔处；稽留于胆，就会梦见与人斗殴、打官司，或剖割自己；稽留于生殖器官，就会梦中娶媳妇，或性交；稽留于项部（后脖子），就会梦见杀头；稽留于足胫，就会梦见想要行走，可是不能前进，或者梦见住在深深的地窖、或在苑圃之中；稽留于大腿、肱骨部，就会梦见两足跪地，低头，下与腰平，两手至地后才起来的礼节；稽留于膀胱和直肠，就会梦到小便和大便。总起来说，这十五种因正虚而致邪扰出现梦的，可就用补法相应的腧穴，就可痊愈了。

【音释】

窌力交切

顺气一日分为四时第四十四

【原文】

黄帝曰：夫百病之所始生者，必起于燥湿、寒暑、风雨、阴阳、喜怒、饮食、居处，气合而有形①，得藏而有名②，余知其然也。夫百〔一〕③病者，多以旦慧④、昼安、夕加、夜甚，何也？岐伯曰：四时之气使然。黄帝曰：愿闻四时之气。岐伯曰：春生、夏长、秋收、冬藏，是气之常也，人亦应之，以一日分为四时〔二〕，朝则为春，日中为夏，日入为秋，夜半为冬。朝则人气始生，病气衰，故旦慧；日中人气长，长则胜邪，故安；夕则人气始衰⑤，邪气始生，故加；夜半〔三〕人气入藏，邪气独居于身，故甚也。

黄帝曰：其时有反者何也？岐伯曰：是不应四时之气，藏独主其病者，是必以藏气之所不胜时者甚，以其所胜时者起也。黄帝曰：治之奈何？岐伯曰：顺天之时⑥，而病可与期。顺者为工，逆者为粗。

【校勘】

〔一〕百　《甲乙》卷六第六无。

〔二〕以一日分为四时　《甲乙》卷六第六"一日"下有"一夜"二字，"四时"下有"之气"二字。

〔三〕半　《甲乙》卷六第六无。

【注释】

①　气合而有形：合，同；交锋。《孙子·行军》："兵怒而相迎，久而不合，又不相去，必谨察之。"气合，指邪气犯人体后，邪气和正气交争。形，形征，征象。有形，出项脉、舌苔、症状相应的征象。气合而有形，即邪气和正气相遇，出现一定的征象。

②　得藏而有名：得，及；到，得藏，当邪气入脏。得藏而有名，泛指疾病都有一定的名称。

③　百：虚数，表示多。

④　慧：清爽；轻爽；病愈。《素问·脏气法时论》："肝病者，平旦慧，下晡甚，夜半静。"王冰注："木王之时，故爽慧也。"《方言》："南楚病愈者谓之差。……或谓之慧。"

⑤　衰：下，此指内、里。

⑥　顺天之时：顺应脏的旺盛之时。

【语译】

黄帝说：众多疾病发生的原因，一定是因为燥、湿、寒、暑、风、雨、阴、阳、喜、怒、饮食、居住的环境而生成，邪气侵入人体之后与人体内的状态相适应就会有各种病态出现，这些病因归结到相关的脏腑而确定一定的病名。我已经知道这些道理。众多疾病大多在早晨感觉病情轻减，神气清爽，白昼稍觉安适，傍晚病势渐渐增重，夜间病势最重，这是什么道理呢？岐伯说：这是由于一天中四个时段气的不同变化而造成的。黄帝说：想听你讲一下一天中四个时段气的不同变化。岐伯说：春天阳气生发，夏天阳气隆盛，秋天阳气收敛，冬天阳气闭藏，这是一年中四季变化的常规。人体的阳气变化也与此相应。以一昼夜来划分四时：早晨相当于春天，中午相当于夏天，傍晚相当于秋天，夜半时相当于冬天。人的阳气变化与此相适应：早晨，人的阳气刚开始生发，（由于正气进，故）邪气衰退，所以病人在早晨感到神气清爽；中午，人的阳气逐渐隆盛，正气盛就能战胜邪气，所以稍觉安适；傍晚，人的阳气开始收敛而内退，邪气就相应地开始增强，所以病情增重；到了夜半，人的阳气闭藏于内脏，邪气独居于身体，所以疾病就觉得深重。

黄帝说：疾病经常有和早晨清爽，白天安定，傍晚加重，夜间更重相反的情况，是什么道理？岐伯说：这是因为疾病变化不和以上所说的"四时气变规律"相应，这种情况病因不在于外邪，而是脏腑本身独自病变的情况。这样的疾病，必然在该脏"不胜的时候（例如：脾病在早晨的时候、肺病在中午的时候）"加重，在该脏"胜的时候（如脾病在中午和午后，肺病在午后和傍晚）"痊愈。黄帝说：治疗时怎么办？岐伯说：治疗时，顺应脏腑的生旺之时，疾病就能如所预料。能顺应生旺之时，就是高明的医生；违背生旺之时，就是粗劣的庸医了。

【原文】

黄帝曰：善。余闻刺有五变〔一〕①，以主五输②，愿闻其数。岐伯曰：人有五藏，五藏有五〔二〕变，五〔三〕变有五输，故五五二十五输，以应五时〔四〕。黄帝曰：愿闻五变。岐伯曰：肝为牡藏③，其色青，其时春，其音角，其味酸，其日甲乙〔五〕。心为牡藏，其色赤，其时夏，其日丙丁，其音徵，其味苦。脾为牝藏④，其色黄，其时长夏，其日戊己，其音宫，其味甘。肺为牝藏，其色白，其音商，其时秋，其日庚辛，其味辛〔六〕。

肾为牝藏，其色黑，其时冬，其日壬癸，其音羽，其味咸。是为五变。

【校勘】

〔一〕余闻刺有五变，以主五输　《甲乙》卷一第二作"五脏五输"。

〔二〕五　《甲乙》卷一第二、《太素·卷十一变输》并无。

〔三〕五　《甲乙》卷一第二、《太素·卷十一变输》并无。

〔四〕五时　指春、夏、长夏、秋、冬五季而言。

〔五〕其音角，其味酸，其日甲乙　《甲乙》卷一第二作"其日甲乙，其音角，其味酸"。

〔六〕其音商，其时秋，其日庚辛，其味辛　《甲乙》卷一第二作"其时秋、其日庚辛，其音商，其味辛"。

【注释】

① 五变：即色、时、日、音、味五者的变化。

② 五输：指井、荥、俞、经、合五类输穴。

③ 牡藏：雄性称牡。五脏中肝、心为牡脏。

④ 牝藏　牝（pìn），脏，雌性称牝。五脏中脾肺肾为牝脏。马莳："肝为阴中之阳，心为阳中之阳，故皆称曰牡脏。脾为阴中之至阴，肺为阳中之阴，肾为阴中之阴，故皆称曰牝脏。"张志聪："肝属木，心属火，故为牡脏，脾属土，肺属金，肾属水，故为牝脏。"二说俱可参。

【语译】

黄帝说：好。我听说刺法中有根据五变来决定针刺井、荥、俞、经、合五种输穴，希望了解其中的规律。岐伯说：人有五脏，五脏各有相应的色、时、日、音、味的五种变化，每种变化都有井、荥、俞、经、合五种输穴分别与之相应，所以五乘以五，就有二十五个输穴，以和五季相应。黄帝说：希望了解五变是什么？岐伯说：肝属牡脏，它的颜色是青色，它的季节是春天，它的声音是角音，它的味是酸味，它的日期是甲乙。心属牡脏，它的颜色是红色，它的季节是夏天，它的声音是征音，它的味是苦味，它的日期是丙丁。脾属牝脏，它的颜色是黄色，它的季节是长夏，它的日期是戊己，它的声音是宫音，它的味是甜味。肺属牝脏，它的颜色是黑色，它的季节是冬天，它的日期是壬癸，它的声音是羽音，它的味是咸味。这就是五变。

【原文】

黄帝曰：以主五输奈何？岐伯曰：藏主冬，冬刺井〔一〕；色主春，春刺荥〔二〕；时主夏，夏刺输〔三〕；音主长夏，长夏刺经〔四〕；味主秋，秋刺合〔五〕。是谓五变，以主五输①。黄帝曰：诸原安合以致六输？岐伯曰：原独不应五时，以经合之②，以应其数，故六六三十六输。黄帝曰：何谓藏主冬，时主夏，音主长夏，味主秋，色主春？顾闻其故。岐伯曰：病时间时甚者，取之输；病变于音者，取之经，经〔六〕满而血者；病在胃及以饮食不节得病者，取之于合〔七〕。故命曰味主合。是谓五变〔八〕也。

【校勘】

〔一〕冬刺井 《千金》卷二十九·针灸上"刺"作"取"，下同。《难经·七十四难》"井"作"合"。

〔二〕荥 《难经·七十四难》作"井"。

〔三〕输 《难经·七十四难》作"荥"。

〔四〕长夏刺经 《难经·七十四难》作"长夏"作"季夏"，"经"作"俞"。

〔五〕合 《难经·七十四难》作"经"。

〔六〕经 《千金》卷十七第一作"结"。

〔七〕取之于合 《甲乙》卷一第二无"于"字。

〔八〕五变 周本、日刻本、《类经》卷二十并作"病"。

【注释】

①　五变，以主五输：五变，马莳："五变主于五输者，何也？盖五脏主于冬，故凡病在于脏者，必取五脏之井，如肝取大敦，必取少冲之类。色

生于春，故凡病在于色者，必取五脏之荣，如肝取行间，心取少府之类。时主于夏，故凡病时间时甚者，必取心脏之输，如肝取大冲，心取神门之类。音主于长夏，故凡病在于音者，必取五脏之经，加肝取中封，心取灵道之类。味主于秋，故凡病在于胃及饮食不节得病者，必取五脏之合，如肝取曲泉，心取少海之类。是之谓五变以主五输，所谓五五二十五输以应五时也。"

② 以经合之：合，匹配；配合。按经络配合井、荣、输、经、合五输穴。

【语译】

黄帝说：以五变理论主选五输穴，是怎样的呢？岐伯说：脏主冬，在冬季刺井穴；色主春，在春季刺荣穴；时主夏，在夏季刺输穴，音主长夏，在长夏刺经穴；味主秋，在秋季刺合穴。这就是五变主选五输穴的情况。黄帝说：这些原穴怎么来配合而形成六输穴呢？岐伯说：六腑的原穴，单单地不和五个季节相配合，而把它按照经络配合在五输穴之中，来达到六输（井、荣、俞、原、经、合）之数，所以每个阳经六穴，六乘以六共三十六个输穴。黄帝问道：什么叫做脏主冬，时主夏，音主长夏，味主秋，色主春？我希望了解其中的缘故。岐伯答道：病在脏的，邪气深，治疗时应选取井穴；疾病变化表现在面色的，治疗时应选取荣穴；病情时轻时重的，治疗时应选取输穴；疾病影响到声音发生变化的，应选取经穴，经脉盛满而有充血现象的、病在胃的以及因为饮食不节引起的疾病，治疗时选取合穴。（由于血的化生之源以及饮食都与胃受纳五味有关），所以称之为味主合。这就是五变以及相应的针刺法则。

外揣第四十五

【原文】

黄帝曰：余闻九针九篇，余亲授其调[一]①，颇得其意。夫九针者，始于一而终于九②，然未得其要道也。夫九针者，小之则无内，大之则无外，深不可为下，高不可为盖，恍惚无穷，流溢无极，余知其合于天道、人事、四时之变也，然余愿〔二〕杂③之毫毛，浑束为一，可乎？岐伯曰：明乎哉问也，非独针道〔三〕焉，夫治国亦然。黄帝曰：余愿闻针道，非国事也。岐伯曰：夫治国者，夫惟道焉，非道，何可小大深浅，杂合而为一乎？黄帝曰：愿卒闻之。岐伯曰：日与月焉，水与镜④焉，鼓与响焉。夫日月之明，不失其影，水镜之察，不失其形，鼓响之应，不后其声，动摇则应和〔四〕⑤，尽得其情。

【校勘】

〔一〕亲授其调　顾氏《校记》："当'亲受其词'。"当据改。

〔二〕愿　《太素·卷十九·知要道》其下有"闻"字。

〔三〕道　《太素·卷十九·知要道》无。

〔四〕动摇则应和　《太素·卷十九·知要道》作"治则动摇应和"。

【注释】

①　亲授其调：授，是"受"的后起字。《商君书·定分》："必师受之。"调，训练。《史记·秦本纪》："佐舜调训鸟兽。"亲授其调，即身受这些理论的训练。

②　始于一而终于九：从第一种针具的名称和使用范围的理论开始，到第九种针具名称和使用范围的理论结束为止。

③　杂：混和；众多；兼。《玉篇》："杂，糅也。"

④　镜：《说文·金部》："镜，景也。"

⑤　动摇则应和：有动摇之动作，就有应和之反应。

【语译】

黄帝说：我了解了关于九针的很多篇的内容，我亲身接受了这种理论的训练，深得其中的意境。九针的内容，从第一种针具的名称和使用范围的理论开始，到第九种针具名称和使用范围的理论结束为止，但是我还没有掌握其中的精要。九针理论的应用，可说是小的不能再小，大的不能再大，深的不能再深，高的不能再高了。道理玄妙、深奥无穷，应用范围之广，无边无际，我知道这种理论符合自然界的规律、人事关系、四季的变化，可是我希望把这些琐碎微细的理论糅杂起来，结为一体，可以吗？岐伯说：你问得太高明了！不仅仅是九针刺的理论如此，治理国家，也是这样。黄帝说：我希望听的是用针的道理，不是治国的方略。岐伯说：治理国家的方略，只是依赖"道"，如果不是"道"怎么能把小、大、浅、深的复杂事物糅合为一体呢？黄帝说：希望都了解这些理论。岐伯说：事物之间密切关联和影响，如同日月与影子，水、镜子与人的形影，鼓和声响的关系一样：日月光亮照到万物，万物不会没有影子；人面临水和镜子而照察，不会改变自己的形象；击鼓时发出响声，不会落后于击打而发出声音。有动摇之动作，就有应和之反应（就像日、月、鼓和影、形、声的关系一样）。明白了这个道理，那么事物相关的理论及其应用，也就充分掌握了。

【原文】

　　黄帝曰：窘①乎哉！昭昭之明不可蔽〔一〕。其不可蔽〔二〕，不失阴阳也。合而察之，切而验之，见而得之，若清水明镜之不失其形也。五音不彰，五色不明，五藏波荡，若是是内外相袭②，若鼓之应桴，响之应声，影之似形。故远者司外揣内③，近者司内揣外，是谓阴阳之极，天地之盖，请藏之灵兰之室④，弗敢使泄也。

【校勘】

〔一〕蔽　《太素·卷十九·知要道》其下有"也"字。
〔二〕蔽　《太素·卷十九·知要道》其下有"者"字。

【注释】

　　①　窘：要；切要。《素问·灵兰秘典论》："窘乎哉！"王冰注："窘，要也。"

② 袭：合；及。《小尔雅·广言》："袭，合也。"

③ 司外揣内：司，通"伺"，窥察。揣，揣摩，推测。司外揣内：窥察外部而推断内部。

④ 灵兰之室：黄帝藏书之处。《素问·气交变大论》王冰注："灵兰室，黄帝之书府也。"

【语译】

黄帝说：这个问题太切要了！就像日月的光芒一样是不能遮蔽的，所以说它不能遮蔽，是因为它的理论没有离开阴阳这个总纲。把各种现象综合起来考察，通过切磋来查验它，通过显露出来的表象来获得实情，如同清水、明镜反映物体形象一样的真切。当人的五音不响亮，五色晦暗不明，五脏发生了疾病的反应，像这种情况就会出现内外相互影响，就好像鼓随着鼓槌的敲击，而响声必随着打击而发出来，又像影子和形体相似一样。所以，从远处考察的话，窥察外部就可推断内部；从近处考察的话，窥察内部就可推断外部。这就叫阴阳的极致，天地的覆盖，请让我把它珍藏在灵兰之室，而不要散泄出去。

五变第四十六

【原文】

黄帝问于少俞曰：余闻百疾之始期也，必生于风雨寒暑，循毫毛而入腠理，或复还，或留止，或为风肿汗出，或为消瘅，或为寒热，或为留痹①，或为积聚，奇邪淫溢，不可胜数，顾闻其故。夫同时得病，或病此，或病彼，意②者天之为人生风乎，何其异也？少俞曰：夫天之生[一]风者，非以私百姓也，其行公平正直，犯者得之，避者得无殆，非求人而人自犯之。黄帝曰：一时遇风，同时得病，其病各异，顾闻其故。少俞曰：善乎哉问！请论以比匠人。匠人磨斧斤③砺刀，削斲④材木。木之阴阳，尚有坚脆，坚者不入，脆者皮驰⑤，至其交节而缺斤斧焉。夫一木之中，坚脆不同，坚者则刚，脆者易伤⑥，况其材木之不同，皮之厚薄，汁之多少，而各异耶。夫木之早花先生叶者，遇春霜烈风，则花落而叶萎。久曝大旱，则脆木薄皮者，枝条汁少而叶萎。久阴淫雨，则薄皮多汁者，皮溃而漉。卒风暴起，则刚脆之木，枝折杌⑦伤。秋霜疾风，则刚脆之木，根摇而叶落。凡此五者，各有所伤，况于人乎。黄帝曰：以人应木奈何？少俞答曰：木之所伤也，皆伤其枝，枝之刚脆而坚，未成伤也。人之有常病也，亦因其骨节皮肤腠理之不坚固者，邪之所舍也，故常为病也。

【校勘】

〔一〕生　统本、金陵本、黄校本并无。

【注释】

①　留痹：病名。痹证的一种。湿病或其他原因引起的肢体疼痛。《说文》：“痹，湿病也。”古代痿、痹不分。《说文》：“痿，痹也。”《汉书·哀帝纪》：“即位痿痹”，注：“痿亦痹也。”《素问·痹论》：“痹或痛，或不痛，或不仁……有寒，故痛也，其不痛不仁者，病久入深，荣卫之行涩，经络时疏，故不痛，皮肤不营，故为不仁也。”清·徐灏《说文解字注笺·广部》：“痹，肌肉麻木曰痹，今粤人常语。”

②　意：怀疑。《广雅·释言》：“意，疑也。”

③　斤：古代砍物的工具，和斧子相似，比斧子小，而刃横。《说文》：“斤，斫木也。”段玉裁注：“凡用砍物者皆用斧，砍木之斧，则谓之斤。”徐灏笺：“斤斧同物，斤小于斧。”王筠句读：“斤之刃横，斧之刃纵。”

④　削斲：削，分割；劈开。《说文》：“削，析也。”斲（zhuo），斧斤之类的工具；砍；削。《说文》：“斲，斫也。”《庄子·天道》：“轮扁斫轮于堂下。”削斫，砍削。同义词连用。

⑤　脆者皮驰：脆，柔弱。引申为“柔软”。《国语·晋语六》：“臣脆弱，弗能忍俟也。”驰，松懈，引申为“裂开”。《广雅·释诂三》：“皮，离也。”《释言》：“皮，剥也。”《战国策·韩策二》：“因自皮面、抉眼，自屠出

肠，遂以死。"脆者皮弛，即柔软的木材剥离的时候就会裂开。

⑥　伤：刺。《方言》卷三："凡草木刺人，北燕朝鲜之间谓之茦，或谓之壮。"郭璞注："今淮南人亦呼壮，壮，伤也。"

⑦　杌：树干；砍树剩余的树干；摇。《集韵·没韵》："杌，树无枝也。"《集韵·迄韵》："杌，刊余木。"《篇海类编》："杌，摇也。"

【语译】

黄帝向少俞问道：我听说众多疾病在开始发生的时候，一定产生于风、雨、寒、暑这些外邪，顺着毫毛窍就侵入腠理，有的邪气就退回于体外，有的就留在体内，邪气滞留以后，有的邪气导致风肿而有汗出病；或导致消瘅病，或导致寒热往来病，或导致留痹病，或导致积聚病。怪异的邪气到处侵犯，导致病就数不清，我想了解一下得这些病的缘故。还有同时得病，有的得了这种病，有的得了那种病，我想，致病的原因是各种是自然界产生的风邪吗？他们有什么不同呢？少俞说；自然界产生的风，不是因为不公正对待每个人，风的活动是客观，对每个人都很公正，被侵犯的人就会得病，躲避了风邪袭击的人，就不会受危害，不是风邪寻找人，而是人自己干犯了风邪。黄帝说：同时触冒风邪，而又同时得病，他们生的病却不一样，希望了解这些病的缘故。少俞说：问得好啊！请允许我论述以工匠比喻这个问题吧。工匠磨快了刀斧，去砍削木材，树木有阳面阴面，还有坚硬和柔软的差别，坚硬的砍不进去，柔软的木材剥离的时候就会裂开，当砍树木枝杈交节的部位，就会使刀斧的刃出现崩刃而出现缺口，同一个树木，它的各部分也有有坚硬、脆软的区别，结实的部位就硬，柔软就会刺进去，更何况不同的木材，其外皮的厚薄，内含水分的多少，各不相同。有开花长叶较早的树木，当遇到早春的寒霜和狂风，就会使花落叶萎；当遇到长期曝晒或太旱时，就会使木质脆弱而外皮薄，使枝条水分少而树叶萎缩；当阴雨连绵时，那些皮薄而含水分多的树木，就会树皮溃烂而水湿漉漉；当急速的风骤起，那么刚脆的树枝就会折断，使树干受伤；当遇到秋季的严霜、猛烈的风，那么刚脆的树木，就会使树根动摇，树叶零落。总的来说，这五种现象，不同的树木，各自有其损伤的原因，更何况对于不同的人呢！

黄帝说：以人和树木的情况相对应是怎样的呢？少俞回答说：树木的损伤，都是损伤的树枝，树枝硬柔并存而且结实，就不一定有损折。有的人经常生病，这也是因为他的骨节、皮肤、腠理等部分不坚固，所以外邪所滞留的地方，就经常发病。

【原文】

黄帝曰：人之善病风，厥漉汗者[一]①，何以候②之？少俞答曰：肉[二]不坚，腠理疎，则善病风[三]。黄帝曰：何以候肉之不坚也？少俞答曰：䐃[四]肉不坚而无分理，理者，粗理，粗理而皮不致者[五]，腠理疎。此言其浑然者。

黄帝曰：人之善病消瘅③者，何以候之？少俞答曰：五藏皆柔弱者，善病消瘅。黄帝曰：何以知五藏之柔弱也？少俞答曰：夫柔弱者，必有[六]刚强，刚强[七]多怒，柔者易伤也。黄帝曰：何以候柔弱之与刚强？少俞答曰：此人薄皮肤而目坚固④以深者，长衡[八]⑤直扬，其心刚，刚则多怒，怒则气上逆，胸中畜积，血气逆留，髋皮充肌[九]⑥，血脉不行，转而为热，热则消肌肤[十]，故为消瘅，此言其人[十一]暴刚而肌肉弱者也。

【校勘】

〔一〕厥漉汗者　《甲乙》卷十第二上作"洒洒汗出者"。

〔二〕肉　《景岳全书》卷十二·汗证类引作"内"。

〔三〕风　《景岳全书》卷十二·汗证类引其下有"厥漉汗"三字。

〔四〕䐃　《甲乙》卷十第二作"膪"。丹波元简："《甲乙》作'膪'为是。以膪肉候通身之肌肉，见《本脏》等论，诸家以'䐃'释之，非也。"当据改。

〔五〕而无分理，理者，粗理，粗理而皮不致者 《甲乙》卷十第二上作"而无分理者，肉不坚，肤粗而皮不致者"。

〔六〕有 《甲乙》卷十二第六无。

〔七〕刚强 周本无其二字。

〔八〕长衡直扬 衡，原作"冲"，《甲乙》卷十一第六作"衡"，本书《论勇》有"长衡直扬"之语。今据改。

〔九〕留腂皮充肌 《甲乙》卷十一第六作"腹充皮胀"。

〔十〕肤 《甲乙》卷十一第六无。

〔十一〕人 《甲乙》卷十一第六无。

【注释】

① 漉：流；渗。《说文解字系传》："漉，一曰水下儿也。"《广雅·释言》："漉，渗也。"本书《五变》："皮溃而漉。"

② 候：诊察。《北齐书·方伎传·马嗣明》："嗣明为之诊，候脉。"《太平广记》卷二百一十九引段成式《酉阳杂俎》："候脉良久，曰：都无疾。"

③ 消瘅：又称脾瘅，消中。《诸病源候论》称之为"消渴病"。消，指津液消耗而瘦，瘅，劳病；热；湿热。通"疸"。《说文》："瘅，劳病也。"《素问·奇病论》："此五气之溢也，名曰脾瘅。"王冰注："瘅，谓热也。"《素问·脉要精微论》："风成为寒热，瘅成为消中。"王冰注："瘅，谓湿热也。"《说文通训定声》："瘅，假借为疸。"《素问·玉机真藏论》："发瘅，腹中热，烦心出黄。"王冰注："脾之为病，善发黄瘅。"消瘅，即热邪盛于脏腑候，津液消灼而成的消渴病，主要表现多食，多饮，多尿且消瘦。

④ 坚固：同义词连用。坚定；不动摇；固执。《楚辞·九章·惜诵》："坚志而不忍。"《荀子·宥坐》："二曰行辟而坚。"

⑤ 长衡直扬：衡，眉毛。《周礼·考工记·梓人》："乡衡而实不尽。"孔颖达疏："先乡云'衡谓麋衡也者，麋既眉也。'"《后汉书·蔡邕传》："胡老乃扬衡含笑，援琴而歌。"扬，眉毛及其上下部分。《诗经》："子之清扬，扬且之颜也。"孔颖达疏："眉之上眉之下皆曰扬。长衡直扬，即长长的眉毛，眉毛不弯曲。"

⑥ 腂：身体。《广韵·魂韵》："腂，体也。"

【语译】

黄帝说：人有好患风病，出现汗出不止的症状，用什么办法诊察出这是什么病呢？少俞回答说：肌肉不坚固，腠理就会疏松，那么就好得风病。黄帝问道：怎样诊察肌肉不坚固呢？少俞回答说：突起的肌肉块不结实，而又看不清肌肉块分界的纹理，理，就是纹理，粗大的纹理而且有皮肤不致密现象，就是腠理疏松。这里说的是大致的情况。

黄帝说：容易生消瘅病的人，凭借什么来诊察呢？少俞回答说：五脏都软弱（虚弱）的人就容易患消瘅病。黄帝说：凭借什么来知道五脏的软弱（虚弱）呢？少俞回答：五脏柔弱的人，一定脾气（性情）刚强，性情刚强的人往往生气。虚弱的情况下就容易有病了。黄帝说：凭借什么来诊察五脏的柔弱（虚弱）与性情刚强呢？少俞回答说：这类人皮肤薄，两眼视物体时死死盯着，而且眼睛深陷在眶窝中，长长的眉毛，眉毛不弯曲。这样的人性情刚强，刚强的脾气就好发怒，发怒就会使气上逆，蓄积在胸中，血和气流动不顺，滞留在身体皮肤塞肌肉，使血脉不能流动，就转变成热邪，热邪能减削肌肤，所以就成为消瘅病。这里说的这种人，是脾气刚暴可是肌肉软弱的人的原因。

【按语】

目前治疗消瘅病（消渴），往往注重滋阴，而这种治法往往忽略了整个病机的认识和把握，如何提高疗效？根据此段描述，其治疗应该滋阴为主，行气活血为辅，气滞则血淤，行气有助于消除血逆和血蓄，气滞则血淤，淤血化热，活血有助于治气郁，活血行气不仅仅有助于郁滞的气血消散，更有助于消散热邪。

【原文】

黄帝曰：人之善病寒热者，何以候之？少俞答曰：小骨弱肉者，善病寒热。黄帝曰：何以候骨之小大，肉之坚脆，色之不一也。少俞答曰：颧骨者，骨之本也。颧大则骨大，颧小则骨小。皮肤薄而其肉无䐃〔一〕，其臂懦懦然①，其地色殆然②，不与其天同色〔二〕，污然独异，此其候也。然后臂〔三〕薄③者，其髓不满，故善病寒热也。

【校勘】

〔一〕皮肤薄而其肉无䐃　《甲乙》卷八第一上作"皮薄而肉弱无䐃"。

〔二〕其地色殆然，不与其天同色　《甲乙》卷八第一上"殆"作"始"。

〔三〕后　《甲乙》卷八第一上无。

【注释】

①　懦懦然：懦，柔软；弱。晋·夏侯湛《玄鸟赋》："采懦毛以为蓐。"《光韵·虞韵》："懦，弱也。"懦懦然，即肉软软的样子。

②　其地色殆然：地，即地阁，俗称下巴。天，即天庭，俗称前额。殆然，殆，危亡；败；坏。《尔雅·释诂下》："殆，危也。"《广雅·释诂三》："殆，败也。"其地色殆然，即病人下巴部位没有光泽。

③　薄：物体厚度小；小。《诗·小雅·小旻》："如履薄冰。"《颜氏家训·勉学》："不如薄伎在身。"

【语译】

黄帝说：有人好得发冷发热的病，凭借什么来诊察呢？少俞回答说：骨胳小，肌肉软的人，好得发冷发热的病。黄帝说：怎样诊察骨胳的大小，肌肉的结实和柔弱，气色的不一致呢？少俞回答说：颧骨是人身骨胳的基础，颧骨大的，那么全身骨胳就大，颧骨小的，那么全身骨胳都小。皮肤薄而没有显著突出的肌肉块，两臂肉软软的样子，病人下巴部位没有光泽，和天庭部位的色泽不一样，污秽样子的颜色只要出现异常，这些就是肌肉是结实还是柔软、色泽不一的外部征象。用如此诊察方法，最后诊察到臂部肌肉细小的现象，表示骨髓也不充满，所以好得发冷发热病。

【原文】

黄帝曰：何以候人之善病痹者？少俞答曰：粗理而肉不坚者，善病痹。黄帝曰：痹之高下有处乎？少俞答曰：欲知其高下者，各视其部〔一〕。

【校勘】

〔一〕各视其部　《甲乙》卷八第一上作"视其三部"。

【语译】

黄帝说：有人好得痹证，用什么办法来诊察呢？少俞回答说：皮肤纹理粗疏，肌肉不结实的人，就好得痹证。黄帝说：痹病部位的在上在下，有固定地方吗？少俞答说：要想知道痹证是在上在下的部位，要分别察看各部位的情况。

【原文】

黄帝曰：人之善病肠中积聚〔一〕者，何以候之？少俞答曰：皮肤〔二〕薄而不泽，肉不坚而淖泽〔三〕，如此则①肠胃恶②，恶则邪气留止，积聚乃伤〔四〕③；脾胃之间，寒温不次④，邪气稍至；稸积⑤留止，大聚乃起。

【校勘】

〔一〕聚　《甲乙》卷八第二、《千金》卷十一第五并无。

〔二〕肤　《甲乙》卷八第二、《千金》卷十一第五并无。

〔三〕则　统本、金陵本并无。

〔四〕伤　《甲乙》卷八第二作"作"。

【注释】

①　淖泽：此指身体潮乎乎的。《素问·经络论》王冰："淖泽，谓微湿润也。"

②　恶：坏；不好。《韩非子·说疑》："布衣恶食，国犹自亡也。"裴松之注引《佗别传》："破腹就视，脾果半腐坏，以刀断之，刮去恶肉。"

③　伤：祸患。明·余继登《典故纪闻》卷十一："凡遇水旱灾伤。"

④　次：次序。引申为"规律"。

⑤　稸积：稸，通"蓄"。蓄积。《集韵·屋韵》："蓄，《说文》：'积也'或作稸。"稸积，即蓄积。

【语译】

黄帝说：人们好得病是在肠中积聚的病，用什么办法来诊察呢？少俞回答说：皮肤薄就不能润泽，肌肉不结实，身体就会潮乎乎的，像这样的现象就是肠胃机能不好，肠胃机能不好就会使邪气留滞，邪气留滞，积聚就会产生之祸害。就会伤害脾胃之间，寒温失去正常，当邪气在脾胃逐渐侵犯加重，就会蓄积停留，使严重的积聚病就会出现。

【原文】

黄帝曰：余闻病形①，已知之矣，顾闻其时。少俞答曰：先立其年，以知其时，时高则起，时下则殆②，虽不陷下，当年有冲通③，其病必起，是谓因形而生病，五变之纪④也。

【注释】

①　形：形状；样子；神色；显露；表现；声音动静。《字汇》："形，状也。"《谷梁传·桓公十四年》："远望者，察其貌，而不察其形。"《广雅·释诂三》："形，见也。"《增韵·青韵》："形，现也。"《礼记·乐记》："乐不耐无形。"郑玄注："形，声音动静也。耐，古书能字也。"

②　时高则起，时下则殆：时，季度；季节；时辰。《说文》："时，四时也。"《玉篇》："时，春、夏、秋、冬，四时也。"《书·尧典》："乃命羲和，钦若昊天，历象、日、月、星、辰，敬授人时。"《论衡》："积日为月，积月为时，积时为岁。"清·顾炎武《日志录》卷一："是故天有四时，春秋冬夏，风雨霜露，无非教也。"《光韵·之韵》："时，辰也。"《正字通》："时，十二时。"这是古代以一昼夜分为十二时辰，每一时辰分为初、正、合为二十四小时。此指季度；季节。殆，败；坏。《广雅·释诂三》："殆，败也。"时高则起，时下则殆：每一年有不同的全年气候总特征，每个年度的总特征称为大运，每年分成春、夏、长夏、秋、冬五个季节，每个季节有固定的气候特征，

称为主运。而按纪年的干支，又有每年各不相同的依时序出现的五种不固定气候，称为客运。此外，一年之内还分成六个阶段，每个阶段有永远不变的固定的气候因素，称为主气，依纪年干支而又有各阶段的不固定的气候因素，称为客气。而以气与运的关系和主、客气之间的关系，是根据五行的生克表现出来。其变化常常对人体有一定的影响，导致疾病的发生。某一时序的气候因素，尤其是主、客气相互作用对人体影响很大，把主气和客气二者合起来，来推测某一年气候是逆或顺情况，以此来测知对人体的影响，每年轮转的客气加在固定不变的主气上，便称为客主加临，当客气胜于主气，就称为顺，以客气为上，主气为下，这种客气加临到主气之上的情况就是上胜下，上（客气）胜下（主气）的顺，标志着当时气候变化较小，有利于人的机体的正常活动，发病轻缓、疾病易愈，这种情况就是"时高则起"。假如主气（下）胜于客气（上）时，就称为逆，标志着当时的气候变化大，不利于人的机体的正常活动，则发病重、急、疾病难愈，这种情况就是"时下则殆"。病愈或加重有色、时、音、味、日的征象。

③　冲通：冲，相反为"冲"。《广雅·释天》："正月不温，七月不凉，八月雷不藏，三月风不衰。"王念孙疏证："正月建寅，七月建申，故'七月不凉与正月不温相应也，下皆仿此。"又云："十一月与五月相对，故曰冲，冲者，相对之名。"《淮南子·天文》："其对为冲，岁乃有殃。"通，显达。

④　纪：规律。

【语译】

黄帝说：我了解了疾病的表现，已经知道怎样从外部诊察疾病了。还想知道时令因素对疾病影响。少俞回答说：先要确定代表某一年的干支，就可以知晓干支来推算每年的客气加临于主气时的顺逆情况了，当客气胜过于主气时，疾病趋向轻缓或痊愈；当主气胜过客气时，疾病转向危败；即使不是属于主气胜于客气，疾病人形（命）和年运相矛盾明显时，这里说的是有形征时就会生病的五变的规律。

【音释】

杌音兀　漉音鹿　臗音宽　懦音儒

本藏第四十七

【原文】

黄帝问于岐伯曰：人之血气精神者，所以奉生而周①于性命者也。经脉者，所以行血气而营②阴阳，濡筋骨，利关节者也。卫气者，所以温分肉，充③皮肤，肥④腠理，司关〔一〕合者也。志意者，所以御⑤精神，收⑥魂魄，适寒温，和喜怒者也。是故血和则经脉流行，营复阴阳⑦，筋骨劲强，关节清〔二〕⑧利矣。卫气和则分肉解利〔三〕⑨，皮肤调柔，腠理致密矣。志意和则精神专直⑩，魂魄不散，悔怒不起〔四〕，五藏不受邪矣。寒温和则六府化谷，风痹不作，经脉通利，肢节得安矣。此人之常平也。五藏者，所以藏精神血气魂魄者也。六府者，所以化水谷而行津液者也。此人之所以具受于天也，无〔五〕愚智贤不肖，无以相倚也。然有其〔六〕独尽天寿，而无邪僻之病，百年不衰，虽犯风雨卒寒大暑，犹有弗〔七〕能害也；有其不离屏蔽室内，无怵⑪惕之恐，然犹不免于病〔八〕，何也？顾闻其故。岐伯对曰：窘⑫乎哉问也！五藏者，所以参天地，副⑬阴阳，而连〔九〕四时，化五节⑭者也。五藏者，固〔十〕有小、大、高、下、坚、脆、端正、偏倾者〔十一〕；六府〔十二〕亦有小大长短厚薄结直缓急。凡此二十五〔十三〕者，各〔十四〕不同，或善或恶，或吉或凶，请言其方⑮。心小则安，邪弗能伤，易伤以〔十五〕忧；心大则忧不能伤，易伤于邪。心高则满于肺中，悗而善忘，难开以言；心下则藏外⑯，易伤于寒，易恐以言。心坚则藏安守固；心脆则善病消瘅热中。心端正则和利难伤；心偏倾则〔十六〕操持不一，无守司也。肺小则少饮，不病喘喝〔十七〕；肺大则多饮〔十八〕，善病胸痹〔十九〕、喉痹逆气。肺高则〔二十〕上气，肩息

咳〔二十一〕；肺下则居贲迫肺〔二十二〕⑰，善胁下痛。肺坚则不病
咳〔二十三〕上气；肺脆则苦病消瘅，易伤〔二十四〕。肺端正则和利难
伤；肺偏倾则胸〔二十五〕偏痛也。肝小则藏〔二十六〕安，无胁下之
病〔二十七〕；肝大则逼胃迫咽〔二十八〕，迫咽则苦膈中，且胁下痛。
肝高则上支贲，切胁悗〔二十九〕⑱，为息贲；肝下则逼〔三十〕胃，胁
下空，胁下〔三十一〕空则易受邪。肝坚则藏安难伤；肝脆则善病
消瘅，易伤。肝端正则和利难伤；肝偏倾则胁下〔三十二〕痛也。
脾小则藏〔三十三〕安，难伤于邪也；脾大则苦〔三十四〕凑眇⑲而痛，
不能疾行。脾高则眇引季胁⑳而痛；脾下则下加㉑于大肠，
下〔三十五〕加于大肠则藏苦受邪〔三十六〕。脾坚则藏安难伤；脾脆则
善病消瘅易伤。脾端正则和利难伤；脾偏倾则善满〔三十七〕善胀
也。肾小则藏安难伤；肾大则〔三十八〕善病腰痛，不可以〔三十九〕俯
仰，易伤以〔四十〕邪。肾高则苦背膂痛，不可以俯仰〔四十一〕；肾
下则腰尻〔四十二〕㉒痛，不可以〔四十三〕俯仰。为狐疝㉓。肾坚则不病
腰背痛〔四十四〕；肾脆则善〔四十五〕病消瘅易伤。肾端正则和利难
伤。凡此二十五变者，人之所苦常病〔四十六〕。

【校勘】

〔一〕关　张本、《素问·生气通天论》、《素问·阴阳应象大论》王
注引《灵枢》文并作"开"。

〔二〕清　《太素·卷六·五脏命分》作"滑"。

〔三〕分肉解利　《太素·卷六·五脏命分》作"分解滑利"。

〔四〕悔怒不起　《太素·卷六·五脏命分》"怒"作"念"，"起"
作"至"。

〔五〕无　《太素·卷六·五脏命分》无。

〔六〕有其　《太素·卷六·五脏命分》互乙。

〔七〕有弗　《太素·卷六·五脏命分》无"有"字。日抄本"弗"
作"不"。

〔八〕病　《太素·卷六·五脏命分》其下有"者"字。

〔九〕连　周本、张本并作"运"。

〔十〕固　统本、金陵本"固"并作"故"。

〔十一〕倾者　守山阁校本注："'倾'下衍'者'字。"

〔十二〕府　《太素·卷六·五脏命分》其下有"者"字。

〔十三〕五　《甲乙》卷一第五其下有"变"字。

〔十四〕各　《太素·卷六·五脏命分》、《甲乙》卷一第五其下并重"各"字。

〔十五〕以　《甲乙》卷一第五作"于"。

〔十六〕则　《太素·卷六·五脏命分》无。

〔十七〕喝　《甲乙》卷一第五无。

〔十八〕肺大则多饮　《太素·卷六·五脏命分》无"肺"字。"则"下无"多饮"二字。《千金》卷十七第一"则"下有"寒喘鸣"三字。

〔十九〕痹　《千金》卷十七第一无。《甲乙》卷一第五其下无"喉痹"二字。

〔二十〕则　《千金》卷十七第一其下有"热"字。

〔二十一〕肩息咳　《太素·卷六·五脏命分》"肩息"下有"欲"字。《甲乙》、《千金》卷十七第一"息"并作"急","咳"下并有"逆"字。

〔二十二〕肺下则居贲迫肺　《甲乙》卷一第五"居"作"逼"。《太素·卷六·五脏命分》、《千金》卷十七第一后"肺"字并作"肝"。当据改。孙鼎宜："按'肺'当作'鬲'，字误，心肺同居鬲上。肺虽下，必不出鬲。'肺'当作'心'，字误。如是者，当病胸痛，以胸与胁相连，故着其善胁痛也。"

〔二十三〕咳　《甲乙》卷一第五其下有"逆"字。

〔二十四〕肺脆则苦病消瘅易伤　《甲乙》卷一第五、《太素·卷六·五脏命分》、《明堂》残本"苦"并作"善"。《千金》卷十七第一作"脆则易伤于热，喘息鼻衄"。

〔二十五〕则胸　《千金》卷十七第一"则"下有"病"字。《甲乙》卷一第五"胸"下有"胁"字。

〔二十六〕藏　《甲乙》卷一第五、《太素》卷六·五脏命分无。

〔二十七〕病　张本作"痛"。

〔二十八〕逼胃迫咽　统本、金陵本并不重"迫咽"二字。《千金》卷十一第一无"则"字；《甲乙》卷一第五、《千金》卷十一第一"苦"并作"善"。

〔二十九〕切胁悗　《甲乙》卷一第五、《千金》卷十第一"切"并作"加"，"悗"并作"下急"。

〔三十〕逼　《太素·卷六·五脏命分》作"安"。

〔三十一〕胁下　《甲乙》卷一第五、《太素·卷六·五脏命分》、《千金》卷十一第一并无。

〔三十二〕下　《甲乙》卷一第五、《太素·卷六·五脏命分》、《千金》卷十一第一其下并有"偏"字。

〔三十三〕藏　《太素·卷六·五脏命分》、《甲乙》卷一第五并无。

〔三十四〕苦　《甲乙》卷一第五、《太素·卷六·五脏命分》并作"善"。

〔三十五〕下　《太素·卷六·五脏命分》无。

〔三十六〕藏苦受邪　《太素·卷六·五脏命分》作"脏外善受邪"。《甲乙》卷一第六"苦"并作"易"。

〔三十七〕善满　《甲乙》卷一第五作"瘕疝"。《太素·卷六·五脏命分》作"喜瘕"。

〔三十八〕则　《千金》卷十九第一其下有"耳聋或鸣，汁出"六字。

〔三十九〕可以　《千金》卷十九第一作"得"字。

〔四十〕以　《甲乙》卷一第五作"于"。

〔四十一〕肾高则苦背膂痛，不可以俯仰　《甲乙》卷一第五、《太素·卷六·五脏命分》"苦"并作"善"。黄校本"苦"作"其"。《千金》卷十九第一"苦背膂痛"作"背急缀痛，耳脓血出或生内塞"。

〔四十二〕尻　《太素·卷六·五脏命分》、《千金》卷十九第一其下并有"偏"字。

〔四十三〕以　《甲乙》卷一第五无。

〔四十四〕肾坚则不病腰背痛　《甲乙》卷一第五、《千金》卷十九第一"腰"下并无"背"字。

〔四十五〕善　胡本、熊本、周本、统本、金陵本、明本、藏本、日抄本并作"苦"。

〔四十六〕人之所苦常病　《甲乙》卷一第五、《太素·卷六·五脏命分》"所"下并有"以"字。日刻本、马本、张本《甲乙》卷一第五、《太素·卷六·五脏命分》并有"也"字。

【注释】

①　周：保全。唐·骆宾王《萤火赋》："小智非周身之务。"

②　营：循环。本书"营卫生会"篇："人受气于谷谷入于胃，以传与肺，五脏六腑皆以受气，其清者为营，浊者为卫，营在脉中，卫在脉外，营周不休。"

③　充：供应。《小尔雅·广诂》："充，备也。"

④　肥：苗壮。此引申为"健壮"。宋·李清照《如梦令》："知否，知否，应是绿肥红瘦。"

⑤　御：统治。《玉篇》："御，治也。"

⑥　收：控制；约束。《礼记·学记》："夏楚二物，收其威也。"

⑦　营复阴阳：营，血脉循环。阴阳，此指人体内外。营复阴阳，即血脉循环于身体的内外。

⑧　清：尽。《越绝书·荆平王内传》："清其壶浆而食之。"

⑨　解：物体相连接的地方；关节，骨骼相连的地方。《玉篇》："解，接中也。"本书《经脉》："绕肩解。"

⑩　直：正；端正。《说文》："直，正见也。"《广雅·释诂一》："端，直，正也。"

⑪　怵惕：恐惧；凄怆；悲伤，《说文》："怵，恐也。"《玉篇·心部》："怵，凄怆也。"惕，害怕；忧伤《玉篇》："惕，惧也。"《玉篇》："惕，忧也。"

⑫　窘：要；切要。《素问·灵兰秘典论》："窘乎哉！"王冰注："窘，要也。"

⑬　副（pi）：分；剖分；破开。《说文》："副，判也。"《玉篇》："副，破也。"《诗·大雅·生民》："不坼不副。"陆德明释文："副，《说文》云'分也'。"

⑭　化五节：化，仿效。《太素·卷六·五脏命分》："从五时而变，即化五节，节，时也。"化五节：即五脏仿效春、夏、长夏、秋。冬。

⑮　方：别。《国语·楚语下》："不可方物。"韦昭注："方，别也。"

⑯　藏外：外，疏远。脏离本位远。

⑰　居贲：居，卑下。贲：通"坟"，隆起。居贲，即向下隆起。

⑱　切：贴近。

⑲　凑胁：凑，贴近；靠近。通"腠"。《文心雕龙·养气》："使刀发如新，凑理无滞。"胁，软肋。凑胁，即靠近软肋。

⑳　季胁：即第十一肋骨。

㉑　加：放置；凌驾。《广韵·麻韵》："加，陵也。"

㉒　尻：臀部。

㉓　狐疝：病名，又名小肠气。因病发时部分肠滑入阴囊，导致阴囊大而痛。参见本书《五色》篇。

【语译】

黄帝向岐伯问道：人的血、气、精、神，是奉养生命以保全生理机能的物质，经脉是用来流动气血而循环到体内外，卫气是用来温熏肌肉，供应到皮肤，使腠理健壮，掌握（控制）汗孔的关合；人的志意是统治精神活动，控制魂魄、调节人体对气候冷热的适应能力，调和喜怒的功能。所以血脉和调气血就流动，循环就覆盖人体内外，使筋骨劲强有力，使关节都通利；卫气功能正常，就会使肌肉连接的地方通利，皮肤和调柔润，腠理也能致密；志意和顺，那么就会精神集中，思维正确，魂魄的活动就不会离散，懊悔愤怒的情志刺激就不会出现，五脏就不会蒙受邪气了；当人意志调节气候、饮食的寒温，就会使六腑运化水谷，风痹病也不会发生，经脉通达和利，肢体关节就会安和，这就是人的正常状态。五脏是能贮藏精、神、气、血、魂、魄的，六腑是用来消化水谷，又能使津液流动的，这是人禀受于先天的缘故，不以愚笨和聪明，好人与坏人，没有哪一个不依靠这些的，这样有的人就能够享尽天年，就不会有外邪所伤疾病，岁数很大而不衰，即使冒犯了风雨、突然寒冷、很热邪气，还是不能伤害他；
有的人没有离开在挡得很严实内屋，没有忧伤惊恐这样的担心事
情，然而还是不能免于生病，是什么道理呢？我希望了解知道其
中的缘故。岐伯对答说：你问的这个问题太关键了！五脏是和天
地相配合，而分阴阳，和四时相连通，仿效五个季节的。五脏本
来有大和小、高和低、坚和脆、端正和偏斜；六腑也有大和小、
长和短、厚和薄、曲和直、舒缓和紧急，所有这二十五种情况，
各有不同，有的征象是善，有的征象是恶，有的征象是吉，有的
征象是凶，请允许我谈谈它们的区别。心脏小的就安逸，外邪不
能伤害，容易生病于忧伤；心脏大的，就不能被忧愁所伤害，但
容易伤于外邪；心脏偏高，那么就会充盈在肺内，使人烦闷不舒
而记性差，难以用言语开导；心脏低下，则脏离本位远，容易被
寒邪伤，容易受到言语的恐吓；心脏坚实，则心脏安和，心气守
护固密；心脏脆弱，易生消瘅、内热证；心端正，那么就会血脉
通利，不易受到伤害；心偏倾不正，处理问题不能从一而终，没
有主见。肺脏小，则少有饮邪，不会有喘息病；肺脏大，则多发
饮邪病，容易患胸痹、喉痹、气逆病；肺高则有喘，抬肩喘息而
咳嗽，肺低向下隆起压迫肝，好出现胁下作痛；肺脏坚固，就不
会有咳嗽、上气病；肺脏脆弱，则苦于消瘅病、容易出现悲痛；
肺脏端正，则肺气和利宣通，不易受伤；肺脏偏倾，那么就会胸
中遍痛。肝小则脏气安和，就不会发生胁下的病痛，肝大则迫近
胃，困窘咽食管，那么就会成为（食不下的）膈中病，且两胁作
痛；肝偏高，则向上支撑膈部，就贴近胁部而使其发生闷胀，成
为息贲病；肝低下，则逼近胃脘，使胁下空虚，这就容易蒙受邪
气；肝脏坚固则脏气安和，难以受伤；肝脏脆弱则容易有消瘅病，
容易有病害；肝脏端正，则肝气条达，难以受到损害；肝脏位置
偏斜则（气机不利而）胁下疼痛。脾脏小，脏就安和，难以被邪
气伤害；脾脏大，就会苦于靠近胁下软肋空软处而疼痛，不能快

步行走；脾脏偏高，就会导致软肋处牵连着季胁疼痛；脾脏偏低，
则向下凌驾大肠之上，就会使脾脏受到邪气侵害之苦；脾脏坚实，
则脏安和，不易受伤；脾脏脆弱，就易患消瘅病，容易有病害；
脾脏端正，脏就安定，难以有病害；脾脏偏斜，就容易发生满、
胀一类的疾病。肾脏小，脏就会安定，难以受伤；肾脏大，就容
易发腰痛，不能前后俯仰，容易被外邪所伤。肾脏偏高，就就会
苦于经常发生背脊疼痛，不能俯仰；肾脏偏低，就会发生腰臀部
疼痛，不能俯仰，发生狐疝病；肾脏坚实的，就不会发生腰背疼
痛；肾脏脆弱，就会容易发生消瘅病，容易有病害。肾脏端正，
就会身体调和，气血通利，难以有病害；肾脏偏斜的，就苦于多
发腰尻疼痛。

　　总括以上二十五种病变（是由五脏的反常所造成的），所以是
人苦于经常发生的病症。

【原文】

　　黄帝曰：何以知其然也？岐伯曰：赤色小理者，心小。粗
理者，心大。无𩩲骬①者，心高。𩩲骬小短举者，心下。𩩲骬
长者，心下〔一〕坚。𩩲骬弱小〔二〕以薄者，心脆。𩩲骬直下不举
者，心端正。𩩲骬倚〔三〕一方者，心偏倾也。

　　白色小理者，肺小。粗理者，肺大。巨肩反膺〔四〕②陷喉
者，肺高。合腋张胁③者，肺下。好肩背厚者，肺坚。肩背薄
者，肺脆。背膺厚〔五〕者，肺端正。胁偏疏〔六〕者，肺偏倾也。

　　青色小理者，肝小。粗理者，肝大。广胸〔七〕反骹④者，肝
高。合胁兔骹⑤者，肝下。胸胁好〔八〕者，肝坚。胁骨弱者，肝
脆。膺腹好相得〔九〕者，肝端正。胁骨偏举者，肝偏倾也。

　　黄色小理者，脾小。粗理者，脾大。揭〔十〕唇者，脾高。
唇下纵〔十一〕者，脾下。唇坚者，脾坚。唇大而不坚者，脾脆。

唇上下好者，脾端正。唇偏举者，脾偏倾[十二]也。

黑色小理者，肾小。粗理者，肾大。高耳[十三]者，肾高。耳后陷者，肾下。耳坚者，肾坚。耳薄不坚[十四]者，肾脆。耳好前居牙车者，肾端正。耳偏高者，肾偏倾[十五]也。

凡此诸变者，持⑥则安，减⑦则病也。帝曰：善。然非余之所问也。顾闻人之有不可病者，至尽天寿，虽有深忧大恐，怵惕之志[十六]，犹不能减[十七]⑧也，甚寒大热，不能伤也；其有不离屏蔽⑨室内，又无怵惕之恐，然不免于病者，何也？顾闻其故[十八]。岐伯曰：五藏六府，邪之舍也，请言其故[十九]。五藏皆小者，少病，苦燋⑩心，大[二十]愁忧；五藏皆大者，缓于事，难使以[二十一]忧；五藏皆高者，好高举措；五藏皆下者，好出人下。五藏皆坚者，无病，五藏皆脆者，不离于病，五藏皆端正者，和利得人心[二十二]；五藏皆偏倾者，邪心而[二十三]善盗，不可以[二十四]为人平[二十五]⑪，反复言语也。

【校勘】

〔一〕下　《甲乙》卷一第五、《太素·卷六·五脏命分》、《千金》卷十三第一并无。

〔二〕小　《太素·卷六·五脏命分》、《千金》卷十三第一并无。

〔三〕倚　《甲乙》卷一第五无，《千金》卷十三第一作"向"。

〔四〕反膺　《甲乙》卷一第五校语："反"，一作"大"。

〔五〕背膺厚　《太素·卷六·五脏命分》作"好肩膺"。《千金》卷十七第一作"肩膺好"。

〔六〕胁偏疎　《甲乙》卷一第五、《千金》卷十七第一"胁"并作"膺"。《甲乙》卷一第五、《太素·卷六·五脏命分》"疎"作"疎"。《千金》卷十七第一作"欹"。

〔七〕胸　《千金》卷十一第一作"胁"。

〔八〕胸胁好　《千金》卷十一第一作"胁坚骨"。

〔九〕膺腹好相得　《甲乙》卷一第五"膺"下有"胁"字。《千金》

卷十一第一"膺腹"作"胁腹","相"下无"得"字。

〔十〕揭 《千金》卷十五上第一"揭"下有"竿"字。

〔十一〕下纵 《千金》卷十五上第一"下纵"作"垂大而不坚"。

〔十二〕偏倾 《千金》卷十五上第一作"偏痛好胀"。

〔十三〕高耳 《甲乙》卷一第五、《千金》卷十九第一并作"耳高"。

〔十四〕不坚 《千金》卷十九第一无。

〔十五〕倾 《千金》卷十九第一作"欹"。

〔十六〕志 熊本作"至"。此切承上句言,"怵惕"即"忧恐"。《广雅》释训:"怵惕,恐惧也。""至"字为"深"的表态词。

〔十七〕减 《甲乙》卷一第五、《太素·卷六·五脏命分》并作"感"。

〔十八〕顾闻其故 《甲乙》卷一第五无。

〔十九〕请言其故 《甲乙》卷一第五无。

〔二十〕大 《太素·卷六·五脏命分》无。

〔二十一〕以 《太素·卷六·五脏命分》无。

〔二十二〕心 《太素·卷六·五脏命分》无。

〔二十三〕而 《太素·卷六·五脏命分》无。

〔二十四〕以 《甲乙》卷一第五无。

〔二十五〕平 《甲乙》卷一第五无。

【注释】

① 髑骬:指胸骨。一说为剑突。

② 膺:胸前两旁处。

③ 合腋张胁:《类经》四卷第二十八注:"合腋张胁者,腋敛胁开也。"合,闭,不开。上胸廓收紧而敛,下胸廓开张扩大。

④ 反骹:骹,肋骨同胸骨和胸椎下部相交处。反骹,胸肋关节突起。

⑤ 兔骹:胸肋关节隐伏内凹。《类经》四卷第二十八注:"兔骹者,胁骨低合如兔也。"

⑥ 持:守。引申为"保持正常"。

⑦ 减:差于。即不同于正常。

⑧　感：《广雅·释诂二》："感，伤也。"伤，为伤之本字。"不能感"与下文"不能伤"字异义同。

⑨　屏蔽：隐蔽。屏，也作"屏"。《说文》："屏，蔽也。"

⑩　苦燋心：苦，多次；经常。《齐民要术》："大率桑多者宜苦斫。"燋，通"焦"。烦躁；着急。燋，《字汇》："燋与焦同。"《正字通》："焦，心不宁曰焦。"又如"农夫心焦如汤煮"。苦燋心，即经常有心里烦躁。

⑪　平：正常。

【语译】

黄帝说：凭借什么知道上述五脏的诸种情况呢？岐伯说：皮肤红色、纹理细密的，心脏小；纹理粗疏的，心脏大。看不到胸骨剑突的，心位偏高；胸骨剑突小、短而上抬的，心位偏低。胸骨剑突长的，心脏坚实；胸骨剑突弱小而薄的，心脆弱。胸骨剑突直指下方而没有上抬的，心位端正；胸骨剑突偏向一侧的，是心位偏倾不正。

皮肤白色，纹理细密的，肺脏小；纹理粗疏的，肺脏大。两肩很大高起，胸膺部位突起，咽喉下陷的，肺位偏高；上胸廓收紧而敛，下胸廓开张扩大的，肺位偏低。肩部发育匀称背部厚实的，肺脏坚实；肩背部瘦薄的，肺脏脆弱。背胸部厚实匀称的，肺位端正；胁肋部歪斜而显出疏密不匀的，肺位偏倾。

皮肤青色，纹理细密的，肝脏小；纹理粗疏的，肝脏大。胸部宽阔、胸肋关节突起的，肝位偏高；胁肋部紧缩、内收，胸肋关节隐伏内凹的，肝位偏低，胸胁发育匀称平顺的，肝脏坚实；胁骨软弱的，肝脏脆弱。胸部与腹部端正协调，比例匀称的，肝脏端正；胁骨偏斜抬起的，肝脏偏斜。

皮肤黄色，纹理细密的，脾脏小；纹理粗疏的，脾脏大。口唇翘起而外翻的，脾位偏高，口唇下垂松缓的，脾位偏低。口唇坚实的，脾坚实；口唇大而不坚实的，脾脆弱。口唇上下端正、匀称，坚实的，脾脏端正；口唇偏斜、一侧抬高的，脾脏歪斜。

皮肤黑色，纹理细密的，肾脏小；纹理粗疏的，肾脏大。耳

的位置偏高的，肾脏偏高；耳后方陷下的，肾脏偏低。耳坚实的，
肾脏就坚实；耳瘦薄不坚实的，肾脏就脆弱。耳匀称、端正，前
方的位置贴近颊车的，肾脏端正；两耳偏斜，有偏高的，肾脏
偏斜。

　　所有上述各种有关五脏的不同情况，保持正常身体就安康，
不同于正常的就生病。黄帝说：说得好！但这些不是我所要问的，
我希望听你说说，有从来不生病的人，就可以享尽天年，虽然有
深度的忧虑、高度的恐惧这些严重的情志刺激，还是不能使他衰
退，严寒、酷热的也不能伤害他；有人在整天隐蔽的内室里又没
有让人害怕的恐吓的情志刺激，可还是不免于生病的，我希望了
解知道那些缘故。

　　岐伯说：五脏六腑是邪气停留的地方，请允许我说说这些缘
故吧。五脏都小的，很少得病，经常有心里烦躁，忧愁感很严重；
五脏都大的，作事从容和缓，难得使他忧愁；五脏偏高的，举止
好高骛远，不切实际；五脏偏低的，意志卑弱，甘居人下，不思
进取；五脏都坚实的，就不生疾病；五脏都脆弱的，则病缠身；
五脏都端正的，性情和顺，办事易得人心；五脏位置偏斜的，思
想不端正，好偷盗，不能公正对待人，说话反复无常。

【原文】

　　黄帝曰：愿闻六府之应。岐伯答曰：肺合大肠，大肠者，
皮其应〔一〕。心合小肠，小肠者，脉其应〔二〕。肝合胆，胆者，
筋其应〔三〕。脾合胃，胃者，肉其应〔四〕。肾合三焦膀胱，三焦
膀胱者，腠理毫毛其应〔五〕。黄帝曰：应之奈何？岐伯曰：肺
应皮。皮厚者，大肠厚，皮薄者，大肠薄。皮缓腹里〔六〕① 大
者，大肠大〔七〕而长，皮急者，大肠急而短。皮滑者，大肠
直〔八〕。皮肉不相离② 者，大肠结。心应脉〔九〕，皮厚者，脉厚，
脉厚者，小肠厚；皮薄者，脉薄，脉薄者，小肠薄，皮缓者，

脉缓，脉缓者，小肠大而长，皮薄而脉冲③小者，小肠小而短，诸阳经脉皆多纡屈者，小肠结。脾应肉，肉䐃坚大者，胃厚，肉䐃么者，胃薄，肉䐃小而么④者，胃不坚，肉䐃不称〔十〕身⑤者，胃下，胃下者，下管约⑥不利，肉䐃不坚者，胃缓，肉䐃无小里累〔十一〕⑦者，胃急，肉䐃多少〔十二〕里累者，胃结，胃结〔十三〕者，上〔十四〕管约不利也。肝应爪〔十五〕，爪厚色黄者，胆厚，爪薄色红〔十六〕者，胆薄，爪坚色青〔十七〕者，胆急，爪濡〔十八〕色赤〔十九〕者，胆缓，爪直色白无约⑧者，胆直，爪恶色黑多纹者，胆结也。肾应骨，密理厚皮者⑨，三焦膀胱厚，粗理薄皮者，三焦膀胱薄，疏腠理者〔二十〕，三焦膀胱缓，皮急〔二十一〕而无毫毛者，三焦膀胱急，毫毛美而粗者，三焦膀胱直，稀毫毛者，三焦膀胱结也。黄帝曰：厚薄美恶皆有〔二十二〕形，顾闻其所病。岐伯答曰：视其外应〔二十三〕，以知其内藏，则知〔二十四〕所病矣。

【校勘】

〔一〕应　《甲乙》卷一第五、《太素·卷六·脏腑应候》其下并有"也"字。

〔二〕应　《甲乙》卷一第五、《太素·卷六·脏腑应候》其下并有"也"字。

〔三〕应　《甲乙》卷一第五、《太素·卷六·脏腑应候》其下并有"也"字。

〔四〕应　《甲乙》卷一第五、《太素·卷六·脏腑应候》其下并有"也"字。

〔五〕应　《甲乙》卷一第五、《太素·卷六·脏腑应候》其下并有"也"字。

〔六〕腹里　《甲乙》卷一第五、《千金》十八第一"里"并作"裹"。《太素·卷六·脏腑应候》"里"作"果"。

〔七〕大　《甲乙》卷一第五、《千金》卷十八第一并作"缓"。

〔八〕直　正。

〔九〕脉　《千金》卷十四第作"皮"。

〔十〕称　《甲乙》卷一第五、《太素·卷六·脏腑应候》、《千金》卷十六第一其下并有"其"字：

〔十一〕小里累　里，《太素·卷六·脏腑应候》、《千金》卷十六第一并作"果"。下"小里累"作"小果累"。《甲乙》卷一第五作"裹"，"裹"下而有"标紧"二字。

〔十二〕少　《甲乙》卷一第五、《太素·卷六·脏腑应候》、《千金》卷十六第一并"小"。

〔十三〕胃结　《太素·卷六·脏府应候》无"胃结"二字。

〔十四〕上　《太素·卷六·脏腑应候》、《千金》卷十六第一其上并有"胃"字。

〔十五〕爪　《甲乙》卷一第五、《千金》卷十二第一并作"筋"。

〔十六〕色红　《太素·卷六·脏府应候》无其二字。

〔十七〕色青　《太素·卷六·脏府应候》无其二字。

〔十八〕濡　《千金》卷十二第一作"软"。

〔十九〕色赤　《太素·卷六·脏府应候》无其二字。

〔二十〕踈膝理者　《甲乙》卷一第五、《太素·卷六·脏腑应候》、《千金》卷二十第一并作"膝理疏者"。

〔二十一〕皮急　《太素·卷六·脏腑应候》、《千金》卷二十第一并互乙。

〔二十二〕有　《甲乙》卷一第五其下有"其"字。

〔二十三〕视其外应　《甲乙》卷一第五、《太素·卷六·脏腑应候》"视"上并有"各"字。《太素·卷六·脏腑应候》"外"上有"所"字。

〔二十四〕知　《太素·卷六·脏腑应候》其下有"其"字。

【注释】

①　腹里：里，《素问·至真要大论》王注："里，腹胁之内也。"腹里，指腹腔。

②　皮肉不相离：离，分离。此指皮肉之间紧贴而不分。

③　冲：冲，原意为空虚。《老子》："大盈若冲。"

④　么：也合称"么么"。么（繁体作麼），《列子·汤问》："江浦之间生么虫。"么，一本作"麼"。张湛注："麼，细也。"李善注引《通俗文》："不长曰么，细小曰麼。"至今四川方言存其义，如"么妹"。

⑤　肉䐃不称身：称；举；随。肉䐃不称身，肉块下垂，不随于身。

⑥　下管约：管，通"脘"。约，卑屈。下管约，下脘低下屈曲。

⑦　小里累：里，通"理"。累，连续。小纹理相连续。

⑧　约：卑屈。引申为"凹陷；屈曲"。《国语·吴语》："约辞成行。"韦昭注："约，卑也。"

⑨　密理厚皮者，三焦膀胱厚：倪冲之："太阳之气主皮毛，三焦之气通腠理，是以视皮肤腠理之厚薄。则内应于三焦膀胱矣。"

【语译】

黄帝说：我希望了解一下六腑与身体的相应关系。岐伯答道：肺与大肠相匹配，大肠在外反应于皮；心与小肠相匹配，小肠在外反应于脉；肝与胆相匹配，胆在外反应于筋；脾与胃相匹配，胃在外反应于肉，肾与膀胱三焦相匹配，三焦膀胱在外反应于腠理毫毛。黄帝说：它们是怎样相应的呢？岐伯说：肺与皮肤相应。皮肤厚的，大肠就厚；皮肤薄的，大肠就薄；皮肤疏缓、腹围大的，大肠疏缓而且长；皮肤绷紧的，大肠也紧而短；皮肤滑润的，大肠就端正；皮肉之间紧贴而不分的，大肠就屈曲、盘结。

心反应于脉。皮肤厚的，脉厚；脉厚，小肠就厚。皮肤薄的，脉薄；脉薄，小肠就薄。皮肤疏缓的，脉疏缓；脉疏缓的，小肠就宽大而长。皮肤薄而脉空虚小弱的，小肠小而短；三阳经脉多见弯弯曲曲的，小肠就屈曲、盘结。

脾反应于肉。肉块坚实而大的，胃厚；肉块细小的，胃薄。肉块细小而薄弱的，胃不坚实；肉块下垂，不随于身的，胃偏下；胃偏下的，下脘低下屈曲，水谷不能顺利通过。肉块不坚实的，胃纵缓；肉块没有细小纹理相连续的，胃体绷紧；肉块有很多细小纹理相连续的，胃屈曲、盘结；胃屈曲、盘结的，上脘卑屈，水谷不能顺利下行。

肝反应于爪。爪甲厚、色黄的，胆厚；爪甲薄、色红的，胆薄；爪甲坚实、色青的，胆绷紧；爪甲濡软、色红的，胆松缓。爪甲端正、色白无卑屈的，胆端正；爪甲坏、色黑多纹的，胆屈曲、盘结。

肾反应于骨。纹理致密、皮肤厚的，三焦、膀胱厚；纹理粗疏、皮肤薄的，三焦、膀胱薄。腠理疏松的，三焦、膀胱松缓；皮肤绷紧而无毫毛的，三焦、膀胱绷紧。毫毛美润而粗的，三焦、膀胱端正，毫毛稀疏的，三焦、膀胱屈曲、盘结。

黄帝说：脏腑的厚薄、好坏都有一定的形迹可寻，希望听您谈谈这些相应的病变。岐伯答道：诊察它们各自在外的反应，用来确定内在脏腑的状况，就可以知道病在哪里了。

【音释】

尻枯高切　髇音结　骭音于　骹音敲

卷 之 八

禁服①第四十八

【原文】

雷公问于黄帝曰：细子②得受业，通③于九针六十篇，旦暮勤服之，近者编绝，久者简垢〔一〕④，然尚讽⑤诵弗置，未尽解于意矣。《外揣〔二〕》⑥言浑束为一，未知〔三〕所谓。夫大则无外，小则无内，大小无极，高下无度，束之奈何？士之才力，或有厚薄⑦，智虑褊浅⑧，不能博大深奥，自强于学〔四〕若细子，细子恐其散后世，绝于子孙，敢问约之奈何？黄帝曰：善乎哉问也！此先师之〔五〕所禁，坐⑨私传之〔六〕也，割臂歃血之盟⑩也；子若欲得之，何不斋乎。雷公再拜而起曰：请闻命于是也。乃斋宿⑪三日而请曰：敢问今日正阳⑫，细子愿以受盟。黄帝乃与俱入斋室〔七〕，割臂歃血。黄帝亲〔八〕祝曰：今日正阳，歃血传方，有〔九〕敢背此言者，反〔十〕受其殃。雷公再拜曰：细子受之。黄帝乃左握其手，右授之书，曰：慎之慎之，吾为子言之。凡刺之理，经脉为始，营其所行，知其度量，内刺〔十一〕五藏，外刺〔十二〕六府，审察卫气，为百病母，调其〔十三〕虚实，虚实〔十四〕乃止，泻其血络，血尽不殆矣〔十五〕。雷公曰：此皆细子之所以通，未知其所约也。黄帝曰：夫约方⑬者，犹约囊⑭也，囊满而〔十六〕弗约，则输泄，方成弗约，则神与弗俱〔十七〕⑮。雷公曰：愿为下材者，勿〔十八〕满而约之。黄帝曰：未满而知约之以为工，不可以为天下师〔十九〕。

【校勘】

〔一〕近者编绝，久者简垢　《太素·卷十四·人迎脉口诊》"久"作"远"。

〔二〕揣　周本其下有"其"字。

〔三〕未知　《太素·卷十四·人迎脉口诊》、《甲乙》卷四第一上"知"下有"其"字。

〔四〕学　《太素·卷十四·人迎脉口诊》其下有"未"字。

〔五〕之　《太素·卷十四·人迎脉口诊》无。

〔六〕之　《太素·卷十四·人迎脉口诊》作"为"。

〔七〕室　张本作"堂"。

〔八〕亲　《太素·卷十四·人迎脉口诊》无。

〔九〕有　《太素·卷十四·人迎脉口诊》无。

〔十〕反　《太素·卷十四·人迎脉口诊》作"必"。

〔十一〕刺　本书《经脉篇》、《太素·卷十四·人迎脉口诊》并作"次"。本书《经脉》作"次"。

〔十二〕刺　《太素·卷十四·人迎脉口诊》作"别"。本书《经脉》作"次"。

〔十三〕其　黄校本作"诸"。

〔十四〕虚实　《太素·卷十四·人迎脉口诊》无此"虚实"二字。

〔十五〕血尽不殆矣　《太素·卷十四·人迎脉口诊》"血"下有"络"字，"尽"下有"而"字。

〔十六〕而　《太素·卷十四·人迎脉口诊》无。

〔十七〕神与弗俱　与弗，《太素·卷十四·人迎脉口诊》"与弗"二字为"互乙"。

〔十八〕勿　周本、日刻本、张本并作"弗"。

〔十九〕不可以为天下师　《太素·卷十四·人迎脉口诊》"以"下无"为"字。

【注释】

①　禁服：禁，秘密。《史记·扁鹊仓公列传》："我有禁方。"服，练习；学习。《广韵·屋韵》："服，习也。"《礼记·孔子闲居》："君子之服之

也，犹有五起也。"《韩非子·显学》："藏书策，习谈论，服文学而议说。"禁服，即秘密地学习。

② 细子：细者，小也。细子，即小子。自谦之词。

③ 通：通晓；明白。

④ 近者编绝，久者简垢：编，古时用以穿联竹简的皮条或绳子；编排。《说文》："编，次简也。"段玉裁注："以丝次第竹简而排列之曰编。"《广雅·释器》："编，条也。"绝，断。如"韦编三绝"。近者编绝，久者简垢，即使新近的竹简皮绳断了，过去的竹简都脏了。

⑤ 讽：背诵；朗读。《说文》："讽。诵也。"《周礼·春官·大司乐》："以乐语教国子，兴道讽诵言语。"郑玄注："倍文曰讽，以声节之曰诵。"

⑥ 《外揣》：本书的一个篇名。

⑦ 厚薄：偏义词。指薄；即少；（智力）差。

⑧ 褊浅：《小尔雅·广言》："褊，狭也。"褊浅，狭隘肤浅。

⑨ 坐：因此，由于。

⑩ 割臂歃血之盟：割臂就是在臂膀上用刀割出血；歃血，在古代，古人盟誓时举行一种极其郑重的仪式，初用盉盛动物的血，仪式进行中，盟誓者在嘴唇上涂抹牲畜的血，以此表示决不背信弃义。

⑪ 斋宿：即沐浴更衣，素食独宿，为表示诚敬。此为古代接触神事时的一种礼仪要求。

⑫ 正阳：即正午的时候。

⑬ 约方：约，连接。将所学的博大理论，连接起来，叫做约方。

⑭ 约囊：囊，口袋。约囊，是将布袋口扎起来。

⑮ 神与弗俱：即精神实质不能与方书同时掌握好。

【语译】

雷公向黄帝问道：我得到了针灸等方面的知识和技能，通晓了九针六十篇的内容，从早到晚勤奋地学习这些内容，时间短的竹简的编都断了，时间久远的竹简都弄脏了。然而我还是朗读和背诵没有撂下这些书简（而停止学习），但我还不能完全把握其中的精义。《外揣》里说的"浑束为一"，我还不知道这里所说的是什么意思。这些学说大的再也没有它的外面了，小的再也没有它的内部了，它的大与小没有极限；它的高和低达到了无法度量的程度，这样博大精深的内容怎样连接成一体呢？读书人的聪明才智，有的聪明才智较差，其智能、思虑褊狭而肤浅，和我一样不能达到博大深奥，不能通过学习而达到自强，我恐怕这一博大精深的学术在后代散失，学术传承在子孙后代断绝。我冒昧地问怎么把这些内容连接起来？黄帝说：你问得很好。这正是先师的秘密理论，因为是私下传授给人的重要内容，经割臂歃血盟誓后（才可以传授的）；你要想得到它，何不至诚地斋戒呢？雷公再次施礼罢说：我愿遵照你说的去做。于是雷公很虔诚地斋宿三天，然后再来请求说：我冒昧地约您在今天正午的时候，我愿受盟接受方书。黄帝就和他一同进入斋室，举行了割臂歃血的盟誓，黄帝亲自祷告说：今天正午的时候，通过歃血的仪式传授医学要道，如果谁违背了今天的誓言，必定遭受祸殃。雷公再次施礼后说：我愿接受盟戒。黄帝就用左手握住雷公的手，右手将书授给雷公，告诫说：慎重啊，慎重！我现在给你讲一下其中的道理。大凡针刺治病的道理，首先要熟悉经脉，把握它循行的规律，明知道经脉的长短和各经气血的多少，内探五脏的状况，外察六腑的虚实，审察卫气的变化，以作为研究百病发生本源，调整它们的虚实，虚实就会消除。（病在血络的）泻其血络，使邪血尽去，身体就不会危殆。雷公说：这些道理都是我所知道的，但还不知道怎样将它们贯穿在一起。黄帝说：贯穿这些方术就像扎住袋子的口。袋子满了，如果不扎住袋子的口，则里面的东西就会泄漏掉。方术已经学了而不能贯穿，就不能同时把握它的精神实质。雷公说：希望替下等才智的人，找到一个知识还不多就可贯穿的方法。黄帝说：知识还不多就知道贯穿只能做个一般的医生，但还不能成为一个天下的师表。

【原文】

雷公曰：顾闻为工。黄帝曰：寸口主中[一]，人迎主外，两者相应，俱往俱来，若引绳大小齐等①。春夏人迎微大，秋冬寸口微大，如是者名曰平人〔二〕②。人迎大一倍于寸口，病在足〔三〕少阳，一倍而躁，在手少阳〔四〕。人迎二倍，病在足太阳〔五〕，二倍而躁，病在手太阳。人迎三倍，病在足阳明〔六〕，三倍而躁，病在手阳明。盛则为热，虚则为寒，紧则为痛痹，代则乍甚乍间。盛则泻之，虚则补之，紧痛〔七〕则取之分肉，代则取〔八〕血络且饮药〔九〕，陷下则灸之〔十〕③，不盛不虚，以经取之，名曰经刺。人迎四倍者，且大且数，名曰溢阳，溢阳为〔十一〕外格，死不治。必审按其本末，察其〔十二〕寒热，以验其藏府之病。

【校勘】

〔一〕中　《甲乙》卷四第一上作"内"。

〔二〕如是者名曰平人　《素问·至真要大论》新校正引《甲乙》作"故名曰平也"。

〔三〕足　《太素·卷十四·人迎脉口诊》、《甲乙》卷四第一上并无。

〔四〕一倍而躁，在手少阳　马本、张本"在"上有"病"字。《太素·卷十四·人迎脉口诊》、《甲乙》卷四第一上并无"一倍而躁，在手少阳"八字。

〔五〕人迎二倍，病在足太阳　《甲乙》卷四第一上作"再倍病在太阳"。

〔六〕人迎三倍，病在足阳明　《甲乙》卷四第一上作"三倍病在阳明"。

〔七〕痛　《甲乙》卷四第一上无"痛"字。

〔八〕取　《甲乙》卷四第一上其下有"之"字。

〔九〕且饮药　胡本、熊本、周本、统本、金陵本、明本、藏本、日抄本"且"并作"具"。《甲乙》卷四第一上"饮"下有"以"字。

〔十〕陷下则灸之　《甲乙》卷四第一上"陷下"下有"者"字。"则"下有"从而"二字。

〔十一〕溢阳，溢阳为　《太素·卷十四·人迎脉口诊》、《甲乙》卷四第一上并无其五字。

〔十二〕本末察其　《景岳全书》卷十六关格类引无其四字。

【注释】

①　俱往俱来，若引绳大小齐等：俱，一起；同时；相同。《战国策·齐策三》："兽同足者而俱行。"高诱注："俱，侣也。"《素问·三部九候论》："所谓后者，应不俱也。"王冰注："俱，犹同也，一也。"俱往俱来，人迎脉和寸口脉同时消退又同时出现。若引绳大小齐等，即形容人迎、寸口脉搏的跳动起落就像两个人牵拉跳绳一样起落时间、力度、高低整齐一致。《太素·卷十四·人迎脉口诊》注："二人共引一绳，彼牵而去，其绳并去；此引而来，其绳并来。寸口人迎，因呼吸牵脉往来，其动是同，故曰齐等也。"

②　平：正常。

③　陷下：陷，没。《说文解字注》："陷，《易》曰：'坎，陷也。'谓阳陷阴中也。凡深没其中曰陷。"陷下，即脉象沉于指下。

【语译】

雷公说：我愿意了解做一般医生所知道的理论。黄帝说：寸口脉主候在内的脏腑的变化，颈部的人迎脉主候在外的体表的变化，寸口、人迎二脉表里相应，二者脉同时消失，又同时出现，人迎、寸口脉搏的跳动起落就像两个人牵拉跳绳一样在起落时间、力度、高低整齐一致，只是春夏人迎脉略大一些，秋冬寸口脉略大一些，这就是无病之人的表现。当人迎比寸口的脉象力度大一倍时，是病在足少阳经，当力度大一倍而快时，是病在手少阳经；当人迎脉力度大于寸口的两倍时，是病在足太阳经，当力度大二倍而快的，是病在手太阳经；当人迎脉力度大于寸口三倍时，是病在足阳明经，当力度大三倍而躁疾时，是病在手阳明经。人迎脉盛大有力；是有发热，脉虚弱就是有寒；脉紧的是有疼痛，要刺到近骨处，对出现代脉的，要刺血络，并且要用汤剂；脉沉于指下的，是有寒滞，用灸法治疗；不是实脉，也不是虚脉，则取治于有病的本经，这命名谓经刺。人迎脉比寸口力度大四倍，脉

幅将近长而且数，是阳脉甚盛，这命名谓溢阳，溢阳是阴气格阳
于外（阴阳将要离决），是死证，不会治愈了。一定要审察其疾病
的全过程，辨明其病是属寒属热，以此来检验这是哪个脏腑的病。

【原文】

寸口大于人迎一倍〔一〕，病在足〔二〕厥阴，一倍而躁，在手
心主〔三〕。寸口二倍，病在足少阴〔四〕，二倍而躁，在手少阴。
寸口三倍，病在足太阴〔五〕，三倍而躁，在手太阴。盛则胀满、
寒中食不化〔六〕、虚则热中、出縻〔七〕①，少气、溺色变、紧则痛
痹〔八〕，代则乍痛乍止。盛则泻之，虚则补之，紧则先刺〔九〕而
后灸之，代则取血络而后调之〔十〕，陷下则徒灸之〔十一〕，陷下
者，脉血结〔十二〕于中，中有着②血，血寒，故宜灸之，不盛不
虚，以经取之〔十三〕。寸口四倍者，名曰内关，内关者，且大且
数，死不治。必审察其本末之寒温〔十四〕，以验其藏府之病，通
其营输〔十五〕③，乃可传④于大数。大数曰〔十六〕⑤：盛则徒泻
之〔十七〕，虚则徒补之〔十八〕，紧则灸刺〔十九〕且饮药，陷下则徒灸
之，不盛不虚，以经取之。所谓经治者，饮药，亦曰〔二十〕灸
刺。脉急则引，脉大以弱〔二十一〕，则欲安静，用力无
劳也〔二十二〕。

【校勘】

〔一〕寸口大于人迎一倍　《甲乙》卷四第一上作“寸口大一倍于人
迎”。

〔二〕足　《太素·卷十四·人迎脉口诊》、《甲乙》卷四第一上
并无。

〔三〕一倍而躁，在手心主　马本、张本“在”上并有“病”字。
《太素·卷第十四·人迎脉口诊》、《甲乙》卷四第一上并无其八字。

〔四〕寸口二倍，病在足少阴　《甲乙》卷四第一上作“再倍病在少
阴”。

〔五〕寸口三倍，病在足太阴　《甲乙》卷四第一上无其九字。

〔六〕寒中食不化　《甲乙》卷四第一上作"寒则食不消化"。

〔七〕麋　原作"糜"，张本、日刻本、黄校本、《太素·卷十四·人迎脉口诊》、《甲乙》卷四第一上并作"糜"。

〔八〕紧则痛痹　《甲乙》卷四第一上"则"下有"为"字。《太素·卷第十四·人迎脉口诊》"痛"作"为"。

〔九〕刺　《甲乙》卷四第一上其下有"之"字。

〔十〕而后调之　《太素·卷十四·人迎脉口诊》作"而泄之"。

〔十一〕陷下则徒灸之　《甲乙》卷四第一上"陷下"下，有"者"字，"徒"作"从"。

〔十二〕脉血结　张本"结"作"络"。《甲乙》卷四第一上"脉"上有"其"字。

〔十三〕之　马本其下有"名曰经刺"四字。

〔十四〕必审察其本末之寒温　《太素·卷十四·人迎脉口诊》"必"下无"审"字。《甲乙》卷四第一上作"必审核其本末，察其寒热"。

〔十五〕通其营输　营，《太素·卷十四·人迎脉口诊》、《甲乙》卷四第一上并作"荣"。

〔十六〕大数曰　《甲乙》卷四第一上无"数"字。《太素·卷十四·人迎脉口诊》"曰"作"日"。

〔十七〕盛则徒泻之　《甲乙》卷四第一上"徒"作"从"，"泻"下无"之"字。

〔十八〕虚则徒补之　《甲乙》卷四第一上"虚"上有"小曰"二字，"徒"作"从"。

〔十九〕紧则灸刺　《甲乙》卷四第一上作"紧则从灸刺之"。

〔二十〕曰　《甲乙》卷四第一上作"用"。当据改。

〔二十一〕脉大以弱　《甲乙》卷四第一上、《太素·卷十四·人迎脉口诊》"大"并作"代"。《太素·卷十四·人迎脉口诊》无"以弱"二字。

〔二十二〕用力无劳也　《甲乙》卷四第一上、《太素·卷十四·人迎脉口诊》并作"无劳用力"。

【注释】

① 糜：与"靡"双声叠韵，可通假。糜，本义为稠粥，此指粪便如糜粥状。

② 着：通"仁"。滞留；附着。《字汇》："着，丽也，黏也。"《韩非子·十过》："兵之着于晋阳三年。"陈奇猷集释："着即仁字，滞留也。"

③ 通其营输：营，循环。输，输注。通其营输，即在通晓经脉循环和输注原理时。

④ 传：用文字记载；传记。《孟子·梁惠王下》："武王伐纣，有诸?"孟子对曰："于传有之。"

⑤ 数：规律。《荀子·天论》："所志于四时者，已其见数只可以事者也。"杨倞注："数谓春作，夏长，秋敛，冬藏必然之数也。"《后汉书·李固传》："夫穷高则危，大满则溢，日盈则缺，日中则移，凡此四者，自然之数也。"

【语译】

当寸口脉大于人迎一倍时，是病在足厥阴经，当大一倍而有快疾时，是病在手厥阴经。当寸口脉大于人迎二倍时，是病在足少阴经；当大二倍而有快疾时，是病在手少阴经。当寸口脉大于人迎三倍时，是病在足太阴经；当大三倍而有快疾时，是病在手太阴经。当寸口脉实时，就出现胀闷，寒滞中焦，食不消化；当寸口脉现虚脉时，是热邪肠胃中，排出的大便如糜粥样，少气，尿色发黄；当有脉紧脉时，就会出现痛痹；当有代脉时，就会时痛时止。实脉就用泻法，虚脉就用补法，脉紧的针刺而后用灸法，脉代的刺血络以泄瘀血，而后调理；对脉沉陷摸不到的，只用灸法治疗；脉沉陷摸不到的脉象，是经脉有瘀血结聚脉中，附着在脉内，这是血内有寒气，所以应该用灸法来散寒，不是脉实，不是脉虚（虚实不明显），是本经自病的，来根据具体病在某经，在本经刺穴治疗。当寸口脉大于人迎脉四倍时，命名叫做内关病，内关病的脉象是又大又数，这是死证，不会治愈了。一定审察寒热全过程，以此来检验这是哪个脏腑的病。在通晓经脉循环和输注原理时，才能写到大的治疗规律中。大的治疗规律是：脉实的用泻法；脉虚的用补；脉紧的可灸、刺，又可以服药；脉沉陷于里只用灸法；不是脉实，不是脉虚（虚实不明显），根据在病某经刺本经穴，所说的经治疗的原则：或服药，或灸，或刺。脉急的，可用导引法。脉大而软的，就宜安静以养阴。用力不能有劳累感。

【音释】

歃楚洽切

五色第四十九

【原文】

雷公问于黄帝曰：五色独决于明堂乎？小子①未知其所谓也。黄帝曰：明堂者，鼻也，阙者眉间也，庭者，颜也，蕃者颊侧也，蔽者耳门也。其间欲方大②，去之十步，皆见于外，如是者寿必中③百岁。雷公曰：五官之辨〔一〕奈何？黄帝曰：明堂骨高以起，平以直，五藏次于中央④，六府挟其两侧⑤，首面上于阙庭，王宫在于下极⑥，五藏安于胸中，真色以致，病色不见，明堂润泽以清，五官恶得无辨乎。雷公曰：其不辨者，可得闻乎？黄帝曰：五色之见也〔二〕，各出其色部〔三〕。部骨〔四〕⑦陷者，必不免于病矣。其色部〔五〕乘袭⑧者，虽病甚，不死矣。雷公曰：官五色奈何〔六〕？黄帝曰：青黑为痛，黄赤为热，白为寒，是谓〔七〕五官。

【校勘】

〔一〕辨　藏本作"辩"。

〔二〕五色之见也　《甲乙》卷一第十五"五色"上有"五脏"二字，"也"作"者"。

〔三〕各出其色部　周本"色"作"邪"。《甲乙》卷一第十五"各"作"皆""其"下无"色"字。

〔四〕部骨 《甲乙》卷一第十五其上有"其"字。

〔五〕色部 《甲乙》卷一第十五互乙。

〔六〕官五色奈何 《甲乙》卷一第十五作"五官具五色，何也"。

〔七〕谓 马本、《景岳全书》卷二十七鼻证类并作"为"。

【注释】

① 小子：古男人自谦之词。

② 方大：即端正、宽大、丰满的意思。

③ 中：可。

④ 五藏次于中央：次，居的意思，在此可作依次排列解。五藏次于中央，即依次排列在中央部。

⑤ 六府挟其两侧："挟"：附的意思。六府挟其两侧，即六腑依附在在五脏的两侧。

⑥ 王宫在于下极：王宫，原指帝王之后宫，下，低的意思。下极，极低的部位，指山根，即鼻根部。

⑦ 见：显露。

⑧ 乘袭：此指母子相承，即母之部见子之色。如肝之部见赤色。张志聪："承（乘）袭者，谓子袭母气也。如心部见黄，肝部见赤，肺部见黑，肾部见青，此子之气色，承（乘）袭于母部。"

【语译】

雷公向黄帝问道：五色的只在鼻子部位分辨吗？我不知道这里所指说得什么内容。黄帝说：明堂，是鼻子，阙，是两眉中间的部位，庭，是（天）额部，蕃，是两颊的外侧，蔽，是耳门前的部位。这些部位之间，要丰满端正宽大，在离十步以外的地方都能看得清楚，像有这种现象的人，年寿一定可以达到百岁。

雷公说：五官怎样辨别呢？黄帝说：鼻骨要高而耸立，平正而端直，五脏依次分布在面部的中部，六腑在五脏的两旁，头脸反映在阙（眉间）、天庭的部位，心蛰藏之处反映在鼻根处。若五脏调和而安居于胸中，则正常的五色会出现，病色不会出现，鼻部的色泽必然润泽清明。五官哪能不辨别呢？

雷公说：那些不能辨别的面相呢？能听您给我讲讲吗？黄帝说：五色的出现，各有一定的部位。如果某一部位的骨低下而不显，一定难以避免发病。如果在某一部位上有承袭之色（如肝之部见赤色），病虽严重，也没有死亡的危险。

雷公说：五官部位出现五色是怎样的呢？黄帝说：青和黑是痛的表现，黄和红是热的表现，白是寒的表现，这就是五官（的五色病象）。

【原文】

雷公曰〔一〕：病之益甚，与其方衰①如何？黄帝曰〔二〕：外内皆在焉。切其脉口②滑小紧以沉者，病〔三〕益甚，在中；人迎气大紧以浮者，其〔四〕病益甚，在外。其脉口浮滑〔五〕者，病日进〔六〕；人迎沉而滑者，病日损。其脉口滑以〔七〕沉者，病日进，在内；其人迎脉滑盛以浮者，其病日进，在外。脉之浮沉及人迎与寸口气小大等者〔八〕，病难已。病之〔九〕在藏，沉而大者，易已〔十〕，小〔十一〕为逆；病〔十二〕在府，浮而大者，其病易已。人迎盛坚〔十三〕者，伤于寒；气口盛坚者〔十四〕，伤于食〔十五〕。

【校勘】

〔一〕雷公曰 《甲乙》卷四第一上作"黄帝问曰"。

〔二〕黄帝曰 《甲乙》卷四第一上作"岐伯对曰"。

〔三〕病 《太素·卷十四·人迎脉口诊》其上有"其"字。

〔四〕其 《甲乙》卷四第一上无。

〔五〕浮滑 《太素·卷十四·人迎脉口诊》作"滑而浮"。《甲乙》卷四第一上"浮"下有"而"字。

〔六〕进 《太素·卷十四·人迎脉口诊》作"损"。

〔七〕以 张本、《甲乙》卷四第一上并作"而"。

〔八〕寸口气小大等者 《甲乙》卷四第一上"寸口"作"气口"，"小大"下有"齐"字。

〔九〕之　《甲乙》卷四第一上无。

〔十〕易已　《甲乙》卷四第一上无。

〔十一〕小　《甲乙》卷四第一上其上有"以"字。

〔十二〕病　《太素·卷十四·人迎脉口诊》其下有"之"字。

〔十三〕坚　《太素·卷十四·人迎脉口诊》、《甲乙》卷四第一其上并作"紧"。

〔十四〕气口盛坚者　统本、金陵本"盛"并作"甚"。《太素·卷十四·人迎脉口诊》、《甲乙》卷四第一上"气"并作"脉","坚"并作"紧"。

〔十五〕食　《太素·卷十四·人迎脉口诊》其下有"饮"字。

【注释】

① 方衰：即病邪正在衰退，疾病渐趋好转。《类经》六卷第三十二注："益甚，言进，方衰，言退也。"

② 脉口：亦称寸口、气口，三者名虽不同，但都是指手腕桡侧的切脉部位。

【语译】

雷公说：病情的加重和病情的正在减轻是如何的状态呢？黄帝说：在身体的内外都表现在色脉这里呀。当切按病人的寸口脉，有现滑、小、紧而沉的脉象时，是病情越来越重，病位在五脏；当人迎脉有征象出现大、紧而浮的脉象时，表明病情越来越重，病位在六腑；假如寸口有浮滑的脉象，是病情日日加重；假如人迎脉有沉而滑的脉象，是病情日日渐减；假如寸口脉有滑而沉的脉象，是病情日日加重，表明病在脏；那么若人迎脉有滑盛而浮的脉象，是病情日日加重，是病位在腑。假如当寸口与人迎的脉象浮沉大小一样现象时（说明与春夏人迎微大，秋冬寸口微大的正常生理相悖），是病难治愈；当病在五脏，有沉而大的脉象，表明病容易治愈；如见小（细）脉，表明病难治；当病在六腑，有浮而大的脉象，病易治；若见小脉，病难治。人迎脉有盛而紧的脉象，是被寒邪伤；寸口脉有盛而紧的脉象，是被饮食伤。

【原文】

雷公曰：以色言病之间①甚奈何？黄帝曰：其色粗以明〔一〕②，沉夭〔二〕③者为甚，其色上行者病益〔三〕甚，其色下行如云彻散者病方已。五色各有藏部④，有外部，有内部也。色〔四〕从外部走内部者，其病从外走内；其色从内走外者〔五〕，其病从内走外。病生于内者，先治其阴，后治其阳，反者益甚；其病生于阳者〔六〕，先治其外〔七〕，后治其内〔八〕，反者益甚。其脉滑大以代而长者，病从外来，目有所见，志有所恶〔九〕，此阳气之并也〔十〕，可变而已〔十一〕。雷公曰：小子闻风者，百病之始也；厥逆者〔十二〕，寒湿之起也〔十三〕，别之奈何？黄帝曰：常候阙中〔十四〕，薄泽⑤为风，冲浊⑥为痹，在地⑦为厥，此其常也，各以其色言其病。

【校勘】

〔一〕色粗以明　《甲乙》卷一第十五"明"下有"者为间"三字。

〔二〕沉夭　夭，《甲乙》卷一第十五作"垩"。胡本、熊本"夭"并作"大"。

〔三〕益　《甲乙》卷一第十五作"亦"。

〔四〕色　《甲乙》卷一第十五其上有"其"字。

〔五〕从内走外者　《甲乙》卷一第十五作"从内部走外部"。

〔六〕其病生于阳者　《甲乙》卷一第十五"病"上无"其"字。"阳"作"外"。

〔七〕外　《甲乙》卷一第十五作"阳"。

〔八〕内　《甲乙》卷一第十五作"阴"。

〔九〕所恶　《甲乙》卷四第一上作"所存"。

〔十〕此阳气之并也　日抄本"并"作"病"。《甲乙》卷四第一上"阳"下无"气"字。

〔十一〕其脉滑大以代而长者，病从外来，目有所见，志有所恶，此阳气之并也，可变而已　其三十一字，《甲乙》卷四第一上在《经脉》篇中"气口盛坚者伤于食"句下。

〔十二〕厥逆者　《甲乙》卷一第十五"逆"下无"者"字。

〔十三〕寒湿之起也　《甲乙》"之"下有"所"字。日抄本、《景岳全书》卷三十一湿证类引"起"并作"气"。

〔十四〕常候阙中　《甲乙》卷一第十五作"当候眉间"。

【注释】

①　间：同"闲"。痊愈。《方言》卷三："差、闲，愈也。南楚病愈者谓之差，或谓之闲。"《论语·子罕》："病闲。"何晏集解引孔安国注："病少差曰闲也。"

②　粗：略微。指色浅。

③　沉夭：深暗无泽而枯的颜色。

④　藏部：指五色在面部所主的脏腑部位。张志聪："脏部，脏腑之分部也。"

⑤　薄泽：言同"浮泽"。指色浮浅而光泽。

⑥　冲浊：冲，读作"重"。是深的意思。浊是浑浊不清。冲浊，色深沉而浑浊。

⑦　地：指面的下部，即地阁。

【语译】

雷公问：怎样根据色泽的表现来判断疾病发展变化的轻重趋势呢？黄帝说：色的表现如果浅而明的病轻，深暗无泽而枯的颜色病重。其病色向上蔓延的，病情日渐严重；其病色向下消褪如同雨后天晴浮云消散的，是疾病将要痊愈。五色在面部各有所主的脏腑部位，有的属于外部，有的属于内部。病色从外部向内部发展的，为病邪从表入里；病色从内部走向外部者，为病邪从里出表。病生于内部的，当先治其阴脏，后治其阳腑，如果颠倒了的话，病情更加严重。病生于阳腑的，应该先治其外腑，后治其内阴，如果颠倒了的话，病情更加严重。当病人的脉见滑大而代又长的，这表示病从外来，阳热炽盛，患者目有妄见，心神有所厌恶，这是因为阳邪入于阳腑，两阳相并所造成。可以改变这种阳并热盛的状态，而使病愈。

雷公说：我听说风，是百病的开始；厥逆这一类病变，寒湿是它的起因，从面色上怎样区别它呢？黄帝说：通常观察两眉之间的气色：该部位之色浮薄而光泽的是风病，深沉而浑浊的是痹病，若深沉而浑浊的颜色出现在下面的部位，为瘭病。这是诊断色泽的常规，各自根据其色泽部位来研讨疾病。

【原文】

雷公曰：人不病卒死[一]，何以知之？黄帝曰：大气①入于[二]藏府者，不病而卒死矣。雷公曰：病小愈[三]而卒死者，何以知之？黄帝曰：赤色出两颧[四]，大如母[五]②指者，病虽小愈[六]，必卒死。黑色出于庭[七]，大如母指[八]，必不病而[九]卒死。雷公再拜曰：善哉！其死有期乎？黄帝曰：察[十]色以言其时。雷公曰：善乎！愿卒闻之。黄帝曰：庭[十一]者，首面也。阙上者[十二]，咽喉也。阙中者[十三]，肺也。下极③者，心也。直下④者，肝也。肝左者，胆也。下者，脾也。方上⑤者，胃也。中央⑥者，大肠也。挟大肠者[十四]，肾也。当肾者，脐也。面王⑦以上者，小肠也。面王以下者，膀胱[十五]、子处也。颧者，肩也。颧后者，臂也。臂[十六]下者，手也。目内眦上者，膺乳也。挟绳而上⑧者，背也。循牙车⑨以下[十七]者，股也。中央者，膝也。膝以下者，胫也。当胫以下者，足也。巨分⑩者，股里也。巨屈[十八]⑪者，膝膑也。此五藏六府肢节[十九]之部也，各有部分。有部分，用阴和阳，用阳和阴，当[二十]明部分，万举万当⑫，能别左右，是谓大道[二十一]，男女异位，故曰阴阳，审察泽夭[二十二]，谓之良工。沉浊为内，浮泽[二十三]为外，黄赤为风[二十四]，青黑为痛，白为寒，黄而膏润[二十五]而脓，赤甚者为血，痛甚[二十六]者为挛，寒甚[二十七]为皮不仁。五色〔二十八〕各见其部，察其浮沉，以知⑬浅深，察其泽夭，以观成败，察其散抟〔二十九〕⑭，以知远近〔三十〕，视色上下，以知病处，积神于心，以知往今。故相气不微，不知是非，属意勿去，乃知新故。色明不粗，沉夭为甚；不明不泽，其病不甚。其色散，驹驹⑮然未有聚，其病散而气痛，聚未成也。肾乘心，心先病，肾为应，色皆〔三十一〕如是。男子色在于〔三十二〕面王，为小〔三十三〕腹痛，下为卵⑯痛，其圜直⑰为茎痛，高为本，下为首⑱，狐疝㿉阴〔三十四〕⑲之属也，女子在〔三十五〕于面王，为膀胱、子处之病〔三十六〕，散为痛，抟为聚，方员左右，各如其色形。其随而下至胝〔三十七〕为淫⑳，有润如膏状，为暴食不洁。左为左，右为右〔三十八〕，其色有邪，聚散〔三十九〕而不端，面色所指者也。色者，青黑赤白黄，皆端满㉑，有别乡〔四十〕㉒。别乡赤者，其色亦〔四十一〕大如榆荚，在面王为不日〔四十二〕。其色上锐，首空上向㉓，下锐下向，在左右如法。以五色命藏，青为肝，赤为心，白为肺，黄有脾，黑为肾。肝合筋，心合脉，肺合皮，脾合肉，肾合骨也〔四十三〕。

【校勘】

〔一〕人不病卒死　《甲乙》卷一第十五"人"下有"有"字。《千金翼方》卷二十五第一作"人有不病而卒死者"。

〔二〕于　金陵本作"干"。

〔三〕病小愈　《甲乙》卷一第十五、《千金翼方》卷二十五第一"病"上并有"凡"字，"小"并作"少"。

〔四〕赤色出两颧　《甲乙》卷一第十五、《难经本义》卷下引"出"下并有"于"字。《千金翼方》卷二十五第一"颧"下有"上"字。

〔五〕母　《甲乙》卷一第十五、《难经本义》卷下并作"拇"。

〔六〕愈　《难经本义》卷下引作"愈"。愈，通愈。《汉书·高帝纪上》："汉王疾愈。"颜师古："愈与愈同，愈，差也。"

〔七〕庭　《甲乙》卷一第十五作"颜"。《千金翼方》卷二十五第一作"颜貌"。

　　〔八〕指　《千金翼方》卷二十五第一其下有"者"字。

　　〔九〕必不病而　《千金翼方》卷二十五第一无"必"下无"不病而"三字。

　　〔十〕察　《甲乙》卷一第十五其下有"其"字。

　　〔十一〕庭　《甲乙》卷一第十五作"颜"。

　　〔十二〕阙上者　《甲乙》卷一第十五作"眉间以上"。

　　〔十三〕阙中者　《甲乙》卷一第十五作"眉间以中"。

　　〔十四〕挟大肠者　《甲乙》卷一第十五作"侠傍"。

　　〔十五〕胱　《甲乙》卷一第十五其下有"字"字。

　　〔十六〕臂　《甲乙》卷一第十五其下有"以"字。

　　〔十七〕下　《甲乙》卷一第十五作"上"。

　　〔十八〕巨屈　《内经知要》卷上色诊篇作"巨阙"。

　　〔十九〕肢节　《甲乙》卷一第十五作"支局"。

　　〔二十〕当　《甲乙》卷一第十五作"审"。

　　〔二十一〕道　《甲乙》卷一第十五作"垩"。

　　〔二十二〕夭　《甲乙》卷一第十五作"垩"。

　　〔二十三〕泽　《甲乙》卷一第十五、《千金》卷十九第一作"清"。

　　〔二十四〕风　《难经本义》卷下引作"热"。

　　〔二十五〕润　《甲乙》卷一第十五作"泽"，其下有"者"字。

　　〔二十六〕甚　《甲乙》卷一第十五其下有"者"字。

　　〔二十七〕甚　《甲乙》卷一第十五其下有"者"字。

　　〔二十八〕五色　《甲乙》卷一第十五无此二字。

　　〔二十九〕抟　《甲乙》卷一第十五作"浮"。

　　〔三十〕远近　《甲乙》卷一第十五互乙。

　　〔三十一〕皆　《甲乙》卷一第十五作"其"。

　　〔三十二〕于　《甲乙》卷一第十五无"于"字。

　　〔三十三〕小　黄校本作"看"。

　　〔三十四〕癀阴　阴，《甲乙》卷一第十五其下有"病"字。

　　〔三十五〕在于　《甲乙》卷一第十五"在"上有"色"字，无

"于"字。

〔三十六〕为膀胱、子处之病　《甲乙》卷一第十五"胱"后有"字"字，"处"下无"之"字。

〔三十七〕胝　《甲乙》卷一第十五作"骶"。按："胝"，"骶"并误。盖此为面王之色诊，不应望至尾骶。"胝"疑"脤"之形误，"脤"为"唇"之借字。"其随而下行至脤"者，谓望其色由面王而下至唇也。

〔三十八〕左为左，右为右　《甲乙》卷一第十五作"左为右，右为左"。

〔三十九〕散　《甲乙》卷一第十五作"空满"。

〔四十〕别乡　周本"乡"作"目"。

〔四十一〕亦　马本、张本并作"赤"。《甲乙》卷一第十五"亦"下有"赤"字。

〔四十二〕日　《甲乙》卷一第十五作"月"。丹波元简："今依《甲乙》不日作不月，连上文女子在于面王之章，俱为女子之义，则似义稍通。"笔者认为：日，指节度。因面王为肺之窍，肺主治节。色见赤，为火克肺金，金失去节度。若改作月，只论女性，于理欠全。

〔四十三〕肝合筋，心合脉，肺合皮，脾合肉，肾合骨　其十五字，《甲乙》卷一第十五作"肝合筋，青当筋，心合脉，赤当脉；脾合肉，黄当肉；肺合皮，白当皮；肾合骨，黑当骨"。其中"青当筋"、"赤当脉"、"黄当肉"、"白当皮"、"黑当骨"等十五字，疑是《甲乙经》所加。

【注释】

① 大气：其说有二，一、指疾极峻厉的邪气。《类经》六卷三十二注："大气，大邪之气也。大邪之入者，未有不由元气大虚而后邪得袭之，故致卒死。"二、指胸中之气。张锡纯："是大气者，原以元气为根本，以水谷之气为养料，以胸中之地为宅窟者也。夫均是气也，至胸中之气，独名为大气者，诚以其能撑持全身，为诸气之纲领，包举肺外，司呼吸之枢机，故郑而重之曰大气。"

② 母：通"拇"。《说文解字通训定声》："母，假借为拇。"《易·咸》："咸其拇。"《经典释文》："拇，……子夏作跶，荀作母。"

③ 下极：鼻根部，俗称"山根"。

④ 直下：指鼻柱部位，下极的直下方。鼻柱部位应肝。

⑤ 方上：即鼻准头的两旁处。在迎香穴略上方处。《类经》上卷三十二注："准头两旁为方上，即迎香之上，鼻隧是也。"

⑥ 中央：在两颧下，鼻两旁迎香以外的部位。《类经》六卷三十二注："中央者，面之中央，谓迎香之外，颧骨之下，大肠之应也。"

⑦ 面王：即鼻头部位。

⑧ 挟绳而上：绳，指耳廓根部前面附着在侧头部的边缘部位。蒋示吉："绳，耳边也。耳边如绳突起，故曰绳。"马元台："挟，近也。故近耳边直上之部分，所以候脊之病。"挟绳而上，即在耳廓前上方的侧旁的部位。

⑨ 牙车：即牙床，颊车穴部位。

⑩ 巨分：鼻翼外缘向口角外侧伸延的部分。俗称口吻旁的大纹处，或曰"鼻翼沟"。

⑪ 巨屈：在颊下的曲骨部。

⑫ 万举万当：所作皆恰当。

⑬ 知：识别；区别。《吕氏春秋·有始》："天地合和，……以寒暑日月知之。"高诱注："知，犹别也。"

⑭ 抟（tuan 团）：和"散"相反，即聚结不散。

⑮ 驹驹：《类经》六卷三十二注："稚马曰驹，驹驹然者如驹无定，散而不聚之谓，故其为病尚散。"

⑯ 卵：卵痛。指睾丸作痛。

⑰ 圜直：圜同园。园直，指园而直的人中沟而言。李念莪："圜直，指人中水沟穴也。人中有边圜而直者，故人中色见，主阴茎作痛。"

⑱ 高为本，下为首：在人中上半部者称高，为阴茎根痛，在人中下半部者为茎头痛。李念莪："在人中上半者曰高为茎根病，在人中下半者为茎头痛。"

⑲ 㿗阴：㿗，音 tui（颓）。㿗通癞。㿗阴，也称阴癞，就是阴囊偏大的癞疝病。

⑳ 淫：《素问·痿论》："及为白淫。"王冰注："白淫，谓白物淫衍，如精之状，女子阴器中绵绵而下也。"

㉑ 端满：端正盈满。《类经》六卷第三十二注："端，谓无邪；满，谓充足。"

　　㉒　别乡：别，分别；乡，窗口。别乡，意即分别显示其他的部位。

　　㉓　其色上锐，首空上向：上锐，上部尖锐；首空，颜色始发部位变淡；上向，向上发展。"其色上锐，首空上向"，是说，它的颜色发展的头端尖锐，起始部位颜色变淡，则病向上发展。

【语译】

　　雷公问道：人没有觉病可突然死亡，怎样可以测知？黄帝说：疾极峻厉邪气侵入到脏腑，不觉病却可突然死亡。雷公问：病稍愈而突然死亡的，怎么能知道呢？黄帝说：红色出现在两颧，大小就像拇指似的，病情虽稍见好转，一定有突然死亡的可能。黑色出现在天庭的部位，大小就像拇指，一定会有不觉病而突然死亡的情况。雷公再次施礼说：讲得好啊！病的死亡有确定的日期吗？黄帝说：观察面部的气色，用以判断死亡的日期。

　　雷公说：好啊！我愿意全面地听你谈一谈。黄帝说：（脏腑肢节应于面的部位分别是）天庭反映头面，眉心之上反映咽喉，眉心反映肺，鼻根部反映心，由此直下的鼻柱部位反映肝，肝部的左边反映胆，鼻头反映脾，鼻柱两旁上面的部位反映胃，中央部位反映大肠，挟大肠两旁的部位反映肾，肾的中间是脐的部位，在鼻准上方的两侧，是小肠的部位，鼻柱以下的部位反映膀胱和生殖系统部位，颧骨处反映肩臂，肩臂的下方反映手，内眼角以上的部位反映胸与乳房，在耳廓前上方的侧旁的部位反映背，顺着颊车以下反映股，颊车的中央部位反映膝，膝以下的部位反映胫，胫以下的部位反映足，鼻翼沟反映股的内侧，颊下曲骨的部位反映膝盖。这些就是五脏六腑肢体分布在面的部位。它们各自有自己的部位分界，有了五脏六腑肢体各自的部位分界，（根据阴阳的偏盛偏衰）用阴以调和阳，用阳以调和阴（就是正确治疗原则），只要明确五脏六腑肢体各自的部位分界，辩证治疗就会所用皆恰当。能分清左右（男女阴阳）之理，就叫掌握了大道。男女有不同的部位表现，所以叫做审辨阴阳。能审察面色的润泽和晦暗枯焦，这就叫做好医生。

面色沉滞晦暗的，为在里在脏的病；浮浅而润泽的，为在表在腑的病。黄、红色的主风，青、黑色的主痛，白色的是寒证，黄色而像油润泽的是脓证。红色而深的是有血证，面部痛甚的多见筋脉发生挛急。面部寒凉甚是皮肤麻痹不仁。五色分别显露在面部的一定部位上，可以从色的浮浅和深沉中，以识别病邪的浅深（即色浮浅的病浅，色深沉的病深）。审察病色的润泽与焦枯的，来审察疾病的预后是吉还是凶（即色润泽的预后好，色焦枯的预后不良）。审察病色的消散与聚结，可以识别病程的长短（即色散漫的病程短，为新病，色团聚的病程长，为久病）。审察气色向上还是向下，就可以识别病的处所。把堆积陈列的现象存在心里，来识别已往病的情况，和当前病的病情。所以，对于气色的变化，所以观察气色不细微时，就不能识别的疾病是非来，专心致志地不要离开分析气色，才能知道新病旧病的关系。面色明亮不粗糙，沉滞在里而焦枯的，是表明病重。气色不明亮，也不润泽，其病不严重。气色弥散时也不固定而不聚的，说明是病将要消散的气痛，是积聚没有形成。

肾有邪侵犯心脏，是心先病，有肾的气色的反应，五色都是这样来依此类推。男子病色出现在鼻柱上的，说明是小腹痛，气色向下发展就会有睾丸痛。当病色出现在人中沟上，说明是阴茎作痛，病色出现在人中沟上半部的主茎根痛，出现在下半部的主茎头痛。这些属于狐疝和癫阴之类的疾病。在女子病色出现在鼻柱上时，说明是膀胱和胞宫的病，其色散而不聚的是痛证，其色凝搏不散的，说明是积聚病。在积聚的周围，或在左或在右，分别有像和本病在面部颜色的形征。当病色一直下行到唇部，说明是有白带淫邪病。其色润泽如油样子，说明暴食不洁净的食物。病色出现于左侧，说明病在左，色出现于右侧的，说明病在右侧。病色有倾斜，倾斜之色或聚或散而不端直的，按其色所指向的位置，就可以知到病变在哪里了。色，是指青、黑、赤、白、黄的颜色，都应该端正盈满地出现在其他独自显示的窗口，当别的地方出现红色不显露在心的部位，红色的范围大如榆荚，在鼻柱的部位表示没有节度。当病的颜色发展的头端尖锐向上，起始部位颜色变淡，则病向上发展。它的颜色发展的头端尖锐向下，则病向下发展，在左在右都和这个辨认法相同。用五色来对应五脏，青为肝色，赤为心色，白为肺色，黄为脾色，黑为肾色。而肝合于筋，心合于脉，肺合于皮，脾合于肉，肾合于骨。

论勇第五十

【原文】

黄帝问于少俞曰：有人于此，并行并立，其年之长少等也，衣之厚薄均也，卒然遇烈风暴〔一〕雨，或病或不病，或皆病〔二〕，或皆不病〔三〕，其故何也？少俞曰：帝问何急〔四〕？黄帝曰：愿尽闻之。少俞曰：春青〔五〕①风，夏阳风②，秋凉风，冬寒风。凡此四时之风者，其所病各不同形。黄帝曰：四时之风，病人③如何？少俞曰：黄色薄皮弱肉者，不胜春之虚风④；白色薄皮弱肉者，不胜夏之虚风；青色薄皮弱肉〔六〕，不胜秋之虚风；赤色薄皮弱肉〔七〕，不胜冬之虚风也。黄帝曰：黑色不病乎？少俞曰：黑色而皮厚肉坚，固不〔八〕伤于四时之风。其皮薄而肉不坚，色不一者，长夏至而有虚风者，病矣。其皮厚而肌肉坚者，长夏至而有虚风〔九〕，不病矣。其皮厚而肌肉坚者，必重感于寒，外内皆然，乃病。黄帝曰：善〔十〕。

【校勘】

〔一〕暴 《甲乙》卷六第五作"疾"。

〔二〕病 《甲乙》卷六第五作"死"。

〔三〕或皆不病 《甲乙》卷六无其四字。

〔四〕急 先；首先。《吕氏春秋·情欲》："邪利之急。"高诱注："急犹先。"

〔五〕青 《甲乙》卷六第五作"温"。

〔六〕肉 《甲乙》卷六第五其下有"者"字。

〔七〕肉 《甲乙》卷六第五其下有"者"字。

〔八〕不 《甲乙》卷六第五其下有"能"字。

〔九〕风 《甲乙》卷六第五其下有"者"字。

〔十〕善 守山阁校本："自篇首至此，并与论勇无涉。《甲乙经》以为黄帝岐伯问答，与'贼风篇'连合为一，当得其真也。"

【注释】

① 青：通"清"。《释名·释言语》："青，清也。"清，和也。《淮南子·原道》："圣人守清道而抱雌节。"高诱注："清。和也。"

② 夏阳风：阴主寒，阳主热，夏阳风，即指夏季的热风。

③ 病人：使人生病。

④ 虚风：又叫贼风。即反常的邪风。参见本书《九宫八风》。《诸病源候论·贼风候》："贼风者，谓冬至之日，有疾风从南方来，名曰虚风。此风能伤害于人，故言贼风也。"其表现"身痛不能转动，按之则应痛，痛处发凉，得热则减，身内有冷索索之感，有时出汗，久则遇风冷可为瘰疬及偏枯；遇风热可为附骨疽"。《类经》四卷第二十一注："虚风者，虚乡不正之邪风也。"

【语译】

黄帝向少俞问道：当有的人在这里同时行走，同时站立，他们的年龄大小一致，穿的衣服厚薄也相等，突然遭遇暴风大雨，有的人生病，有的人不生病，有的时候就都生病，有的时候就都不病，这是什么缘故？少俞说：你首先了解哪一个问题呢？黄帝说：我希望都了解这些原因。少俞说：春季时令是温风，夏季是热风，秋季是凉风，冬季是寒风，总的来说，这四季的风的致病的时候，它们所造成的疾病分别有不同的情形。黄帝说：四季的风，怎样使人发病呢？少俞说：色黄皮薄而肌肉软的人，经不起春天的虚邪贼风；色白皮薄肌肉软的人，经不起夏季的虚邪贼风；色青皮薄肌肉软的人，经不起秋天的虚邪贼风；色赤皮薄肌肉软的人，经不起冬天的虚邪贼风。黄帝说：色黑的人不会生病吗？少俞说：色黑而皮肤厚，肌肉致密坚实，的确不会被四季虚邪贼风所伤害。假如某人皮肤薄，肉不坚实，不能保持黑色始终如一，当到了长夏的季节时，遇到了虚邪贼风就会生病的；假如某人色黑皮肤厚，肌肉坚实，当遇到长夏季节的虚风，也不会发病；皮肤厚，肌肉坚实的人，一定是外伤于虚风，内伤于饮食生冷，外内都受到了贼风，才会生病。黄帝说：说得好。

【原文】

黄帝曰：夫人之忍痛与不忍痛者，非勇怯之分也。夫勇士之不忍痛者，见难则前，见痛则止[一]；夫怯士之忍痛者，闻难则恐，遇痛不动。夫勇士之忍痛者，见难不恐，遇痛不动；夫怯士之不忍痛者，见难与痛，目转面盼①，恐不能言，失气，惊[二]②，颜色变化[三]，乍③死乍生。余见其[四]然也，不知其何由，顾闻其故。少俞曰：夫忍痛与不忍痛者，皮肤之薄厚，肌肉之坚脆缓急之分也，非勇怯之谓也。黄帝曰：顾闻勇怯之所由然。少俞曰：勇士者，目深以固④，长衡[五]直扬，三焦理横，其心端直，其肝大以坚，其胆满以傍⑤，怒则气盛而胸张，肝举而胆横，眦裂而目扬，毛起而面苍，此勇士之由然者也。黄帝曰：顾闻怯士之所由然。少俞曰：怯士者，目大而不减⑥，阴阳相失⑦，其[六]焦理纵，䯏骬短而小，肝系缓，其胆不满而纵，肠胃挺⑧，胁下空，虽方大怒，气不能满其胸，肝肺虽举，气衰复下，故不能久怒，此怯士之所由然者也。黄帝曰：怯士之得酒，怒不避勇士者，何藏使然？少俞曰：酒者，水谷之精，熟谷之液也，其气剽悍，其入于胃中，则胃胀，气上逆，满于胸中，肝浮⑨胆横。当是之时，固〔七〕比于勇士，气衰则悔。与勇士同类，不知避之〔八〕，名曰酒悖⑩也。

【校勘】

〔一〕止　统本作"正"。

〔二〕失气，惊　周本、日刻本、《类经》四卷第二十一其下并有"悸"字。

〔三〕化　周本、日刻本、《类经》卷四第二十一并作"更"。

〔四〕其　周本作"不"。

〔五〕衡　马本、张本并作"冲"。

〔六〕其　周本作"三"。

〔七〕固　统本、金陵本并作"同"。

〔八〕不知避之　统本"避"作"为"。

【注释】

①　目转面盼：《类经》四卷第二十一注云："目转眩旋，面盼惊顾。"丹波元简："盼音系。《说文》：'恨视貌。'于义难解，题是眄讹，眄音面，视也。班固叙传：'虞卿以顾眄而捐相印。'又，马援：'据鞍顾眄。'即与张义符。盼，通"眄"。斜视貌。南朝·齐·谢朓《和伏武昌登孙权故城》："江海既无波，俯仰流英盼。"盼，一本作"眄"。《说文通训定声》："盼，假借为眄。"目转面盼，即视线转移，脸转向一侧看。

②　失气，惊：失气，惊：失。控制不好，没有把握住。气，气息，即呼吸。惊，惊悸。失气，惊，指呼吸紊乱，惊悸。

③　乍死乍生：乍，或者。表示选择关系。秦·李斯《用笔法》："或卷或舒，乍轻乍重。"

④　目深以固：深，狠毒；严厉。《战国策·燕策三》："秦之遇将军可谓深矣。"固，专一。目深以固，即眼神严厉而专一。

⑤　傍：同"旁"。《广韵·唐韵》："傍，亦作旁。"侧；旁边。《广韵·唐韵》："傍，侧也。"《类经》卷四第二十一注："满以傍者，傍即傍开之谓，过于人之常度也。"

⑥　减：《类经》四卷第二十一注："减当作缄，封藏之谓。"孙鼎宜曰："按减当作瞷，字误。《说文》：'瞷，目陷也'。"《广雅·释诂一》："瞷，

视也。"

⑦ 失：控制不好；制约；没有把握住。《周礼·夏官·司爟》："凡国失火，野焚莱。则有刑罚焉。"

⑧ 挺：宽缓。

⑨ 浮：盛，《正字通》："浮，盛貌。"

⑩ 酒悖：悖（bei），违背。酒悖，即饮酒之后，违背常态。

【语译】

黄帝说：人能够忍受疼痛与不能忍受疼痛，不能以性格的勇敢和怯懦来区分。勇敢而不能耐受疼痛的人，遇到危难时就会勇往直前。而当遇到疼痛时就想办法立即治疗；怯懦而能耐受疼痛的人，听说有危难的事就就害怕（而躲避），遇到疼痛，就一动不动。勇敢而能耐受疼痛的人，见到危难不害怕，遇到疼痛不动声色。怯懦而不能耐受疼痛的人，见到危难、遇到疼痛，视线转移，脸回头或脸转向一侧而不敢看，害怕得说不出话来，呼吸紊乱，惊悸。颜面变色，有时像活人，有时像死人。我看到这些情况，却不知是什么原因，愿意听您说一下其中的缘故。少俞说：能够忍受疼痛与不能忍受疼痛的人，于皮肤的厚与薄，肌肉的坚实、脆弱及松弛、发紧等相区别，不能用勇敢、怯懦的胆量来说明。

黄帝说：我希望了解勇敢和怯懦形成的缘由啊！少俞说：勇敢的人，眼神严厉而专一，眉毛大长直，三焦纹理不顺。心脏端正，肝脏大又坚实，胆汁满而偏颇，在怒吼时就气满使胸廓张大，使肝上举，胆气横溢，眼瞪得很大，眼睛上扬，毛发竖起，面色发青，这就是勇士性格形成的缘由啊！黄帝说：我希望了解怯懦的人性格形成的缘由啊！少俞说：怯懦的人，目虽大而不能视，使阴阳不能相互制约，这样人的三焦纹理纵而不横，胸骨剑突短而小，连接肝的带子松弛，胆汁也不充满，胆囊松弛，肠胃宽缓，胁下有空虚感而肝气不能充满，即使是正在大怒，怒气也不能充满胸廓，肝肺即使怒而上举，怒气衰落就又下落，所以不能长时间发怒，这就是怯士性格形成的缘由啊！

黄帝说：怯懦的人喝了酒，当他发怒的时候也不会躲避勇士的现象，这是什么脏器的功能使他这个样子呢？少俞说：酒是水谷的精华，是谷类熟腐酿造而成的液汁，其气速急而猛，当酒气进入胃中，就使胃部胀满，气机上逆，使气充满于胸中，使肝气旺盛，胆气不顺，正当这个时候，的确和勇士相较量，但当酒气衰落后，悔恨当初的冲动。能随勇士行为的人，命名为酒悖。

【音释】

胃挺下古便切

背腧第五十一

【原文】

黄帝问于岐伯曰：愿闻五藏之腧，出于背者。岐伯曰：胸〔一〕中大腧①在柕骨〔二〕②之端，肺腧在三焦〔三〕③之间〔四〕，心腧在五焦〔五〕之间，膈腧在七焦〔六〕之间〔七〕，肝腧在九焦〔八〕之间〔九〕，脾腧在十一焦〔十〕之间〔十一〕，肾腧在第十四焦〔十二〕之间〔十三〕，皆〔十四〕挟脊相去三寸所，则欲得而验之〔十五〕，按其处，应在〔十六〕中而痛解，乃其腧也。灸之则可④，刺之则不〔十七〕可。气〔十八〕盛则泻之，虚则补之。以火补者，毋吹其火，须自灭也。以火泻者，疾吹其火，传〔十九〕⑤其艾，须⑥其火灭也。

【校勘】

〔一〕胸　日刻本、马本、张本、《类经》七卷第十一并作"背"。

〔二〕柕骨　颈椎骨。本书《经脉》篇作"柱骨"。

〔三〕焦　《太素·卷十一·气穴》、《甲乙》卷三第八、《素问·血气形志》王注引《灵枢》并作"椎"。

〔四〕间　《素问·血气形志》王注引《灵枢》并作"傍"。

〔五〕焦　《太素·卷十一·气穴》、《甲乙》卷三第八、《素问·血气形志》王注引《灵枢》并作"椎"。

〔六〕焦　《太素・卷十一・气穴》、《甲乙》卷三第八、《素问・血气形志》王注引《灵枢》并作"椎"。

〔七〕膈腧在七焦之间　《素问・血气形志》王注引无。

〔八〕焦　《太素・卷十一・气穴》、《甲乙》卷三第八、《素问・血气形志》王注引《灵枢》并作"椎"。

〔九〕间　《素问・血气形志》王注引《灵枢》并作"傍"。

〔十〕焦　《太素・卷十一・气穴》、《甲乙》卷三第八、《素问・血气形志》王注引《灵枢》并作"椎"。

〔十一〕间　《素问・血气形志》王注引《灵枢》并作"傍"。

〔十二〕焦　《太素・卷十一・气穴》、《甲乙》卷三第八、《素问・血气形志》王注引《灵枢》并作"椎"。

〔十三〕间　《素问・血气形志》王注引《灵枢》并作"傍"。

〔十四〕皆　胡本作"偕"。

〔十五〕则欲得而验之　《太素・卷十一・气穴》"则"作"即",无"得"字。

〔十六〕在　《太素・卷十一・气穴》无。

〔十七〕不　《太素・卷十一・气穴》无。

〔十八〕气　《甲乙》卷三第八无。

〔十九〕传　《太素・卷十一・气穴》作"傅"。《甲乙》卷三第八作"拊"。

【注释】

①　大腧：大腧,即大杼穴,又称背俞。在背腧穴之中,大杼穴,位于项后第七颈椎和第一胸椎棘突间的外侧,由大椎穴左右各旁开一寸半处,其高居于五脏六腑之背腧穴之上,故谓之大腧。《太素・卷十一・气穴》杨注："杼骨一名大抒,在于五脏六腑输上,故是胸之膻中气之大输者也。"

②　杼骨：《太素・卷十一・气穴》、《甲乙》卷三第八并作"椎"。与"柱"双声叠韵,可通。

③　焦：《太素・卷十一・气穴》、《甲乙》卷三第八并作"椎"。《说文》："焦,雥声。"椎,《说文》："隹声。"据此,"焦"当读作椎。下同。

④　可：病愈。宋・赵长卿《诉衷情》："疮儿可后。"

⑤　传：极；最。《吕氏春秋·顺民》："化人事之传也。"高诱注："传，至也。"

⑥　须：等待。

【语译】

黄帝向岐伯问道：我希望了解五脏的俞穴，出现在背部位置的情况。岐伯说：胸中的大腧是在脖子后杼骨下的末端（两旁），肺俞在第三椎下的（两旁），心俞在第五椎下的（两旁），膈俞在第七椎下的（两旁），肝俞在第九椎下的（两旁），脾俞在十一椎下的（两旁），肾俞在第十四椎下的（两旁），这些穴位，都在脊骨的两旁，左右穴位相距三寸左右（即距脊中间各约一寸五分许）。要想获得这些穴位，就要验证这些具体的位置，检验的方法是用手按其俞穴部位，反应出现在按压处内，就会使病痛缓解，便是穴位的所在处。用灸法就会病愈，针刺这些俞穴就不会病愈。对邪气盛的就用泻法，正气虚的用补法。用艾火来补的时候，（在艾火燃后）不要吹其艾火，等待艾火自灭；用艾火来泻的时候，（艾火燃着后）迅速吹旺。使艾火烧至极尽，等待艾火熄灭。

卫气第五十二

【原文】

黄帝曰：五藏者，所以藏精神魂魄者也。六府者，所以受水谷而行①化物者也〔一〕。其气内于〔二〕五藏，而外络②肢节。其浮气③之不循〔三〕经者，为卫气；其精气之行于经者，为营气。阴阳相随，外内相贯，如环之〔四〕无端，亭亭淳淳〔五〕④乎，孰能穷之。然其分别阴阳，皆有标本⑤虚实所离之处。能别阴阳十二经者，知病之所生。候⑥虚实之所在者，能得病之高下。知六府〔六〕之气街⑦者，能知解结契绍于门户〔七〕⑧。能知虚石之坚软者〔八〕，知补泻之所在。能知六经标本者，可以无惑于天下。岐伯曰：博哉圣帝之论！臣请尽意〔九〕悉言之。足太阳之本，在跟以〔十〕上五寸中，标在两络〔十一〕命门。命门者，目也。足少阳之本，在窍阴之间，标〔十二〕在窗笼之前。窗笼者，耳也〔十三〕。足少阴之本，在内踝下上三寸中〔十四〕，标在背腧〔十五〕与舌下两脉也。足厥阴之本，在行间上五寸所，标在背腧也。足阳明之本，在厉兑，标在人迎颊挟颃颡〔十六〕也。足太阴之本，在中封前上〔十七〕四寸之中，标在背腧与舌本也。手太阳之本，在外踝之后，标在命门之上一寸〔十八〕也。手少阳之本，在小指次指之间上二寸〔十九〕，标在耳后上角下外眦也。手阳明之本，在肘骨中，上至别阳⑨，标在颜下合钳上〔二十〕⑩也。手太阴之本，在寸口之中〔二十一〕，标在腋内动也〔二十二〕。手少阴之本，在锐骨之端，标在背腧也。手心主之本，在掌后两筋之间二寸中〔二十三〕，标在腋下下〔二十四〕三寸也。凡候此者。下〔二十五〕虚则厥，下盛则热〔二十六〕；上虚则眩，上盛则热痛。故石〔二十七〕者绝而止之，虚者引而起之。

【校勘】

〔一〕而行化物者也　周本、黄校本"行化"并作"化行"。《甲乙》卷二第四"而"下无"行"字。

〔二〕内于　《太素·卷十·经脉标本》"于"上有"入于"二字。《甲乙》卷二第四"内"下有"循"字。

〔三〕循　《甲乙》卷二第四其下有"于"字。

〔四〕之　《甲乙》卷二第四无。

〔五〕亭亭淳淳　淳，《太素·卷十·经脉标本》作"混"。

〔六〕府　《甲乙》卷二第四作"经"。

〔七〕能知解结契绍于门户　《太素·卷十·经脉标本》无"知"字，"解"下有"经"字。《甲乙》卷二第四"结"下无"契"字。

〔八〕虚石之坚软者　《太素·卷十·经脉标本》、《甲乙》卷二第

四、张本并作"实"。当据改。《甲乙》卷二第四"软"作"濡"。

〔九〕尽意　《甲乙》卷二第四无。

〔十〕以　《甲乙》卷二第四无。

〔十一〕络　《太素·卷十·经脉标本》作"缓"。

〔十二〕标　《千金》卷十一第一作"应"。

〔十三〕耳也　《千金》卷十第一作"耳前上下脉，以手按之动者是也"。本书《根结》"耳"下有"中"字。

〔十四〕下上三寸中　《太素·卷十·经脉标本》、《千金》卷十九第一"上三寸"并作"二寸"。丹波元简曰："据《千金》内踝下二寸，考《甲乙》等无穴，疑是下字衍，三寸作二寸为是，复溜、交信，并在内踝上二寸，止隔一条筋，踝上三寸亦无穴。"

〔十五〕背腧　《千金》卷十九第一无。

〔十六〕颊挟颃颡　《太素·卷十·经脉标本》"颊"下有"下上"二字。《甲乙》卷二第四"颊挟"作"上颊"。

〔十七〕上　《甲乙》卷二第四无。

〔十八〕一寸　《太素·卷十·经脉标本》、《千金》卷十三第一并作"三寸"。《千金》"寸"下有"命门者，在心上一寸"八字。

〔十九〕二寸　《甲乙》卷二第四作"三寸"。

〔二十〕颡下合钳上　《太素·卷十·经脉标本》"颡"作"颊"，"合"下有"于"字。

〔二十一〕之中　《千金》卷十七第一其下有"辈后两筋间二寸中"八字。

〔二十二〕腋内动也　《太素·卷十·经脉标本》、《甲乙》卷二第四并"腋"下有"下"字，"动"下有"脉"字。《千金》卷十三第一"内"作"下"。

〔二十三〕二寸中　《甲乙》卷二第四无。

〔二十四〕下　《太素·卷十·经脉标本》、《甲乙》卷二第四并无。丹波元简曰："一下字恐剩文。"

〔二十五〕下　《甲乙》卷二第四其上有"主"字。

〔二十六〕热　《太素·卷十·经脉标本》其下有"病"字。

〔二十七〕石 《太素·卷十·经脉标本》、《甲乙》卷二第四并作"实"。当据改。

【注释】

① 行：连续。《汉书·谷永传》："以次贯行，固执无违。"

② 络：包罗；覆盖；环绕；网。汉·班固《西都赋》："笼山络野。"《三辅黄图》："络樊川以为池。"《文选·张衡〈西京赋〉》："衍地络。"李善注引薛综曰："络，网也。"

③ 浮气：浮，游荡。《韩非子·和氏》："官行法，则浮萌趋于耕农。"浮气，即游荡之气，循行于脉外、皮肤、分肉之间，故称为浮气。

④ 亭亭淳淳，亭，养育。此引申为"滋养"。《老子》第五十一章："亭之毒之。"淳，浇灌。《说文》："淳。渌也。"亭亭淳淳，即滋养；浇灌。

⑤ 标本：标：有次要；枝末；外在的表现。古人以"标"概括疾病矛盾的次要方面，"标"常指症状、后发的疾病、表病而言。但在特定的情况下，"标"也有可能转化"本"。事物根源；起始；根本；原来的，固有的；本质。古人以"本"概括疾病矛盾的主要方面，借以分析事物矛盾主要所在。在中医学范围内，"本"常指病因、先发的疾病、里病、正气而言。故《素问·阴阳应象大论》："治病必求于本，"的"本"，即指疾病的主要矛盾方面。但在特定的情况下，"本"也有可能转化"标"（次要矛盾方面）。标本，这里的"本"说的某经是开始的部位，这里的"标"说的某经是结束的部位。

⑥ 候：诊察。《北齐书·方伎传·马嗣明》："嗣明为之诊，候脉。"《太平广记》卷二百一十九引段成式《酉阳杂俎》："候脉良久，曰：都无疾。"

⑦ 气街：街，道；集市；引申为"聚居的地方"。《说文》："街。四通也。"清·刘献廷《光阳杂记》："蜀谓之场，岭南谓之务，河北谓之集。"《类经》七卷第十二注："街。犹道也。"气街，即气聚居的地方。

⑧ 能知解结契绍于门户：解结，解开绳子绑成的疙瘩。契，割断。《尔雅·释诂下》："契，绝也。"郭璞注："今江东呼刻断物为契断。"《说苑·杂言》："斩羽契铁斧。"绍，紧紧地缠绕。《说文》："绍，紧，纠也。"段玉裁注："紧者，缠丝急也，纠者，三合绳也。"解结契绍于门户，即就像解开了绳结，割断了门子上的紧紧缠绕的三合绳一样。但《类经》七卷第十二注："契，合也。绍，维也。门户，出入要地也。六腑主表皆属阳经，知六腑往来之气街者，可以解其结聚。凡脉络之相合相维，自表自内，皆得其要，故曰

契绍于门户。”

⑨　别阳：《太素·卷十·经脉标本》注：“手阳明脉起大指次指之端，循指上廉至肋外廉骨中，上至背臑。背臑，手阳明络，名曰别阳。”孙鼎宜："别阳，当作绝阳。绝、别叠韵，声误，即商阳穴。"从《太素》注。

⑩　钳上：《太素·卷十·经脉标本》注：“颊下一寸，人迎后，扶突上，名为钳。钳，颈铁也，当此铁处，名为钳上。”

【语译】

黄帝说：五脏是贮藏精、神、魂、魄的器官，六腑是受纳和消化水谷，又是化生的精微之气地方。精微之气向内输布到五脏，而向外则环绕到全身的肢节。这精微之气中有游荡漂浮而在不循行于经脉的气叫卫气，这精微之气中流动在于经脉之中的气叫营气。（卫行于脉外属阳，营行于脉中属阴）阴阳互相依随，内外互相贯通，就像圆环一样无端，这样滋养浇灌的状态呀，谁能说有穷尽呢！然而把经脉分为阴阳，都有标本虚实和离合的位置，能够分别三阴三阳十二经脉的起止和交接路径，就会知道疾病生于何经脉、脏腑。能诊察到是虚还是实所在部位的疾病，就能获得发病部位的在上还是在下。知晓六腑之气的聚居的地方后，（在解决诊断、治疗时）犹如解开绳结、割断了门子上的紧紧缠绕的三合绳一样。能知晓虚的部位柔软，实的部位坚硬的缘故，就可以懂得用补虚泻实的道理了。能知晓六经的标部和本部的现象，对天下疾病的事情就不会有困惑的感觉了。

岐伯说：你提出问的博大的，是圣人的论难，请允许我尽心地全面的说一说这些内容吧。足太阳膀胱经之本，在足根以上五寸交界处，其标在两个眼胞连接命门的地方，命门，是眼睛。足少阳胆经之本，在足（第四趾外侧端的）窍阴穴处，其标在窗笼之前，窗笼，就是耳珠前陷中的听宫穴。足少阴肾经之本，就在内踝下向上三寸交界处，其标在背部（第十四椎下两旁的肾俞穴）和舌下阴维、任脉交会处（的廉泉穴）。足厥阴肝经之本，在行间穴向上约五寸（的中封穴），其标在脊背的俞穴（第九椎下两旁的肝俞穴）。足阳明胃经之本，在足大指次指端的厉兑穴，标在颊侧，即喉结两旁的人迎穴。足太阴脾经之本，在中封穴前向上四寸的交界处（三阴交穴），其标在脊背（第十一椎下两旁的脾俞穴）和舌根部。手太阳小肠经之本，在手外踝之后（的养老穴），其标在晴明穴上一寸的地方。手少阳三焦经之本，在手小指次指之间的向上二寸，其标在耳后上角下的外眼角处。手阳明大肠经之本，在肘骨中间向上到别阳，其标在颊下，人迎后，扶突上颈钳处。手太阴肺经之本，在寸口的中间，其标在腋内，有脉动处。手少阴心经之本，在掌向后锐骨之端，其标在脊背有相应的俞穴。手厥阴心包经之本，在掌后两筋之间二寸中间，其标在腋下向下三寸处。总的来讲，诊察这十二经脉疾病的时候，下虚则元阳衰于下而为厥逆，下盛则阳亢于下而为热痛，在上的为标，上虚则有眩晕，上盛则有热痛。属实证的应当使之衰竭来治疗，属虚证的当补，来引动正气，以使病愈。

【原文】

请言气街：胸气有街①，腹气有街，头气有街，胫气有街。故气在头者，止〔一〕②之于脑。气在胸者〔二〕，止之膺与背腧。气在腹者，止之背腧〔三〕，与冲脉于脐左右之动脉〔四〕者。气在胫者，止之于气街，与承山踝上以〔五〕下。取此者用毫针，必先按而在久〔六〕③应于手，乃刺而予之。所治〔七〕者，头痛眩仆〔八〕，腹痛中满〔九〕暴胀，及有新积。痛〔十〕可移者，易已也；积不痛〔十一〕④，难已也。

【校勘】

〔一〕止　《甲乙》卷二第四作"上"。

〔二〕气在胸者　《甲乙》卷二第四作"在胸中者"。

〔三〕气在腹者，止之背腧　日抄本无其八字。《太素·卷十·经脉标本》"止之"下有"于"字。

〔四〕脉　《太素·卷十·经脉标本》无。

〔五〕以　《太素·卷十·经脉标本》无。

〔六〕在久　《甲乙》卷二第四作"久存之"。

〔七〕治　《甲乙》卷二第四作"刺"。

〔八〕头痛眩仆　《太素·卷十·经脉标本》"头"上有"谓"字。"眩"下无"仆"字。

〔九〕腹痛中满　《太素·卷十·经脉标本》作"腹中痛满"。

〔十〕痛　《甲乙》卷二第四无。

〔十一〕积不痛　《太素·卷十·经脉标本》、《甲乙》卷二第四"痛"下并有"者"字。

【注释】

① 气街：街，集市。气街，气道，气市。引申为"气聚居的地方"。《说文》："街。四通也。"清·刘献廷《光阳杂记》："蜀谓之场，岭南谓之务，河北谓之集。"《类经》七卷第十二注："街。犹道也。"

② 止：除灭；医治。《吕氏春秋·制乐》："无几何，疾乃止。"高诱注："止，除也。"《酉阳杂俎·怪术》："百姓张七政善止伤折。"

③ 久：滞留。

④ 积不痛：杨注："积而不痛，不可移者若难已。"

【语译】

请允许我再来谈一下气聚居的地方。胸的气有聚居的地方，腹的气有聚居的地方，头的气有聚居的地方，胫的气有聚居的地方。所以，邪气在头部的，要在脑部治疗；气在胸部的，要在胸部和背腧治疗；气在腹部的，要在背腧以及冲脉在肚脐左右的动脉处治疗；气在胫部的，要在气冲穴和承山穴、踝关节上端以下的部位治疗。治疗这些要用毫针，操作时，用手先在穴位上按压，而在于滞留其气，手下有感应，然后针刺予以补泻。针刺以上各部气街的穴位能治疗的疾病，有头痛、眩晕、跌仆、腹痛、中满、突然胀满，及新得的积聚。疼痛而按之可移动的，容易痊愈；坚积却不疼痛的，难以痊愈。

【音释】

钳音钤

论痛第五十三

【原文】

黄帝问于少俞曰：筋骨之强弱，肌肉之坚脆，皮肤之厚薄，腠理之疎密，各不同，其于针石火焫之痛何如？肠胃之厚薄坚脆亦不等，其于毒药何如？愿尽闻之。少俞曰：人之骨强筋弱〔一〕肉缓皮肤厚者耐痛，其于针石之痛、火焫〔二〕①亦然。黄帝曰：其耐火焫者，何以知之？少俞答曰：加以黑色而美②骨者〔三〕，耐火焫〔四〕。黄帝曰：其不耐针石之痛者，何以知之？少俞曰：坚肉薄皮者，不耐针石之痛，于火焫〔五〕亦然。黄帝曰：人之病，或同时而伤，或易已，或难已，其故何如？少俞曰：同时而伤，其身多热者易已，多寒者难已。黄帝曰：人之胜毒，何以知之？少俞曰：胃厚色黑大骨及〔六〕肥者，皆胜毒；故其瘦而薄胃者，皆不胜毒也〔七〕③。

【校勘】

〔一〕弱　《甲乙》卷六第十一作"劲"。

〔二〕火焫　焫，《甲乙》卷六第十一作"焫"。

〔三〕加以黑色而美骨者　《甲乙》卷六第十一"美"作"善"。

〔四〕焫　《甲乙》卷六第十一作"焫"。

〔五〕焫　《甲乙》卷六第十一作"焫"。

〔六〕及　《甲乙》卷六第十一作"肉"。

〔七〕胃厚色黑大骨及肥者，……皆不胜毒也　《甲乙》卷六第十一"其瘦"上无"故"字，"薄"下无"胃"字。

【注释】

①　火焫：焫，同爇。烧。《经典释文》：“焫，烧也。”火焫，指用火艾烧灼穴位。《素问·异法方宜论》：“故火焫者亦从北方来。”王冰注：“火艾烧灼，谓之灸焫。”

②　美：精，质量高。《资治通鉴·隋炀帝大业五年》：“帝大阅军实，称器甲美。”

③　胜毒……不胜毒也：《诸病源候论·卷二十六·解诸毒候》：“凡人若色黑大骨及肥者，皆胃厚，则胜毒；若瘦者，则胃薄，不胜毒也。”

【语译】

黄帝向少俞问道：人的筋骨有硬和软，肌肉有坚实和脆弱，皮肤有厚和薄，腠理有疏松和致密的不同，他们对于针刺、火烧引起疼痛的耐受情况怎样呢？人们的肠胃的厚薄、坚脆亦不相等。他们对于毒药的耐受情况又怎样呢？我希望全面的了解这些内容。少俞说：有的人骨头硬、筋软、肌肉舒缓、皮肤厚的现象，就能耐受疼痛，这种人对针刺、艾火烧灼的疼痛其耐受力都一样。黄帝说：怎样知道有些人能耐受艾火的灼痛呢？少俞答道：骨硬筋软肉舒缓皮肤厚，再加上皮肤色黑使骨骼质量高的人，能耐灸火的灼痛。黄帝问道：那不能耐受针刺的疼痛的人，用什么办法来判断呢？少俞说：肉坚实而皮薄的人是不能耐受针刺的疼痛，同时也不能耐受艾火灸烧之痛的。

黄帝问道：人生病，有的情况是同时患同样的病，有的人容易痊愈，有的人不易痊愈，这是什么缘故呢？少俞说：同时患同样的病，当病人身有多热的表现，就容易痊愈；当病人身有多寒的表现，就不易痊愈。黄帝问道：怎样知道人对毒性药物耐受力呢？少俞说：胃厚、色黑、骨骼粗壮和肥胖的人，都对毒性药物有较强的耐受力；所以体瘦而胃薄的人，都经不起毒性药物。

天年第五十四

【原文】

　　黄帝问于岐伯曰：顾闻人之始生，何气筑为基①？何立而为楯②？何失而死？何得而生？岐伯曰：以母为基，以父为楯，失神者死，得神者生也。黄帝曰：何者为神？岐伯曰：血气已和，荣卫已通，五藏已成，神气舍③心，魂魄毕具④，乃成为人。黄帝曰：人之寿夭各不同，或夭〔一〕寿，或卒死，或病久，顾闻其道。岐伯曰：五藏坚固，血脉和调，肌肉解利⑤，皮肤致密，营卫之行，不失其常，呼吸微徐，气以度行，六府化谷，津液布扬，各如其常，故能长久。黄帝曰：人之寿百岁而死，何以致之？岐伯曰：使道⑥隧以长，基墙⑦高以方，通调营卫，三部三里起⑧，骨高肉满，百岁乃得终。

【校勘】

　　〔一〕夭　《太素·卷二·寿限》其下有"或"字。

【注释】

　　①　何气筑为基：气，通"器"。器物；器具。《说文通训定声·履部》："气，假借为器，《礼记·乐记》：'然后乐气从之，王氏引之曰，即上文金、石、丝、竹乐之器也'。"筑，古击弦乐器，已失传。大体形似筝。《说文》："筑，以竹曲，五弦之乐也。"筑，建造。基，本；始；基础。《释名·释语言》："基，据也，在下，物所依据也。"《尔雅·释诂》："基，始也。"何气筑为基，即用什么器物建造成基础。

　　②　何立而为楯：楯，栏杆的横木；泛指栏杆。《说文》："楯，栏槛也。"段玉裁注："'栏槛者，……今之阑干是也。'王逸注：'纵曰槛，横曰楯'。"何立而为楯，即什么东西构成人的楯。

　　③　舍：处所。

　　④　具：器物；用具。此引申为"脏腑"。《尉缭子·原官》："好善罚

恶，正比法，会计民之具也。"《史记·酷吏列传》："法令者治之具，而非制治清浊之源也。"

⑤　解利：解，和。解利，和利。

⑥　使道：一是指鼻孔，《太素·卷二·寿限》注："使道谓是鼻空使气之道。"一指人中沟，马莳："使道者，水沟也。"指人中沟。

⑦　基墙：《类经》三卷第十五："墙基者，面部四旁骨筋也。"

⑧　三部三里起：三部，指面部的上、中、下部，又称三停。起，高起。三里，马莳："面之三里，即三部也，皆已耸起。"又，张志聪："三部者，形身之上中下，三里者，于阳明之脉，皆起发而平等也。"《太素·卷二·寿限》"起"连下读，作"起骨"。杨注："起骨，谓是明堂之骨。"

【语译】

黄帝向岐伯问道：我希望听您谈谈人生命的开始，用什么器物建造人的基础，什么东西构成人的楯，失去什么就要死亡，得到什么才能生存？岐伯说：以母的生殖物为基础，以父的阳精为楯，（父精母血相合而产生神气）失神气的就会死亡，得神气的才能有生命。黄帝问：什么是神呢？岐伯说：母亲的阴血和父亲的精气已媾和，营卫的已经交通，五脏已经形成，神气寄留于心中，魂魄也都在相应的脏器，就能成为人体。

黄帝说：人的长寿、短命各不相同，有的早死，有的长寿，有的突然死亡，有的病久不愈，希望听您谈谈其中的道理。岐伯说：五脏坚固，血脉调和，肌肉和利，皮肤致密，营卫的运行，不失去正常，呼吸细匀徐缓，气机按其常度有规律地运行，六腑正常地消化水谷，津液敷布播扬，各自都能保持正常，所以能够使生命长久而高寿。

黄帝说：有些人可活到百岁才死去，是怎样达到的呢？岐伯说：长寿的人，他的人中沟深邃而长，面部四旁骨筋肌肉高厚而方正，营卫的循行通畅调达，面之上、中、下三部隆起，骨高大而肌肉丰满，这种人能活到百岁而终。

【原文】

黄帝曰：其气之盛衰，以至其死，可得闻乎？岐伯曰：人生〔一〕十岁，五藏始定①，血气已通，其气在下②，故好走③。二十岁，血气始盛，肌肉方长，故好趋④。三十岁，五藏大定，肌肉坚固，血脉盛满，故好步⑤。四十岁，五藏六府十二经脉，皆大盛以平定，腠理始疏〔二〕，荣华颓〔三〕落，发颇斑白〔四〕⑥，平盛不摇，故好坐。五十岁，肝气始衰，肝叶始薄，胆汁始灭〔五〕⑦，目始不明。六十岁，心气始衰，苦〔六〕忧悲，血气懈惰〔七〕，故好卧。七十岁，脾气虚，皮肤枯〔八〕。八十岁，肺气衰，魄离〔九〕，故言善误。九十岁，肾气焦，四藏经脉空虚〔十〕。百岁〔十一〕，五藏皆虚，神气皆去，形骸独居而终矣。黄帝曰：其不能终寿而死者，何如？岐伯曰：其五藏皆不坚，使道不长，空外以张，喘息暴疾，又卑基墙，薄脉少血，其肉不石，数中风寒〔十二〕，血气虚，脉不通〔十三〕，真邪相攻，乱而相引，故中寿而尽也〔十四〕。

【校勘】

〔一〕生　《甲乙》卷六第十二作"年"。

〔二〕疏　《甲乙》卷六第十二作"开"。

〔三〕颓　《甲乙》卷六第十二作"剥"。《素问·阴阳应象大论》王注引作"稍"。

〔四〕发颇斑白　熊本、周本、统本、金陵本"斑"作"班"。《太素·卷二·寿限》"发颇"作"发鬓"，"斑"作"颁"。《素问·阴阳应象大论》王注引"发"下无"颇"字。

〔五〕始灭　周本、日刻本、《太素·卷二·寿限》、《甲乙》卷六第十二"灭（减）"并作"减"。灭、减二者字形繁体甚近，疑致讹。

〔六〕苦　周本、张本并作"善"。《甲乙》卷六第十二作"乃善"。《太素·卷二·寿限》作"喜"。

〔七〕惰　《甲乙》卷六第十二作"堕"。

〔八〕皮肤枯　《甲乙》卷六第十二"皮肤"下有"始"字，"枯"下有"故四肢不举"五字。

〔九〕魄离　《太素·卷二·寿限》其下重"魄离"二字。《甲乙》卷六第十二作"魂魄离散"。

〔十〕四藏经脉空虚　《太素·卷二·寿限》"四脏"作"脏枯"。《甲乙》卷六第十二作"脏乃萎枯"四字。

〔十一〕百岁　《甲乙》卷六第十二其上有"至"字。

〔十二〕其肉不石，数中风寒　《太素·卷二·寿限》无"寒"字。"石"作"实"。当据改。

〔十三〕血气虚，脉不通　《太素·卷二·寿限》无"虚"、"脉"二字。

〔十四〕故中寿而尽也　《太素·卷二·寿限》作"故中年而寿尽矣"。

【注释】

①　定：犹"强"。《史记·伍子胥列传》："人众者胜天，天定亦能破人。"

②　下：此指肾。

③　走：跑。《释名·释容姿》："疾趋曰走。"

④　趋：快步行走。《释名·释容姿》："疾行曰趋"。

⑤　步：《释名·释容姿》："徐行曰步。"

⑥　颇：稍微。

⑦　灭：败坏；衰竭，毁灭。此指衰竭。《淮南子·主术训》："耳目淫则竭。"高诱注："竭，灭也。"

【语译】

黄帝曰：人的血气盛衰的情况，从出生到死亡这一过程的情况是怎样的呢？可以让我了解吗？岐伯说：人生长到十岁的时候，五脏开始强健旺盛，血气的运行畅通无阻，精气在肾，所以活动时候喜欢跑；人到二十岁，血气开始强盛，肌肉正在发达，所以活动时喜欢快步走；三十岁的时候，五脏很强盛，全身的肌肉坚固，血脉充盈，所以活动时喜欢从容行走；到了四十岁的时候，五脏六腑十二经脉，都很强盛而且处于稳定状态，腠理开始疏松，颜面的荣华逐渐衰落，头发稍有花白，精气一般充盛没有什么大的变化，所以好静不好动，而喜欢坐着；人到五十岁时，肝气开始衰退，肝叶开始薄弱，胆汁开始减少，所以两眼开始看不清东西；人到六十岁的时候，心气开始衰弱，苦于忧愁悲伤，血气涣散衰落，所以喜欢趟卧；七十岁的时候，脾气虚弱，皮肤干枯有皱褶；八十岁的时候，肺气衰弱，不能藏魄，言语经常发生错误。九十岁的时候，肾气枯竭，其他四脏的经脉气血也都空虚了；到了百岁，五脏的经脉都已空虚，五脏所藏的神气也都散失，只有形骸存在，就会天年终尽。

黄帝说：有的人不能活到应该活到的岁数而死亡，这是为什么呢？岐伯说：不能长寿的人，是他的五脏都不坚固，人中沟不深长，鼻孔向外翻张，呼吸喘促猛快，又面部的肌肉塌陷，脉体薄弱，脉中血少而不充盈，肌肉不坚实，屡次伤于风寒，使气血虚，血脉不通利，正气和邪气相互争斗，气血逆乱相互牵扯，所以中年就会死。

逆顺第五十五

【原文】

黄帝问于伯高曰：余闻气有逆顺，脉有盛衰，刺有大约①，可得闻乎？伯高曰：气之逆顺者，所以应天地〔一〕、阴阳、四时、五行也。脉之盛衰者，所以候血气之虚实有余不足〔二〕。刺之大约者，必明知病之可刺，与其未可刺，与其已不可刺也。黄帝曰：候之奈何？伯高曰：《兵法》曰〔三〕：无迎逢逢〔四〕②之气，无击堂堂之阵③。《刺法》曰〔五〕：无刺熇熇④之热〔六〕，无刺漉漉⑤之汗，无刺浑浑⑥之脉，无刺病与脉相逆者。黄帝曰：候其可刺奈何？伯高曰：上工，刺其未生者也。其次，刺其未盛〔七〕者也。其次，刺其已衰者也。下工，刺其方袭⑦者也，与其形之盛者也，与其病之与脉相逆者也。故曰〔八〕：方其盛也〔九〕，勿敢毁伤〔十〕，刺其已衰〔十一〕，事必大昌⑧。故曰：上工治未〔十二〕病，不治已病，此之谓也。

【校勘】

〔一〕天地 《太素·卷二十三·量顺刺》作"天下"。

〔二〕足 张本、日刻本其下并有"也"字。顾氏《校记》："也字当补"。当据补。

〔三〕曰 《太素·卷二十三·量顺刺》无。

〔四〕逢逢 《太素·卷二十三·量顺刺》作"逢"。

〔五〕《刺法》曰 《素问·疟论》作"经言"。

〔六〕热 《素问·疟论》新校正："按全无起本、《太素》'热'作'气'。"

〔七〕盛 《甲乙》卷五第一上作"成"。

〔八〕故曰 《素问·疟论》作"故经言曰"。

〔九〕也 《素问·疟论》、《太素·卷二十五·三疟》并作"时"。

〔十〕勿敢毁伤 《素问·疟论》作"必毁"。《太素·卷二十五·三疟》作"勿敢必毁"。

〔十一〕刺其已衰 《素问·疟论》作"因其衰也"。

〔十二〕未 《太素·卷二十三·量顺刺》作"不"。

【注释】

①　约：规则；公约，以语言或文字预先规定共同遵守的条件；要领。《礼记·学记》："大信不约。"《太素·卷二十三·量顺刺》注："约，法也"。

②　逢逢：同"逢"。朱骏声《说文假借义证》："逢，即逢也。"逢逢：象声词。鼓声；盛大。《集韵·东韵》："逢（peng），逢逢，鼓声。"《墨子·耕柱》："逢逢白云。"逢逢：即腾腾的意思。

③　堂堂：高显貌。《释名·释宫室》："堂，犹堂堂，显貌。"

④　熇熇（he）：王冰："熇熇，盛热也。"

⑤　漉漉：湿漉漉的样子。

⑥　浑浑：王冰："浑浑，言无端绪也"。《太素·卷二十三·量顺刺》注："浑挥，浊乱也。"

⑦　袭：沦陷。此引申为"病邪内陷入里"。《公羊传·僖公十四年》："此邑也，其言崩何？袭邑也。"何休注："袭者，嘿陷入于地中。"

⑧　昌：显明，此指效果显著。

【语译】

黄帝向伯高问道：我听说气的运行有逆有顺，血脉有盛有衰，针刺有个总的原则。可以让我获得这些信息吗？伯高说：气行的逆和顺时候，是有应和天地、阴阳、四时、五行的缘由，即当其时的为顺，非其时的为逆。脉之有力和无力的表现，是用来诊察出气血的有余和不足的依据。针刺总的原则，一定知晓什么病可以刺，和某种病不可以刺，或随着病要痊愈不可以再刺了。

黄帝问：怎样诊察可刺与不可刺的病征呢？伯高说：《兵法》上说，（作战时）不要迎击士气正盛的对方。不要攻击人盛大的敌阵。《刺法》上说，不要刺腾腾的发热；不要刺湿漉漉的出汗的病人；不要刺模糊不清的脉象，不要刺病情和脉象相矛盾的病征。

黄帝说：怎样诊察可刺病征呢？伯高说：上等的医生，针刺那些未生成的病征；差一等的医生。针刺那些还没有强盛的病；再差一等的医生，针刺那些正气已衰的病征；下等的医生，针刺那些病邪深陷与内的病征，和那些邪气正盛的时候，和那些病情与脉象相矛盾的病征。所以说，当病势正盛的时候，不敢毁伤正气，针刺那些已经衰退的病邪，治疗效果一定很显著。所以说，上等的医生，是在疾病没有形成之前预先防治，而不是在大病已形成的时侯，才去治疗，这里说的就是这个道理。

【音释】

逢蒲蒙切　熇呼木切

五味第五十六

【原文】

黄帝曰：顾闻谷气有五味，其入五^{〔一〕}藏，分别奈何？伯高^{〔二〕}曰：胃者，五藏六府之海也，水谷^{〔三〕}皆入于胃，五藏六府皆禀气^{〔四〕}于胃。五味各走其所喜，谷^{〔五〕}味酸，先走肝，谷味苦，先走心，谷味甘，先走脾，谷味辛，先走肺，谷味咸，先走肾。谷气^{〔六〕}津液已行，营卫大能，乃化^{〔七〕}糟粕，以次传下。黄帝曰：营卫之^{〔八〕}行奈何？伯高曰：谷始入于胃，其精微者，先出于胃之两焦，以溉五藏，别出两行^{〔九〕}，营卫之道。其大气①之抟而不行者，积于胸中，命曰气海，出于肺，循喉咽^{〔十〕}，故呼则出，吸则入。天地之精气^{〔十一〕②}，其大数常出三入一^{〔十二〕③}，故谷不入，半日则气衰，一日则气少矣。

【校勘】

〔一〕五　《甲乙》卷六第九无。

〔二〕伯高　《甲乙》卷六第九作"岐伯"

〔三〕水谷　《甲乙》卷六第九无。

〔四〕气　《太素·卷二·调食》无。

〔五〕谷　《甲乙》卷六第九其上有"故"字

〔六〕谷气　《甲乙》卷六第九其下有"营卫俱行"四字。

〔七〕化　《甲乙》卷六第九无。

〔八〕之　《甲乙》卷六第九作"俱"。

〔九〕别出两行　《甲乙》卷六第九、《太素·卷二·调食》"两"下并有"焦"字。"行"下有"于"字。

〔十〕咽　《太素·卷二·调食》、《甲乙》卷六第九并作"咙"。

〔十一〕天地之精气　《太素·卷二·调食》无"地"字。

〔十二〕出三入一　三，《甲乙》卷六第九其下有"而"字。

【注释】

① 大气:《类经》十一卷第二注:"大气,宗气也。"

② 天地之精气:阴阳精灵之气。古谓天地间万物皆秉之以生;清明之气。《易·系辞上》:"精气为物,遊魂为变。"孔颖达疏:"云精气为物者,谓阴阳精灵之气,氤氲积聚而为万物也。"《淮南子·精神训》:"烦气为虫,精气为人。"

③ 出三入一:任谷庵曰:"五谷入于胃也,其糟粕津液宗气分为三隧,故其大数常出三入一。盖所入者谷,而所出者乃化糟粕,以次传下,其津液溉五脏而生营卫,其宗气积于胸中,以司呼吸,其所出有三者之隧道,故谷不入半日则气衰,一日则气少矣。"

【语译】

黄帝说:我希望了解五谷有五种味道,当五味进入五脏后,是怎样分开到五脏的呢?伯高说:胃是五脏六腑的大海,水谷之物都要进到胃内,五脏六腑接受的水谷精微之气都在胃内。饮食物的五味分别归属所偏爱的五脏,味酸的谷,首先进入肝,味苦的谷,首先进入心,味甜的谷,首先进入脾,味辛的谷,首先进入肺,味咸的谷,首先进入肾。水谷的精气、津液已经流动,营卫大体上就能贯通。然后把化生的糟粕,依次向下传出体外。

黄帝问:营卫是怎样流动的呢?伯高说:水谷开始进入到胃,在胃内的精微之气,先从胃分出到中、上二焦,来灌溉五脏。它们分别在两条道路上,那就是有营之(脉中)道路和卫之(脉外)道路,对精微之气形成的大气积聚而不连续贯穿的时候,那么就是则气聚于胸中,命名为气海。气海之气,从肺部出来,顺着咽喉而出,所以呼气则就出来,吸气则就进入。天空的精气和地气的精微之气,其大自然规律通常是出三个,进入一个,所以半日不吃五谷,就会气衰,一天不进食,就会气少了。

【原文】

黄帝曰:谷之五味,可得闻乎?伯高曰:请尽言之。五谷：秔米甘[一]①，麻[二]酸，大豆咸，麦[三]苦，黄黍[四]辛。五果：枣甘，李酸，栗咸，杏苦，桃辛。五畜：牛[五]甘，犬[六]酸，猪[七]咸，羊[八]苦，鸡[九]辛。五菜：葵②甘，韭酸，藿③咸，薤④苦，葱辛。五色：黄色[十]宜甘，青色[十一]宜酸，黑色[十二]宜咸，赤色[十三]宜苦，白色[十四]宜辛。凡此五者，各有所宜。五宜[十五]：所言五色[十六]者，脾病者，宜食粳米饭牛肉枣葵[十七]；心病者，宜食麦羊肉杏薤[十八]；肾病者，宜食大豆黄卷猪肉栗藿[十九]；肝病者，宜食麻犬肉李韭[二十]⑤。肺病者，宜食黄黍鸡肉桃葱[二十一]⑥。五禁：肝病禁辛，心病禁咸，脾病禁酸，肾病[二十二]禁甘，肺病禁苦。肝色青，宜食甘，粳米饭牛肉枣葵皆甘[二十三]。心色赤，宜食酸，犬肉麻李韭皆酸[二十四]。脾色黄，宜食咸，大豆豕肉栗藿[二十五]皆咸。肺色白，宜食苦，麦羊肉杏薤[二十六]皆苦。肾色黑，宜食辛，黄黍鸡肉桃葱[二十七]皆辛。

【校勘】

〔一〕秔米甘　《太素·卷二·调食》、《素问·藏气法时论》、《甲乙》卷六第九"秔"并作"粳"。《太素·卷二·调食》"粳米"后有"饭"字。《千金》卷二十九第四"秔米"作"稷"。

〔二〕麻　《素问·藏气法时论》作"小豆"。

〔三〕麦　《甲乙》卷六第九其上有"小"字。

〔四〕黄黍　《五行大义》引《甲乙》"黍"上无"黄"字。《千金》卷二十九第四"黍"作"稻"。

〔五〕牛　《甲乙》卷六第九其下有"肉"字。

〔六〕犬　《甲乙》卷六第九其下有"肉"字。

〔七〕猪　《甲乙》卷六第九作"豕"其下有"肉"字。

〔八〕羊　《甲乙》卷六第九其下有"肉"字。

〔九〕鸡　《甲乙》卷六第九其下有"肉"字。

〔十〕色　《甲乙》卷六第九无。

〔十一〕色 《甲乙》卷六第九无。

〔十二〕色 《甲乙》卷六第九无。

〔十三〕色 《甲乙》卷六第九无。

〔十四〕色 《甲乙》卷六第九无。

〔十五〕五宜 周本、马本、张本、《太素·卷二·调食》并无。

〔十六〕色 《太素·卷二·调食》作"宜"。

〔十七〕葵 《甲乙》卷六第九其下有"甘者入脾用之"六字。

〔十八〕薤 《甲乙》卷六第九其下有"苦者入心用之"六字。

〔十九〕大豆黄卷猪肉栗藿 《甲乙》卷六第九无"黄卷"二字，"藿"下有"咸者入肾用之"六字。

〔二十〕麻犬肉李韭 麻，《素问·藏气法时论》作"小豆"。《甲乙》卷六第九"李韭"下有"酸者入肝用之"六字。

〔二十一〕宜食黄黍鸡肉桃葱 《甲乙》卷六第九"桃葱"下有"辛者入肺用之"六字。

〔二十二〕肾病 《甲乙》卷六第九"肾病""肺病"两句互易。

〔二十三〕枣葵皆甘 《太素·卷二·调食》"枣"下无"葵"字。《难经·十四难》虞注引《素问》"葵"下有"味"字。

〔二十四〕宜食酸，大肉麻李韭皆酸 "犬"，原作"大"，据本篇本段之"犬酸"改。《素问》"食酸"下有"小豆"二字，无"麻"字。《太素》"犬肉"下无"麻、韭"二字。

〔二十五〕栗藿 《太素·卷二·调食》"栗"下无"藿"字。

〔二十六〕薤 《太素·卷二·调食》无。

〔二十七〕桃葱 《太素·卷二·调食》"桃"下无"葱"字。

【注释】

① 杭（jīng）：同"粳"。《说文》："杭，稻属。杭、秔或从更声。"陆德明曰："杭与秔皆属粳字。"

② 葵：《太素·卷二·调食》注："冬葵子味甘寒，无毒，黄芩为之使。葵根味甘寒，无毒。叶为百菜，主心伤人。"

③ 藿：豆类叶子。《广雅·释草》："豆角谓之荚，其叶谓之藿。"

④ 薤：薤白。

⑤　麻：《类经》十一卷第二注，"麻，芝麻也。"

⑥　黄黍：《类经》十一卷第二注："黍，糯米也，可以酿酒，北人呼为黄米，又曰黍子。"

【语译】

黄帝说：五谷味道的内容可以让我了解吗？伯高说：请允许我全面的介绍这些内容吧。五谷是：粳米味甘，芝麻味酸，大豆味咸，麦味苦，黄米味辛。五果是：大枣的味甘，李子的味酸，栗子的味咸，杏子的味苦，桃子的味辛。五畜是：牛肉的味甘，狗肉的味酸，猪肉的味咸，羊肉的味苦，鸡肉的味辛。五菜是：葵菜的味甘，韭菜的味酸，豆叶的味咸，薤的味苦，葱的味辛。五色病是：病有黄色，宜食甘味，病有青色，宜食酸味，病有黑色，宜食咸味，病有赤色，宜食苦味，病有白色，宜食辛味。总的来讲，这五种味道，各自有适宜治疗的病征。五宜，就是说的五味治疗五种颜色的病征，有脾病的人，适宜吃粳米饭、牛肉、大枣、葵菜；有心病的人，适宜吃麦、羊肉、杏子、薤；有肾病的人，适宜吃大豆芽、猪肉、栗子、豆叶；有肝病的人，适宜吃芝麻、犬肉、李子、韭菜；有肺病的人，适宜吃黄米、鸡肉、桃子、葱辛味食物。

五脏之病对五味各有禁忌：肝病要禁忌辛味，心病要禁忌咸味，脾病要禁忌酸味，肾病要禁忌甘味，肺病要禁忌苦味。肝病有青色，适宜吃甘味的粳米饭、牛肉、枣、葵这都有甘味的食物；心病有赤色，适宜吃酸味的犬肉、芝麻、李子、韭菜这都有酸味的食物；脾病有黄色，适宜吃咸味的大豆、猪肉、栗子、豆叶这都有咸味的食物；肺病有白色，适宜吃苦味的麦、羊肉、杏、薤这都有苦味的食物。肾病有黑色，适宜吃辛味的黄黍、鸡肉、桃子、葱这都有辛味食物。

卷 之 九

水胀第五十七

【原文】

　　黄帝问于岐伯曰：水与肤胀、鼓胀①、肠覃②、石瘕、石水〔一③〕，何以别之〔二〕。岐伯答曰：水〔三〕始起也，目窠〔四④〕上微肿〔五⑤〕，如新卧起之状〔六〕，其〔七〕颈脉⑥动，时咳，阴股间寒，足胫瘇〔八⑦〕，腹乃大，其水已成⑧矣。以手按其腹，随手而起，如裹水之状，此其候也。黄帝曰：肤胀何以候之？岐伯曰：肤胀者，寒气客于皮肤之间，罄罄〔九⑨〕然不坚，腹大，身尽肿，皮〔十〕厚，按其腹，窅〔十一⑩〕而不起，腹色不变，此其候也。鼓胀何如？岐伯曰：腹胀，身皆大〔十二〕，大与〔十三〕肤胀等也，色〔十四〕苍黄，腹筋〔十五〕起，此其候也。肠覃何如？岐伯曰〔十六〕：寒气客于肠外，与卫〔十七〕气相搏，气〔十八〕不得荣，因有〔十九〕所系，癖〔二十〕而内着，恶气乃起，瘜〔二十一⑪〕肉乃生。其始生也〔二十二〕，大〔二十三〕如鸡卵，稍以益大，至其成〔二十四〕，如杯子之状，久者离岁〔二十五〕，按之则坚，推之则移，月事以时下〔二十六〕，此其候也。石瘕何如？岐伯曰：石瘕生于胞中，寒气客于子门，子门〔二十七〕闭塞，气不得通〔二十八〕，恶血当泻不泻，衃以留止〔二十九⑫〕，日以益大，状如怀子，月事不以时下〔三十〕。皆生于女子，可导而下⑬。黄帝曰：肤胀、鼓胀可刺邪？岐伯曰：先泻其胀〔三十一〕之血络，后调其经，刺去其血络〔三十二〕也。

【校勘】

〔一〕石水　《甲乙》卷八第四、《千金》卷二十一第四并无。《太素·卷二十九·胀论》，杨注"石水一种，缺而不解也"。

〔二〕之　《太素·卷二十九·胀论》无。

〔三〕水　《甲乙》卷八第四、《千金》卷二十一第四其下并有"之"字。

〔四〕目窠　"窠"，《脉经》卷八第八作"裹"。《太素·卷二十九·胀论》、《千金》卷二十一第四"窠"并作"果"。《素问·平人气象论》作"裹"。

〔五〕微肿　《金匮要略·水气病》、《脉经》卷八第八"肿"作"拥"，《太素·卷二十九·胀论》作"痈"，本书《论疾诊尺》"肿"作"痈"。

〔六〕新卧起之状　《太素·卷二十九·胀论》"新卧起"作"卧新起"。本书《论疾诊尺》无"之"字。

〔七〕其　《太素·卷二十九·胀论》、《甲乙》卷八第四、《千金》卷二十一第四并无。

〔八〕足胫瘇　藏本、马本"瘇"并作"肿"，《太素·卷二十九·胀论》"胫瘇"作"胫痈"。

〔九〕鼕鼕　《太素·卷二十九·胀论》、《甲乙》卷八第四、《千金》卷二十一第四并作"殼殼"。

〔十〕皮　《甲乙》卷八第四其下有"肤"字。

〔十一〕肎　《甲乙》卷八第四作"腹陷"，《千金》卷二十第四作"陷"。

〔十二〕腹胀身皆大　《太素·卷二十九·胀论》无"胀"字。《甲乙》卷八第四其上有"鼓胀者"三字，《千金》卷二十一第四"皆"作"肿"。

〔十三〕与　《甲乙》卷八第四作"如"。

〔十四〕色　《甲乙》卷八第四、《千金》卷二十一第四其上并有"其"字。

〔十五〕筋　《太素·卷二十九·胀论》、《千金》卷二十一第四并作

"脉"。

〔十六〕曰 《甲乙》卷八第四、《千金》卷二十第四其下并有"肠覃者"三字。

〔十七〕卫 《千金》卷二十第四作"胃"。

〔十八〕气 《甲乙》卷八第四，《千金》卷二十一第四其上并有"正"字。

〔十九〕有 《太素·卷二十九·胀论》作"其"。

〔二十〕癖 《太素·卷二十九·胀论》、《甲乙》卷八第四、《千金》卷二十第四并作"瘕"。

〔二十一〕瘜 《太素·卷二十九·胀论》、《甲乙》卷八第四、《千金》卷二十第四"瘜"并作"息"。

〔二十二〕其始生也 《太素·卷二十九·胀论》无"生"字。《千金》卷二十第四无"其"、"生"二字。

〔二十三〕大 《千金》卷二十一第四无。

〔二十四〕成 《太素·卷二十九·胀论》、《甲乙》卷八第四、《千金》卷二十一第四其下并有"也"字。

〔二十五〕岁 周本、张本并作"脏"。《甲乙》卷八第四、《千金》卷二十一第四其下并有"月"字。

〔二十六〕月事以时下 《甲乙》卷八第四、《千金》卷二十一第四并无"以"字。《太素·卷二十九·胀论》无"下"字。

〔二十七〕门 《千金》卷二十一第四作"官"。

〔二十八〕气不得通 《太素·卷二十九·胀论》、《甲乙》卷八第四并无"得"字。

〔二十九〕衃以留止 《甲乙》卷八第四"衃以"作"血衃乃"。

〔三十〕月事不以时下 熊本、日抄本"下"并作"不"。

〔三十一〕先泻其胀 《太素·卷二十九·胀论》、《甲乙》卷八第四、《千金》卷二十一第四"泻"并作"刺"，"胀"并作"腹"。

〔三十二〕刺去其血络 《太素·卷二十九·胀论》、《甲乙》卷八第四、《千金》卷二十一第四"刺"上并有"亦"字，"络"作"脉"。

【注释】

①　鼓胀：病名。又作"臌胀"。类似西医的肝硬化腹水。

②　肠覃：病名，指附肠而生之肿物。丹波元简："覃义未详，盖此与蕈同……《玉篇》：'蕈，地菌也'。肠中垢滓，凝聚生息肉，犹湿气蒸郁，生蕈于土木，故谓肠覃。"《太素·卷二十九·胀论》注："肠覃凡有六别，一者，得之所由，谓寒客于肠外，与卫气合，瘕而为内；二者所生形之大小，三者成病久近，久者或可历于年岁；四者按之坚鞕；五者推之可移；六者月经时下。肠覃所由与状，有斯六种也。"

③　石水：病名。各书详略不一。本书《邪气脏腑病形》："肾脉……微大为石水、起脐以下，至小腹䐜䐜然，上至胃脘，死不治。"《素问·阴阳别论》："阴阳结邪，多阴少阳，名曰石水，小腹肿。"《素问·大奇论》："肾肝并沈，为石水。"《金匮》："石水，其脉自沉，外证腹满不喘。"《诸病源候论·石水候》："肾主水，肾虚则水气妄行，不依经络，停聚结在脐间，小腹肿大，硬如石，故云石水。其候，引胁下胀痛，而不喘是也。脉沈者，名曰石水，尺脉微大，亦为石水。肿起脐下，至小腹垂垂然，上至胃脘，则死不治。"

④　目窠：《太素·卷十五·尺诊》杨注"目果，眼睑也"。

⑤　肿：臃肿；肿胀；水肿；肿疡。此指肿胀。通"拥"。也作"臃"。《说文》："肿，痈也，从肉，重声。"《字汇》："肿，胀也。"《素问·评热病论篇》王注："壅，谓目下壅如卧蚕形也。"本书《脉度》："六腑不和，则留为壅。"不仅"痈"、"壅"音同，意义关联。《释名·释疾病》："痈，壅也。气壅否结裹而溃也。"故"痈"（痈）（痈为痈的俗字）当读为"壅"。清·翟灏《通俗编》"拥肿，拥或作瘫，亦作臃"。

⑥　颈脉：王冰："颈脉，谓耳下及结喉傍人迎脉者也。"

⑦　瘫：同"肿"。《集韵·肿韵》："瘫，《说文》'胫气足肿'或作瘫。"《说文》："肿，痈也，从肉，重声。"《字汇》："肿，胀也。"《汉书·贾谊传》："天下之势方病大瘫，一胫之大几如要……平居不可屈信。"颜师古注引如淳曰："肿足曰瘫"《本经》："甘草……金疮瘫。"《本草经疏》作"甘草……金疮肿"。

⑧　成：通"盛"，指严重。

⑨　鏧鏧：象声词。敲鼓声，或空中物体的叩击声。《集韵·东韵》：

"鼛，鼓声。"

⑩ 育：深的意思。

⑪ 瘜：通"息。"赘肉。俗称肉疙瘩。《素问·病能论》："夫痈气之息者，宜以针开除去之。"王冰注："息，瘜也。"段玉裁注："息，当做瘜，《广部》曰：'瘜，寄肉也。'"

⑫ 衃以留止：衃，淤血。《说文》"衃，凝血也"。《类经》十六卷第五注："衃，凝败之血也。"衃以留止，即凝聚之血停留。

⑬ 可导而下：解释有二：一种认为是用活血之剂下之；另一种认为是用作导药，其病在胞中，故用作药以导下之。实则二者只是剂型不同，但都是活血药。

【语译】

黄帝向岐伯问道：水肿胀病与肤胀、鼓胀、肠覃、石瘕、石水，怎样进行鉴别诊断呢？岐伯回答说：水肿开始发病时，病人的眼胞微肿，好像刚睡醒起来的样子，他的人迎脉有明显的搏动，时发咳嗽，在大腿内侧部位感觉寒凉，足胫部浮肿，腹部继而胀大，这说明水肿病已经严重了。以手按压他的腹部，放手后，随手而起，有如按在裹水的袋子上一样，这就是水肿病的症候。

黄帝说：肤胀怎样诊断呢？岐伯说：肤胀病是因寒邪侵入皮肤之间，临床表现有腹部叩击时如叩击鼓等中空之物的感觉，空而不实，腹部胀大，全身皆肿，皮肤厚，用于按在腹上，深陷而不起，腹部的皮色无变化，这就是肤胀病的症候。

（黄帝问：）鼓胀病的症候是什么样的呢？岐伯说：鼓胀病腹部胀大，身躯因肿胀而都变粗大，其粗大与肤胀病的表现相同，肤色青黄，腹部青筋暴露，这是它的症候。

黄帝说：肠覃病的症候是怎样的呢？岐伯说：寒邪侵袭人体后停留在肠外，和卫气相纠结，阻碍卫气使卫气不得正常运行，因而邪气有所联结，积块因而附着于内，邪气就会滋长，瘜肉就会生成。其初始时像鸡卵一样大，稍后而更加增大，等到病已盛的时候，似怀孕的样子。病程长的超过一年以后，用手按压患部，

很坚硬，推之觉有物能移动，月经仍能按期来潮，这就是肠覃的
症候。

　　（黄帝说：）石瘕病的症候是怎样的呢？岐伯说：石瘕病生在
胞宫之内，因寒气侵入于产门，使产门闭塞，气血不能流通，恶
血应当排泄却不得排泄，淤血因此而滞留在胞中，日渐增大，其
表现就像怀孕一样，月经则不按期来潮。这种病都发生在妇女，
在治疗时可使淤血通导下出。黄帝说：肤胀和鼓胀可用针刺治疗
吗？岐伯说：首先用针泻其淤血肿胀的络脉，然后再调理有关的
经脉，但必须先刺去其血络上的淤血。

贼风第五十八

【原文】

　　黄帝曰：夫子言贼风邪气之伤人也，令人病焉，今有
其[一]不离屏蔽，不出空穴[二]①之中，卒然[三]病者，非不[四]
离②贼风邪气，其故何也？岐伯曰：此皆尝有所伤于湿气，藏
于血脉之中，分肉之间，久留而不去；若③有所堕坠，恶血在
内而不去；卒然喜怒不节，饮食不适，寒温不时，腠理闭而不
通。其开而遇风寒[五]，则[六]血气凝结，与故邪相袭④，则为
寒痹。其有热则汗出，汗出则受风，虽不遇贼风邪气，必有因
加而发焉。黄帝曰：今[七]夫子之所言者，皆病人之[八]所自知
也。其毋所遇邪气[九]，又毋怵惕⑤之所[十]志，卒然而病
者[十一]，其故何也？唯有因[十二]鬼神之事乎？岐伯曰：此亦有
故邪留而未发，因而志有所恶⑥，及有所[十三]慕，血气内乱，
两气相搏[十四]⑦。其所从来者微，视之不见，听而[十五]不闻，
故似鬼神。黄帝曰：其祝而已者[十六]⑧，其故何也？岐伯曰：
先巫者，因[十七]知百病之胜⑨，先知其病之所从生者[十八]，可

祝而已也。

【校勘】

〔一〕其　《甲乙》卷六第五无。

〔二〕空穴　统本、明本、日刻本、张本"空"并作"室"。

〔三〕然　《甲乙》卷五第六此下有"而"字。

〔四〕不　《太素·卷二十八·诸风杂论》作"必"。

〔五〕其开而遇风寒　《甲乙》卷六第五无"其开"二字。

〔六〕则　《太素·卷二十八·诸风杂论》作"时"。

〔七〕今　张本、《甲乙》卷六第五并无。

〔八〕之　周本、日刻本、《甲乙》卷六第五并无。

〔九〕其毋所遇邪气　《甲乙》卷六第五作"其无遇邪风"。

〔十〕所　《甲乙》卷六第五、《太素·卷二十八·诸风杂论》并无。

〔十一〕者　《甲乙》卷六第五无。

〔十二〕因　《太素·卷二十八·诸风杂论》无。

〔十三〕所　《太素·卷二十八·诸风杂论》其下有"梦"字。

〔十四〕搏　《甲乙》卷六第五、《太素·卷二十八·诸风杂论》并作"薄"。

〔十五〕而　《甲乙》卷六第五作"之"。

〔十六〕其祝而已者　《甲乙》卷六第五"其"下有"有"字，"祝"下有"由"字。

〔十七〕因　《太素·卷二十八·诸风杂论》作"固"。

〔十八〕先知其病之所从生者　《甲乙》卷六第五作"先知百病之所从者"。

【注释】

①　空穴：空，孔；穴。《说文》："空，窍也。"段玉裁注："今俗语所谓孔也。"空穴，即上古之人在孔穴所居之处，称为空穴。多类似今西北黄土高原的窑洞。此比喻为房屋、窑洞。

②　离：通"罹、离"。遭受；遭遇。《玉篇》："离，遇也。"《字汇》："离，遭也。与罹同。"《史记·管蔡世家》："无离曹祸。"司马贞索引："离即罹，罹，被也。"

③　若：或。

④　袭：合拢。《小尔雅·广言》："袭，合也。"

⑤　怵惕：恐惧；害怕。

⑥　恶：不适；害怕；畏惧。此指不愉快，或恐惧。《晋书·王羲之传》："与亲友别，辄作数日恶。"《韩非子·八说》："使人不衣不食而不饥不寒，又不恶死。"

⑦　搏：通"薄"。

⑧　祝：即祝由。祷告；祈祷；做思想工作，是古代所用的暗示性疗法。《说文》："祝，祭主赞词者。"郭沫若认为"祝"像跪而有所祷告之形。《史记·滑稽列传》："见道傍有禳田者，操一豚蹄，酒一盂，而祝曰：'瓯窭满篝，污邪满车，五谷蕃熟，穰穰满家。'"王冰说："祝说病出，不劳针石而已。"吴鞠通云"按祝由二字，出自《素问》，祝，告也。由，病之所从出也。近时以巫家为祝由科，并列于十三科之中，《内经》谓信巫不信医不治，巫岂可列之医科中哉，吾谓凡治内伤者，必先祝由，详告以病之所由来，使病人知之。而不敢再犯，又必细体变风变雅，曲察劳人思妇之隐情，婉言以开导之，庄言以振惊之，危言以悚惧之，必使之心悦诚服，而后可以奏效如神。"

⑨　胜：克制；制服。

【语译】

黄帝说：先生说的贼风邪气它伤害了人体，在这种情况下让人会生病，现在是有人没有离开屏风遮蔽得很严密的地方，没有离开房屋之内，突然生病的人，这不是没有遭遇到外来邪气，这是什么缘故呢？岐伯说：这都是曾经受到邪气的是被湿邪伤害，隐藏在血脉之中和分肉之间，长久滞留后没有排除体外；或者从高处堕坠下来，使淤血留积在体内而没有排出；突然发生的喜怒不能控制；饮食不当；寒热气候不按时节来，使腠理不流通；或腠理开泄时而遭遇风寒，那么就会使血气凝结，随后新感风寒和旧有的湿气相互合拢在一起，就会导致寒痹；或因热而汗出，汗出那么就会遭受风邪，即使没有感觉遭受贼风邪气，一定是有了外加的邪气后就会生病呀。

黄帝说：现在先生你所讲的这些原因，都是病人自己所能知晓的病因，当他们没有遭遇外来邪气，也没有因惊恐情志刺激的原因，又突然发病的现象，这是什么缘故呢？只是因为鬼神在作祟的变故吗？岐伯说：这也是因为有旧的邪气滞留在体内而未发作，趁情志上有不愉快的事情，或有害怕的事情，或有贪慕而嫉妒，使血气逆乱，情志的不愉快之气和外来的邪气搏结在一起，这样的病情出现的也很微妙，看不见，听不到，病人也没感觉，所以好像鬼神作祟一样。黄帝说：对这样像鬼神作祟的病，用祝告的方法就能治好了，这是什么缘故呢？岐伯说：最初做巫医的人，由于他们知道众多疾病治疗各种疾病的方法，能预见到这些病产生的原因的人，用祝告就可以治愈了。

卫气失常第五十九

【原文】

黄帝曰：卫气之留于腹、中〔一〕①，搐〔二〕②积不行，苑蕴〔三〕③不得常所，使人支胁胃中满〔四〕，喘呼逆息者，何以去之？伯高曰：其气积于胸中〔五〕者，上取之；积于腹中者，下取之；上下皆满者，傍取之。黄帝曰：取之奈何？伯高对曰：积于上〔六〕，泻人〔七〕迎、天突、喉中；积于下者，泻三里与气街；上下皆满者，上下〔八〕取之，与季胁之下〔九〕一寸，重者，鸡足取之④。诊视其脉大而弦〔十〕急，及绝不至者，及腹皮急〔十一〕⑤甚者，不可刺也。黄帝曰：善。

【校勘】

〔一〕卫气之留于腹中 《甲乙》卷九第四"气"下无"之"字。"腹"作"脉"。

〔二〕搐 马本、张本、黄校本、《甲乙》卷九第四并作"稸"。

〔三〕苑蕴 马本、张本"苑"并作"菀"。

〔四〕支胁胃中满 《甲乙》卷九第四作"左木可耆胁中满"。

〔五〕中　周本无。

〔六〕上　《甲乙》卷九第四其下有"者"。依文例，当据补。

〔七〕人　周本、张本、黄校本并作"大"。

〔八〕下　《甲乙》卷九第四其下有"皆"字。

〔九〕下　《甲乙》卷九第四此下有"深"字。

〔十〕弦　《甲乙》卷九第四作"强"。

〔十一〕急　《甲乙》卷九第四作"绞"。

【注释】

① 中：心；古代投壶时盛筹码的器皿；心胸。此指胸。《汉书·乐书》："四畅交于中而发作于外。"张守节正义："中，心也。"汉·曹操《短歌行》："忧从中来，不可断绝。"欧阳修《秋声赋》："百忧感其心，万事劳其形，有动于中。"心即胸，胸即心。《礼记·曲礼下》："凡奉者当心。"《庄子·天运》："故西施病心而矉其里，其里丑人见而美之，归亦捧心而矉里。"胸有大志。

② 搐：音畜，稸，音畜。而"畜"音读有二，一、《广韵》丑六切，入屋彻。又，《广韵》许竹切，入屋晓。沃部。据此，搐，假借为稸。稸，积也。

③ 苑蕴：苑，通"菀"。《正字通》："苑，通作菀。"《说文解字通训定声》："菀，假借为苑。"《说文》："菀，茈菀。"苑蕴，同义词连用。蕴结之义。

④ 鸡足取之：像鸡足样的针刺。参见本书《官针》篇。

⑤ 急：紧。与"绞"义近。《字汇》："急，紧也。"《左传·昭公元年》："叔孙绞而婉。"杜预注："绞，切也。"

【语译】

黄帝说：卫气留滞在腹、胸，蓄积就不能流动，蕴结没有一定的部位，使人感到胸胁撑胀，胃内胀满，随着呼气而喘，当吸反而呼气，用什么办法祛除这些病呢？伯高说：卫气蓄积在胸中而发病的时候，应当取上部相应的穴位治疗；卫气蓄积在腹中的时候，应当取下面相应的穴位治疗；如果上（胸）下（腹）部都盛满的，则应该取上下部的穴位和侧旁的穴位。黄帝说：怎么取穴位治疗呢？伯高说：卫气蓄积在胸中的，泻人迎穴、天突穴和喉中；卫气蓄积在腹中的，泻三里穴、气冲穴；如果上（胸）下（腹）部都盛满的，应当上下部的这五个穴位和季胁下一寸的地方；病重的，像鸡足样的针刺。当在诊察到病人见有脉大而旋即，以及脉绝不至，以及腹皮绷得很紧的，都不可以针刺治疗。黄帝说：说得好。

【原文】

黄帝问于伯高曰：何以知皮肉、气血、筋骨之病也〔一〕？伯高曰：色起两眉薄泽者〔二〕，病在皮〔三〕。唇色青黄赤白〔四〕黑者，病在肌〔五〕肉。营气濡〔六〕①然者，病在血气〔七〕。目色青黄赤白黑者，病在筋。耳焦枯受尘垢〔八〕，病在骨。黄帝曰：病形何如〔九〕，取之奈何？伯高曰：夫百病变化，不可胜数，然〔十〕皮有部②，肉有柱③，血气有输〔十一〕④，骨有属⑤。黄帝曰：愿闻其故。伯高曰〔十二〕：皮之〔十三〕部，输⑥于四末〔十四〕。肉之〔十五〕柱，在臂胫诸阳分肉之间与足少阴分间〔十六〕。血气之输，输于诸络〔十七〕，气血留居，则盛而起。筋部无阴无阳，无左无右〔十八〕，候病〔十九〕所在。骨之属者〔二十〕，骨空之所以受益而益脑髓者也〔二十一〕。黄帝曰：取⑦之奈何？伯高曰：夫病变化，浮沉深浅，不可胜穷，各在其处〔二十二〕，病〔二十三〕间者浅之，甚者深之，间者小〔二十四〕之，甚者〔二十五〕众之，随变而调气〔二十六〕，故曰上工。

【校勘】

〔一〕何以知皮肉、气血、筋骨之病也　《甲乙》卷六第六"知"下有"其"字。《千金翼方》卷二十五第一作"察色知病何如"。

〔二〕色起两眉薄泽者　《甲乙》卷六第六"眉"下有"间"字。《千金翼方》作"白色起于两眉间薄泽者"。

〔三〕皮　《千金翼方》卷二十五第一其下有"肤"字。

〔四〕白 《千金翼方》卷二十五第一无。

〔五〕肌 《千金翼方》卷二十五第一无。

〔六〕濡 《千金翼方》卷二十五第一作"需"。

〔七〕气 《千金翼方》卷二十五第一作"脉"。

〔八〕垢 《甲乙》卷六第六、《千金翼方》卷二十五第一其下并有"者"字。

〔九〕病形何如 《甲乙》卷六第六"病形"作"形病"。《千金翼方》卷二十五第一作"病状如是"。

〔十〕夫百病变化，不可胜数，然 《甲乙》卷六第六、《千金翼方》卷二十五第一并无其十字。

〔十一〕血气有输 《甲乙》卷六第六、《千金翼方》卷二十五第一"血气"二字并互乙。《千金翼方》卷二十五第一"输"作"轮"，下有"筋有结"三字。

〔十二〕黄帝曰：愿闻其故。伯高曰 《千金翼方》卷二十五第一作"经曰"。

〔十三〕之 《千金翼方》卷二十五第一无。

〔十四〕输于四末 《甲乙》卷六第六"输"下有"在"字。《千金翼方》卷二十五第一"输"作"左"，"末"作肢"。

〔十五〕之 《千金翼方》卷二十五第一无。

〔十六〕分间 《千金翼方》卷二十五第一作"分肉之间"。

〔十七〕输于诸络 《甲乙》卷六第六作"在于诸络脉"。《千金翼方》卷二十五第一作"在于诸经络脉"。

〔十八〕无阳，无左无右 《千金翼方》卷二十五第一无三个"无"字。

〔十九〕候病 《千金翼方》卷二十五第一作"唯疾之"。

〔二十〕者 《千金翼方》卷二十五第一无。

〔二十一〕骨空之所以受益而益脑髓者也 "受益"，《甲乙》卷六第六作"受液"，"而益"作"而溢"。《千金翼方》卷二十五第一"之"下有"间"字。"受益"作"受津液"。

〔二十二〕黄帝曰：取之奈何？伯高曰：夫病变化，浮沉深浅，不可胜穷，各在其处　《千金翼方》卷二十五第一作"若取之者，必须候病为甚者也"。

〔二十三〕病　《千金翼方》卷二十五第一无。

〔二十四〕小　马本、《甲乙》卷六第六、《千金翼方》卷二十五第一并作"少"。

〔二十五〕甚者　《千金翼方》卷二十五第一无其二字。

〔二十六〕气　《千金翼方》卷二十五第一作"之"。

【注释】

① 濡：通"需"。需，《集韵》奴乱切，去换泥。《字汇补》乃个切。元部。《周礼·考工记·辀人》："马不契需。"郑注：郑司农云"需，读为畏需之需（懦）"。濡，《集韵》奴卧切，去过泥。据此，濡，通"需"。但此处读为"ru"。濡，滞留。《字汇》："濡，滞也。"

② 部：部落；分界；管，管辖。《后汉书·南匈奴传》："八部大人共议立比为呼韩邪单于。"《玉篇》："部，分判也。"

③ 柱：像柱状凸起的肉块，即腘肉。《类经》二十卷二十六注："柱者，腘之属也。"

④ 输：运送物质的器物。

⑤ 属：连接。丹波元简："属者，跗属之属，两骨相交之处，十二关节皆是。"

⑥ 输：通"渝。"变化。《广雅·释诂三》："输，更也。"王念孙疏证："输读为渝……输、古通用。《尔雅》：'渝，变也。'变亦更也。"《说文通训定声》："输，假借为渝。"

⑦ 取：刺。参见《五邪》篇中注。《五邪》："取血脉以散恶血，取耳间青脉，以去其掣。"本书《寒热》："阳迎头痛，胸满不得息，取之人迎。暴瘖气鞕，取扶突与舌本出血。"本书凡针对穴位者，大多是割破或挑刺某穴位放血，或刺破某穴位放血，极少是指取某穴，故不能单纯理解腧穴。

【语译】

黄帝向伯高问道：凭借什么可以知道皮、肉、气、血、筋、骨的病变呢？伯高说：病色出现在两眉之间，浮薄而光泽的现象，是病在皮肤；口唇出现青、黄、赤、白、黑之色的现象，是病在肌肉；营血有淤滞的样子现象，是病在血气；眼睛病色有青、黄、赤、白、黑色的现象，是病在筋；耳轮干枯暗如蒙受尘垢的现象，是病在骨。黄帝说：病的形征是怎样的表现呢？如何治疗？伯高说：很多病都是千变万化，这些变化是数不清的，然而皮有管辖的范围，肉有像柱状凸起的肉块，血气有运送物质的器物，骨有连接的（筋），都有它所主的部位。黄帝说：我希望了解这些缘由。伯高说：皮之管辖的范围，变化在于四末；肉像柱状凸起的肉块，表现在上肢的臂、下肢的胫手足六阳经有间隔的肌肉块分界之处，和足少阴经循行径路上有间隔的肌肉块；血气之的运送，变化在诸经的络脉上，当气血淤滞，那么络脉壅盛而高起；筋病范围，不分其在里在外，在左在右，诊察发病所在部位就可以了。骨相连接的地方，是骨头缝盛受津液的地方，就会补助脑髓了。黄帝说：怎样针刺治疗呢？伯高说：疾病变化有浮有沉，有深有浅，是不能数清的，对疾病分别来决定治法，对病情轻的要浅刺，对病情重的要深刺，对病情轻的要少刺，对病情重的要多刺。随着病情的变化而调整其气机，所以叫这样的医生为高明的医生。

【原文】

黄帝问于伯高曰：人之肥瘦大小寒温①，有[一]老壮少小，别之[二]奈何？伯高对曰：人年五十已上为老，二[三]十已上为壮②，十八已上为少[四]③，六岁已上为小④。黄帝曰：何以度⑤知[五]其肥瘦？伯高曰：人有肥[六]、有膏、有肉。黄帝曰：别此奈何？伯高曰：䐃[七]肉坚，皮满者，肥[八]。䐃肉不坚，皮缓者，膏。皮肉不相离者，肉。黄帝曰：身之寒温何如？伯高曰：膏者其肉淖⑥，而[九]粗理者身寒，细理者身热。脂者其肉坚，细理者热[十]，粗理者寒。

黄帝曰：其肥瘦大小奈何？伯高曰：膏者，多气而皮纵缓，故能纵腹垂腴⑦。肉者，身体容大。脂者，其身收小。黄帝曰：三者之气血多少何如？伯高曰：膏者，多气，多气者热，热者耐寒。肉者，多血则充形〔十一〕，充形〔十二〕则平⑧。脂者，其血清，气滑少，故不能大。此别〔十三〕于众人者也。黄帝曰：众人奈何？伯高曰：众人皮肉脂膏不能相加也〔十四〕，血与气不能相多，故其形不小不大，各自称其身〔十五〕，命曰众人。黄帝曰：善。治之奈何？伯高曰：必先别其三〔十六〕形，血之多少，气之清浊，而后调之，治无失常经。是故膏人〔十七〕，纵腹垂腴；肉人者，上下容大；脂人者，虽脂不能大者〔十八〕。

【校勘】

〔一〕有 日抄本此下有"者"字。

〔二〕别之 《甲乙》卷六第六互乙。

〔三〕二 《甲乙》卷六第六作"三"。

〔四〕十八已上为少胡本、熊本、明本"已"并作"以'，《千金》卷五第一引《小品方》"十八"作"十六"。

〔五〕知 胡本、熊本、周本、明本、藏本并作"之"，《甲乙》卷六第六无"知"字。

〔六〕肥 《甲乙》卷六第六作"脂"。

〔七〕腘 日刻本、《甲乙》卷六第六并作"䐃"。

〔八〕肥 《甲乙》卷六第六作"脂"。

〔九〕而 参照下文"粗理者身寒，细理者身热"体例，疑衍。

〔十〕热 《甲乙》卷六第六作"和"。

〔十一〕肉者，多血则充形 张本"多血"下重"多血"二字。《甲乙》卷六第六正有"多血者"三字。《甲乙》卷六第六"充形"二字互乙。

〔十二〕形 《甲乙》卷六第六其下有"者"字。

〔十三〕别 统本，金陵本并作"安"。

〔十四〕众人皮肉脂膏不能相加也 《甲乙》卷六第六"人"下有"之"字。统本、金陵本并无"能"字。

〔十五〕身 统本、金陵本并作"形"。

〔十六〕三 《甲乙》卷六第六作"五"。

〔十七〕膏人 统本"膏"作"高"。《甲乙》卷六第六其下有"者"字。

〔十八〕者 周本、张本、日刻本并作"也"。《甲乙》卷六第六"大"下无"者"字。

【注释】

① 寒温：指身之凉或温暖。

② 壮：壮年，三十岁，此泛指三十左右，又指年轻。《后汉书·循吏传·任延》："拜会稽都尉，时年十九，迎官惊其壮。"《释名·释长幼》："三十曰壮。"《礼记·曲礼上》："人生十年曰幼，学；二十曰弱，冠；三十曰壮，有室。"

③ 少：年幼；青年，此指青年。《玉篇》："少，幼也。"《墨子·兼爱中》："少失其父母者，有所放依而长。"《史记·陈涉世家》："陈涉少时，尝与人佣耕。"

④ 小：幼小。《世说新语·言语》："小时了了。"

⑤ 度：测量；计算。《一切经音义》："度，测也。"《广韵·麻韵》："度，度量也。"《字汇》："度，计也。"

⑥ 淖：松软而润泽之状。

⑦ 纵腹垂腴：《说文》肉部："腴，腹下肥也。"纵腹垂腴，指松弛腹部肥胖，肉多而下垂。

⑧ 肉者，多血则充形，充形则平：肉型的人血多，血多就能充养形体，形体得以充养，则体质平和。《类经》四卷第十八注："肉者多血，血养形，故形充而气质平也。"

【语译】

黄帝向伯高问道：人体的肥瘦，身形的大小，体质的寒温，加以年龄上的老壮少小差异，应该怎样来区别呢？伯高回答说：人的年龄在五十岁以上为老，三十岁以上为壮，十八岁以上为少，六岁以上为小。黄帝说：怎样测度而知道人的肥瘦呢？伯高说：人的体型有脂型、有膏型、有肉型。黄帝说：（这三种类型）怎样区别呢？伯高说：大肉坚实、皮肤丰满的为脂型；大肉不坚实，皮肤松缓者为膏型；皮肉紧紧相连而不分者为肉型。黄帝说：这些人的身体的寒暖是怎样的呢？伯高说：膏型的人他的肌肉松软而润泽，其纹理粗疏的身体多寒，其纹理细致密的身体多热；脂型的人他的肌肉坚实，其纹理致密的身体多热，纹理粗疏的身体多寒。

黄帝说：这些类型的人，肥瘦大小是怎样的呢？伯高说：膏型的人，气多而皮肤宽松弛缓，所以腹部松弛肥胖，肉多而下垂。肉型的人，身体宽大。脂型的人，他的身形紧小。黄帝说：这三类人的气血多少是怎样的呢？伯高说：膏型的人多气，多气的身体热，身体热的耐寒。肉型的人多血，则形体充实，形体充实体质就平和。脂型的人，他的血清，气滑利而少，所以身形不会大，这些是和一般人群相区别的特点。

黄帝说：一般人的情况是怎样的呢？伯高说：一般的人，其皮、肉、脂、膏（血、气）是没有偏多的情况的，血、气等不能偏多，所以形体也就不大不小，各自和他的身形相称，所以称为一般人。黄帝说：好。对上述三类人怎样进行治疗呢？伯高说：必须首先区分三种不同类型的形体，以及他们血的多少，气的清浊，然后相应地进行调治。治疗不要违背常规。所以膏人的体型是腹部肥胖，肉多而下垂；肉人的体型是上下都很宽大；脂型的人，虽然脂多，体型却不能大。

玉版第六十

【原文】

黄帝曰：余以小⁽一⁾针为细物也，夫子乃言⁽二⁾上合之于天，下合之于地，中合之于人，余以为过针之意矣，愿闻其故。岐伯曰：何物大于天⁽三⁾乎？夫大于针者，唯五兵①者焉。五兵者，死之备也，非生之具⁽四⁾。且夫人者，天地之镇也⁽五⁾②，其不可不⁽六⁾参乎？夫治民者，亦唯针焉。夫针之与五兵，其孰小乎？黄帝曰：病之生[七]时，有喜怒不测，饮食不节，阴气不足，阳气有余，营气不行，乃发为痈疽。阴阳[八]不通，两[九]热相搏，乃化为脓，小针能取之乎？岐伯曰：圣人不能使化者，为之邪不可留也[十]。故两军相当③，旗帜相望，白刃陈于中野者，此非一日之谋也。能使其民，令行禁止；士[十一]卒无白刃之难者，非一日之教[十二]也，须臾之得也[十三]。夫至[十四]使身被痈疽之病，脓血之聚者，不亦离道远乎。夫痈疽之生，脓血之成也，不从天下，不从地出[十五]，积微[十六]之所生也。故圣人自治于未有形也[十七]，愚者遭其已成也。黄帝曰：其已[十八]形，不予遭[十九]，脓已成，不予见[二十]，为之奈何？岐伯曰：脓已成，十死一生，故圣人弗使已成[二十一]，而明为良方，着之竹帛，使能者踵而传之后世④，无有终时者，为其不予[二十二]遭也。黄帝曰：其已有脓血而后遭乎[二十三]，不导之以小针治乎[二十四]？岐伯曰：以小治小者其功小，以大治大者多害[二十五]，故其已成脓血[二十六]者，其唯砭石铍锋之所取也[二十七]。黄帝曰：多害者其不可全乎？岐伯曰：其在逆顺焉[二十八]。黄帝曰：顾闻逆顺。岐伯曰：以为伤⑤者，其白眼青黑，眼小[二十九]，是一逆也；内药而呕者[三十]，是二逆也；腹[三十一]痛渴甚，是三逆也；肩项中不便[三十二]⑥，是四逆也；音嘶色脱⑦，是五逆也。除此五[三十三]者顺矣。

【校勘】

〔一〕小　《太素·卷二十三·痈疽逆顺刺》作"小"。

〔二〕言　《太素·卷二十三·痈疽逆顺刺》无。

〔三〕天　《太素·卷二十三·痈疽逆顺刺》作"针者"二字。

〔四〕具　《太素·卷二十三·痈疽逆顺刺》作"备也"。

〔五〕且夫人者，天地之镇也　《太素·卷二十三·痈疽逆顺刺》"镇"下有"塞"字。

〔六〕不　《太素·卷二十三·痈疽逆顺刺》无。

〔七〕之生 《太素·卷二十三·逆顺刺》互乙。

〔八〕阳 《太素·卷二十三·痈疽逆顺刺》、《甲乙》卷十一第九其下并有"气"字。

〔九〕两 黄校本、《甲乙》卷十一第九下作"而"。

〔十〕为之邪不可留也 马本、张本"之"并作"其"。《太素·卷二十三·痈疽逆顺刺》"之邪"互乙。孙鼎宜曰："'不可'二字衍文。"

〔十一〕士 《太素·卷二十三·痈疽逆顺刺》无。

〔十二〕教 《太素·卷二十三·痈疽逆顺刺》作"务"。

〔十三〕须臾之得也 《太素·卷二十三·痈疽逆顺刺》"臾之"作"久之方"三字。

〔十四〕至 《甲乙》卷十一第九下作"致"。

〔十五〕不从天下，不从地出 《甲乙》卷十一第九下无其八字。

〔十六〕微 《甲乙》卷十一第九下作"聚"。

〔十七〕圣人自治于未有形也 《太素·卷二十三·痈疽逆顺刺》"自"作"之"；"于"上有"自"字。《甲乙》卷十一第九下"未"下无"有"字。

〔十八〕已 周本、《太素·卷二十三·痈疽逆顺刺》并作"以"。《太素·卷二十三·痈疽逆顺刺》、《甲乙》卷十一第九下"以"下并有"有"字。

〔十九〕不予遭 《太素·卷二十三·痈疽逆顺刺》"予"作"子"。《甲乙》卷十一第九下无"不予遭"三字。

〔二十〕不予见 《甲乙》卷十一第九下无其三字。

〔二十一〕弗使已成 《太素·卷二十三·痈疽逆顺刺》"弗"作"不"。周本"已"作"以"。

〔二十二〕予 《太素·卷二十三·痈疽逆顺刺》作"子"。

〔二十三〕其已有脓血而后遭乎 《太素·卷二十三·痈疽逆顺刺》"乎"作"子"。《甲乙》卷十一第九下"已"下有"成"字，无"而后遭乎"四字。

〔二十四〕不导之以小针治乎 周本"导之"作"道乎"。守山阁校本注："'不'下衍'导之'二字，甚为费解，今据文义删改。"《太素·卷

二十三·痈疽逆顺刺》"不导之"作"可造"。《甲乙》卷十一第九下作
"可"。

　　〔二十五〕以大治大者多害　《甲乙》卷十一第九下"多害"作"其
功大"，其下有"以小治大者多害大"八字。丹波元简曰："原文义难通，
得《甲乙》其旨甚晰，盖以大治大，谓以砭石铍针取大脓血也。"

　　〔二十六〕血　《太素·卷二十三·痈疽逆顺刺》无。

　　〔二十七〕砭石铍锋之所取也　《太素·卷二十三·痈疽逆顺刺》
"砭"作"砸"（xian）。《甲乙》卷十一第九下"铍"并作"铧"。

　　〔二十八〕其在逆顺焉　《甲乙》卷十一第九下无"其"字，"焉"
下有"耳"字。

　　〔二十九〕其白眼青黑，眼小　《太素·卷二十三·痈疽逆顺刺》
"白"上无"其"字。《甲乙》卷十一第九下"眼"作"睛"。《外台》卷三
十七·痈疽发背症候等论"眼"作"而"。

　　〔三十〕者　《太素·卷二十三·痈疽逆顺刺》、《甲乙》卷十一第九
下无。

　　〔三十一〕腹　《外台》卷三十七·痈发背症候作"伤"。

　　〔三十二〕肩项中不便　《外台》卷三十七·痈疽发背作"髀项中不
仁"。

　　〔三十三〕五　《太素·卷十三·痈疽逆顺刺》无。

【注释】

　　①　五兵：五兵，为古代五种兵器。但其说法不一，如《周礼·夏官·
司兵》郑注为戈、殳、戟、酋矛、夷矛。《春秋·谷梁传·庄公二五年》注为
矛、戟、铖、楯、弓矢。《太素·卷二十三·痈疽逆顺刺》注："兵有五者，
一弓，二殳，三矛，四戈，五戟。"《类经》十八卷八十九注："五兵，即五
刃，刀、剑、矛、戟、矢也。"

　　②　且夫人者，天地之镇也：镇，重的意思。这里是说在天地万物之
中，人是最宝贵、最重要的。

　　③　两军相当：当，敌对。《公羊》庄十三年传；"臣请当其臣"。何注：
"当，犹敌也。"即两军相敌对。

　　④　使能者踵而传之后世：踵，继。就是使贤能的人继承下来而一代一

代地传下去。

⑤ 伤：疡。慧琳《音义》卷八引郑笺《毛诗》云："疡，伤也。"

⑥ 肩项中不便：肩项转动不方便。

⑦ 音嘶色脱：脱，失。音嘶色脱，即声音嘶哑，面无血色。

【语译】

黄帝说：我认为小针是一种细小的东西，你却说它上能合于天，下能合于地，中能合于人，我认为这是把针的意义说得过分了，愿听你讲一下其中的道理。岐伯说：天能包罗万物，还有什么东西能够比天更大呢？能大于针的，唯有五种兵器。但五种兵器都是准备在战争中杀人所用的，不像针具是用来治病救人的。天地之间，最宝贵的就是人，而小针又能治疗人的疾病，所以它的功用可以与天地相参。治疗人民的疾病，小针是重要的工具和手段，这样对比起来，针和五种兵器的作用，谁大谁小，不是很清楚了吗！

黄帝说：病初的时候，因喜怒无度，或饮食无节，造成体内阴气不足，而阳热有余，故使营气的运行失常，营气郁滞不行与阳热互结而发生痈疽，进而营卫气血阻滞不通，体内有余的阳热与营卫气血郁滞产生的邪热互相搏结，邪热熏蒸肌肤而化为脓，这样的病小针能治疗吗？岐伯说：聪明的人发现了病，就要早期治疗，等到病已形成，再想要除掉，就不是很简单的事了。所以说最好的办法，是使病邪不要久留在体内，以免久留生变。譬如两军作战，旗帜相望，刀光剑影遍于旷野，这必是策划已久，决不是一天的计谋。能够使民众服从命令，有令必行，有禁必止，使兵士敢于冲锋陷阵，不怕牺牲，这也不是一天教育的结果，顷刻之间就能办得到的。等到身体已经患了痈疽之病，脓血已经形成，这时再想用微针治疗，那就距离太远了。从痈疽的产生，直到脓血生成，既不是从天而降，也不是从地而生，而是病邪侵犯机体后，未得及时去除，通过逐渐积累而成的。所发聪明的人能

够防微杜渐，积极预防，不使疾病发生。愚拙的人，预先不知防
治，就会遭遇到疾病形成后的痛苦。黄帝说：如果痈疽已经形成，
因生于内脏而不能予先诊察到，脓已形成，也不能预先看出，这
又怎么办呢？岐伯说：脓已成的，十死一生，所发高明的医生能
早期诊断，不等疾病形成成就消灭在萌芽阶段，并将一些好的方
法，记载在竹帛上，制成专书，使有才能的人能够继承下来，并
能一代一代地传下去，为的是使人们不再遭受痈疽病的痛苦。黄
帝说：已经形成脓血的，难道不能用小针来治疗吗？岐伯说：用
小针治疗，功效不大，用大针治疗，又可能产生不良后果，所以
对于已形成脓血的，只有采用砭石，或用铍针、锋针及时排脓最
为适宜。

　　黄帝说：有些痈疽病多向恶化方面发展，这样还能治好吗？
岐伯说：这主要根据病症的逆顺来决定。黄帝说：我愿听你谈一
下病症的逆顺，岐伯说：白睛青黑，眼小，是逆症之一；服药而
呕的，是逆症之二；伤痛而口渴甚，是逆症之三；肩项转移不便，
是逆症之四；声嘶哑，面无血色，是逆证之五。除了这五种逆症
之外，便是顺症了。

【原文】

　　黄帝曰：诸病皆有逆顺，可得闻乎？岐伯曰：腹胀，身
热，脉大〔一〕，是一逆也；腹鸣而满，四肢清，泄①，其脉大，
是二逆也；衄而〔二〕不止，脉大，是三逆也；咳且溲血脱形，
其脉小劲，是四逆也；咳，脱形身热，脉小以疾，是谓五逆
也。如是者，不过十五日而死矣。其腹大胀，四末清，脱形，
泄甚，是一逆也；腹胀便血，其脉大，时绝，是二逆也；咳溲
血，形肉脱，脉搏〔三〕②，是三逆也；呕血，胸满引背，脉小而
疾，是四逆也；咳呕腹胀，且飧泄，其脉绝，是五逆也。如是
者，不及〔四〕一时而死矣。工不察此者而刺之，是谓逆治。

【校勘】

〔一〕大 《甲乙》卷四第一下校注："大，一作小"。腹胀，身热，脉大为脉证相合；脉小则脉证不合，故为逆。故作"小"为是，当据改。

〔二〕而 《甲乙》卷四第一作"血"。

〔三〕脉搏 《甲乙》卷四第一作"喘"。

〔四〕及 马本、张本并作"过"。

【注释】

① 四肢清，泄：四肢凉，腹泻。

② 搏：拍击。《左传·成公十年》："晋侯梦大厉，被发及地，搏膺而踊。"

【语译】

黄帝问：众多病都有逆症，能说给我听听吗？岐伯说：腹胀满，身发热，脉小，是第一种逆；腹满而鸣响，四肢冷凉，他的脉象大，是第二种逆；衄血不止，脉大，是第三种逆；咳嗽并见小便溺血，肌肉枯削，他的脉小而有力的，是第四种逆；咳嗽，身形枯削，身发热，脉小而数急，是第五种逆。若出现上述这些逆象的，不超过十五天就要死亡了。

（如果出现五逆的危重症）：他的腹大而胀，四肢末端冷凉，肌肉枯削，泄泻剧烈，是为第一种逆；腹部胀满，大便下血，他的脉大，并时常出现间歇，是为第二种逆；咳嗽，尿血，身形肌肉枯削，脉见拍击之象，是为第三种逆；呕血，胸部胀满连及背部，脉形小而数急，是为第四种逆；咳嗽、呕吐，腹胀，并见完谷不化的泄泻，他的脉搏不跳动，是为第五种逆。若出现上述这些逆象的，不到一天的时间就会死亡。医生不细加诊察这些危象，就妄行针刺，这称为逆治。

【原文】

黄帝曰：夫子之言针甚骏①，以配天地，上数天文，下度地纪②，内另五藏，外次六府，经脉二十八会③，尽有周纪④，能杀生人，不能起死者，子能反之乎〔一〕⑤？岐伯曰：能杀生人，不能起死者也〔二〕。黄帝曰：余闻之则为不仁，然闻其道，弗行于人。岐伯曰：是明道也，其必然也，其如刀剑之可以杀人，如饮酒使人醉也，虽勿诊⑥，犹可知矣。黄帝曰：愿卒闻之。岐伯曰：人之〔三〕所受气者，谷也。谷之所注者，胃也。胃者，水谷气血海也。海之所行云气者〔四〕，天下也。胃之所出气血者，经隧也〔五〕。经隧者，五藏六府之大络也，迎而夺之而已矣〔六〕。黄帝曰：上下⑦有数乎？岐伯曰：迎之五里，中道而止〔七〕，五至而已，五往〔八〕而藏之气尽矣，故五五二十五而竭其输矣，此所谓夺其天⑧气者也，非，〔九〕能绝其命而倾⑨其寿者也。黄帝曰：愿卒闻之。岐伯曰：窥门而刺〔十〕⑩之者，死于家⑪中〔十一〕；入门而刺⑫之者，死于堂上〔十二〕。黄帝曰：善乎，方明哉道，请着之玉版，以为重宝，传之后世，以为刺禁，令民勿敢犯也。

【校勘】

〔一〕不能起死者，子能反之乎　《甲乙》卷五第一下"者"作"人"，"者"下无"子能反之"四字。

〔二〕不能起死者也　《甲乙》卷五第一下作"不起死生者"。

〔三〕之　《灵枢略·六气论》无。

〔四〕海之所行云气者　《甲乙》卷五第一下"气"作"雨"。《灵枢略·六气论》作"海之所出者，氛雾而布太虚也"。

〔五〕胃之所出气血者，经隧也　《灵枢略·六气论》作"胃之所出者气血而行经隧也"。

〔六〕迎而夺之而已矣　《甲乙》卷五第一下"迎"作"逆"。《灵枢略》无其七字。

〔七〕止　《素问·气穴论》王注引《针经》作"上"。

〔八〕往　《素问·气穴论》王注引作"注"。

〔九〕非 孙鼎宜："非下应补'针'字。"

〔十〕窥门而刺 窥，孙鼎宜："窥，当做开，声误。"

〔十一〕家中 《甲乙》卷五第一下无"中"字。

〔十二〕上 《甲乙》卷五第一下无。

【注释】

① 骏：《尔雅·释诂上》："骏，大也。"《诗·大雅·文王》："骏命不易。"毛传："骏，大也。"

② 地纪：纪，理。《广韵·止韵》："纪，理也。"地纪，地理。

③ 经脉二十八会：经脉二十八，两手两足各有三阴三阳经脉，共十二条，加上任、督二脉，共十四条经脉，每一条经脉都有起始点和终点。这样就有二十八个端，故曰："二十八"。会，相遇；会面。《说文解字注笺》："会，犹重也。谓相重，相合也。因之凡相遇曰会。"《素问·五运行大论》："左右周天，余而复会也。"王冰注："会，遇也。"

④ 周纪：周，终；到底；此指"终端。"《左传·昭公二十年》："子行事乎，吾将死之，以周事子。"杜预注："周，犹终竟也。"孔颖达疏："终不泄予言。"纪，终；止；会合处。《广韵·止韵》："纪，极也。"《国语·周语上》："若国亡，不过十年，数之纪也。"韦昭注："数起于一，终于十，十则更，故曰纪也。"《吕氏春秋·季冬纪》："（季冬之月）日穷于次，月穷于纪。"高诱注："月与日相合为纪，月终纪，光尽而复生曰朔，故曰月穷于纪。"周纪，同义词连用，即指经脉的终端。

⑤ 反：类推。如举一反三。

⑥ 诊：通"畛"，告诉。《庄子·人间世》："匠石觉而诊其梦"。《尔雅》："畛，告也。"

⑦ 上下：上，指在手的腧穴；下，指在足的腧穴。

⑧ 夺其天：夺，强取；方言，戳。《玉篇》："夺，取也。"《篇海类编》："夺，强取也。"此引申为"泻或伤"。天，神；所依存或依靠的对象。《鹖冠子》："天者，神也。"《韩诗外传》卷四："王者以百姓为天，百姓与之则安。"夺其天，指泻了人的正气。

⑨ 倾：倾危。《玉篇》；"陒，危也。亦作倾。"《论语·季氏》："盖均无贫，和无寡，安无倾。"邢昺疏："上下和睦，然后国富民多，则社稷不倾危也。"

⑩　窥门而刺：《类经》："二十二卷六十一注："门，即生气通天等论所谓气门之门也。窥门而刺，言犹浅也，浅者害迟，故死于家中。"

⑪　家：住所。《说文》："家，居也。"《玉篇》："家，人所居，通曰家。"《诗·大雅·绵》："未有家室。"毛传："室内曰家。"

⑫　入门而刺：《类经》："二十二卷六十一注：入门而刺，言其深也，深则害速，故死于堂上。"

【语译】

黄帝说：先生的论说针刺的理论很博大，用来匹配天和地，向上计算天文，向下来测度地理，向体内来区别五脏，向外排列六腑的位置，经脉有二十八个相遇的地方，都有经脉的终端；针刺能够杀死活人，不能让死人回生的弊端，你能类推这种现象吗？岐伯说：针刺具有能够杀死活人，不能让死人回生的弊端。黄帝说：我听说犯这种错误就是不仁，因此我希望了解犯这种错误的道理。不要施用到人们的身上。岐伯说：这是明显的道理，错误针刺必然如此。这正如刀剑可以杀人，饮酒可以使人醉一样。即使我不告诉你，你也可以知道。黄帝说：希望全面听听这些。岐伯说：人所禀受的精气，是来源于从水谷。水谷所注入的部位是胃，胃好比是容纳水谷，化生气血的大海，海所流动云气的地方是天之下面广阔的空间，胃中气血所流出的地方，是经隧，经隧，就是五脏六腑的大络脉，如在这些经脉用循行相反的方向的泻法刺，气血就泻完了。黄帝说：用和循行相反的方向用泻法刺，手足经脉的腧穴有一定的数目吗？岐伯说：比如手阳明大肠经的五里穴用循行相反的方向用泻法刺，就会使脏气运行到中途而止。等脉搏跳动五次时候就有征象了，连续五次用和循行相反的方向用泻法刺，就会使正气竭尽了，所每五脏用五次泻法，就是泻二十五次，就会使五脏所输注的脏气就会竭绝了，这就是所说的泻了人所依靠的正气，错误的针刺，断能够绝人的生命，又能项危使之短寿。黄帝说：希望全面了解这些内容。岐伯说：好比在门缝刺杀人，刺的浅危害轻，人回到室内中才会死亡，入门后被刺杀人，刺的深，危害重，人就会死在前室（殿堂）上。黄帝说：你讲的道理太好了，说的原理我明白了。请允许我把这些理论刻录在玉版上面，把它当做贵重的珍宝，留传于后世，作为禁刺的戒律，使人们不敢冒犯。

五禁第六十一

【原文】

黄帝问于岐伯曰：余闻刺有五禁，何谓五禁？岐伯曰：禁，其不可刺也。黄帝曰：余闻刺有五夺。岐伯曰：无泻，其不可夺者也。黄帝曰：余闻刺有五过[一]①。岐伯曰：补泻无过其度也。黄帝曰：余闻刺有五逆。岐伯曰：病与脉相逆，命曰五逆。黄帝曰：余闻刺有九宜[二]。岐伯曰：明知九针之论，是谓九宜。

黄帝曰：何谓五禁？愿闻其不可刺之时。岐伯曰：甲乙日自乘②，无刺头，无发蒙③于耳内。丙丁日自乘，无振埃④于肩喉廉泉。戊己日自乘四季[三]，无刺腹[四]去爪⑤泻[五]水。庚辛日自乘，无刺关节于股膝。壬癸日自乘，无刺足胫。是谓五禁。

黄帝曰：何谓五夺？岐伯曰：形肉已夺[六]⑥，是一夺也；大夺血之后，是二夺也；大汗出[七]之后，是三夺也；大泄之后，是四夺也；新产及大血之后[八]，是五夺也。此皆不可泻。

黄帝曰：何谓五逆？岐伯曰：热病脉静，汗已出，脉盛躁，是一逆也；病泄，脉洪大，是二逆也；著⑦痹不移，䐃肉破，身热，脉偏⑧绝，是三逆也；淫⑨而夺形，身热，色夭然白，及后下血[九]衃，血衃[十]⑩笃重，是谓[十一]四逆也；寒热夺形，脉坚搏⑪，是谓[十二]五逆也。

【校勘】

〔一〕五过　后未列举具体内容，当有脱简，可参《素问·疏五过论》。

〔二〕九宜　后未列举具体内容，当有脱简。本书后有九针论。守山阁校本注："按下无五过、九宜之说，盖脱简也。"

〔三〕戊己日自乘四季　"四季"二字疑衍，以"甲乙日"各句文例，当为衍文。

〔四〕腹　《要旨》卷二上二十作"足"。马本注："天干应于人身，……戊己为手足。"

〔五〕泻　张本作"通"。

〔六〕形肉已夺　《针灸大成》卷一引"已夺"作"已脱"。

〔七〕汗出　《甲乙》卷五第一下作"夺汗"。

〔八〕新产及大血之后　张本无"之后"二字。《针灸大成》卷一引"产"下无"及"字。《甲乙》卷五第一下"大"下有"下"字。

〔九〕血　黄校本作"之"。

〔十〕血蚘　《甲乙》卷五第一下无。

〔十一〕谓　《甲乙》卷五第一下无。

〔十二〕谓　《甲乙》卷五第一下无。

【注释】

①　五过：是指补泻均超出一定限度而言。《类经》二十三卷第五十八注："补之太过，资其邪气；泻之过度，竭其正气，是五过也。"余伯荣："五过者，五脏外合之皮脉肉筋骨，有邪正虚实，宜平调之，如补泻过度，是为五过。"

②　自乘：乘，胜；战胜。《广韵·蒸韵》："乘，胜也。"自乘，自身胜复。

③　发蒙：本书《刺节真邪》："发蒙者，刺府输，去府病也。……黄帝曰：刺节言发蒙，余不得其意。夫发蒙者，耳无所闻，目无所见。夫子乃言刺府输，去府病，何输使然？顾闻其故。岐伯曰：妙乎哉问也！此刺之大约，针之极也，神明之类也，口说书卷，犹不能及也，请言发蒙耳，尚疾于发蒙也。黄帝曰：善。顾卒闻之。岐伯曰：刺此者，必于日中，刺其听宫，中其

眸子，声闻于耳，此其输也。黄帝曰：善。何谓声闻于耳？岐伯曰：刺邪以手坚按其两鼻窍而疾偃，其声必应于针也。黄帝曰：善。此所谓弗见为之，而无目视，见而取之，神明相得者也。"

④　振埃：本书《刺节真邪》："振埃者，刺外经，去阳病也。……夫子乃言刺外经，去阳病，余不知其所谓也，愿卒闻之。岐伯曰：振埃者，阳气大逆，上满于胸中，愤𪃏肩息，大气逆上，喘喝坐伏，病恶埃烟，饲不得息，请言振埃，尚疾于振埃。"

⑤　去爪：本书《刺节真邪》："去爪者，刺关节肢络也。……黄帝曰：刺节言去爪，夫子乃言刺关节肢络，愿卒闻之。岐伯曰：腰脊者，身之大关节也。肢胫者，人之管以趋翔也。茎垂者，身中之机，阴精之候，津液之道也。故饮食不节，喜怒不时，津液内溢，乃下留于睾，血道不通，日大不休，俯仰不便，趋翔不能，此病荣然有水，不上不下，铍石所取，形不可匿，常不得蔽，故命曰去爪。"

⑥　形内已夺：形，体。脱，"夺。"消瘦。《说文》肉部："脱，消肉臞也。"段玉裁注："消肉之臞，臞之甚者也。今俗语谓瘦太甚者曰脱形，言其形象如解蜕也。"《素问·玉机真脏论》："身热脱肉而破䐃。……破䐃脱肉，目匡陷，真藏见，目不见人立死"《素问·疟论》："令人消烁脱肉，故命曰瘅疟。"形肉已夺：即身体肌肉消瘦。

⑦　著（zhuo）：附着，通"着"。

⑧　偏：边远。此指肢体远端。

⑨　淫：久。《国语·晋语四》："底著滞淫。"韦昭注："淫，久也。"

⑩　血衃：血凝；淤血；闭经。《说文》："衃，凝血也。"本书之《水胀第五十七》："恶血当泻不泻，衃以留止。"《金匮要略·妇人》："下血者，后断三月，衃也。"《金匮要略·妇人》："下血者，后断三月，衃也。"

⑪　坚搏：坚，长。《广雅·释诂》："坚，长也"。搏，指大。

【语译】

黄帝向岐伯问道：我听说刺法中有五禁，什么叫五禁呢？岐伯说：禁，就是医生针刺时在某日，对某部位禁止刺。黄帝说：我听说针刺有五夺。岐伯曰：五夺是说不可用针泻五种脱失后的亏虚状态。黄帝说：我听说针刺有五过。岐伯说：五过就是补泻不要过其常度。黄帝说：我听说针刺有五逆。岐伯说：疾病与脉象相反，就叫五逆。黄帝说：我听说针刺有九宜。岐伯说：明确知道九针的理论，并能恰当运用，这就叫九宜。

黄帝说：什么叫五禁？我希望听您谈谈不可针刺的时间。岐伯说：甲日和乙日，如果风木自身胜复，风木合于人的上部，所以逢到甲乙日，不要刺头部；也不要用发蒙的针法刺耳内。丙日和丁日，如过心火自身胜复，心火合于人的肩喉，所以逢到丙丁日，不要用振埃法针刺肩、喉（廉泉穴）。戊日和己日，如果湿土自身胜复，湿土合于人的手足、四肢，所以逢到戊己日，不要针刺腹部或用刺关节肢络的去爪法泻水。庚日和辛日，如果肺金自身胜复，肺金合于人的股膝，所以逢庚辛日，不可刺股膝部的关节部位。壬日和癸日，如果肾水自身胜复，肾水合于人的足胫，所以逢到壬癸日，不可刺足胫部的穴位。这就是所谓五禁。

黄帝说：什么叫五夺？岐伯说：形体肌肉消瘦如脱失，是一夺；大失血之后，是二夺；大汗出之后，是三夺；大泄之后，是四夺；新产之后及大量出血之后，是五夺。这些都不可再用泻法。黄帝说：什么叫五逆？岐伯说：发热类疾病，脉（应洪大，反见）沉静；在出汗以后，脉（应沉静，但反见）快和洪盛，这是第一种逆症；患泄泻的病，脉（宜沉静，而反见）洪大，这是第二种逆症；肢体痹痛、沉着而不移动，大肉破溃，身体发热，肢体远端处的脉搏已经摸不到，这是第三种逆症；久病使形体瘦削，身体发热，气色苍白无华，以及大便下血块较严重的，这是第四种逆症；寒热（日久），形体瘦削，脉长大的，这是第五种逆症。

动输〔一〕① 第六十二

【原文】

黄帝曰：经脉十二，而手太阴、足少阴、阳明〔二〕独动不休，何也？岐伯曰：是明[三]胃脉也。胃为[四]五藏六府之海，其清[五]气上注于肺，肺[六]气从太阴而行之，其行也，以息往来②，故人一呼脉再动，一吸脉亦再动，呼吸不已，故动而不止。黄帝曰：气之过于寸口也，上十焉息？下八焉伏[七]③？何道从还？不知其极。岐伯曰：气之离[八]藏也，卒然[九]如弓弩之发，如水之下岸[十]，上于鱼以反衰④，其余气[十一]衰散⑤以逆上，故其行微。

黄帝曰：足之阳明何因而动？岐伯曰：胃气上注于肺，其悍气上冲头者，循咽[十二]，上走空窍，循眼系，入络脑，出颅[十三]⑥，下客主人，循牙车⑦，合阳明，并下人迎，此胃气别[十四]走于阳明者⑧也。故阴阳上下，其动也若一⑨。故阳病而阳脉小者为逆⑩，阴病而阴脉大者为逆。故阴阳俱静俱动[十五]，若引绳相倾[十六]者病。

黄帝曰：足少阴何因而动？岐伯曰：冲脉者，十二经[十七]之海⑪也，与少阴之大络[十八]⑫，起[十九]于肾下，出于气街，循阴股内廉，邪[二十]⑬入腘中，循胫骨内廉[二十一]，并少阴之经，下入内踝之后，入[二十二]足下；其别者，邪入踝[二十三]，出，属跗[二十四]⑭上，入大指之间，注诸络，以温足胫[二十五]，此脉之常动者也。

【校勘】

〔一〕动输　《医部汇考》卷六十三："案别本《灵枢》作动输篇，本卷马莳解题云：内论手太阴、足少阴、足阳明之俞穴，独动不止，故名篇。足见输原作腧。卷目亦误输。"

〔二〕手太阴、足少阴、阳明　《甲乙》卷二第一下、《千金方》卷十七第一并"太阴"下有"之脉"二字。无"足少阴，阳明"五字。

〔三〕是明　《太素·卷九·脉行同异》、《甲乙》卷二第一下、《千金方》卷十七第一"是"并作"足阳"。

〔四〕为　《太素·卷九·脉行同异》、《甲乙》卷二第一下、《千金》

卷十七第一并作"者"。

〔五〕清　《千金方》卷十七第一作"精"。

〔六〕肺　《太素·卷九·脉行同异》无。

〔七〕上十焉息? 下八焉伏　十，日刻本眉批："十，寸之误也。"《太素·卷九·脉行同异》无"十"字。《甲乙》卷二第一下作"出"。八，日刻本眉批："八，尺之误也。"《太素·卷九·脉行同异》无。《甲乙》卷二第一下"八'，作"出"。

〔八〕离　《太素·卷九·脉行同异》、《甲乙》卷二第一下其下并有"于"字。

〔九〕然　《太素·卷九·脉行同异》无。

〔十〕如水之下岸　《太素》卷九·脉行同异"岸"作"崖"。《甲乙》卷二第一下作"如水岸之下"。

〔十一〕气　《太素·卷九·脉行同异》无。

〔十二〕咽　《甲乙》卷二第一下作"喉"。

〔十三〕顑（han）　《太素·卷九·脉行同异》、《甲乙》卷二第一下并作"领"。楼英曰："顑疑额字之误。"

〔十四〕别　《甲乙》卷二第一下无。

〔十五〕故阴阳俱静俱动　《太素·卷九·脉行同异》"俱动"作"与其动"。《甲乙》卷二第一下作"阴阳俱盛与其俱动"。

〔十六〕倾　《太素·卷九·脉行同异》作"顿"。

〔十七〕经　《甲乙》卷二第一下其下有"脉"字。

〔十八〕与少阴之大络　《素问·阴阳离合论》王注引《灵枢》"少阴"上有"足"字。《太素》卷十·冲脉篇杨注引《九卷》"大"作"本"。

〔十九〕起　《素问·阴阳离合论》王注引其上有"皆"字，《素问·大奇论》王注："皆又作俱。"

〔二十〕邪　《甲乙》卷二第一下、《素问·奇病论》、《素问·大奇论》王注并作"斜"。

〔二十一〕循胫骨内廉　本书《逆顺肥瘦》作"伏行骭骨内"。

〔二十二〕入　《甲乙》卷二第一下无。

〔二十三〕踝　《甲乙》卷二第一下其下有"内"字。

〔二十四〕属蹠　本书《逆顺肥瘦》互乙。周本、《甲乙》卷二第一下"蹠"并作"附"。

〔二十五〕胫　《甲乙》卷二第一下作"蹠"。

【注释】

① 输：通俞、腧。

② 以息往来：息，呼吸。一呼一吸谓之一息。以息往来，凭借着呼吸使脉气的往来运行。

③ 上十焉息？下八焉伏：马莳："……然脉之过于寸口也，上之从息而行者，可拟十分，下之伏于脏内者，可拟八分，但不知其何道而来，何道而还？……又从肺经而行之一昼一夜，共五十度，但其上鱼之际，十焉在息，下鱼之后，八焉伏藏，故上鱼既已，则气似反衰……"《类经》八卷第十三："寸口，手太阴脉也，上下言进退之势也；十、八喻盛衰之形也；焉，何也；息，生长也。上十焉息，言脉之进也其气盛，何所来而生也；下八焉伏，言脉之退也其气衰，何所去而伏也。此其往还之道，真君有难穷其极者。"笔者认为，息，停止，停息；灭绝；安宁；静止；消失。《易·乾》："天行健，君子以自强不息。"《后汉书·翟酺传》："庶灾害可息，丰年可招矣。"宋·岳飞《奏乞本军进讨刘豫札子》："天下忠愤之气，日以沮丧，中原来苏之望，日以衰息。"《左传·昭公八年》："若知君之及此，臣必致死礼以息楚。"杜预注："息，宁静也。"《吕氏春秋·适威》："桀，天子也，而不得息。"高诱注："息，安也。不得安其位。"唐·韩愈《八月十五夜赠功曹》诗："沙平水息声影绝，一杯相属君当歌。"《礼记·中庸》："其人存则其政举，其人亡则其政息。"郑玄注："息，犹灭也。"《淮南子·览冥训》："火爁炎而不灭，水浩洋而不息。"高诱注："息，消。"此指脉消失摸不到了。伏，隐藏；埋伏；退隐，隐居。《诗·小雅·正月》："鱼在于沼，亦匪克乐。潜虽伏矣，亦孔之照。"《史记·孙子吴起列传》："于是令齐军善射者万弩，夹道而伏，期曰'暮见火举而俱发'。"《逸周书·史记》："昔者曲集之君，伐智而专事强力，而不信其臣，忠良皆伏。"汉·刘向《九叹·怨思》："恐登阶之逢殆兮，故退伏于末庭。"此指脉"隐藏"的摸不到了。上十焉息？下八焉伏：向上用十分的气力在哪里就消失了？向下用八分的气力在哪里就隐藏了呢？

④ 上于鱼以反衰：鱼，鱼际。本书《经筋》："手太阴之筋，起于大指之上，循指上行，结于鱼后。"《医宗金鉴·刺灸心法要诀·周身名位骨度》：

"鱼，鱼者，在掌外侧之上陇起，其形如鱼，故谓之鱼也。"上于鱼以反衰，谓脉气从寸口上鱼际后，就会向回反流时流的速度就慢了。

⑤　衰散：衰，衰微；依照一定的标准递减；减少。《左传·襄公二十五年》："且昔天子之地一圻，列国一同，自是以衰。"杜预注："衰，差降。"散，分散，由聚集而分离；放，释放。此引申为"显露出来"《易·说卦》："雷以动之，风以散之。"《公羊传·庄公十二年》："万尝与庄公战，获乎庄公，庄公归，散舍诸宫中。"何休注："散，放也。"

⑥　顑：面颊；腮；颔，下巴颏。《灵枢经·杂病》："顑痛，刺手阳明与顑之盛脉出血。"《太素》卷九："头角顑痛。"杨注："顑，谓口车骨上抵顑骨以下者，名为顑骨。"《医宗金鉴·刺灸心法要诀·周身名位骨度》"顑"注："顑者，俗呼为腮，口旁颊前肉之空软处也。"此指脸的两侧的上颌骨。

⑦　牙车：牙床。《左传·僖公五年》："谚所谓'辅车相依，唇亡齿寒'者，其虞虢之谓也。"杜预注："车，牙车。"

⑧　胃气别走于阳明者：《太素·卷九·脉行同异》注："十二经脉别走，皆从脏之阴络，别走之阳；亦从府之阳络，别走之阴。此之别走，乃别胃腑盛气，还走胃脉阳明经者。何也？答曰：胃者，水谷之海，五脏六腑皆悉禀之。别走一道之气，合于阳明，故阳明得在经脉中，长动在结喉两箱，名曰人迎。五脏六腑，脉气并出其中，所以别走，与余不同。"

⑨　阴阳上下，其动也若一：阴，指在寸口的手太阴肺脉；阳，指在人迎的足阳明胃脉。上，指人迎；下，指寸口。人迎在颈，故为上；寸口在手，故为下。人迎与寸口两者的搏动是相应的，但当受时令影响时候，略有变化，如本书《禁服》曰，"春夏人迎微大，秋冬寸口微大"，所以"其动也若一"而非一。《太素》卷九·脉行同异注："人迎、寸口之动，上下相应俱来，譬之引绳，故若一也。"

⑩　逆：背理；失常；反常的、有危险性的病症。《荀子·非十二子》："行辟而坚，饰非而好，玩奸而泽，言辩而逆，古之大禁也。"杨倞注："逆者，乖于常理。"宋·沈括《梦溪笔谈·象数一》："天气明洁，燥而无风，此之谓逆。"《医宗金鉴·外科新法要诀·疔疮》："若身面漫肿，神昏闷乱，干呕心烦作渴，遍身起疱抽搐者，俱为逆证。"

⑪　海：百川会聚之处；后指大洋靠近陆地的部分。《诗·小雅·沔水》："沔彼流水，朝宗于海。"《淮南子·氾论训》："百川异源，皆归于海。"

⑫　与：亲附；陪从；随着，依照。《管子·霸言》："诸侯之所与也。"尹知章注："与，亲也。"《国语·齐语》："桓公知天下诸侯多与己也。"韦昭注："与，从也。"

⑬　邪：通斜。

⑭　属跗：属，据《太素·卷十·冲脉》注："胫骨与跗骨相连之处曰属也。"属跗，即连到足背。

【语译】

黄帝说：在十二经脉之中，可是唯独手太阴肺经、足少阴肾经、足阳明胃经之脉（在外的）搏动不止呢？岐伯说：这里要明了足阳明胃脉与脉搏跳动的关系，胃就像是五脏六腑的大海，胃中水谷精微，向上行灌注于肺，肺气顺着手太阴肺经脉就流到十二经脉，肺气的流动是凭借着人的呼吸而（消退和出现）往来的，所以人呼一次气脉搏跳动两次，吸一次气脉搏亦跳动两次，无休止的呼吸，所以脉搏的跳动就不停止。黄帝说：脉气经过到寸口时，向上走用十分的气力在哪里就消失？向下走用八分的气力在哪里就隐藏了？是在通过什么路径就回流？不知道它们的（顶点）终端。岐伯说：脉气离开内脏时，突然的样子犹如机弩发出的箭，回流犹如水从堤岸向下，当脉气向上达鱼际后，就呈现由盛就反转向衰的现象，它剩余的力气在递减显露出来就返回来而上向行，所以它流动的速度就慢了。

黄帝说：足阳明胃脉凭借什么来搏动呢？岐伯说：胃气向上灌注到肺，其剽悍之气向上涌到头的时候，顺着咽部向上走于空窍，顺着眼的相关的经脉进入，联络到脑，从脑出来到上颌骨部，向下行到足少阳胆经的客主人穴处，顺着颊车，会合于足阳明本经，合在一起后向下行至人迎穴，这里就是胃气分别后又走于阳明经了，所以手太阴肺经、足阳明从上向下它们的跳动呀犹如一致。所以阳明病而阳明脉反小的为逆症，手太阴病而手太阴脉大的为逆症。所以内外反应都没有什么变化或都有变化，寸口和人迎脉就像牵拉的跳绳一样，有递相偏斜的现象就是有病了。

黄帝说：足少阴肾经脉凭借什么搏动呢？岐伯说：冲脉，是十二经脉之海，它随着足少阴之络，发源于肾下，出来后到气街，顺着大腿的内侧，向下斜行入腘内，后顺着胫骨内侧，合并到足少阴的经脉，向下行进入于足内踝之后边，就在足内踝之后边进入于足的下面。足少阴肾经脉在足内踝之后边分出一条支脉，斜入内踝，出来后连接到跗骨（脚背高骨处）的上面后，进入大趾之的缝间，在大趾之的缝间来灌注诸络脉，来温煦小腿和脚；这就是足少阴经脉经常搏动不休的原因。

【原文】

黄帝曰：营卫〔一〕之行①也，上下相贯，如环之无端，今有其卒然遇邪气〔二〕，及②逢大寒，手足懈惰〔三〕，其脉阴阳之道，相输之会，行相失也，气何由〔四〕还？岐伯曰：夫四末阴阳之会者，此气之大络也。四街③者，气之径路〔五〕④也。故络绝则径〔六〕通，四末解⑤则〔七〕气从合，相输如环。黄帝曰：善。此所谓如环无端〔八〕，莫知其纪⑥，终而复始，此之谓也。

【校勘】

〔一〕营卫　《甲乙》卷二第一下作"卫气"。

〔二〕今有其卒然遇邪气　《甲乙》卷二第一下作"今有卒遇邪气"。

〔三〕懈惰　《甲乙》卷二第一下作"不随"。

〔四〕由　《太素·卷十·冲脉》其下有"得"字。

〔五〕径路　《太素·卷十·冲脉》无"路"字。《甲乙》卷二第一下"径路"作"经"。

〔六〕径　《太素·卷十·冲脉》、《甲乙》卷二第一下并作"经"。

〔七〕解则　金陵本作"阴阳"。

〔八〕此所谓如环无端　守山阁校本注："按如环无端三句，系八卷脉度篇文。"

【注释】

① 行：道路。《诗·豳风·七月》："女执懿筐，遵彼微行。"孔颖达疏："行，训为道也。步道谓之径，微行为墙下径。"杨树达《积微居小学述林·诗周颂天作篇释》："行，《朱子集传》训为路，是也。"

② 及：连词，如果。《老子》："吾所以有大患者，为吾有身，及吾无身，吾有何患？"高亨注："及，犹若也。"

③ 四街：指四个气聚居的部位。街，街道；集市；引申为"聚居的地方"。《说文》："街。四通也。"清·刘献廷《光阳杂记》："蜀谓之场，岭南谓之务，河北谓之集。"《类经》七卷第十二注："街，衢道也"。四街，即四个气聚居的地方。本书《卫气行》："请言气街：胸气有街，腹气有街，头气有街，胫气有街。故气在头者，止之于脑。气在胸者，止之膺与背腧。气在腹者，止之背腧，与冲脉于脐左右之动脉者。气在胫者，止之于气街，与承山踝上以下。"

④ 径路：径，通"经"。道路，此指经脉经过的道路。《史记·秦本纪》："数国千里而袭人，希有得利者。"《墨子·备蛾傅》："广七寸，经尺一。"苏时学注："经、径同。"汉·王充《论衡·纪妖》："（汉高皇帝）被酒，夜经泽中。"刘盼遂集解："经当依《史记》作'径'……径本小道，而用为动词。"通"径"。直。汉·王充《论衡·吉验》："母见其上若一匹练状，经上天。"黄晖校释："经、径古通。"直接；一直。汉·枚乘《上书谏吴王》："夫铢铢而称之，至石必差；寸寸而度之，至丈必过。石称丈量，径而寡失。"南朝·宋·刘义庆《世说新语·伤逝》："（王子猷）便径入坐灵床上，取子敬琴弹。"

⑤ 解：开。《后汉书·任光李忠等传赞》："任邳识几，严城解扉。"李贤注："解，犹开也。"

⑥ 纪：丝缕的头绪；终极。《墨子·尚同上》："古者圣王为五刑，请以治其民，譬若丝缕之有纪，罔罟之有纲。"汉·刘向《说苑·权谋》："袁氏之妇，络而失其纪。

【语译】

黄帝说：营气和卫气走的道路，上下互相贯通，像环一样的无端，现在营气和卫气突然遭遇到了邪气，如果遇到了严寒，手足懈惰无力，在手足的经脉有三阴经和三阳经的通路，一条条经脉递相灌注的汇合处就会有递相流动失常，营卫之气从什么地方返还回去呢？岐伯说：四肢三阴经和三阳经会合的地方，是营卫之气经过的大络，四街是，是营卫之气经过的道路，所以大的络脉断绝时，那么直接的经路就开通，当四末的经脉开通时就会使营卫之气跟随到了汇合处，使一条经脉接着一条经脉灌注像环状。气又从这里输运汇合，如环之无端，周而复始，运行不息。黄帝说：妙哉！这就是所说的络脉绝则直接的经路通如环状没有头绪，不能知道经脉的尽头，终端又是再开头的地方，说的就是这个道理。

五味论〔一〕第六十三

【原文】

黄帝问于少俞曰：五味入于口也〔二〕，各有所走，各有所病。酸走筋，多食之〔三〕，令人癃①；咸走血，多食之〔四〕，令人渴；辛走气，多食之〔五〕，令人洞〔六〕②心；苦走骨，多食之〔七〕，令人变呕；甘走肉，多食之〔八〕，令人悗心〔九〕③。余知其然也，不知其何由，愿闻其故。少俞答曰：酸入于〔十〕胃，其气④涩以收〔十一〕，上之两焦〔十二〕⑤，弗能出入也，不出即留于胃中〔十三〕，胃中和温，则下注膀胱〔十四〕，膀胱之胞薄以懦〔十五〕⑥，得酸则缩绻〔十六〕⑦，约⑧而不通，水道不行〔十七〕⑨，故癃。阴者，积筋之所终也〔十八〕⑩，故酸入而走筋矣〔十九〕。

黄帝曰：咸走血，多食之，令人渴，何也？少俞曰：咸入于〔二十〕胃，其气上〔二十一〕走中焦，注于〔二十二〕脉，则血气走之〔二十三〕⑪，血与咸相得则凝〔二十四〕，凝则胃中汁注之〔二十五〕，注之则胃中竭〔二十六〕，竭〔二十七〕⑫则咽路焦，故舌本干而善渴〔二十八〕。血脉者，中焦之道也，故咸入〔二十九〕而走血矣。

黄帝曰：辛走气，多食之，令人洞心〔三十〕⑬，何也？少俞曰：辛入于胃，其气走于上焦，上焦者，受〔三十一〕⑭气而营⑮诸阳者也，姜韭之气熏之〔三十二〕，营卫之气不时受之〔三十三〕，久留心下〔三十四〕，故洞心〔三十五〕。辛〔三十六〕与气俱行，故辛入而与汗俱出〔三十七〕。

黄帝曰：苦走骨，多食之，令人变呕〔三十八〕，何也？少俞曰：苦入于胃〔三十九〕，五谷⑯之气，皆不能胜〔四十〕⑰苦，苦入下脘〔四十一〕，三焦之道皆闭而不通〔四十二〕，故〔四十三〕变呕。齿者，骨之所终⑱也，故苦入〔四十四〕而走骨，故入而复出〔四十五〕，知〔四十六〕其走骨也。

黄帝曰：甘走肉，多食之，令人悗〔四十七〕心，何也？少俞曰：甘入于胃〔四十八〕，其气弱小〔四十九〕，不能上至于上焦〔五十〕，而与谷留于胃中者〔五十一〕，令人柔润者也〔五十二〕，胃柔则缓，缓则虫动〔五十三〕，虫〔五十四〕动则令人悗心。其气外通于肉〔五十五〕，故甘走肉〔五十六〕。

【校勘】

〔一〕论　张本无。

〔二〕五味入于口也　《太素·卷二·调食》"味"下有"之"字。

〔三〕之　《千金》卷二十六序论一作"酸"。

〔四〕之　《千金》卷二十六序论一作"咸"。

〔五〕之　《千金》卷二十六序论一作"辛"。

〔六〕洞　《千金》卷二十六序论一作"愠"。

〔七〕之　《千金》卷二十六序论一作"苦"。

〔八〕之　《千金》卷二十六序论一作"甘"。

〔九〕悗心　《太素·卷二·调食》互乙。《素问·生气通天论》王注作"心闷"。《千金》卷二十六序论一"悗"作"恶"。

〔十〕于　《太素·卷二·调食》、《甲乙》卷六第九并无。

〔十一〕以收 《甲乙》卷六第第九无。

〔十二〕上之两焦 《千金》卷二十六序论一作"走"。《甲乙》卷六第九无"上之两焦"四字。

〔十三〕留于胃中 《千金》卷二十六序论一"留"作"流"。

〔十四〕则下注膀胱 《甲乙》卷六第九"注"下有"于"字,"胱"之下有"之胞"二字。

〔十五〕膀胱之胞薄以懦 周本无"之"字,《千金》卷二十六序论一作"走","胞"下并重"胞"字。"懦",《太素·卷二·调食》作"濡"。《甲乙》卷六第九作"奥"。

〔十六〕绻 《太素·卷二·调食》、《千金》卷二十六序论一并作"卷"。

〔十七〕行 《太素·卷二·调食》作"通",《千金》卷二十六序论一作"利"。

〔十八〕阴者,积筋之所终也 《甲乙》卷六第九、《千金》卷二十六序论一"终"下并有"聚"字。

〔十九〕故酸入而走筋矣 《甲乙》卷六第九"入"下有"胃"字。《千金》卷二十六序论一作"故酸入胃走于筋也"。

〔二十〕于 《甲乙》卷六第九、《千金》卷二十六序论一并无。

〔二十一〕上 《千金》卷二十六序论一无。

〔二十二〕于 《甲乙》卷六第九、《千金》卷二十六序论一其下并有"诸"字。

〔二十三〕则血气走之 《甲乙》卷六第九、《千金》卷二十六序论一并作"脉者,血之所走也"。

〔二十四〕血与咸相得则凝 《千金》卷二十六序论一无"血"字;"则"作"即",下有"血"字。《太素·卷二·调食》、《甲乙》卷六第九"凝"并作"泆"。

〔二十五〕凝则胃中汁注之 《太素·卷二·调食》无"中"字,《千金》卷二十六序论一"注之"作"泣"。

〔二十六〕注之则胃中竭 《千金》卷二十六序论一作"汁泣则胃中干竭"。

〔二十七〕竭 《千金》卷二十六序论一作"渴"。

〔二十八〕故舌本干而善渴 《太素·卷二·调食》、《甲乙》卷六第九、《千金》卷二十六序论一并"故"上有"焦"字，"舌"下无"本"字。

〔二十九〕入 《千金》卷二十六序论一其下有"胃"字。

〔三十〕洞心 《千金》卷二十六序论一作"愠心"。

〔三十一〕受 《甲乙》卷六第九此下有"诸"字，《千金》卷二十六序论一此下有"使诸"二字。

〔三十二〕之 《甲乙》卷六第九、《千金》卷二十六序论一并作"至营卫"三字。

〔三十三〕营卫之气不时受之 《甲乙》卷六第九、《千金》卷二十六序论一并无"之气"二字，"营卫"二字连下"不时受之"为句。

〔三十四〕久留心下 《甲乙》卷六第九"留"下有"于"字，《千金》卷二十六序论一作"却留于心下"。

〔三十五〕洞心 《千金》卷二十六序论一并作"愠愠痛也"四字。

〔三十六〕辛 《太素·卷二·调食》、《甲乙》卷六第九、《千金》卷二十六序论一其下并有"者"字。

〔三十七〕故辛入而与汗俱出 《甲乙》卷六第九"入"下有"胃"字。《难经本义》卷下引"入"下有"心"字，"而"作"则"。《千金》卷二十六序论一作"故辛入胃而走气，与气俱出，故气盛也"。

〔三十八〕令人变呕 孙鼎宜："按变字疑衍。或谓其变为呕，寻上下文例，殆非也。若者气寒，寒伤胃，伤胃故呕。"孙说不妥。因为只要改变原来的状态就是变化。

〔三十九〕胃 《千金》卷二十六序论一其下有"其气燥而涌泄"六字。

〔四十〕能胜 《千金》卷二十六序论一无"能"字。

〔四十一〕脘 《甲乙》卷六第九、《千金》卷二十六序论一其下并有"下管者"三字。

〔四十二〕三焦之道皆闭而不通 《甲乙》卷六第九"道"作"路"，《千金》卷二十六序论一"而"作"则"。

〔四十三〕故 《甲乙》卷六第九、《千金》卷二十六序论一其下并有"气"字。

〔四十四〕入 《甲乙》卷六第九、《千金》卷二十六序论一其下并有"胃"字。

〔四十五〕复出 《甲乙》卷六第九其后有"必蕢疏"三字。

〔四十六〕知 《甲乙》卷六第九其上有"是"字。

〔四十七〕忧 《千金》卷二十六序论一作"恶"。

〔四十八〕胃 《甲乙》卷六第九作"脾"。

〔四十九〕小 《太素·卷二·调食》、《甲乙》卷六第九并作"少"。《千金》卷二十六序论一作"劣"。

〔五十〕不能上至于上焦 《太素·卷二·调食》无"至"字，《甲乙》卷六第九无"于"字。《千金》卷二十六序论一"至"作"进"字。

〔五十一〕而与谷留于胃中者 《甲乙》卷六第九、《太素·卷二·调食》、《千金》卷二十六序论一"谷"下并有"俱"字，"中"下并无"者"字。

〔五十二〕令人柔润者也 《太素·卷二·调食》、《甲乙》卷六第九"令人"上并有"甘者"二字。《千金》卷二十六序论一作"甘入则柔缓"。

〔五十三〕缓则虫动 周本、马本、张本"虫"并作"蛊"。《千金》卷二十六序论一"缓则虫动"作"柔缓则扰动"。

〔五十四〕虫 周本、马本、张本"虫"并作"蛊"。

〔五十五〕其气外通于肉 《甲乙》卷六第九作"其气通于皮"。

〔五十六〕故甘走肉 《太素·卷二·调食》作"故曰曾入走肉矣"。《甲乙》卷六第九"肉"作"皮"。《千金》卷二十六序论一"走肉"下有"则肉多粟起而胝"七字。

【注释】

① 癃：小便不利；小便不通。《素问·宣明五气篇》："膀胱不利为癃。"《诸病源候论·诸淋候·气淋候》："气淋者，肾虚膀胱热，气胀所为也……其状，膀胱、小腹皆满，尿涩，常有余沥是也。亦曰气癃。"《医宗金鉴·杂病心法要诀·小便闭癃遗尿不禁总括》："癃即淋沥点滴出，茎中涩痛数而勤。"《素问·五常政大论》："其病癃閟，邪伤肾也。"王冰注："癃，小

便不通；闷，大便干涩不利也。"

② 洞：空虚。参见下"洞心"。

③ 悗心：悗，迷惑；烦闷。《吕氏春秋·审分》："夫说以智通，而实以过悗。"陈奇猷集释："毕沅曰'旧校云：过一作遇'。王念孙曰'作遇者是也。遇即愚之假借。愚与智正相反。悗训为惑，亦与通相反'。"本书《五乱》："清浊相干，乱于胸中，是谓大悗。"悗心，即烦心而闷。

④ 气：指效力；作用；脉气；营卫；精气；病的征象。此指效力；作用。《吕氏春秋·审时》："是故得时之稼，其臭香，其味甘，其气章。百日食之，耳目聪明，心意睿，四卫变强。"高诱注："气，力也。"《周礼·天官·兽医》："凡疗兽病，灌而行之，以节之，以动其气。"郑玄注："气，谓脉气。"《素问·调经论》："气有余则写其经隧。"王冰注："气，谓营卫也。"本书《决气》："何谓气？岐伯曰：上焦开发，宣五谷味，熏肤，充身泽毛，若雾露之溉，是谓气。"《敦煌曲子词·定风波》："风湿伤寒脉紧沈，遍身虚汗似汤淋。此是三伤谁识别？情切，有风有气有食结。"

⑤ 上之两焦：上，施加；施用。《礼记·曲礼上》："礼不下庶人，刑不上大夫。"《论语·颜渊》："草上之风，必偃。"何晏集解引孔安国曰："加草以风，无不仆者。"北魏·贾思勰《齐民要术·养马》："治马被刺脚方：剪却毛，泔净洗，去痂，以禾芰汁热涂之，一上即愈。"之，行或走之意，两焦即上、中二焦。之，动词。到。两脏，根据下文，其指中焦和下焦。上之两焦，即酸味作用施加到中焦的胃和下焦的膀胱。

⑥ 膀胱之胞薄以懦：懦，柔软，通"濡"。《韩非子·内储说上》："夫火形严，故人鲜灼；水形懦，人多溺。"《艺文类聚》卷九二引晋·夏侯湛《玄鸟赋》："拾柔草以自借，采懦毛以为蓐。"《庄子·天下》："以濡弱谦下为表，以空虚不毁万物为实。"《孔子家语·正论》："夫火烈，民望而畏之，故鲜死焉；水濡弱，民狎而玩之，则多死焉。"《左传·昭公二十年》作"懦弱"。胞：刘衡如："杨注训皮，极是。注家或训为溲脬，或训为子宫，均误。"

⑦ 绻：收缩；屈曲。卷、绻，为古今字。《说文》："卷，厀（膝），屈也。"段玉裁注："引申为凡曲之称。"《诗·大雅·卷阿》："有卷者阿"。毛传："卷，曲也。"《淮南子·人间训》："兵横行天下而无所绻。"高诱注："绻，屈也。"《淮南子·兵略》："旗不解卷。"高诱注："卷，束也。"《庄子·

逍遥游》："吾有大树，人谓之樗。其大本拥肿而不中绳墨，其小枝卷曲而不中规矩。"陆德明释文："卷本又作'拳'。"成玄英疏："卷曲，不端直也。"

⑧ 约 阻止；拦阻。《战国策·燕策二》："秦召燕王，燕王欲往。苏代约燕王……燕昭王不行。"《史记·苏秦列传》："母不能制，舅不能约。"《魏书·序纪·昭成帝》："时河冰未成，帝乃以苇絙约渐，俄然冰合。"

⑨ 行：流动；运行；流通。《说文》："流，水行也。"《书·洪范》："日月之行，则有冬有夏。"《吕氏春秋·去私》："四时无私行也。"《易·小畜》："风行天上。"《素问·举痛论》："寒则腠理闭，气不行，故气收矣。"

⑩ 阴者，积筋之所终也：阴，指前阴。积筋，即筋聚居。终，本义是把丝缠紧。此指联结。《说文》："绿丝也。"章炳麟《文始》七："绿训急，则终为缠丝急也。"《太素·卷二·调食》注："人阴器，一身诸筋终聚之处。"《类经》十一卷第二注"阴者，阴气也，积筋者，宗筋之所聚也。"阴者，积筋之所终也，即阴器是筋积聚的地方。

⑪ 走：趋向；归附。《左传·昭公十八年》："郑有他竟，望走在晋。既事晋矣，其敢有二心？"杜预注："言郑虽与他国为竟，每瞻望晋归赴之。"《吕氏春秋·荡兵》："兵诚义，以诛暴君而振苦民……民之号呼而走之，若强弩之射于深溪也，若积大水而失其壅堤也。"高诱注："走，归。"《史记·穰侯列传》："秦少出兵，则晋楚不信也；多出兵，则晋楚为制于秦。齐恐，不走秦，必走晋楚。"

⑫ 竭：通"渴"。渴，《说文》："渴，尽也。"《广韵·薛韵》："竭，尽也。"段玉裁："渴、竭，古今。古文竭字多用渴。"

⑬ 洞心：洞，痛；空虚。通"恫"。恐惧。《诗·大雅·思齐》："神罔时怨，神罔时恫。"毛传："恫，痛也。"《素问·四气调神大论》："逆夏气则太阳不长，心气内洞。"《史记·燕召公世家》："因构难数月，死者数万，众人恫恐，百姓离志。"此指空虚。洞心，即感到心里空虚。

⑭ 受：得；得到。

⑮ 营：指血；循环；流动；营养。《正字通》："荣，血也。"荣，通"营"。《说文通训定声》："荣，假借为营。"本书"营卫生会"篇："人受气于谷谷入于胃，以传与肺，五脏六腑皆以受气，其清者为营，浊者为卫，营在脉中，卫在脉外，营周不休。"本书《经水》："经脉者，受血而营。"

⑯ 五谷：五种谷物，又称五种。所指不一。此泛指食物，五种谷物。

《周礼·天官·疾医》："以五味、五谷、五药养其病。"郑玄注："五谷，麻、黍、稷、麦、豆也。"《孟子·滕文公上》："树艺五谷，五谷熟而民人育。"赵岐注："五谷谓稻、黍、稷、麦、菽也。"《楚辞·大招》："五谷六仞。"王逸注："五谷，稻、稷、麦、豆、麻也。"《素问·藏气法时论》："五谷为养。"王冰注："谓粳米、小豆、麦、大豆、黄黍也。"《苏悉地羯啰经》卷中："五谷谓大麦、小麦、稻谷、大豆、胡麻。"《周礼·夏官·职方氏》："其谷宜五种。"注指黍、稷、菽、麦、稻。《周礼·夏官·职方氏》："河南曰豫州……其谷宜五种。"郑玄注："五种，黍、稷、菽、麦、稻。"《荀子·儒效》："相高下，视硗肥，序五种，君子不如农人。"杨倞注："五种，黍、稷、豆、麦、麻。"

⑰ 胜：能够承受，禁得起；克制；制服。此指克制。《韩非子·扬权》："枝大本小，将不胜春风。"《国语·晋语四》："尊明胜患，智也。"韦昭注："胜，犹遏也。"

⑱ 终：闰；转注为"余；余事"。引申为"剩余"。《史记·历书》："举正于中，归邪于终。"裴骃集解引韦昭曰："终，闰月也。中气在晦则后月闰，在望是其正中也。"《说文》："闰，余分之月。"《易·系辞上》："五岁再闰。"《公羊传·哀公五年》："闰月，葬齐景公。闰不书，此何以书？丧以闰数也。"《谷梁传·文公六年》："天子不以告朔，而丧事不数也。"晋·范宁注："闰是丛残之数，非月之正。"

【语译】

黄帝向少俞问道：饮食的五味进入到口中之后，各自有其所归附的脏腑经络，也各自有其所导致的疾病。如酸味归附于筋，多食酸味的食物，会引起小便不利；咸味归附于血，食咸过多，会引起口渴；辛味归附于气，多食辛味，会引起心内空虚感；苦味归附于骨，多食苦味，使人发生呕吐；甘味归附于肉，多食甘味，使人心中烦闷。我知道多食五味后的表现，不明白是什么原因的由来，我希望了解其中的道理。少俞回答说：酸味进入胃后，它的作用涩滞，就会收敛，施加到中下两焦，就不能出和入了，不能出就滞留在胃中，当胃中和顺，那么它就向下灌注膀胱，膀胱之皮薄而软，遇到酸味就收缩而卷曲，膀胱受到阻拦就不通，使流水之道不通，所以就出现小便不利。前阴是宗筋之所聚的地方，所以当酸味进入人体后归附于筋了。

黄帝说：咸味归附于血分，食咸过多就令人口渴，是什么道理呢？少俞说：咸味入到胃后，它的作用（功能）上行于中焦，输注到血脉，那么就在咸味作用施加到血，血与咸相遇就会凝结，凝结的情况下那么胃内的汁液需要灌注到血液里来调剂，灌注胃中津液就会使胃内的津液枯竭，胃内的津液枯竭则咽道就，所以舌根部感到发干就好口渴，血脉是中焦的通道，所以咸味进入中焦后就归附于血分。

黄帝说：辛味归附于气分，多食辛味，则使人觉得心中有空虚感，这是什么道理呢？少俞说；辛味入胃到后，它的作用（功能）归附于上焦，上焦是得到中焦之清气而运送到诸多属阳的体表，姜、韭的辛味常熏蒸于上焦，营卫之气时常受其影响，因其气久留在胃中，所以使人出现心内空虚的感觉。辛味和清气都能流动，所以辛进入体内后就随着汗液都流出来了。

黄帝说：苦味归附于骨，多食令人变生呕，是什么道理呢？少俞说：苦入胃后，五谷的作用都不能遏制苦味，当苦味进入下脘后，三焦的通路皆关闭就会不通（入胃之水谷不能下走，使胃气上逆），所以就变生呕吐。牙齿是骨之余。所以苦味进入体内就归附于骨，所以进入胃内就又呕出来，就能判断苦味的作用进入骨了。

黄帝说：甘味归附于肌肉，多食则令人心中烦闷，这是什么道理呢？少俞说：甘味进入胃内后，其作用（功能）柔弱而小，不能施加到上焦，就随着饮食物存留在胃中的时候，就使人体柔润，胃柔软则就会使胃弛缓，胃弛缓就会使虫扰动，虫扰动胃，使人心中闷乱。甘味的作用（功能）向外疏通到肌肉，所以甘味归附于肌肉。

阴阳二十五人第六十四

【原文】

黄帝曰：余问①阴阳之人何如？伯高〔一〕曰：天地之间，六合②之内，不离于五③，人亦应之。故五五二十五人之政〔二〕④，而阴阳之人不与⑤焉。其态又不合于众者五，余已知之矣。愿闻二十五人之形，血气之所生，别而以候，从外知内何如？岐伯曰：悉乎哉问也，此先师之秘也，虽伯高犹不能明⑥之也。黄帝避席遵循⑦而却曰：余闻之，得其人弗教，是谓重失⑧，得而泄之，天将厌之。愿得而明之，金柜藏之，不敢扬之。岐伯曰：先立五形⑨金木水火土，别其五色，异其五形之人〔三〕，而二十五人具矣。黄帝曰：愿卒闻之。岐伯曰：慎⑩之慎之，臣请言之。

【校勘】

〔一〕伯高 守山阁校本："按下文所引系二十卷《通天》篇文。彼云少师，而此云伯高。张介宾疑伯高即少师，然张仲景《伤寒论》序云：上古有神农、黄帝、岐伯、伯高、雷公、少俞、少师、仲文。则伯高、少师之为二人明矣。疑经文有误字，检《甲乙经》亦作少师。"

〔二〕政 《甲乙》卷一第十六作"形"。

〔三〕五形之人 《甲乙》卷一第十六作"五声"。

【注释】

① 问：打听；寻访；告诉；询问；了解；信息。通"闻"。参见《师传》篇"入国问俗"注。

② 六合之内：合，匹配；配偶；对应互协。《诗·大雅·大明》："文王初载，天作之合。"郑玄笺："合，配也。"六合，此指上、下、左、右、前、后六个相对应的方位。六合之内，天地四方；整个宇宙的巨大空间；天下；人世间。《庄子·齐物论》："六合之外，圣人存而不论；六合之内，圣人

论而不议。"成玄英疏:"六合者,谓天地四方也。"

③ 五:阴阳交错;五行。此指五行。宋·孙奕《履斋示儿编·字说·集字三》:"《学林》云:古篆五字为×,象阴阳交×之义,午字亦取此义。"《后汉书·郎颧传》:"臣闻天道不远,三五复反。"李贤注:"《春秋合诚图》曰:'至道不远,三五而反。'宋均注云:'三,三正也。五,五行也。三正五行,王者改代之际会也。'"

④ 政:通"征"。《逸周书·作雒》:"二年,又作师旅,临卫政殷,殷大震溃。"转注为"形"。《说文》:"征,行也。"清·魏源《老子本义》卷上引司马光曰:"'行、形',古字通用。"政、形同在耕部,加上此"二十五人之形"之"形",可证"二十五人之政"之"政"为形。

⑤ 与:用《管子·海王》:"我未与其本事也。"尹知章注:"与,用也。"

⑥ 明:公开;不隐蔽。宋·叶适《上西府书》:"惩人之过,明人之恶,加之窜殛之戮而遗其贵近之厚,是之谓罚。"

⑦ 遵循:亦作"遵遁、逡巡"。却退貌。《管子·小问》:"公遵遁缪然远,二三子遂徐行而进。"郭沫若等集校引王念孙曰:"遵遁与逡巡同。"守山阁校本注:"遵循盖即逡巡,以声近通用。"

⑧ 重失:大的损失。

⑨ 形:通"行"。《老子》第二十四章:"余食赘行,物或恶之。"清·魏源《老子本义》卷上引司马光曰:"'行、形',古字通用。"

⑩ 慎:诚恳;真诚;实在。《诗·小雅·巧言》:"昊天已威,予慎无罪。"毛传:"慎,诚也。"

【语译】

黄帝说:告诉我阴阳这两种类型人的情况是怎样的?伯高说:天地之间,整个宇宙的巨大空间离不开五行,人和五行是相应的。所以五五就有二十五人之形征,而阴阳两类人就不用这五行来衡量了。阴阳之人形态对很多的人不相匹配的有五类,我已经知道了这样的情况。希望了解二十五人的形态,他们血气所产生的特点,辨别时候来看外部的特征,是怎样从外部表现就能测知内部情况的呢?岐伯说:你问得真详细呀。这是死去老师的秘密啊。

即使我伯高也不敢公开这件实情。黄帝离开座位后，很恭谨地退
了几步说：我听说，遇到能接受学术的人而不教给他，这叫做重
大失误。得到了这种学术，可是泄露这秘密的人，上天将会厌烦
他。我希望得到这种学术知识，来把它搞清楚后，藏到金柜中，
不敢随便传播出去。岐伯说：先确定金、木、水、火、土，区别
它们不同的五色，用这样的方法来区别这五行的不同人，就能知
道二十五种人的形态都在五行之中了。黄帝说：我希望全面了解
这五种人。岐伯说：真诚啊，真诚啊！请允许我说一说这些内
容吧！

【原文】

木形之人，比于上角①，似于苍帝。其为人〔一〕②苍色，小
头，长面，大肩背〔二〕直，身小，手足好〔三〕③，有才〔四〕，劳
心④，少力，多忧劳于事⑤。能〔五〕⑥春夏不能秋冬，感而病
生〔六〕，足厥阴佗佗然⑦。大角之人⑧，比于左足少阳，少阳之
上遗遗然⑨。左角〔七〕之人，比于右足少阳，少阳之下随随
然⑩。钛角之人〔八〕⑪，比于右足少阳，少阳之上推推然〔九〕⑫。
判角之人⑬，比于左足少阳，少阳之下栝栝然⑭。

【校勘】

〔一〕似于苍帝。其为人　《甲乙》卷一第十六无其七字。

〔二〕背　《甲乙》卷一第十六其上有"平"字。

〔三〕好　《千金》卷十一第一"好"在"劳"字上。

〔四〕才　《甲乙》卷一第十六作"材"。

〔五〕能　《甲乙》卷一第十六作"奈"。《千金》卷十一第一正作
"耐"。

〔六〕感而病生　《甲乙》卷一第十六"而病"作"而成病"，"生"
作"主"。

〔七〕左角　《甲乙》卷一第十六"左"作"右"，原校注："一曰少

角。"以本书《五音五味》："判角与少角，调右足少阳下。"之文推断，以作"少角"为是。

〔八〕钛角之人　原校注："一曰右角"。

〔九〕推推然　《甲乙》卷一第十六作"鸠鸠然"。

【注释】

① 比于上角：此，编次，排比；比方；比拟；比喻。《礼记·乐记》："律小大之称，比终始之序，以象事行。"孔颖达疏："比五声终始，使有次序也。"马莳："以人拟角，故曰比。"角，五声之一，《周礼·春官·大师》："皆文之以五声，宫、商、角、徵、羽。"古以五声与五行、五方相配，角属东方，属木。《淮南子·时则训》："其音角。"高诱注："角，木也。位在东方也。"古代用竹管或金属管制成的定音仪器。以管的长短确定音阶高低。亦用作测候季节变化的仪器。如《礼记·月令》："（孟春之月）律中大蔟。"郑玄注："律，候气之管，以铜为之。"孔颖达疏："按司农注《周礼》云：阳律以竹为管，阴律以铜为管，郑康成则以皆用铜为之。"上，中国古代乐谱用来记写七音的七种记音符号之一。历代各地所用记音之字互有出入，常见者依次为"上、尺、工、凡、六、五、乙"七个字；上声宋·姜夔《凄凉犯》词序："凡曲言犯者，谓以宫犯商、商犯宫之类。如道调宫'上'字住，双调亦'上'字住，所住字同，故道调曲犯双调，或于双调中犯道调。其他准此。"上角，在"上"的角音。大角、左角、钛角、判角是木音的音阶高低的不同类别。古代用以制定乐律的度尺。以黄钟律的管长为准，以累黍为法。相传黄帝命伶伦造律之尺，一黍之纵长，命为一分，九分为一寸，共计八十一分为一尺，是为律尺。以黍粒横排，则百粒为一尺，相当于纵黍八十一粒。宋·苏轼《范景仁墓志铭》："初，仁宗命李照改定大乐……公上疏论律尺之法。"参阅明·朱载堉《律吕精义·审度》。古以黄钟为十二律之本，其余十一律皆据之以生。《汉书·律历志上》："（黄帝）制十二筒以听凤之鸣。其雄鸣为六，雌鸣亦六，比黄钟之宫，而皆可以生之，是为律本。"颜师古注："可以生之，谓上下相生也，故谓之律本。"《宋史·乐志六》："黄钟者，阳声之始，阳气之动也，故其数九……及断竹为管，吹之而声和，候之而气应，而后数始形焉。均其长，得九寸；审其围，得九分；积其实，得八百一十分。长九寸，围九分，积八百一十分，是为律本，度量权衡于是而受法，十一律由是损益焉。"参阅《吕氏春秋·古乐》。《通志·七音序》："四声为经，七音

为纬。江左之儒知纵有平、上、去、入为四声，而不知衡有宫、商、角、徵、羽、半徵、半商为七音。"比于上角，是将木形之人，比类于上角，而其他属木的四型人，则分别比类于大角、左角、钛角、判角。说明五行之中，每一行也和音调一样的变化多端。如《类经》四卷三十一注："上角厥阴者，总言木形之全也。后云大角、左角、钛角、判角少阳者，分言木形之详也。兹于上角而分左右，左右而又分上下，正以明阴阳之中，复有阴阳也。

② 苍帝：是神话中的上天五帝之一，古神话中五天帝之一，是位于东方的司春之神，又称苍帝、木帝。《周礼·天官·大宰》"祀五帝"唐·贾公彦疏："五帝者，东方，青帝灵威仰，南方，赤帝赤熛怒，中央，黄帝含枢纽，西方，白帝白招拒，北方，黑帝汁光纪。"《史记·封禅书》："文公梦黄蛇自天下属地，其口止于鄜衍……于是作鄜畤，用三牲郊祭白帝焉。"《晋书·天文志上》："西方白帝，白招矩之神也。"《史记·封禅书》："秦宣公作密畤于渭南，祭青帝。"唐·黄巢《题菊花》诗："他年我若为青帝，报与桃花一处开。"

③ 好：漂亮。《陌上桑》："秦氏有好女，自名为罗敷。"

④ 劳心：忧心；动脑筋；费心思。《诗·齐风·甫田》："无思远人，劳心忉忉。"《孟子·滕文公上》："或劳心，或劳力；劳心者治人，劳力者治于人。"

⑤ 事：指天子、诸侯的国家大事，如祭祀、盟会、兵戎等。《谷梁传·隐公十一年》："天子无事。"范宁注："事谓巡守、崩葬、兵革之事。"

⑥ 能：通"耐、奈"。《本经》："香蒲，味甘……久服轻身耐老。"《御览》作"能"。《汉书·赵充国传》："汉马不能冬"。颜师古注："耐，古能字"。《素问·五常政大论》："能毒者以厚药，不能毒者以薄药。"《汉书·食货志上》："陇尽而根深，能风与旱"。颜师古注："能读曰耐"。《汉书·晁错传》："夫胡貉之地，积阴之处也，木皮三寸，冰厚六尺，食肉而饮酪，其人密理，鸟兽毳毛，其性能寒；杨粤之地，少阴多阳，其人疏理，鸟兽希毛，其性能暑。"颜师古注："能，读曰耐。此下能暑亦同。"

⑦ 佗佗然：佳丽美艳貌；雍容自得貌。《尔雅·释训》："委委、佗佗，美也。"郭璞注："皆佳丽美艳之貌。"陆德明释文："佗佗，本或作'它'字。"比喻木形之人柔美的样子。

⑧ 大角之人：《类经》四卷第三十一注："禀五形之偏者各四，曰左之

上下，右之上下。而此言本形之左上者，是谓大角之人也。其形之见于外者，属于左足少阳之经。"

⑨　遗遗然：诸注家有不同解释，《类经》四卷三十一注："遗遗，柔退貌"；马蒔："如有所遗失然，行之不骤而驯也。"张志聪："遗遗，谦下之态，如枝叶之下垂也。"逶迤；逍遥自如、从容不迫貌。《战国策·赵策二》："牛赞再拜稽首曰：'臣敢不听令乎！'至遂胡服，率骑入胡，出于遗遗之门，逾九限之固，绝五径之险，至榆中，辟地千里。"《管子·枢言》："纷纷乎若乱丝，遗遗乎若有从治。"遗遗然，比喻木形之左上者大角之人，体型有线条逶迤貌，性格逍遥自如、从容不迫貌的特征。

⑩　随随然：从顺的样子。《广雅》释诂："随，顺也。"这是形容木形之右下者左角之人的特征。

⑪　钛角：即右角，比于右足少阳。大角为左上，此为右上。

⑫　推推然：盛貌。《汉书·韦玄成传》："诗人美而颂之曰：'……啴啴推推，如霆如雷。'"颜师古注："推推，盛也。"张志聪："推推，上进之态，如枝叶之上达也。"

⑬　判角之人：判角，即大角之下，比于左足少阳。左角为右下，此为左下。

⑭　栝栝然：《甲乙》卷一第十六"栝"作"括"，"栝"与"括"通用。"栝栝（tian 添）然"：正直的样子。如张志聪曰："栝栝，正直之态，如木体之挺直也。"

【语译】

木形的人，排比在木音中上角的，类似于青帝：皮肤略有青色，头长，面部宽，肩背直，躯干细，手足漂亮，有才智，动脑筋，体力小，经常担忧，费心于大事；能经得住春夏，经不起秋冬，感受（秋冬气候病邪）就会发生疾病。足厥阴肝经木形质人，佳丽美艳；在木音中大角一类的人，排比于左足少阳经之上，体型线条逶迤貌，性格逍遥自如、从容不迫；在木音中左角之人，排比于右足少阳经之下，其性格随；在木音中钛角之人，排比于右足少阳经之上，气盛而进取。在木音中，判角之人，排比在左足少阳经之下，体型挺直，性格刚直不阿。

【原文】

火形之人，比于上徵①，似于赤帝。其为人〔一〕②赤色，广䏚〔二〕③，锐面小头，好肩背髀腹，小手足，行安地④，疾心〔三〕⑤，行摇，肩背肉满，有气轻财，少〔四〕信，多虑，见事明〔五〕，好颜，急心，不寿暴死。能春夏不能秋冬，秋冬感而病生〔六〕，手少阴核核然〔七〕⑥。质〔八〕征之人（一曰质之人，一曰太征），比于左手太阳，太阳之上肌肌然⑦。少征之人，比于右手太阳，太阳之下慆慆然⑧。右征之人，比于右手太阳，太阳之上鲛鲛然⑨。质判〔九〕（一曰质征）之人，比于左手〔十〕太阳，太阳之下支支颐颐然〔十一〕⑩。

【校勘】

〔一〕似于赤帝。其为人　《甲乙》卷一第十六无其七字。

〔二〕广䏚　"䏚"，周本作"䠞"。

〔三〕疾心　《千金》卷十一第一无"心"字。

〔四〕少　《甲乙》卷一第十六作"必"。

〔五〕明　《甲乙》卷一第十六、《千金》卷十一第一其下并有"了"字。

〔六〕病生　《甲乙》卷一第十六作互乙。《千金》卷十一第一作"中病"。

〔七〕手少阴核核然　《甲乙》卷一第十六"手"上有"主"字。"核核"作"覈覈"。丹波元简曰："案疑是覈覈误字，形相似。"

〔八〕质　《甲乙》卷一第十六作"太"。

〔九〕质判　《甲乙》卷一第十六"质判"作"判徵"。其"质"上有原校注："一曰熊熊然"五字。

〔十〕手　《永乐大典》引"手"作"足"。

〔十一〕支支颐颐然　《甲乙》卷一第十六"支支"下有"然"字。"颐"作"熙"。

【注释】

①　比于上徵：徵，音 zhi，指宫、商、角、徵、羽五音中的徵音级，也

叫"徵声"。属火。《礼记·月令》："（孟夏之月）其虫羽，其音徵。"南朝·梁·刘勰·《文心雕龙·声律》："古之佩玉，左宫右徵，以节其步，声不失序。"晋·陆机·《演连珠》之二四："徵音录响，操终则绝。"清·夏炘·《学礼管释·释三大祭之乐缺商》："窃谓五音如四时代谢，不可缺一。若无徵音，则本朝之乐大段不成说话。"徵音，在上徵中，有质徵、少徵、右徵、质判的区别，是音阶高低的不同类别。

② 赤帝：即祝融氏。后世以为火神。《淮南子·时则训》："南方之极……赤帝，祝融之所司者，万二千里。"《后汉书·祭祀志中》："立夏之日，迎夏于南郊，祭赤帝，祝融。"

③ 胹：背脊肌肉。《玉篇》："胹，脊肉也。"㱿，齿龈之义。《礼记·曲礼上》"笑不至矧'，郑玄注。"齿本曰矧，大笑则见。"

④ 行安地：行，出游。南朝·宋·谢惠连《捣衣》诗："纨素既已成，君子行未归。"宋·苏辙《上枢密韩太尉书》："太史公行天下，周览四海名山大川，与燕、赵间豪俊交游，故其文疏荡，颇有奇气。"安地，安全的地方；安定的地方。《晋书·宣帝纪》："凡物致之安地则安，危地则危。"唐·杜甫《征夫》诗："漂梗无安地，衔枚有荷戈。官军未通蜀，吾道竟如何？"

⑤ 疾心：疾，妒忌。《商君书·修权》："公私之分别，则小人不疾贤，而不肖者不妒功。"疾心，有妒忌心。

⑥ 核核然：核，查对，审查。《庄子·人间世》："克核大至，则必有不肖之心应之，而不知其然也。"成玄英疏："夫克切责核，逼迫太甚，则不善之心歘然自应。"核核然：有查验事物神情的样子。

⑦ 肌肌然：肌肉强直貌。《甲乙》："太徵之人，比于左手太阳，太阳之上肌肌然。"

⑧ 慆慆然：慆慆，长久；纷乱不息貌。《诗·豳风·东山》："我徂东山，慆慆不归。"郑玄笺："慆慆，言久也。"《文选·班固〈幽通赋〉》："安慆慆而不蒇兮，卒陨身乎世祸。"李善注引曹大家曰："慆慆，乱貌。"慆慆然：烦乱的样子。

⑨ 鲛鲛然：踊跃。马莳："鲛鲛者，踊跃之义也。"

⑩ 支支颐颐然：处理问题有涵养自得样子。《类经》四卷第三十一注："支支，枝离貌；颐颐，自得貌。"支，对付。《魏书·皮豹子传》："愿遣高平突骑二千，赍粮一月，速赴仇池，且可抑折逆民，支对贼虏。"颐，有涵养

貌。《大戴礼记·四代》："群然、戚然、颐然、辜然。"

【语译】

火形的人，排比在上徵的，类似赤帝。皮肤色赤，齿牙龈宽大，面瘦下大上小，头小，肩、背、髀、腹各部美好，手足小，出游就到安全的地方，有嫉妒心，走路时身摇，肩部、背部的肌肉丰满，有气质，轻财，少有信用，多疑虑，对事物观察清楚明白，容貌漂亮，性情急躁，不能长寿，多暴死。这种人能经受住春夏的温暖，不能经受住秋冬的寒凉，秋冬时感受外邪就生疾病。手太阴心经，火形质的人，有查对事物的神情，质徵一类的人，排比在左手太阳，在左手太阳之上，有肌肉强直的样子，火形中属于少徵一类的人，排比在右手太阳经，在右手太阳经之下，烦乱不止的样子。在火形人右徵一类的人，排比在右手太阳，在右手太阳之上，有踊跃的样子。在火形中质判一类的人，排比在左手太阳，左手太阳之下的人，处理问题时有涵养自得的样子。

【原文】

土形之人，比于上宫①，似于上古黄帝。其为人〔一〕黄色，圆面，大头，美肩背，大腹，美〔二〕股胫，小手足，多肉，上下相称，行安地，举足浮，安心②，好利人，不喜权势，善附人也。能秋冬不能春夏，春夏感而病生，足太阴敦敦然③。太宫之人，比于左足阳明，阳明之上婉婉然④。加宫之人（一曰众之人），比于左足阳明，阳明之下坎坎然〔三〕⑤。少宫之人，比于右足阳明，阳明之上枢枢然⑥。左宫之人（一曰众之人，一曰阳明之上），比于右足阳明，阳明之下兀兀然⑦。

【校勘】

〔一〕似于上古黄帝。其为人 《甲乙》卷一第十六无其九字。

〔二〕美 《甲乙》卷一第十六作"好"。

〔三〕坎坎然 《甲乙》卷一第十六"坎"作"炫"。

【注释】

①　宫：古代五声音阶的第一音级。相当于工尺谱上的"上"，现代简谱上的"1"；《庄子·徐无鬼》："鼓宫宫动，鼓角角动，音律同矣。"《礼记·乐记》："宫为君，商为臣，角为民，徵为事，羽为物；五者不乱，则无怗懘之音矣。"《宋书·律历志上》："杨子云曰：'宫、商、角、徵、羽，谓之五声。'"唐·柳宗元《乞巧文》："骈四骊六，锦心绣口；宫沉羽振，笙簧触手。"《云笈七签》卷一："若温也，则不能凉矣；宫也，则不能商矣。"清·毛奇龄《竟山乐录·五声不并列》："人声层次虽多，然只五声而止。如宫是第一声，商是第二声，从下而上，从浊而清，从低而高，从重而轻，宫是最下之一声。"古代音乐术语。指以宫声为主的调式。相当于西乐中的"C"调。宋·周邦彦《意难忘》词："知音见说无双，解移宫换羽，未怕周郎。"清·毛奇龄《竟山乐录·宫调图记歌》："要识宫曲一清三浊，卑不逾尺，高不越腹。"我国历代称宫、商、角、变徵、徵、羽、变宫为七声，其中任何一声为主均可构成一种调式。凡以宫为主的调式称宫，以其他各声为主的则称调，统称"宫调"。以七声配十二律，理论上可得十二宫、七十二调，合称八十四宫调。但实际音乐中并不全用。如隋唐燕乐系根据琵琶的四根弦作为宫、商、角、羽四声，每弦上构成七调，得二十八宫调；南宋词曲音乐只用七宫十一调；元代北曲用六宫十一调；明清以来，南曲只有五宫八调，通称十三调，而最常用者不过五宫四调，通称九宫。

②　心：本性；性情。《易·复》："复其见天地之心乎？"

③　敦敦然：孜孜不倦貌；独处貌；独处不移貌；聚集貌。通"屯屯"。唐·韩愈《寄崔二十六立之》诗："敦敦凭书案，譬彼鸟黏黐。"宋·苏舜钦《对酒》诗："予年已壮志未行，案上敦敦考文字。"《诗·豳风·东山》"敦彼独宿，亦在车下"汉·郑玄笺："敦敦然独宿于车下。"宋·曾巩《不饮酒》诗："且坐蒲团纸窗暖，两衙退后睡敦敦。"清·汪懋麟《唐官屯阻雨舟中写怀》诗："船窗秋日长，敦敦但枯坐。"《诗·大雅·行苇》"敦彼行苇，牛羊勿践履"汉·郑玄笺："敦敦然道傍之苇，牧牛羊者毋使蹂履折伤之。"孔颖达疏："《周礼》以苇好丛生，而谓之丛物，故言敦敦貌。"《诗·大雅·常武》："铺敦淮濆，仍执丑虏。"郑玄笺："敦，当做屯……陈屯其兵于淮水大防之上以临敌。"《汉书·礼乐志》："神之斿，过天门，车千乘，敦昆仑。"颜师古注："敦读曰屯。屯，聚也。"屯屯，丰盛；满盈；忠谨诚恳貌；行进困

难貌；聚集。马王堆汉墓帛书《称》："山有木，其实屯屯。"汉·桓宽《盐铁论·国疾》："文景之际，建元之始，民朴而归本，吏廉而自重，殷殷屯屯，人衍而家富。"汉·董仲舒《春秋繁露·五行相生》："（孔子）为鲁司寇，断狱屯屯，与众共之，不敢自专。"唐·柳宗元《天对》："晳黑晳眇，往来屯屯，庬昧革化，唯元气存，而何为焉！"唐·柳宗元《答周君巢书》："昧昧而趍，屯屯而居。

④　婉婉然：屈伸貌；卷曲貌；和顺貌；柔美；美好。《楚辞·离骚》："驾八龙之婉婉兮，载云旗之委蛇。"南朝·陈 徐陵《报德寺刹下铭》："轩辕之驾，譬婉婉而多惭；吴王之坟，状耽耽而非拟。"北周·庾信《游山》诗："婉婉藤倒垂，亭亭松直竖。"南朝·宋·谢瞻《张子房》诗："婉婉幙中画，辉辉天业昌。"唐·韩愈《衢州徐偃王庙碑》："婉婉偃王，唯道之耽。以国易仁，为笑于顽。"宋·曾巩《祭亡妻晁氏文》："及其既退，婉婉其仪。不矜以色，不伐以辞。"《文选·潘岳〈为贾谧作赠陆机〉》："婉婉长离，凌江而翔。"吕向注："婉婉，美貌。"

⑤　坎坎然：象声词；谓险难重重；空无貌；谓喜悦；谓忧愤；刚直；方言。刚刚；方才。《诗·魏风·伐檀》："坎坎伐檀兮，置之河之干兮。"宋·王安石《酬冲卿月晦夜有感》诗："萧萧暗尘定，坎坎寒更发。"明·杜浚《初闻灯船鼓吹歌》："急攒冷点槌犹涩，春雷坎坎初惊蛰。"清·沈涛《瑟榭丛谈》卷上："鼓声坎坎冰天裂，艳妆正蹋山头雪。"《易·坎》："六三，来之坎坎，险且枕，入于坎窞，勿用。"汉·扬雄《太玄·穷》："羹无糁，其腹坎坎，不失其范。"南朝·梁简文帝《马宝颂》："含生欣欣，若耘耰之逢夏雨；怀情坎坎，譬草木之值春风。"唐·柳宗元《吊屈原文》："哀余衷之坎坎兮，独蕴愤而增伤。"《续古文辞类纂·曾国藩〈祭汤海秋文〉》："坎坎郎官，复归其始。"宋晶如注："坎坎，刚直也。"《海上花列传》第四回："善卿坎坎来，也让俚摆个庄。"《海上花列传》第四五回："子富转向黄二姐道：'坎坎说个闲话消脱，赛过勿曾说。'"

⑥　枢枢然：园转的样子。《类经》四卷第三十一注："枢枢，园转貌。"

⑦　兀兀然：高耸貌。唐·杨乘《南徐春日怀古》诗："兴亡山兀兀，今古水浑浑。"

【语译】

土形的人，排比在上官的，类似黄帝，皮肤黄色，圆脸，头宽大，肩背健美，腹部大，大腿、小腿漂亮，手指足趾细，肌肉丰满。全身上下各部都匀称，出游就到安全的地方，抬起脚时飘逸，性情不急躁，好帮助别人，不争逐权势，好随声附和。这种人耐受住秋冬，耐受不住春夏，春夏感受了外邪就会生病。是足太阴睥经有聚集的样子。土形中大宫一类的人，排比在左足阳明经，在左足阳明经之上，其有和顺貌。在土形中加宫一类的人，排比在左足阳明经，在左足阳明经之上，其有忧愤而刚直貌。在土形中少宫一类的人，排比在右足阳明经，在右足阳明经之上，其有圆转的貌，在土形中左宫一类的人，排比在右足阳明经，在右足阳明经之下有高耸貌。

【原文】

金形之人，比于上商①，似于白帝。其为人〔一〕方面，白色，小头，小肩背，小腹，小手足，如骨发踵外，骨轻，身清廉〔二〕②，急心，静悍③，善为吏〔三〕④。能秋冬不能春夏，春夏感而病生，手太阴敦敦然〔四〕。钛〔五〕商之人，比于左手阳明，阳明之上廉廉然⑤。右〔六〕商之人，比于左手阳明，阳明之下脱脱然⑥，左〔七〕商之人，比于右手阳明，阳明之上监监然⑦。少商之人，比于右手阳明，阳明之下严严然⑧。

【校勘】

〔一〕似于白帝。其为人　《甲乙》卷一第十六无其七字。

〔二〕如骨发，踵外，骨轻，身清廉　《千金》卷十七第一作"发动身轻，精瘦"。

〔三〕善为吏　《千金》卷十七第一作"性喜为吏治"。

〔四〕敦敦然　《千金》卷十七第一"敦敦"作"廉廉"。

〔五〕钛　《甲乙》卷一第十六作"太"。

〔六〕右　日刻本、《永乐大典》引文作并"左"。

〔七〕左　胡本、熊本、统本、金陵本、明本、藏本并作"右"。周本、张本、黄校本、《甲乙》卷一第十六并作"左"。

【注释】

① 商：古代五音（宫、商、角、徵、羽）之一。古代五声音阶的第二音，相当于工尺谱上的"四"，现代简谱上的"2"。古人从阴阳五行学说出发，有各种附会比况的解释。《白虎通·礼乐·论五声八音》："五声者，何谓也？宫、商、角、徵、羽。"《风俗通·声音》引刘歆《钟律书》："商，五行为金。"《玉篇》："商，五音金音也。"用七弦琴弹奏商调时，七弦琴的第二弦。《初学记》卷十六引《三礼图》曰："琴第一弦为宫，次弦为商，次为角，次为羽，次为徵，次为少宫，次为少商。"古人把五音与四季相配，商音为秋天。商音凄厉，与秋天肃杀之气相应，所以称秋为商秋。《文选·何晏〈景福殿赋〉》："结实商秋，敷华青春。"李善注："《礼记》曰：孟秋之月，其音商。"晋·潘尼《安石榴赋》："商秋授气，收华敛实。"晋·陆机《行思赋》："商秋肃其发节，玄云霈而垂阴。"亦指旋律以商调为主音的乐声。其声悲凉哀怨。晋·陶潜《咏荆轲》："商音更流涕，羽奏壮士惊。"《淮南子·道应训》："宁戚饭牛车下，望见桓公而悲，击牛角而疾商歌。桓公闻之，抚其仆之手曰：'异哉，歌者非常人也。'命后车载之。"

② 如骨发踵外，骨轻，身清廉：如，应当。《左传·僖公二十一年》："天欲杀之，则如勿生。"王念孙《读书杂志·墨子四》："如，犹宜也。言子宜劝我为义也。"踵，跟随。《左传·昭公二十四年》："吴踵楚，而疆场无备，邑，能无亡乎？"《汉书·武帝纪》："步兵踵军后数十万人。"颜师古注："踵，接也，犹言蹑其踵。"骨，躯体。三国·魏·曹植《七启》："乃使北宫东郭之俦，生抽豹尾，分裂貙肩，形不抗手，骨不隐拳。"唐·李贺《示弟》诗："病骨独能在，人间底事无。"身，品德；才能。《晏子春秋·问上二十》："称身就位，计能定禄。"《后汉书·逸民传·周党》："自此来身修志，州里称其高。"如骨发踵外，骨轻，身清廉，即应当是骨骼显露随着活动出现在体表，身体轻盈，品行清高廉洁。

③ 静悍：静，默不作声。《国语·晋语一》："虽不识义，亦不阿惑，吾其静也。"韦昭注："静，默也。"悍，凶狠，蛮横。表面默不作声而内心凶狠。

④ 善为吏：善，通晓；熟练；熟悉。《礼记·学记》："不陵节而施之谓孙，相观而善之谓摩。"孔颖达疏："善，犹解也……但观听长者之问答，

而各得知解，此朋友琢磨之益。"吏，古代对官员的通称。善为吏：通晓当官之道。

⑤　廉廉然：廉洁；细弱貌。张志聪："廉廉，如金之洁而不污。"《艺文类聚》卷七五引晋·挚虞《疾愈赋》："馈食纤纤而日鲜，体貌廉廉而转损。"

⑥　脱脱然：舒缓貌。马莳："脱脱然者，无累之义也。"《诗·召南·野有死麇》："舒而脱脱兮，无感我帨兮，无使尨也吠。"毛传："脱脱，舒迟也。"高亨注："脱脱，走路慢、脚步轻的状态。"

⑦　监监然：形容能够明察是非。张志聪："监监，如金之鉴而明察也。"

⑧　严严然：威重貌；庄严貌。《荀子·儒效》："严严兮其能敬己也。"杨倞注："严严，有威重之貌……严，或作俨。"

【语译】

金形的人，排比在上商的，类似白帝，脸方，皮肤白色，头小，肩背小，腹小，手指足趾细，应当是骨骼显露随着活动出现在体表，身体轻盈，品行清高廉洁，性情急，默不作声中包藏着凶狠，通晓当官之道。这种人能经得起秋冬，经不起春夏，感受了春夏的邪气就会患病。在手太阴肺经满盈的样子，金形中钛角一类的人，排比在左手阳明经，在左手阳明经之上。是很廉洁的样子。在金形中右商一类的人，排比在左手阳明经，在左手阳明经之下是走路慢、脚步轻的状态。在金形中左商一类的人，排比在右手阳明经，在右手阳明经之上，有善于明察是非的状态。在金形中少商一类的人，排比在右手阳明经，在右手阳明经之下，是威严而庄重的样子。

【原文】

水形之人，比于上羽，似于黑帝。其为人〔一〕黑色，面不平，大头〔二〕，廉〔三〕①颐，小肩，大腹，动〔四〕手足发，行摇，身下尻长②，背延延然③，不敬畏，善欺绐④人，戮〔五〕死。能秋冬不能春夏，春夏感而病生，足少阴汗汗然〔六〕⑤。大羽之人，比于右足太阳，太阳之上颊颊然⑥。少〔七〕羽之人，比于左足太阳，太阳之下纡纡然⑦。众之为人（一曰加之人），比于右足太阳，太阳之下洁洁然〔八〕⑧。桎之为人，比于左足太阳，太阳之上安安然⑨。是故五形之人二十五变者，众人所以相欺⑩者是也。

【校勘】

〔一〕似于黑帝。其为人　《甲乙》卷一第十六无其七字。

〔二〕面不平，大头　《甲乙》卷一第十六作"大头，面不平。"校注："面不平，一云曲面。"《千金》卷十九第一作"大头，曲面"。

〔三〕廉　《甲乙》卷一第下六、《千金》卷十九第一并作"广"。

〔四〕动　《甲乙》卷一第十六、《千金》卷十九第一"动"并作"小"。

〔五〕戳　《甲乙》卷一第十六"戳"上有"殆"字

〔六〕汗汗然　熊本、周本、"汗"并作"汙"。《甲乙》卷一第十六、《千金》卷十九第一"汗"并作"污"。《永乐大典》引作"汙"。当据改。污、汙形近易误写。

〔七〕少　周本、统本、金陵本、藏本并作"小"。

〔八〕洁洁然　金陵本"洁"作"絜"。

【注释】

①　廉：狭窄。《说文·广部》："廉，仄也。"段玉裁注："此与广为对文，谓逼仄也。"北魏·贾思勰《齐民要术·耕田》："凡秋耕欲深，春、夏欲浅；犁欲廉，劳欲再。"石声汉注："犁的行道要狭窄。"

②　身下尻长：身，身材。此指个子。下，矮；低。《尉缭子·天官》："然不能取者，城高池深，兵器备具，财谷多积，豪士一谋者也。若城下、池浅、守弱，则取之矣。"唐·韩愈《黄陵庙碑》："地之势，东南下，如言舜南巡而死，宜言下方，不得言陟方也。尻，骶尾骨部的通称；臀部。此指臀部。《说文》："尻，脾也。"段玉裁注："尻，今俗云沟子是也，脾，今俗云屁股是也，析言是二，统言是一。"《广雅·释亲》："尻，臀也"。身下尻长，即个子

小，屁股大。

③ 延延然：形容长，长久；众多貌；深远貌；延续；绵延。《墨子·亲士》：“分议者延延。”王树楠斠注：“《广雅·释训》：‘延延，长也。’《后汉书·五行志一》：“桓帝之末，京都童谣曰：‘白盖小车何延延。河闲来合谐，河闲来合谐！’”王先谦集解：“延延，众貌也。”

④ 绐（dai）：欺诳。《谷梁传·僖公元年》：“此其言获，何也？恶公子之绐。”

⑤ 汙汙然：“汙”、“污”，古今字。《正字通》：“《玉篇》从亏者古文，从于者今文。”汙，浊。《广雅·释诂三》：“汙，浊也。”据此汙，通“汙”。汙汙然，即脸色灰暗的样子。

⑥ 颜颜然：快意或得意的貌。“颜”通“悆”。《说文通训定声》：“颜，假借为悆。”《说文》：“悆，快也。”《类经》四卷第三十一注：“颜颜，得色貌。”

⑦ 纡纡然：屈曲；曲折。《周礼·考工记·矢人》：“中弱则纡，中强则扬。”南朝·陈·阴铿《广陵岸送北使诗》：“汀洲浪已息，邗江路不纡。”

⑧ 洁洁然：洁，清洁；使清白；廉洁；静。“洁”通“潔”。《文选·束晳〈补亡诗〉之一》：“馨尔夕膳，洁尔晨餐。”李善注：“洁，鲜静也。”《广雅》释言：“洁，静也。”

⑨ 安安然：安稳；《诗·大雅·皇矣》：“执讯连连，攸馘安安。”郑玄笺：“及献所馘，皆徐徐以礼为之，不尚促速。”

⑩ 欺：通“颣”。《说文通训定声》：“欺，假借为颣”。转注为“类”。颣，古代驱疫鬼时扮神所戴的面具。此指面孔；面目。《说文》：“颣，丑也。”后来演变为戏剧的脸谱中的丑角。《国语·楚语下》：“官有十丑，为亿丑。”韦昭注：“丑，类也。”

【语译】

水形的人，排比在上羽的，类似于黑帝：皮肤黑色，面不均平，头上部宽、颐部小，两肩小，腹部大，手足喜动，行路时摇摆身体，个子小，屁股大，脊背长，不恭敬人，也不畏惧人，好欺诈，死于被人杀。这类人能经得起秋冬，经受不起春夏，春夏感受外邪就生疾病。在足少阴肾经有灰暗的样子。大一类的人，排比在右足太阳经，右足太阳经之上，有神情得意的样子。少羽一类的人。排比在左足太阳经，在左足太阳经之下，有表情屈曲的样子。在众羽一类的人，排比在右足太阳经，在右足太阳经之下，是廉洁的样子。桎羽一类的人，排比在左足太阳经，在左足太阳经之上，像身被桎梏，行动徐缓的样子。所以木、火、土、金、水五种人中，有二十五种不同的相貌，是这很多人有相类似的模样的原因。

【原文】

黄帝曰：得其形①，不得其色何如？岐伯曰：形胜色，色胜形②者，至其胜时年加③，感〔一〕则病行④，失则忧⑤矣。形色相得者〔二〕，富贵大乐。黄帝曰：其形色〔三〕相胜之时，年加可知乎？岐伯曰：凡年忌下上之人〔四〕，大忌常加七岁〔五〕，十六岁，二十五岁，三十四岁，四十三岁，五十二岁，六十一岁，皆人之大〔六〕忌，不可不〔七〕自安也，感则病行〔八〕，失则忧矣。当此之时，无为奸事⑥，是谓年忌。

【校勘】

〔一〕感　《甲乙》卷一第十六作"害"。

〔二〕者　《甲乙》卷一第十六无。

〔三〕形色　《永乐大典》引无。

〔四〕凡年忌下上之人　《甲乙》卷一第十六作"凡人之"。

〔五〕岁　《甲乙》卷一第十六其下有"九岁"二字。

〔六〕大　《甲乙》卷一第十六无。

〔七〕不　《永乐大典》引无。

〔八〕行　《甲乙》卷一第十六无。

【注释】

①　得其形：得，有；表示存在。《经典释文·论语音义》引《述而》："我三人行，必得我师焉。"今本《论语·述而》作"必有"。形：形体的征象。得其形，即获得了五行之人的二十五种形体的征象。《类经》卷四第三十

二注："此言形色当相合，否则为病矣。得其形者，如上文之所谓二十五形矣。"

②　形胜色，色胜形：根据五行生克学说，来说明五行人中，体形的五行和肤色的五行形胜色，或色胜形关系，如木形人色见黄，为木能胜土；火形之人色见白，为火能胜金等，为形胜色。若火形之人见黑色，为色胜形。马莳曰："人有形胜色者，如木形人而黄色现也；有色胜形者，如木形人而白色现也。"

③　至其胜时年加：年加，也叫年忌。阴阳家指人从七岁起，每隔九年所遇到的大忌。马莳："年忌何如？大凡人方七岁是阳之少也，再加九岁，乃十六岁，再加九岁，乃二十五岁，再加九岁，乃三十四岁，再加九岁，乃四十三岁，再加九岁，乃五十二岁，再加九岁，乃六十一岁，盖九为老阳，而阳极必变，故此皆为人之大忌，不可不自安其分也，当此各年之时，毋为奸淫之事，犹可自免，否则形色不相得而相胜，值此年忌加之，斯感则病行，而失则忧也。"

④　行：引申为去世；葬。《礼记·檀弓下》："始死，脯醢之奠；将行，遣而行之；既葬而食之。"郑玄注："将行，将葬也。"

⑤　忧：疾病。《孟子·公孙丑下》："昔者有王命，有采薪之忧，不能造朝。今病小愈，趋造于朝，我不识能至否乎？"赵岐注："忧，病也。"

⑥　奸事：不正当的事，非法的事。《史记·货殖列传》："掘冢，奸事也，而田叔以起。"

【语译】

黄帝说：获得五行人他们相应的体形特征，未获得五行人相应的肤色是什么样情况呀？岐伯说：五行人体形的属性克制五行人肤色的属性，或五行人肤色的属性有克制形体的五行人属性的现象，到他们有被克制时就是年忌，在年忌时感受了病邪就病死，形色不相称的就是生病了。形色相称的现象，是富贵人很康乐。黄帝问：当在形色相克制之时，对年忌的年龄的增长能够知道吗？岐伯说：总的来说，人的年忌是从低龄到高龄，从七岁这一大忌之年算起（以后在此基础上递加九年），就是十六岁、二十五岁、三十四岁、四十三岁、五十二岁、六十一岁，这些都是大忌的岁数，（对年忌）不得不自身寻求康乐啊，感受病邪就会死亡，形色不相称的就是生病了。在这些年龄段，不要做不正当的事情，这就叫年忌。

【原文】

黄帝曰：夫子之言①，脉之上下，血气之候，以知形气奈何？岐伯曰：足阳明之上，血气盛则髯〔一〕②美长；血少气多则髯短〔二〕；故③气少血多则髯少〔三〕；血气皆少则无髯，两吻多画④。足阳明之下，血气盛则下毛美长至胸；血多气少则下美短至脐，行则善高举足，足指〔四〕少肉，足善寒；血少气多则肉而善瘃〔五〕⑤；血气皆少则无毛，有则稀枯悴〔六〕⑥，善痿厥足痹。

足少阳之上，气血盛则通髯⑦美长；血多气少则通髯美短；血少气多则少髯；血气皆少则无须，感于寒湿则善痹，骨痛爪枯也。足少阳之下，血气〔七〕盛则胫毛美长，外踝肥；血多气少则胫毛美短，外踝皮坚而厚；血少气多则胻毛少，外踝皮薄而软；血气皆少则无毛，外踝瘦〔八〕无肉。

足太阳之上，血气盛则美眉，眉有毫毛⑧；血多气少则恶眉⑨，面多少〔九〕理⑩；血少气多〔十〕则面多肉；血气和则美色。足太阴〔十一〕之下，血气盛则跟肉满，踵坚；气少血多则瘦，跟空⑪；血气皆少则喜转筋，踵下痛。

手阳明之上，血气盛则髭〔十二〕⑫美；血少气多则髭恶；血气皆少则〔十三〕无髭。手阳明之下，血气盛则腋下毛美，手鱼肉以温；气血皆少则手瘦以寒。

手少阳之上，血气盛则眉美以长，耳色美⑬；血气皆少则耳焦恶色。手少阳之下，血气盛则手卷〔十四〕多肉以温，血气皆少则寒以瘦〔十五〕；气少血多则瘦以多脉。

手太阳之上，血气盛则口多须〔十六〕，面多肉以平；血气皆少则面瘦恶〔十七〕色。手太阳之下，血气盛则掌肉充满；血气皆少则掌瘦以寒。

【校勘】

〔一〕髯　《甲乙》卷一第十六作"须"。下同。

〔二〕血少气多则髯短　《甲乙》卷一第十六"血少气多"作"血多气少"。

〔三〕故气少血多则髯少　《甲乙》卷一第十六无"故"字。"气少血多"作"气多血少"。

〔四〕足指　《甲乙》卷一第十六作"足大指"。

〔五〕血少气多则肉而善瘃　《甲乙》卷一第十六无"而"字。

〔六〕有则稀枯悴　《甲乙》卷一第十六"稀"下有"而"字。马本、《甲乙》"悴"并作"瘁"。

〔七〕气　《永乐大典》引无。

〔八〕瘦　《甲乙》卷一第十六"瘦"下有"而"字。

〔九〕少　《甲乙》卷一第十六作"小"。

〔十〕多　《甲乙》卷一第十六作"盛"。

〔十一〕阴　马本、张本、日刻本、黄校本、《永乐大典》引并作"阳"。当据改。

〔十二〕则髭　《甲乙》卷一第十六"则"下有"上"字。

〔十三〕则　《甲乙》卷一第十六其下有"善转筋"三字。

〔十四〕卷　《甲乙》卷一第十六作"拳"。

〔十五〕寒以瘦　《甲乙》卷一第十六作"瘦以寒"。

〔十六〕血气盛则口多须　《甲乙》卷一第十六无"口"字。"须"作"髯"。

〔十七〕恶　《甲乙》卷一第十六作"黑"。

【注释】

①　言：学说；主张。《孟子·滕文公下》："天下之言不归杨，则归墨。"《史记·乐毅列传》："乐臣公善修黄帝、老子之言，显闻于齐，称

贤师。"

② 髯：颊毛。亦泛指胡须；多须或须长的人；胡须和鬓发。《汉书·高帝纪上》："高祖为人，隆准而龙颜，美须髯，左股有七十二黑子。"颜师古注："在颐曰须，在颊曰髯。"

③ 故：诚然；毕竟。《左传·襄公九年》："利物足以和义，贞固足以干事，然故不可诬也。"

④ 两吻多画：吻，嘴唇；嘴角。《汉书·王褒传》："庸人之御驽马，亦伤吻敝策而不进于行。"颜师古注："吻，口角也。"画，皱痕；纹缕。《类经》卷四第三十二注："吻，口角也；画，纹也。阳明血气不充两吻，故多纹画。"

⑤ 瘃（zhú）：冻疮。《说文》疒部："瘃，中寒肿核。"段玉裁曰："肿核者，肿而肉中鞕，如果中有核也。"《汉书·赵充国传》："将军士寒，手足皲瘃。"颜师古注引文颖曰："瘃，寒创也。"

⑥ 悴：通瘁。枯萎；憔悴；枯槁。汉·刘向《九叹·远逝》："中木摇落，时槁悴兮。"《魏书·外戚传下·高肇》："（肇）朝夕悲泣，至于羸悴。"晋·葛洪《抱朴子·畅玄》："与之不荣，夺之不瘁。"

⑦ 通髯：通，连接；连通。《逸周书·大聚》："教茅与树艺，比长立职，与田畴皆通。"孔晁注："通，连比也。"通髯，即连鬓胡须。马莳："所谓通髯者，乃连鬓而生者也。"

⑧ 毫毛：即眉中的长毛。张志聪："毫毛者，眉中之长毛，因血气盛而生长。"

⑨ 恶眉：恶，憔悴。唐·杜甫《病后遇王倚饮赠歌》："王生怪我颜色恶，答云伏枕艰难遍。"恶眉，眉毛憔悴。张志聪："恶眉者，无华彩而瘁也。"

⑩ 理：纹理。张志聪："面多小理者，多细小之纹理，盖气少而不能充润皮肤也。"

⑪ 跟空：跟，脚后跟。《急就篇》第三章："蹲踝跟踵相近聚。"颜师古注："足后曰跟。亦谓之踵。跟，犹根也，下著于地如木根也。"《说文》："跟，足踵也。"《释名·释形体》："足后曰跟……又谓之踵。踵，钟也，钟，聚也，体之所钟聚也。"《玉篇》："踵，足后曰踵。"《字汇》："踵，足跟。"空，缺少；亏欠。汉·扬雄《法言·问神》："昔之说《书》者序以百，而

《酒诰》之篇俄空焉。"唐·白居易《春忆二林寺旧游》诗："最惭僧社题桥
处，十八人名空一人。"跟空，谓足跟部少肉。

⑫　髭：嘴唇上边的胡子曰髭，嘴唇下边的胡子；泛指胡须。唐·周繇
《送人蕃使》诗："早终册礼朝天阙，莫遣虬髭染塞霜。"唐·韩愈《寄崔二十
六立之》诗："连年收科第，若摘颔底髭。"《类经》卷四第三十二注："在口
上曰髭，在口下曰须。"

⑬　美：善；好。《易·坤》："畅于四支，发于事业，美之至也。"《国
语·晋语一》："彼将恶始而美终。"韦昭注："美，善也。"

【语译】

黄帝说：先生的学说，手足三阳的经脉循行于人体的上部和
下部，其有气血的征象，凭借什么就可以知道的情况是怎样的呢？
岐伯说：足阳明经脉的头部血气旺盛那么连鬓的胡须就漂亮而长；
血少气多的连鬓的胡须就短；诚然气少血多的就会连鬓的胡须稀
少；血气皆少的则没有胡须，而嘴角两旁的有很多纹缕。在足阳
明经脉的下部，气血充足，下部的毛就美好而长，向上至胸部亦
生毛；血多气少则下部之毛虽美而短小，毛向上长到平脐部，走
路时善高举足，足趾的肌肉较少，足部好有寒冷感；血少气多的
就会使肉易生冻疮；血气皆不足，那么下部不生毛，即便有亦稀
少，且枯槁憔悴，易患痿瘸、足痹病。

在足少阳经脉的上部，气血充盛，那么两颊连鬓的胡须漂亮
而长；血多气少则生于两颊连鬓的胡须虽美而短小；血少气多则
连鬓的胡须少；血气皆少则不生胡须，感受到寒湿之邪则易患痹
证，有骨痛，爪甲干枯。在足少阳经脉的下部，血气旺盛，那么
小腿部的毛美好而长，外踝附近的肌肉丰满；血多气少的，则小
腿部的毛漂亮而短小，外踝处皮坚又厚；血少气多的，那么小腿
部的毛少，外踝处皮薄又软；血气都少则不生毛，外踝处瘦而没
有肌肉。

在足太阳上部的经脉，血气旺盛，则眉毛漂亮，眉中并出现
长的毫毛；血多气少的那么就会眉毛憔悴，脸面部多细小皱纹；

血少气多的就会面部肌肉丰满；气血调和则面色漂亮，在足太阳下部的经脉，气血旺盛则足跟部肌肉丰满，坚实；气少血多的则肌肉瘦削，足跟部少肉；气血都少的，好发生转筋、足跟下面痛。

在手阳明上部的经脉，气血旺盛则嘴唇上边的胡子漂亮；血少气多则嘴唇上边的胡子憔悴；血气都少则不生胡须。在手阳明下部的经脉，气血旺盛则腋下的毛漂亮，手鱼际的肌肉是温暖的；气血皆不足则手部肌肉瘦削而寒凉。

在手少阳上部的经脉，气血旺盛则眉毛漂亮而长，耳部的气色好；血气都少则耳部焦枯无光泽。手少阳下部的经脉气血旺盛，则手部的肌肉丰满而感觉温暖；气血都不足的，则手部肌肉感觉寒凉而消瘦；气少血多则手部肌肉消瘦而多浮显血脉。

在手太阳上部的经脉，血气旺盛则嘴部胡须多，面部丰满而均平；血气都少则面部消瘦而无光泽。在手太阳下部的经脉，气血旺盛则掌肉充实而丰满；气血少则掌部肌肉消瘦而感觉寒凉。

【原文】

黄帝曰：二十五人者，刺之有约①乎？岐伯曰：美眉者，足太阳之脉，气血多；恶眉者，血气少；其肥而泽者，血气有余；肥而不泽者，气有余，血不足；瘦而无泽者，气血俱不足。审察其形气有余不足而调之，可以知逆顺矣。黄帝曰：刺其诸〔一〕阴阳奈何？岐伯曰：按其寸口人迎，以调②阴阳，切循③其经络之凝涩，结而不通者，此于身皆为痛痹〔二〕，甚则不行，故凝涩。凝涩者，致气以温之，血和乃止。其结络〔三〕者，脉结血不和〔四〕④，决⑤之乃行。故曰：气有余于上者，导而下之；气不足于上者，推而休之〔五〕⑥；其稽留不至者，因而迎之；必明于经隧，乃能持之。寒与热争者，导而行之；其宛陈血不结者，则而予之〔六〕。必先明知二十五人，则〔七〕血气之所在左右上下。刺⁽⁸⁾约毕也。

【校勘】

〔一〕诸　《甲乙》卷一第十六无。

〔二〕此于身皆为痛痹　《永乐大典》引"此"作"在"。《甲乙》卷一第十六"皆"作"背"。

〔三〕络　孙鼎宜："络字衍。"其实没有错误。

〔四〕和　周本、张本、日刻本、《甲乙》卷一第十六并作"行"。

〔五〕推而休之　《甲乙》卷一第十六"休"作"往"。

〔六〕则而予之　《甲乙》卷一第十六作"即而取之"。

〔七〕则　《甲乙》卷一第十六作"别"。

〔八〕刺　《甲乙》卷一第十六其上有"则"字。

【注释】

①　约：通"的"，标准。以语言或文字订立共同应遵守的条件。通"要"，总要；纲要。《〈文选〉·李善注》：都狄切。《文选·七发》："九寡之珥以为约。"唐·李善注："《字书》曰：约，亦的字也。"《荀子·正名》："名无固宜，约之以命。"《汉书·高帝纪上》："初，怀王与诸将约，先入定关中者王之。"《新唐书·宦者传上·杨复光》："复光在军，请判官吴彦宏约贼降。"《商君书·修权》："凡赏者，文也。刑者，武也。文武者，法之约也。"《汉书·礼乐志二》："雷震震，电耀耀。明德乡，治本约。"颜师古注："约读曰要。"

②　调：征调。此指"获得"。

③　切循：切，摸。《史记·扁鹊仓公列传》："意治病人，必先切其脉，乃治之。"循，寻，求；省察；察看。唐·刘禹锡《讯甿》："立实以致声，则难在经始；由声以循实，则难在克终。"前蜀·杜光庭《皇帝修灵符报恩醮词》："省己循怀，以兢以惧，钦惟灵眷，弥切励修。"通过摸脉来察看病。

④　和：和利；通利；顺利。此引申为"通；通畅"。通"宣"，疏通；疏导。《神农本草经》："滑石……利小便。"《史记·高祖本纪》："沛公引兵西，与战……不利。"《神农本草经》："空青……利九窍。"《神农本草经》："菊花……久服利血气。"《神农本草经》："车前子……利水道。"《说文》："利铦也。从刀；和然后利。从和省。《易》曰：'利者，义之和也'。"王念孙疏

证：“《说文》引《干·文言》‘利者，义之和也’。荀爽注云：“阴阳相和，名得其宜，然后利。……《后汉书·章帝纪》‘利作和’。是利与和同义。”《诗·大雅·绵》：“乃疆乃理，乃宣乃亩。”《书·盘庚上》：“汝不和吉言于百姓，惟汝自生毒。”周秉钧注：“和，俞樾读为‘宣’，是也。《左传·昭公元年》：“台骀能业其官，宣汾洮，障大泽，以处大原。”杜预注：“宣，犹通也。”

⑤　决：排除壅塞，疏通水道；冲破堤岸或溢出；开泄。《说文》：“决，行流也。”《洛阳伽蓝记·城北》：“城中居民可有百家，土地无雨，决水种麦，不知用牛。”《说文通训定声》：“人导之而行曰决，水不循道而自行亦曰决。”《类经》卷四第三十二注：“决者开泄之谓。”

⑥　推而休之：推：刺；杀；推广；推行。《晏子春秋·杂上三》：“曲刃钩之，直兵推之。”于省吾《双剑誃诸子新证·晏子春秋二》：“自内向外刺之曰推。”《礼记·祭义》：“推而放诸东海而准。”孙希旦集解：“推，谓其进不已。”《淮南子·主术训》：“夫推而不可为之势。”高诱注：“推，行。”休：养；盛壮。《礼记·玉藻》：“头颈必中，山立，时行，盛气颠实扬休，玉色。”郑玄注：“扬，读为阳……盛声中之气，使之阗满，其息若阳气之休物也。”孔颖达疏：“使气息出外，如盛阳之气生养万物也。”《诗·周颂·载见》：“休有烈光。”郑玄注：“休者，休然盛壮。”

【语译】

黄帝说：对这二十五种人的类型，在针刺治疗时有一定的准则吗？岐伯曰：眉毛漂亮的，是足太阳经脉的气血充足；眉毛枯槁者，是气血均少；人体肌肉丰满而润泽的，是血气过多；肥胖而无润泽的，是气过多，血不足；瘦而不润泽的，是气血都不足。详细观察其形体外在表现是有余还是不足，来准备相应的治法，就能使顺逆证治愈。

黄帝说：怎样去针刺三阴三阳经所出现的病变呢？岐伯说：切诊其人迎、寸口脉，来获得上部的经脉和下部的脉象，通过摸脉来察看病人经络处气血凝滞的现象，结聚就是不通的征象，这种情况在人身都会出现痛痹，严重者就会气血不能流通，所以就有气血凝结涩滞。气血凝涩的病证，应当用送达气来温通其涩滞的气血流通，就停止治疗。对气血结聚在络脉的病证，血脉结聚使血不流通，刺出瘀血来疏通血脉，气血就可以流动了。所以说，气瘀滞在上部的，来疏导就会使之向下（采取上病下取的取穴方法）；正气不足在上部的病证，用刺而补养的方法，使之强壮；对针感之气停留不能到达预定的部位的人，当于其滞留之处，再用针刺之，以接引其气使继续运行至病所；或顺着经脉行走的方向逆刺。一定是在查明病在经隧，才能用这种和经脉循行方向相反的刺法。对有寒热交争的现象，用导引的方法流通气血，其脉中虽有郁滞而血尚未瘀结的，仿效上法而给予相应的治疗。一定要清晰地知道二十五种人的不同外部特征的情况，那么就可明确血气病所在左右上下各不同的部位，针刺的各种标准以及原则，也就尽在其中了。

【音释】

钛音第　慆他刀切　鲛音交　瘃只玉切　肮音杭

卷 之 十

五音五味①第六十五

【原文】

右徵②与少徵，调右手太阳上。左商与左徵，调左手阳明上。少徵与大宫，调左手阳明上。右角与大角，调右足少阳下。大征与少徵，调左手太阳上。众羽与少羽，调右足太阳下。少商与右商，调右手太阳下。桎羽与众羽，调右足太阳下。少宫与大宫，调右足阳明下。判角与少角，调右足少阳下。钛商与上商，调右足阳明下。判角与少角，调右足少阳下。钛商与上商，调右足阳明下。钛商与上角，调左足太阳下。

【注释】

① 五音五味：孙鼎宜："是编《类经》隶脏象类，题曰五音五味分配脏腑，义亦未安。何者？以中五条言之，五谷、五畜、五果、五色、五时并列，则不仅五音五味，以配五经，及五脏之经，亦未赅备六腑。自乐经残缺、乐律绝传，此篇之义遂不可解。"

② 徵（zhǐ）：古代五声声阶的第四音，征，又名"叠"。相当于工尺谱上的"六"，现在简谱上的"5"。参见《阴阳二十五人》中注。

【语译】

属于右徵和少徵之音的人，应当调治右侧手太阳小肠经的上部。属于左商和左征之音的人，应当调治左侧手阳明大肠经的上部。属于少征和大宫之音的人，应当调治左侧手阳明大肠经的上部。属于右角和大角之音的人，应当调治右侧足少阳胆经的下部。

属于大征和少征之音的人，应当调治左侧手太阳小肠经的上部。属于众羽和少羽之音的人，应当调治右测足太阳膀胱经的下部。属于少商和右商之音的人，应当调治右侧手太阳小肠经的下部。属子栙羽和众羽之音的人，应当调治右侧足太阳膀胱经的下部。属于少宫和大宫之音的人，应当调治右侧足阳明胃经的下部。属于判角和少角之音的人，应当调治右侧足少阳胆经的下部。属于钛商和上商之音的人，应当调治右侧足阳明胃经的下部。属于钛商和上角之音的人，应当调治左侧足太阳膀胱经的下部。

【原文】

上徵与右徵同，谷麦，畜羊，果杏，手少阴，藏心，色赤，味苦，时夏。上羽与大羽同，谷大豆，畜彘，果栗，足少阴，藏肾，色黑，味咸，时冬。上宫与大宫同。谷稷，畜牛，果枣，足太阴，藏脾，色黄，味甘，时季夏。上商与右商同，谷黍，畜鸡，果桃，手太阴，藏肺，色白，味辛，时秋。上角与大角同，谷麻，畜犬，果李，足厥阴，藏肝，色青，味酸，时春。

【语译】

上徵与右徵之人有共性属火，在五谷为麦，在五畜为羊，在五果为杏，在经脉为手少阴经，在脏为心，在色为赤，在五味为苦，在季节为夏。上羽与大羽之人有共性属水，在五谷为大豆，在五畜为猪，在五果为栗，在经脉为足少阴经，在脏为肾，在色为黑，在五味为咸，在季节为冬。上宫与大宫之人有共性属土，在五谷为稷，在五畜为牛，在五果为枣，在经脉为足太阴经，在脏为脾，在色为黄，在五味为甜，在季节为夏。上商与右商之人有共性属金，在五谷为黍，在五畜为鸡，在五果为桃，在经脉为手太阴经，在脏为肺，在色为白，在五味为辛，在季节为秋。上角与大角之人有共性属木，在五谷为芝麻，在五畜为犬，在五果为李子，在经脉为足厥阴经，在脏为肝，在色为青，在五味为酸，在季节为春。

【原文】

大宫与上角同，右足阳明上。左角与大角同，左足阳明上。少羽与大羽同，右足太阳下。左商与右商同，左手阳明上。加宫与大宫同，左足少阳上。质判与大宫同，左手太阳下。判角与大角同，左足少阳下。大羽与大角同，右足太阳上。大角与大宫同，右足少阳上。

【语译】

大宫属土，上角属木，这两种类型的人都可以调治右侧足阳明胃上部的经脉。属木的左角与大角一类的人，都可以调治左侧足阳明胃经上部的经脉。属水的少羽与大羽一类的人，都可以调治右侧足太阳膀胱下部的经脉。属金的左商与右商一类的人，都可以调治左侧手阳明大肠上部的经脉。属土的加宫与大宫一类的人，都可以调治左侧足少阳胆上部的经脉。属于火的质判与属土的大宫之类的人，都可以调治左侧手太阳小肠下部的经脉。属木的判角与大角一类的人，都可以调治左侧足少阳胆经下部的经脉。属水的大羽与属木的大角一类的人，都可以调治右侧足太阳膀胱上部的经脉。属木的大角与属土的大宫一类的人，都可以调治右侧足少阳胆上部的经脉。

【原文】

右徵、少徵、质徵、上徵、判徵；左角、钛角、上角、大角、判角。右商、少商、钛①商、上商、左商。少宫、上宫、大宫、加宫、左角〔一〕宫。众羽、桎羽、上羽、大羽、少羽。

【校勘】

〔一〕角　马本、黄校本并无。

【注释】

① 钛：本意是古代脚镣类的刑具，用以钳足趾。后引申义悲凉的音调。张斐·《汉晋律序说》："'状如跟衣，箸足下，重六斤，以代刖。'盖'辖'与械音近，'钛'与桎音近。《周礼·掌囚注》：'在手曰梏，在足曰桎'，梏亦械类。以是推之，则此亦当云'在手曰辖，在足曰钛'矣。"《管子·幼官》："刑则交寒害钛。"唐·李颀《郑樱桃歌》："鸣鼙走马接飞鸟，铜钛瑟瑟随去尘。"

【语译】

右徵、少徵、质徵、上徵、判徵都属火不同类型的人。右角、钛角、上角、大角、判角五种，都属木不同类型的人。右商、少商、钛商、上商、左商都属金不同类型的人。少宫、上宫、大宫、加宫、左宫都属土不同类型的人。众羽、桎羽、上羽、大羽、少羽都属水不同类型的人。

【原文】

黄帝曰：妇人〔一〕无须者，无血气乎？岐伯曰：冲脉、任脉〔二〕，皆起于胞中，上循背〔三〕里，为经络之〔四〕海。其浮而外者，循腹右上行〔五〕①，会于咽喉，别而络唇口。血气盛则充肤热肉〔六〕②，血独盛则澹渗〔七〕皮肤，生毫毛。今妇人之生〔八〕③，有余于气，不足于血，以其数脱血也〔九〕④，冲任之〔十〕脉，不荣口唇〔十一〕，故须〔十二〕不生焉。黄帝曰：士人有伤于阴〔十三〕⑤，阴气绝而不起⑥，阴不〔十四〕用，然其须不去〔十五〕，其故何也〔十六〕？宦者独去何也〔十七〕⑦？愿闻其故〔十八〕。岐伯曰：宦者去其宗筋，伤其冲脉，血泻不复，皮肤内结〔十九〕，唇口不荣，故须不生〔二十〕。黄帝曰：其有〔二十一〕天宦者，未尝被伤，不脱于血，然其须不生，其故何也？岐伯曰：此天之所不足也〔二十二〕，其〔二十三〕任冲不盛，宗筋不成，有气无血，唇口不荣，故〔二十四〕须不生。黄帝曰：善乎哉！圣人之通万物也，若日月之光影，音声〔二十五〕鼓响，闻其声而知其形，其非夫子，孰能明万物之精⑧。是故圣人视其颜色〔二十六〕，黄赤者多热气，青白者少热气，黑色者多血少气。美眉者太阳多血，通髯极须者少阳多血，美须者阳明多血，此其时然也。夫人之常数，太阳常〔二十七〕多血少气，少阳常多气少血，阳明常多血多〔二十八〕气，厥阴常多气少血〔二十九〕，少阴常多血少气〔三十〕，太阴常多血少〔三十一〕气，此天⑨之常数也。

【校勘】

〔一〕人　《太素·卷十·任脉》其下有"之"字。

〔二〕脉　《素问·骨空论》王注引《针经》、《甲乙》卷二第二其下并有"者"字。

〔三〕背　《素问·骨空论》王注引、《太素·卷十·任脉》、《甲乙》卷二第二并作"脊"。

〔四〕络之　《太素·卷十·任脉》无"之"字。

〔五〕循腹右上行　《素问·腹中论》、《素问·奇病论》、《素问·骨空论》王注引《针经》作"循腹各行"。顾氏《校记》："'右'乃'各'字之误。"《太素·卷十·任脉》、《甲乙》卷二第二并无"右"字。

〔六〕血气盛则充肤热肉　《素问·骨空论》王注引"充"作"皮"，无"肉"字。

〔七〕澹渗　《素问·骨空论》王注引《针经》、《甲乙》卷二第二并作"渗灌"。

〔八〕今妇人之生　《太素·卷十·任脉》无"之"字，《甲乙》卷二第二无"今之生"三字。

〔九〕以其数脱血也　《甲乙》卷二第二"以其"下有"月水下"三字，"血"下有"任冲并伤故"五字。《太素·卷十·任脉》"血"下有"故"字。

〔十〕之　《甲乙》卷二第二其下有"交"字。

〔十一〕不荣口唇　《太素·卷十·任脉》"荣"下有"其"字，《甲乙》卷二第二作"不营其唇"。

〔十二〕须　《甲乙》卷二第二其上有"髭"字。

〔十三〕士人有伤于阴　《甲乙》卷二第二无"士"字。《太素·卷十·任脉》"有"下有"其"字。

〔十四〕不　《甲乙》卷二第二其下有"为"字。

〔十五〕然其须不去　《甲乙》卷二第二作"髭须不去"。

〔十六〕其故何也　《甲乙》卷二第二无其四字。

〔十七〕宦者独去何也　《太素·卷十·任脉》"宦"作"宫"。

〔十八〕愿闻其故　《甲乙》卷二第二无其四字。

〔十九〕皮肤内结　《太素·卷十·任脉》"皮"作"肉"。孙鼎宜曰："内结未详，或为气结之误。"

〔二十〕故须不生　《甲乙》卷二第二作"故无髭须"。

〔二十一〕有　《太素·卷十·任脉》作"病"。

〔二十二〕黄帝曰：其有天宦者……此天之所不足也　《甲乙》卷二第二无其三十五字。《太素·卷十·任脉》"此"下有"故"字。

〔二十三〕其　《甲乙》卷二第二其上有"夫宦者"三字。

〔二十四〕故　《甲乙》卷二第二其下有"髭"字。

〔二十五〕声　《太素·卷十·任脉》其下有"之"字。

〔二十六〕颜色　《太素·卷十·任脉》"颜"作"真"。

〔二十七〕常　日抄本作"当"。《太素·卷十九·知形志所宜》无，下同。

〔二十八〕多　《太素·卷十·任脉》无。

〔二十九〕厥阴常多气少血　《太素·卷十九·知形志所宜》作"厥阴多血少气"。本书《九针论》、《素问·血气形志篇》并作"多血少气"。

〔三十〕多血少气　周本、马本、张本、并作"多气少血"。《素问·血气形志篇》、《太素·卷十九·知形志所宜》并作"少血多气"。

〔三十一〕少　《太素·卷十九·知形志所宜》无。

【注释】

①　右：古代崇右，故以右为上，为贵，为高。《管子·七法》："春秋角试，以练精锐为右。"尹知章注："右，上也。"

②　热：显赫。《晋书·隐逸传·鲁褒》："无德而尊，无势而热，排金

门而入紫闼。"《北齐书·王晞传》："非不爱作热官，但思之烂熟耳。"

③　生：生育；养育。《诗·小雅·斯干》："乃生男子，载寝之床。"《周礼·天官·大宰》："六曰事典，以富邦国，以任百官，以生万民。"郑玄注："生，犹养也。"

④　脱血：脱，泄；耗损；丧失；失去。通"夺"。《医宗金鉴·张仲景〈金匮要略·血痹虚劳病〉》："脉沉、小、迟，名脱气。"注："脉沉、小、迟，则阳大虚，故名脱气。脱气者，谓胸中大气虚少，不充气息所用，故疾行喘喝也。"清·俞樾《茶香室丛钞·扬州二十四桥》："按依此数之，未足二十四数，疑有夺误也。"郭沫若《谈蔡文姬的〈胡笳十八拍〉》："不幸刘商的序文抄本有夺误，脱了一个'嫁'字，便由朱文长妄作聪明而把董生解为董庭兰。"宋·洪迈《容斋续笔·书易脱误》："今世所存者，独孔氏古文，故不见二篇脱处。"金·王若虚《论语辨惑四》："疑是两章，而脱其'子曰'字。"《汉书·艺文志》："文字异者七百有余，脱字数十。宋·姚宽《西溪丛语》卷下："文字脱落，疑误学者，可为叹息。"《后汉书·安帝纪》："诏谒者刘珍及五经博士，校定东观五经、诸子、传记、百家艺术，整齐脱误，是正文字。"唐·刘知几《史通·古今正史》："刘向取校欧阳、大小夏侯三家经文，脱误甚众。"清·孙星衍《〈说文〉序》："汉人之书多散佚，独《说文》有完帙，盖以历代刻印得存，而传写脱误，亦所不免。"脱血：失血。《医宗金鉴·妇科心法要诀·血枯经闭》："脱血过淫产乳众，血枯渐少不行经。"注："失血过多，面与爪甲之色俱浅淡黄白，乃脱血病也。"

⑤　士人：人民；百姓。《后汉书·袁术传》："术问曰：'昔周室陵迟，则有桓文之霸；秦失其政，汉接而用之。今孤以土地之广，士人之众，欲徼福于齐桓，拟迹于高祖，可乎？'"

⑥　阴气绝而不起：气，通"器"，器物；器具。《说文通训定声·履部》："气，假借为器，《礼记·乐记》'然后乐气从之，王氏引之曰，即上文金、石、丝、竹乐之器也'。"阴气，即阴器，生殖器。起，立；兴；作；动；举；治愈。《说文·走部》："起，能立也。"《玉篇·走部》："起、兴也。"《广韵·止韵》："起，兴也，作也。"《易·姤》："起凶。"孔颖达疏："起凶者，起，动也，无民而动，失应而作，是以凶也。"《吕氏春秋·察贤》："今有良医于此，治十人而起几人，所以求之万也。"《战国策·秦策二》："起樗里子于国。"高诱注："起，犹举也。"

⑦　宦者：宦官，宦吏。古代以阉割后失去男性功能之人在宫中侍奉皇帝及其家族，称为宦官，也叫宦吏。史书上也称阉（奄）人、奄寺、阉宦、宦者、中官、内官、内臣、内侍、内监等。或因犯罪而阉割男子生殖器，破坏妇女生殖机能（一说将妇女禁闭宫中为奴）的刑罚。约始于商周时。

⑧　精：通"情"。《荀子·修身》："体倨固而心执诈，术顺（慎）墨而精杂污。"杨倞注："精当为情。"梁启雄简释："荀卿书情精多互通。"

⑨　天：天生；先天。

【语译】

黄帝说：妇女没有胡须的现象，是没有血气吗？岐伯说：冲脉、任脉都发源于子宫内，向上顺着脊背的内侧面循行，为经脉、络脉气血之海。其浮行在体表的，顺着腹部的上面向上行，在咽喉部相交会，在咽喉部分出环绕于口和唇的周围。血气旺盛则皮肤充实饱满，肌肉块显赫，血特别旺盛就会渗灌到皮肤中而长毫毛。现在问题是妇女能生孩子，是气有余，血不足，由于他们多次失血（此指月经），冲任之脉不能营养口唇，所以妇女不生胡须。黄帝又问道：老百姓有人损伤了阴器，生殖器有断伤可是阴茎而不能勃起，阴茎不能任用（没有性的功能），然而这样的人胡须并没有消失，这是什么原因呢？仅仅是当宦官的人不长胡须是什么原因呢？希望了解这其中的缘故。岐伯说：当宦官的被割掉了宗筋（除割阴茎、睾丸外，还割掉了和生殖器相关联的很多筋），使冲脉受伤，血泻出后不能再行于正常的循行路径，皮肤内有结聚，使唇口得不到冲脉任脉气血的营养，所以胡须就不生长了。黄帝说：有人是天宦，其宗筋不曾受到外伤，在血液方面没有损失，但就是不能生长胡须，这样的人什么原因呢？岐伯说：这是天生不足的原因，这样的人任、冲二脉不旺盛，宗筋就不成熟（阴茎和睾丸发育不良），是有气没有血，使唇口不能得到营养，所以就不能生长胡须。

黄帝说：很好。圣人能通晓万事万物，就好像日、月之光和影的关系，击鼓就有声音响，听到声音就能知道它的形状，假如不是先生，谁能够明白万物的实情呢！所以圣人看人的容颜和气色：面现黄赤色的，多有热邪；青白色很少是热邪；面现黑色的，是多血少气；眉毛秀美者，是太阳经多血。有连鬓胡须很长的，是少阳经多血。胡须漂亮好的，是阳明经多血。这是一般的规律。人体的气血多少是有一定规律的；太阳经常常是多血少气；少阳经常常是多气少血；阳明经常常是气血俱多；厥明经常常是多气少血。少阳经常常是多血少气，太阴经亦常多血少气。这是人天生的正常规律。

百病始生第六十六

【原文】

黄帝问于岐伯曰：夫百病之始生也，皆生于风雨寒暑，清①湿喜怒。喜怒不节则伤藏，风雨则伤上，清湿则伤下。三部之气，所伤异类〔一〕，顾闻其会②。岐伯曰：三部之气各不同，或起于阴，或起于阳，请言其方③。喜怒不节，则伤藏，藏伤则病起于阴也；清湿袭虚，则病起于下；风雨袭虚，则病起于上，是谓三部。至于〔二〕其淫泆，不可胜数。

【校勘】

〔一〕异类 《甲乙》卷八第二作"各异"。

〔二〕于 《太素·卷二十七·邪传》、《甲乙》卷八第二并无。

【注释】

① 清：寒。

② 会：灾厄。《后汉书·董卓传赞》："百六有会，《过》、《剥》成灾。"李贤注："《前书音义》曰'四千五百岁为一元，一元之中有九厄（厄）'阳厄五，阴厄四，阳为旱，阴为水。初入元百六岁有阳厄，故曰'百六之会'。"

③ 方：义理；道理。《广雅·释诂二》："方，义也。"《广韵·阳韵》："方，道也。"《易·系辞上》："方以类聚，物以群分。"

【语译】

黄帝向岐伯问道：众多疾病的发生，都产生在风、雨、寒、暑、凉、湿喜、怒这些因素上。当喜、怒不加控制，就会使内脏受伤；风雨之邪，伤人体的上部；寒湿之邪，伤人体的下部。在上、内、下这三部之邪气，所伤人的邪气不一个事理，我希望了解这些灾病。岐伯说：这上、内、下三个部位邪气的性质不同，有的病发生在五脏，有的病发生在体表，请允许我讲一下其中的道理吧！喜怒不加节制，就会使五脏伤，五脏伤就是病发生在内（阴）；寒凉湿气之邪侵袭人体下部虚弱之处，那么病就发生在下部；风雨之邪侵袭虚人体上部，那么病就发生在上部。这就是所说的三个部位。严重到邪气在体内浸淫，泛滥，就更加难以数清了。

【原文】

黄帝曰：余固不能数，故问先师〔一〕，愿卒闻其道。岐伯曰：风雨寒热，不得虚〔二〕，邪不能独伤人。卒然逢疾风暴雨而不病者〔三〕，盖无虚故邪不能独伤人〔四〕，此〔五〕必因虚邪之风①。与②其身形，两虚相得〔六〕③，乃客其形，两实相逢④，众人肉坚⑤。其中于虚邪也，因于天时，与其身形〔七〕，参以虚实，大病乃成，气有定舍，因处为名⑥，上下中〔八〕外，分为三员〔九〕⑦。是故虚邪之中人也，始于皮肤，皮肤缓则腠理开，开则邪从毛发入〔十〕，入则抵深〔十一〕⑧，深〔十二〕则毛发立，毛发立则淅然〔十三〕，故〔十四〕皮肤痛。留而不去，则传舍于络脉〔十五〕，在络〔十六〕之时，痛〔十七〕于肌肉，其痛之时息〔十八〕，大经乃代⑨。留而不去，传舍于经，在经之时，洒淅喜惊。留而不去，传舍于输，在输之时，六经不通四肢，则肢节痛〔十九〕，腰脊乃强。留而不去，传舍于伏冲之脉〔二十〕⑩，在伏冲之〔二十一〕时，体重身痛〔二十二〕。留而不去，传舍于肠胃，在〔二十三〕肠胃之时，贲响腹胀，多寒则肠鸣飧〔二十四〕泄①，食〔二十五〕不化，多热则溏出糜②。留而不去，传舍于肠胃之外，募原⑬之间，留着于脉，稽留〔二十六〕而不去，息而成积⑭。或着孙脉〔二十七〕，或着络脉，或着经脉，或着输脉⑮，或着于伏冲之脉，或着于膂筋⑯，或着于肠胃之募原，上连于缓筋⑰，邪气淫泆，不可胜论。

【校勘】

〔一〕故问先师　《太素·卷二十七·邪传》作"故问于天师"。

〔二〕不得虚邪　《素问·上古天真论》王注引作"邪不得其虚"。

〔三〕卒然逢疾风暴雨而不病者　周本无。

〔四〕人　《甲乙》卷八第二无。

〔五〕此　《太素·卷二十七·邪传》无。

〔六〕两虚相得　得，《甲乙》卷八第二作"搏"。

〔七〕身形　《甲乙》卷八第二，《太素·卷二十七·邪传》并作"躬身"。

〔八〕中　《甲乙》卷八第二作"内"。

〔九〕三员　周本、《太素·卷二十七·邪传》并作"贞"。《甲乙》卷八第二作"真"。

〔十〕开则邪从毛发入　《甲乙》卷八第二"开"，其上有"腠理"二字。《太素·卷二十七·邪传》"从"上无"开则邪"三字。

〔十一〕入则抵深　《甲乙》卷八第二"入"上有"毛发"二字，"抵"作"稍"。《太素·卷二十七·邪传》"抵"作"枢"。

〔十二〕深　《甲乙》卷八第二其上有"稍"字。

〔十三〕毛发立则渐然　《太素·卷二十七·邪传》、《甲乙》卷八第二"渐"上并无"毛发立则"四字。

〔十四〕故　《太素·卷二十七·邪传》、《甲乙》卷八第二并无。

〔十五〕脉　《甲乙》卷八第二无。

〔十六〕络　《太素·卷二十七·邪传》其下有"脉"字。

〔十七〕痛　《甲乙》卷八第二作"通"。

〔十八〕其痛之时息　《甲乙》卷八第二作"其病时痛时息"。《太素·

卷二十七·邪传》作"其痛之时"。

〔十九〕四肢则肢节痛　《太素·卷二十七·邪传》作"四支节痛"。《甲乙》卷八第二作"四节即痛"。

〔二十〕伏冲之脉　《太素·卷二十七·邪传》无。

〔二十一〕之　《甲乙》卷八第二其下有"脉"字。

〔二十二〕体重身痛　《甲乙》卷八第二作"身体重痛"。《太素·卷二十七·邪传》注："冲脉为经络之海，故邪居体重。"

〔二十三〕在　《太素·卷二十七·邪传》作"舍于"二字。

〔二十四〕飧泄　飧，《太素·卷二十七·邪传》作"餐"。

〔二十五〕食　《甲乙》卷八第二无。

〔二十六〕留　《太素·卷二十七·邪传》无。

〔二十七〕脉　《太素·卷二十七·邪传》、《甲乙》卷八第二并作"络"。

【注释】

①　虚邪之风：即虚风。使人致病之邪气。本书《刺节真邪》："邪气者，虚风之贼伤人也，其中人也深，不能自去。正风者，其中人也浅，合而自去，其气来柔弱，不能胜真气，故自去。虚邪之中人也，洒淅动形，起毫毛而发腠理。其入深。"

②　与：对付；争，战；随着，随从；等待。此指等待。《论语·阳货》："日月逝矣，岁不我与。"邢昺疏："岁月以往，不复留待我也。"

③　两虚相得：外界致病因素为虚邪，人体内在的虚弱为内虚，二者结合起来，相互影响而发生疾病，称谓两虚相得。马莳："然此诸外感者，不得天之虚邪，则不能伤人，又不得人之本虚，亦不能伤人，此以天之虚，人身形之虚，两虚相得，所以诸邪得以客其形耳。"

④　两实相逢：《太素·卷二十七·邪传》注："风雨寒暑四时正气，为实风也。众人肉坚，为实形也。两实相逢，无邪客病也。"

⑤　坚：指坚实。俗称瓷实。

⑥　气有定舍，因处为名：气，邪气。舍，病邪寄留之处所。气有定舍，指邪气侵入人体后，寄留在一定的部位，根据其寄留部位而确定其名称。

⑦　员：物的数量。《说文》："员，物数也。"段玉裁注："数物曰枚，

曰梃；数竹曰个；数丝曰纻；数物曰员。"三员，即三部。人体从上到下，分为上、中、下三部，从内向外来分，分为表、里、半表半里三部，这就是将上下、中外，来分为三员。

⑧　深，时间长。年深日久。

⑨　代：承继；继任。此引申为"发展；扩散"。《左传·庄公八年》："及瓜而代。"

⑩　伏冲之脉：《类经》卷十三第二注："伏冲之脉，即冲脉之在脊者，以其最深，故曰伏冲。"

⑪　飧泄（sūn）：参见《经脉》篇中注。

⑫　溏出糜：糜，通"糜"。粥。《淮南子·兵略》："天下为之糜沸蚁动。"《太素·卷二十七·邪传》注："糜，黄如糜也。"溏出糜，丹波元简："糜、糜古通用，乃糜烂也。溏出糜，盖谓肠垢赤白滞下之属。"杨说为是。

⑬　募原：募，通"膜"。《说文通训定声》："募，假借为膜。"膜，生物体内象薄皮的组织。《说文》："膜，肉见胲膜也。"《素问·举痛论》："肠胃之间，膜原之下，血不得散。"王冰注："膜，谓鬲间之膜。"原，根本。此指根部。募原，此指膈膜的根部。

⑭　息而成积：《集韵·职韵》："息，生也。"息而成积：孙鼎宜："言虚邪留着于脉，生长则为积，此积之由也。"

⑮　输脉：《太素·卷二十七·邪传》注："输脉者，足太阳脉，以管五脏六腑之输，故曰输脉。"

⑯　膂筋：《太素·卷二十七·邪传》注："膂筋，谓肠后脊膂之筋也。"

⑰　缓筋：其说有二：一指足阳明筋。《太素·卷二十七·邪传》注："缓筋，谓足阳明筋，以阳明之气主缓。"一指宗筋。丹波元简："缓筋，即宗筋也。王氏痿论注云：横骨上下齐两旁竖筋，正宗筋也。此可以证下文云：其着于缓筋也，似阳明之积。乃与痿论冲脉者，经脉之海也，主渗灌溪谷，与阳明合于经筋相符。"

【语译】

黄帝说：我的确对病情的变化不能尽数说出来，所以向有先见之明的老师你打听。我希望全部了解这些病的道理。岐伯说：风雨寒热之邪，没有遇到身体虚弱的人，是不会独自伤害人体而致病的。突然遭遇到狂风暴雨可是没有生病的人，总的来说，是没有遇到虚弱的人，所以邪气不能单独伤害人。这一定是由于伤人的风邪跟随了虚弱的身体，虚邪和虚弱的身体相遇，才会使邪气滞留在虚弱人的身体上，如果身体健壮，肌肉坚实。四时之气正常和劳动者相遇，劳动者肌肉坚实（就不易发生疾病）。有的人被邪气伤害，是由于四时之气，和虚弱身体相争斗，夹杂在体内，就会使虚人出现实证，就会成为大病，就会发生疾病。邪气寄留人体的一定部位，随其部位的不同，于是就在邪气滞留部位命名不同的名称。从上到下分为上、中、下三部，从内向外来分为表、里、半表半里三部。所以当虚邪贼风之侵害人体，首先从皮肤开始，当皮肤疏松时，那么腠理张开，腠理张开则邪气顺着毛孔而入，进入后就到达深部，到达深部后就会使头发竖立，头发竖立这时会出现寒战，所以皮肤就出现疼痛；当邪气滞留不散，那么就会转移到络脉，邪气在络脉的时候，疼痛表现在肌肉；当有疼痛时作时止时，是邪气由络脉扩散到经脉了；当邪气滞留在经脉不散时，就会出现寒战、好惊恐的现象；邪气滞留不散，可转移寄留在输送血液脉上，当邪气留滞在输送血液脉上的时候，六经之气不会通达到四肢，使四肢关节疼痛，腰脊也就会出现僵硬；若邪气滞留不能消散，那么就会传入在脊脊的冲脉，邪气侵犯到伏冲之脉时，那么就会出现体重身痛的症状；当邪气滞留冲脉不能消散，则会转移并寄留在肠胃，邪气在肠胃的时候，则出现肠鸣腹胀；寒邪盛则肠鸣而泄下的粪便像水浇饭样，水是水，饭是饭，食物没有消化，即完谷不化的泄泻；热邪盛则可发生腹泻如粥样；若邪气滞留肠胃而不能祛除，那么就会转移到肠胃外面之间的薄膜的根部，留着于血脉，滞留不能消散，生长结聚为积聚。这邪气有的附着于小的孙脉，有的附着于络脉，有的附着于经脉，有的附着于输脉，有的附着于伏冲之脉，有的附着于脊脊，有的附着于肠胃的膜原，有的附着于缓筋，邪气浸淫泛滥，是说不尽的。

【原文】

黄帝曰：愿尽闻其所由然。岐伯曰：其着孙络之脉而成积者，其积〔一〕往来上下，臂手〔二〕①孙络之居也，浮而缓，不能句积而止之〔三〕②，故往来移行肠胃之间，水〔四〕凑③渗注灌，濯濯④有音，有寒则䐜，䐜满雷引〔五〕，故时切痛。其着于阳明之经，则挟脐而居，饱食则益大〔六〕，饥则益小。其着于缓筋也，似阳明之积，饱食则痛，饥则安。其着于肠胃之募原也，痛〔七〕而外连于缓筋，饱食则安，饥则痛。其着于肠胃之募原也，其着于伏冲之脉者，揣之〔八〕应手而动，发⑤手则热气下于两股，如汤沃之状。其着于膂筋在肠后者〔九〕，饥则积见，饱则积不见，按之不得。其着于输之脉者，闭塞不通，津液不下⑥，孔窍干⑦壅〔十〕。此邪气之从外入内，从上下也。

【校勘】

〔一〕其积　《甲乙》卷八第二无。

〔二〕臂手　《甲乙》卷八第二作"擘手"。

〔三〕不能句积而止之　《太素·卷二十七·邪传》"句"作"勾"。《甲乙》卷八第二"句"作"拘"。

〔四〕肠胃之间水　《甲乙》卷八第二作"肠胃之外"，《太素·卷二十七·邪传》作"肠间之水"。

〔五〕有寒则䐜䐜满雷引　周本、日刻本"满"作"胀满"。马本、张本、黄校本并作"䐜"字。《太素·卷二十七·邪传》"则䐜"作"则脉"。《甲乙》卷八第二"则䐜"作"则腹"。

〔六〕饱食则益大　《甲乙》卷八第二无"食"字。

〔七〕痛　金陵本作"病"。

〔八〕揣之　《太素·卷二十七·邪传》作"揣揣"。

〔九〕其着于膂筋在肠后者　孙鼎宜："'肠'当作'背'，膂筋在背，故曰'在背后'，三字疑注文误入经者。"孙说误矣，膂筋很长，其确指在"肠后"的膂筋。

〔十〕壅　《甲乙》卷八第二无。

【注释】

①　臂手：通"擘、辟。"《说文通训定声》："辟，假借为擘"《礼记·丧大记》："绞一幅为三，不辟。"孔颖达疏："不辟者，辟，擘也。……但古字假借，读辟为擘也。"《类篇》："辟，肱也。"朱珔《说文假借义证》："辟，为臂之省借。"擘，大拇指。《尔雅·释鱼》："蝮虺博三寸首大如擘。"郭璞注："头大如人擘指。"《经典释文》："擘，大指也。手足大指俱名擘也。"孙鼎宜："擘，读曰辟。……《史记·扁鹊仓公列传》索隐：'辟，犹聚也。居，犹处也，言积聚于孙络之处，是为孙络积也'。"臂手，在手和臂。

②　不能句积：句、勾音同。即读"句"为"勾"。《改并四声篇海》引《川篇》古侯切。《广韵》古侯切。《刊谬补缺切韵》："句，俗作勾。"句，通拘。拘捕。句魂，即拘魂。积，滞积；阻滞。《庄子·天道》："天道运而无所积，故万物成，帝到运而无所积，故天下归。"《释文》："积，谓滞积不通。"不能句积，即不能控制滞积。

③　凑：聚集。《玉篇》："凑。聚也。"

④　濯濯（zhuó）：为肠鸣音。参见《胀论》中注。

⑤　发：举；抬。《广雅·释诂一》："发，举也。"

⑥　下：去掉；除掉。《周礼·秋官·司民》："岁登下其死生。"郑玄注："下，犹去也。"

⑦　干：盾，古代用来挡住刀箭，卫护自身的兵器。《方言》："盾……或谓之干，关西谓之盾。"

【语译】

黄帝说：我希望全面地了解这些疾病的由来和表现。岐伯说：邪气附着在孙络而形成积块的表现，那积块能够往来于上下活动，在臂、手孙络之处，孙络显浮浅而松弛，是（表明）不能控制其积使之停止活动，所以积块在肠胃间上下来回活动，有水渗漏如注灌，则发生用船桨击水所出现的"哗啦哗啦"的声音；当有寒则腹部胀满，腹部胀满有雷鸣响起，所以出现像刀割一样的疼痛；
当邪气留着在阳明经脉，那么就会挟脐而成停留，吃饱饭后那么
积块越大，饥饿就越小；当积块附着缓筋时，好像是阳明经的积
块，吃饱饭后就疼痛，饥饿时就不痛；当邪气附着肠胃的薄膜根
部时，疼痛就向外牵连到缓筋，吃饱饭后就不痛，饥饿时就痛；
邪气附着在伏冲之脉的积块，用手压摸反映在手有跳动感，抬手
时则感觉有一股热气向下走到了两大腿部，就好像用热水浇灌一
样；当邪气附着脊筋而成的积块，饥饿时积块可以见到，饱食后
（肠胃充满）积块就见不到，也摸不到；当邪气附着在运送血液之
脉而成的积块，会使脉道闭塞不通，津液不能排除，使毛窍像盾
一样挡着壅塞不通，这些病是邪气从外部侵犯到内部，从上部向
下部发展的由来临床表现。

【原文】

黄帝曰：积之始生[一]，至其已成奈何？岐伯曰：积之始
生，得寒乃生，厥[二]乃成积也。黄帝曰：其成积奈何[三]？岐
伯曰：厥气生足悗[四]，悗[五]生①胫寒，胫寒则血脉凝涩[六]，
血脉凝涩则寒气上入于肠胃[七]，入于肠胃则䐜胀，䐜胀则肠
外之汁沫迫聚不得散[八]②，日以成积。卒然多食饮则肠满[九]，
起居不节，用力过度，则络脉伤，阳络伤则血外溢，血外[十]
溢则衄血，阴络伤则血内溢，血内[十一]溢则后[十二]③血，肠
胃[十三]之络伤，则血溢于肠外，肠外[十四]有寒汁沫与血相搏，
则并合凝聚不得散而积成矣。卒然外中于寒，若内伤于忧
怒[十五]，则气上逆，气上逆则六输不通，温④气不行，凝血蕴
里[十六]而不散，津液涩渗[十七]，着⑤而不去，而积皆成矣。

【校勘】

〔一〕生　《甲乙》卷八第二作"也"。

〔二〕厥　《太素·卷二十七·邪传》其下有"上"字。

〔三〕其成积奈何　《太素·卷二十七·邪传》无"其"字。《甲乙》卷八第二无"积"字。

〔四〕悗　《甲乙》卷八第二作"溢"。

〔五〕悗　《太素·卷二十七·邪传》、《甲乙》卷八第二"悗"作"溢"，其上并有"足"字。《景岳全书》·积聚类引有"足"字。《类经》卷十三引则无"足"字。

〔六〕血脉凝涩　《甲乙》卷八第二"涩"作"泣"。《太素·卷二十七·邪传》"凝涩"作"埃泣"。杨注云："埃，凝也。"

〔七〕血脉凝涩则寒气上入于肠胃　《太素·卷二十七·邪传》作"寒气上入肠胃"。《甲乙》卷八第二作"寒热上下入于肠胃"。

〔八〕䐜胀则肠外之汁沫迫聚不得散　《甲乙》卷八第二无"䐜胀则肠"四字。《太素·卷二十七·邪传》无"得"字。"肠外之"，杨注作"肠胃之外"。

〔九〕肠满　《太素·卷二十七·邪传》、《甲乙》卷八第二并作"脉满"。

〔十〕血外　《太素·卷二十七·邪传》无"血"字。《甲乙》卷八第二无"血外"二字。

〔十一〕血内　《甲乙》卷八第二无"血内"二字。

〔十二〕后　《太素·卷二十七·邪传》、《甲乙》卷八第二并作"便"。

〔十三〕肠胃　《甲乙》卷八第二作"外"，《太素·卷二十七·邪传》作"肠外"。

〔十四〕肠外　《甲乙》卷八第二无。

〔十五〕怒　《甲乙》卷八第二作"恐"。

〔十六〕里　《甲乙》卷八第二作"裹"。

〔十七〕津液涩渗　《太素·卷二十七·邪传》"涩渗"作"泣澡"。《甲乙》卷八第二作"凝涩"。

【注释】

①　生：新鲜的。此指时间不长；刚刚。《诗·小雅·白驹》："生刍一束，其人如玉。"《汉书·东方朔》："生肉为脍，干肉为脯。"

② 迫：迫，靠近，依附。困窘。《说文》："迫，近也。"《楚辞·离骚》："望……而勿迫。"王逸注："附也。"《增韵》："迫，窘也。"沫，即痰。《金匮要略·肺痿肺痈咳嗽上气病脉证并治第七》："寸口脉数，其人咳，口中反有浊唾涎沫者何？……肺痿吐涎沫而不咳者。"《金匮要略·痰饮咳嗽病脉证并治第十二》："水在肺，吐涎沫……"《素问·厥论篇第四十五》："手太阴厥逆，虚满而咳，善呕沫。"䐜胀则肠外之汁沫迫聚不得散，胀满就会使肠外的汁液痰涎困窘积聚不能消散痰沫。

③ 后：肛门。此引申为"大便"，或肛门。参见《邪气脏腑病形》篇中注。

④ 温：通"蕴"。积藏；含蓄。《说文通训定声·屯部》："温，假借为蕴。"

⑤ 着：附着；通"佇。"滞留。《一切经音义》卷十二引《桂苑珠丛》："着，附也。"《字汇·丬部》："着，丽也，黏也。"

【语译】

黄帝说：积病的开始发生，一直到它长成的情况怎样呢？岐伯说：积病开始发生时，受到寒邪就会产生，这样就产生积病了。黄帝说：寒邪造成积病的病机过程是怎样的呢？岐伯说：那寒邪刚刚侵犯到脚使脚烦闷，烦闷刚刚侵犯到小腿，小腿就有寒冷感，足胫有寒邪就会使血脉凝涩，血脉凝涩那么就会使寒气向上侵犯到肠胃，肠胃受寒则发生胀满，胀满就会使肠外的汁液痰涎困窘积聚不能消散痰沫，时间长了，就会形成积病。突然的暴饮暴食，就会使肠胃充满；生活起居没有控制；或用力过度，（皆）络脉损伤，体表的络受到损伤，那么血就向外流，就出现衄血；若阴络受到损伤则血在伤处内溢，而出现便血。当肠外的络脉受到损伤，则血流到肠外，肠外有寒邪，则肠外的汁液痰涎与外溢之血相凝聚，寒邪和汁液痰涎合在一起，凝聚不能消散而发展成为积病。体表被寒邪伤；或者在脏腑被情志忧思、郁怒所伤，则气机上逆，气机上逆就会使六个输送气血的经脉不流通，使气机蕴结不能流通，使血液凝滞积藏在里而不能消散，得不到阳气的温煦而形成凝血，凝血蕴裹不得消散，津液不能流利地渗灌，滞留而不得消散，而积聚病都可以形成。

【原文】

黄帝曰：其生于阴者奈何？岐伯曰：忧思伤心；重寒伤肺；忿怒伤肝；醉以入房，汗出当风〔一〕，伤脾；用力过度，若入房汗出浴〔二〕①，则伤肾。此内上三部之所生病者〔三〕也。黄帝曰：善。治之奈何？岐伯答曰：察其所痛②，以知其应，有余不足，当补则补，当泻则泻，毋逆天时，是谓至③治。

【校勘】

〔一〕风　《太素·卷二十七·邪传》、《甲乙》卷八第二其下并有"则"字。

〔二〕若入房汗出浴　张本无"浴"字。《太素·卷二十七·邪传》、《甲乙》卷八第二无"若"字，"浴"下有"水"字。

〔三〕者　《甲乙》卷八第二无。

【注释】

① 浴：像洗浴一样。

② 痛：《说文》："痛，病也。"

③ 至：大。《玉篇》："至，大也。"

【语译】

黄帝说：病发生在五脏的是什么原因呢？岐伯说：忧愁思虑则使心受伤；体表受寒再加寒冷饮食的刺激，这双重的寒邪则使肺脏受伤；忿恨恼怒则使肝受伤；酒醉后而行房，汗出遇到风邪，则使脾受伤；用力过度，或行房后汗出像洗浴了一样，则肾受伤。这就是内外三部发生疾病的现象。黄帝说：你说得很好。怎样治疗呢？岐伯答道：审察病人的有病的部位，可以知道那应验的脏器了，有的是虚证，有的是实证，应该补的就补，应该泻的就泻，不要违背四时气候和脏腑的关系，这叫大的治疗原则。

【音释】

泆音亦

行针第六十七

【原文】

黄帝问于岐伯曰：余闻九针于夫子，而行之于〔一〕百姓，百姓之血气各不同形，或神动①而气先针行，或气与针相逢②，或针已出气独行，或数刺乃知，或发针而气逆，或数刺病益剧，凡此六者，各不同形，愿闻其方③。岐伯曰：重④阳之〔二〕人，其神易动，其气易往也。黄帝曰：何谓重阳之人？岐伯曰：重阳之人，熇熇高高〔三〕⑤，言语善疾，举足善高，心肺之藏气有余，阳气滑盛而扬⑥，故神动而气先行。黄帝曰：重阳之人而神不先行者，何也？岐伯曰：此人颇⑦有阴者也。黄帝曰：何以知其颇有阴也？岐伯曰：多阳者多喜，多阴者多怒，数怒者易解，故曰颇有阴，其阴阳之离合〔四〕⑧难，故其神不能先行也。黄帝曰：其气与针相逢奈何？岐伯曰：阴阳和调而〔五〕血气淖泽滑利，故〔六〕针入而气出，疾而相逢也。黄帝曰：针已出而气独行者，何气使然？岐伯曰：其阴气多而阳气少〔七〕，阴气沉而阳气浮者〔八〕内藏，故针已出，气乃随其后，故独行也。黄帝曰：数刺乃知〔九〕，何气使然？岐伯曰：此人之多阴而少阳〔十〕，其气沉而气往〔十一〕难，故数刺〔十二〕乃知也。黄帝曰：针入而气逆者〔十三〕，何气使然？岐伯曰：其气逆与其数刺病益甚者，非阴阳之气，浮沉之势也，此皆粗之所败，上〔十四〕之所失，其形气无过⑨焉。

【校勘】

〔一〕于　《太素·卷二十三·量气刺》无。

〔二〕之　《甲乙》卷一第十六"之"下有"盛"字。

〔三〕熇熇高高　熇熇，《甲乙》卷一第十六作"矫矫"。《甲乙》卷一第十六、《太素·卷二十三·量气刺》"高高"并作"蒿蒿"。

〔四〕离合　离，《太素·卷二十三·量气刺》无。

〔五〕而　《甲乙》卷一第十六作"者"。

〔六〕故　《太素·卷二十三·量气刺》无。

〔七〕其阴气多而阳气少　《甲乙》卷一第十六"阴"、"阳"下并无"气"字。"阴多阳少"杨上善谓为"多阴少阳之人"，如作"阴气多阳气少"则不合。

〔八〕者　马本，张本其上并有"沉"字。当据补。

〔九〕知　《太素·卷二十三·量气刺》其下有"者"字。

〔十〕此人之多阴而少阳　《太素·卷二十三·量气刺》"人"下无"之"字。《甲乙》卷一第十六作"其多阴而少阳者"。

〔十一〕往　《太素·卷二十三·量气刺》作"注"。萧延平："据上文经云：其气易往。注字恐系往字传写之误。"

〔十二〕刺　《甲乙》卷一第十六其下有"之"字。

〔十三〕针入而气逆者　《太素·卷二十三·量气刺》"而"下无"气"字。丹波元简："推上下文例，者下似脱'其数刺病益甚者'七字。"

〔十四〕上　日刻本、张本、黄校本、《太素·卷二十三·量气刺》、《甲乙》卷一第十六并作"工"。当据改。

【注释】

①　神动：神，神灵；精气。《正字通·示部》："神，阳魂为神……气之伸者为神。"《礼记·乐记》："幽则有鬼神。"郑玄注："圣人之精气谓之神。"动，感应；变化。此引申为"兴奋"。《左传·闵公元年》："鲁不弃周礼，未可动也。"《吕氏春秋·具备》："说与治人不诚，其动人心不神。"高诱注："动，感；神，化；言不诚不能行其化。"

②　气与针相逢：逢，对立；不顺。《说文》："逢，遇也。从辵，峰省声。"王筠《释例》："《说文》固无峰，即有之，亦当从夆声……《夊部》：'夆，牾也'，《午部》：'牾，逆也。'《辵部》：'逆，迎也'。"相迎是相遇也。"逢"下云"峰省声"，误。据此处之逢，甚合王说。气与针相逢，即经气和

针有对立（不顺）。今多称"滞针"。

③　方：义理；道理。《光雅·释诂二》："方，义也。"《广韵·阳韵》："方，道也。"

④　重：多。《左传·成公二年》："重器备，椁有四阿……"杜预注："重，犹多也。"

⑤　熇熇高高：《诗·大雅·板》："多将熇熇。"朱熹注："熇熇，炽盛也。"高，大；深；盛。高为"蒿"的初字。"蒿"通"歊"《战国策·齐策一》："高，志高而扬。"高诱注："高，大也。"《文选·张衡·〈西京赋〉》："隅目高眶威慑。"李善注薛综曰："高眶，深瞳子也。"《伤寒论·平脉法第二》："寸口卫气盛，名曰高。"《说文通训定声》："蒿，假借为歊。"《礼记·祭义》："焄蒿凄怆。"郑玄注："蒿，谓气炁出貌也。"歊，《说文》："歊，歊歊，气出儿。从欠、高。高亦声。"《广韵·宵韵》："歊，热气。"蒿蒿高高：阳气很盛的样子。

⑥　扬：显露；《字汇》："扬，显也，明也。"张志聪："扬字含易散意。"

⑦　颇：略微。《广雅·释诂三》："颇，少也。"王念孙疏证："颇者，略之少也。"

⑧　离合：并；两。《玉篇》："离，两也。"《后汉书·邓皇后传》："则不敢正坐离立。"李贤注："离，并也。"离合，即两个融合在一起。

⑨　过：探访。此指考察；诊视。《诗·召南·江有汜》："子之归，不我过。"朱熹注："过，谓过我而与俱也。"

【语译】

黄帝向岐伯问道：我从先生这里了解了九针治病的方法，就这学问施用到百姓身上，发现百姓的血气盛衰是不一样的形征，有的人神灵（意念）感应兴奋，经气行走先于针刺；有的是经气和针刺对立（不顺，滞针现象），有的则针刺后就有得气走串的感觉；有的是经过屡次针法后，才有反应；有的在出针后才有感觉；有的下针后就出现逆象（即晕针等不良反应）；有的屡次针刺后，病情越来越重。总的来说，这六种各不相同形征（表现），我希望知道这其中的道理。

　　岐伯说：重阳的人，其神灵（意念）易兴奋，针刺时得气很快到（出现）。黄帝问：什么样的人称作重阳之人呢？岐伯说：重阳之人阳气大盛显现于外的样子，健谈而流利，抬脚好翘起，这是因为其人心肺之脏气有余，阳气滑疾旺盛而显扬，所以他的神灵（意念）兴奋就会使经气先行走，得气就快。

　　黄帝问说：有的重阳之人，其神灵（意念）没有先行走的现象，这是什么原因呢？岐伯说：这种人是也有略微阴气少。黄帝问道：凭借什么知道重阳之人阴气略微少？岐伯说：多阳的人好笑，多阴的人好恼怒，经常发脾气的人，怒气容易消散；所以说这种人阴气略微少，使阴阳两个难以融合一致，所以这种人神灵（意念）不能先运行。

　　黄帝说：有的人经气和针相对立是怎么回事呢？岐伯说：当人的阴阳协调，气血濡润和畅，所以针刺入之后经气就出来，很快就出现对立（滞针）的现象。

　　黄帝问说：在针刺后出针的时候可是只有经气运行的感觉，这是什么气使人这样呢？岐伯说：这种人阴气多而阳气少，阴气的性质主沉降，阳的性质主升浮，沉降的阴气在里潜藏，当针刺已经拔出后，阳气随其针而上浮，所以只有经气的运行了。

　　黄帝问：屡次针刺后才产生反应，是什么气使人这样呢？岐伯说：这种人阴气多而阳气少，这种情况就会使阳气沉降，而经气难以出现，所以经过屡次针刺后，才出现反应。

　　黄帝问：在针刺入后，就出现气逆（晕针）的反应，是什么气使人这样呢？岐伯说：导致气逆（晕针）的不良反应和有的医生屡次针刺后使病情更加严重的现象，不是人的阴阳之气，气机的或浮或沉的情势，这都是医术不高明的祸害，还有他们治疗上的过失，他们在对病人的形征、经气的感应没有考察啊。

上膈第六十八

【原文】

黄帝曰：气为上膈①者，食饮〔一〕入而还出，余已知之矣。虫为下膈，下膈〔二〕者，食晬时②乃出，余未得其意，愿卒闻之。岐伯曰：喜怒不适，食饮不节，寒温不时，则寒汁流〔三〕于肠中，流〔四〕于肠中则虫寒，虫寒则积聚，守于下管〔五〕，则肠胃〔六〕充郭，卫气不营〔七〕③，邪气居之。人食则虫上食，虫上食则下管虚，下管虚则邪气胜之，积聚以留，留则痈成，痈成则下管约。其痈在管内者，即④而痛深；其痈在〔八〕外者，则痈外而痛，浮痈上皮热〔九〕。

【校勘】

〔一〕食饮　《甲乙》卷十一第八无"饮"字，重"食"字。

〔二〕下膈　《太素·卷二十六·虫痈》作"下管"。

〔三〕流　《甲乙》卷十一第八作"留"。

〔四〕流　《甲乙》卷十一第八作"留"。

〔五〕管　《甲乙》卷十一第八作"脘"。

〔六〕肠胃　《太素·卷二十六·虫痈》作"下管"。

〔七〕卫气不营　卫，《甲乙》卷十一第八作"胃"。

〔八〕在　《甲乙》卷十一第八此下有"脘"字。

〔九〕痈上皮热　其四字，疑为后人注文误入正文。

【注释】

①　上膈：膈，《太素·卷二十六·虫痈》注："鬲，痈也。气之在于上管（脘），痈而不通。食入还，即吐出"。上膈：食后即吐的病症。上膈，指所纳入的食物又从膈膜位置向上而退出。

②　晬时：晬，周。晬时，周时。

③　卫气不营：《类经》卷二十二第四十八注："气，脾气也。脾气不能营运，故邪得聚而居之。"

④ 即：即刻。

【语译】

黄帝问：气机被膈上阻滞，形成饮食刚进入就吐出，我已知道了。被阻滞在膈下，在膈下阻滞的表现是饮食进入后周时才会吐出，我还不明白这其中的道理，我希望详尽地听您说一说。岐伯说：情志不和，饮食不节，寒温不调，寒凉的流汁就会流注于肠中；寒凉的流汁流注于肠中，就会使寄生于肠中的虫子寒凉；寄生于肠中的虫子寒凉就会抱团而致积聚，虫子盘结在下脘就会使肠胃充满，卫气不能营运至此，邪气因而稽留在这里。人在进食的时候，虫闻到食物的气味，便向上觅食；虫上行觅食，下脘就会空虚；下脘空虚，邪气就相对盛，积聚因之稽留；稽留日久，瘀滞就形成了。瘀滞既成，就会使下脘狭窄。其瘀滞在下脘里面的，即刻出现疼痛，且疼痛的部位比较深；其痛在下脘外面的，痛的部位浮浅。在成痛的部位上，皮肤是发热的。

【原文】

黄帝曰：刺之奈何？岐伯曰：微按其痛，视气所行〔一〕，先浅刺其傍，稍内益深，还而刺之，毋过三行，察其沉浮〔二〕，以为深浅〔三〕。已刺必熨，令热入中，日使热内，邪气益衰，大痛乃溃。伍以参禁〔四〕，以除其内，恬憺无为①，乃能行气，后以咸苦〔五〕，化谷乃下矣。

【校勘】

〔一〕视气所行 《太素·卷二十六·虫痈》注："以手轻按痈上以候其气，取知痈气所行有三：一欲知其痈气之盛衰；二欲知其痈之浅深；三欲知其刺处之要，故按以视也。"

〔二〕沉浮 《甲乙》卷十一第八互乙。

〔三〕深浅 《甲乙》卷十一第八互乙。

〔四〕伍以参禁 《甲乙》卷十一第八"伍"作"互"。《太素·卷二十六·虫痛》作"以参伍禁"。参：同"三"。多。禁，指相当方法。

〔五〕后以咸苦 《太素·卷二十六·虫痛》、《甲乙》卷十一第八"以"并作"服"，"咸"并作"酸"。

【注释】

① 恬憺无为：心情安静，不要想其他的事情。

【语译】

黄帝说：如何刺治这种病症呢？岐伯说：用手轻按瘀滞处，以观察病气的行踪，先浅刺瘀滞部的周围，逐渐向里边更深的部位刺，然后退针后向里边更深的部位刺反复进行刺治，但不可超过三次，主要根据病位的在里还是在外，来确定深刺或浅刺，针刺之后，必须加用温熨法，天天使热气进入内部，让邪气越来越衰退，严重的瘀滞就会溃散，再配合多种相当的方法，以消除内在的致病因素；心情安静，不要想其他的事情，才能使气机通畅，随后再给服咸苦的药物（以软坚泄下），饮食得以消化下传。

【音释】

溃音会

【按语】

本文中"痈"，不能单纯理解为疮痈之痈，亦为瘀滞。因其文有虫、邪气合而成聚。另，禁，此不是指禁忌，是指"相当"的方法。最后之"痈"是外表长痈与内瘀的区别。

忧恚无言第六十九

【原文】

黄帝问于少师曰：人之卒然忧恚①而言无音者，何道之塞，何气出行〔一〕②，使音不彰？顾闻其方③。少师答曰：咽喉者，水谷之道也。喉咙者，气之所以上下者也。会厌④者，音声之户也。口唇者，音声之扇⑤也。舌者，音声之机⑥也。悬雍垂者，音声之关⑦也。颃颡⑧者，分气之所泄也。横骨⑨者，神气所使，主发舌者也。故人之鼻洞涕出不收者，颃颡不开，分气失也。是故厌小而疾〔二〕⑩薄，则发气疾，其开阖利，其出气易；其厌大而厚，则开阖难，其气出〔三〕迟，故重言也〔四〕⑪。人卒然无音者，寒气客于厌，则厌不能发〔五〕，发不能下至，其开阖不致〔六〕，故无音。黄帝曰：刺之奈何？岐伯曰：足之少阴〔七〕，上系于舌〔八〕，络于横骨，终于会厌。两泻其血脉，浊气乃辟。会厌之脉，上络任脉，取〔九〕之天突，其厌乃发也。

【校勘】

〔一〕出行　《甲乙》卷十二第二作"不"。

〔二〕疾　《甲乙》卷十二第二无。

〔三〕气出　《甲乙》卷十二第二互乙。

〔四〕故重言也　《甲乙》卷十二第二其下有"所谓吃者，其言逆，故重之"十字。

〔五〕则厌不能发，发不能下　《甲乙》卷十二第二作"发不能下至其机扇"。

〔六〕至，其开阖不致　《甲乙》卷十二第二作"机扇开阖不利"。

〔七〕足之少阴　《甲乙》卷十二第二作"足少阴之脉"。

〔八〕舌　《甲乙》卷十二第二其下有"本"字。

〔九〕取　《甲乙》卷十二第二其下有"本"字。

【注释】

①　恚：怨恨；怒恨。

②　出行：出，离开。行，常。出行，失常。

③　方：义理；道理。《广雅·释诂二》："方，义也。"《广韵·阳韵》："方，道也。"

④　会厌：为咽喉交会地方的软骨组织，而覆于气管上口，呼吸、发声则开，咽食则阖。《类经》卷二十一第四十五注："会厌者，喉间之薄膜也，周围会合，上连悬雍，咽喉食息之道得以不乱者，赖以遮厌，故谓之会厌。能开能阖，声由此出，故谓之户。"

⑤　口唇者，音声之扇：《说文》："扇，扉也。"即门扇。《尔雅·释宫》："阖谓之扉。"邢昺疏："阖，门扇也，一名扉。"比喻口唇的张合，好像门扇一样，语言的音声，通过口唇而出。张志聪："口开阖而后语言清明，故为音声之扇。"

⑥　舌者，音声之机：机，古代弩射箭的发动装置。此引申为发声音的器官。张志聪："舌动而后能发言，故为音声之机。"

⑦　悬雍垂者，音声之关：悬雍垂，为一圆椎形小肉柱，在软腭后端，界于口腔与咽喉之间，悬于正中而下垂，张大口可见。关，《洪武正韵·删韵》："关，机捩也。"《后汉书·张衡传》："中有都柱，傍行八道，施关发机。"《类经》卷二十一第四十五注："悬雍垂者，悬而下垂，俗谓之小舌，当气道之冲，为喉间要会，故谓之矣。"

⑧　颃颡者，分气之所泄：颃颡，此指鼻咽孔。分气，受父母之血气；分离之气。此指从肺、喉咙分离出之气。张志聪："颃颡者，腭之上窍，口鼻之气及涕唾，从此相通，故为分气之所泄，谓气之从此而分出于口鼻者也。"

⑨　横骨者，神气所使，主发舌：横骨，即附于舌根部的软骨。沉彤《释骨》："牙之后横舌本者，曰横骨。"神气，此指意识。张志聪："横骨者，在舌本内，心藏神，而开窍于舌，骨节之交，神气之所游行出入，故为神气之所使，主发舌者也。盖言横骨若弩舌之发机，神气之所使也。"

⑩　疾：轻快；灵活。

⑪　重言：即言语时不流畅而重复，俗称口吃，张志聪："重言，口吃而期期也。"

【语译】

黄帝向少师问道：有的人因为忧郁或怨恨，突然就出现说话不能出声音的现象。是人体内哪一条道路阻塞？是什么使气失常，使发声不响亮呢？希望了解其中的道理。少师回答说：咽喉，是受纳水谷之信道。喉咙，是呼吸气息向上到颃颡，向下到肺的通道。会厌，是发出声音的门户。口唇，好像是启发言语音声的门扇。舌，是言语音声的发动器官。悬雍垂，是发音声的"关"。颃颡，是分流气体到口鼻发泄的窍孔。在舌根部的横骨，受意识所支配，主要是发动舌体运动的物体，所以人鼻腔中流涕不止的时候，是颃颡不开，分流气体失职的缘故。因此会厌小又轻快，那么启动呼吸快，其开和关便利，这种情况出气就容易；会厌又大又厚的人，那么开和关就不便利，出气就迟缓，所以说话就口吃。那些突然说话不能出声的人，是寒气滞留（寄留）会厌，那么会厌就不能开启，开启不能向下到最大程度，这种情况就是开阖不精密，所以说话就没有声音。

黄帝说：怎样来刺治失音呢？岐伯说：足少阴肾的经脉，向上连到舌，缠绕到舌根部的横骨，终止在会厌部。在两侧泻肾经的血脉，秽浊的寒气才能祛除。足少阴在会厌的血脉，向上络结任脉，刺任脉的天突穴，这个时候会厌就可以启动出声音了。

寒热第七十

【原文】

黄帝问于岐伯曰：寒热瘰疬①在于颈腋者，皆何气使生？岐伯曰：此皆鼠瘘②寒热之毒气也，留于脉而不去者也。黄帝曰：去之奈何？岐伯曰：鼠瘘之本，皆在于藏，其末上于出颈腋之间，其浮③于脉中，而未内着④于肌肉而外为脓血者，易去也。黄帝曰：去之奈何？岐伯曰：请⑤从其本引其末⑥，可使衰，去而绝其寒热。审按其道以予之，徐往徐来⑦以去之，其小如麦者，一刺知⑧，三刺而已⑨。黄帝曰：决其生死奈何？岐伯曰：反其目视之，其中有赤脉，上〔一〕下贯瞳子，见一脉，一岁死；见一脉半，一岁半死；见二脉，二岁死；见二脉半，二岁半死；见三脉，三岁而死。见赤脉不下贯瞳子，可治也。

【校勘】

〔一〕上 《脉经》、《千金》、《太素·卷二十六·寒热瘰疬》其上并有"从"字。

【注释】

① 瘰疬：多生于颈部或腋下，状如硬核，推之不动，小者为"瘰"，大者为"疬"，溃后即成鼠瘘，症多伴发寒热。属于西医的淋巴结核病。

② 鼠瘘：《说文》："瘘，颈肿也。"俗称老鼠疮。为瘰疬破溃后所成。《类经》卷十八第九十注："瘰疬者，其状累然，而历贯上下也，故于颈腋之间皆能有之，因其形如鼠穴。塞其一，复穿其一，故又名为鼠瘘。"

③ 浮：游荡；行；流动。《韩非子·和氏》："官行法，则浮萌趋于耕农。"

④ 着：附着；通"伫。"滞留。

⑤ 请：通"情"。事情；情况。《说文通训定声》："请，假借为情。"《墨子·大取》："人右以其请得焉。"孙诒让间诂："'右'疑'有'之误，''有'与'或'义同。请亦读为情。"

⑥ 从其本引其末：本，根。即发病根源，此指内脏。引，拔。《淮南子·俶真》："引楯万物。"高诱注："引楯，拔擢也。"末，指显现于外的症状，此指瘰疬病灶。《太素·卷二十六·寒热瘰疬》注："本，谓脏也，末，谓瘘处也。"从其本引其末，就是从疾病的病源着手治疗，以拔除病灶。

⑦ 徐往徐来：徐，缓慢。徐往徐来，即缓慢进针，缓慢出针。

⑧ 知：病愈的程度；病愈。《广雅·释诂一》："知，愈也。"《素问·刺疟论》："一刺则衰，二刺则知。"

⑨ 已：病愈。《广雅·释诂一》："已，愈也。"《吕氏春秋·至忠》："王之疾，必可已也。"高诱注："已，犹愈也。"《素问·离合真邪论》："刺其出血，其病立已。"《史记·扁鹊仓公列传》："一饮汗尽，再饮汗去，三饮病已。"

【语译】

黄帝向岐伯问道：有发冷发热的瘰疬病，生长在颈、腋的部位，都是什么邪气使之生成的呢？岐伯说：这都是鼠瘘病寒热的毒气，滞留在经脉中不能祛除的结果。黄帝说：怎样祛除这个病呢？岐伯说：鼠瘘的病根，都在内脏，它的苗——瘰疬病灶，向上发出到颈、腋的部位，毒气游荡在脉中，又还没有向内滞留到肌肉就向外腐化为脓血的瘰疬，容易祛除——治愈。

　　黄帝说：怎样祛除这样的瘰疬呢治疗呢？岐伯说：实情要找
到瘰疬的病根，拔除在表面的病灶，可以使毒气衰竭，除掉了病
根就会消除病人的寒热，审察、寻摸瘰疬在哪一条经脉上，而给
予刺治，用针刺要缓入缓出，来消除这个病，对形小如麦粒的瘰
疬，针一次就会病情减轻，针三次就可以痊愈。

　　黄帝说：怎样判断这种病的生死呢？岐伯说：翻开眼皮观察
就可以判断出是死还是活了，这种病的眼中有赤脉，从上向下穿
过瞳孔，出现一条赤脉的，一年就会死亡；出现一条半赤脉的，
一年半就会死亡；出现二条赤脉的，二年就会死亡；出现二条半
赤脉的，二年半就会死亡；出现三条赤脉的，三年就会死亡。出
现的赤脉没有向下穿过瞳孔，就能医治。

邪客^①第七十一

【原文】

　　黄帝问于伯高曰：夫邪气之客人也，或令人目不瞑不卧出
者^{〔一〕②}，何气使然？伯高曰：五谷^③入于胃也，其糟粕、津液、
宗气分为三隧^④。故宗气^⑤积于胸中，出于喉咙，以贯^⑥心
脉^{〔二〕}，而行^⑦呼吸焉。营气者，泌其津液，注之于脉，化以为
血，以荣四末，内注五藏六腑，以应刻数^⑧焉。卫气者，出其
悍气之慓疾，先行于四末分肉皮肤之间而不休者也。昼日行于
阳，夜行于阴，常从足少阴之分，间^⑨行于五藏六腑。今厥气
客于五藏六腑，则卫气独卫其外，行于阳，不得入于阴。行于
阳则阳气盛，阳气盛则阳跷陷^{〔三〕⑩}；不得入于阴，阴虚，故目
不瞑。黄帝曰：善。治之奈何？伯高曰：补其不足，泻其有
余^⑪，调其虚实，以通其道^⑫而去其邪，饮以半夏汤一剂，阴
阳已通，其卧立至。黄帝曰：善。此所谓决渎，壅塞经络大

通，阴阳和得〔四〕者也。顾闻其方。伯高曰：其汤方以流水千里以外者八升，扬之万遍，取其清⑬五升煮之，炊以苇薪，火，沸置秫米⑭一升，治⑮半夏五合，徐炊，令竭为一升半，去其滓，饮汁一小杯，日三，稍益，以知为度。故其病新发者，复杯⑯则卧，汗出则已矣。久者，三饮而已也。

【校勘】

〔一〕目不瞑不卧出者　《甲乙》卷十二第三作"目不得眼者"。

〔二〕脉　《甲乙》卷十二第三、《太素·卷十二·营卫气行》并作"肺"。当据改。

〔三〕陷　《甲乙》卷十二第三、《太素·卷十二·营卫气行》并作"满"。本书《大惑论》："阳气满则阳跷盛。"

〔四〕和得　《甲乙》卷十二第三互乙。

【注释】

①　邪客：邪，邪气。客：寄居，停留。《说文》："客，寄也。"《史记·扁鹊仓公列传》："风瘅客脬。"张守节正义："言风瘅之病客居在膀胱。"邪客：指邪气客居（侵犯）于身体。

②　不卧出：出，用在动词后边，表示动作的完成。不卧出，即睡不成。

③　五谷：五种谷物，又称五种。参见《五味论》中注。

④　隧：不显露的暗道。《素问·调经论》："五脏之道，皆出于经隧，以行气血。"王冰注："隧，潜道也。"《类经》卷十八第八十三注："隧，道也。糟粕之道，出于下焦；津液之道，出于中焦；宗气之道，出于上焦。故分为三隧。"

⑤　宗气：宗，众。《广雅·释诂三》："宗，众也。"《说文通训定声·丰部》："宗，叚借为众。"宗气，众气。

⑥　贯：连续贯穿。《广雅·释诂一》："贯，行也。"王念孙疏证："事谓之贯，亦谓之服，亦谓之贯。"《汉书·谷永传》："以次贯行，固执无违。"贯，连续也。

⑦　行：连续。《广雅·释诂一》："贯，行也。"王念孙疏证："事谓之贯，亦谓之服，亦谓之贯。"《汉书·谷永传》："以次贯行，固执无违。"贯，

连续也。

⑧　刻数：一个昼夜，古代将其分为一百刻，用以计算时间。一小时约四刻强。营气循行于周身，一昼夜为五十周次，恰与百刻之数相应。参见本书《五十营》。

⑨　间：同"闲"。此指"内"。

⑩　陷：溃败；陷落；坏。通"含"。包含；忍受。此引申为"受害"。《广雅·释言》："陷，溃也。"《篇海类编》："陷，陨也。"《吕氏春秋·论威》："虽有大山之塞，则陷之。"高诱注："陷，坏也。"《孙子·地形》："吏强卒弱曰陷。"李筌注："陷，败也。"

⑪　补其不足，泻其有余：《类经》卷十八第八十三注："此针治之补泻也。补其不足，即阴所出足少阴之照海也；泻其有余，即阳所出足太阳之申脉也。若阴盛阳虚而多卧者，自当补阳泻阴矣。"

⑫　以通其道：沟通阴跷阳跷经脉的道路。

⑬　清：水纯净透明。《说文》："清，朗也。"段玉裁注："朗者，明也。澄而后明，故云澄水之儿。"《玉篇》："清，澄也，洁也。"

⑭　秫米：俗称黄米。未脱皮者叫黍子，已脱皮者称黄米。《类经》卷十八第八十三注："秫米，糯小米也，即黍米之类，而粒小如黍。可以作酒，北人呼为小黄米，其性味甘黏微凉，能养营补阴。"《本草纲目》卷二十三·谷部："秫，治阳盛阴虚，夜不得眠，半夏汤中用之，取其益阴气而利大肠也，大肠利则阳不盛矣。"

⑮　治：炮制。

⑯　复杯：复（復），通"覆、複"。事毕。《礼记·明堂位》："复庙重檐。"郑玄注："复庙，重屋也。"《史记·留侯世家》："从复道望见诸侯。"裴骃集解引如淳曰："复，音複，上下有道，故谓复道。"《谷梁传·文公八年》："未复而曰复。"范宁注："复者，事毕之辞也。"复杯：比喻为服药后。

【语译】

黄帝向伯高问道：邪气侵犯人体，有的时候使人不能闭目，睡不成觉，是什么邪气使人出现这样的情况呢？伯高说：饮食物进到胃中，经过消化，把糟粕、津液、宗气分流到三个大的孔道，所以宗气积聚在胸内，宗气产生在喉咙，就连续流到心脉，又使之连续呼吸了。营气，是过滤五谷当中的津液，就灌注到经脉，转变后就成了血液了，又循环到四肢，向内灌注五脏六腑，而能应和漏水百刻的数目了。卫气，是五谷产生的悍气，它流动迅猛滑利，就首先流到于四肢的分肉、皮肤之内，又无休止地流动，白天流动到体表，夜间流动到体内，还顺着在足少阴肾经这个部位内，流到五脏六腑。现在邪气寄留在五脏六腑，那么卫气只能护卫病人的体表，流动在体表，而不能进入五脏六腑，流到体表那么就会使体表的阳气偏盛，阳气偏盛，就会让阳跷脉包容，卫气不能进入通于五脏六腑阴分，使五脏六腑虚，所以目就不能合上睡觉。

黄帝说：妙哉！怎样治疗这目不能合上不能睡觉呢？伯高说：补其阴跷的不足，泻其阳跷的有余，以调理它们的虚和实，来沟通阴跷阳跷经脉、表里的道路，就可以祛除在五脏六腑的邪气；来喝半夏汤一剂，阴跷阳跷经气就会通调，那病人就立即出现安卧睡觉。

黄帝说：好！这样的治法，说得好像疏通江河水道的瘀塞一样的方法，使经络非常畅通，阴阳调和就实现了。希望了解半夏汤方。伯高说：半夏汤方，是用在千里以外流来的水八升，用杓扬水很多遍后，取其澄后清亮纯净的水五升，煮药用苇作燃料，点火使水沸后，放入秫米一升，制半夏五合，后慢火（文火，或叫小火）煎煮，让药汤耗竭到一升半时，去掉药渣，每次饮药汁一小杯，一日服三次，渐渐地增加量，以病愈为标准。所以这是新发的失眠病，服药后就能够安眠，出了汗病就痊愈了；长期失眠的人，服很多剂就会痊愈了。

【原文】

黄帝问于伯高曰：顾闻人之肢节，以应天地奈何？伯高答曰：天圆地方，人头圆足方以应之。天有日月，人有两目。地有九州①，人有九窍②。天有风雨，人有喜怒。天有雷电，人有音声。天有四时，人有四肢。天有五音，人有五藏。天有六律③，人有六腑。天有冬夏，人有寒热。天有十日④，人有手十指。辰⑤有十二，人有足十指、茎、垂⑥以应之；女子不足二节，以抱人形⑦。天有阴阳，人有夫妻。岁有三百六十五日，人有三百六十节〔一〕。地有高山，人有肩膝。地有深谷，人有腋腘。地有十二经水，人有十二经脉。地有泉脉，人有卫气。地有草蕈⑧，人有毫毛。天有昼夜，人有卧起。天有列星，人有牙齿。地有小山，人有小节⑨。地有山石，人有高骨。地有树木，人有募〔二〕⑩筋。地有聚邑⑪，人有腘肉。岁有十二月，人有十二节⑫。地有四时不生草，人世间无子。此人与天地相应者也。

【校勘】

〔一〕人有三百六十节　《太素·卷五·人合》作“三百六十五节”，本书《九针十二原》、《素问·六节藏象论》、《素问·调经论》也有“三百六十五节”之语。以上文之“岁有三百六十五日”和《太素》等推断，此当为“人有三百六十五节”。当据补。

〔二〕募　《太素·卷五·人合》作“幕”。

【注释】

①　九州：古代划分九个区域的总称，如冀、兖、青、徐、扬、荆、豫、梁、雍，为夏制九州。

②　九窍：耳、目、口、鼻七窍、加上前阴、后阴，共为九窍。

③　六律：古代六种属阳声的音律（黄钟、太簇、姑洗、蕤宾、夷则、无射），称为六律。

④　十日：指十天干，即甲、乙、丙、丁、戊、己、庚、辛、壬、癸。

⑤　辰：十二地支的通称。《周礼·秋官·哲蔟氏》：“十有二辰之号。”郑玄注：“辰谓从子至亥。”

⑥　茎、垂：茎，男子阴茎。垂，睾丸。垂，为锤的古字。锤，秤砣；锤形物。锤，通“锤，椎”。《说文解字注》：“锤，后人谓称之权为锤。……

古字只当作垂，谓有物垂之而使平。"《广雅·释器》："锤谓之权。"《艺文类聚》卷四十四引王廙《笙赋》："铅锤内藏。"睾丸像锤形，也类似秤砣，阴茎头也形似锤，故四川方言称阴茎为锤子，睾丸形似秤砣，故谜语有"一个秤杆俩秤砣"。《正字通》："锤，与鎚、椎通。"茎垂，茎和垂，指阴茎、睾丸。

⑦　以抱人形：抱，同"勹"。《说文·勹部》："勹，覆也。从勹覆人。"段玉裁注："此当为抱子抱孙之正字。今俗作抱。"《正字通》："勹，包本字。"段玉裁注："包，妊也。"故《类经》卷三第十六注："抱者，怀胎之意。"以抱人形，就是怀孕有人体。

⑧　草蓂：蓂（mì），大荠。泛指草类。丹波元简《灵枢识》："草蓂，乃对下文'林木'，谓地上众草也。"

⑨　节：高峻处。此处主要指肌肉的高峻处。

⑩　募：丹波元简《灵枢识》："募，当作幕，幕、膜同。痿论：'肝主身之筋膜。'全元起注：膜者，人皮下肉上筋膜也，可以证矣。"

⑪　聚邑：人群聚集的村落。

⑫　人有十二节：指左右腕、肘、肩、髀、膝、踝关节，共计十二节。《类经》卷三第十六注："四肢各三节，是为十二节。"

【语译】

黄帝向伯高问道：希望听您谈谈，人的肢体关节用以和天地自然相应是怎样的呢？伯高回答说：天的形象是圆的，地的形象是方的，人的头圆、脚方来和天地自然相应；天有日月，人有两眼；大地有九州，人身有九窍；天有风雨等气候变化，人有喜怒等情志活动；天有雷鸣电闪，人有声音；天有四季，人有四肢；天有五音，人有五脏；天有六律，人有六腑；天有冬寒夏热，人有寒热不同的表现；天有十天干，人有手十指；地支有十二辰，人有足十趾，加上两个睾丸也是十二，女子除十趾之外，虽有不同，但能够怀孕（亦可看作十二）；天有阴阳相交合，人有夫妻相配偶；一年有三百六十五天，人有三百六十五个关节；地有高山，人有肩、膝；地有深谷，人有腋窝和腘窝；地上有十二条大的河流，人体有十二条主要的经脉；地下有流通的泉脉，人有卫气的运行；地上生有众草，人身长有毫毛；天有白天和黑夜，人有睡眠和起床；天排列有众星，人排列有牙齿；地上有小山，人体有高峻处；地有山石，人有高骨；地上有树木森林，人体内有膜和筋；地上有人群会集的村落，人体有大的肌肉所在；一年有十二个月，人的四肢共有十二关节；大地有四时不生草木之处，人有终身不生育的。这些就是人体和自然界相应的现象。

【原文】

黄帝问于岐伯曰：余愿闻持针之数①，内针之理，纵舍之意②，扪皮开腠理③奈何？脉之屈折，出入之处，焉至而出？焉至而止？焉至而徐？焉至而疾？焉至而入④？六府之输于身者，余愿尽闻。少序〔一〕⑤别离之处，离而入阴，别而入阳，此可道而从行？愿尽闻其方。岐伯曰：帝之所问，针道毕矣。黄帝曰：愿卒闻之。岐伯曰：手太阴之脉，出于大指之端，内屈循白肉际⑥，至本节⑦之后太渊留以澹⑧，外屈上于本节，下内屈，与阴诸络〔二〕⑨会于鱼际，数脉并注，其气滑利，伏行壅骨⑩之下，外屈出于寸口而行，上至于肘内廉，入于大筋之下，内屈上行臑阴⑪，入腋下，内屈走肺，此顺行逆数之屈折⑫也。心主之脉，出于中指之端⑬，内屈循中指内廉以上留于掌中⑭，伏行两骨之间，外屈出两筋之间，骨肉之际⑮，其气滑利，上二寸〔三〕，外屈出行两筋之间，上至肘内廉，入于小筋之下，留两骨之会⑯，上入于胸中，内络于心脉。

【校勘】

〔一〕少序　《太素·卷九·脉行同异》作"其序"。

〔二〕阴诸络　阴诸，《甲乙》卷三第二十四互乙。

〔三〕上二寸　《太素·卷九·脉行同异》作"上行三寸"。

【注释】

① 数：技术；技艺。《广雅·释言》："数，术也。"《孟子·告子上》："今夫弈之为数，小数也。"赵岐注："数，技也。"

②　纵舍之意：纵，放箭；放；发。《诗·郑风·大叔于田》："叔善射忌……抑纵送忌。"毛传："发矢曰纵。"《玉篇》："纵，放也。"舍；处所；房屋。《玉篇》："舍，处也。"《广韵·祃韵》："舍，屋也。"此引申为"腧穴"。纵舍之意，即在腧穴扎针的意思。

③　扞皮开腠理：扞（gǎn）同"擀"。用手展物。《集韵》："擀，以手伸物。""扞皮"用两手指以伸展肌肤的纹理，使腠理开泄，随后刺之，刺皮而不伤肉的一种针法。马莳："所谓扞皮开腠理者，因其分肉之在何经，而扞分其皮，以开其腠理而入刺之也。"

④　焉至而出……焉至而入：问及五脏六腑经脉腧穴流注走向的所在。《太素·卷九·脉行同异》注："举其五义，问五藏脉行处。"

⑤　少序：少，稍、微。《庄子·徐无鬼》："今予病少痊。"序，介绍；叙说。

⑥　白肉际：际，界；边。《小尔雅·广诂》："际，界也。"白肉际，即在手足四肢内、外侧的皮肉有赤白之分。在上、下肢部，在内侧者（手掌侧）为阴面，皮色较白，叫做白肉际；在外侧者（手背侧）为阳面，皮色较深，叫做赤肉际。《类经》卷二十第二十三注："凡人身经脉阴阳，以紫白肉际为界，紫者在外属阳分；白者在内属阴分。大概皆然。"

⑦　本节：本，根也。本节，即根节。指手足指（趾）和掌相连的关节，在手足背部外形隆起处。手足各十个本节。

⑧　留以澹：留，通"溜"。溜，通"流"。澹，水波起伏之貌。《说文》："澹，水摇也。"《玉篇》："澹，水动也。"此指寸口脉跳动。

⑨　阴诸络：阴，内。阴诸络，在内的众络。

⑩　壅骨：《太素》杨注："壅骨，谓手鱼骨也。"沉彤《释骨》："手大指本节后，起骨曰壅骨。"

⑪　臑阴：臑，《说文》读若"檽。"臑阴即上膊（上臂）的上部的内侧面。《太素·卷九·脉行同异》注："臑阴，谓手三阴脉行于臑中，故曰臑阴。"

⑫　此顺行逆数之屈折：肺经之循行，从脏走手为顺行，从手走肺为逆行。逆数，指逆行的次序，《太素·卷九·脉行同异》注："其屈折从手向身，故曰逆数也。"

⑬　中指之端：《类经》卷二十第二十三注："中指之端，中冲；井也。"

⑭　掌中：《类经》卷二十第二十三注：“内屈循中指以上掌中，劳宫，荥也。”

⑮　骨肉之际：《类经》卷二十第二十三注：“外屈出两筋之间，骨肉之际，大陵，腧也。”

⑯　留两骨之会：《类经》卷二十第二十三注：“留两骨之会者，曲泽，合也。”

【语译】

黄帝向岐伯问道：我希望了解持针的技术、进针的原理、在腧穴扎针的意向、用两手指扞皮肤使腠理开的针刺是怎样的？五脏经脉它们在哪里屈折、出入的地方，是到哪里而露出体表，到哪里而止，到哪里流得慢，到哪里流得快，到哪里而入里？六腑的腧穴在身体的位置，我希望全面了解。简要的介绍经脉的支别离合之处，离开后的支脉就进入脏腑，分叉的经脉就进入体表；这是顺着什么隧道而走行的呢？希望全面了解这些道理。

岐伯说：帝你所提的问题，把针法都问全了。黄帝说：希望全面听听这些内容。岐伯说：手太阴经脉，出于大指的尖端，向内屈折，顺着内侧的白肉边界，至大指本节后的太渊穴处，血脉流而且跳动；然后屈折向外，向上行至本节之内部，又向内屈行，和在内的众络会合在鱼际部，几条阴经之脉并行流动灌注，其脉气流动滑利，在深部流动到大指本节后隆起的“雍骨”之下后，向外屈折，发出在寸口部而循行，向上行，达到肘内侧缘，进入到大筋之下边后，向里屈折上行到上臂的上部内侧，进入腋下，向内侧屈行走到肺中。这就是手太阴肺经顺行、逆行屈折出入的次序。

心主手厥阴经脉，出于中指尖端，就向内屈折，顺着中指内侧边缘就向上行，流注到掌中，在深部流动到两骨的缝间，又向外屈行走出两筋的缝间，在骨和肉的交界处，它的脉气流动滑利，向上行三寸后，向外屈折走出行走于两筋的缝间，向上到肘内侧缘，进入小筋之下边，流注于两骨的会合处后，向上行进入到胸中，向内络结到心脉。

【原文】

黄帝曰：手少阴之脉独无腧，何也①？岐伯曰：少阴，心脉也。心者，五藏六腑之大主也〔一〕，精神②之所舍也，其藏坚固，邪弗能容也。容〔二〕之则心伤，心伤则神去，神去则〔三〕死矣。故诸邪之在于心者，皆在于心之包络，包络者，心主之脉也，故独〔四〕无腧焉。黄帝曰：少阴独无腧者，不病乎？岐伯曰：其外经病而藏不病，故独取其经于掌后锐骨之端。其余脉出入屈折，其行之徐疾，皆如手少〔五〕阴心主之脉行也。故本腧者，皆因其气之虚实疾徐以取之，是谓因冲③而泻，因衰而补，如是者，邪气得去，真气坚固，是谓因天之序。

【校勘】

〔一〕也　《脉经》卷六第三其下有"心为帝王"四字；《甲乙》卷三第二十六、《千金》卷十三并有"为帝王"三字。

〔二〕容　《脉经》卷六第三、《太素·卷九·脉行同异》并作"客"。

〔三〕则　《千金》卷十三其下有"身"字。

〔四〕独　《脉经》卷六第三、《千金》卷十三并作"少阴"。

〔五〕少　《太素·卷九·脉行同异》作"太"。

【注释】

①　手少阴之脉独无腧，何也：《类经》二十卷第二十三注："手少阴，心经也；手厥阴，心包络经也。经虽分二，藏实一原。凡治病者，但治包络之腧，即所以治心也。故少阴一经，所以独无腧焉。"考本书《本输》篇之"心出于中冲，中冲者，手中指之端也……手少阴也。"和本篇上段之"心主之脉，出于中指之端"都在"中指之端"，而中冲穴位则属于"心主之脉"的手厥阴心包经。手厥阴之脉是心之包络，心之附庸，从《素问·刺法论篇第七十二》："膻中者，臣使之官，喜乐出焉，可刺心胞络所流。"来判断，其不是一个脏器，仅仅是心之比较大的络脉而已。每个脏腑只有一个"腧"穴，

当"腧"出现在心包络，自然心脉就不能再有"腧"了，故"手少阴之脉独无腧"。其之所以出现这样的现象，类似古代帝王，对其同姓氏则封某人为某地之王，但是此王仅仅管辖某地，并在皇帝统领下。

②　精神：精，真气；精神；神灵：魂魄。真气者，古人认为宇宙间的一种灵气。《古今韵会举要》："精，灵也。"《庄子·在宥》："吾欲取天地之精。"成玄英疏："欲取窈冥之理，天地阴阳精气。"《文选·宋玉〈神女赋〉》："精交接以来往兮。"李善注："精，神也。"神，神灵；精气。《正字通·示部》："神，阳魂为神……气之伸者为神。"《礼记·乐记》："幽则有鬼神。"郑玄注："圣人之精气谓之神。"精神，同义词连用。即神灵。

③　冲：《太素·卷九·脉行同异》注："冲，盛也。"

【语译】

黄帝说：仅仅手少阴经脉没有腧穴，为什么呢？岐伯说：手少阴，是心脉，心是五脏六腑的最高统治者，是神灵所在的处所，心藏神的地方坚固，不能容纳邪气，收留邪气就会损伤心脏，心受到伤害就会使神灵离去，神灵离去那么人就死亡了。所以众多病邪它们在心脏的病证，都是邪气在心的包络上，包络，是心统领之脉，所以手少阴心经独没有腧穴。

黄帝说：手少阴心经仅仅没有腧穴的现象，就不会生病了吗？岐伯说：心在外部的经生病可是心脏没有生病，所以只取它的包络经脉在掌后锐骨之端处。它剩余的经脉的出入屈折、流动的慢和快，都像手少阴、心主之脉那样的流动。所以对少阴本经的腧穴针刺，都要根据它们经气的虚实，流动的快慢来决定，这就叫由于邪气盛的用泻法，由于正气虚的用补法。像这样的处理方法，使邪气得以消除，正气就会坚固，这就叫顺应自然界的规律。

【原文】

黄帝曰：持针纵舍①奈何？岐伯曰：必先明知十二经脉〔一〕之本末②，皮肤之寒热③，脉之盛衰滑涩。其脉滑而盛者，病日进；虚而细者，久以持；大以涩者，为痛痹；阴阳如一④

者，病〔二〕难治。其本末尚热者〔三〕⑤，病尚在；其热已衰者，其病亦去矣。持其尺，察其肉之坚脆、大小、滑涩、寒温、燥湿。因视目之五色，以知五藏而决死生。视其血脉，察其色，以知其寒热、痛痹⑥。

黄帝曰：持针纵舍，余未得其意也。岐伯曰：持针之道，欲端以正，安以静，先知虚实，而行疾徐，左手执骨⑦，右手循之，无与肉果⑧，泻欲端以正，补必闭肤，辅针导气，邪得〔四〕淫泆⑨，真气得居。

黄帝曰：扞⑩皮开腠理奈何？岐伯曰：因其分肉，左别其肤〔五〕⑪，微内而徐端之，适神不散，邪气得去。

【校勘】

〔一〕脉　《甲乙》卷五第七、《太素·卷二十二·刺法》并无。

〔二〕病　《太素·卷二十二·刺法》作"瘤"。

〔三〕其本末尚热者　《甲乙》卷五第七作"察其本末上下有热者"。《太素·卷二十二·刺法》"尚"作"上"。

〔四〕邪得　《甲乙》卷五第七作"邪气不得"。

〔五〕左别其肤　左，《太素·卷二十二·刺法》作"在"。

【注释】

①　纵舍：参见上段"纵舍之意"之中注。

②　本末：某经脉的起始点及经过之处为本，结束之处为末。《太素·卷二十二·刺法》注："起处为本，出处为末。"

③　皮肤之寒热：通过按诊（触诊）所感觉病人的皮肤寒或热。《太素·卷二十二·刺法》注："皮肤热即血气通，寒即脉气壅也。"

④　阴阳如一：一，全，满；独。《礼记·杂记下》："一国之人皆若狂，赐（子贡）未知其乐也。"《方言》第十二："一，蜀也，南楚谓之独。"郭璞注："蜀，犹独耳。"一，一本作"独"。阴阳如一，一说阴阳（阴脉，阳脉）都很满盛；二说好像见到了独阴独阳的脉。

⑤　尚，通"上"。《管子·立政》："上完利……工师之事也。"《吕氏春秋·尽数》："今世上卜筮祷祠，故疾病愈来。"本末：本，本质，这里指内

脏；末，现象，这里指体表。脏为本，体表为末。

⑥ 察其色，以知其寒热、痛痹：察病人的色，是古代中医诊察疾病的手段之一。通过诊察肤色、面色，来推测寒热、痛痹。《素问·皮部论》："其色多青则痛，多黑则痹，黄赤则热，多白则寒，五色皆见，则寒热也"。

⑦ 执骨：执，控制；统御。《淮南子·主术训》："故法律度量者，人主之所以执下，释而不用，是犹无辔衔而驰也。"骨，物体内起支撑作用的架子。《朱子类语》："犹伞柄上木管子，众骨所会者。"

⑧ 无与肉果：与，随着。相，递相。果通"裹"。《尔雅·释鱼》："前弇诸果"释文："众家作裹，唯郭作此字。"《文选·郭璞·〈江赋〉》："濯颖散裹。"李善注："裹，谓草实也。"裹，缠绕；包扎；包罗；囊括。本书《寿夭刚柔》："皮与肉相果，不相果则夭。"无与肉果，即不要随着进针被肌肉缠绕裹住，以防止发生弯针、滞针等不良后果。

⑨ 淫泆：泆，水奔突而流动，引申为邪气在体内窜出。《水经注·涑水》："山水暴至，雨澍潢潦本泆。"流溢，此指邪气溃散而出。

⑩ 扪：通"擗"，展平。《集韵·旱韵》："以手伸物。"

⑪ 左别其肤：左，下。《仪礼·乡射礼》："当左物，北面揖。"郑玄注："左物，下物也。"别，分开。《广雅·释诂一》："别，分也。"左别其肤，即下（扎）针时分开穴位处的皮肤。《太素·卷二十二·刺法》注："肤，皮也。以手按得分肉之穴，当穴皮上下针，故曰在别其肤也。"

【语译】

黄帝问：握针扎腧穴是怎样的呢？岐伯说：（在没有扎针之前）一定要首先明白懂得十二经脉的起点和止点，皮肤的寒热，脉象盛衰、滑涩，当脉有滑而大的现象，是病情一天比一天严重；当有脉虚又细的现象，是久病而苦苦支撑；脉大而涩的，是痛痹。见到了独阴独阳的脉，是病难治，脉象和四肢还在发热的，是病邪还存在，发热已经减退的现象，是病邪也要消除了。摸病人的尺肤可以观察患者肌肉的坚实或软弱，肌肉块大或块小、皮肤滑或涩，皮肤或寒凉或温暖、皮肤干燥或潮湿。借助观察两目的五色，来诊察五脏的状况，从而判断死和生；观察病人外部的血络，来诊知寒热、痛痹。

黄帝说：持针后进针和出针，我还不理解。岐伯说：用针的原理，持针要端正，心情要安静。先诊察病症的虚实，然后再施行缓急补泻的手法，用左手支撑住针体，用右手循穴进针，不要随着进针被肌肉缠绕裹住，想用泻法时必须垂直出针；想用补法时，出针必须闭其针孔，并用辅助行针的手法，以导引正气，邪气就能够溃散而出，真气得以内守。

黄帝说：伸展皮肤、分开腠理的刺法，是怎样来操作呢？岐伯说：按照肉的界限，向下分辨皮肉下针，轻微地向里用力，慢慢地垂直进针，这种刺皮而不伤肉的针法，达到使正气不致散乱，邪气就能够除去。

【原文】

黄帝问于岐伯曰：人有八虚①，各何以候？岐伯答曰：以候五藏。黄帝曰：候之奈何？岐伯曰：肺心有邪，其气留于两肘；肝有邪，其气流②于两腋；脾有邪，其气留于两髀；肾有邪，其气留于两腘。凡此八虚者，皆机关之室，真气之所过，血络之所游③，邪气恶血④，固不得住留，住留则伤筋络骨节，机关不得屈伸，故痀〔一〕⑤挛也。

【校勘】

〔一〕痀 《甲乙》卷十第三作"拘"。胡本、熊本、周本、统本、明本、藏本并作"病"字。

【注释】

① 八虚：又称八溪。虚，洞孔；空隙。引申指薄弱环节。《淮南子·氾论训》："若循虚而出入，则亦无能履也。"高诱注："虚，孔窍也。"八虚，此实指八个相应的孔穴。《太素·卷二十二·刺法》注："八虚者，两肘、两腋、两髀、两腘，此之虚，故曰八虚。"

② 流：留滞；停留。流，通"留"。《韩诗外传》卷三："万物群来，无有流滞，以相通移。"许维遹集释："'流'与'留'古通。"

　　③　游：流动。《管子·幼官》："四机不明，不过九日，而游兵惊军。"《史记·留侯世家》："以良为韩申徒，与韩王将千余人西略韩地，得数城，秦辄复取之，往来为游兵颍川。"

　　④　恶血：死血，瘀血。参见《邪气脏腑病形》篇中注。

　　⑤　痀：通"句、拘、钩"。拘，《广韵》："举朱切，平虞见，侯部"句，段玉裁注："古音总如钩，后人句曲音钩。"《山海经·大荒东经》："有困民国句姓（生）而食。"《说文》："痀，曲脊也。"《说文通训定声》："从病，从句会意。句亦声。"史崧音释："痀音拘。"《战国策·西周策》："夫射柳叶者，百发百中而不已善息，少焉气力倦，弓拨矢钩，一发不中，前功尽矣。"鲍彪注："钩矢，锋屈也。"一本作"拘"。《荀子·宥坐》："其流也埤下，裾拘必循其理，似义。"杨倞注："拘，读为钩，曲也。"

【语译】

　　黄帝问：人身有八虚，各自有什么疾病征象呢？岐伯回答说：可用来诊察五脏的病变。黄帝说：怎样诊察呢？岐伯说：肺与心有了邪气，其邪气就会滞留在两肘；肝有了邪气，其邪气就会滞留在两腋窝；脾有了邪气，其邪气就会滞留在两髀；肾有了邪气，其邪气就会滞留在两腘（膝窝）。左右肘、腋、髀、腘的部位，叫做八虚，都是四肢关节的处所，是正气所经过的部位，是血络流动的所在，邪气、死血本来就不能停留在这些部位，如果停留，就会损伤筋络、骨节，使关节的枢纽不得屈伸，所以发生拘挛。

【音释】

　　泌兵媚切　扞苦旱切　痀音拘

通天第七十二

【原文】

　　黄帝问于少师曰：余尝闻人有阴阳，何谓阴人，何谓阳人？少师曰：天地之间，六合①之内〔一〕，不离于五，人亦应之，非徒一阴一阳而已也，而略言耳，口弗能遍明也〔二〕②。

黄帝曰：顾略闻其意，有贤人、圣人心能备而行之乎③？少师曰：盖有太阴之人，少阴之人，太阳之人，少阳之人，阴阳和平之人。凡五人者，其态不同，其筋骨气血各不等。黄帝曰：其不等者，可得闻乎？少师曰：太阴之人，贪而不仁，下齐湛湛〔三〕④，好内而恶出⑤，心和〔四〕而不发，不务于时，动而后之⑥，此太阴之人也。

少阴之人，小贪而贼心⑦，见人有亡，常若有得，好伤好害⑧，见人有荣，乃反愠怒，心疾⑨而无恩，此少阴之人也。

太阳之人，居处于于⑩，好言大事，无能而虚说，志发于四野⑪，举措不顾是非，为事如常⑫自用，事虽败而常⑬无悔，此太阳之人也。

少阳之人，谛谛⑭好自贵，有小小官，则高自宜〔五〕，好为外交而不内附⑮，此少阳之人也。

阴阳和平之人，居处安静，无为惧惧⑯，无为欣欣⑰，婉然从物⑱，或与不争，与时变化，尊则谦谦〔六〕⑲，谭而不治〔七〕⑳，是谓至治。古之善用针艾者，视人五态乃治之，盛者泻之，虚者补之。

【校勘】

〔一〕六合之内　《甲乙》卷一第十六无其四字。

〔二〕而略言耳，口弗能遍明也　《甲乙》卷一第十六无其十字。

〔三〕下齐湛湛　《甲乙》卷一第十六"齐"作"济"。

〔四〕和　《甲乙》卷一第十六作"抑"。

〔五〕宜　《甲乙》卷一第十六作"宣"。当据改。

〔六〕谦谦　《甲乙》卷一第十六作"谦让"。

〔七〕谭而不治　《甲乙》卷一第十六作"卑而不谄"。

【注释】

① 六合：参见《阴阳二十五人》篇中注。

② 遍：普遍；全部。《诗·邶风·北门》："我入自外，室人交徧谪我。"陆德明释文："徧，古遍字。"

③ 心能备而行之乎：心，思想；心思。《诗·小雅·巧言》："他人有心，予忖度之。"行，做；从事某种活动。备，皆；尽；排列。《鹖冠子·王铁》："列星不乱，各以序行。"心能备而行之乎，即有思想的可以排列在五种人内吗？

④ 下齐湛湛：下，谦让；谦恭。《易·屯》："以贵下贱，大得民也。"《三国志·吴志·陆逊传》："臣虽驽懦，窃慕相如，寇恂相下之义，以济国事。"齐，庄敬；庄重；严肃恭敬。《国语·晋语五》："今阳子之貌济，其言匮，非其实也。"俞樾·《群经平议·国语二》："济当为齐……齐有庄敬之义。《广雅·释训》曰：'济济，敬也。'盖'济'义与'齐'义通。'阳子之貌济，其言匮。'谓阳子之貌，虽若庄敬而其言则匮也。"《诗·大雅·思齐》："思齐大任，文王之母。"毛传："齐，庄。"《礼记·祭义》："已彻而退，敬齐之色，不绝于面。"郑玄注："齐，谓齐庄。"湛湛，深厚貌。《楚辞·九章·哀郢》："忠湛湛而愿进兮，妒被离而鄣之。"王逸注："湛湛，重厚貌。"下齐湛湛，即表面像谦恭庄重又很厚道的样子。

⑤ 好内而恶出：愿意往家拿别人的东西，不愿意破费自己的钱财。马莳："内，同纳。好纳而恶出者，有所得则喜，有所费则怒也。"

⑥ 不务于时，动而后之：时：时尚；时俗。此引申为"风头浪尖"。唐·朱庆余《闺意》诗："妆罢低声问夫婿，画眉深浅入时无？"唐·刘禹锡《效阮公体》诗之一："少年负志气，信道不从时。"《类经》四卷第三十注："不务于时，知有已也；动而后之，不先发也。"

⑦ 贼心：害人之心；邪曲之心。《管子·明法解》："故诈伪之人不得欺其主，嫉妒之人不得用其贼心。"《史记·蒙恬列传》："高雅得幸于胡亥，欲立之，又怨蒙毅法治之而不为己也，因有贼心。"

⑧ 好伤好害：伤，中伤，诋毁；妨碍。《吕氏春秋·察微》："郤昭伯怒，伤之于昭公。"高诱注："伤犹潜也。"害：妒忌。

⑨ 疾：恶。《左传·哀公元年》："臣闻树德莫如滋，去疾莫如尽。"陆德明释文："一本又作去恶。"

⑩　于于：自得貌。《庄子·应帝王》："泰氏其卧徐徐，其觉于于。"成玄英疏："于于，自得之貌。"

⑪　四野：四方的原野。亦泛指四方，四处。《汉书·息夫躬传》："如使狂夫嗫呼于东崖，匈奴饮马于渭水，边竟雷动，四野风起。"《南齐书·柳世隆传》："遂四野百县，路无男人，耕田载租，皆驱女弱。"唐·王建《早发金堤驿》诗："虫声四野合，月色满城白。"

⑫　如常：平常。《水浒传》第二一回："却有郓城县一个卖糟腌的唐二哥，叫做唐牛儿，如常在街上只是帮闲。"

⑬　常：通"尚、向"。《诗·商颂·殷武》："曰商是常。"俞樾《群经平议·毛诗四》："'常'当作'尚'，古'常'、'尚'通用。"《管子·七臣七主》："芒主目伸五色，耳常五声。"于省吾《双剑誃诸子新证·管子》："金文常字通作尚，然则目伸五色，谓目极五色也，耳常五声，谓耳尚五声也。"《庄子·天运》："一死一生，一偾一起，所常无穷。"章炳麟解故："常从向声，当借为向。"

⑭　谍谛：细察，详审。《医宗金鉴·四诊心法要诀上》："少阳情状，谍谛自贵，老小易盈。"原注："少阳，阳微而明小，故谍谛小察，自贵小官，志小易盈满也。"

⑮　内附：归附。汉·王充·《论衡·恢国》："天荒之地，王功不加兵，今皆内附，贡献牛马。"

⑯　惧惧：惧通"瞿"。惊视貌；惊貌。《庄子·庚桑楚》："老子曰：'子何与人偕来之众也？'南荣趎惧然顾其后。"郭庆藩集释："惧然，即瞿然也，盖惊貌。"钟泰发微："'惧然'即瞿然，惊而举其目也。"《汉书·惠帝纪赞》："闻叔孙通之谏则惧然。纳曹相国之对而心说，可谓宽仁之主。"颜师古注："惧读曰瞿。"《易·震》："震索索，视矍矍。"《礼记·玉藻》："视容瞿瞿梅梅。"孔颖达疏："瞿瞿，惊遽之貌。"

⑰　欣欣：喜乐貌。《诗·大雅·凫鹥》："旨酒欣欣，燔炙芬芬。"毛传："欣欣然，乐也。"

⑱　婉然从物：和顺貌。《晋书·孔严传》："深思廉蔺屈申之道，平勃相和之义，令婉然通顺，人无间言，然后乃可保大定功，平济天下也。"婉然从物，和顺的顺应事物发展。

⑲　谦谦：谦逊貌。汉·刘向《列女传·有虞二妃》："二女承事舜于畎

亩之中，不以天子之女故而骄盈怠嫚，犹谦谦恭俭，思尽妇道。"

⑳ 谭而不治：谭，同"谈"。谈说，称说。此指讲道理。《庄子·则阳》："夫子何不谭我于王？"治，较量，匹敌。《战国策·赵策四》："齐秦交重赵，臣必见燕与韩魏亦且重赵也，皆且无敢与赵治。"《汉书·韩安国传》："甲肉袒谢，安国笑曰：'公等足与治乎？'"颜师古注："治谓当敌也，今人犹云对治。"谭而不治，即讲道理而不争斗。

【语译】

黄帝向少师问道：我听说人有阴与阳两类，什么叫做阴性的人，什么叫做阳性的人？少师回答说：在自然界的整个宇宙的巨大空间，是不能离开五行，人也有相应的地方，不只仅止于这一阴一阳，那就简要地论述吧，用嘴很难完全表达明白。

黄帝说：我希望简略地了解其中的大意，有贤人和圣人，其思想可以排列在五种人内吗？少师说：人大概有太阴人、少阴人、太阳人、少阳人、阴阳和平人五种类型。总的来说，这五种类型的人思想意识、形态不同，筋骨的强弱、气血的盛衰，各不一样。黄帝说：五种类型人不同的特征，能让我了解一下吗？少师说：太阴类型的人，贪婪而不仁，表面像谦恭庄重又很厚道的样子，愿意往家拿别人的东西，不愿意破费自己的钱财，内心活动不显露出来，不致力于风头浪尖的事情，行动上惯用后发制人的手段，这就是太阴之人的特征。

少阴类型的人，喜贪小利而有害人之心，见到别人有了败失，常常感觉自己若有所得，好诋毁、妒忌人，见到别人有了荣誉，反而感到气愤，思想意识坏对别人毫无恩情，这就是少阴之人的特征。

太阳类型的人，对生活处处表现为扬扬自得，骄傲自满，好谈论国家大事，没有能力而言过其实，志在四方，行为不顾忌是非，做事即使遭到失败，可是还不知悔改，这就是太阳之人的特征。

少阳类型的人，做事详审，很有自尊心，有小小的政治地位，就过高地自我宣传，善于对外交际，而不愿意归附别人（不愿意听别人指挥），这就是少阳之人的特征。

　　阴阳和平类型的人，居住环境安静，无所畏惧，无过分之喜，顺从事物发展的自然规律；有的人表现为遇事不与人争，适应形势的变化，地位高却很谦虚，以说理服人，而不是和别人争斗，这叫最高的治理。这就是阴阳和平之人的特征。在古代善于用针灸治病的医生，就是根据人的五种形态分别施治，实证的就用泻法，虚证的就用补法。

【原文】

　　黄帝曰：治人之五态奈何？少师曰：太阴之人，多阴而无阳，其阴血浊，其卫气涩，阴阳不和，缓筋而厚皮，不之疾泻，不能移之。

　　少阴之人，多阴少〔一〕阳，小胃而大肠①，六腑不调，其阳明脉小而太阳脉大，必审调之，其血易脱，其气易败也。

　　太阳之人，多阳而少〔二〕阴，必谨调之，无脱其阴，而泻其阳，阳重②脱者易狂③，阴阳皆脱者，暴死不知人也。

　　少阳之人，多阳少〔三〕阴，经小而络大④，血在中而气〔四〕外，实阴而虚阳，独泻其络脉则强，气脱而疾，中气〔五〕不足，病不起⑤也。

　　阴阳和平之人，其阴阳之气和，血脉调，谨〔六〕诊其阴阳，视其邪正，安〔七〕容仪，审有余不足，盛则泻之，虚则补之，不盛不虚，以经取之。此所以调阴阳，别五态之人者也。

【校勘】

〔一〕少　《甲乙》卷一第十六其上有"而"字。依文例，当据补。

〔二〕少　《甲乙》卷一第十六作"无"。

〔三〕少　《甲乙》卷一第十六其上有"而"字。依文例，当据补。

〔四〕气　《甲乙》卷一第十六其下有"在"字。

〔五〕气 《甲乙》卷一第十六其下有"重"字。

〔六〕谨 《甲乙》卷一第十六其上有"宜"字。

〔七〕安 《甲乙》卷一第十六其下有"其"字。

【注释】

① 肠：根据"其阳明脉小而太阳脉大"来推理，其指"小肠"。

② 重：多；过分。《左传·成公二年》："重器备，椁有四阿，棺有翰桧。"杜预注："重，犹多也。"《吕氏春秋·去私》："黄帝言曰：'声禁重，色禁重。'"毕沅校正引《黄氏日抄》："此禁声色太过耳。"

③ 易狂：也叫狂易。易，如；象。《广雅·释言》："易，如也。"王念孙疏证："宋定之云：《系辞传》：易者，象也。象也者，像也。"像，即如似之意。狂易，即如狂。狂易，即表面上像狂。

④ 多阳少阴，经小而络大：《类经》四卷第三十注："经脉深而属阴，络脉浅而属阳，故少阳之人，多阳而络大，少阴而经小也。"

⑤ 起：治愈。《吕氏春秋·察贤》："今有良医于此，治十人而起几人，所以求之万也。"

【语译】

黄帝说：对五种形态的人怎么治疗呢？少师说：太阴类型的人，多阴寒而无阳热，阴血浓浊，他的卫气滞涩，阴阳不调和，就会使筋缓而皮厚，像这种体质的病人，若不急泻其阴分，就不可能使阴阳不调和状态改变。

少阴类型的人，多阴寒少阳热，胃小而肠大。使六腑不调和。胃小，足阳明胃经的脉气就微小；而手太阳小肠脉大，手太阳小肠经的脉气就盛大。一定要详察阴阳盛衰的情况，进行调治，这种人血容易脱，气容易败。

太阳型类的人，多阳热而少阴寒，必须谨慎调治，不要使其阴脱失，而要泻其阳，泻之太过则如狂；有阴阳都脱失的病人，就会暴死不知人事。

少阳类型的人，多阳热少阴寒，经脉细络脉粗，血脉深在里，而阳气在外表。充实阴就会使阳气虚少，只泻其阳络，就可以恢复健康，泻其络脉而使气脱，就会使脏腑正气不足，病就不会治愈。

阴阳和平类型的人，他们的阴阳之气和调，血脉就顺畅。当在细小末节上来诊察其阴阳的情况，观察邪正的虚实，有什么面容仪表，察知是有余还是不足。对实证，就用泻法；对虚证，就用补法；一般虚实不明显的病症，就从其本经取治。这就是用来调治阴阳的法则，来分别施治五种类型的人。

【原文】

黄帝曰：夫五态之人者，相与①毋故，卒然新会，未知其行也，何以别之？少师答曰：众人之属，不如五态之人者，故五五二十五人，而五态之人不与焉。五态之人，尤不合于众者也。黄帝曰：别五态之人奈何？少师曰：太阴之人，其状黮黮然②黑色，念然下意③，临临然④长大，䐃然未偻〔一〕⑤，此太阴之人也。

少阴之人，其状清然窃然⑥，固以阴贼，立而躁崄⑦，行而似伏，此少阴之人也。

太阳之人，其状轩轩储储⑧，反身折腘⑨，此太阳之人也。

少阳之人，其状立则好仰，行则好摇，其两臂两肘则常出于背，此少阳之人也。

阴阳和平之人，其状委委然⑩，随随然⑪，颙颙然⑫，愉愉然⑬，暶暶然〔二〕⑭，豆豆然⑮，众人皆曰君子，此阴阳和平之人也。

【校勘】

〔一〕䐃然未偻　"䐃"，《甲乙》卷一第十六讹作"胭"。

〔二〕暶暶然　《甲乙》卷一第十六"然"下有"衮衮然"三字。

【注释】

①　相与：相处；相交往。《易·大过》："象曰：老夫女妻，过以相与也。"《史记·淮阴侯列传》："此二人相与，天下至欢也，然而卒相禽者，何也？患生于多欲而人心难测也。"

②　黫（zhēn）黫然：黫，黑色；黫黫然，面色黑暗的样子。《文选·束晳〈补亡诗·华黍〉》："黫黫重云，辑辑和风。"李善注："黫黫，云色不明貌。"《类经》四卷第三十注："黫黫，色黑不明也。"

③　念然下意：念，顾念。下意，谓屈意；虚心和顺。《汉书·蒯通传》："彼东郭先生、梁石君，齐之俊士也，隐居不嫁，未尝卑节下意以求仕也。"《后汉书·皇后纪上·和熹邓皇后》："诸兄每读经传，辄下意难问。"周寿昌注补正："下意，犹《礼》'下气怡色'之谓也。难问，辨难诘问也。念然下意，即顾念别人的样子表现出虚心和顺。《类经》四卷第三十注："念然下意，意念不扬也。即上文'下齐'之谓。"

④　临临然长大：临临，高貌。唐·柳宗元《平淮夷雅·方城》："方城临临，王卒峙之。"长大，体貌高大壮伟；此指粗大。《国语·晋语九》："瑶之贤于人者五，其不逮者一也。美鬓长大则贤。"《史记·淮阴侯列传》："淮阴屠中少年有侮信者，曰：'若虽长大，好带刀剑，中情怯耳。'"临临然长大：身体壮伟很粗大的样子。

⑤　腘然未偻：偻，弯曲。晋·潘尼《赠陆机出为吴王郎中令》诗："俯偻从命，爰恤奚喜。"唐·薛昭《幻影传·俞叟》："紫衣偻而揖，若受教之状。"腘然未偻，有膝腘竟然不会弯曲作揖求人。

⑥　清然窃然：清，高洁。《论语·公冶长》："崔子弒齐君，陈文子有马十乘，弃而违之，至于他邦……子曰：'清矣。'"窃，同"察"。《荀子·哀公》："窃其有益与其无益，君其知之矣。"杨倞注："窃，宜为'察'。"《孔子家语·好生》："窃乎其有益与无益，君子所以知。"王肃注："窃，宜为'察'。"清然窃然，即有高洁明察的样子。

⑦　躁崄：躁，通"剿"，狡猾，狡诈。《荀子·富国》："污者皆化而修，悍者皆化而愿，躁者皆化而愨。"王念孙《读书杂志·荀子三》王引之曰："躁读为剿，剿谓狡猾也。《方言》曰：剿，狯也。秦晋之间曰狯，楚谓之剿。剿与躁古字通。"《韩非子·难言》："言而近世，辞不悖逆，则见以为贪生而谀上；言而远俗，诡躁人间，则见以为诞。"崄，阴险刻薄。《晋书·

姚泓载记》："姚懿险薄，惑于信受。"躁崄，即狡猾阴险。

⑧ 轩轩储储：轩轩，扬扬自得貌；仪态轩昂貌。晋·傅玄《傅子》："王黎为黄门郎，轩轩然得志，煦煦然自乐。"南朝·宋·刘义庆《世说新语·容止》："诸公每朝，朝堂犹暗，唯会稽王（司马昱）来，轩轩如朝霞举。"储储，抬高；夸大；欺诳。《孔子家语·相鲁》："有慎溃氏奢侈逾法，鲁之鬻六畜者，饰之以储价。及孔子之为政也……慎溃氏越境而徙，三月，则鬻牛马者不储价，卖羊豚者不加饰。"清·王念孙《读书杂志·荀子二》"豫贾"："豫又作储。《孔子家语·相鲁篇》：'孔子为政三月，则鬻牛马者不储贾。'储与奢古声相近。《说文》曰：'奢，张也。'"轩轩储储：扬扬自得，好吹牛来抬高自己。

⑨ 反身折腘：形容挺胸身躯向后反张，膝窝随之出现曲折。《类经》四卷第三十注："反身折腘，言仰腰挺腹，其腘似折也，是皆妄自尊大之状。"

⑩ 委委然：指小心、害怕的样子；此指谨慎的样子。《西游记》第八三回："慌得天王手软，太子无言，众家将委委而退。"

⑪ 随随然：脾气很随和。

⑫ 颙颙然：肃敬貌；仰慕貌。《后汉书·朱俊传》："将军君侯，既文且武，应运而出，凡百君子，靡不颙颙。"唐·褚亮《享先农乐章·肃和》："肃肃享祀，颙颙缨弁。"五代和凝《宫词》之三二："赤子颙颙瞻父母，已将仁德比乾坤。"汉·荀悦《汉纪·平帝纪》："建辟雍，立明堂，班大法，流圣化，天下颙颙，引领而叹，颂声洋洋满耳。"

⑬ 愉愉然：和颜悦色的样子。和顺貌；和悦貌。《礼记·祭义》："齐齐乎其敬也，愉愉乎其忠也。"孙希旦集解："'愉愉乎其忠'者，言其和顺之发于诚也。"《论语·乡党》："私觌，愉愉如也。"何晏集解引郑玄曰："愉愉，颜色和。"《广雅·释训》："愉愉，和也。"

⑭ 暶暶然：暶，明；美貌。《集韵》："暶，明也。"《玉篇》："暶，美儿。"

⑮ 豆豆然：豆：古代食器。亦用作装酒肉的祭器。形似高足盘，大多有盖。多为陶质，也有用青铜、木、竹制成的。《诗·大雅·生民》："卬盛于豆，于豆于登。"毛传："木曰豆，瓦曰登。豆，荐菹醢也。"《公羊传·桓公四年》："一曰乾豆。"何休注："豆，祭器名，状如镫。"豆豆然，处理问题很圆滑像"豆"的样子。

【语译】

黄帝说：五种形态人的特征，在交往的不是熟人，突然和新人相遇，就不能了解他们的品行，凭借什么来辨别呢？少师回答说：大多数人是同一类的人，比不上（不具备）这五种人的特征，所以有"阴阳二十五人"，可是五态之人是不随这"阴阳二十五人"，五态之人，特别是一般人是不相符合的。

黄帝说：怎样辨别五种形态的人呢？少师说：太阴形态的人，其外貌神态面色阴沉黑暗，而假意谦虚，身体高而粗大，有膝腘竟然不会弯曲作揖求人，这就是太阴之人的形态。

少阴形态的人，其外貌高洁明察，本来是背地里毁坏人的奸贼，站立有狡猾阴险特征，走路时似伏身向前，这是少阴之人的形态。

太阳形态的人，其外貌扬扬自得，好吹牛来抬高自己。挺胸身躯向后反张，膝窝随之出现曲折，这就是太阳之人的形态。

少阳形态的人，在站立时好头仰，行走时惯摇摆，他的两手臂到两肘反挽到背部，这是少阳之人的形态。

阴阳和平的人，其外貌遇事很谨慎的样子，脾气很随和的样子，肃敬他人的姿态，和颜悦色的容貌，作风光明磊落，处理问题很圆滑像"豆"的样子。大家都说这种人是君子，这就是阴阳和平之人的形态。

【音释】

諟上纸切　黮直稔切　暅辞缘切

卷之十一

官能第七十三

【原文】

黄帝问于岐伯曰：余闻九针于夫子，众多矣不可胜数，余推而论之，以为一纪①。余司②诵之，子听其理，非则语余，请其正道〔一〕，令可久传，后世无患，得③其人乃传，非其人勿言。岐伯稽首再拜曰：请听圣王之道。

【校勘】

〔一〕请其正道　胡本、周本、明本、藏本并作"请正其道"。

【注释】

①　纪：纲领；法度。《书·五子之歌》："今失厥道，乱其纪纲，乃厎灭亡。"孔传："言失尧之道，乱其法制，自致灭亡。"

②　司：通"伺"。等待。此引申为"准备"。《战国策·赵策三》："夫良商不与人争买卖之贾，而谨司时。时贱而买，虽贵已贱矣；时贵而卖，虽贱已贵矣。"

③　得：适宜，得当。《尚书大传》卷二："容貌得则气得，气得则肌肤安，肌肤安则色齐矣。"晋葛洪《抱朴子·君道》："是以贤君抱惧不足，而改过恐有余，谋当计得，犹思危而弗休焉。"

【语译】

黄帝向岐伯问道说：我在先生那里听了九针很多的理论，用数字都能计算出来，我推究其中的道理，就把它们整理成一个完整的理论纲领，现在准备诵读出来给你听，先生听后感觉这理论上有错误的地方，就告诉我错误的本原，加以修正，使它长久地流传，使后世得到正确理论没有忧患，有合适的人就传给他，没有合适的学习继承的人，不能对他们谈论了。岐伯行跪拜礼，叩头至地两次后答道：请让我听这超越凡人的理论吧。

【原文】

黄帝曰：用针之理，必知形气之所在，左右上下①，阴阳表里，血气多少，行之逆顺②，出入之合〔一〕，谋伐有过〔二〕③。

【校勘】

〔一〕 出入之合　史崧《音释》："一本作会。"

〔二〕 谋伐有过　《太素·卷十九·知官能》"谋"引作"诛"。

【注释】

① 左右上下：《太素·卷十九·知官能》注："肝生于左，肺藏于右，心部于表，肾治于里，男左女右，阴阳上下，并得知之。"

② 行之逆顺：言经气运行正常与否。《类经》十九卷第十注："阴气从足上行，至头而下行循臂；阳气从手上行至头而下行至足。故阳病者，上行极而下，阴病者，下行极而上。反此者，皆谓之逆。"

③ 谋伐有过：谋：审察，考察。《文选·张衡〈思玄赋〉》："神逴眛其难覆兮，畴克谋而从诸。"旧注："谋，察也。"唐·柳宗元《断刑论下》："胡不谋之人心，以熟吾道？吾道之尽，而人化矣。"伐：击刺；杀。《书·牧誓》："夫子勖哉，不愆于四伐五伐六伐七伐。"孔传："伐谓击刺。"《逸周书·世俘》："伐右厥甲小子鼎大师。"朱右曾校释："伐，杀也。"过：过失；错误。通"祸"。灾祸。此指病。《书·大禹谟》："宥过无大，刑故无小。"北齐·颜之推《颜氏家训·治家》："笞怒废于家，则竖子之过立见。"《周礼·天官·太宰》："八曰诛，以驭其过。"俞樾《群经平议·周官一》："此过字当读为祸，古祸、过通用。《汉书·公孙宏传》：'诸常与宏有隙，虽阳与善，后竟报其过。'《史记》作'祸'是其证也。"马王堆汉墓帛书《战国纵横家书·谓燕王章》："夫一齐之强，燕犹弗能支，今以三齐临燕，其过必大。"谋伐有过，即要考察针刺那些是有病的部位。

【语译】

黄帝说：用针的原理，必须要了解身体经气所在的部位，从上到下，从左到右，从阴到阳，从表到里，十二经脉每条气血的多少，每条经气运行的正常与否，每条经脉出发的部位和应一条经脉会合的地方，要考察针刺那些是有病的部位。

【原文】

知解结，知补虚泻实，上下气门①，明通于四海〔一〕②，审其所在，寒〔二〕热淋露③，以输〔三〕④异处，审于调气，明于经隧，左右肢〔四〕⑤络，尽知其会。

【校勘】

〔一〕明通于四海　《太素·卷十九·知官能》无"通"字。

〔二〕寒　《太素·卷十九·知官能》其上有"审"字。

〔三〕以输　《太素·卷十九·知官能》"以"作"荣"。

〔四〕肢　《太素·卷十九·知官能》作"支"。

【注释】

①　气门：此指经气所出入的关口。

②　四海：一指髓海、血海、气海和水谷之海，这四者与天下的"四海"相应。参见《灵枢经·海论》。一指可引申为泛指全身各处。《尔雅·释地》："九夷、八狄、七戎、六蛮，谓之四海。"

③　淋露：淋，浸渍；同"霖"。久雨。《广雅·释诂二》："淋，渍也。"《庄子·大宗师》："霖雨十日"。唐·陆德明释文："霖雨，本又作淋。"露，露水；破坏。《玉篇》："露，天之津液下，所润万物也。"《方言》卷三："露，败也。"《庄子·渔夕》："故田室荒露，衣食不足。"淋露，被雨水浸渍伤害之意。

④　输：泻。《文选·张衡〈南都赋〉》："流湍投濈，砏汃輣轧，长输远逝，潺湲减汨。"李善注引《广雅》："输，写也。"唐·杜甫《秋野》诗之四："潜鳞输骇浪，归翼会高风。"仇兆鳌注："输，泻也，是泻去之意。"

⑤　肢：古作"支"。支，枝同。《易·坤》："君子黄中通理，正位居体，美在其中而畅于四支。"

【语译】

要知道分解结聚的道理、懂得补虚泻实、各经经气上下交通的门户，明白经脉通向四海的路线，观察疾病的所在的部位，发寒热是因雨淋的浸渍，就要来泻不同部位的腧穴，在审慎地调理气机时，就要明白大的经隧向左右的支络，都要掌握各个络脉相交会的地方。

【原文】

寒与热争，能合而调之①，虚与实邻②，知决而通之③，左右不调，把〔一〕④而行⑤之，明于逆顺，乃知可治，阴阳不奇⑥，故知起时，审于本末，察其寒热，得邪所在，万刺不殆，知官九针，刺道毕矣⑦。

【校勘】

〔一〕把 胡本、明本、藏本并作"犯"。

【注释】

① 能合而调之：《太素·卷十九·知官能》注："阴阳之气不和者，皆能和之。"

② 邻：靠近；连接。此指虚实夹杂。连在一起。北魏·郦道元《水经注·湛水》："湛水出轵县南原湛溪，俗谓之椹水也。是盖声形尽邻，故字读俱变。"

③ 知决而通之：决；排除壅塞，疏通水道。《书·益稷》："予决九川，距四海。"《孟子·告子上》："性犹湍水也，决诸东方则东流，决诸西方则西流。"通，沟通；连接；连通。《逸周书·大聚》："教茅与树艺，比长立职，与田畴皆通。"孔晁注："通，连比也。"唐·李商隐《无题》诗："身无彩凤双飞翼，心有灵犀一点通。"《太素·卷十九·知官能》注："虚实二气不和，通之使平。"

④ 把：掌管；控制；将。《晏子春秋·谏下十九》："然则后世谁将把齐国？"唐·李白《清平乐》词："应是天仙狂醉，乱把白云揉碎。"宋·苏轼《饮湖上初晴后雨》诗："欲把西湖比西子，淡妆浓抹总相宜。"

⑤　行：流动；流通。《易·小畜》："风行天上。"《素问·举痛论》："寒则腠理闭，气不行，故气收矣。"

⑥　奇：通"倚"。《史记·外戚世家》："（臧儿）因欲奇两女，乃夺金氏。"《汉书·外戚传上·孝景王皇后》作"欲倚两女"。颜师古注："冀其贵而依倚之得尊宠也。"

⑦　审于本末，察其寒热……刺道毕矣：《类经》十九卷第十注："本末，标本也。寒热，阴阳也。官，任也。九针不同，各有所宜，能知以上之法而任用之，则刺道毕矣。"

【语译】

寒热相互交争的病，就要同时调理；虚实夹杂连在一起，要疏通瘀滞就可以通畅，左右不协调的病，就要使之流通；还要明确经脉循行的顺逆，要察明是顺证，还是逆证，才能知晓能治疗的办法，使阴阳不要有偏颇，就可知病愈之时，审查清楚疾病的主要矛盾和次要矛盾、查看寒热的表现，找到邪气所在的部位，用多种针刺法治疗不要有错误，要掌握了九针的不同性能，那么针刺理论就全面了。

【原文】

明于五输，徐疾所在①，屈伸出入，皆有条理②，言阴与阳，合于五行，五藏六腑，亦有所藏③，四时八风④，尽有阴阳，各得其位，合于明堂，各处色部，五藏六腑，察其所痛，左右上下⑤，知其寒温，何经所在。

【注释】

①　明于五输，徐疾所在：马莳："五脏有井荥俞经合之五俞，六腑有井荥俞原经合之六俞，然六腑之原并于俞，则皆可称为五俞也。徐疾者，针法也。《小针解》云：'徐而疾则实，疾而徐则虚'是也。"

②　屈伸出入，皆有条理：《太素·卷十九·知官能》注："行针之时，须屈须伸，针之入出、条理并具知之。"讲的是针刺时体位和针先后的次序。

③　五藏六腑，亦有所藏：《太素·卷十九·知官能》注："五脏藏五

神，六腑藏五谷。"

④ 四时八风：八风，八种季候风；八方之风。北斗星勺柄所指方位来的风叫正风，正气。与其相反方向来的风叫虚风，又叫贼风。此八风，指正风。《太素·卷十九·知官能》注："八风，八节之风也。"即八种季候风。八方之风。《吕氏春秋·有始》："何谓八风？东北曰炎风，东方曰滔风，东南曰熏风，南方曰巨风，西南曰凄风，西方曰飂风，西北曰厉风，北方曰寒风。"《淮南子·地形训》："何谓八风？东北曰炎风，东方曰条风，东南曰景风，南方曰巨风，西南曰凉风，西方曰飂风，西北曰丽风，北方曰寒风。"《说文·风部》："风，八风也。东方曰明庶风，东南曰清明风，南方曰景风，西南曰凉风，西方曰阊阖风，西北曰不周风，北方曰广莫风，东北曰融风。"《左传·隐公五年》："夫舞所以节八音，而行八风。"陆德明释文："八方之风，谓东方谷风，东南清明风，南方凯风，西南凉风。西方阊阖风，西北不周风，北方广莫风，东北方融风。"《易纬通卦验》："八节之风谓之八风。立春条风至，春分明庶风至，立夏清明风至，夏至景风至，立秋凉风至，秋分阊阖风至，立冬不周风至，冬至广莫风至。"

⑤ 察其所痛，左右上下：《太素·卷十九·知官能》注："察五色，知其痛在五脏六腑，上下左右。"

【语译】

要清楚手足十二经的井、荥、腧、经、合这五输所在的具体部位，徐疾补泻的手法的施用疾病，行针时体位的屈伸和针的出入也都有一定的次序。论说阴和阳时，要和五行一致，五脏六腑各有所藏的物质。四季中八种季候风，都有阴阳之分，八种季候风侵犯人体有一定部位和脏腑，集中地在明堂各部位有相应的颜色，部属于五脏六腑病色，来诊查病人疼痛所在的脏腑，以判断病人病痛是有寒还是有热，疾病所在什么经了。

【原文】

审皮〔一〕肤之寒温滑涩，知其所苦①，膈有上下，知其气所在。先得其道，稀而疎之，稍深以留〔二〕②，故能徐入之。大热在上，推③而下之，从下上者，引而去之，视前痛〔三〕者，常先取之；大寒在外，留而补之，入于中者，从合泻之。

　　针所不为，灸之所宜。上气不足，推而扬之，下气不足，积而从之④，阴阳皆虚，火自当之⑤；厥而寒甚，骨廉陷下，寒过于膝，下陵⑥三里，阴络所过，得之留止，寒入于中，推而行之⑦，经陷下者，火则当之〔四〕⑧，结络坚紧〔五〕⑨。火所治之〔六〕，不知所苦〔七〕，两跷之下，男阴女阳〔八〕，良工所禁⑩，针论毕矣。

【校勘】

〔一〕皮　《太素·卷十九·知官能》作"尺"。

〔二〕先得其道……留　《太素·卷十九·知官能》"留"下有"之"字。

〔三〕痛　张本、《太素·卷十九·知官能》并作"病"。

〔四〕经陷下者，火则当之　周本"经"作"结"。《太素·卷十九·知官能》无"者"字。

〔五〕结络坚紧　"紧"，黄校本作"下"。

〔六〕火所治之　《甲乙》卷五第四、《太素·卷十九·知官能》并作"火之所治"。

〔七〕不知所苦　《甲乙》卷五第四"所"作"其"。守山阁校本："按此四字，当在'火之所治'之上。"

〔八〕男阴女阳　《甲乙》卷五第四、《太素·卷十九·知官能》"男阴女阳"并作"男阳女阴"，守山阁校本："原刻'阳'、'阴'二字互讹。"根据本书《脉度》："男子数其阳，女子数其阴，当数者为经，其不当数者为络也。"当据改。

【注释】

①　知其所苦：知，认识；辨别。《左传·成公三年》："晋侯享齐侯，齐侯视韩厥。韩厥曰：'君知厥也乎？'齐侯曰：'服改矣。'"杜预注："言服改，明识其人。"《淮南子·说林训》："故见其一本而万物知。"高诱注："知，犹别也。"苦，病痛；患病。《庄子·达生》："（孔子）见一丈夫游之，以为有

苦而欲死也。”陆德明释文引司马彪曰：“苦，病也。”《资治通鉴·晋惠帝元康九年》：“虽有微苦，宜力疾朝侍。”胡三省注：“苦亦疾也。”唐·玄奘《大唐西域记·纳缚僧伽蓝》：“可汗惊寤，便苦心痛，遂告群属所梦咎徵，驰请众僧，方伸忏谢，未及返命，已从殒殁。”知其所苦，即要辨别病痛的部位。

② 先得其道，稀而踈之，稍深以留：踈，亦作“疎、疏”。浅薄。此指体表部位。《后汉书·孔融传》：“融负其高气，志在靖难，而才疏意广，迄无成功。”清·章学诚《文史通义·说林》：“意卓而辞踬者，润丹青于妙笔；辞丰而学疏者，资卷轴于腹笥。”于省吾《〈双剑誃诸子新证〉序》：“自揆桐昧疏学，就其所知者录之，得欤失欤，以俟来悊。”马莳：“先得其经脉之道，然后可以用针，稀者，针之少也；疏者，针之阔也；深者，深入其针也，留者，久留其针也。”

③ 推：刺；杀。通“摧”。《晏子春秋·杂上三》：“曲刃钩之，直兵推之。”于省吾《双剑誃诸子新证·晏子春秋二》：“自内向外刺之曰推。”《汉书·南粤传》：“楼船将军以推锋陷坚为将梁侯。”杨树达管窥：“推，当读为‘摧’，即上文之‘挫粤锋’也。”

④ 上气不足，推而扬之，下气不足，积而从之：《太素·卷十九·知官能》注：“上气不足，谓膻中气少，可推补令盛；扬，盛也。下气不足，谓肾间动气少者，可补气聚。积，聚也。从，顺也。”《类经》十九卷第十注：“推而扬之，引致其气；以补上也；积而从之，留针随气，以实下也。”

⑤ 阴阳皆虚，火自当之：马莳：“阴阳皆虚，而针所难用，则用火以灸之。”

⑥ 下陵：足三里之别名。参见本书《九针十二原》。

⑦ 寒入于中，推而行之：《类经》十九卷第十注：“寒留于络，而入于经，当用针推散而行之。”

⑧ 经陷下者，火则当之：《太素·卷十九·知官能》注：“火气强盛，能补二虚。”此“二虚”指“阴阳皆虚”。

⑨ 结络坚紧：结，聚合。此引申为“鼓起”。《淮南子·氾论训》：“不结于一迹之涂，凝滞而不化。”南朝·梁·任昉《奏弹曹景宗》：“寔由郢州刺史臣景宗受命致讨，不时言迈，故使猬结蚁聚，水草有依。”坚，充实。《诗·大雅·生民》：“实发实秀，实坚实好。”孔颖达疏：“其粒实皆坚成，实又齐好。”紧，《史记·扁鹊仓公列传》：“《脉法》曰：‘沈之而大坚，浮之而大紧

者，病主在肾。'"张守节正义引《素问》："脉短实有数，有似切绳，名曰紧也。"结络坚紧，此指络脉鼓起充盈而有弹性。

⑩　男阴女阳，良工所禁：《太素·卷十九·知官能》注："有病不知所痛，可取阴阳二跻之下，二跻之下，男可取阴女可取阳，是疗不知所痛之病，男阳女阴，二跻之脉，不可取之。"

【语译】

诊察皮肤的寒温滑涩，就可以辨别疾病所在部位，膈占有胸下腹上，辨别膈的上下。来获得经脉循行的通路，少量针刺来表浅部位，逐渐向深部刺又要留针，所以慢慢进入到适当的地方了；高热病在上半身的，针刺时向下来退热；热由下而上的病人，用疏导邪气的办法就可以祛除病邪；对先病的当先治（后病的后治）。大寒在体表，要留针以补正气以胜寒；对寒邪入于脏腑的病证，顺取病经合穴使寒邪泻出。

用针不适宜的病证，用艾灸法来治疗所适宜的病证。膈上气不足的病证，针刺时要用升举的手法；膈下气不足的病证，可以用积聚正气的办法（塞因塞用）来顺应疾病；阴阳两虚的病，用火艾灸治。厥逆而寒气，严重，在骨边的肌肉下陷，寒的感觉超过了膝部的，灸足三里穴。内侧络脉所经过的部位，得寒邪而停流不通，寒入于经中，用针刺来使之流通，经脉有凹陷向下的现象用火艾来匹配治，使络脉鼓起充盈而有弹性；用灸法所治疗不知疼痛的病证，灸在两侧跻脉的下边（外侧是阳跻申脉穴，内侧是阴跻照海穴），男病人取阴跻而女病人取阳跻，是高明医生说禁忌的治法（即应该男子取阳跻，女子取阴跻），使用针灸的论说在这里介绍结束了。

【原文】

用针之服①，必有法则②，上视天光③，下司八正④，以辟奇邪⑤，而观⑥百姓。审于虚实，无犯其邪，是得天之露[一]⑦，遇岁之虚⑧，救⑨而不胜，反受其殃，故曰：必知天忌⑩，乃言针意。法于往古，验于来今，观于窈冥〔二〕⑪，通于无穷，粗之所不见，良工之所贵，莫知其形，若神仿佛。

【校勘】

〔一〕是得天之露 《太素·卷十九·知官能》无"得"字。

〔二〕窈冥 史崧《音释》："'窈冥'，一本作'冥冥'。"《素问·八正神明论》作"冥冥"。

【注释】

① 服：事。《素问·八正神明论》："用针之服，必有法则焉，今何法何则？"王冰注："服，事也。"《礼记·学记》："不学杂服，不能安礼。"俞樾《群经平议·礼记三》："此'服'字当从《尔雅·释诂》'服，事也'之训。'杂服'者，杂事也。"

② 法则：法度；准则；规则。

③ 天光：日光；天空的光辉；犹天色。《左传·庄公二十二年》："有山之材，而照之以天光，于是乎居土上，故曰'观国之光，利用宾于王'。"唐·李白《狱中上崔相涣》诗："羽翼三元圣，发辉两太阳。应念覆盆下，雪泣拜天光。"南朝·梁·江淹《诣建平王上书》："天光沈阴，左右无色。"唐·李白《愁阳春赋》："天光青而妍和，海气绿而芳新。"

④ 下司八正：下，指地。司，察。《周礼·地官·媒氏》："司男女之无家者而会之。"郑玄注："司，察也。"八正，八方的和风。《淮南子·地形训》："凡八纮之气，是出寒暑，是合八正，必以风雨。"高诱注："八正，八风之正也。"《史记·律书》："律历，天所以通五行八正之气，天所以成孰万物也。"司马贞索隐："八谓八节之气，以应八方之风。"下司八正：在地上来窥伺和季节相一致的八方和风。

⑤ 以辟奇邪：奇，特殊。以辟奇邪，《太素·卷十九·知官能》注："学用针法，须上法日月星辰之光，下司八节正风之气，以除奇邪。"

⑥ 观：显示；占卜；景象。《汉书·严安传》："调五声使有节族，杂五色使有文章，重五味方丈于前，以观欲天下。"颜师古注："孟康曰：'观，犹显也。'显示之，使其慕欲也。"《史记·天官书》："观成潢。"裴骃集解："观，占也。"汉·张衡《思玄赋》："惧筮氏之长短兮，钻东龟以观祯。"汉·司马相如《封禅文》："皇皇哉！此天下之壮观，王者之卒业。"

⑦　是得天之露：得到了上天的滋润。

⑧　遇岁之虚：即际遇岁气不及的反常气候。如冬不冷，夏不热等。

⑨　救：制止；阻止。《周礼·地官·司救》："司救掌万民之衺恶过失，而诛让之，以礼防禁而救之。"《论语·八佾》："季氏旅于泰山。子谓冉有曰：'女弗能救与?'"何晏集解引马融曰："救，犹止也。"

⑩　天忌：谓上天所禁忌之事；虹。《左传·成公十六年》："旧不必良，以犯天忌，我必克之。"杨伯峻注："犯天忌者指晦日用兵。"《淮南子·天文训》："虹、霓、彗星者，天之忌也。"明·王志坚《表异录·象纬》："虹曰天弓，亦曰帝弓，见《白虎通》。又名天忌。"

⑪　窈冥：深远渺茫貌；阴暗貌；遥空；极远处。《鹖冠子·能天》："观乎孰莫，听乎无罔，极乎无系，论乎窈冥，湛不乱纷，故能绝尘埃而立乎太清。"汉·王符《潜夫论·本训》："上古之世，太素之时，元气窈冥，未有形兆。"晋·郭璞《山海经图赞·神二女》："游化五江，惚恍窈冥。"《史记·项羽本纪》："于是大风从西北而起，折木发屋，扬沙石，窈冥昼晦。"《后汉书·冯衍传下》："离尘垢之窈冥兮，配乔松之妙节。"《文选·左思〈魏都赋〉》："雷雨窈冥而未半，皦日笼光于绮寮。"吕向注："窈冥，阴暗也。"宋·司马光《祭齐国献穆大长公主文》："遐福未终，大期奄及；去白日之昭晰，归下泉之窈冥。"清·刘大櫆《浮山记》："一日坐阁上，值大雷雨，云雾窈冥。"《庄子·天运》："动于无方，居于窈冥。"

【语译】

用针治病的事情，一定要有准则，在上看天色，在下来窥伺八方的和风，来祛除特殊的病邪时，就要显示给老百姓，在诊察虚证实证时，对没有冒犯特殊邪气，是得到了上天的滋润，对岁气不及的反常气候的侵害，用办法制止可是制伏不住邪气，相反遭受病灾，所以说，一定要懂得上天所禁忌之事，才能论说针治的意义。在古代出现的规律，今天得到了验证，在观察遥空后，就会通晓无穷的疾病，这是一般医生所观察不到的内容，高明的医生是说重视的内容却十分珍视它，不能知道天光的形迹，就像神仙一样隐约而依稀。

【原文】

邪气〔一〕之中人也，洒淅①动形。正邪②之中人也微，先见于色，不知于其身，若有若无，若亡若存，有形无形，莫知其情。是故上工之取气，乃救其萌芽；下工守其已成，因败其形。是故工之用针也，知气之所在，而守其门户③，明于调气，补泻所在，徐疾之意，所取之处。泻必用员〔二〕④，切而转〔三〕⑤之，其气乃行，疾而徐出〔四〕，邪气乃出，伸⑥而迎之，遥〔五〕⑦大其穴，气出乃疾。补必用方〔六〕⑧，外引其皮，令当其门，左引其枢，右推其肤，微旋而徐推之，必端以正，安以静，坚心无解，欲微以留，气下而疾出之，推其皮，盖其外门，真气乃存。用针之要，无忘其〔七〕神。

【校勘】

〔一〕邪气　本书《邪气脏腑病形》、《素问·八正神明论》并作"虚邪"。

〔二〕员　《素问·八正神明论》、《甲乙》卷五第四并作"方"。马莳："员当作方。"

〔三〕转　《太素·卷十九·知官能》作"传"。

〔四〕疾而徐出　《甲乙》卷五第四、《太素·卷十九·知官能》"而"并作"入"。

〔五〕遥　《甲乙》卷五第四、《太素·卷十九·知官能》并作"摇"。

〔六〕方　《素问·八正神明论》、《甲乙》卷五第四并作"员"。马莳曰："方当作员。"

〔七〕其　《甲乙》卷五第四、《太素·卷十九·知官能》并作"养"。

【注释】

①　洒淅：寒栗；像有冷水泼在身上寒冷得让人打哆嗦的样子。《素问·疏五过论》："洒洒然时惊。"王冰注："洒洒，寒貌。"《玉篇·水部》："淅，洗也。"据此"淅"即"洗"的通假字。淅淅，即洗洗、洒洒，因为

"洗"同"洒"。洗，肃敬貌；寒貌。《资治通鉴·唐则天后长安二年》："循宪召见，询以事；嘉贞为条朽理分，莫不洗然。"胡三省注："洗与洒同。"据此，洒淅是同义词连用。《刺节真邪》篇："虚邪之中人也，洒淅动形。"

　　②　正邪：感受了和季节相一致的邪气，称谓正邪，又叫正风。如春季感受了风，冬季感受了寒。此邪伤人轻不治多自愈。

　　③　守其门户：门户，指疾病入里之前的部位，如皮表、毛窍。守其门户，把守住皮表，不让邪气内犯。

　　④　泻必用员：员，同"圆"，古人认为天圆地方；指天道。泻必用员，即效法天道动而不息，泻而不藏。《太素·卷十九·知官能》注："员谓之规，法天而动，泻气者也。"

　　⑤　转：通"传"。《墨子·节葬下》："然则姑尝传而为政乎，国家万民而观之。"王念孙《读书杂志·墨子二》："'传'与'转'通。"

　　⑥　伸：扩展；扩大。多用于抽象事物。《易·系辞上》："引而伸之，触类而长之，天下之能事毕矣。"孔颖达疏："引而伸之者，谓引长八卦而伸尽之。"《战国策·秦策四》："是王不用甲，不伸威，而出百里之地，王可谓能矣。"

　　⑦　遥，通"摇"。北魏·郦道元《水经注·沔水一》："自后按旧修路者，悉无复水中柱，迳涉者，浮梁振动，无不遥心眩目也。"晋·挚虞《思游赋》："匪时运其焉行兮，垂太虚而遥曳。"按，《晋书·挚虞传》引此文作"摇曳"。

　　⑧　补必用方：方，指地。补必用方，即效法地道，静而不躁，藏而不泻。《太素·卷十九·知官能》注："方谓之矩，法地而静，补气者也。"

【语译】

　　邪气伤到人体，像有冷水泼在身上寒冷得让人打哆嗦的样子；和季节相一致的邪气伤到人体病轻，发病时气色先有改变，身上没有发病的感觉，邪气似有似无，有的有表现，有的没有表现，有的有形征，有的没有形征，因而不能知道确实的病情。所以上工治病时刺取其无形邪气，他把疾病治疗在萌芽状态；下工不能诊治于初期，到大病已彰著才去治疗，这样就会使病人的形体受到戕害。所以医生用针治病，应该明辨邪气所在，而在疾病未曾深入之时即予以祛除，明于调治无形之气。补还是泻的关键，在于针法的快慢，以及对穴位的选择。如用泻法，一定要效法天道动而不息，泻而不藏。刺入后转动针，这样，经气就能通行；快进针，慢出针，邪气就可外出，扩展针孔，针尖的方向迎着经气的运行方向，出针时摇大针孔，邪气外出就会很快。运用补法时，效法地道，静而不躁，藏而不泻。先向高处牵拉起皮肤，对着穴位，用左手引导针尖，用右手把针刺向皮肤，轻轻地捻转，徐徐将针刺入。必须使针身端正，术者要静心安神，心情要踏实，不要分心，要手法轻微而留针，待经气流通就快出针，揉按皮肤，掩闭针孔，正气就会留存于内而不外泄。用针的关键，不要忘记调理人的正气。

【原文】

雷公问于黄帝曰：《针论》曰：得其人乃传，非其人勿言。何以知其可传？黄帝曰：各得其人，任之其能，故能明①其事。雷公曰：愿闻官能②奈何？黄帝曰：明目者，可使视色。聪耳者，可使听音。捷疾辞语者，可使传论语③。徐而安静，手巧而心审谛者，可使行针艾，理血气而调诸逆顺，察阴阳而兼诸方〔一〕。缓节柔筋而心和调者，可使导引行气④。疾毒〔二〕⑤言语轻人者，可使唾痈咒病⑥。爪苦手毒⑦，为事善伤〔三〕者，可使按积抑痹。各得其能〔四〕，方乃可行，其名乃彰。不得其人，其功不成，其师无名。故曰：得其人乃言，非其人勿传，此之谓也。手毒者，可使试按龟，置龟于器下而按其上，五十日而死矣；手甘⑧者，复生如故也。

【校勘】

〔一〕 方 《素问·八正神明论》王注引其下有"论"字。

〔二〕 疾 《素问·八正神明论》王注引作"痛"。

〔三〕 伤 马本、张本其下并有"人"字。

〔四〕 各得其能 张本"能"作"人"。《素问·八正神明论》王注引其上有"由是刺"三字。

【注释】

① 明：分辨；区分。《左传·隐公五年》："昭文章，明贵贱，辨等列，顺少长，习威仪也。"

② 官能：官吏的才能；任用有才能的人做官；生物器官的功能。此指眼睛、耳朵、思维和手的功能。《韩诗外传》卷六："兼听齐明，则天下归之。然后明其分职，考其事业，较其官能，莫不治理，则公道达而私门塞，公义立而私事息。"《荀子·君道》："然后明分职，序事业，材技官能，莫不治理。"王先谦集解："《王制》篇'无能不官'……即官能之意。"《孔子家语·王言》："是故仁者莫大乎爱人，智者莫大乎知贤，贤政者莫大乎官能。有土之君，修此三者，则四海之内，供命而已矣。"毛泽东《人的正确思想是从哪里来的》："无数客观外界的现象通过人的眼、耳、鼻、舌、身这五个官能反映到自己的头脑中来，开始是感性认识。"

③ 可使传论语：《太素·卷十九·知官能》作"可使传论而语余人"。

④ 缓节柔筋而心和调者，可使导引行气：缓节柔筋而心和调者，可使导引行气，《太素·卷十九·知官能》注："身则缓节柔筋，心则和性调顺。此为第五调柔人也。调柔之人，导引则筋骨易柔，行气则其气易和也。"

⑤ 疾毒：当读为"嫉妒"。疾，通"嫉"。妒忌。毒，《广韵》徒沃切，入月定，沃部。妒，《广韵》当故切，去暮端，鱼部。妒，《广韵》当故切，去暮端，月部。据此，毒，妒叠韵。故疾毒，即嫉妒。

⑥ 唾痈咒病：古代祝由治病的方法，为精神疗法之一种。

⑦ 爪苦手毒：爪，鸟兽的趾端有尖甲的脚；指甲。此指手。苦，辛勤。《孟子·告子下》："故天将降大任于斯人也，必先苦其心志，劳其筋骨。"毒，暴烈；猛烈。《国语·吴语》："臣观吴王之色，类有大忧，小则嬖妾、嫡子死，不则国有大难，大则越入吴。将毒，不可与战。"韦昭注："毒犹暴也。言若猛兽被毒悖暴。"手毒，手劲猛烈。爪苦手毒，即手要辛勤而力猛烈。

⑧ 甘：松缓。此指手轻。《庄子·天道》："斫轮，徐则甘而不固，疾则苦而不入。"成玄英疏："甘，缓也。"

【语译】

雷公问黄帝道：《针论》上说：遇上合适的人才可传授，不合适的不能给他谈论针灸的技术了。凭借什么就可以知道他是可以传授的合适人选呢？黄帝说：各种人有其自身的特点，来使用他的才能，所以，才能就是能分辨针灸的事理。雷公说：希望了解眼睛、耳朵、思维和手的功能如何？黄帝说：眼睛视力好的人，可以叫他辨别五色；听觉灵敏的人，可以叫他辨别声音；说话流利思维敏捷的人，可以让他传讲理论和谈话；说话缓慢，行动安静，手巧而又用心诊察仔细的人，可以让他搞针灸，来调理气血而使众多的顺逆证和调，观察阴证阳证后又兼用众多方技。节奏慢筋柔软又心平气和的人，可以叫他担任按摩导引，使气血流动的方法来治病；对有嫉妒心，言谈话语轻视别人，可以叫他用唾诅咒治痈肿；对手勤而粗暴，打架人好伤害人的人；可用他按摩积聚、痹痛。按照各种人的才能，使各自发挥自己的才能，正好才能就可以发挥，他的名声就会流传开来。找不到合适的人，就不会成就功业，他的老师也会声名埋没。所以说，遇到合适的人才能谈论治病学说，不是合适的人选就不能教，说的就是这个道理。对于手粗暴的人，可以用按龟做试验，把龟放在一种器具下面，人的手按在器具上，手粗暴的人按五十天龟就死了，手不粗暴的人，即使按五十天，龟还依旧活着。

【音释】

出入之合—本作会　　把而行之—本作犯而行之　　窈冥—本作冥冥

论疾诊尺第七十四

【原文】

　　黄帝问于岐伯曰：余欲无^{〔一〕}视色持脉①，独调其尺②，以言其病。从外知内，为之奈何？岐伯曰：审其尺之缓急、小大、滑涩，肉之坚脆，而病形^{〔二〕}定矣。

【校勘】

〔一〕欲无　《脉经》卷四第一作"每欲"。

〔二〕形　《脉经》卷四第一其下有"变"字。

【注释】

①　持脉：持，把。通"恃"。凭借。《韩非子·奸劫弑臣》："乘舟之安，持楫之利，则可以水绝江河之难。"陈奇猷集释："持借为恃。"持脉，即凭借脉，或曰按脉，诊脉。元·无名氏《冤家债主》第二折："我昨日请一个太医把脉，那厮也说的是，道我气裹了食也。"

②　独调其尺：调，查验；尺，自肘至腕为尺。独调其尺，即只查验尺部皮肤。

【语译】

黄帝向岐伯问道：我想不用望色、切脉的方法，仅仅诊察尺肤，来说明病人所患的疾病，顺着外在的征象来推测内在疾病，用什么样的诊察方法呢？岐伯说：诊察尺肤的紧或弛缓，高起或瘦削，滑润或涩滞，肌肉的坚实或软弱，就能确定疾病表现了。

【原文】

视人之目窠〔一〕①上微痈〔二〕②，如新卧起状，其颈脉动，时〔三〕咳，按其手足上，窅〔四〕③而不起者，风水肤胀也。尺肤〔五〕滑〔六〕，其〔七〕淖泽④者，风也。

尺肉弱者〔八〕，解㑊⑤，安卧脱肉者，寒热，不治〔九〕。

尺肤滑而泽脂者，风也〔十〕。尺肤涩者，风痹也。尺肤粗如枯鱼之鳞者，水泆〔十一〕⑥饮也。

尺肤热甚，脉盛躁⑦者，病温〔十二〕也，其脉盛而滑者，病〔十三〕且出也。

尺肤寒，其〔十四〕脉小〔十五〕者，泄、少气〔十六〕。

尺肤炬然〔十七〕⑧先热后寒者，寒热也，尺肤先寒，久大〔十八〕⑨之而热者，亦寒热也。

肘所独热者，腰以上热；手所独热者，腰以下热〔十九〕⑩。肘前独热者，膺前热；肘后独热者，肩背热〔二十〕⑪。臂中独热者，腰腹热[12]；肘后粗以下三四寸热者，肠中有虫[二十一][13]。

掌中热者，腹中热；掌中寒者，腹中寒[二十二][14]；鱼上白肉[二十三][15]有青血脉者，胃中有寒。

尺[二十四]炬然热，人迎大者，当夺血。尺坚大[二十五]，脉小甚[二十六]，少气，悗有加[二十七]，立死。

目赤色[二十八]者病在心，白[二十九]在肺，青[三十]在肝，黄[三十一]在脾，黑[三十二]在肾。黄色不可名[16]者，病在[三十三]胸中。

诊目痛[三十四]，赤脉从上下者，太阳病；从下上者，阳明病；从外走[三十五]内者，少阳病。诊寒热[三十六]，赤脉上下至瞳子[三十七]，见一脉一岁死，见一脉半，一岁半死，见二脉，二岁死，见二脉半，二岁半死，见三脉，三岁死。

诊龋齿[三十八]痛，按其阳[17]之来[三十九]，有过者独热，在左左热，在右右热，在上上热，在下下热。

诊血脉者[四十]，多赤多热[四十一]，多青多痛，多黑为久[四十二]痹，多赤、多黑、多青皆见者，寒热身痛，面色微黄，齿垢黄，爪甲上黄，黄疸也，安卧，小便黄赤[四十三]，脉小而涩者，不嗜食。人病，其寸口之脉，与人近之脉小大等及其浮沉等者，病难已也[四十四]。

女子手少阴脉动甚者，妊子[四十五]。

婴儿病，其头毛皆逆上者，必死[四十六]。耳间青脉起者，掣痛[四十七]，大便赤瓣[四十八]飧泄，脉小者[四十九]，手足寒[五十]，难已；飧泄，脉小[五十一]，手足温[五十二]，泄[五十三]易已。

【校勘】

〔一〕目窠 "窠"，《脉经》卷八第八作"裹"。《太素·卷二十九·胀论》、《千金》卷二十一第四"窠"并作"果"。

〔二〕痛 《脉经》卷八第八作"拥"，本书《水胀》作"肿"。

〔三〕时 《脉经》卷八第八其下重"时"字。

〔四〕宵 《脉经》卷八第八作"陷"。

〔五〕肤 《太素·卷十五·尺诊》无。

〔六〕滑 《太素·卷十五·尺诊》作"湿"，《甲乙》卷四第二上作"温"。

〔七〕其 《太素·卷十五·尺诊》、《甲乙》卷四第二上、《脉经》卷四第一并作"以"。

〔八〕尺肉弱者 《脉经》卷四第一作"尺内弱"三字。

〔九〕不治 《甲乙》卷四第二上无。

〔十〕尺肤滑而泽脂者，风也 《甲乙》卷四第二上、《脉经》卷四第一并无。

〔十一〕泆 《脉经》卷四第一作"淡"。

〔十二〕温 《太素·卷十五·尺诊》作"湿"。

〔十三〕病 《太素·卷十五·尺诊》、《脉经》卷四第一、《甲乙》卷四第二上并作"汗"。

〔十四〕其 《太素·卷十五·尺诊》、《脉经》卷四第一、《甲乙》卷四第二上并作"甚"。

〔十五〕小 《甲乙》卷四第二上作"急"。

〔十六〕气 《太素·卷十五·尺诊》、《甲乙》卷四第二上其下并有"也"字。

〔十七〕炬然 《脉经》卷四第一作"烜然"，《甲乙》卷四第二上作"热炙人手"四字。

〔十八〕大 《太素·卷十五·尺诊》、《脉经》卷四第一、《甲乙》卷四第二上作"持"。

〔十九〕肘所独热者，腰以上热；手所独热者，腰以下热 下，《脉经》卷四第一、《甲乙》卷四第二上并作"上"。

〔二十〕肘前独热者，膺前热；肘后独热者，肩背热 《太素·卷十五·尺诊》无"肩"字。

〔二十一〕肘后粗以下三四寸热者，肠中有虫 粗，《甲乙》卷四第二上作"廉"。肠，《太素·卷十五·尺诊》作"腹"。

〔二十二〕掌中热者，腹中热；掌中寒者，腹中寒　腹，《太素·卷十五·尺诊》作"肠"。

〔二十三〕鱼上白肉　鱼上，《甲乙》卷四第之上作"鱼际"。

〔二十四〕尺　《甲乙》卷四第二上其下有"肤"字。

〔二十五〕坚大　坚，《脉经》卷四第一作"紧"。大，《脉经》卷四第一作"人迎"。

〔二十六〕甚　《脉经》卷四第一其下有"则"字。

〔二十七〕悗有加　《脉经》卷四第一作"色白有加者"五字，《太素·卷十五·尺诊》"有"下有"因"字，《甲乙》卷四第二上"加"下有"者"字。

〔二十八〕赤色　《脉经》卷五第四、《甲乙》卷十二第四并互乙。

〔二十九〕白　《甲乙》卷十二第四、《千金》卷六上目病第一其下并有"色者病"三字。

〔三十〕青　《甲乙》卷十二第四、《千金》卷六上目病第一其下并有"色者病"三字。

〔三十一〕黄　《甲乙》卷十二第四、《千金》卷六上目病第一其下并有"色者病"三字。

〔三十二〕黑　《甲乙》卷十二第四、《千金》卷六上目病第一其下并有"色者病"三字。

〔三十三〕在　《脉经》卷五第四无。

〔三十四〕痛　《脉经》卷五第四作"病"。

〔三十五〕走　《脉经》卷五第四作"入"。

〔三十六〕诊寒热　《脉经》卷五第四"热"下有"瘰疬"二字。

〔三十七〕赤脉上下至瞳子　《脉经》卷五第四作"目中有赤脉从上下至瞳子"。《太素·卷二十六·寒热瘰疬》、《甲乙》卷八第一上"脉"下并有"从"字。

〔三十八〕齿　《甲乙》卷十二第六无。

〔三十九〕阳之来　《甲乙》卷十二第六"阳"下有"阴"字。《脉经》卷五第四"之"下有"脉"字。

〔四十〕脉者　《脉经》卷五第四其二字互乙。

〔四十一〕多赤多热 《太素·卷九·经脉皮部》作"多黄赤则热"。《素问·皮部论》作"黄赤则热"。

〔四十二〕久 《太素·卷九·经脉皮部》、《素问·皮部论》并无。

〔四十三〕小便黄赤 《脉经》卷五第四"小"作"少"，无"便"字。

〔四十四〕其寸口之脉，与人近之脉小大等及其浮沉等者，病难已也 "近"，周本、马本并作"迎"，当据改。《太素·卷十四·人迎脉口诊篇》，《脉经》卷一第十五"小大"下并无"等"字。《脉经》卷一第十无"其"字。《甲乙》卷四第一上作"脉之浮沉，及人迎与气口气大小齐等者，其病难已"。

〔四十五〕女子手少阴脉动甚者，妊子 《甲乙》卷十二第十"女"上有"诊"字，"子"下有"也"字。

〔四十六〕婴儿病，其头毛皆逆上者，必死 《脉经》卷九第九"婴"作"小"。《甲乙》卷十二第十一"者"下无"必"字。《千金》卷五上第三作"小儿发逆上，啼笑面暗，色不变，是候"。

〔四十七〕耳间青脉起者，掣痛 《甲乙》卷十二第十一、《脉经》卷九第九"耳"上，并有"婴儿"二字。"掣"并作"瘈"。《脉经》卷九第九"瘈"下有"腹"字。

〔四十八〕赤瓣 《脉经》卷九第九作"赤青瓣"。《甲乙》卷十二第十一作"青瓣"。丹波元简："赤作青为是，盖小儿有便青乳瓣完出者，即青瓣也，此虚寒之候。"

〔四十九〕脉小者 《甲乙》卷十二第十一"小"作"大"。下无"者"字。《甲乙》卷十一第五亦作"脉小"。

〔五十〕寒 《甲乙》卷十二第十一其下有"者"字。

〔五十一〕脉小 《甲乙》卷十二第十一则作"脉大"。

〔五十二〕温 《甲乙》卷十二第十一其下有"者"字。

〔五十三〕泄 周本作"亦"。《脉经》卷九第九、《甲乙》卷十二第十一并无。

【注释】

① 窠，《说文》："窠，空也。穴中曰窠，树上曰巢，从穴，果声。"目

窠，即眼窝；此指眼睑《灵枢经·大惑论》："五藏六腑之精气，皆上注于目而为之精。精之窠为眼，骨之精为瞳子。"《太素·卷十五·尺诊》杨注"目果，眼睑也。"眼睑裹着眼睛，故曰"裹"。

② 痈：与壅同，肿的意思。《类经》五卷第十八注："痈，壅也，即新起微肿状。"本书《论疾诊尺》"肿"作"痈"。肿，臃肿；肿胀；水肿；肿疡。此指肿胀。通"拥。"也作"臃。"《说文》："肿，痈也，从肉，重声。"《字汇》："肿，胀也。"《素问·评热病论篇》王注："壅，谓目下壅如卧蚕形也。"本书《脉度》："六腑不和，则留为壅。"不仅"痈"、"壅"音同，意义关联。《释名·释疾病》："痈，壅也。气壅否结裹而溃也。"故"痈"（癕为痈的俗字）当读为"壅"。清·翟灏《通俗编》："拥肿，拥或作邕，亦作臃。"

③ 宭（yǎo）：眼眶深陷貌；凹陷。宋·赵叔向《肯綮录·俚俗字义》："目深曰宭。"《灵枢经·水胀》："按其腹，宭而不起。腹色不变，此其候也。"

④ 淖泽：湿润；光泽。《素问·经络论》："寒多则凝泣，凝泣则青黑；热多则淖泽，淖泽则黄赤。"王冰注："淖，湿也；泽，润液也。谓微湿润也。"《太素·卷十五·尺诊》注："淖泽，光泽也。"

⑤ 解㑊：病名。《素问·平人气象论》："尺脉缓涩，谓之解㑊。"张隐庵集注："解㑊，懈惰也，此脾之为病也。"

⑥ 泆：通"溢"。水满而泛滥。《庄子·天地》："凿木为机，后重前轻，挈水若抽，数如泆汤，其名为槔。"陆德明释文："本或作溢。《史记·夏本纪》："道沇水，东为济，入于河，泆为荥。"

⑦ 躁：急疾；迅速。《说文》：'躁，疾也。'趮与躁同。"

⑧ 炬然：像火把烧一样热。

⑨ 大：通"待"。《敦煌变文集·八相变》："未向此间来救度，且于何处大基缘。"蒋礼鸿通释："'大'就是待。"待，止；留住。《论语·微子》："齐景公待孔子。"邢昺疏："景公止孔子。"《穆天子传》卷二："天子四日休群玉之山，乃命邢侯待攻玉者。"郭璞注："待，留之也。"

⑩ 肘所独热者，腰以上热；手所独热者，腰以下热：《类经》五卷第十八注："肘，臂膊之节也。一曰曲池以上为肘，肘在上，手在下，故肘应腰上，手应腰下也。"

⑪ 肘前独热者，膺前热；肘后独热者，肩背热：《类经》五卷第十八注："肘前，内廉也，手三阴之所行，故应于膺前；肘后，外廉也，手太阳之

所行，故应于肩背。"

⑫　臂中独热者，腰腹热：《类经》五卷第十八注："肘下为臂，臂在下，故应腰腹。"

⑬　肘后粗以下三四寸热者，肠中有虫《类经》五卷第十八注："肘后……谓三里以下，内关以上之所，此阴分也，阴分有热，故应肠中有虫。"

⑭　掌中热者，腹中热；掌中寒者，腹中寒：《类经》五卷第十八注："掌中者，三阴之所聚，故或热或寒，皆应于腹中。"

⑮　鱼上白肉：指鱼际发白处的皮肤。

⑯　名：独擅。《新唐书·韩愈传》："占小善者率以录，名一艺者无不庸。"

⑰　阳之来：阳，指外侧。来，产生；开始；发生。唐·韩愈《秋怀诗》："愁忧无端来，感叹成坐起。"《二程遗书》卷二二上："欲治国治天下，须先从修身齐家来。"

【语译】

看到病人眼睑外面，有轻微浮肿，好像刚睡醒起床的样子，病人颈部脉搏动明显，时时作咳，用手按压在患者手足上面，就出现凹陷不能弹起的坑，这是风水肤胀的证候。

尺之皮肤有滑利而湿润的现象，是风病；尺部肌肉软弱的现象，是解㑊病；安稳卧息，肌肉消瘦的现象，是寒热病，不能治愈；尺之肌肤有滑利就像膏脂的现象，是风病；尺之肌肤有涩滞不滑的现象，是风痹病；尺之肌肤粗糙像干枯鱼鳞的表现，是水溢饮病；尺之肌肤很热，脉大而快数的现象，是温病；脉大滑利的现象，是病邪将被驱出，病将痊愈之象；尺之肌肤寒冷而脉小的现象，是泄泻、少气的虚病；尺之肌肤有高热，先发热后发冷的现象，属寒热病；尺之肌肤先觉寒冷，手长时间停留尺之肌肤后感觉发热的，也是寒热病。

仅肘部皮肤发热的现象，是腰以上部位有热；仅手腕部皮肤发热的现象，是腰以下部位有热。肘前部有发热的现象，是胸膺部有热；肘后部有发热的现象，是肩背部有热。仅臂之中部发热的现象，是腰腹部有热；在肘后部粗处以下三四寸的部位有发热的现象，其肠中有虫。手掌内发热的现象，是腹中有热；手掌内感到寒冷的现象，是腹中有寒。手鱼际白肉处有青色血脉的，是胃中有寒。尺之肌肤高热，颈部人迎脉大的，当主失血。尺肤发硬面积宽，人迎脉很细的现象，是少气的气虚病；当增加烦闷出现时，则立即死亡。

眼睛有红色的现象，是疾病在心经；眼睛有白色的现象，是疾病在肺经；眼睛有青色的现象，是疾病在肝经；眼睛有黄色的现象，是疾病在脾经；眼睛有黑色的现象，是疾病在肾经；黄色不纯正的现象是并在胸内。诊察目病，有红色的血脉从上部向下部发展的现象，是太阳经有病；红色的血脉从下部向上部发展的现象，是阳明经有病；红色的血脉从内侧向外侧发展的现象，是少阳经有病。诊察寒热病时，有红色血脉从上向下到瞳孔，出现一条血脉，一年就会死亡；出现一条半血脉，一年半就会死亡；出现二条血脉，二年就会死亡；出现二条半血脉，二年半就会死亡；出现三条血脉，三年就会死亡。

诊察龋齿痛时，按压在外侧生病的牙齿部位，有病变的部位唯独发热，病在左侧的左侧热，病在右侧的右侧热，病在上侧的上侧热，病在下侧的下侧热。

诊察血脉有病的依据，皮肤多赤色络脉的，多属热证；青色多的，多属痛证；黑色多的，是久痹的病；青、黑、赤皆出现的，为寒热病有身体疼痛；面色微黄，牙齿垢黄，指甲上有黄色；是黄疸病，有安稳卧息，小便黄赤，脉小而有涩的现象时，是不爱饮食了。

人生病时，病人的手桡骨部位的寸口脉和颈部的人迎脉小大相等，等出现浮沉相等的脉象时，为难治之病。女子手少阴心脉动甚的，为怀孕有孩子了；婴儿有病时，其头发都向上竖起的现象，一定会死亡；耳部络脉色青而隆起的现象，是有抽掣腹痛；大便有红色乳瓣，泄下未化的食物，有细小的脉象，手足寒冷，其病难治。

有泄下未化的食物，脉细，手足温暖，这样的泄泻就易治愈。

【原文】

四时之变，寒暑之胜①，重阴必阳，重阳必阴，故阴主寒，阳主热〔一〕，故寒甚则热，热甚则寒，故曰：寒生热，热生寒，此阴阳之变也。故曰：冬伤于寒，春生瘅热〔二〕②；春伤于风，夏生后泄肠澼〔三〕；夏伤于暑，秋生痎疟；秋伤于湿，冬生咳嗽。是谓四时之序也。

【校勘】

〔一〕阴主寒，阳主热　统本、金陵本、日抄本两"主"字并作"生"。

〔二〕瘅热　《素问·阴阳应象大论》作"温病"。

〔三〕夏生后泄肠澼　马本、张本、黄校本、《太素·卷三十·四时之变》"后"并作"飧"。《素问·阴阳应象大论》、《甲乙》卷十一第五并无"肠澼"二字。

【注释】

① 胜：同"盛"。兴盛；旺盛。《管子·治国》："农事胜则入粟多，入粟多则国富。"《素问·逆调论》："岐伯曰：'是人者，素肾气胜，以水为事，太阳气衰，肾脂枯不长。'"

② 瘅：病。《诗·大雅·板》："上帝板板，下民卒瘅。"毛传："瘅，病也。"

【语译】

一年四季的气候变化，寒暑都有兴盛阶段，阴兴盛到了极点一定转化为阳，阳兴盛至极点则转化为阴。所以阴性主寒，阳性主热，所以寒到极点就会变热，热到极点就会变寒，所以说寒能生热，热能生寒，这是阴阳相互消长变化的规律。所以，冬天感受了寒邪不立即发病，到了春天就发生温热病；春天感受了风邪不立即发病，到了夏天就发生泄泻、痢疾；夏天感受了暑邪不立即发病，到了秋天就容易发生疟疾；秋天感受了湿邪立即发病，到了冬天就生咳嗽病。这是由于四季气候不同，这叫做四季发病的顺序。

【音释】

目窠_{音科}　肓_{音育}　炬然_{及许切，亦作及然}　齵_{丘禹切，齿蠹}　掣_{尺列切}　痎疟_{上音皆，瘦瘴也}

刺节真邪第七十五

【原文】

黄帝问于岐伯曰：余闻刺有五节^①奈何？岐伯曰：固有五节：一曰振埃^②，二曰发蒙^③，三曰去爪^{〔一〕}，四曰彻^{〔二〕}衣，五曰解惑。黄帝曰：夫子言五节，余未知其意。岐伯曰：振埃者，刺外经^④，去阳病也。发蒙者，刺府输，去^{〔三〕}府病也。去爪者，刺关节肢^{〔四〕⑤}络也。彻衣者，尽刺诸阳之奇输也。解惑者，尽知^⑥调阴阳，补泻有余不足，相倾移^⑦也。

【校勘】

〔一〕爪　《甲乙》卷九第十一"爪"作"衣"。

〔二〕彻　张本作"撤"。

〔三〕去　《甲乙》卷十二第五其上有"以"字。

〔四〕肢　《甲乙》卷九第十一、《太素・卷二十二・五节刺》作"之支"。

【注释】

①　节：事物的一端为一节；泛指事项。《淮南子・说林训》："见象牙乃知其大于牛，见虎尾乃知其大于狸，一节见而百节知也。"

②　振埃：振，抖动；拂拭。《礼记・曲礼下》："振书端书于君前，有诛。"郑玄注："振，去尘也。"《荀子・不苟》："新浴者振其衣，新沐者弹其冠，人之情也。"埃，《庄子・逍遥游》："野马也，尘埃也，生物之以息相吹也。"振埃，比喻祛除病邪好比是抖动掉灰尘。

③　发蒙：发，开启。《庄子·胠箧》："将为胠箧探囊发匮之盗而为守备。"《韩非子·难二》："使桓公发仓囷而赐贫穷。"《史记·刺客列传》："轲既取图奏之，秦王发图，图穷而匕首见。"蒙，蒙蔽。唐·古之奇《秦人谣》："上下一相蒙，马鹿遂颠倒。"发蒙：开启蒙蔽的清窍。

④　外经：《太素·卷二十二·五节刺》注："外经者，十二经脉入腑脏者，以为内经，行于四肢及皮肤者，以为外经也。"

⑤　肢：通"支"。"支"与"肢"，为古今字。

⑥　知：认识；辨别。《左传·成公三年》："晋侯享齐侯，齐侯视韩厥。韩厥曰：'君知厥也乎？'齐侯曰：'服改矣。'"杜预注："言服改，明识其人。"《淮南子·说林训》："故见其一本而万物知。"高诱注："知，犹别也。"汉·刘向《列女传·阿谷处女》："五音不知，安能调琴？"

⑦　相倾移：以权谋促使在上者俯从自己的意愿；此指递相不同的手法，达到治病的目的。《汉书·刘向传》："今佞邪与贤臣并在交戟之内，合党共谋，违善依恶，歙歙訿訿，数设危险之言，欲以倾移主上。"《南史·宋南郡王义宣传》："初，臧质阴有异志，以义宣凡弱，易可倾移，欲假手为乱，以成其奸。"

【语译】

黄帝向岐伯道：我听说刺法有五种名称，是什么样子呢？岐伯说：的确有五种名称，一叫振埃，二叫发蒙，三叫去爪，四叫彻衣，五叫解惑。黄帝说：先生说到的五种针法名称，我还不知道它的意义是什么。岐伯说：振埃，是刺行于四肢及皮肤在外的经脉，来祛除体表的疾病。发蒙，是针六腑的腧穴，来祛除腑病。去爪，是刺关节部位的支络。彻衣，是遍刺六腑之特殊的腧穴。解惑，是全面认识疾病，来调整阴阳，用补法和泻法来针对不足者和有余者，递相不同的手法，达到治病的目的。

【原文】

黄帝曰：刺节言振埃，夫子乃言刺外经[一]，去阳病，余不知其所谓也，愿卒闻之。岐伯曰：振埃者，阳气大逆，上满于胸中，愤瞋肩息〔二〕①，大②气逆上，喘喝坐伏，病恶埃烟，馏不得息〔三〕③，请言振埃，尚〔四〕疾于振埃。黄帝曰：善。取之何如？岐伯曰：取之天容。黄帝曰：其咳上气穷诎④胸痛者，取之奈何？岐伯曰：取之廉泉。黄帝曰：取之有数乎？岐伯曰：取天容者，无过一里〔五〕⑤，取廉泉者，血变⑥而〔六〕止。帝曰：善哉。

【校勘】

〔一〕经　《甲乙》卷九第三其下有"而"字。

〔二〕愤瞋肩息　《太素》"愤"作"烦"。张本、《甲乙》卷九第三"瞋"并作"膜"。

〔三〕病恶埃烟，馏不得息　熊本、周本、明本、藏本、日抄本"馏"并作"馏"。《甲乙》卷九第三"恶埃烟馏"作"咽噎"。

〔四〕尚　《太素·卷二十二·五节刺》作"而"。

〔五〕无过一里　《太素·卷二十二·五节刺》"里"下有"而止"二字。《甲乙》卷九第三作"深无一里"。

〔六〕而　《甲乙》卷九第三作"乃"。

【注释】

①　愤瞋肩息：愤，憋闷。《楚辞·九章·惜诵》："惜诵以致愍兮，发愤以抒情。"瞋，盛大。《集韵》"瞋：盛貌。"愤瞋肩息：即气憋闷得使人抬肩呼吸。马莳："气愤而胀，竦肩而息。"

②　大：表示程度深。《史记·陈丞相世家》："汉王大怒而骂，陈平蹑汉王。"

③　馏，同"噎"。《玉篇》："馏，或噎字，食不下也。"此指如有物堵塞咽喉，难以呼吸。

④　穷诎：穷尽。《管子·国蓄》："利出于一孔者，其国无敌；出二孔者，其兵不诎。"尹知章注："诎，与屈同；屈，穷也。"

⑤　无过一里：里，寸。无过一里，不要超过一寸。《太素·卷二十二·五节刺》注："一里，一寸也。故《明堂》刺天容入一寸也。"刘衡如："又穴位在天府下五寸，名曰五寸，在膝下三寸，名曰三里，皆可为里字训寸

之明证。"

⑥　变：变，通。《易·系辞下》："变则通，通则久。"《易·系辞下》："一阖一辟谓之变，往来不穷谓之通。"

【语译】

黄帝说：刺法事项谈到的振埃。先生就说是刺行于四肢及皮肤在外的经脉，来祛除体表的疾病，我不明白这讲的是什么，希望全面了解这些内容。岐伯说：振埃，是阳气逆上很重向上憋闷在胸中，气憋闷得使人抬肩呼吸，严重的气上逆就会使人气喘呼呼跪着先前趴着，生病的邪气是尘埃和烟熏，噎得人不能呼吸，要求我说用振埃的手法治病，比抖落尘埃还要快。黄帝说；好。取什么样的穴呢？岐伯说：刺天容穴。黄帝说：病人咳嗽气逆，整个胸痛现象，刺什么穴呢？岐伯说：取廉泉穴。黄帝说：针刺深浅有标准吗？岐伯说：刺天容穴的深度，不要超过一寸，刺廉泉穴的标准，血脉通了就不要再针刺了。黄帝说：讲得很好。

【原文】

黄帝曰：刺节言发蒙，余不得其意。夫发蒙者，耳无所闻，目无所见。夫子乃言刺府输，去府病〔一〕，何输使然？愿闻其故。岐伯曰：妙乎哉问也！此刺之大〔二〕约，针之极也，神明之类也，口说书卷，犹不能〔三〕及也，请言发蒙耳〔四〕，尚疾于发蒙也。黄帝曰：善。愿卒闻〔五〕之。岐伯曰：刺此者，必于日中〔六〕，刺其听宫〔七〕，中其眸子①，声闻于耳〔八〕，此其输也。黄帝曰：善。何谓声闻于耳？岐伯曰：刺邪以手坚按其两鼻窍而〔九〕疾偃②，其声必应于针〔十〕也。黄帝曰：善。此所谓弗见，为之而无目视，见而取之，神明相得者也。

【校勘】

〔一〕去府病　《太素·卷二十二·五节刺》无其三字。

〔二〕大　《太素·卷二十二·五节刺》无。

〔三〕能　《太素·卷二十二·五节刺》作"敢"。

〔四〕耳　《太素·卷二十二·五节刺》无"耳"字。

〔五〕卒闻　《太素·卷二十二·五节刺》作"手受"。

〔六〕必于日中　《甲乙》卷十二第五"于"下有"白"字。

〔七〕听宫　《甲乙》卷十二第五作"耳听"。

〔八〕耳　《甲乙》卷十二第五作"外"。

〔九〕刺邪以手坚按其两鼻窍而　《太素·卷二十二·五节刺》"刺邪"互乙。《甲乙》卷十二第五作"已刺"。《甲乙》卷十二第五"而"作"令"。

〔十〕于针　《甲乙》卷十二第五作"其中"。

【注释】

①　中其眸子：中，正。《礼记·玉藻》："头颈必中。"郑玄注："头容直。"《晏子春秋·问上十六》："衣冠不中，不敢以入朝。"眸子，瞳子。中其眸子，针尖要正对着瞳子处。因为听宫穴与眸子有经脉相通的缘故。《太素·卷二十二·五节刺》注："手太阳脉支者至目兑眦，却入耳中；手足少阳脉支者，从耳后，入耳中，出走耳前，至目兑眦。故此三脉，皆会耳目听宫，俱连目中瞳子。"

②　疾偃：偃，通"堰"。阻拦。《后汉书·杜笃传》："置列汧、陇麤西戎。"

【语译】

黄帝说：刺法事项谈到的发蒙针法，我没有理解是什么意图。发蒙的针法，是治疗耳朵听不见、眼睛看不见的病，先生却说针刺腑输，以去腑病，什么腧穴能使其去腑病呢？我希望了解其中的缘由。岐伯说：你问得太好了。这是针刺大的纲要，是针法中最高明的技术，犹如神明一类，口里说的写成书，还不能把它形容出来。要求我说的发蒙针法，比开启蒙蔽的物体还快得多。黄帝说：好。希望全面了解这些内容。岐伯说：针刺这种病，必须在中午的时候，刺听宫穴，使针尖对着瞳子处，使其针刺的声响传到耳中，这就是刺该经的府输了。黄帝说：好。什么叫声闻于耳呢？岐伯说：就是在针刺外邪时，用手按在两鼻孔后就急速挡住，屏住气的声音一定会反映到针体所刺部位。黄帝说：好。这就是所说的不依赖眼看，就可以针刺，针刺时不必用眼睛看腧穴，察觉其征象就可以针刺，是得益于神明了。

【原文】

黄帝曰：刺节言〔一〕去爪，夫子乃言刺关节肢〔二〕络，愿卒闻之。岐伯曰：腰脊者，身之大关节也〔三〕。肢胫〔四〕者，人之管以趋翔也〔五〕①。茎垂〔六〕②者，身中〔七〕之机③，阴精〔八〕之候，津液之道〔九〕也。故饮食不节，喜怒不时④，津液内溢〔十〕，乃下留于睾，血〔十一〕道不通，日大不休〔十二〕⑤，俯仰不便，趋翔不能，此病荣⑥然〔十三〕，有水不上不下，铍〔十四〕石所取，形不可匿，常〔十五〕⑦不得蔽，故命〔十六〕曰去爪。帝曰：善。

【校勘】

〔一〕言　马本、张本、日刻本、《太素·卷二十二·五节刺》并作"善"。

〔二〕肢　《甲乙》卷九第十一、《太素·卷二十二·五节刺》并作"支"。

〔三〕身之大关节也　《甲乙》卷九第十一作"人之关节"。

〔四〕肢胫　《太素·卷二十二·五节刺》、《甲乙》卷九第十一并作"股胻"。

〔五〕人之管以趋翔也　《太素》"管"作"所"。《甲乙》卷九第十一无"管以"二字。

〔六〕茎垂　《甲乙》卷九第十一作"睾"。

〔七〕身中　《太素·卷二十二·五节刺》互乙。

〔八〕精　《甲乙》卷九第十一作"津"。

〔九〕道　《甲乙》卷九第十一其下有"路"字。

〔十〕溢　《甲乙》卷九第十一作"流"。

〔十一〕血　《甲乙》卷九第十一、《太素·卷二十二·五节刺》并作"水"。

〔十二〕日大不休　《甲乙》卷九第十一作"炅不休息"。

〔十三〕此病荣然有水　周本无"此"字。《甲乙》卷九第十一无"此病"二字。荣，《甲乙》卷九第十一、《太素·卷二十二·五节刺》并作"荥"。当据改。

〔十四〕铍　《太素·卷二十二·五节刺》、《甲乙》卷九第十一并作"铦"。

〔十五〕常　《甲乙》卷九第十一作"裳"。

〔十六〕故命　《甲乙》卷九第十一作"名"。

【注释】

①　人之管以趋翔也：管，管辖；负责。汉·桓宽《盐铁论·复古》："往者豪强大家，得管山海之利，采铁石鼓铸，煮海为盐。"晋·虞喜《志林》："夫托以天下，至重也；以人臣行主威，至难也；兼二至而管万机，能胜之者鲜矣！"唐·韩愈《清河郡公房公墓碣铭》："贞元末，王叔文用事，材公之为，举以为容州经略使，拜御史中丞，服佩视三品，管有岭外十三州之地。"趋翔，行步；游翱。《吕氏春秋·士容》："客有见田骈者，被服中法，进退中度，趋翔闲雅，辞令逊敏。"人之管以趋翔也，即是人用来负责走路的。

②　茎垂：参见《邪客》篇中注。茎垂，指阴茎和睾丸。

③　机：事物的关键；枢纽。《管子·权修》："察能授官，班禄赐予，使民之机也。"《史记·淮阴侯列传》："夫听者事之候也，计者事之机也，听过计失而能久安者，鲜矣。"宋·陈亮《上孝宗皇帝第一书》："况其东通吴会，西连巴蜀，南极湖湘，北控关洛，左右伸缩，皆足为进取之机。"晋·孙毓《孙氏成败志》："密者，天地之际会，成败之机要。"

④　不时：时时；停止，止息。汉·董仲舒《春秋繁露·天容》："人主有喜怒，不可以不时。"《诗·大雅·帛系》："曰止曰时。"王注之《经义述闻》："时亦止也。"

⑤　日大不休：日日加重而不休止。

⑥　荥：水回旋涌起貌。《集韵·清韵》："瀯……或从荥。"《集韵·清韵》："荥，荥瀯，波浪涌起貌。"

⑦　常：通"裳"。《说文》巾部："常，下裙也。"通"常"。晋·葛洪

《抱朴子·任命》："夫汲汲于见知，悒悒于否滞者，裳民之情也。"一本作
"常"。《诗·小雅·裳裳者华》："裳裳者华，其叶湑兮。"陈奂传疏："《广雅》
云：'常常，盛也。'裳常一字，毛与三家《诗》同意也。于华言裳裳，于叶
言湑，皆有盛义。"王先谦集疏："鲁韩'裳'作'常'。"

【语译】

黄帝说：刺法事项谈到去爪的针法，先生却说是刺关节部的
支络，我希望全面了解这些内容。岐伯说：腰脊，是人体内最重
要的关节，四肢的小腿，是人用来行走的；茎垂，是人体的枢纽，
阴精的象征，津液的通道。所以饮食不能节制，喜怒不止，津液
就会向在里的器官流，于是就津液向下滞留于睾丸，使血脉不通，
生殖器日日加重而不休止，使人体前俯后仰不灵便，不能走路，
这种病是水回旋涌起的样子，出现的水不能向上流，也不能向下
流。要用铍针刺割有水部位，以治疗这种外形显露、裙裳也不能
遮蔽的阴囊水肿病，所以就命名去爪（好比修剪掉多余的指甲一
样）。黄帝说：说得很好。

【原文】

黄帝曰：刺节言彻衣〔一〕，夫子乃言尽刺诸阳之奇①输，未
有常处也，顾卒闻之。岐伯曰：是阳气有余而阴气不足，阴气
不足则内热，阳气有余则外热，内热相搏〔二〕，热于怀炭，外
畏绵帛近〔三〕，不可近身，又〔四〕②不可近席③，腠理闭塞，则汗
不出〔五〕，舌焦唇槁腊干，嗌燥〔六〕④，饮食不让美恶〔七〕⑤。黄帝
曰：善。取之奈何？岐伯曰：取之于其天府、大杼三痏⑥，
又〔八〕刺中膂，以去〔九〕其热，补足、手太阴以去其汗，热去汗
稀〔十〕，疾于彻衣。黄帝曰：善。

【校勘】

〔一〕衣　《甲乙》卷七第一上"衣"下有"者"字。

〔二〕内热相搏　内，《甲乙》卷七第一上作"两"。当据改。《太素·

卷二十二·五节刺》"内"作"与"，"搏"作"薄"。

〔三〕外畏绵帛近　《太素·卷二十二·五节刺》作"外重丝帛衣"。《甲乙》卷七第一上作"衣热"。

〔四〕又　《甲乙》卷七第一上作"身热"二字。

〔五〕则汗不出　《太素·卷二十二·五节刺》作"不汗"。《甲乙》卷七第一上作"而不汗"。

〔六〕槁腊干嗌燥　槁腊，《甲乙》卷七第一上作"稿臘"。干嗌燥，《太素·卷二十二·五节刺》、《甲乙》卷七第一上并作"嗌干"。

〔七〕饮食不让美恶　《甲乙》卷七第一上、《太素·卷二十二·五节刺》"饮食"并作"欲饮"。《甲乙》卷七第一上无"不让美恶"四字。

〔八〕又　《太素·卷七·第一上》作"有"。

〔九〕去　周本、日刻本、马本、张本并作"出"。

〔十〕稀　《太素·卷二十二·五节刺》作"希"。《甲乙》卷七第一上作"晞"。

【注释】

①　奇：非常。北魏·郦道元《水经注·沮水》："（青溪水）以源出青山，故以青溪为名，寻源浮溪，奇为深峭。"

②　畏：通"围"。《吕氏春秋·劝学》："孔子畏于匡。"陈奇猷校释："畏乃'围'之假字，畏、围古音同部，自可假借……《淮南子·主术训》作'孔子围于匡'，尤为畏、围通之明证。"

③　席：坐卧铺垫用具。由竹篾、苇篾或草编织成的平片状物。《诗·邶风·柏舟》："我心匪席，不可卷也。"《史记·孙子吴起列传》："卧不设席，行不骑乘，亲裹赢粮，与士卒分劳苦。"

④　腊：皮肤皲裂。《山海经·西山经》："有兽焉，其状如羊而马尾，名曰羬羊，其脂可以腊。"郭璞注："已腊，治体皲。"

⑤　不让美恶：让：推辞；逊让。此指挑拣。美，善；好。《易·坤》："畅于四支，发于事业，美之至也。"《国语·晋语一》："彼将恶始而美终。"韦昭注："美，善也。"

⑥　疻：泛指殴伤；穴位；创伤。此指挑刺。《急就篇》卷四："疻痏保辜谶呼号。"颜师古注："殴人皮肤肿起曰疻，殴伤曰痏。"《文选·嵇康〈幽

愤诗〉》："感悟思恧，怛若创痏。"李善注引《苍颉篇》："痏，殴伤也。"《灵枢经·邪气藏府病形》："已发针，疾按其痏，无令其血出。"

【语译】

黄帝说：刺法事项谈到彻衣的针法，先生却说遍刺诸阳经之有非常疗效的腧穴，没有针刺固定处所（腧穴）的做法，我希望全面了解这些内容。岐伯说：这种刺法是用于阳气有余，阴气不足的病。阴气不足会产生脏腑热，阳气有余会发生体表热，在脏腑的热相互搏结，好比是怀抱炭火，不愿意让体表围裹着丝织品靠近，不让别人靠近其身体，还不敢挨近席铺。是腠理闭塞，那么就不能出汗（热邪不能外散），使舌焦，唇干枯而裂，咽干燥，不能挑拣饮食的好坏。黄帝说：好。怎样针刺这样的病呢？岐伯说：挑刺病人的天府穴、大杼穴使之有很多针眼，再刺中膂俞来祛除热邪，补手、足太阳经，以逼迫出汗，热退汗液就会减少。其奏效之捷，比脱衣服都快。黄帝说：讲得好。

【原文】

黄帝曰：刺节言解惑，夫子乃言尽知调阴阳，补泻有余不足，相倾移也，惑何以解之？岐伯曰：大风①在身，血脉偏虚，虚者不足，实者有余，轻重②不得倾侧宛伏③，不知东西，不知南北〔一〕，乍上乍下④，乍反乍复〔二〕，颠倒无常，甚于迷惑。黄帝曰：善。取之奈何？岐伯曰：泻其有余，补其不足，阴阳平复，用针若此，疾于解惑。黄帝曰：善。请藏之灵兰之室，不敢⑤妄出也。

【校勘】

〔一〕不知南北　《太素·卷二十二·五节刺》"不"上有"又"字。《甲乙》卷十第二下无"不知"二字。

〔二〕乍反乍复　《太素·卷二十二·五节刺》"乍反"下无"乍"字。《甲乙》卷十第二下"反"、"复"上并无"乍"字。

【注释】

① 大风：《诸病源候论·诸注候》："或脑转肉裂，目中系痛，不欲闻人语声，此名大风。"《太素·卷二十二·五节刺》注："风，谓是痹风等病也。"

② 轻重：谓左右、影响事物。《韩非子·人主》："所谓威者，擅权势而轻重者也。"陈奇猷集释："轻重者，谓能左右其事，彼以为轻则轻，彼以为重则重也。"《北史·周室诸王传论》："处周公之地，居上将之重，智勇冠俗，攻战如神，敌国系以存亡，鼎命由其轻重。"《资治通鉴·汉光武帝建武五年》："方蜀汉相攻，权在将军，举足左右，便有轻重。"胡三省注："言左投则蜀重，右投则汉重也。"

③ 宛伏：宛，曲折，弯曲。《庄子·知北游》："纷乎宛乎，魂魄将往。"成玄英疏："纷纶宛转，并适散之貌也。"伏，身子前倾靠在物体上。《庄子·渔父》："孔子伏轼而叹曰：'甚矣，由之难化也！'"

④ 乍上乍下：上下，增减。《周礼·秋官·司仪》："凡四方之宾客，礼仪辞命饔牢赐献，以二等从其爵而上下之。"贾公彦疏："爵尊者礼丰，爵卑者礼杀。"乍上乍下，即病情忽轻忽重。

⑤ 不敢：方言。不要。不能。《秧歌剧选·惯匪周子山》："闹革命是咱穷人翻身嘛，要齐心地闹，可不敢一说话就瞪眼，有事众人好好价讨论嘛。"杜鹏程《延安人》："你出去看看，我老觉乎着仓库不安全，可不敢失了火！"

【语译】

刺法事项谈到解惑的针法，先生说要全部认识疾病来调整阴阳，用补法和泻法来针对不足者和有余者，递相不同的手法，达到治病的目的。用什么办法解除其迷惑呢？岐伯说：大风侵犯了人体，血脉就偏虚，虚的病机就是不足，实的原因是邪气有余，这样身体就感到不能向左右倾斜，也不能弯曲，不能辨别东西南北，忽重忽轻，是忽然的变化无常，比神志迷惑还要严重。黄帝说：好。针刺这样的病怎么处理呢？岐伯说：泻其有余的邪气，补其不足的正气，使阴阳恢复正常。像这样用针，其奏效迅速，比解除迷惑还快捷。黄帝说：讲得好。希望把它藏在灵兰之室，很好地保存起来，不要妄为泄露出去。

【原文】

黄帝曰：余闻刺有五邪，何谓五邪〔一〕？岐伯曰：病有持痛〔二〕者，有容大①者，有狭小者，有热者，有寒者，是谓五邪。黄帝曰：刺五邪奈何？岐伯曰：凡刺五邪之方，不过五章②，瘅热消灭，肿聚散亡，寒痹益温，小者益阳，大者必去，请道其方。凡刺痈邪〔三〕无迎陇③，易俗移性④不得脓，脆道更行〔四〕⑤去其乡⑥，不安处所乃散亡。诸阴阳过痈者，取之其输泻之。凡刺大邪，日〔五〕⑦以小，泄，夺其有余〔六〕，乃益虚，剽其通〔七〕⑧，针其邪〔八〕肌肉亲⑨，视之毋有反其真〔九〕，刺诸阳分肉间。凡刺小邪，日〔十〕以大，补其不足〔十一〕乃无害，视其所在迎之界，远近尽至，其〔十二〕不得外，侵而行之乃自费〔十三〕⑩。刺分肉间，凡刺热邪〔十四〕，越而苍〔十五〕⑪，出游不归⑫乃无病，为开通〔十六〕，辟门户⑬，使邪得出病乃已。凡刺寒邪，日〔十七〕以温⑭，徐往〔十八〕徐来致其神⑮，门户已闭气不分，虚实得调，其气存也。黄帝曰：官针奈何？岐伯曰：刺痈者，用铍针；刺大者，用锋针；刺小者，用员利针；刺热者，用镵针；刺寒者，用毫针也。

【校勘】

〔一〕何谓五邪　张本无其四字。

〔二〕持痈　《太素·卷二十二·五邪刺》"持"作"时"。

〔三〕邪　《甲乙》卷五第二其下有"用铍针"三字。

〔四〕脆道更行　《太素·卷二十二·五邪刺》作"诡"。

〔五〕日　《甲乙》卷五第二其下有"用锋针"三字。《甲乙》卷五第二作"曰"。

〔六〕泄夺其有余　《太素·卷二十二·五邪刺》"夺"下无"其"字。

〔七〕剽其通　《太素·卷二十二·五邪刺》作"剽其道"。《甲乙》卷五第二"剽"作"标"。

〔八〕针其邪　《太素·卷二十二·五邪刺》"针"下有"干"字。

〔九〕反其真　《甲乙》卷五第二作"乃自直道"。

〔十〕邪日　"邪"，《甲乙》卷五第二其下有"用员针"三字。日，《甲乙》卷五第二、《太素·卷二十二·五邪刺》并作"曰"。

〔十一〕补其不足　周本无"其"字。《甲乙》卷五第二"补"下有"益"字。

〔十二〕其　《太素·卷二十二·五邪刺》、《甲乙》卷五第二并无。

〔十三〕侵而行之乃自费　费，《甲乙》卷五第二作"贵"。

〔十四〕邪　《甲乙》卷五第二其下有"用铍针"三字。

〔十五〕越而苍　苍，《甲乙》卷五第二、《太素·卷二十二·五邪刺》并作"沧"。丹波元简："苍，作沧为是。"

〔十六〕通　《甲乙》卷五第二、《太素·卷二十二·五邪刺》并作"道乎"。

〔十七〕邪日　"邪"，《甲乙》卷五第二其下有"用毫针"三字。《甲乙》卷五第二作"曰"。

〔十八〕徐往　《甲乙》卷五第二、《太素·卷二十二·五邪刺》并作"疾出"。《太素》杨注："徐往而入，得温气已，疾去而出针，以致神气为意也。"

【注释】

①　容大：容，事物的形状。《淮南子·说山训》："泰山之容，巍巍然高，去之千里，不见埵堁，远之故也。"高诱注："容，形也。"容大：指病形体大。

②　五章：章，条。《史记·高祖本纪》："与父老约法三章耳。"《类经》二十一卷第三十四注："五章。五条也。"

③　无迎陇：迎，面向着；正对着。银雀山汉墓竹简《孙膑兵法·地葆》："绝水、迎陵、逆流、居杀地、迎众树者，钧举也，五者皆不胜。"陇，通"垄"。高丘；高地。南朝·齐·孔稚圭《北山移文》："及其鸣驺入谷，鹤书赴陇。"晋·葛洪《抱朴子·勤求》："夫搜寻仞之垄，求干天之

木，漉牛迹之中，索吞舟之鳞，用日虽久，安能得乎。"无迎陇，即（在别处取穴来针刺）不要正对着高起的痈肿来针刺放血。马莳："陇、隆同。此承上文而言肿聚散亡之法也。凡刺痈邪，无迎其气之来隆，所谓避其来锐者是也。"马莳说法不可取，因"无迎其气之来隆，所谓避其来锐者"的做法，是坐以待毙。

④　易俗移性：改变通常治法，以改变疾病生机。马莳："如易风俗，如移性情相似，须缓以待之。"

⑤　脆道更行：易折断破碎。此引申为要截断病处的经脉。南朝·梁·刘勰《文心雕龙·序志》："形同草木之脆，名逾金石之坚。"唐·白居易《简简吟》："大都好物不坚牢，彩云易散琉璃脆。"行，疏通，疏浚；流动；流通。《汉书·沟洫志》："禹之行河水，本随西山下东北去。"颜师古注："行谓通流也。"《易·小畜》："风行天上。"《素问·举痛论》："寒则腠理闭，气不行，故气收矣。"

⑥　乡：区域；地方；身体上的穴位。《诗·小雅·采芑》："于彼新田，于彼中乡。"毛传："乡，所也。"《孔子家语·辩乐》："夫南者生育之乡，北者杀伐之城。"《素问·阴阳应象大论》："定其血气，各守其乡。"王冰注："乡，位，本经之气位。"

⑦　日：《广雅·释言》："日，节也。"节，法度；法则；准则。《礼记·乐记》："好恶无节于内，知诱于外，不能反躬，天理灭矣。"郑玄注："节，法度也。"

⑧　剽其通：剽，分割；革除。《史记·西南夷列传论》："西夷后揥，剽分二方，卒为七郡。"司马贞索隐："言西夷后被揥迫逐，遂剽居西南二方，各属郡县。剽亦分义。"汉·贾谊《新书·益壤》："高皇帝以为不可，剽去不义诸侯，空其国。"《后汉书·贾复传》："复知帝欲偃干戈，修文德，不欲功臣拥众京师，乃与高密侯邓禹并剽甲兵，敦儒学。"

⑨　亲：《太素·卷二十二·五邪刺》注："亲，附也。以针干邪，使邪气得去，肌肉相附也。"

⑩　侵而行之乃自费：侵，接近。接近；临近。唐·杜甫《陪诸贵公子丈八沟携妓纳凉晚际遇雨》诗之二："缆侵堤柳系，幔卷浪花浮。"仇兆鳌注："侵，迫近也。"费，耗损。《太素·卷二十二·五邪刺》注："费，损也。"侵而行之乃自费，即接近邪气处使正气流通，才会耗费掉邪气。

⑪　越而苍："苍"通"沧"。汉·扬雄《甘泉赋》："东烛沧海。"沧，寒，冷。《说文》："沧，寒也"越。发越；越而沧。越而苍。即发越就会身凉。

⑫　出游不归：病邪被排出后，热邪不再回归身体。《类经》二十一卷第三十四注："出游，行散也；归，还也，凡刺邪热者，贵于速散，散而不复，乃无病矣。"

⑬　辟门户：辟，打开。《仪礼·士丧礼》："主人即位，辟门。"郑玄注："辟，开也。凡庙门有事则开，无事则闭。"门户，途径；门径；比喻出入口或必经之地。《荀子·成相》："蒙掩耳目塞门户。"《三国志·吴志·孙贲传》"上贲领太守，后封都亭侯"裴松之注引晋虞溥《江表传》："策（孙策）谓贲曰：'兄今据豫章，是扼僮芝咽喉而守其门户矣。'"

⑭　温：温补，用温性药物补养正气。《素问·至真要大论》："劳者温之，结者散之……散者收之，损者温之。"此指手法用温补。

⑮　致其神：招致病人正气恢复。

【语译】

黄帝说：我听说有刺五邪的方法，什么叫五邪呢？岐伯说：有持痈的病，有容大的病，有狭小的病，有热的病，有寒的病。黄帝说：怎样刺治五邪病呢？岐伯说：总的来说，刺治五邪的方法，不过五条，使热病消灭；使肿聚消散；使寒痹病补助有温暖，使狭小的病补助阳气，使容大的病邪一定消除，请允许说说具体的针刺方法。总的来说，针刺痈邪时，不要正对着高起的痈肿块，刺破目前病处的血脉。使血流改变以流到其他地方，使痈肿不能化脓，刺碎（点刺）血道变为疏通来去掉此经有病部位的邪气，使邪气没有居处，这就是臃肿消散的原因，对众多阳经或阴经经过生痈的地方，取其本经之腧穴以泻之。

总的来说，刺容大病邪，有法度就会慢慢减轻，用泄法，祛除有余之邪气，才能补助虚损，革除此经邪气，经脉就会通畅，针刺此经的邪气，来使肌肉致密，诊察没有邪气了，要使正气出现恢复，要针刺三阳经（诸阳经）肉块间的穴位。

　　总的来说，针刺狭小病邪，有法度就会明显加快恢复，补其正气的不足，才不会有病害，要审查邪气所在的部位，对着病邪的边缘，由远到近的都要针刺到，使邪气不能向外发展，在靠近病邪处使正气流通，才会耗费掉邪气。针刺其有邪的肉块间的穴位。

　　总的来说，凡刺热病，应把热邪发热于外而使身体不发热，使其散出之热邪不再回返，就不会生病了。这是等于疏通了道路，开了门户，使邪热能够出去，病才能够痊愈。

　　凡刺寒邪病，其法度是用温补正气，用慢进针慢出针的补法，来招致正气，关了邪气的出入途径，正气才不致分裂，虚实能得以调养，病人的正气就保全了。黄帝说：怎样使用不同的针呢？岐伯说：刺痈疡的时候用铍针；刺容大病邪的时候用锋针；刺狭小病邪的时候用员利针；刺热病邪的时候用镵针；刺寒病邪的时候用毫针。

【原文】

　　请言解论，与天地相应，与四时相副①，人参天地，故可为解。下有渐洳②，上生苇蒲，此所以知形气之多少也。阴阳者，寒暑也，热则滋雨而在上，根荄③少汁。人气在外，皮肤缓，腠理开，血气减④，汁大泄〔一〕⑤，皮〔二〕淖泽。寒则地冻水冰，人气在中，皮肤致，腠理闭，汗不出，血气强，肉坚涩。当是之时，善行水⑥者，不能往冰；善穿地者，不能凿冻；善用针者，亦不能取四厥；血脉凝结，坚抟不往来者，亦未可即柔⑦。故行水者，必待天温冰释冻〔三〕解，而〔四〕水可行，地可穿也。人脉犹是也，治厥者，必先熨〔五〕调和其经，掌与腋、肘与脚、项与脊以调之〔六〕，火气已〔七〕通，血脉乃行，然后视其病，脉淖泽者，刺而平之，坚紧者，破⑧而散〔八〕之，气下乃止，此所谓以解结者也[九]。用针之类，在于调气，气积于胃，以通营卫，各行其道。宗气留于海[十]，其下者注于气街，其上者走于息道。故厥在于足，宗气不下，脉中之血，凝而留止，弗之火调，弗能取之。用针者，必先察其经络之实虚，切而循之⑨，按而弹之，视其应动者，乃后取之[十一]而下之。六经调者，谓之不病，虽病，谓之自已也。一经上实下虚而不通者，此必有横络盛加⑩于大经，令之不通，视而泻之[十二]，此所谓解结也。上寒下热[十一]，先刺其项太阳，久留之，已刺则[十三]熨项与肩胛，令热下合[十四]乃止，此[十五]所谓推而上之者也。上热下寒，视其虚脉而陷之[十六]于经络者取之，气下乃止，此所谓引而下之者也。大热遍身，狂而妄见、妄闻、妄言[十七]，视足阳明及大络取之，虚者补之，血而[十八]实者泻之，因其[十九]偃卧，居其头前，以两手四指挟按颈动脉⑫，久持之，卷而切推，下至缺盆中，而复止[二十]如前，热去乃止，此所谓推而散之者也。

【校勘】

〔一〕汁 藏本、统本、《甲乙》卷七第三、《太素·卷二十二·五邪刺》并作"汗"。当据改。

〔二〕皮 《太素·卷二十二·五邪刺》作"肉"。

〔三〕冻 《甲乙》卷七第三其上有"穿地者，必待"五字。

〔四〕而 《甲乙》卷七第三其下有"后"字。

〔五〕熨 《甲乙》卷七第三其下有"火以"二字。

〔六〕之 《甲乙》卷七第三作"其气"二字。

〔七〕火气已 火气，《甲乙》卷七第三作"大道"。已，周本作"以"。

〔八〕散 《甲乙》卷七第三作"决"字。

〔九〕此所谓以解结者也 《甲乙》卷七第三作"此所谓解结"。

〔十〕留于海 《甲乙》卷七第三作"留积在海"四字。

〔十一〕之　《甲乙》卷七第三、《太素·卷二十二·五邪刺》并无。

〔十二〕之　《甲乙》卷七第三其下有"通而决之"。

〔十三〕则　《甲乙》卷七第三其下有"火"字。

〔十四〕合　《千金》卷十四·风癫五作"冷"字。

〔十五〕此　《甲乙》卷七第三、《太素·卷二十二·五邪刺》、《千金》卷十四·风癫五并无。

〔十六〕之　《甲乙》卷七第三、《太素·卷二十二·五邪刺》、《千金》卷十四·风癫五并作"下"。

〔十七〕狂而妄见、妄闻、妄言　《甲乙》卷七第二作"故狂言而妄见、妄闻"。

〔十八〕而　《太素·卷二十二·五邪刺》无。《甲乙》卷七第二作"如"。

〔十九〕其　《甲乙》卷七第二、《太素·卷二十二·五邪刺》作"令"。

〔二十〕止　《太素·卷二十二·五邪刺》作"上"字。

【注释】

① 副：相称；符合。《汉书·礼乐志》："哀有哭踊之节，乐有歌舞之容，正人足以副其诚，邪人足以防其失。"

② 渐洳：渐，沾湿；溅湿；滋润；润泽。《诗·卫风·氓》："淇水汤汤，渐车帷裳。"唐·韩愈《朝归》诗："顾影听其声，赪颜汗渐背。《墨子·尚贤下》："雨露之所渐，粒食之所养。"南朝·梁·任昉《齐竟陵文宣王行状》："充徐接壤，素渐河润，未及下车，仁声先洽。"洳，潮湿；低湿的地方。唐·柳宗元《闵生赋》："壤污潦以坟洳兮，蒸沸热而恒昏。"《新唐书·循吏传·贾敦颐》："徙瀛州刺史，州濒滹沱、滱二水，岁溢溢，坏室庐，寝洳数百里。"宋·司马光《稷下赋》："譬若兰芷蒿莎，布濩于云梦之洳。"渐洳，即低湿的地方。

③ 荄：草根。《汉书·礼乐志》："青阳开动，根荄以遂。"颜师古注："草根曰荄。"

④ 减：去掉一部分；减少。血汗同源，汗多血就会减少。

⑤ 汁：含有某种物质的液体；血；眼泪。此指汗。《管子·轻重丁》：

"决渳洛之水通之杭庄之间，则屠酤之汁肥流水。"《后汉书·文苑传下·边让》："函牛之鼎以亨鸡，多汁则淡而不可食，少汁则熬而不可熟。"唐·谷神子《博异志补编·杨知春》："久不可脱，竟以刀断其指，指中出血，如赤豆汁。"《释名·释形体》："汁，渧也，渧渧而出也。"

⑥　行水：行于水上。《周礼·考工记序》："作车以行陆，作舟以行水。"

⑦　柔：浸渍；润泽。《礼记·内则》："捣珍，取牛羊麋鹿麇之肉，必脄，每物与牛若一，捶反侧之，去其饵，孰出之，去其皽，柔其肉。"郑玄注："柔之为汁和也。"《国语·郑语》："祝融亦能昭显天地之光明，以生柔嘉材者也。"韦昭注："柔，润也。"《淮南子·说山训》："厉利剑者，必以柔砥。"高诱注："柔，濡。"

⑧　破：透；穿。

⑨　切而循之：切，按；摸。《素问·脉要精微论》："切脉动静而视精明。"《史记·扁鹊仓公列传》："越人之为方也，不待切脉、望色、听声、写形，言病之所在。"唐·禹锡《因论·鉴药》："切脉观色聆声，参合而后言曰：'子之病，我能攻之。'"循，省察；察看。前蜀·杜光庭《皇帝修灵符报恩醮词》："省己循怀，以兢以惧，钦惟灵眷，弥切励修。"切而循之，即触摸到有异常处来查看这条经脉病的征象。

⑩　加：通"架"。引申为"挡住"。《淮南子·时则训》："季冬之月……雁北乡，鹊加巢。"王念孙《读书杂志·淮南子五》："高注曰：'鹊感阳而动，上加巢也。'念孙案：加读为架，谓构架之也……《本经篇》'大夏曾加'，高注谓以材木相乘架，是加、架古字通。"

⑪　上寒下热：《太素·卷二十二·五邪刺》注："上寒，腰以上寒；下热，腰以下热。"

⑫　以两手四指挟按颈动脉：马莳："以两手备用大指食指共四指，挟其颈之动脉而按之，即人迎、大迎处也。"

【语译】

请允许我谈谈解结的理论。人与自然界相应和，与四季的变化相称，人配合到天地时，所以就能解开"结"。地下有潮湿的地方，上面才能生长蒲苇。这就是判断人体有气多少的依据。

阴阳就是寒暑，天热就会滋生雨，可是雨水在地面上，草木根茎的水分就减少了。天热阳气浮向体表，皮肤就松弛，腠理开泄，血气减少，汗液大泄，皮肤湿润。天寒冷就会土地封冻，水结成冰凌，使人的阳气在里，皮肤致密，腠理闭合，汗不出，血气强盛，肌肉坚实而不光滑。正当寒冷这个时节，善于行舟的人不会到冰上去；善于挖掘的人，不会去挖掘冻土；善于用针的人，就不能治疗四肢厥逆的病证，因血脉因寒而凝结，坚实集聚不能来回循环的原因，也不能用润泽的药物，所以行舟的时间，一定等到天气暖和冰化，大地解冻，就可以有水流动了，就可以挖地了，人体的血脉等于就是这样的现象，治疗厥逆病的时候，一定要先用热敷，以调和其经脉，在两掌和两腋、两肘和两小腿、项和脊之处来调理，待温热之气已经通达各处，血脉才能流动，然后再观察病情，在血脉有润泽现象的地方，用针刺来使之恢复正常，血脉有坚紧的现象，刺破血脉来散结，待厥逆之征象消除后就止针，这就是所说的解结的方法。

　　施用针刺这一类治病，在于调理气机。人的正气蓄积于胃，来使营气和卫气流通，使营气和卫气各走自己循行的道路。宗气留积在气海。其向下流的灌注于气街；其上流的走向呼吸之道。所以，厥逆出现在脚时，宗气就不能自气街向下流。脉中之血就会凝滞而留止，不用火灸温熨来通调气血，就进行针刺这样的厥逆病。用针治病的时候，一定首先察看经络的虚实，触摸到有异常处来察看这条经脉的病态。按住病处经脉就弹动，看到应指而动的部位，而后就针刺这个部位，就会使病消除。手足六经经脉调和的，是无病的征象，即使有病，也是轻微小病，对病人来说，可以自愈。对一经出现上实下虚而不通的现象，这一定是横的络脉壅盛之挡住的大的经脉了，使这条大经脉不通，诊察到病处就施行泻法，这也是所说的解结的方法。

　　对腰以上感觉寒冷，腰以下感觉发热，要先刺项间足太阳经的穴位，留针时间要长，针刺以后，就要温熨项部和肩胛部，使热气上下相合，才可止针，这就是所说的刺在上部的方法；对腰以上发热、腰以下发冷，在诊察到哪一条经脉虚又有陷下的现象，就在此经络的穴位上针刺，使其阳气下行后止针，这就是所谓引热下行的方法。

　　对全身高热，使人发狂而有妄见、妄闻、妄言，诊察足阳明经和大络脉来获取虚实，虚的用补法，在血分而有瘀滞的就用泻法；于是让病人仰卧，医者在病人的头前，用两手的拇指、食指，挟按患者颈部的动脉，挟持的时间要长一些，两手弯曲来按摩，向下推按至缺盆内，然后就重复上述动作连续进行，等待身热退去方可休止。这就是所谓推拿而散邪的方法。

【原文】

　　黄帝曰：有〔一〕一脉生数十病者，或痛、或痈、或热、或寒、或痒、或痹、或不仁，变化无穷，其故何也？岐伯曰：此皆邪气之所生也。黄帝曰：余闻气者，有真气，有正气，有邪气，何谓真气〔二〕①？岐伯曰：真气者，所受于天，与谷气〔三〕并而充身也〔四〕。正气②者，正风也，从一方③来，非实风，又〔五〕④非虚风⑤也。邪气者，虚风之贼伤人也，其中人也深⑥，不能自去。正风者，其中人也浅，合⑦而自去，其气来柔弱，不能胜真气，故自去。虚邪之中人也，洒淅〔六〕⑧动形，起毫毛而发腠理。其入深，内搏于骨，则为骨痹。搏于筋，则为筋挛。搏于脉中，则为血闭不通，则为痈。搏于肉，与卫气相搏，阳胜者则为热，阴胜者则为寒，寒则真〔七〕气去，去则虚，虚则寒。搏于皮肤之间，其气外发，腠理开，毫毛摇，气往来〔八〕行，则为痒。留而不去，则痹〔九〕。卫气不行，则为不仁。虚邪偏⑨容〔十〕于身半，其入深，内居荣卫，荣卫稍衰，则真气去，邪气独留，发为偏枯。其邪气浅者，脉偏痛。虚邪之人于身也深，寒与热相搏，久留而内着，寒胜其热，则骨疼肉枯，热胜其寒，则烂肉腐肌为脓，内伤骨〔十一〕，内伤骨为骨蚀〔十二〕。有所疾前筋，筋屈不得伸，邪气居其间而不反，发于筋溜〔十三〕⑩。有所结，气归之，卫气留之，不得反〔十四〕，津液久留，合而为肠溜，久者数岁乃成，以手按之柔。已〔十五〕有所结，气归之，津液留之，邪气中之，凝结日以易甚，连以聚居，为昔瘤，以手按之坚。有所结，深中骨，气因于骨，骨与气并，日以益大，则为骨疽。有所结，中于肉，宗〔十六〕气归之，邪留而不去，有热则化而为脓，无热则为肉疽。凡此数气者，其发无常处，而有常名也。

【校勘】

〔一〕有　《甲乙》卷十第一下其上有"或"字。

〔二〕真气　《甲乙》卷第一下作"也"字。

〔三〕谷气　《甲乙》卷十第一下气上有"水"字。

〔四〕也　《甲乙》卷十第一下、马本、张本其上有"者"字。

〔五〕非实风，又　《甲乙》卷十第一下、本书《九宫八风》无其四字。

〔六〕洒淅　《甲乙》卷十第一下作"凄索"。

〔七〕真　《甲乙》卷十第一下作"其"。

〔八〕往来　《甲乙》卷十第一下其下有"微"字。

〔九〕则痹　周本、张本并作"为痹"。《甲乙》卷十第一下作"故为痹"。

〔十〕容　《甲乙》卷十第二下作"客"。当据改。

〔十一〕内伤骨　《甲乙》卷十一第九下无其三字。

〔十二〕骨蚀　《类经》十三卷第四注："其最深者，内伤于骨，是为骨蚀，谓侵蚀及骨也。"

〔十三〕发于筋溜　周本、张本、日刻本"于"并作"为"。《甲乙》卷十一第九"溜"作"瘤"。

〔十四〕反 《甲乙》卷十一第九其上有"复"字。

〔十五〕巳 《甲乙》卷十一第九无。

〔十六〕宗 《太素·卷二十九·首篇》无。

【注释】

① 真气：人体的元气，生命活动的原动力。由先天之气和后天之谷气结合而成。道教谓为"性命双修"所得之气。《素问·上古天真论》："恬惔虚无，真气从之；精神内守，病安从来？"

② 正气：也叫"正风"。是合于季节之风。此风对人没有什么大的危害，真气就能抵御住正风的侵袭。不治自愈。参见本书《九宫八风》。

③ 一方：方，品类；类别。《礼记·缁衣》："故君子之朋友有乡，其恶有方。"郑玄注："乡、方，喻辈类也。"《淮南子·精神训》："以死生为一化，以万物为一方，同精于太清之本。"高诱注："方，类也。"一方，指北极星所指的方向与季风来的方向相一致。

④ 非实风：实，亢盛。《素问·玉机真藏论》："岐伯曰：脉盛、皮热、腹胀、前后不通、闷瞀，此谓五实。"王冰注："实，谓邪气盛实。"非实风，即不是亢盛的风邪。

⑤ 虚风：就是邪气，是指不合于季节之风，对人的危害很大，故"邪气者，虚风之贼伤人也，其中人也深，不能自去"。

⑥ 深：深重；严重。

⑦ 合：交锋；交战。《孙子·行军》："兵怒而相迎，久而不合，又不相去，必谨察之。"

⑧ 洒淅：参见《官能》篇中注。

⑨ 偏：正好；恰巧。

⑩ 溜：也作"留"。留，通"瘤"，《说文解字通训定声·孚部》："留，段假借为瘤。"《文选·左思〈魏都赋〉》："隰壤瀎漏而沮洳，林薮石留而芜秽。"张载注："石留之地，喻土地多石，犹人物之有留结也。一曰壤漱而石也，或作溜字。"

【语译】

黄帝说：有一条脉受邪而发生几十种病症的现象，有的人是疼痛，有的人是成痈，有的人是发热，有的人是寒冷，有的人是作痒，有的人是为痹，有的人是麻木不仁，变化无穷，这是什么原因呢？岐伯说："这都是邪气所产生的原因。黄帝说：我听说有气的概念，有真气，有正气，有邪气。什么叫真气呢？岐伯说：真气，是人体生命活动的原动力，由先天的元气与后天的谷气合并而成，又充斥到全身；正气，就是正风，顺着斗星勺柄所指的方位相应的季节出现（如春季的东风，夏季的南风，秋季的西风，冬季的北风），这类适时而至的风不是亢盛的风邪，又不是虚风；邪气，就是虚风，其能够伤害人，它伤害人体比较重，不能自行消散；正风，它伤害人体轻，通过和真气交战后，它就自行散去，是正风的来势柔弱，不能战胜体内真气，所以不用治疗就自行离去了。

　　虚邪侵袭人体，像有冷水泼在身上寒冷得让人打哆嗦的样子，使毫毛竖起，是邪气出现在腠理；当邪气深入搏结于骨时，就成为骨痹；搏结于筋时，就出现筋挛；搏结于脉中时，就出现血脉不通，那么就会成为痈；搏结于肌肉时，就与体表的卫气相搏斗，卫阳旺盛的时候就出现热象，阴邪旺盛的时候就出现寒象，寒邪偏盛，会迫使真气退却，真气退却就是真气虚，真气虚就出现寒；邪气搏结于皮肤之缝，就会向外发泄，使腠理分开，使毫毛摇动，邪气在皮腠间往来流动，就会使皮肤发痒。当邪气滞留而不去，就出现闭阻，使卫气不能流通，就出现麻木不仁。

　　当虚邪正好侵犯半边身体，虚邪进入深部，在体内侵袭到营卫，使营卫慢慢衰退，那么就会使真气离去，邪气单独存留于营卫，就会发生半身不遂。若邪气留在表浅部位，有血脉之部属就会痛。

　　虚邪侵入人体深部，寒与热相互搏结，久留而附着于内，寒战胜了热，就会使骨节疼痛，肌肉枯萎；当热战胜了寒时，就使肌肉腐烂而化为脓，会向里损害到骨，向里损害到骨，就会导致骨蚀。有病的地方，先前在筋部，使筋屈而不能伸，邪气占据着筋缝可是没有返出体外，其发作就成为筋瘤；有结聚的病，是邪气归附于这个部位了，使卫气停留在这个部位不能回流，使津液长时间停留，邪气和津液聚，就会成为肠瘤，邪气和津液长时间的停留，有几年的时间才能形成，用手按摸是柔软的；先前就有结聚的病，是邪气归附于在这个结聚的部位，津液停留在这个部位，邪气伤害了这个部位，津液和邪气凝结后日益加重，连接积聚，便成为昔瘤，用手按摸是坚硬的；有结聚的部位，在深层的骨部，邪气趋赴到骨，使骨与邪气并合，日益严重，则可发为骨疽；有结聚的部位，在中间的肌肉，就会使宗气归附到肌肉这个部位，邪气滞留留著可是不能退去，出现发热是感染（焚烧）就变成脓；没有发热就为肉疽。

总的来说，这几种邪气所致的病，其发作没有一定的部位，但是有一定的名称。

【音释】

饲音噎　腊思亦切　剽其匹妙切　渐洳上音替，下音如草根相牵引貌

卫气行第七十六

【原文】

黄问于岐伯〔一〕曰：顾闻卫气之行，出入之合〔二〕，何如？岐伯〔三〕曰：岁有十二月，日有十二辰，子午为经，卯酉为纬①。天周二十八宿，而一面七星，四七二十八星〔四〕②，房昴为纬，虚张为经〔五〕。是故房至毕为阳，昴至心为阴〔六〕③，阳主昼，阴主夜。故卫气之行，一日一夜五十周于身，昼日行于阳二十五周，夜行于阴〔七〕二十五周，周④于五藏。是故平旦阴〔八〕尽，阳气出于目〔九〕，目张〔十〕则气上〔十一〕行于头，循项下足太阳，循背下至小指之端。其散⑤者，别于目锐眦，下手太阳，下至手小指之间〔十二〕外侧。其散者，别于目锐眦，下足少

阳，注小指次指之间。以上循手少阳之分⑥，侧⑦下至小指〔十三〕之间。别者以上〔十四〕至耳前，合于颔脉，注足阳明，以〔十五〕下行至跗上，入〔十六〕五指〔十七〕之间。其散者，从耳下下手阳明，入大指之间，入掌中。其至于足也，入足心，出内踝下，行阴分，复合于目，故为一周。是故日行一舍⑧，人气行〔十八〕一周与⑨十分身之八；日行二舍，人气行二周于身〔十九〕与十分身之六；日行三舍，人气行于身五周与十分身之四；日行四舍，人气行于身七周与十分身之二；日行五舍，人气行于身九周；日行六舍，人气行于身十周与十分身之八；日行七舍，人气行于身十二周在身与十分身之六；日行十四舍，人气二十五周于身有奇分与十分身之二〔二十〕⑩，阳尽于阴，阴受气矣〔二一〕⑪。其始入于阴，常〔二二〕⑫从足少阴注于肾，肾注于心，心注于肺，肺注于肝，肝注于脾，脾复注于肾为〔二三〕周。是故夜行一舍，人气行于阴藏一周与十分藏之八，亦如阳行之〔二四〕二十五周，而复合〔二五〕于目。阴阳一日一夜，合有奇分十分身之四〔二六〕，与十分藏之二，是故人之所以卧起之时有早晏⑬者，奇〔二七〕分不尽故也。

【校勘】

〔一〕岐伯 《太素·卷十二·卫五十周》作"伯高"。

〔二〕合 《甲乙》卷一第九作"会"。

〔三〕岐伯 胡本、熊本、周本、统本、金陵本、明本、藏本、日抄本、《太素·卷十二·卫五十周》并作"伯高"。

〔四〕一面七星，四七二十八星 一面，《太素·卷十二·卫五十周》作"面有"。四七二十八星，《甲乙》卷一第九作"天一面七宿，周天四七二十八宿"。

〔五〕房昴为纬，虚张为经 在周天二十八宿中，房宿居东位，昴宿居西位，东西为横线，故称房昴为纬；虚宿居北位，张宿居南位，南北为竖线，故称虚张为经。本书《五十营》也有二十八宿内容，可参考。

〔六〕房至毕为阳，昴至心为阴　《素问·八正神明论》王注引"房"上有"从"字。"毕"下有"者"字。

〔七〕阴　《甲乙》卷一第九其下有"亦"字。

〔八〕阴　《甲乙》卷一第九、《太素·卷十二·卫五十周》其下有"气"字。

〔九〕阳气出于目　阳气，此指卫气。目，目内眦。阳气出于目，指卫气在黎明时，行阴分已结束，开始从足太阳经起点目内眦，周行于手足三阳经。《类经》八卷第二十五注："太阳始于精明，故出于目"。

〔十〕张　《素问·生气通天论》王注引《灵枢》文作"开"。

〔十一〕上　《甲乙》卷一第九无。

〔十二〕间　《太素·卷十二·卫五十周》作"端"。

〔十三〕指　《太素·卷十二·卫五十周》其下有"次指"二字。

〔十四〕以上　《太素·卷十二·卫五十周》无。

〔十五〕以　《甲乙》卷一第九、《太素·卷十二·卫五十周》并无。

〔十六〕入　《甲乙》卷一第九其后有"足"字。

〔十七〕五指　顾氏《校记》云："经文无称'五指'之例，以经脉篇核之当作'中指'。"《类经》八卷第二十五注："五指当作中指，谓厉兑穴也。"

〔十八〕行　《甲乙》卷一第九、《素问·八正神明论》王注引文其下并有"于身"二字。

〔十九〕二周于身　《甲乙》卷一第九、《素问·八正神明论》王注引并作"于身三周"。根据计算，"二"当作"三"。当据改。

〔二十〕人气二十五周于身有奇分与十分身之二　《甲乙》卷一第九"人"上有"以"字。

〔二十一〕阳尽于阴，阴受气矣　于阴，《太素·卷十二·卫五十周》作"而"。

〔二十二〕常　统本、金陵本并作"当"。《甲乙》卷一第九其上有"以"字。

〔二十三〕为　《甲乙》卷一第九、《太素·卷十二·卫五十周》其下并有"一"字。

〔二十四〕行之　《甲乙》卷一第九、《太素·卷十二·卫五十周》并互乙。

〔二十五〕合　《甲乙》卷一第九作"会"。

〔二十六〕四　黄校本、《太素·卷十二·卫五十周》并作"二"。

〔二十七〕奇　《甲乙》卷一第九其上有"以"字。

【注释】

①　子午为经，卯酉为纬：以子午（北南）两端连线为经，以卯酉（东西）两端连线为纬。在十二地支分配的方位中，子位居北，午位居南，卯位居东，酉位居西；经，是竖线，纬，是横线，因子午为南北竖线，卯酉为东西横线，所以说子午为经，卯酉为纬。《类经》八卷第二十五注："子午当南北二极，居其所而不移，故为经；卯酉常东升西降，列宿周旋无已，故为纬。"

②　一面七星，四七二十八星：《类经》八卷第二十五注："天分四面，曰东西南北，一面七星。角亢氐房心尾箕，东方七宿也；斗牛女虚危室壁，北方七宿也；奎娄胃昴毕觜参，西方七宿也；井鬼柳星张翼轸，南方七宿也，是为四七二十八星。"

③　房至毕为阳，昴至心为阴：房，星宿名。即房宿。不同语言环境所指不同。古时以之象征天马。《晋书·天文志上》："房四星……亦曰天驷，为天马，主车驾。"唐·李贺《马诗》之四："此马非凡马，房星本是星。"王琦汇解引《瑞应图》："马为房星之精。"毕，星名。二十八宿之一，为白虎七宿的第五宿。有星八颗，以其分布之状像古代田猎用的毕网，故名。古人以为此星主兵、主雨。《诗·小雅·大东》："东有启明，西有长庚，有捄天毕，载施之行。"朱熹集传："天毕，毕星也，状如掩兔之毕。"《诗·小雅·渐渐之石》："月离于毕，俾滂沱矣。"毛传："月离阴星则雨。"《史记·周本纪》："九年，武王上祭于毕。"司马贞索隐："毕星主兵，故师出而祭毕星也。"《旧唐书·代宗纪》："壬子夜，月掩毕。"昴，星宿名。二十八宿之一。白虎七宿的第四宿。又名髦头、旄头。有亮星七颗（古代以为五颗，故有昴宿之精转化为五老的传说。传说汉相萧何为昴星精转世，后因借为称颂人显贵之辞。《初学记》卷一引《春秋佐助期》："汉相萧何，长七尺八寸，昴星精。"南朝·梁·任昉《〈王文宪集〉序》："何乃昴宿垂芒，德精降祉。"《尔雅》："西陆，昴也。"心，星名。二十八宿之一，东方苍龙七宿的第五宿，有星三颗。

《史记·天官书》："东宫苍龙，房、心。"其主星亦称商星、鹑火、大火、大辰。《宋史·天文志三》："心宿三星，天之正位也。"宋·范镇《东斋记事》卷二："是冬，日食心宿。"房至毕为阳，昴至心为阴，是指把二十八宿，以分阴、阳，每一方面包括十四宿。房宿居东方，从房宿起始，经过南方而至西方的毕宿，共十四宿，其位在十二地支中为卯、辰、巳、午、未、申六个时辰，为由日出到日落属于白昼的时间。白昼为阳，故房至毕为阳。昴宿在西方，从昴宿起始，经过北方而至东方的心宿，共十四宿，其位在十二地支中为酉、戌、亥、子、丑、寅六个时辰，为由日落到日出以前属于夜晚的时间，夜晚属阴，故昴至心为阴。

④　周：循环。本段下文"其始入于阴，常从足少阴注于肾，肾注于心，心注于肺，肺注于肝，肝注于脾，脾复注于肾为周。"

⑤　散：分散，由聚集而分离；分出。此指分出布散的络脉。本书《经脉》："三焦手少阳之脉……布膻中，散落心包。"本书《经别》："足太阳之正……当心入散……手阳明之正……散之大肠。"

⑥　分：地分；地域。唐·贾岛《晚晴见终南诸峰》诗："秦分积多峰，连巴势不穷。"前蜀·韦庄《赠戍兵》诗："夜指碧天占晋分，晓磨孤剑望秦云。"

⑦　侧：通"则"。《楚辞·九怀·尊嘉》："望淮兮沛沛，滨流兮则逝。"王逸注："意欲随水而隐遁也。"

⑧　日行一舍：日，一昼夜；白天。《书·洪范》："五纪：一曰岁，二曰月，三曰日，四曰星辰，五曰历数。"孔颖达疏："从夜半以至明日夜半，周十二辰为一日。"舍，星次；星位所在。《史记·天官书》："五星皆从而聚于一舍，其下国可以礼致天下。"汉·王充《论衡·虚变》："且言星徙三舍者何谓也，星三徙于一舍乎？一徙历于三舍也。"《史记·律书》："七正二十八舍……舍者，日月所舍。"司马贞索隐："二十八宿，七正之所舍也。舍，止也……言日月五星运行，或舍于二十八次之分也。"《文选·郭璞〈游仙诗〉之四》："愧无鲁阳德，回日向三舍。"李善注引许慎曰："二十八宿，一宿为一舍。"宋·王谠《唐语林·补遗四》："日常右转，星常左转。大凡不满三万，日行周二十八舍，三百六十五度，然必有差，约八十年差一度。"本书《五十营》："日行二十八宿。"《诗·唐风·葛生》："夏之日，冬之夜，百岁之后，归于其居。"郑玄笺："思者于昼夜之长时尤甚。"《孟子·离娄下》："仰

而思之，夜以继日。"日行一舍，地球每行于一个星位的位置。

⑨　与：通"余"。马王堆汉墓帛书《战国纵横家书·李园谓辛梧章》："言之秦王，秦王令受之。余（与）楚为上交。"

⑩　奇分：零数；余数。《易·系辞上》："归奇于扐以象闰。"孔颖达疏："归残聚余分而成闰也。"《汉书·食货志下》："改作货布，长二寸五分，广一寸，首长八分有奇。"

⑪　阳尽于阴，阴受气矣：卫气白昼行阳经二十五周，接着行阴经二十五周，当行十四星宿之后，为行阳经部位完毕，阴经部位开始受气。

⑫　常：通"尚"。《诗·商颂·殷武》："曰商是常。"俞樾《群经平议·毛诗四》："'常'当作'尚'，古'常'、'尚'通用。"《管子·七臣七主》："芒主目伸五色，耳常五声。"于省吾《双剑诐诸子新证·管子》："金文常字通作尚，然则目伸五色，谓目极五色也，耳常五声，谓耳尚五声也。"

⑬　晏：晚；迟。

【语译】

黄帝问岐伯：我希望了解卫气的循行流动，在什么部位出现卫气的标志，是怎样汇合的过程呢？岐伯说，一年有十二个月，一天有十二个时辰，从子至午分是南北，以竖线连接为经，从卯至酉是东西，以横线连接为纬。在天上的四周东南西北有二十八个星宿，就是每一面有七个星宿，四乘七等于二十八个星宿。从房宿的东方到昴宿的西方连线为纬；从虚宿的北方，到张宿的南方的连线为经。所以从东方的房宿，经过南方再向西方的毕宿（其位在十二地支中为卯、辰、巳、午、未、申六个时辰，这六个时辰是白昼）属阳；从西方的昴宿，经过北方再向东方的心宿（其位在十二地支中为酉、戌、亥、子、丑、寅六个时辰，这六个时辰是夜间）属阴。属阳的卯、辰、巳、午、未、申这六个时辰主宰白昼，酉、戌、亥、子、丑、寅这六个时辰主宰夜间。所以当卫气的循行流动时，一日一夜，要循行于全身五十圈，白天行于阳分二十五圈，夜间行于阴分二十五圈，循环到五脏。所以到太阳在地平线的时候，卫气行于阴分二十五圈就结束了，卫阳之气出现到眼睛，使眼睛张开，那么卫气在目内眦就向上循行到头顶，顺着项向下的足太阳经，依次顺着背部向下到足小趾的顶端。在足太阳经分散出的络脉，从目锐眦分出来，向下到手太阳经，灌注到手小指外则端。在足太阳经分散出的另一条络脉，从目锐眦分出以后，向下到足少阳经后，灌注到足小趾、次趾之间；就在头上循手少阳三焦经的部位，就向下行到手小指、次指之间；从手少阳别分出的络脉，就向上至耳前，会合于颔部经脉，就灌注到足阳明经，就在颔部这里向下行至足背，进入五趾之间。手少阳三焦经在头部又一条分出的经脉，从耳下向下进入手阳明经后，进入手大指缝间，再入掌中。卫气在足阳明经最高处抵达足部后，就进入足心，到达内踝的下边处，就流到阴经的部位阴跷脉，上行再汇合到在眼睛的足太阳经的晴明穴，所以就形成了卫气昼夜五十营循环的一大圈，因此白天地球行于一个星宿的位置，人的卫气就流动一圈余十分之八圈；运行到二个星宿的位置，人的卫气流动在身有三圈余十分之六圈，运行三个星宿的位置，人的卫气流动在身五圈余十分之四圈；运行到四个星宿的位置，人的卫气流动在身七圈余十分之二圈；运行到五个星宿的位置，人的卫气流动在身九圈，运行到六个星宿的位置，人的卫气流动在身十圈余十分之八周圈；运行到七个星宿，人的卫气流动在身十二圈余十分之六周；当运行到十四个星宿的位置，人的卫气流动在身是二十五圈出现余数十分之二圈时，是卫气行于阳的部位结束就到了阴的部位，阴的部位开始接受卫气。卫气开始进入阴的部位时，还是顺着足少阴肾经传灌注到肾脏，由肾脏灌到注心脏，由心脏灌注到肺脏，由肺脏灌注到肝脏，由肝脏灌注到脾脏，由脾脏再灌注到肾脏为一圈。因此夜间每运行到一个星宿的位置时，是卫气流动到在内的五脏的是一圈余十分之八圈，也像白天一样流动有二十五圈后，就返回到眼睛的目锐眦，在阴的部位和在阳的部位流动一日一夜，合计白天和夜间的每圈的余数在身是十分之四圈，有流动在阴的部位余数的十分之二圈，因此人们就有睡觉和起床时间有早和迟的现象的原因，是余数不够整数的缘故。

【按语】

关于此段文字描述卫气流动计算方法，需要和本书的《五十营》互相参照。

【原文】

黄帝曰：卫气在于[一]身也，上下往来不以期[二]①，候②气而刺之奈何？伯高曰：分③有多少，日有长短，春秋冬夏，各有分理④，然后常以平旦为纪，以[三]夜尽为始。是故一日一夜，水下百刻[四]⑤，二十五刻者，半日之度也，常如是毋已，日入而止，随日之长短，各以为纪而刺之。谨候其时，病可与期，失时反候者[五]，百病不治[六]。故曰：刺实者，刺其来也；刺虚者，刺其去也。此言气存亡之时⑥，以候虚实[七]而刺之。是故谨候[八]气之所在而刺之，是谓逢时。在于三阳[九]，必候其气在于阳而刺之[十]；病在于三阴[十一]，必候其气在[十二]阴分而刺之。

水下一刻，人气在太阳；水下二刻，人气在少阳；水下三刻，人气在阳明；水下四刻，人气在阴分。水下五刻，人气在太阳；水下六刻，人气在少阳；水下七刻，人气在阳明；水下八刻，人气在阴分。水下九刻，人气在太阳；水下十刻，人气在少阳；水下十一刻，人气在阳明；水下十二刻，人气在阴分。水下十三刻，人气在太阳；水下十四刻，人气在少阳；水下十五刻，人气在阳明；水下十六刻，人气在阴分。水下十七刻，人气在太阳；水下十八刻，人气在少阳；水下十九刻，人气在阳明；水下二十刻，人气在阴分。水下二十一刻，人气在太阳；水下二十二刻，人气在少阳；水下二十三刻，人气在阳明；水下二十四刻，人气在阴分。水下二十五刻，人气在太阳，此半日之度也〔十三〕。从房至毕一十四舍〔十四〕，水下五十刻，日行半度〔十五〕，回行一舍，水下三刻与七分刻之四〔十六〕⑦。大要曰〔十七〕⑧常以日之加〔十八〕⑨于宿上也，人〔十九〕气在太阳。是故日行一舍，人气行三阳行〔二十〕与阴分，常如是无已，天与地〔二一〕同纪，纷纷盼盼⑩，终而复始，一日一夜，水下百刻而尽矣。

【校勘】

〔一〕于 《甲乙》卷一第九无。

〔二〕不以期 《甲乙》卷一第九作"无已其"。

〔三〕以 《甲乙》卷一第九无。

〔四〕水下百刻 《甲乙》卷一第九作"漏水"。

〔五〕者 《甲乙》卷一第九、《太素·卷十二·卫五十周》并无。

〔六〕治 《甲乙》卷一第九作"除"。

〔七〕虚实 《太素·卷十二·卫五十周》互乙。

〔八〕候 《素问·针解》王注引《针经》其下有"其"字。

〔九〕在于三阳 《甲乙》卷一第九"在"上有"病"字。依文例，当据补。《甲乙》卷一第九"三阳"作"阳分"。

〔十〕必候其气在于阳而刺之 《甲乙》卷一第九、《太素·卷十二·卫五十周》"气"下并有"之加"二字，"阳"下并有"分"字。

〔十一〕三阴 《甲乙》卷一第九作"阴分"。

〔十二〕在 《甲乙》卷一第九其下有"于"字。

〔十三〕此半日之度也 《甲乙》卷一第九"此"后有"少"字。

〔十四〕从房至毕一十四舍 《太素·卷十二·卫五十周》"毕"下无"一"字。《甲乙》卷一第九"舍"作"度"，《素问·八正神明论》王注作"宿"。

〔十五〕日行半度 《甲乙》卷一第九作"半日之度也，从昴至心，亦十四舍，水下五十刻，终日之度也。"　"也"下有"从昴至心，亦十四舍，水下五十刻，终日之度也。"十八字。

〔十六〕回行一舍，水下三刻与七分刻之四　回，《甲乙》卷一第九、《素问·八正神明论》王注引并作"曰"。

〔十七〕大要日　《甲乙》卷一第九无。

〔十八〕之加　《甲乙》卷一第九、《素问·八正神明论》王注并互乙。

〔十九〕人　《甲乙》卷一第九、《素问·八正神明论》王注其上并有"则知"二字。

〔二十〕行　《甲乙》卷一第九、《太素·卷十二·卫五十周》无。

〔二十一〕天与地　《甲乙》卷一第九、《太素·卷十二·卫五十周》作"与天地"。

【注释】

① 期：预定的时间；期限；预知；料想；此指预先知时间。《易·系辞下》："既辱且危，死期将至。"《诗·王风·君子于役》："君子于役，不知其期。"《史记·孟尝君列传》："酒酣，乃持券如前合之，能与息者，与为期。"《文选·谢灵运〈过始宁墅〉诗》："挥手告乡曲，三载期归旋。"李善注："三载黜陟幽明，故以为限。"《荀子·不苟》："天不言而人推高焉，地不言而人推厚焉，四时不言而百姓期焉。"杨倞注："期，谓知其时候。"三国·魏·曹植《洛神赋》："动无常则，若危若安；进止难期，若往若还。"唐·卢延让《八月十六夜月》诗："难期一年事，到晓泥诗章。"

② 候：诊视，诊断；征候，征兆。《周书·姚僧垣传》："以此候疾，何疾可逃。"《北齐书·方伎传·马嗣明》："邢邵子大宝患伤寒，嗣明为之诊，候脉。"宋·张淏《云谷杂记·慈恩寺》："（长孙后）怀高宗将产，数日不能分娩，遂诏医博士李洞玄候脉。"宋·周密《齐东野语·针砭》作"诏医博士李洞玄候脉。"《史记·淮阴侯列传》："夫听者事之候也，计者事之机也，听过计失而能久安者，鲜矣。"

③ 分：节候名。《左传·昭公十七年》："日过分而未至。"杜预注："过春分而未夏至。"

④ 分理：名分与事理。《旧唐书·温造传》："凡事有小而关分理者，

不可失也。分理一失，乱由之生。"

⑤ 水下百刻：刻，为古代计时单位，古代无时钟，以铜壶滴水，漏下的水面刻度作计时标志。水下百刻，即昼夜滴水百刻，相当于今天的二十四小时。

⑥ 气存亡之时：针刺时要看邪气亢盛和衰退的时辰。本书《小针解》："察后与先，若存若亡者，言气之虚实，补泻之先后也，察其气之已下与常存也。"

⑦ 回行一舍，水下三刻与七分刻之四：天体运行每昼夜二十八舍，每舍运行时间为 100 刻$\div 28 = 3\frac{4}{7}$ 刻，即三刻余七分之四刻。

⑧ 大要：《素问·八正神明论》王注"略而言之"。

⑨ 加：移。《墨子·经上》："谓：移、举、加。"章炳麟《文学说例》："《墨子·经上》有'移、举、加'之文，谓言词分移、举、加三性。《经说》释之曰'狗犬，举也；叱狗，加也。'盖直指形质谓之举，意存高下谓之加。"

⑩ 纷纷盼盼：纷。纷纭杂乱；盼，条理。《类经》八卷第二十五注："纷纷盼盼，言于纷纭丛杂之中而条理不乱也。故终而复始，昼夜循环，无穷尽矣。"

【语译】

黄帝说：卫气在人体内，当上下往来的不能按预料的时间时，怎样诊视到卫气循行的时间而针刺呢？伯高说：节候有的时候多，有的时候少，有的时候天长，有的时候天短，春夏秋冬，各有不同的节气和道理。对这样的事情，而后还要以太阳在地平线的时候为白天开头的时间，作为夜间的结束，就作为白天的开始的时间，所以一个白天和一个夜间，壶水漏下正好百刻，当漏下到二十五刻时，是半天的刻度，平常就是这样漏下不止，到了日入，就是白天结束，随着白天时间的长短，各个节候以太阳在地平线的时候作为计算时间的标准，来推算针刺疾病时间。严谨观察卫气所经过经脉的时间，就可以对疾病随之作出判断；当失去掌握卫气所经过经脉的时间，很多疾病都不能治愈。所以说，针刺实证的时候，要针刺邪气始盛的时候，针刺虚证的时候，要针刺邪气始衰的时候。这是针对邪气的盛衰留去，来诊候疾病的虚实而进行针刺。所以，严谨地诊断卫气的所经过某经脉的时间而进行针刺，就叫做逢时。病在三阳经，必等待卫气在阳经部位时进行针刺；病在三阴经：必等待卫气在阴经部位时进行针刺。

（从平旦开始）水下一刻的时间，是人的卫气流到太阳经，水下二刻，是人的卫气流到于少阳经：水下三刻，是人的卫气行于阳明经；水下四刻，是人的卫气行于足少阴肾经：水下五刻，是人的卫气行于太阳经；水下六刻，是人的卫气流到少阳经，水下七刻，是人的卫气流到手足阳明经；水下八刻，是人的卫气流到足少阴肾经，水下九刻，是人的卫气流到太阳经；水下十刻，是人的卫气流到少阳经；水下十一刻，是人的卫气流到手足阳明经；水下十二刻，是人的卫气流到足少阴肾经；水下十三刻，是人的卫气流到太阳经；水下十四刻，是人的卫气流到少阳经，水下十五刻，是人的卫气流到阳明经；水下十六刻，是人的卫气流到足少阴肾经，水下十七刻，是人的卫气流到太阳经；水下十八刻，是人的卫气流到少阳经；水下十九刻，是人的卫气流到阳明经；水下二十刻，是人的卫气流到足少阴肾经；水下二十一刻，是人的卫气流到太阳经；水下二十二刻，是人的卫气流到少阳经：水下二十三刻，是人的卫气流到阳明经；水下二十四刻，是人的卫气流到足少阴肾经；水下二十五刻，是人的卫气流到太阳经。这是半日中卫气运行的改变。从房宿运转到毕宿共一十四星宿，漏水就出现五十刻，是每天运行一半的时间；太阳每转行一星宿，水下三余七分之四刻。大体说来，通常是太阳每移动一个星宿的开始，卫气恰恰运行在手足太阳经，所以太阳每走到一个星宿，人的卫气就流动到三个阳经和一个阴经的部位，就是这样循环不已，天和地都用同样的星宿标准来计算，纷繁的星宿但有条不紊，一周接着一周，终而复始，一日一夜水下百刻的时间，恰好在体内运行五十周完毕。

【按语】

本篇的"其散者，别于目锐眦，下手太阳，下至手小指之间外侧。其散者，别于目锐眦，下足少阳，注小指次指之间。以上循手少阳之分侧下至小指之间。别者以上至耳前，合于颔脉，注足阳明，以下行至跗上，入五指之间。其散者，从耳下下手阳明，入大指之间，入掌中。"或认为"诸经同时分注"其实不是"诸经同时分注"这里表述的就是逐经而传，要是"诸经同时分注"，那就没有办法来应用子午流注了。

本段"一日一夜五十周于身，昼日行于阳二十五周，夜行于阴二十五周，周于五藏。"的文字和本书的《营卫生会》、《五十营》描述基本一致。

从"水下一刻……此半日之度也"的描述和本书的《营卫生会》、《五十营》描述确实很不一致，怀疑为不同学说。

【音释】

盼盼按《太素》音义云：普巴切

九宫八风①第七十七

【原文】

合八风虚实邪正

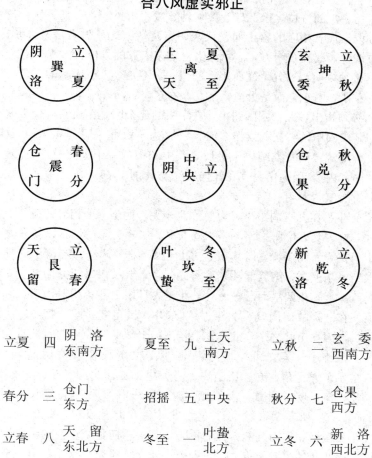

立夏	四	阴 洛 东南方	夏至	九	上天 南方	立秋	二	玄 委 西南方
春分	三	仓门 东方	招摇	五	中央	秋分	七	仓果 西方
立春	八	天 留 东北方	冬至	一	叶蛰 北方	立冬	六	新 洛 西北方

【图解说明】

上边的九个圆圈图，圆圈表示九宫，圆圈中的文字说明包含三部分内容，一是宫的名称、二是宫所在的方位，三是和宫相一致的节气。其中巽、离、坤、震、中央、兑、艮、坎、乾指的是方位；阴洛、上天、玄委、仓门、中央、仓果、天留、叶蛰、新洛是宫名，由于宫在一定的方位，因此巽、离、坤、震、中央、兑、艮、坎、乾八个方位又代表相应的宫，如巽代表阴洛宫，因此，阴洛宫又称巽宫。反过来说，巽在东南方，表示阴洛宫在东南方的方位。

必须说明，这九个图所表在的位置，不是今人所表示的上北，下南，左西，右东。而是上南，下北，左东，右西。

必须指出，九个圆圈图中，在中央的那个图是中央宫，代表北斗星。其中圈中的"立"读作"位"，《周礼·秋官·朝士》："面三槐，三公位焉。"《篇海类编》于贵切。其中圈中的"中央"，在这里理解为"中、内"，因为中央宫在任何一个方位看其都是在最中间、在最内侧。故曰"太阴"。

北斗星在九宫的中央，为何称北斗呢，他是一个相对的概念。但对井、壁、箕方位所指不一，朱熹集传："箕、斗二星，以夏秋之间见于南方。云北斗者，以其在箕之北也。"宋·孙奕《履斋示儿编·正误二·东壁东井南箕北斗》解释道："二十八宿以四方为名者，唯井、壁、箕、斗四星而已……箕、斗是人日用之器，相对而言，箕在南而斗在北，故曰南箕、北斗也。"东井，星宿名。即井宿，二十八宿之一，因在玉井之东，故称。《礼记·月令》："仲夏之月，日在东井。"《淮南子·天文训》："五星、八风，二十八宿。"高诱注："二十八宿，东方：角、亢、氐、房、心、尾、箕；北方：斗、牛、女、虚、危、室、壁；西方：奎、娄、胃、昴、毕、觜、参；南方：井、鬼、柳、星、张、翼、轸也。"但是北斗星在北是没有争议的，古人以北斗为坐标，作为判断方位的标志，其中斗柄是个重要的标志，北斗柄，指北斗的第五至第七星，即衡、开泰、摇光。北斗，第一至第四星像斗，第五至第七星像柄。《国语·周语下》："日在析木之津，辰在斗柄。"唐·韦应物《拟古》诗之六："天河横未落，斗柄当西南。"清·纳兰性德《沁园春》词："北转河流，南横斗柄，略点微霜鬓早衰。"根据斗柄所旋转指向的八宫方位，以此来推断四季节气的变化，每一个宫代表一个节气，共八个节气，即冬至、夏至、春分、秋分、立秋、立夏、立冬、立春，简称二至、二分、四立。后来发展到目前的二十四节气。参见 719 页"太一游宫图"。斗柄每旋转到一宫，表示其相应的节气，如斗柄指向坎宫，既表明节气在冬至，又表明斗柄所在方位为北方，余依此类推。斗柄的不断旋转，使之所在宫也不断地变换，其不断变换，表明阴阳的盛衰，四季气候寒热温凉在不断地变化。参见 719 页"太一游宫图"。

　　旧历每月所建之辰。是古时以北斗的运转计算月令，斗柄所指之辰谓之斗建，也叫月建。将十二地支和十二个月份相配，用以纪月，以通常冬至所在的十一月（夏历）配子，称建子之月，类推，十二月建丑、正月建寅、二月建卯，直到十月建亥，如此周而复始。《汉书·律历志上》："日至其初为节，至其中斗建下为十二辰，视其建而知其次。"《魏书·术艺传·张渊》："尔乃四气鳞次，斗建星移。"《淮南子·天文训》："大时者，咸池也；小时者，月建也。"北周·庾信《象戏赋》："从月建而左转，启黄钟而顺行。"宋·沈括《梦溪笔谈·象数一》："若尽理言之，并月建亦须移易。"明·郎瑛《七修类稿·天地三·月建》："正月节戌时，北斗之杓指于寅位之初，雨水正月中气，斗杓戌时指寅位之中，二月指卯，三月指辰，名曰月建，亦名斗建。若遇闰月，其月内无中气，戌时斗柄指于两辰之间。"

　　对于图下文字中的一、二、三、四、五、六、七、八、九的数字，是洛书九宫数，各宫表一不同的数字，其中一、三、五、七、九为奇数，属阳，二、四、六、八为偶数，属阴。阳数一、三、七、九分别在四周的中段，五居中间；二、四、六、八为四维，什么是四维呢？东南、西南、东北、西北为四隅。《淮南子·天文训》："帝张四维，运之以斗……日冬至，日出东南维，入西南维……夏至，出东北维，入西北维。"《晋书·地理志上》："天有四维，地有四渎。"隅：

角落。《素问·气交变大论》："土不及四维。"王冰 注："维，隅也。"
《淮南子·天文训》："东北为报德之维也。"高诱 注："四角为维也。"
这些数字的奇偶不仅表明其宫属性、方位等，如《周易》以阳爻为
九。《易·乾》："初九，潜龙勿用。"孔颖达 疏："阳爻称九，阴爻称
六。"《易》卦的"离"配南方，其数配"九"。《素问·五常政大论》：
"眚于九。"王冰 注："九，南方也。"故以九指南方。除此以外并表
明每天的晨昏昼夜光热及四季气候密切相关。

【原文】

太一常以冬至之日，居叶蛰之宫四十六日[一]②，明日居天
留四十六日③，明日居仓门四十六日④，明日居阴洛四十五
日⑤，明居天宫四十六日[二]⑥，明日居玄委四十六日⑦，明日
居仓果四十六日⑧，明日居新洛四十五日⑨，明日复居叶蛰之
宫，曰冬至矣。太一日游，以冬至之日⑩，居叶蛰之宫，数所
在日，从⑪一处，至九日，复反于一⑫，常如是无已，终而复
始。太一移日[三]⑬，天必应之以风雨，以其日风雨则吉，岁
美[四]⑭民安少病矣，先之则多雨，后之则多汗[五]⑮。太一在冬
至之日有变⑯，占在君⑰；太一在春分之日有变，占在相；太
一在中宫之日⑱有变，占在吏；太一在秋分之日有变，占在
将；太一在夏至之日有变，占在百姓。所谓有变者，太一居五
宫之日⑲，病风[六]⑳折树木，扬沙石。各以其所主[七]，占贵
贱，因视风所从[八]来而占之。风[九]从其所居之乡㉑来为实
风㉒，主㉓生长，养万物。从[十]其冲后来为虚风㉔，伤[十一]人者
也，主杀主害者[十二]。谨㉕候虚风而避之[十三]，故圣人日㉖避虚
邪之道[十四]，如避矢石然[十五]，邪[十六]弗能害，此之谓也。

太一游宫图

（此图录自《灵枢经校释》）

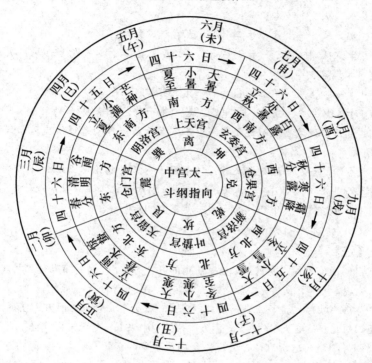

【校勘】

〔一〕太一常以冬至之日，居叶蛰之宫四十六日　叶，《太素·卷二十八·九宫八风》作"汁"。

〔二〕明日居天宫四十六日　天宫，《太素·卷二十八·九宫八风》作"上天"。

〔三〕移日　移，《太素·卷二十八·九宫八风》作"徙"。

〔四〕美　《太素·卷二十八·九宫八风》作"矣"。

〔五〕先之则多雨，后之则多汗　汗，《太素·卷二十八·九宫八风》作"旱"。

〔六〕病风　张本、《太素·卷二十八·九宫八风》"病"并作"疾"。

〔七〕主　《太素·卷二十八·九宫八风》作"生"。

〔八〕从　金陵本、黄校本并无。

〔九〕风　《太素·卷二十八·九宫八风》无。

〔十〕从　《甲乙》卷六第一、《太素·卷二十八·九宫八风》其上并有"风"字。

〔十一〕伤　《甲乙》卷六第一其上有"贼"字。

〔十二〕主杀主害者　《甲乙》卷六第一作"主杀害"。

〔十三〕谨候虚风而避之　《甲乙》卷六第一作"必谨候虚风而谨避之"。

〔十四〕圣人日避虚邪之道　《素问·八正神明论》王注引作"圣人避邪"。《甲乙》卷六第一作"避邪之道"。顾氏《校记》："日，疑作曰"。

〔十五〕然　《甲乙》卷六第一其下有"后"字。

〔十六〕邪　《太素·卷二十八·九宫八风》无。

【注释】

①　九宫八风：九宫：术数家所指的九个方位。《易》纬家有"九宫八卦"之说，即离、艮、兑、乾、坤、坎、震、巽八封之宫，加上中央宫。本篇《九宫八风》："立秋二，玄委，西南方；秋分七，仓果，西方；立冬六，新洛，西北方；夏至九，上天，南方；招摇，中央五；冬至一，叶蛰，北方；立夏四，阴洛，东南方；春分三，仓门，东方；立春八，天留，东北方。"《后汉书·张衡传》："臣闻圣人明审律历以定吉凶，重之以卜筮，杂之以九宫。"李贤注："《易乾凿度》曰：'太一取数以行九宫。'郑玄注云：'太一者，北辰神名也。下行八卦之宫，每四乃还于中央。中央者，北辰之所居，故谓之九宫。'"八风，八方之风；八种季候风（八节之风）。《吕氏春秋·有始》："何谓八风？东北曰炎风，东方曰滔风，东南曰熏风，南方曰巨风，西南曰凄风，西方曰飂风，西北曰厉风，北方曰寒风。"《淮南子·地形训》："何谓八风？东北曰炎风，东方曰条风，东南曰景风，南方曰巨风，西南曰凉风，西方曰飂风，西北曰丽风，北方曰寒风。"《说文·风部》："风，八风也。东方曰明庶风，东南曰清明风，南方曰景风，西南曰凉风，西方曰阊阖风，西北曰不周风，北方曰广莫风，东北曰融风。"《左传·隐公五年》："夫舞所以节

八音，而行八风。"陆德明释文："八方之风，谓东方谷风，东南清明风，南方凯风，西南凉风。西方阊阖风，西北不周风，北方广莫风，东北方融风。"《易纬通卦验》："八节之风谓之八风。立春条风至，春分明庶风至，立夏清明风至，夏至景风至，立秋凉风至，秋分阊阖风至，立冬不周风至，冬至广莫风至。"八节，古代以立春、立夏、立秋、立冬、春分、夏至、秋分、冬至为八节。《周髀算经》卷下："凡为八节二十四气。"赵爽注："二至者，寒暑之极；二分者，阴阳之和；四立者，生长收藏之始；是为八节。"九宫八风，此指不同方位的季候风，和节气、斗星柄所指向的方位相一致的风叫实风，也叫正风、正气。和节气不相一致方位相反的风称谓虚风，虚风能伤害人。

②　太一……四十六日：太一，一指天神名。战国·宋玉《高唐赋》："醮诸神，礼太一。"《史记·封禅书》："天神贵者太一。"司马贞索隐引宋均云："天一、太一，北极神之别名。"唐·谷神子《博异志·敬元颖》："昨夜子时已朝太一矣。"清·吴伟业《海市》诗之一："仙人太乙祀东莱，不信蓬瀛此地开。"又指星名。即帝星。太常，又名北极二。因离北极星最近，故隋唐以前文献多以之为北极星。《星经》卷上："太一星，在天一南半度。"南朝·梁·沈约《梁雅乐歌·皇雅二》："华盖拂紫微，勾陈绕太一。"元·张可久《折桂回·紫微楼上右平章索赋》曲："镇钱塘太乙勾陈，玉柱擎天，绣衮生春。"清·曹寅《畅春苑张灯赐宴归舍恭纪》诗之三："光浮太乙照千门，遍召阳和布密恩。"具体内容可参阅《史记·天官书》、《晋书·天文志上》。叶同"协"。"协"同"汁"。《后汉书·律历志中》："（《书》）曰：'岁二月，东巡狩，至岱宗，柴，望秩于山川。遂觐东后，叶时月正日。'"宋·陈亮《酌古论一·曹公》："方腾遂不叶，求还京畿，此其势易服矣。"汁，《集韵》檄颊切，入帖，匣。《方言》第三："自关而东曰协，关西曰汁。"汉·张衡《西京赋》："自我高祖之始入也，五纬相汁，以旅于东井。"叶蛰，星名。太一，即北极星，也叫"纽星，枢星"。清·王念孙《读书杂志余编·吕氏春秋》"极星与天俱游而天极不移"："案极星即北辰也。或言北辰，或言北极，或言极星，或言纽星，或言枢星，皆异名而同实。"一说，北极五星的第五星。清·夏炘《学礼管释·释夜考之极星以正朝夕》："《汉志》北极五星，前一星太子；第二星帝王，亦太乙之座；第三星庶子；第四星后宫；第五纽星，为天之枢。"太一常以冬至之日，居叶蛰之宫四十六日，即《类经》二十七卷第三十五注："太一，北辰也。按《西志》曰：中宫，天极星，其一明者，太一之常居

也。盖太者，至尊之称，一者，万数之始，为天元之主宰。故曰：太一，即
北极也。北极居中不动，而斗运于外，斗有七星，附者一星，自一至四为魁，
自五至七为杓，斗杓旋指十二辰，以建时节，而北极统之，故曰北辰。——
斗杓所指之辰，谓之月建，即气令所旺之方，如冬至节，月建在正北，故云
太一居叶蛰之宫。叶蛰，坎宫也。惟周岁日数，分属八宫，则每宫得四十六
日，惟乾巽天门、地户两宫，止四十五日，共计三百六十六日，以尽一岁之
数，后仿此。坎宫四十六日，主冬至、小寒、大寒三节。"

③ 明日居天留四十六日：天留，宫名。明日居天留四十六日，即《类
经》二十七卷第三十五注："明日，即上文四十六日之次日，谓起于四十七日
也，后仿此。天留，艮宫也，主立春、雨水、惊蛰三节。……连前共九十二
日而止。"

④ 明日居仓门四十六日：仓门，宫名。明日居仓门四十六日，即《类
经》二十七卷第三十五注："仓门，震宫也。自九十三日起，当春分、清明、
谷雨三节，共四十六日，至一百三十八日而止。"

⑤ 明日居阴洛四十五日：阴洛，宫名。《类经》二十七卷第三十五注：
"阴洛，巽宫也。自一百三十九日起，主立夏、小满、芒种之三节，共四十五
日，至一百八十三日而止。"

⑥ 明日居天宫四十六日：宫，古代划分星空的区域称为宫。《史记·
天官书》："中宫天极星，其一明者，太一常居也。"司马贞索隐引《文耀钩》：
"中宫大帝，其精北极星。"天宫，星垣。《广雅·释天》："天宫谓之紫宫。"
南朝·宋·鲍照《瓜步山楬文》："四睨天宫，穷曜星络。"紫宫，指紫微垣。
汉·赵晔《吴越春秋·勾践归国外传》："于是范蠡乃观天文，拟法于紫宫筑
作小城，周千一百二十二步，一圆三方。"南朝·陈·沈炯《太极殿铭》："臣
闻在天成象，紫宫所以昭著；在地成形，赤县居其区宇。"明居天宫四十六
日，即《类经》二十七卷第三十五注："主夏至、小暑，大暑三节，共四十六
日，至二百二十九日而止。"

⑦ 明日居玄委四十六日：玄委，宫名。明日居玄委四十六日，即《类
经》二十七卷第三十五注："玄委，坤宫也。主立秋、处暑、白露三节，共四
十六日，至二百七十五日而止。"

⑧ 明日居仓果四十六日：仓果，宫名。明日居仓果四十六日，即《类
经》二十七卷第三十五注："仓果，兑宫也；主秋分、寒露、霜降三节，共四

十六日，至三百二十一日而止。"

⑨　明日居新洛四十五日：新洛，宫名。明日居新洛四十五日，即《类经》二十七卷第三十五注："新洛，乾宫也。主立冬、小雪、大雪三节，共四十五日，至三百六十六日，周一岁之全数而止。"

⑩　太一日游，以冬至之日：太一星移动的时间，在冬至这一天开始。清·江永《群经补义·春秋》："杜云：'举中气以正月'，亦非也。古历惟八节，后世乃有二十四气。以冬至为始，以闰余为终，故举正朔之月为中。"

⑪　从：经由；经过。北魏·郦道元《水经注·浊漳水》："今河所从，去大陆远矣，馆陶北屯氏河，其故道与？"

⑫　至九日，复反于一：一，初；开始。《孟子·梁惠王下》："《书》曰：'汤一征，自葛始。'"赵岐注："言汤初征，自葛始。"至九日，复反于一，即到第九个"明日"，又返回到原来出发地。《类经》二十七卷第三十五注："此结上文而总其义也。太一始于坎，终于乾，乃八宫之日也，八尽而九，则复反于一，而循环无已矣。"

⑬　日：光阴；时间；时候、时辰。《左传·昭公元年》："赵孟将死矣。主民，玩岁而愒日，其与几何？"杨伯峻注："此言赵孟之习厌于日月之流逝又急于己之难长久。"《文选·司马相如〈上林赋〉》："朕以览听余闲，无事弃日。"李善注："言听政既有余暇，无事而虚弃时日也。"《三国演义》第一〇一回："却说司马懿引兵迳到卤城下，日已昏黑。"

⑭　岁：年景，一年的农业收获。《左传·昭公三十二年》："闵闵焉如农夫之望岁。"唐·韩愈《南海神庙碑》："明年，其时公又固往不懈，益虔，岁仍大和。"

⑮　汗：《广韵》侯旰切，去翰匣。旱，《广韵》胡笥切，上旱匣，元部。汗，旱二字，双声叠韵，可通。《类经》二十七卷第三十五注："汗，当作旱。"当据改。先之则多雨，后之则多汗，即《类经》二十七卷第三十五注："风雨先期而至，其气有余，故多雨；风雨后期而至，其气不足，故多旱。

⑯　变：灾异，异常的自然现象。《礼记·曾子问》："及垣，日有食之，老聃曰：'丘，止柩。'就道右，止哭以听变。"陈浩集说："听变，听日食之变动也。"《汉书·五行志中之下》："灾异俞甚，天变成形。"《宋书·五行志三》："夫灾变之发，皆所以明教诫也。"

⑰　占在君：占，预测；预示；征兆。《吴子·图国》："臣以见占隐，以往察来，主君何言与心违?"北魏·郦道元《水经注·沔水》："季云：'山崩川竭，国土将亡之占也。'"《新五代史·司天考》："周天一岁，四时，二十四气，七十二候，行十日十二辰以为历。而谨察其变者，以为占。占者，非常之兆也，以验吉凶，以求天意。"七十二候，即古代以五日为一候，一月六候，三候为一节气。一年二十四个节气，共七十二候。它是根据动物、植物或其他自然现象变化的征候，说明节气变化，作为农事活动的依据。七十二候之说，最初见于《逸周书》、《吕氏春秋》十二纪，汉儒列于《礼记·月令》，又见于《淮南子·时则训》，《魏书》始入《律历志》。但各书所举月令物候互有出入，即唐·王冰注《素问》所引《吕氏春秋》七十二候，亦与今本《吕氏春秋》及历中所载不同。君，国君之位；帝位；《晋书·天文志上》："南二星，君位。"占在君，预示君王有灾祸。星名。汉·甘公、石申《星经·相》："相星在北极斗南。"

⑱　太一在中宫之日：《类经》二十七卷第三十五注："中宫属土，旺在四维。"

⑲　太一居五宫之日：五，位居一至九之中间。五宫，指中央宫。

⑳　病风：病，严重；祸害。病风，猛烈之风。

㉑　其所居之乡：其，代词，代指太一星。乡，通"向"，方向；方位。《荀子·成相》："武王怒，师牧野，纣卒易乡启乃下。"杨倞注："易乡，回面也，谓前徒倒戈攻于后。启，微子名。下，降也。乡，读为向。"《韩非子·内储说上》："夫矢来有乡，则积铁以备一乡；矢来无乡，则为铁室以尽备之。"旧注："乡，方也，有来从之方。"陈奇猷集释："乡即古向字，今作向。"《文选·张衡〈东京赋〉》："规天矩地，授时顺乡。"薛综注："乡，方也。"其所居之乡，即太一星所寓居的宫的方位。

㉒　实风：和节气、斗星柄所指的方位相一致的风为实风。也叫正风，亦叫正气。《类经》二十七卷第三十五注："所居者，太一所居之乡也。如月建居子，风从北方来，冬气之正也；月建居卯，风从东方来，春气之正也；月建居午，风从南方来，夏气之正也；月建居酉，风从西方来，秋气之正也。四隅十二建，其气皆然，气得其正者，正气王也。故曰实风。"

㉓　主：预示，预兆。宋·范仲淹《奏乞宣谕大臣定河东捍御》："河东地震数年，占书亦主城陷。"

㉔ 从其冲后来为虚风：冲，向着；对着；当着。《山海经·海外北经》："台四方，隅有一蛇，虎色，首冲南方。"北周·庾信《象戏赋》："应对坎而冲离，或当申而取未。"唐·韩愈《雉带箭》诗："地形渐窄观者多，雉惊弓满劲箭加，冲人决起百余丈，红翎白镞随倾斜。"从其冲后来为虚风，在经过太一星移置过后的宫而相对着地节令出现的风就是虚风。《类经》二十七卷第三十五注："冲者，对冲也。后者，言其来之远，远则气盛也。如大一居子，风从南方来，火反胜也；太一居卯，风从西方来，金胜木也；太一居午，风从北方来，水胜火也；太一居酉，风从东方来，木反胜也。气失其正者，正气不足，故曰虚风。"

㉕ 谨：通"勤"。不断地，经常地。《管子·八观》："其耕之不深，芸之不谨。"

㉖ 日：旧时指日辰的吉凶禁忌。汉·刘向《说苑·反质》："信鬼神者失谋，信日者失时。"唐·柳宗元《三戒·永某氏之鼠》："永有某氏者，畏日，拘忌异甚。"

【语译】

太一（北极星）在冬至日这一天，在正北方的叶蛰宫寓居待四十六天（来主宰冬至、小寒、大寒三个节气）；期满之后的下一天，就移居到东北方的天留宫待四十六天（来主宰立春、雨水、惊蛰三个节气）；期满之后的下一天，就移居到正东方的仓门宫待四十六天（来主宰春分、清明、谷雨三个节气）；期满的下一天，就移居到东南方的阴洛宫待四十五天（来主宰立夏、小满、芒种三个节气）；期满的下一天，就移居到正南方的天宫待四十六天（主宰夏至、小暑、大暑三个节气）；期满的下一天，就移居到西南方的玄委宫待四十六天（来主宰立秋、处暑、白露三个节气）；期满的下一天，就移居到正西方的仓果宫待四十六天（来主宰秋分、寒露、霜降三个节气）；期满的下一天，就移居到西北方的新洛宫待计四十五天（来主宰立冬、小雪、大雪三个节气）。期满后的下一天，其回到正北方的叶蛰宫这一天，是冬至节了。太一星移置，在冬至日这一天，就寓居于正北的叶蛰宫，要计算其寓居在各宫的天数，其经过各个宫处，到第九个"明日"，又返回到最初的出发地叶蛰宫，一般就是这样的规律循环不休，终而复始地轮着转。

太一星出现移置的时间，天上一定随着太一星的转移的时间就有刮风下雨，因为在太一星移置到某宫时间有刮风下雨，是吉利的征象，是好的年景，老百姓安居乐业，很少生病。当提前移宫，就是节令提前交接，那么就会有多雨；节令错后交接，就会多旱。

太一在交冬至的那一天有异常的自然现象，预测君王有灾祸；太一在春分的那一天有异常的自然现象，预测宰相有灾祸；太一在中宫那一天有异常的自然现象，预测一般官吏有灾祸；太一在秋分那一天有异常的自然现象，预测将军有灾祸；在夏至那一天有异常的自然现象，预测老百姓有灾祸。所说的有异常的自然现象，是太一寓居在中央宫的这一天，有疾风使树木折断，使砂石飞扬，各自不同的交接的节气其各有主宰的对象，来预测富贵与贫贱的人，于是来观察顺着风来的方向就能预测未来，风顺着太一星所占据宫的方向来的和节气相一致的是实风，预示万物生长；风从太一星所占据宫的方向和当令相反的方位而来，叫做虚风，预示着有凶杀、病害。要经常的观察虚风就可以躲避这种征兆，所以对日辰的吉凶禁忌，品德最高尚、智慧最高超的人有躲避虚邪的学说，像躲避箭矢、发石块一样，使外邪不能祸害人，这里说的就是这个道理。

【原文】

是故太一入徙立于中宫^{〔一〕①}，乃朝八风，以占吉凶也。风从南方来，名曰大弱风，其伤人也，内舍于心，外在于脉，气主热^{〔二〕}。风从西南方来，名曰谋风，其伤人也，内舍于脾，外在于肌，其气主为弱。风从西方来，名曰刚风，其伤人也，内舍于肺，外在于皮肤，其气主为燥。风从西北方来，名曰折风，其伤人也，内舍于小肠，外在于手太阳脉，脉绝则溢，脉闭则结不通，善暴死。风从北方来，名曰大刚风，其伤人也，内舍于肾，外在于骨与肩背之膂筋，其气主为寒也。风从东北方来，名曰凶风，其伤人也，内舍于大肠，外在于两胁腋骨下及肢节。风从东方来，名曰婴儿风，其伤人也，内舍于肝，外在于筋纽②，其气主为身湿。风从东南方来，名曰弱风，其伤人也，内舍于胃，外在肌肉，其气主体重，此八风皆从其虚之乡来，乃能病人。三虚③相抟〔三〕，则为暴病卒死。两实一虚，病则为淋露寒热。犯其雨湿之地，则为痿。故圣人避风，如避矢石焉。其有三虚而偏④中于邪风，则为击仆⑤偏枯矣。

【校勘】

〔一〕太一入徙立于中宫　马本、张本并无。

〔二〕气主热　《太素·卷二十八·九宫八风》、《甲乙》卷六第一并作"其气主为热"。

〔三〕抟　明本、藏本、日抄本并作"搏"。

【注释】

①　太一入徙立于中宫：《类经》二十七卷第三十五注："此正以明太一即北极也，盖中不立。则方隅气候皆不得其正，故太一立于中宫，而斗建其外，然后可以朝八风，占吉凶。"

②　筋纽：纽，器物上用以提携悬系的襻纽；纽扣；带的结扣。《周礼·夏官·弁师》："弁师掌王之五冕，皆玄冕朱里延纽。"郑玄注："纽，小鼻在武上笄所贯也。冕鼻谓之纽，犹印鼻谓之钮也。"《淮南子·说林训》："龟纽之玺，贤者以为佩。"《礼记·玉藻》："居士锦带，弟子缟带，并纽约用组。"孔颖达疏："纽谓带之交结之处，以属其纽；约者谓以物穿纽，约结其带。"《楚辞·刘向〈九叹·怨思〉》："申诚信而罔违兮，情素洁于纽帛。"洪兴祖补注："纽，系也。"筋纽，即筋联结骨和肉的地方。丹波元简："筋纽，筋所束也。"

③　三虚：《太素·卷二十八·九宫八风》注："三虚，谓年虚、月虚、

时虚。"本书《岁露论》："少师答曰：三虚者，其死暴疾也……黄帝曰：愿闻三虚。少师曰：乘年之衰，逢月之空，失时之和，因为贼风所伤，是谓三虚。"

④　偏中：半。《左传·闵公二年》："衣身之偏。"杜预注："偏，半也。"中，侵袭；伤害。《楚辞·九辩》："憭凄增欷兮，薄寒之中人。"王逸注："有似迫寒之伤人。"晋·葛洪《抱朴子·对俗》："鬼神众精不能犯，五兵百毒不能中。"宋·王谠《唐语林·补遗四》："夫心者，灵府也，为物所中，终身不痊。"清·徐士銮《宋艳·奇异》："妖魅乘机而中，皆邪念感召耳。"《汉书·匈奴传上》："乌桓时新中匈奴兵，明友既后匈奴，因乘乌桓敝，击之，斩首六千余级。"偏中，即身体半侧被侵袭。

⑤　击仆：击，同"激"。唐·杜甫《白水崔少府十九翁高斋三十韵》："泉声闻复息，动静随所击。"蒋礼鸿释："激正字，击通借字，唐人写本率如此。"五代·齐己《尝茶》诗："味击诗魔乱，香搜睡思轻。"击仆，即骤然摔倒。

【语译】

所以北极星移居到中宫（斗星旋转的指向），以针对八风的方位，就能推测气象的吉凶。

从南方来的风，名叫大弱风，它伤害到人体，向内可侵入于心，在外可到血脉，这种风气预示有热性病。

从西南方来的风。名叫谋风，它伤害到人体，向内可侵入于脾，在外可到肌肉，这种风气预示有衰弱的病。

从西方来的风，名叫刚风，它伤害到人体，向内可侵入于肺，在外可到皮肤，这种风气预示有燥病。

从西北方来的风，名叫折风，它伤害到人体，向内可侵入小肠，在外可到手太阳经脉，使人脉断绝就会充塞，使脉闭塞，就会结聚不通，容易突然死亡。

从北方来的风，名叫大刚风，它伤害到人体，向内可侵入到肾，在外到骨骼和肩背的里脊筋，这种风气预示有寒性的病。

从东北方来的风，名叫凶风，它伤害到人体，向内可侵入大肠，在外到两胁腋骨内以及肢体关节。

从东方来的风，名叫婴儿风，它伤害到人体，向内可侵入于肝，在外到筋联结处，这种风气预示有身体湿的病。

从东南方来的风，名曰弱风，它伤害到人体，向内可侵入于胃，在外到肌肉，这种风气预示有身体沉重的病。

这八方之风，都是在经过太一星移置的宫而相对着的节令虚弱的方向来，就能使人生病。遇到三虚（乘年之衰，逢月之空，失时之和）的因素集聚为一体，那么就会得暴病，突然死亡。遇到三次实风一次虚风，生病就是被雨水浸渍而有寒热。进入雨湿之地，就会发生痿病。所以品德最高尚、智慧最高超的人能躲避风邪，这好象躲避箭射，发石的射击地样子。有的人逢到三虚，就有就会有身体半侧被邪风伤，发生突然倒地，就会出现偏枯（半身不遂）病了。

【按语】

此篇以天象来观察气候对人体的影响，主要是八节对气候异常的变化对人体危害很大。但是今人有几个中医观察天象和二十四节的关系呢？有人可能认为天象的变化和人的疾病没有关系，然而，月缺月圆对海水、螃蟹影响就很明显，何况对人呢。都是生灵，天象的变化对人、动物、植物都是有影响的。这就是天人合一所在。

卷之十二

九针论第七十八

【原文】

黄帝曰：余闻九针于夫子，众多博大矣，余犹不能痽^①，敢问^②九针焉生？何因而有名？岐伯曰：九针者，天地之大数^③也，始于一而终于九。故曰：一以法天，二以法地，三以法人，四以法四^[一]时，五以法五^[二]音，六以法六^[三]律，七以法七^[四]星，八以法八^[五]风，九以法九^{[六]④}野。黄帝曰：以针应九之数奈何？岐伯曰：夫圣人^⑤之起天地之数也，一而九之，故以立九野，九而九之，九九八十一，以起黄钟^⑥数焉，以针应数也。一者，天也，天者，阳也，五藏之应天者肺^[七]，肺者五藏六府之盖^⑦也，皮者，肺之合也，人之阳也。故为之治针，必以大其头而锐其末，令无得深入而阳气出，二者，地也^[八]，人之所以应土者，肉也。故为之治针，必筩^⑧其身而员其末，令无得^[九]伤肉分，伤则气得^[十]竭。三者，人也，人之所以成生者，血脉也。故为之治针，必大其身而员其末，令可以按脉勿陷^⑨，以致其气，令邪气独出。四者，时也，时者，四时八风之客于经络之中，为瘤^{[十一]⑩}病者也。故为之治针，必筩其身而锋其末，令可以泻热出血，而瘤病竭。五者，音也，音者，冬夏之分，分于子午^⑪，阴与阳别，寒与热争，两气相抟^{[十二]⑫}，合为痈脓者也。故为之治针，必令其末如剑锋，可以取大脓^[十三]。六者，律^⑬也，律者，调阴阳四时而合十二经脉，虚邪客于经络而为暴痹者也。故为之治针，必令尖如牦^⑭，且员且锐，中身微大，以取暴气。七星者也，星者，人之七窍^⑮，取之所客于经而为痛痹，舍于经络者也。故为之治针，令尖如蚊虻喙，静以徐往，微^⑯以久留，正气因之，真邪俱往，出针而养者也。八者，风也，风者，人之股肱八节^⑰也，八正之虚风^⑱，八风^{〔十四〕}伤人，内舍于骨解腰脊节腠理^{〔十五〕}之间，为深痹也。故为之治针，必长^{〔十六〕}其身，锋其末，可以取深邪远痹。九者，野也，野者，人之节解皮肤之间也^{〔十七〕}，淫^⑲邪流溢于身，如风水之状，而溜^{〔十八〕}不能过于机关大节者也^⑳。故为之治针，令尖如挺^㉑，其锋微员，以取^{〔十九〕}大气之不能过于关节者也。

【校勘】

〔一〕四 据《甲乙》卷五第二、盛本《太素·卷二十一·九针所象》补。

〔二〕五 据《甲乙》卷五第二、盛本《太素·卷二十一·九针所象》补。

〔三〕六 据《甲乙》卷五第二、盛本《太素·卷二十一·九针所象》补。

〔四〕七 据《甲乙》卷五第二、盛本《太素·卷二十一·九针所象》补。

〔五〕八 据《甲乙》卷五第二、盛本《太素·卷二十一·九针所象》补。

〔六〕九野 九，据《甲乙》卷五第二、盛本《太素·卷二十一·九针所象》补。

〔七〕肺 《甲乙》卷五第二其下有"也"字。

〔八〕也 《甲乙》卷五第二、履刻《太素·卷二十一·九针所象》其下并有"地者，土也"五字。

〔九〕得 盛本《太素·卷二十一·九针所象》无。

〔十〕得 盛本《太素·卷二十一·九针所象》无。

〔十一〕瘤　《甲乙》卷五第二作"瘤"。据下文"瘤病竭"，故"瘤"，当为"瘤"，今据改。

〔十二〕抟　胡本、周本、统本、金陵本明本、藏本、日抄本作"搏"。《甲乙》卷五第一作"薄"。

〔十三〕脓　《甲乙》卷五第二其下有"出血"二字。

〔十四〕八风　《甲乙》卷五第二无。

〔十五〕理　《甲乙》卷五第二、盛本《太素·卷二十一·九针所象》并无。

〔十六〕长　《甲乙》卷五第二作"薄"。

〔十七〕人之节解皮肤之间也　《甲乙》卷五第二作"人之骨解，虚风伤人，内舍于骨解皮肤之间也"。

〔十八〕而溜　《甲乙》卷五第二无。

〔十九〕以取　《甲乙》卷五第二作"以泻机关内外"。

【注释】

①　寤：睡醒；引申为理解；领会。《宣和遗事》前集："（童贯）贪功冒赏，不寤事机。"悟，通"寤"。睡醒。汉·王充《论衡·问孔》："行事，适有卧厌不悟者，谓此为天所厌邪?"汉·班彪《王命论》："悟戍卒之言，断怀土之情。"

②　敢问：敢，肯，愿意。晋·陶潜《荣木》诗："脂我名车，策我名骥，千里虽遥，孰敢不至。"问，通"闻"。《诗·王风·葛藟》："谓他人昆，亦莫我闻。"王引之《经义述闻·毛诗上》引王念孙曰："闻，犹问也，谓相恤问也。古字闻与问通。"《荀子·尧问》："不闻，即物少至，少至则浅。"王念孙《读书杂志·荀子八》："闻即问字也，言不问则所知之事少也。"敢问，愿意了解。

③　大数：自然法则；气数。《礼记·月令》："（孟秋之月）凡举大事，毋逆大数，少顺其时，慎因其类。"汉·仲长统《昌言·理乱》："存亡以之迭代，政乱从此周复，天道常然之大数也。"

④　九野：犹九天；九州的土地。《吕氏春秋·有始》："天有九野，地有九州。"《列子·汤问》："八纮九野之水，天汉之流，莫不注之。"张湛注："九野，天之八方中央也。"三国·魏·曹植《七启》："挥袂则九野生风，慷

慨则气成虹霓。"清·顾炎武《咏史》诗:"中夜视百辰,九野何茫茫?"《后汉书·冯衍传下》:"疆理九野,经营五山。"李贤注:"九野,谓九州之野。"

⑤ 圣人:指品德最高尚、智慧最高超的人。

⑥ 黄钟:古代用以制定乐律的度尺。以黄钟律的管长为准,以累黍为法。相传黄帝命伶伦造律之尺,一黍之纵长,命为一分,九分为一寸,共计八十一分为一尺,是为律尺。以黍粒横排,则百粒为一尺,相当于纵黍八十一粒。宋·苏轼《范景仁墓志铭》:"初,仁宗命李照改定大乐……公上疏论律尺之法。"参阅明·朱载堉《律吕精义·审度》。古以黄钟为十二律之本,其余十一律皆据之以生。《汉书·律历志上》:"(黄帝)制十二筒以听凤之鸣。其雄鸣为六,雌鸣亦六,比黄钟之宫,而皆可以生之,是为律本。"颜师古注:"可以生之,谓上下相生也,故谓之律本。"《宋史·乐志六》:"黄钟者,阳声之始,阳气之动也,故其数九……及断竹为管,吹之而声和,候之而气应,而后数始形焉。均其长,得九寸;审其围,得九分;积其实,得八百一十分。长九寸,围九分,积八百一十分,是为律本,度量权衡于是而受法,十一律由是损益焉。"可参阅《吕氏春秋·古乐》。古代为了预测节气,将苇膜烧成灰,放在律管内,到某一节气,相应律管内的灰就会自行飞出。黄钟律和冬至相应,时在十一月。《礼记·月令》:"(季夏之月)其日戊己,其帝黄帝,其神后土,其虫裸,其音宫,律中黄钟之宫。"孔颖达疏:"黄钟宫最长,为声调之始,十二宫之主。"《淮南子·天文训》:"日行一度,十五日为一节,以生二十四时之变。斗指子则冬至,音比黄钟。"高诱注:"黄钟,十一月也。钟者,聚也,阳气聚于黄泉之下也。"汉·蔡邕《独断》:"周以十一月为正,八寸为尺,律中黄钟,言阳气踵黄泉而出,故以为正也。"清·吴伟业《读端清郑世子传》诗:"候气推黄钟,考风定六律。"

⑦ 盖:指车篷或伞盖。《周礼·考工记·轮人》:"轮人为盖。"郑玄注:"盖者主为雨设也。"《史记·商君列传》:"五羖大夫之相秦也,劳不坐乘,暑不张盖。"《汉书·王莽传下》:"莽乃造华盖九重,高八丈一尺,金瑵羽葆。"《太平御览》卷七〇二引汉服虔《通俗文》:"张帛避雨谓之伞盖。"肺在上,如伞盖。《黄庭内景经·肝气》:"坐侍华盖游贵京。"梁丘子注:"华盖,肺也。"

⑧ 筩:筒状物。

⑨ 陷:刺入。《韩非子·难一》:"吾楯之坚,物莫能陷也"。

⑩　痼：积久难治的病；唐·独孤及《贺栎阳县醴泉表》："灵源酌而不竭，沈痼饮而皆瘁。"宋·苏洵《上欧阳内翰第一书》："而饥寒衰老之病又痼而留之。"清·魏源《默觚下·治篇十一》："今之庸医，不能生人，亦不敢杀人……致人于不生不死之间，而病日深日痼。"

⑪　音者，冬夏之分，分于子午：音，即五音。冬，冬至，冬至为阴极，月建在子；夏，夏至。夏至阳极，月建在午，五音比象五数，位于一到九数的中间。根据九宫数的位置，一为坎宫，位于北方，其时令为冬至，地支在子；九为离宫，位于南方，其时令为夏至，地支在午。五数位居中宫，正当坎离二宫之间，音者，冬夏之分，分于子午，即五音的区别，好像冬至和夏至的区分，用地支子作为分界线来分辨冬至，用地支午来分界线分辨夏至。

⑫　抟，通"搏、薄"。《吕氏春秋·首时》："搏其手而与之坐。"《南史·臧质传》："魏军乃肉薄登城。"《易·说卦》："天地定位，山泽通气，雷风相薄，水火不相射。"北魏·郦道元《水经注·湘水》："其山有石纽而状燕，因以名山。其石或大或小，若母子焉。及其雷风相薄，则石燕群飞颉颃，如真燕矣。"《仪礼·士冠礼》："直于东荣"郑玄注："荣，屋翼也。"唐·贾公彦疏："荣，屋翼也者，即今之抟风。"抟，一本作"搏"。薄，通"博"。搏击。《淮南子·兵略》："薄之若风。"《说文通训定声》："薄，假借为博。"搏、薄、博三字双声叠韵，可通。

⑬　律：六律。古代乐音标准名。相传黄帝时伶伦截竹为管，以管之长短分别声音的高低清浊，乐器的音调皆以此为准。其有阴律六：大吕、夹钟、中吕、林钟、南吕、应钟。阳律六：黄钟、太簇、姑洗、蕤宾、夷则、亡射。

⑭　牦（mao）：指有弹性的硬毛。此形容针尖有韧性。《汉书·五行志中之上》："天汉元年三月，天雨白毛；三年八月，天雨白牦。"颜师古注："凡言牦者，毛之强曲者也。"《汉书·王莽传中》："（王莽）好厚履高冠，以牦装衣。"颜师古注："毛之强者曰牦，以装褚衣中，令其张起也。"《类经》十九卷第二注："毛之强者曰牦。取法于牦者，用其细健而可稍深也。"

⑮　星者，人之七窍：星，指北斗七星。星者，人之七窍，即七星的现象，好比人的七窍。《类经》十九卷第二注："七以法星，而合于人之七窍，举七窍之大者言，则通身空窍皆所主也。"

⑯ 微：通"尾"。交尾，交配。此指有针感而得气。《史记·五帝本纪》："日中，星鸟，以殷中春。其民析，鸟兽字微。"裴骃集解："乳化曰字。《尚书》'微'作'尾'字。《说（文）》云'尾，交接也。'"《书·尧典》："厥民析，鸟兽孳尾。"孔传："乳化曰孳，交接曰尾。"

⑰ 八节：马莳："人之手足，各有股肱关节计八，故谓八节。"

⑱ 八正之虚风：八正，八方的和风。《淮南子·地形训》："凡八纮之气，是出寒暑，是合八正，必以风雨。"高诱注："八正，八风之正也。"《史记·律书》："律历，天所以通五行八正之气，天所以成孰万物也。"司马贞索隐："八谓八节之气，以应八方之风。"八正之虚风，就是和八节八方不一致的反常气候。

⑲ 淫：谓运行失其常度。《左传·襄公二十八年》："岁在星纪，而淫于玄枵。"杜预注："明年，乃当在玄枵。今已在玄枵，淫行失次。"《素问·四时逆从论》："凡此四时刺者，大逆之病，不可不从也。反之，则生乱气，相淫病焉。"王冰注："淫，不次也。不次而行，如浸淫相染而生病也。"

⑳ 溜不能过于机关大节者也：溜：通"流"。流注；侵袭。本书《九针十二原·音释》："溜谨按《难经》当作流。"《一切经音义》卷十八引《仓颉解诂》："溜，谓水垂下也。"溜不能过于机关大节者也，即水气侵袭不能通过大关节。本书《官针》："病水肿不能通过关节者，取以大针。"《类经》十九卷第二注："凡淫邪流溢于肌体，为风为水，不能过于关节而壅滞为病者，必用大针以利机关之大气。"

㉑ 挺：通"梃"。棍杖。此指像梃样的针。《旧唐书·萧遘孔纬等传论》："奋挺揭竿之类，唯效敦玄。"宋·苏轼《表忠观碑》："奋挺大呼，从者如云。"明·谢肇淛《五杂俎·人部一》："独持一巨挺，入深林中伺之。"

【语译】

黄帝说：我在先生那里了解了九针，这众多的理论，博大精深，我还有些问题不能领会，希望了解九针数量在这里出现的原理？是什么缘由各有不同的名称？岐伯说：九针数量的产生，是根据天地的自然法则，就从一起始，到九而终止。所以说第一针效法天，第二针效法地，第三针效法人，第四针效法四时，第五针效法五音，第六针效法六律，第七针效法七星，第八针效法八风，第九针效法九野。

黄帝说：用九种针和九数是怎样相应和呢？岐伯说：品德最高尚、智慧最高超的人，创建这九针之数是天地间的自然法则，是从一到九，因此就出现了九州，当九与九相乘，九九等于八十一，在这个情况下就创建了黄钟历数，用九针来应和这个九数。

一是，好比天，天，属性为阳，五脏中相应和的是肺。肺好比是五脏六腑的伞盖。皮毛，是和肺相应和，在人体属于阳的部位，所以根据肺的形态来制作针以治疗相应的病，一定要使针尾粗大，又要使针尖锐利，使锐利的针尖不能刺深，就会使在体表的邪气退出去。

二是，好比地，在人体应和地的地方就是肌肉。所以根据肌肉块的形态来制作针以治疗相应的病，一定要使针体像圆桶状，针尖呈卵圆形，使卵圆形的针尖不会损伤肉的部位，损伤了就会使气衰竭。

三是，好比人，人之所以生存的原因是赖于血脉。所以根据血脉的形态来制作针以治疗相应的病，一定要使针身粗长，针尖呈圆状，使之可用来按导血脉，不要用来针刺。

四是，好比四季。四季的变化，是四季有八方的风邪，侵入人体的经络内，导致顽固性的病症，所以根据四季、八方的特征来制作针以治疗相应的病，一定要使针体中空呈管状，针尖锋利，使之用以泻热，放血，就能使顽固的疾病竭尽。

五是，好比五音。音为五数，五音的区别，好像冬至和夏至的区分，用地支子作为分界线来分辨冬至，用地支午作为分界线分辨夏至。就是阴和阳的区别，寒和热的较量，正气和邪气相搏结，会合在一起就导致痈肿化脓了，所以要根据能区别五音的特征来制作针以治疗相应的病，一定要使针尖部锋利如剑，可用来刺破大痈化脓者。

六是，好比六律。六律的作用，能计算阴阳、四时，又能配合于人体十二经脉。当虚邪侵入人的经络，就会爆发痹证。所以根据六律的特征来制作像牦样的针以治疗相应的病，一定要使针尖硬而有弹性，又圆又锐利，针身略粗大，用来针刺突发的邪气。

　　七是，好比北斗的七个星星，七星的现象，就相当于人的七窍。当邪侵入位置在经，就会导致痛痹，是邪气停留在经络了。所以根据七星的特征来制作针以治疗相应的病，一定要使针尖细的好像蚊虻嘴那样。心静而慢慢地进针，有针感得气后就要长时间的留针，使正气到这个穴位处，使正气和邪气都在此处交往争斗，就出针而休养了。

　　八是，好比八风，八风的现象，是和人的八处大关节相应和。八方的虚风，就是八风伤害人体，向内停留在骨缝、腰脊的关节、膝理之间，成为深痹证。所以根据八风的特征来制作针以治疗相应的病，一定要使针身长使针尖锋利，可用来刺在邪深部，久痹证。

　　九是，好比九野，九野的现象，在人体关节骨缝和皮肤之间。运行失其常度的邪气蔓延于身，就会像风水的表现，可是水气流注没有通过脊柱、大关节，所以根据九野的特征来制作针，使针尖像梃杖样，锋利微圆滑，用来针刺严重的邪气在它没有通过关节时。

【原文】

　　黄帝曰：针之长短有数〔一〕①乎？岐伯曰：一曰镵针者，取法于巾针〔二〕，去末寸半〔三〕，卒锐之，长一寸六分，主热在头身也。

　　二曰员针，取法于絮针②，筒其身而卵其锋，长一寸六分，主治分〔四〕间气。

　　三曰锝针，取法于黍粟之锐，长三寸半，主按脉取气，令邪出。

四曰锋针，取法于絮针，筩其身，锋其末〔五〕，长一寸六分，主痈〔六〕热出血。

五曰铍针，取法于剑锋，广二分半，长四寸，主大痈脓，两热争者也。

六曰员利针，取法于牦，针微〔七〕大其末，反小其身，令可深内也，长一寸六分，主取痈痹者也。

七曰毫针，取法于毫毛，长一寸六分，主寒热〔八〕痛痹在络者也。

八曰长针，取法于綦针③，长七寸，主取深邪远痹者也。

九曰大针，取法于锋针，其锋微员，长四寸，主取大气不出关节者也。针形毕矣，此九针大小长短〔九〕法也。

【校勘】

〔一〕数　盛本《太素·卷二十一·九针所象》作"法"。

〔二〕巾针　史崧音释："一本作布针。"《甲乙》卷五第二作"布针"。

〔三〕寸半　《甲乙》卷五第二互乙。丹波元简："此针通计长一寸六分，其寸半而卒锐之，则其余有一分。岂有此理，当从《甲乙》作半寸。"当据改。

〔四〕分　黄校本"分"下有"肉"字。

〔五〕末　《甲乙》卷五第二其下有"其刃三隅"四字。

〔六〕痈　《甲乙》卷五第二作"泻"。当据改。

〔七〕微　《甲乙》卷五第二其上有"一曰尖如牦"五字。刘衡如："盖因此间所说'微大其末，反小其身'，与前段及九针十二原篇所说'且员且锐，中身微大'者完全相反，皇甫加'一曰……'者，显其另是一说而两存之也。"

〔八〕热　盛本《太素·卷二十一·九针所象》无。本书《刺节真邪》："刺寒者用毫针。"故"热"疑衍。

〔九〕短 盛本《太素·卷二十一·九针所象》其下有"之"字。

【注释】

① 数：数目。

② 絮针：孙鼎宜："絮针，古者缝絮之针也。"即缝棉衣、被子之针。

③ 綦针：长针。《说文》："铢（shu），綦针也。"《管子·轻重乙》："一女必有一刀、一锥、一箴、一铢。"尹知章注："铢，长针也。"

【语译】

黄帝问：针的长短有一定数目吗？

岐伯说：第一种叫镵针，按巾针样式仿制，在距离针的末端约半寸许，突然针尖尖锐，针的长度是一寸六分，主治头身有热。

第二种叫员针，按做棉衣针样式仿制，针身圆如管状，针尖卵圆形，针的长度是一寸六分，主治在肌肉缝间的邪气。

第三种叫锟针，针尖按黍粟粒圆而微尖样式仿制，针的长度是三寸半，主要用来按摩经脉，导引经气，使邪外出。

第四种叫锋针，按做棉衣针样式仿制，针身圆直，针尖锋利，针的长度是一寸六分，主要用来泻热、放血。

第五种叫铍针，按剑尖样式仿制，针的宽度二分半，针的长度是四寸，主治大的痈肿而化脓者，阳气和热邪交争时。

第六种叫员利针，按长毛而有韧性的样式仿制，针尖稍粗，针身反细，能使向内深刺，针的长度是一寸六分，主要用来痈肿、爆发性的痹证。

第七种叫毫针，按毫毛的纤细形态仿制，针的长度是一寸六分，主治寒痛痹在络的病证。

第八种叫长针，按长针的样式仿制，针的长度是七寸，主要用来刺在深部邪气之久痹。

第九种叫大针，按梃的样式仿制，针尖略圆而如梃，针的长度是四寸，主要用来严重的邪气不能从关节出来。九针的形状都说完了，这就是九针的粗细长短的标准。

【原文】

黄帝曰：愿闻身形应九野〔一〕①奈何？岐伯曰：请言身形之应九野也，左足应立春，其日戊寅己丑。左胁〔二〕应春分，其日乙卯。左手应立夏，其日戊辰己巳。膺②喉首头〔三〕应夏至，其日丙午。右手应立秋，其日戊申己未。右胁〔四〕应秋分，其日辛酉。右足应立冬，其日戊戌己亥。腰尻下窍应冬至，其日壬子。六府膈下三藏应中州〔五〕③，其大禁，大禁〔六〕④太一所在之日⑤及诸戊己⑥。凡此九者，善候八正所在之处⑦，所主左右上下身体有痈肿者，欲治之，无以其所直之日溃治之，是谓天忌⑧日也。

【校勘】

〔一〕九野 《千金翼方》卷二十三第二作"九宫"。

〔二〕胁 《甲乙》卷十一第九下、《千金翼方》卷十三第二并作"胸"。

〔三〕首头 《甲乙》卷十一第九下、《千金翼方》卷二十三第二并互乙。

〔四〕胁 《甲乙》卷十一第九下、《千金翼方》卷十三第二并作"胸"。

〔五〕六府膈下三藏应中州 《甲乙》卷十一第九下、《千金翼方》卷二十三第二"府"下有"及"字。

〔六〕大禁 《甲乙》卷十一第九下、《千金翼方》卷二十三第二无其二字。

【注释】

① 九野：指九宫的位置。参见本书《九宫八风》篇。

② 膺：胸；特指胸部两侧的肌肉隆起处，相当于胸大肌的部位。《国语·鲁语下》："请无瘠色，无洵涕，无掐膺，无忧容。"韦昭注："膺，胸也。"《素问·腹中论》："有病膺肿头痛胸满腹胀，此为何病？"王冰注："膺，胸傍也。颈，项前也。胸，膺间也。"《医宗金鉴·外科心法要诀·乳胸部》"甘疽"注："此证由忧思气结而成。生于膺上，即胸膛两旁肉高处，属肺经中府穴之下。"

③ 六府膈下三藏应中州：《类经》九卷第三十五注："此膈下应中宫

也。膈下，腹中也。三脏，肝、脾、肾也。六腑三脏皆在膈下腹中，故应九州。"

④ 大禁：指在法令、习俗或道德上最禁忌、最避讳之事。此指太一所在之日的避讳的时间。《孟子·梁惠王下》："臣始至于境，问国之大禁，然后敢入。"《荀子·非十二子》："行辟而坚，饰非而好，玩奸而泽，言辩而逆，古之大禁也。"此大禁，指最禁忌的针刺日期。

⑤ 太一所在之日：指八节（立春、立夏、立秋、立冬、春分、夏至、秋分、冬至）交换的那一天，即太一移居于各宫之日。

⑥ 诸戊己：戊、己二天干，在五行属土，在日干中，到了每一个戊日或己日，都代表中宫土旺用事的时候，恰好是太一还居中宫之期。《类经》九卷第三十五注："盖戊己属土，虽寄王于四季，而实为中宫之辰，故其气应亦如太一，……此节乃言中宫太一所在之日，意者于八宫太一数中，凡值四季土王用事之日，即中宫太一之期也。"诸戊己，即到戊、己这两天。

⑦ 八正所在之处：八正，这里是指八方的正位，以代表四时当合的八个节气（"四立"、"二分"、"二至"）。八风所在之处，是八方风向的来处。《类经》九卷第三十五注："八正，即八方正气之所在，太一之谓也。九宫定，则八正之气可候矣。"

⑧ 天忌：上天所禁忌之事。《左传·成公十六年》："旧不必良，以犯天忌，我必克之。"杨伯峻注："犯天忌者指晦日用兵。"《淮南子·天文训》："虹、霓、彗星者，天之忌也。"后称虹曰天忌。明·王志坚《表异录·象纬》："虹曰天弓，亦曰帝弓，见《白虎通》。又名天忌。"

【语译】

黄帝问：我希望了解人的身形和九野是怎么相对应的？岐伯说：请允许我说说身形和九野相对应的关系。（人坐北朝南，左足后外部对着东北方的艮宫，太阳从东而起，自然阳气从左而升，自下而上，故左足后外部对应之。其后身体各部的内容，是依据太阳上升和下降而来）使左足对应着（东北方是艮宫）节气立春，其日时辰正当戊寅、己丑；左胁对应着（正东方是震宫）节气春分，其日时辰正当乙卯；左手对应着（东南方是巽宫）节气立夏，其日时辰正当戊辰、己巳；膺、咽喉、头面对应着（正南方是离宫）节气夏至，其日时辰正当丙午（此时阳气最盛）；（秋冬属阴，阴气从右而降，自上而下，）使右手对应着（西南方是坤宫）节气立秋，其日时辰正当戊申、己未；右胁对应着（正西方是兑宫）节气秋分，其日时辰正当辛酉；右足对应着（西北方是乾宫）节气立冬，其日是辰正当戊戌、己亥，腰、尻、下窍对应着（正北方是坎宫）节气冬至，其日时辰正当壬子（此时阴气最盛）。六腑、膈下的三脏肝、脾、肾，都在中州（腹中的部位）。针刺人身各部位在时间上有禁忌，要禁忌"太一所在之日"（正交八节的立春、立夏、立秋、立冬、春分、秋分、夏至、冬至）、以及各个戊日或己日（是正当中宫土旺用事的时候），总的来说，这是针刺有九天的禁忌日期。掌握了人体九个部位和九个方位的相应关系，要善于测候八方当令节气的所在，八方节气所相应于形体左右上下的各部位有痈肿的时候，打算治疗痈肿，不要正当太一所在及戊己所值之日用溃破法治疗，这叫天忌日。

【原文】

形乐志苦①，病生于脉，治之以灸刺。形苦志乐，病生于筋，治之以熨引②。形乐志乐，病生于肉，治之以针石③。形苦志苦，病生于咽喝〔一〕④，治之以甘〔二〕药。形数惊恐，筋脉不通，病生于不仁，治之以按摩醪药⑤。是谓形〔三〕。

五藏气〔四〕：心主噫⑥，肺主咳，肝主语，脾主吞，肾主欠。六府气〔五〕：胆为怒，胃为气逆哕〔六〕，大肠小肠为泄，膀胱不约为遗溺〔七〕，下焦溢为水。

五味〔八〕：酸入肝，辛入肺，苦入心，甘入脾，咸入肾，淡入胃，是谓五味〔九〕。

五并〔十〕⑦：精气并肝则忧，并心则喜，并肺则悲，并肾则恐，并脾则畏，是谓五精之气并于藏也〔十一〕。

五恶：肝恶风，心恶热，肺恶寒，肾恶燥，脾恶湿，此五藏气所恶也。

五液〔十二〕：心主汗〔十三〕⑧，肝立泣〔十四〕⑨，肺主涕，肾主唾〔十五〕，脾主涎〔十六〕，此五液所出也。

五劳〔十七〕⑩：久视伤血，久卧伤气，久坐伤肉，久立伤骨，久行伤筋，此五久劳所病也。

五走⑪：酸走筋，辛走气，苦走血，咸走骨，甘走肉，是谓五走也。

五裁⑫：病在筋，无〔十八〕食酸；病在气，无食辛；病在骨，无食咸；病在血，无食苦；病在肉，无食甘。口嗜而欲食之，不可多也，必自裁也，命曰五裁。

五发：阴病发于骨〔十九〕，阳病发于血〔二十〕，以味发于气〔二十一〕⑬，阳病发于冬⑭，阴病发于夏⑮。

五邪〔二十二〕：邪入于阳，则为狂⑯；邪入于阴，则为血痹⑰；邪入于阳，转则为癫疾〔二十三〕⑱；邪入于阴，转则为瘖〔二十四〕⑲；阳入之于阴，病静；阴出之于阳，病喜〔二十五〕怒。

五藏：心藏神，肺藏魄，肝藏魂，脾藏意，肾藏精志也。

五主：心主脉，肺主皮，肝主筋，脾主肌，肾主骨。

【校勘】

〔一〕咽喝　《素问·血气形志篇》作"咽嗌"。《甲乙》卷六第二作"困竭"。《太素·卷十九·知形志所宜》注："喝，肺喘声也，有本作渴。"

〔二〕甘　《素问·血气形志篇》作"百"，《太素·卷十九·知形志所宜》无。

〔三〕形　《太素·卷十九·知形志所宜》其上有"五"字。

〔四〕五藏气　《素问·宣明五气篇》作"五气所病"。

〔五〕六府气　《素问·宣明五气篇》无。

〔六〕哕　《太素·卷六·脏腑气液》其上有"为"字。《素问·宣明五气篇》其下有"为恐"二字。

〔七〕膀胱不约为遗溺 《素问·宣明五气篇》"膀胱"下有"不利为癃"四字。

〔八〕味 《素问·宣明五气篇》、《太素·卷二·调食》其下并有"所入"二字。

〔九〕味 《素问·宣明五气篇》作"入"。

〔十〕五并 《素问·宣明五气篇》作"五精所并"。

〔十一〕是谓五精之气并于藏也 《素问·宣明五气篇》作"是谓五并，虚而相并者也。"

〔十二〕五液 《素问·宣明五气篇》作"五脏化液"。

〔十三〕心主汗 主，《素问·宣明五气篇》作"为"。

〔十四〕泣 《素问·宣明五气篇》、《太素·卷六·脏腑气液》并作"泪"。

〔十五〕肾主唾 《类经》十五卷第二十五注："唾生于舌下，足少阴肾脉，循喉咙，挟舌本也。"

〔十六〕脾主涎 涎，俗称口水。《太素·卷六·五脏气液》注："脾足太阴脉，通于五谷之液，上出廉泉，故名为涎。"

〔十七〕五劳 《素问·宣明五气篇》作"五劳所伤"。

〔十八〕无 《素问·宣明五气篇》其下有"多"字。下同。

〔十九〕阴病发于骨 《太素·卷二十七·邪传》注："阴之为病，发骨痹等。"仅供参考。

〔二十〕阳病发于血 《太素·卷二十七·邪传》注："阳之为病，发于血痹等。"

〔二十一〕以味发于气 《太素·卷二十七·邪传》"味"下有"病"字。

〔二十二〕邪 《素问·宣明五气篇》其下有"所乱"二字。《太素·卷二十七·邪传》其下有"入"字。

〔二十三〕邪入于阳，转则为癫疾 转，《素问·宣明五气篇》、《太素·卷二十七·邪传》并作"搏"。癫，《素问·宣明五气篇》作"巅"字。

〔二十四〕邪入于阴，转则为瘖 转，《素问·宣明五气篇》、《太素·卷二十七·邪传》并作"搏"。

〔二十五〕喜 《太素·卷二十七·邪传》作"善"。

【注释】

① 志苦：志，意志；感情。《书·舜典》："诗言志，歌永言。"《左传·昭公二十五年》："是故审则宜类，以制六志。"杜预注："为礼以制好恶喜怒哀乐六志，使不过节。"孔颖达疏："此六志，《礼记》谓之六情。在己为情，情动为志，情志一也。"苦，忧伤；愁苦；痛苦；困苦；辛勤；极力；竭力。《吕氏春秋·遇合》："人有大臭者，其亲戚兄弟妻妾知识，无能与居者，自苦而居海上。"汉·蔡琰《胡笳十八拍》之四："无日无夜兮不思我乡土，禀气含生兮莫过我最苦。"唐·韩愈《论淮西事宜状》："士卒有征行之艰，闾里怀离别之苦。"《书·盘庚中》："尔惟自鞠自苦。"《孟子·梁惠王上》："乐岁终身苦，凶年不免于死亡。"晋·李密《陈情事表》："零丁孤苦，至于成立。"《孟子·告子下》："故天将降大任于是人也，必先苦其心志，劳其筋骨。"《庄子·天下》："日夜不休，以自苦为极。"南朝·宋·刘义庆《世说新语·识鉴》："王大将军始下，杨朗苦谏不从。"

② 熨引：熨，贴；贴膏药。《诸病源候论·贼风候》："贼风者……此风能伤害于人，故言贼风也。其伤人也，但痛不可得按抑，不可得转动，痛处体卒无热。伤风冷则骨解深痛，按之乃应骨痛也，但觉身内索索冷，欲得热物熨痛处，即小宽，时有汗。久不去，重遇冷气相搏，乃结成瘰疬及偏枯；遇风热气相搏，乃变附骨疽也。"引，导引（气功）。

③ 针石：像针样的石头，又称砭，砭石。砭石形态不一，用途各异。《玉篇》："砭，刺也。砭，同上。"《集韵》："砭，或作砭。"

④ 喝：《广韵》许葛切，入曷，晓。渴《广韵》苦曷切，入曷，溪。又《广韵》渠列切，入薛，群。渴为竭的古字。马王堆·汉墓帛书甲本《老子·德经》："胃（谓）浴（谷）毋已盈，将恐渴。"《三国志平话》卷上："秀才坐定，将酒倾在瓦钵内，一饮而渴，连饮三钵。"据此，喝通渴。咽喝，即咽渴。

⑤ 醪药：醪（lao），酒的总称。醪药，即

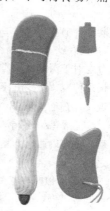

（此图摘自《实用砭石疗法》，学苑出版社，2007）

药酒。

⑥ 心主噫：《景岳全书》："噫音，饱食之息，即嗳气也。"《类经》十五卷第二十五注："阳明络属心。故曰上走心为噫也……是心、脾、胃三脏，皆有是证，盖由火土之郁，而气有不得舒伸，故为此证。"

⑦ 精气并：精，通"情"。感情；心情。《荀子·修身》："体倨固而心执诈，术顺（慎）墨而精杂污。"杨倞注："精当为情。"梁启雄简释："荀卿书情精多互通。"并，合并；聚合。《韩非子·初见秦》："军乃引而退，并于李下，大王又并军而至。"《汉书·董仲舒传》："科别其条，勿猥勿并。"颜师古注："并，合也。"吴昆："并，合而入之也。五脏精气，各藏其脏则不病；若合而并于一脏，则邪气实之，各显其志。"精气并，情志聚合（郁积）。

⑧ 心主汗：汗为心之液。《类经》十五卷第二十五注："心主血，汗则血之余也。"

⑨ 泣：泪。《广雅·释言》："泣，泪也。"《神农本草经》："黄连，味苦，寒。主热气目痛，眦伤泣出。"《药性论》："百合……主百邪鬼魅，涕泣不止。"

⑩ 劳：过劳；慢性疾患。《医宗金鉴·幼科杂病心法要诀·疳证》："大人者，十五岁以上也，病则为劳。"

⑪ 走：趋向；归附。《左传·昭公十八年》："郑有他竟，望走在晋。既事晋矣，其敢有二心？"杜预注："言郑虽与他国为竟，每瞻望晋归赴之。"《吕氏春秋·荡兵》："兵诚义，以诛暴君而振苦民……民之号呼而走之，若强弩之射于深溪也，若积大水而失其雍堤也。"高诱注："走，归。"《史记·穰侯列传》："秦少出兵，则晋楚不信也；多出兵，则晋楚为制于秦。齐恐，不走秦，必走晋楚。"

⑫ 裁：删除，削减。此引申为禁忌或节制。《汉书·食货志上》："其后，上郡以西旱，复修卖爵令，而裁其贾以招民。"颜师古注："裁，谓减省之也。"

⑬ 以味发于气：《太素·卷二十七·邪传》注："五味为病，发于气不调等。"味，吃；进食。《韩非子·难四》："屈到嗜芰，文王嗜菖蒲菹……所味不必美。"唐·元稹《祭亡妻韦氏文》："人之生也，选甘而味，借光而衣。"

⑭ 阳病发于冬：《太素·卷二十七·邪传》注："冬阳在内，故病

发冬。"

⑮　阴病发于夏:《太素·卷二十七·邪传》注:"夏阳在外,故病发夏也。"

⑯　邪入于阳,则为狂:《太素·卷二十七·邪传》注:"热气入于阳脉,重阳故为狂病。"

⑰　邪入于阴,则为血痹:《太素·卷二十七·邪传》注:"寒邪入于阴脉,重阴故为血痹。"

⑱　癫疾:癫,通"巅"。马莳:"癫,当作巅。正以阳气上升,故顶巅有疾,如头痛眩晕等证也。"《素问·方盛衰论》:"气上不下,头痛巅疾。"王冰注:"巅,谓身上巅疾,则头首之疾也。"

⑲　邪入于阴,转则为瘖:《类经》十五卷第二十五注:"邪抟于阴。则阴气受伤,故声为音哑。阴者,五脏之阴也。盖心主舌,而于手少阴心脉上喉咙,系舌本;手太阳肺循喉咙;足太阴脾脉上行结于咽,连舌本,散舌下;足厥阴肝脉循喉咙之后,上入颃颡,而筋脉络于舌本;足少阴肾脉循喉咙,系舌本,故皆主病喑也。"

【语译】

形体安逸而情感忧伤的人,生病在于血脉上,治疗这样的人用针灸;身形辛勤,但情感愉快的,生病在筋上,治疗贴膏药、导引;形体安逸的人,情感也愉快,生病在肌肉上,治疗这样的人用针砭;形体辛勤劳苦,精神也苦闷的人,生病在咽有口渴,治疗这样的人用甘药;身体经常受惊恐后,就会使筋脉之间气血不通畅,生病有麻木不仁,治疗这样的人用按摩和药酒。这叫形征病。

五脏有病的征象:心病的预兆是噫气,肺病的预兆是咳嗽,肝病的预兆是语错、多语,脾病的预兆是为吞酸,肾病的预兆是为哈欠。

六腑有病的征象:胆病表现为发怒,胃有气逆病表现为哕。小肠、大肠有病表现为泄泻;膀胱不能约束,表现为遗尿;下焦水满而流出表现为水肿。

　　五味：酸味归入肝经，辛味归入肺经，苦味归入心经，甘味归入脾经，咸味归入肾经，淡味归入胃经。这叫五味走不同的经脉。

　　五脏之情志郁积：情志郁积于肝，就会生忧郁，情志郁积于心，而生喜笑，情志郁积于肺，就会生悲哀，情志郁积于肾，就会生恐，情志郁积于脾，就会生胆怯生畏。这叫五种情志之气郁积五脏。

　　五恶：肝脏厌恶风（风胜则筋拘急，故恶风），心脏厌恶热（心为阳，遇热阳更盛而伤血脉，故恶热），肺脏厌恶寒（肺为秋金，遇寒凉肺气更盛，故恶寒），肾脏厌恶燥（肾主水而恶燥，遇燥则伤精髓减，故恶燥），脾脏厌恶湿（湿盛困脾，故恶湿），这就是五脏之气所恶的原因。

　　五脏之液：心掌管汗，肝掌管泪，肺掌管涕，肾掌管唾，脾掌管涎，这是五液产生于五脏的情况。

　　五种劳伤：长时间看东西则损伤血；长时间则损伤正气；长时间跪着则损伤肌肉；长时间站立则损伤骨，长时间走路则损伤筋。这是五种长时间劳作所病的原因。

　　五味的趋向：酸味归附肝经，辛味归附肺经，苦味归附心经，咸味归附肾经，甘味归附脾经。这种现象叫做五走。

　　五种病的饮食禁忌：病在筋，不能食酸味饮食。病在气分，不能食辛味饮食。病在骨，不能食咸味饮食。病在血分，不能食苦味饮食。病在肉，不能食甘味饮食。对某种口味嗜好而想吃某种口味，也不可多吃，一定要有自我控制力，这叫做五裁。

　　生五种病的规律：病属阴，生在骨，病属阳，生在血，因为饮食生病在气机，体表生病，生于冬天，脏腑有病，生在夏天。

　　五脏有邪气：阳热邪气入于气分，就会发狂；阴寒邪气入于血分，就会成为血痹；进入到头部的邪气，缠绕在头部就会成为巅顶疾患；邪气进入到脏腑，缠绕在五脏阴经就会导致喑哑；由阳分进入于阴分，病态静默；邪气由阴分出到阳分，发病是好生气。

五脏各有所藏：心藏神，为生命活动的主宰。肺藏魄，体现为形体动作的感应能力；肝藏魂，体现为精神意识的感应能力；脾藏意，体现为人的思想活动能力；肾藏精与志，精能化髓，髓通于脑，脑为志所居，体现为人的记忆能力。

五脏的功能：心主宰血脉；肺主宰皮肤和毫毛；肝主宰筋；脾主宰肌肉；肾主宰骨。

【原文】

阳明多血多〔一〕气，太阳多血少气，少阳多气少血，太阴多血少〔二〕气，厥〔三〕阴多血少气，少〔四〕阴多气少血。故曰刺阳明出血气，刺太阳出血恶气，刺少阳出气恶血，刺太阴出血恶〔五〕①气，刺厥阴出血恶气，刺少阴出气恶血也。

足阳明太阴为表里②，少阳厥阴为表里，太阳少阴为表里，是谓足之阴阳也。手阳明太阴为表里，少阳心主为表里，太阳少阴为表里，是谓手之阴阳也。

【校勘】

〔一〕多 《太素·卷十九·知形志所宜》无。

〔二〕少 《太素·卷十九·知形志所宜》无。

〔三〕厥 本书《五音五味》作"少"。

〔四〕少 本书《五音五味》作"厥"。

〔五〕恶 《太素·卷十九·知形志所宜》无。

【注释】

① 恶：不。

② 表里：以人体而言，四肢外侧、背部为表，属阳。四肢内侧、腹部为里，属阴。

【语译】

阳明经脉多血多气；太阳经脉多血少气；少阳经脉多血少气；太阴经脉多血少气；厥阴经脉多血少气；少阴经脉多气少血。所以针刺阳明经时要泄气血，针刺太阳经时要放血，不要泄气；刺少阳经时要泄气，不要泄血；刺太阴经时要泄血，不要泄气；刺厥阴经时要泄血，不要泄气；刺少阴经时要泄气，不要泄血。

足阳明经与足太阴脾经为表里，足少阳胆经与足厥阴肝经为表里。足太阳膀胱经与足少阴肾经为表里，这叫在足部的阳经和阴经；手阳明大肠经与手太阴肺经为表里，手少阳三焦经与手厥阴心包经为表里，手太阳小肠经与手少阴心经为表里。这叫在手部的阳经和阴经。

【音释】

箭音筒 锓音低 巾针一本作布针 五走五凑 五裁《素问》作"五禁"

【按语】

本篇六经气血的多少，它和本书《经水》相呼应。因为《经水》将六经比喻为江、河、湖、海之类。本书《五音五味》也有论及气血多少的内容，可参考。

岁露论第七十九

【原文】

黄帝问于岐伯曰：经言夏日伤暑，秋病疟，疟之发以时，其故何也？岐伯对曰：邪客于风府，病循膂①而下，卫气一日一夜，常大会②于风府，其明日日下一节③，故其日作晏〔一〕④。此其先客于脊背也，故每至于风府则腠理开，腠理开则邪气入，邪气入则病作，此所以日作尚〔二〕⑤晏也。卫气之行风府〔三〕，日下一节，二十一〔四〕日下至尾底〔五〕⑥，二十二〔六〕日入脊内，注于伏冲〔七〕之脉，其行九日〔八〕⑦，出于缺盆⑧之中，其气上行〔九〕，故其病稍益至〔十〕。其内抟〔十一〕⑨于五藏，横⑩连募原⑪，其道远，其气深，其行迟，不能日作，故次日乃稸⑫积而作焉。黄帝曰：卫气每至于风府，腠理乃发，发则邪入〔十二〕焉。其卫气日下一节〔十三〕，则不当风府奈何？岐伯曰：风府无常〔十四〕⑬，卫气之所应⑭，必开其腠理，气之所舍节〔十五〕⑮，则其府也。黄帝曰：善。夫风之与〔十六〕疟也，相与⑯同类，而风〔十七〕常在，而疟特以时休〔十八〕，何也？岐伯曰：风气〔十九〕留其处，疟气随经络沉⑰以内抟〔二十〕，故卫气应作也。帝曰：善。

【校勘】

〔一〕故其日作晏　《素问·疟论》、《太素·卷二十五·疟解》、《甲乙》卷七第五并作"故其作也晏"。

〔二〕尚　《素问·疟论》、《太素·卷二十五·疟解》并作"稍益"。

〔三〕卫气之行风府　《素问·疟论》、《太素·卷二十五·疟解》、《甲乙》卷七第五并作"其出于风府"。

〔四〕二十一　《素问·疟论》作"二十五"。

〔五〕尾底　马本、张本并作"尾骶"。《素问·疟论》、《太素·卷二十五·疟解》、《甲乙》卷七第五并作"骶骨"。

〔六〕二十二　《素问·疟论》作"二十六"。

〔七〕伏冲　《素问·疟论》作"伏膂"。《甲乙》卷七第五作"太冲"。丹波元简："太冲、伏冲、伏膂，皆一脉耳。"

〔八〕其行九日　《素问·疟论》、《甲乙》卷七第五并作"其气上行九日"。

〔九〕上行　《素问·疟论》、《太素·卷二十五·疟解》、《甲乙》卷七第五并作"日高"。

〔十〕至　《素问·疟论》、《太素·卷二十五·疟解》、《甲乙》卷七第五作"早"。

〔十一〕抟　统本、金陵本、藏本、日刻本作"搏"。

〔十二〕发则邪入　《素问·疟论》、《太素·卷二十五·疟解》、《甲乙》卷七第五并“入”下并有“入则病作”四字。

〔十三〕节 《素问·疟论》、《太素·卷二十五·疟解》、《甲乙》卷七第五其下并有“其气之发也”五字。

〔十四〕风府无常 《素问·疟论》、《太素·卷二十五·疟解》、《甲乙》卷七第五并作“风无常府”。

〔十五〕节 《太素·卷二十五·疟解》无。马蒔:“节字衍。”

〔十六〕与 《素问·疟论》、《太素·卷二十五·疟解》、《甲乙》卷七第五并作“似”。

〔十七〕风 《素问·疟论》、《太素·卷二十五·疟解》、《甲乙》卷七第五其下并有“独”字。

〔十八〕而疟特以时休 《太素·卷二十五·疟解》作“而疟得有休者”。《素问·疟论》作“疟得有时而休者”。

〔十九〕气 《甲乙》卷七第五其下有“常”字。

〔二十〕抟 胡本、熊本并作“搏”。

【注释】

① 膂(lǚ):《类经》十六卷第四十八注:“夹脊两旁之肉曰膂。”

② 大会:大规模地会合。《书·泰誓上》:“惟十有三年春,大会于孟津。”《后汉书·刘玄传》:“二月辛巳,设坛场于淯水上沙中,陈兵大会。”唐·玄奘《大唐西域记·大会所》:“于此像前,建五年一大会处。”

③ 节:王冰:“谓脊骨之节。”

④ 故其日作晏:晏,晚的意思。日作晏,指疟疾发作的时间,天天向后推迟。

⑤ 尚:通“常”。

⑥ 尾底:即骶骨。又名尾闾,穷骨。是脊骨的最末一节。脊骨共二十一节,卫气逐日自上向下移一节,所以说“二十一日下至尾底”。《类经》十六卷第四十九注:“前疟论云:‘二十五日下至骶骨,二十六日入于脊内’,与此不同。盖彼兼项骨为言,此则单言脊椎也。”

⑦ 九:泛指多数;通“久”。北魏·郦道元《水经注·河水一》:“昆仑,九流分逝。”明·高启《京师同宿左掖朱尝约至江上见访》诗:“还乡何事翻离阻,春树暮云隔九峰。”清·汪中《述学·释三九上》:“凡一二之所不

能尽者，则约之以三，以见其多；三之所不能尽者，则约之以九，以见其极多。"《庄子·至乐》："黄轵生乎九猷。"郭象注引李颐云："九宜为久。"

⑧ 缺盆之中：在两缺盆穴的中间，即任脉的天突穴。本书《本输》："缺盆之中，任脉也，名曰天突。"

⑨ 抟：聚集。《管子·霸言》："夫令，不高不行，不抟不听。"尹知章注："抟，聚也。君令不高不聚而听之。"

⑩ 横：交错，错杂。《楚辞·九辩》："叶菸邑而无色兮，枝烦拿而交横。"王逸注："柯条纠错。"

⑪ 募原：募通"膜"。人或动植物体内的薄皮形组织。《素问·举痛论》："肠胃之间，膜原之下，血不得散。"王冰注："膜，谓鬲闲之膜。"原，根本。此指根部。募原，此指薄膜的根部。并参见《百病始生》篇中注。

⑫ 稸：通"蓄"，积蓄。《文选·宋玉〈高唐赋〉》："登巉岩而下望兮，临大阺之稸水。"李善注引《字林》："稸，积也，与'畜'同。"汉·桓宽《盐铁论·结和》："家有数年之稸，县官余货财，闾里耆老，或及其泽。"

⑬ 风府无常：府，聚集之处。《周礼·春官·序官》："天府：上士一人，中士二人。"贾公彦疏："凡物所聚皆曰府，官人所聚曰官府，在人身中饮食所聚谓之六府。"《左传·僖公二十七年》："诗书，义之府也。"《汉书·司马迁传》："修身者，智之府也。"颜师古注："府者，所聚之处也。"《素问·疟论》："虚实不同，邪中异所，则不得当其风府也。故邪中于头项者，气至头项而病，中于手足者。气至手足而病。卫气之所在，与邪气相合，则病作，故风无常府，卫气之所发，必开其腠理，邪气之所合，则其府也。"故此府不是指的风府穴。风府无常，即风邪侵入人体没有固定的部位。

⑭ 应：对付。汉·袁康《越绝书·外传枕中》："今诸侯之地，或多或少，强弱不相当，兵革暴起，何以应之？"

⑮ 节：证验，验证。《荀子·性恶》："故善言古者必有节于今，善言天者必有徵于人。"王先谦集解引王引之曰："节亦验也。"

⑯ 相与：共同；一道。《孟子·公孙丑上》："又有微子、微仲、王子比干、箕子、胶鬲，皆贤人也。相与辅相之，故久而后失之也。"

⑰ 沉：沉亦作"沈"。深。指由上到下或由外到内的距离大。《汉书·司马相如传下》："决江疏河，洒沈澹灾，东归之于海，而天下永宁。"颜师古注："沈，深也。"

【语译】

黄帝向岐伯问道：经文中说，夏天被暑邪伤，到了秋天会发疟疾，疟疾的发作有一定时间，这是什么原因呢？岐伯回答说：邪风侵入到风府之后，病邪就顺着里脊向下行，和卫气一日一夜后在风府有大规模的会合（相逢交战），邪气在第二天循着脊椎逐日下行一节（这样卫气与邪气相遇时间向后推迟），所以，疟疾的发作时间，也就天天向后推迟。这是因为邪气先已侵入脊椎外部，所以每当卫气运行至风所在的地方时，就会使腠理开；腠理开，使邪气便乘隙侵入，邪气侵入，病就发作，这就是疟疾发作的时间，常常逐渐推迟的原因。卫气运行于风府，沿着脊椎每日下行一节，经过二十一日，就向下至尾骶骨部；至二十二日，就入于脊椎内，流注于伏冲之脉，卫气流动很长时间后，向上出现在左右两缺盆的中间，由于邪气和卫气向上行，所以疟疾发病的时间慢慢的提前。当邪气向内迫于五脏，交错累及到募原，是邪气走道路距离体表已远，所在的部位也深，其流动迟缓，不能在当日外出与卫气相搏而发病，所以要等到第二天就会蓄积力量来发作一次。

黄帝说：卫气每当运行到风府时，就使腠理张开，腠理张开，就使邪气在这里侵入了，由于卫气逐日向下移一节，就不会正好在风府处和邪气相遇，是什么原因呢？岐伯说：风邪的侵入并没有固定部位，卫气所对付的地方，必使有病邪的腠理部位张开，那就是邪气寓居证验的部位，那么这个部位就是邪气存在的地方。

黄帝说：讲得好。风邪的病和疟疾共同的特征是同类，外感风邪的病症，时常存在着症状，而疟疾的发作只是按时停止发作，这是什么原因呢？岐伯说：风邪常停留在固定的地方，而疟邪能随经络在深部，在五脏处聚集，所以，当卫气对付疟邪时候，疟疾就发作。黄帝说：讲得很好。

【原文】

黄帝问于少师曰：余闻四时八风之中人也，故有寒暑，寒则皮肤急而腠理闭，暑则皮肤缓而腠理开。贼风邪气，因得以入乎？将必须八正虚邪，乃能伤人乎？少师答曰：不然。贼风邪气之中人也，不得以时〔一〕。然必因其开也，其入深，其内极病，其病人也卒暴；因其闭也，其入浅以留，其病也徐以迟。

黄帝曰：有寒温和适，腠理不开，然有卒病者，其故何也？少师答曰：帝弗知邪入乎？虽平居，其腠理开闭缓急，其故常有时也。黄帝曰：可得闻乎？少师曰：人与天地相参也，与日月相应也。故月满则海水西盛①，人血气积，肌肉充，皮肤致，毛发坚，腠理郄②，烟垢着③。当是之时，虽遇贼风，其入浅不深。至其月郭空④，则海水东盛，人气血虚，其卫气去⑤，形独居⑥，肌肉减，皮肤纵，腠理开，毛发残，膲理⑦薄，烟垢落。当是之时，遇贼风则其入深，其病人也卒暴。

黄帝曰：其有卒然暴死暴病者何也？少师答曰：三〔二〕虚者，其死暴疾也；得三实者，邪不能伤人也。黄帝曰：顾闻三虚。少师曰：乘年之衰，逢月之空，失时之和，因为贼风所伤，是谓三虚⑧。故论不知三虚，工反为粗。帝曰：顾闻三实。少师曰：逢年之盛，遇月之满，得时之和，虽有贼风邪气，不能危之也。黄帝曰：善乎哉论！明乎哉道！请藏之金匮，命曰三实〔三〕，然此一夫之论也⑨。

【校勘】

〔一〕贼风邪气之中人也，不得以时　《类经》二十七卷第三十六注："凡四时乘庚不正之气，是为贼风邪气。非如太一所居，八正虚邪之有常候，此则发无定期，亦无定位，故曰不得以时也。"

〔二〕三　《甲乙》卷六第一、《太素·卷二十八·三虚三实》其并上有"得"字。

〔三〕命日三实　其四字，马本、张本、黄校本并在"不能危之也"句下。

【注释】

① 月满海水西盛：月亮圆的时候，海水西就涨潮。《太素·卷二十八·三虚三实》注："日为阳也，月为阴也，东海阳也，西海阴也，月有亏盈，海水之身，随月虚实也，月为阴精，主水，故月满西海盛也；月空东海盛者，阴衰阳盛也。"

② 郄：孔隙，缝隙。《管子·度地》："当冬三月，天地闭藏，暑雨止，大寒起，万物实熟，利以填塞空郄，缮边城，涂郭术。"《庄子·知北游》："人生天地之间，若白驹之过郄，忽然而已。"《礼记·曲礼下》："诸侯未及期相见日遇，相见于郄地日会。"郑玄注："郄，间也。"孙希旦集解："郄地，竟上之地也。"

③ 烟垢着：《类经》十七卷第三十四注："烟垢，垢腻如烟也。血实则体肥，故腻垢着于肌肤，表之固也。虚则肌瘦，故腻垢剥落，类于风消，表之虚也。此所以关于卫气者也。"

④ 月郭空：郭，外城，古代在城的外围加筑的一道城墙；物体的外框或外壳。《释名·释宫室》："郭，廓也。"《释名·释兵》："（弩）牙外日郭，为牙之规郭也。"《汉书·尹赏传》："修治长安狱，穿地方深各各数丈，致令辟为郭。"颜师古注："郭，谓四周之内也。"月郭空，即月亮的轮廓出现亏缺的时候。

⑤ 去：失去，损失。此指损伤。《史记·李斯列传》："胥人者，去其几也。"司马贞索隐："去犹失也。"

⑥ 居：明显，明晰。《易·系辞下》："噫，亦要存亡吉凶，则居可知矣。"孔颖达疏："或此卦存之与亡，吉之与凶，但观其中爻，则居然可知矣。"

⑦ 膲理：膲，肉不丰厚。《淮南子·天文训》："丹者，阴之宗也。是以月虚而鱼脑减，月死而蠃蛖膲。"高诱注："膲，肉不满。读若物醮少之醮。"

⑧ 三虚：《类经》二十七卷第三十六注："三虚在天，又必因人之虚，气有失守，乃易犯之，故为贼风所伤，而致暴死暴病，使知调摄避忌，则邪

不能害。故曰'乘'、曰'逢'、曰'失'者，盖兼人事为言也。"

⑨ 此一夫之论也：《类经》二十七卷第三十六注："一夫之论，以一人之病为言也。"

【语译】

黄帝问少师说：我听说四季的八方之风能伤害人体，所以就有寒暑气候，寒冷时，人的皮肤紧凑，而使腠理闭合，当暑热时，人的皮肤松弛，而使腠理张开。是贼风邪气乘人体皮腠的张开而侵入了呢，还是必须因为有八方的反常的气候才能伤人呢？少师回答说：不是这样其中的一种情况。贼风邪气伤人，不能按季节出现，不过必须趁着人体在皮腠张开时，使邪气进入深部。邪气向里达到最高限度就会生病，这样的情况下，使人生病也急暴；趁在寒冷季节，人的皮腠闭合时，邪气侵入只能在浅表部位，其发病也是迟缓。

黄帝说：寒温的气候安和适宜，腠理没有张开，在这样的环境下，有突然生病的现象，这是什么缘故呢？少师回答说：帝王你不知道邪气侵入的原因吗？即使在正常居住环境中，腠理的张开和关闭速度有紧有慢，这种现象还有一定时间的。黄帝说：能让我听听吗？少师说：人和与天地自然变化相配合，是与日月运行相应和，所以当月亮满圆的时候，海水西就充盛，使人的血气就有蕴积，使肌肉充实，皮肤致密、毛发坚韧，皮肤纹理处缝隙有脂垢附着着。在这个时候，即使遭遇贼风的侵入，贼风的侵入浅表部位不会太深。等到了月亮亏缺的时候，海水东盛，人的气血就不足，使卫气损伤，外形只是明显肌肉消减，皮肤松弛，腠理张开，毛发有残缺，肌肉不饱满，腠理细小，脂垢剥落。就在这个时候，遭遇了贼风的侵袭，邪气就能侵入部位深，这样的情况下使人发病就很突然。

黄帝说：有的人突然死亡、突然生病是什么原因呢？少师回答说：是三虚的原因，有三虚就会死于暴病；得到三实的环境，邪气就不会伤害人了。黄帝说：什么是三虚？少师说：遇到当年的岁气不及，又遇到月缺、遇到时令出现反常的气候，于是就成了被贼风伤害的条件了，这种情况就叫三虚。所以在学说上不懂得三虚，当医生的反对这个学说，就是水平低的医生。黄帝说：我希望了解三实。少师说：遇到岁气旺盛之年、遇到月亮满圆的时候、遇到时令调和的气候，即使有贼风邪气，也不能危害人体。黄帝说：讲得很好啊！说的道理也很明白！希望把它珍藏在金匮之中。起个名字叫三实学说，不过，这只是指某一类人发病的学说。

【原文】

黄帝曰：顾闻岁之所以皆同病者，何因而然？少师曰：此八正^①之候也。黄帝曰：候之奈何？少师曰：候此者，常以冬至之日，太一立于叶蛰之宫，其至也，天必应之风雨者矣^{〔一〕}。风雨从南方来者，为虚风，贼伤人者也。其以夜半至也^{〔二〕}，万民皆卧而弗犯也，故其岁民少病。其以昼至者，万民懈惰而皆中于虚风，故万民多病。虚邪入客于骨而不发于外，至其立春，阳气大发，腠理开，因立春之日，风从西方来，万民又皆中于虚风，此两邪相抟^{〔三〕②}，经气结代^{〔四〕③}者矣。故诸逢其风而遇其雨者，命曰遇岁露^④焉。因岁之和，而少贼风者，民少病而少死；岁多贼风邪气，寒温不和，则多病而^{〔五〕}死矣。

黄帝曰：虚邪之风，其所伤贵贱^⑤何如？候之奈何？少师答曰：正月朔日^⑥，太一居天留之宫，其日西北风，不雨，人多死矣。正月朔日，平旦北风，春，民多死。正月朔日，平旦^{〔六〕}北风行^⑦，民病多^{〔七〕}者，十有三也，正月朔日，日中北风，夏，民多死^⑧。正月朔日，夕时北风，秋，民多死。终日北风，大病死者十有六。正月朔日，风从南方来，命曰旱乡，从西方来，命曰白骨，将国有殃，人多死亡^{〔八〕⑨}。正月朔日，风从东方来，发⑩屋，扬沙石，国有大灾也。正月朔日，风从东南方行，春有死亡。正月朔〔九〕，天和〔十〕温不风，籴贱⑪，民不病；天寒而风，籴贵⑫，民多病。此所谓候岁之风，䢢〔十一〕⑬伤人者也。二月丑不风⑭，民多心腹病。三月戌不温，民多寒热。四月巳不暑，民多瘅病。十月申不寒，民多暴死。诸所谓风者，皆发屋，折树木，扬沙石，起毫毛，发⑮腠理者也。

【校勘】

〔一〕太一立于叶蛰之宫……天必应之以风雨者矣　《甲乙》卷六第一无。

〔二〕也　《甲乙》卷六第一、《太素·卷二十八·八正风候》作"者"。

〔三〕此两邪相抟　抟，明本、藏本、《甲乙》卷六第一并作"搏"。义长。

〔四〕经气结代　结，《太素·卷二十八·八正风候》作"绝"。

〔五〕而　《太素·卷二十八·八正风候》其下有"多"字。

〔六〕旦　《甲乙》卷六第一其下有"西"字。

〔七〕多　《太素·卷二十八·八正风候》作"死"。

〔八〕命曰白骨，将国有殃，人多死亡　《太素·卷二十八·八正风候》作"命曰白骨将将，国有殃，人多死亡。"

〔九〕朔　马本、日刻本、《太素·卷二十八·八正风候》其下并有"日"字。当据补。

〔十〕和　周本、《太素·卷二十八·八正风候》作"利"。

〔十一〕䢢　《太素·卷二十八·八正风候》作"贼"。查字书未见"䢢"字。其和"残"形近。据文意，疑为"残"的异体字。其和《太素》"贼"之文意恰合。

【注释】

①　八正：本指八方的和风。此指与八方的方位、时令相一致的风。也叫正风，伤人轻，一般不治自愈。《淮南子·地形训》："凡八纮之气，是出寒

暑，是合八正，必以风雨。"高诱注："八正，八风之正也。"《史记·律书》："律历，天所以通五行八正之气，天所以成孰万物也。"司马贞索隐："八谓八节之气，以应八方之风。"

　　②　此两邪相抟：指新邪合并伏邪，两感为病。《类经》二十七卷第三十六注："冬至中之，立春又中之，此两邪也。"

　　③　经气结代：结，即邪气留结。代，取代；更迭。《书·多方》："乃惟成汤，克以尔多方，简代夏作民主。"孔传："乃惟成汤能用汝众方之贤，大代夏政，为天下民主。"《史记·淮南衡山列传》："王后有侍者，善舞，王幸之，王后欲令侍者与孝乱以污之，欲并废兄弟而立其子广代太子。"《楚辞·离骚》："日月忽其不淹兮，春与秋其代序。"王逸注："代，更也。"汉·董仲舒《春秋繁露·如天之为》："当生者曰生，当死者曰死，非杀物之任拟，代四时也。"凌曙注引颜延年曰："一寒一暑、一往一复为代。"《类经》二十七卷第三十六注："邪留而不去，故曰结。当其令而非其气，故曰代。"

　　④　岁露：张志聪："风者，天之气；雨者，天之露。故逢其风而遇其雨者，命曰遇岁露焉。"

　　⑤　贵贱：富贵与贫贱。指地位的尊卑；指价值的高低。《易·系辞上》："卑高以陈，贵贱位矣。"韩康伯注："天尊地卑之义既列，则涉乎万物贵贱之位明矣。"

　　⑥　行朔日：阴历的每月初一称谓朔日。

　　⑦　行：去；离开。此引申为停止。《国语·晋语二》："舟之侨告诸其族曰：'众谓虢亡不久，吾今乃知之……内外无亲，其谁云救之。吾不忍俟之。'将行，以其族适晋。"韦昭注："行，去也。"

　　⑧　死：古代常用以称年少者或庶民、下级官员的死亡。《周礼·天官·疾医》："死终则各书其所以。"郑玄注："少者曰死，老者曰终。"

　　⑨　白骨：尸骨；枯骨；泛指死人。《国语·吴语》："君王之于越也，縶起死人而肉白骨也。"汉·桓宽《盐铁论·非鞅》："故扁鹊不能肉白骨，微箕不能存亡国也。"唐·杜甫《兵车行》："君不见青海头，古来白骨无人收。"清·阮葵生《茶余客话》卷四："赤手挽银河，公自大名垂宇宙；青山埋白骨，我来何处吊英贤！"清·纪昀《阅微草堂笔记·如是我闻三》："刀笔舞闻，曲相开脱，遂使凶残漏网，白骨沈冤。"将将，集聚貌。《荀子·赋》："道德纯备，谗口将将。"王念孙《读书杂志·荀子八》："余谓将将，集聚之

貌也。《周颂·执竞》篇'磬管将将'。毛传曰：'将将，集也。'然则谗口将将，亦谓谗言之交集也。"

⑩ 发：通"废"。废弃。《管子·五行》："天子出令，命左右使人内御，其气足，则发而止。"于省吾《双剑誃诸子新证·管子》："发、废古字通。此谓其闭藏之气足，使人内御之事则废而止也。"废，泛指倾圮，倒塌。《说文·广部》："废，屋顿也。"朱骏声通训："废，屋顿……倾圮无用之意。"《淮南子·览冥训》："往古之时，四极废，九州裂。"高诱注："废，顿也。"

⑪ 籴贱：籴，买进谷物。《公羊传·庄公二十八年》："臧孙辰告籴于齐。"何休注："买谷曰籴。"籴贱，即买的粮价格低廉，以表示丰收的年景。

⑫ 籴贵：即买的粮价格昂贵，以表示歉收的年景。

⑬ 残：毁坏；破坏。《孟子·梁惠王下》："贼仁者谓之'贼'，贼义者谓之'残'。"

⑭ 二月丑不风：《类经》二十七卷第三十六注："二、三、四月'以阳王之时，而丑日不风、戌日不温，巳日不暑。阴气胜而阳不达也，故民多病。十月以阴王之时、而申日不寒，阳气胜而阴不藏也，故民多暴死。'"

⑮ 发：通"伐"，攻伐。银雀山汉墓竹简《尉缭子·兵令》："全功发之得。"注："'发'读为'伐'。"

【语译】

黄帝说：我希望了解在某年有许多人都得相同的病，是什么原因造成这样的现象呢？少师说：这要对八方气候的征象进行观察。黄帝说：怎样观察八方气候的征象呢？少师说：观察这八方气候的征象，通常是以冬至日这一天，北斗星位于正北方的叶蛰宫，冬至之气的出现，天上一定出现相应的气候，当气候从南方来的，就是虚风，是能够伤害人的邪气，当这样的气候正在半夜出现，人们都已入睡，就不被邪气侵犯，所以当年人们很少生病。当这样的气候出现在白昼，人们警惕性不高，就会都被虚风所中伤，所以很多人就生病。当虚邪侵犯人体，寓居至骨，可是在外表没有显露出来，等到了立春，阳气旺盛，腠理张开，于是在立春这一天刮来了西风，人们又被这种反常气候所中伤，这种情况就是新邪和旧邪聚集在一起，就取代了冬至所感受的邪气了，所以遇到气候的变化又得到相应的雨水而生病的现象，在这种情况起名子叫遇岁露。由于某年气候调和，就很少贼风的现象，人们患病的就少，死亡的也少；当某年中有很多贼风邪气，气候冷热不调，那么人们患病的就多，而有死亡。

黄帝说：虚邪之风它所伤害人是地位的尊卑，粮食价值的高低，是怎样的情形呢？怎样预测这不同的天气？少师回答说：在正月初一，要是北斗星寓居在东北方的天留官，在正月初一这天刮起了西北风而没有下雨的征象，死亡人会多。要是在正月初一这天黎明的时候刮北风，在春季死人多。要是在正月初一这天黎明的时候北风停止了，老百姓患病的人多的情况，可占到十分之三。在正月初一日，要是在中午刮起北风、到了夏季，老百姓中年轻人死的多。要是在正月初一这天傍晚的时候刮起北风，到了秋天老百姓中年轻人死的多。要是在正月初一这天整天刮北风，人患大病而死的可占到十分之六。在正月初一，要是有风从南方来，命名叫做旱乡，要是风从西方来，命名叫做白骨，将近全国有灾殃，有地位的人多死亡。要是在正月初一这天，从东方刮来大风，使房屋坍塌，飞沙走石，国君有大灾祸，要是在正月初一这天从东南方来的风停止了，在春天年轻人有夭亡。要是在正月初一气候温和，不起风，这是丰收年景的先兆，粮价贱，老百姓不生病；要是在正月初一天气寒冷而有风，这是歉收年景的先兆，粮价贵，老百姓就多病。这就是说，在正月初一日来观察全年的气候，虚邪残伤人的概况。在二月丑日不起风，老百姓多患心腹病；三月戌在日气候不温暖，老百姓多患寒热病，四月巳日不热，人多患黄疸病；在十月申日不冷，老百姓多暴死。在这里所说的风，都是指能使房屋坍塌，使树木折断，飞沙走石，使人体毫毛竖起，攻伐到腠理而产生疾病的风邪。

【音释】

理䐛乞逆切

大惑论第八十

【原文】

黄帝问于岐伯曰：余尝上于清泠之台①，中阶而顾，匍匐②而前则惑③。余私异之，窃内怪之，独瞑独视，安心定气，久而不解。独博〔一〕独眩，披发长跪④，俯而视之，后久之不已也。卒然自上〔二〕⑤，何气使然？岐伯对曰：五藏六府之精气，皆上注于目而为之精〔三〕⑥。精之窠为眼〔四〕⑦，骨之精为瞳子⑧，筋之精为黑眼⑨，血之精为络⑩，其窠气之精为白眼〔五〕⑪，肌肉之精为约束⑫，裹撷⑬筋骨血气之精而与脉并为系，上属于脑，后出于项中。故邪中于项，因逢其身之虚，其入深，则随眼系以入于脑，入于脑则脑转⑭，脑转则引目系急，目系急则目眩⑮以转矣。邪其精〔六〕⑯，其精所中不相比⑰也则精散，精散则视歧，视歧，见两物。目者，五藏六府之精也，营卫魂魄之所常营⑱也，神气之所生⑲也。故神劳则魂魄散，志意乱。是故瞳子黑眼法于阴，白眼赤脉法于阳也，故阴阳合传〔七〕而精明也。目者，心〔八〕使也，心者，神之舍也，故神〔九〕精⑳乱而不转〔十〕㉑，卒然见非常〔十一〕处，精神魂魄，散不相得㉒，故曰惑也。黄帝曰：余疑其然。余每之东苑㉓，未曾不惑，去之则复，余唯独为东苑劳神乎？何其异也？岐伯曰：不然也。心有所喜，神有所恶，卒然相惑〔十二〕，则精气乱，视误故惑，神移乃复。是故间㉔者为迷，甚者为惑。

【校勘】

〔一〕博　《太素·卷二十七·七邪》作"转"。当据改。

〔二〕上　《甲乙》卷十二第四、《太素·卷二十七·七邪》、《千金》卷六上第一并作"止"。

〔三〕精　《千金》卷六上第一并作"睛"。

〔四〕精之窠为眼　窠，《太素·卷二十七·七邪》、《千金》卷六第一上并作"果"。

〔五〕其窠气之精为白眼　其窠，《甲乙》卷十二第四无其八字。

〔六〕邪其精　《甲乙》卷十二第四、《太素·卷二十七·七邪》、《千金》卷六上第一"邪"后有"中"字。《千金》"精"作"睛"。

〔七〕传　《千金》卷六上第一作"揣"。

〔八〕心　《甲乙》卷十二第四、《太素·卷二十七·七邪》、《千金》卷六上第一其下有"之"字。

〔九〕神　本篇《音释》、《甲乙》卷十二第四、《太素·卷二十七·七邪》、《千金》卷六上第一并有"分"字。守山阁校本注："'神'下脱'分'字，史释有'神分'二字，则宋本尚不误。"不必有。

〔十〕转　《甲乙》卷十二第四作"揣"。

〔十一〕常　《甲乙》卷十二第四、《太素·卷二十七·七邪》、《千金》卷六上第一其下有"之"字。

〔十二〕惑　周本、日刻本、张注本、《太素·卷二十七·七邪》、《千金》卷六上第一并作"感"。

【注释】

① 　清泠之台：《类经》十八卷第八十注："台之高者其气寒，故曰清泠之台。"

② 　匍匐（pú fú）：爬行。手足并行，身体贴近地面。《诗·大雅·生民》："诞实匍匐，克岐克嶷，以就口食。"朱熹注："匍匐，手足并行也。"

③ 　惑：昏乱。

④ 　披发长跪：跪，屈膝，双膝或单膝着地。长跪，直身而跪。古时席地而坐，坐时两膝据地，以臀部着足跟。跪则伸直腰股，以示尊敬。披发，披散开头发，用以舒缓精神。

⑤ 　上：此指头部。位置在高处；指物体的上部。

⑥ 　精：通"睛"。《正字通·米部》："精，目中黑粒有光者亦曰精。今通作睛。"

⑦ 　窠：此指眼窝。《说文》："窠，空也。穴中曰窠，树上曰巢，从穴，

果声。"《太素》杨注谓："精之果，别称为眼。"精之窠为眼，即《类经》十八卷第八十一注："窠者，窝穴之谓。眼者，目之总称。"

⑧ 骨之精为瞳子：瞳子，即瞳孔，又称瞳神或水轮。《类经》十八卷第八十一注："骨之精主于肾，肾属水，其色玄，故瞳子内明而色正黑。"

⑨ 黑眼：即瞳子外围黑睛部分，又叫风轮。

⑩ 血之精为络：络，即目眦内血络，也叫血轮。《类经》十八卷第八十一注："络，脉络也。血脉之精主于心，心色赤，故眦络之色皆赤。"

⑪ 其窠气之精为白眼：窠，指眼窝。白眼，即白眼球部分，又叫气轮。《类经》十八卷第八十一注："气之精主于肺，肺属金，故为白眼。"

⑫ 肌肉之精为约束：约束，俗称眼胞，也叫肉轮。《类经》十八卷第八十一注："约束，眼胞也，能开能阖，为肌肉之精，主于脾也。"

⑬ 撷：通"襭"，用衣襟兜物。《诗·周南·芣苢》："采采芣苢，薄言襭之。"唐·陆德明释文："襭，一本作撷。"《类经》十八卷第八十一注："以衣衽收物谓之撷。脾属土，所以藏物，故裹撷筋骨血气四脏之精，而并为目系。"

⑭ 转：变化；改变。

⑮ 眩：眼昏发花；迷惑；迷乱。《国语·周语下》："夫乐不过以听耳，而美不过以观目，若听乐而震，观美而眩，患莫大焉。"《战国策·燕策三》："左右既前斩荆轲，秦王目眩良久。"汉·王充《论衡·说日》："月尚可察也，人之察日无不眩。"《世说新语·容止》："裴令公目王安丰眼烂烂如岩下电。"南朝·梁·刘孝标注："王戎形状短小，而目甚清照，视日不眩。"《礼记·中庸》："敬大臣则不眩。"《荀子·正名》："彼诱其名，眩其辞而无深于其志义者也。"杨倞注："眩惑其辞而不实。"

⑯ 邪其精：精，通"睛"。《荀子·解蔽》："瞽者仰视而不见星，人不以定有无，用精惑也。"黑眼珠。《正字通·米部》："精，目中黑粒有光者亦曰精。今通作睛。"《淮南子·主术》："犹不能见其精。"高诱注："精，目瞳子也。"此指眼睛的瞳孔。邪其精，《类经》十八卷第八十一注："目系急则目眩睛斜。"根据上文"故邪中于项，因逢其身之虚，其入深，则随眼系以入于脑，……邪其精，其精所中不相比也则精散"邪其精，即邪气在眼睛的瞳孔。

⑰ 比：近；靠近；相连接。《书·召诰》："王先服殷御事，比介于我有周御事。"《史记·平津侯主父列传》："晏婴相景公，食不重肉，妾不衣丝，

齐国亦治，此下比于民。"司马贞索隐："比者。"汉·王充《论衡·物势》："亦或辩口利舌，辞喻横出为胜；或讷弱缀跲，蹉蹇不比者为负。"

⑱　营：《说文》"营，帀居也。"桂馥义证："营谓周垣。"本书《营卫生会》篇："人受气于谷谷入于胃，以传与肺，五脏六腑皆以受气，其清者为营，浊者为卫，营在脉中，卫在脉外，营周不休。"此引申为"循环；流到"。

⑲　生：出现；显现。唐·卢纶《腊月观咸宁王部曲娑勒擒豹歌》："始知缚虎如缚鼠，败虏降羌生眼前。"

⑳　精：通"情"。感情；心情。参见《五音五味》篇中注。

㉑　转：通"专"。《庄子·盗跖》："无转而行，无成而义，将失而所为。"王念孙《读书杂志余编·庄子》："无转而行，转读为专……无专而行，犹言无一而行也。专与转古字通。"《汉书·吴王刘濞传》："燕王北定代、云中，转胡众入萧关，走长安，匡正天下，以安高庙。"王念孙《读书杂志·汉书八》："转读为专，专谓统领之也。《史记》作抟，《索隐》曰：抟音专，谓专统领胡兵。"

㉒　相得：互相联络。《墨子·备梯》："以白衣为服，以号相得，若此，则云梯之攻败矣。"

㉓　东苑：《太素·卷二十七·七邪》注："清泠之台在东苑。"

㉔　间：《太素·卷二十七·七邪》注："间，轻也。"

【语译】

黄帝问岐伯说：我曾经攀登过清冷台，走到台阶一半的位置上，就向四处观望，趴着地上前行，就感到昏乱，我内心觉得和平时不一样，内心感到奇怪这独特的闭目，独特的看物体，就想使心情安定，气息稳定，长时间后可是不能解除。对独特头转目眩，就披开头发，以使形体舒缓，直身而跪，向下俯视物体，这样看物体过一段时间后，眩晕不能停止，突然自然的出现在头部，这是什么邪气使人这样呢？岐伯回答说：五脏六腑的精气，都向上灌注到眼部，就成为眼睛。精气到眼窝部就是眼的范畴，骨之精气成为瞳子，筋之精气成为黑眼，血之精气成为内外眦的血络，在眼窝的气之精白眼，肌肉之精精气成为眼胞，眼胞包裹着筋、骨、血、气的精气就随着血脉络合并一起成为眼的带子，带子向上连到脑，向后走到项部的中间。所以当邪气侵入项部，于是恰好遇到虚弱的人体，邪气深入，那么就随着眼睛的带子进入到脑部，邪进入于脑，就会使脑有变化，脑的变化就会牵拉在眼睛的带子发紧，眼睛的带子发紧就会使两目昏花而转向了。邪气在眼睛部位，五脏六腑的精气所伤的部分就不能相互连接，那精气就涣散，精气涣散看到的物体影象就不一致，物体影象不一致时，就把一物看成两物。眼睛，是五脏六腑的精气，是营、卫、魂、魄经常循环到的地方，是神气所显露的地方，所以当人精神疲劳的时候，就会使魂魄散，眼睛也就没有神气，注意力不集中。所以眼的瞳子、黑眼都是来源于阴脏（肾肝）；白眼、赤脉都是来源于阳脏（肺、心），所以阴阳的精气抟合眼睛看东西就清楚，眼睛是受心的支配的使者，心是藏神的处所。所以当神情散乱就不会看东西专一，突然见到异常的情景，使精神神魂魄散乱不能相互联络，所以就叫这种现象为迷乱。黄帝说：我怀疑你这样的理论。当我每次去东苑登高游览，没不发生迷惑的时候，离开那里，就恢复正常，我唯独在东苑的地方才劳神吗？有什么不一样呢？岐伯说：不是这样。心里有所喜好的东西，精神上有所厌恶的东西，突然心情上相迷恋的东西，那么就使精神散乱，看物体就会出现错误，所以就昏乱，离开了当时的环境，精神也就转移，恢复正常状态。因此对轻微辨别不清的叫迷，严重的叫昏乱。

【原文】

黄帝曰：人之善忘者，何气使然？岐伯曰：上气不足，下气有余，肠胃实而心肺虚，虚则营卫留于下，久之不以时上，故善忘也[1]。

黄帝曰：人之善饥而不嗜食者，何气使然？岐伯曰：精气并于脾，热气留于胃，胃热则消谷，谷消故善饥。胃气逆上，则胃脘寒[一]，故不嗜食也。

　　黄帝曰：病而不得卧者，何气使然？岐伯曰：卫气不得入于阴，常留于阳。留于阳则阳气满②，阳气满则阳跻盛，不得入于阴则阴气虚，故目不〔二〕瞑矣③。

　　黄帝曰：病目〔三〕而不得视者，何气使然？岐伯曰：卫气留于阴，不得行于阳。留于阴则阴气盛，阴气盛则阴跻满，不得入于阳则阳气虚，故目闭也。

　　黄帝曰：人之多卧者，何气使然？岐伯曰：此人肠胃大而皮肤湿〔四〕，而分肉不解焉。肠胃大则卫气留之，皮肤湿〔五〕则分肉不解，其行迟。夫卫气者，昼日常行于阳，夜行于阴，故阳气尽则卧，阴气尽则寤。故肠胃大，则卫气行〔六〕留久；皮肤湿〔七〕，分肉不解，则行迟。留于阴也久，其气不清〔八〕④，则欲瞑，故多卧矣。其肠胃小，皮肤滑以缓，分肉解利。卫气之留于阳也久，故少瞑〔九〕⑤焉。

　　黄帝曰：其非常经⑥也，卒然多卧者，何气使然？岐伯曰：邪气留于上膲，上膲闭而不通，已食若饮汤，卫气留久〔十〕于阴而不行，故卒然多卧焉。黄帝曰：善。治此诸邪奈何？岐伯曰：先〔十一〕其藏府，诛其小过⑦，后调其气，盛者泻之，虚者补之，必先明知其形志之苦乐，定乃取之。

【校勘】

〔一〕寒　《甲乙》卷十二第一讹作"塞"。

〔二〕不　《太素·卷二十七·七邪》其下有"得"字。

〔三〕病目　《甲乙》卷十二第三作"目闭"。

〔四〕湿　《甲乙》卷十二第三、《太素·卷二十七·七邪》作"涩"。

〔五〕湿　《甲乙》卷十二第三、《太素·卷二十七·七邪》作"涩"。

〔六〕留　通"溜；流。"本书《五癃津液别第三十六》："水下留于膀胱，则为溺与气。"《一切经音义》卷十八引《仓颉解诂》："溜，谓水垂下也。"史崧《音释》："溜,谨按《难经》当作流。"

〔七〕湿 《甲乙》卷十二第三、《太素·卷二十七·七邪》作"涩"。

〔八〕清 明本、藏本、日抄本、《太素·卷二十七·七邪》、《甲乙》卷十二第三并作"精"。

〔九〕瞑 《甲乙》卷十二第三、《太素·卷二十七·七邪》并作"卧"。

〔十〕留久 《甲乙》卷十二第三互乙。

〔十一〕先 《甲乙》卷十二第二其下有"视"字。

【注释】

① 虚则营卫留于下……故善忘也:《类经》十八卷第八十一注:"心肺虚于上,营卫留于下,则神气不能相周,故为善忘,阳衰于上之兆也。"

② 满:通"懑"。郁,闷塞。《汉书·佞幸传·石显》:"显与妻子徙归故郡,忧满不食,道病死。"颜师古注:"满,读曰懑。"

③ 卫气不得入于阴……故目不瞑矣:《类经》十八卷第八十三注:"卫气昼行于阳,夜行于阴,行阳则寤,行阴则寐,此其常也。若病而失常,则或留于阴,或留于阳,留则阴阳有所偏胜,有偏胜则有偏虚,而寐寤亦失常矣。"

④ 清:尽;完。汉·袁康《越绝书·荆平王内传》:"(子胥)乃发其箪饭,清其壶浆而食。"北魏·崔鸿《十六国春秋·后赵·石勒》:"战于西门,曜军大清,石堪执曜送之。"

⑤ 瞑:通"眠"。假寐,小睡。亦泛指睡觉。《庄子·德充符》:"今子外乎子之神,劳乎子之精,倚树而吟,据槁梧而瞑。"《楚辞·招魂》:"致命于帝,然后得瞑些。"王逸注:"瞑,卧也。"《文选·嵇康〈养生论〉》:"夜分而坐则低迷思寝,内怀殷忧,则达旦不瞑。"李善注:"瞑,古眠字。"

⑥ 经:循行。《管子·七法》:"不明于计数,而欲举大事,犹无舟楫而欲经于水险也。"《史记·樗里子甘茂列传》:"今之燕必经赵,臣不可以行。"

⑦ 过:通"祸";灾祸。此指病邪。《周礼·天官·太宰》:"八曰诛,以驭其过。"俞樾《群经平议·周官一》:"此过字当读为祸,古祸、过通用。《汉书·公孙宏传》:'诸常与宏有隙,虽阳与善,后竟报其过。'《史记》作'祸'是其证也。"

【语译】

黄帝说：人有健忘的现象，是什么部位的气使人这样呢？岐伯说：是上气不足，下气有余，是肠胃实又心肺虚。心肺气虚，就会使营卫之气留滞于肠胃，这样时间长了就不能按时向上到心肺，（使神气失养）所以就有健忘。

黄帝说：有人容易出现饥饿可是不想吃饭的现象，是什么邪气使人这样呢？岐伯说：精华之气汇合到脾，热邪滞留在胃，胃有热邪那么就消化食物力强，消化食物力强，所以就容易出现饥饿；有胃气向上返出，又有胃寒，所以不想吃食物。

黄帝说：生病后而有不能睡觉的现象，是什么气使人这样呢？岐伯说：是卫气不能进入阴的部位，经常滞留在阳的部位，滞留在阳的部位，那么阳气就闷塞，阳气闷塞，那么就在阳跷脉容纳，阳气不能进入到阴的部位，那么使阴的部位就缺少卫气，所以眼睛就不能合上睡觉。

黄帝说：因得病而目不得视物，是什么原因引起的？岐伯说：卫气留滞在阴的部位，不能循行到阳的部位，留滞在阴的部位就使阴的容纳，阴跷脉容纳卫气，那么就会使阴跷闷塞，使卫气不能循行到阳的部位，使阳的部位缺少卫气，所以就使目闭合了。

黄帝说：有的人嗜睡，是什么气使人这样呢？岐伯说：这一类人肠胃较长大，而皮肤迟缓，这样的人又有肉缝之间不滑利呀。肠胃长大，那么就使卫气流的时间长久，皮肤有湿邪，那么肉缝就不滑利，卫气运行的速度就迟缓。卫气是白天流到阳经和体表，夜间流到阴经和脏腑。所以当卫气行阳经和体表已结束就入睡；卫气行于阴经和脏腑已结束就觉醒，所以当肠胃长大，那么卫气运行流动的时间就长久；皮肤有湿使肉缝间不滑利，那么卫气运行的速度就慢，使卫气流动在阴经和脏腑的时间也长，使卫气不能如期结束，那么就想合上眼，所以睡觉就多了。那些肠胃细小的人，皮肤滑利而舒松，肉缝之间通利，使卫气行流在阳经和体表的时间也长久，所以睡眠就少啊。

黄帝说：有的时候卫气没有按正常的时间循行，就突然出现睡眠时间多，是什么气使人这样呢？岐伯说：是有邪气留滞在上焦，使上焦闭阻就不通畅，当已经饱食，或者喝了热水，使卫气长时间停留在脏腑不能循行，所以就突然睡觉时间就多了。

黄帝说：讲得很好。怎样治疗这些病邪呢？岐伯说：首先祛除在脏腑轻微的病邪，随后调理其营卫之气，邪气盛的用泻法，正气虚的用补法。必先了解清楚患者的形体、情志苦乐，确定后，才可着手治疗。

【音释】

裹撷奚结切　神分方文切

痈疽第八十一

【原文】

黄帝曰：余闻肠胃受谷，上焦出气，以温分肉，而养骨节，通腠理。中焦出气如露，上注溪谷^①，而渗孙脉，津液和调，变化而赤为血，血和则孙脉先满溢^{〔一〕}，乃注于络脉^{〔二〕}，皆盈，乃注于经脉。阴阳已张^②，因息乃行^③，行有经纪^④，周有道理^⑤，与天合同，不得休止。切^⑥而调之，从虚去实^⑦，泻则不足^⑧，疾^⑨则气减，留则先后^⑩。从实去虚，补则有余。血气已调，形气^{〔三〕}乃持。余已知血气之平与不平，未知痈疽之所从生，成败之时，死生之期，有^{〔四〕}远近，何以度^⑪之？何得闻乎？岐伯曰：经脉留^{〔五〕}行不止，与天同度，与地合纪。故天宿失度，日月薄蚀^⑫，地经失纪^⑬，水道流溢，草萱^{〔六〕⑭}不成，五谷不殖^⑮，径路不通，民不往来，巷聚邑居，则^{〔七〕}别离异处，血气犹然，请言其故。夫血脉营卫，周流不休，上应星宿，下应经数。寒邪〔八〕客于经络之中则血泣⑯，血泣则不通，不通则卫气归⑰之，不得复反，故痈肿。寒气化为热，热胜则腐肉，肉腐则为脓，脓不泻则烂筋，筋烂则伤骨，骨伤则髓消⑱，不当骨空⑲，不得泄泻，血〔九〕枯空虚，则筋骨肌肉不相荣，经脉败漏，熏于五藏，藏伤故死矣。

【校勘】

〔一〕溢　《甲乙》卷十一第九上、《千金翼方》卷二十三第一并无。

〔二〕脉　《甲乙》卷十一第九上、《千金翼方》卷二十三第一其下并有"络脉"二字。

〔三〕气　《太素·卷二十六·痈疽》、《千金翼方》卷二十三第一并作"神"。

〔四〕有　《甲乙》卷十一第九上、《千金翼方》卷二十三第一其上有"或"字。

〔五〕留　马本、日刻本、《甲乙》卷十一第九上、《千金翼方》卷二十三第一、《素问·举痛论》并作"流"。

〔六〕萱　《太素·卷二十六·痈疽》作"蘆"字。

〔七〕则　《甲乙》卷十一第九上、《太素·卷二十六·痈疽》、《千金翼方》卷二十三第一并无。

〔八〕邪　《太素·卷二十六·痈疽》、《千金翼方》卷二十三第一并作"气"。

〔九〕血　《太素·卷二十六·痈疽》作"煎"。

【注释】

①　溪谷：本指山谷、河流、小溪，借喻指大血脉、小血脉。《素问·气穴论》："肉之大会为谷。肉之小会为溪，肉分之间，溪谷之会，以行营卫，以会大气。"此"肉"指中间有孔的环状物的体部。

②　张：壮大，盛大，强大。《诗·大雅·韩奕》："四牡奕奕，孔修且张。"毛传："修，长；张，大。"

③　因息乃行：息，呼吸。一呼一吸谓之一息。本书《五十营》："人一呼，脉再动，气行三寸；一吸，脉亦再动，气行三寸，呼吸定息，气行

六寸。"

④　经纪：纲常，法度；天文进退迟速的度数；条理；秩序。《管子·版法》："天地之位，有前有后，有左有右，圣人法之，以建经纪。"《汉书·司马迁传》："《春秋》上明三王之道，下辨人事之经纪。"《后汉书·卓茂传》："凡人之生，群居杂处，故有经纪礼义以相交接。"宋·叶适《觉斋记》："人之大伦，天下国家之经纪，取极于是矣。"《礼记·月令》："（孟春之月）乃命大史守典奉法，司天日月星辰之行，宿离不贷，毋失经纪，以初为常。"郑玄注："经纪，谓天文进退度数。"《史记·扁鹊仓公列传》："此谓论之大体也，必有经纪。"《淮南子·俶真训》："夫道有经纪条贯，得一之道，连千枝万叶。"

⑤　周有道理：周，反复；循环。汉·扬雄《太玄·周》："阳气周神而反乎始。"范望注："周，复也。"《文选·张华〈励志〉》诗："四气鳞次，寒暑环周。"李善注引范子曰："周回如循环，未始有极。"道理，事理；事物的规律。《文子·自然》："用众人之力者，乌获不足恃也；乘众人之势者，天下不足用也。无权不可为之势，而不循道理之数，虽神圣人不能以成功。"唐·韩愈《京尹不台参答友人书》："人见近事，习耳目所熟，稍殊异，即怪之，其于道理有何所伤？"周有道理，即反复的事物就有规律。

⑥　切：刺。

⑦　实：指邪气亢盛。《素问·玉机真藏论》："歧伯曰：脉盛、皮热、腹胀、前后不通、闷瞀，此谓五实。"王冰注："实谓邪气盛实。"《三国志·魏志·华陀传》："佗曰：'寻外实，延内实，故治之宜殊。'"

⑧　从虚去实，泻则不足：《太素·卷二十六·痈疽》注："泻者若顺于虚，专去盛实，泻之甚者，则不足也。"

⑨　疾：根据本书《九针十二原》："疾而徐则虚"的说法，是快进针而慢出针。

⑩　留则先后：先后，辅导；辅助。《书·梓材》："王惟德用，和怿先后迷民。"孔传："先后，谓教训。"留则先后，即用留针就能辅助正气。

⑪　度：推测；估计。《诗·小雅·巧言》："他人有心，予忖度之。"《史记·项羽本纪》："项王自度不能脱。"

⑫　日月薄蚀：薄蚀，即薄食（日月相掩食），又叫陵历，谓星辰超越本来轨道而进入他星轨道，常指日月蚀现象，俗称日蚀、月蚀。《吕氏春秋·

明理》："其月有薄蚀。"高诱注："薄，迫也。日月激会相掩，名为薄蚀。"《史记·天官书论》："逆行所守，及他星逆行，日月薄蚀，皆以为占。"《旧唐书·方伎传·孙思邈》："故五纬盈缩，星辰错行，日月薄蚀，孛彗飞流，此天地之危诊也。"清·龚自珍《壬癸之际胎观第四》："大薄蚀，大崩竭，起于胶固。"《汉书·天文志》："彗孛飞流，日月薄食。"颜师古注："孟康曰：'日月无光曰薄……或曰不交而食曰薄。'韦昭曰：'气往迫之为薄，亏毁曰食也。'"《后汉书·光武帝纪下》："比阴阳错谬，日月薄食。百姓有过，在予一人，大赦天下。"明·王鏊《震泽长语·象纬》："晦朔而日月之合，东西同度，南北同道，则月掩日，而日为之食。望而日月之对，同度同道，则月亢日，而月为之食。黄祥翁云：'日行黄道，月有九会，遇交则有薄食之变。'"《汉书·天文志》："及五星所行，合散犯守，陵历斗食，彗孛飞流，日月薄食。"宋·王安石《原过》："天有过乎？有之，陵历斗蚀是也。"

　　⑬　地经失纪：经，河流。《汉书·沟洫志》："河，中国之经渎。"《水经注·河水一》："水有大小，有远近，水出山而流入海者命曰经水。"纪，法则；准则。此引申为"正常"。地经失纪，即地上的河流不能顺着正常的水道，而溃决泛滥成灾。

　　⑭　萱：即萱草。《玉篇》："萱，萱藼草。"

　　⑮　殖：孳生；繁殖；种植。《国语·晋语四》："同姓不婚，恶不殖也。"韦昭注："殖，蕃也。"《汉书·叙传上》："譬犹中木之殖山林，鸟鱼之毓川泽，得气者蕃滋，失时者苓落。"《书·吕刑》："农殖嘉谷。"《文选·潘岳〈闲居赋〉》："张公大谷之梨，梁侯乌椑之柿，周文弱枝之枣，房陵朱仲之李，靡不毕殖。"李善注引《苍颉篇》："殖，种也。"

　　⑯　泣：凝涩。《类经》十八卷第八十六注："泣，涩同。"《素问·五藏生成篇》："卧出而风吹之，血凝于肤者为痹，凝于脉者为泣。"明·焦竑《焦氏笔乘·古字有通用假借用》："《素问》'脉泣而血虚'，又云'寒气入经而稽迟，泣而不行'，又云'多食咸则脉凝泣而变色'。泣读为'涩'，泣、涩古通用。"

　　⑰　归：死，引申为"不流动"。《尔雅·释训》："归。鬼之为言归也。"郝懿行义疏："生，寄也；死，归也。"

　　⑱　消：熔化；消融。《释名·释天》："火，化也，消，化物也。"

　　⑲　骨空：骨空，即两骨间的缝隙。张志聪："骨空，节之交也。痈肿

不当骨空之处，则骨中邪热不得泄泻矣。"

【语译】

黄帝说：我听说肠胃是受纳谷气，上焦发出卫气，用来温煦肉缝，又濡养筋骨，使腠理通畅；中焦发出营气，犹如雾露，向上灌注到溪谷，灌就渗入到孙络，使津液和调，通过变化就成了红色，这就是血液。血液流动就使孙络先满，孙络向外流，就灌注到络脉，络脉都充满了后，就灌注到经脉。当阴阳经脉已经充盛时，于是随着呼吸就流动。营气卫气昼夜循行一定的度数，循环而有规律，与天体的运动合拍而一致，流动不能有休止，用针刺来调整，随着治疗虚证来祛除盛实的邪气，用泻法就会使正气不足，快进针而慢出针，以使邪气衰减，要留针来辅助正气，随着治疗盛实的邪气来消除虚损，用补法就会使邪气淤滞。当血气已调和，形体和神气就能维系了。

我已经了解了气血正常和不正常，不了解痈疽发生的成因和部位，成功的治疗和失败的治疗，死生日期有远近，凭借什么来推测死生日期的远近呢？可以让我了解了解吗？岐伯说：经脉气血流动没有休止，是和天体星宿的运动规律相同，和大地一个准则，当天上的星宿运转失其常度时，就出现日蚀月蚀；大地上河流失去正常的流经渠道，河道之水流相堤外，是萱草就不长，五谷不生，道路不通，人民不能往来，在胡同里聚居，在城镇停息，使之离别他乡。人身的气血遇到邪气也是这样类似的情况，请允许说说这其中的缘故。血脉营卫，周流不息，在上应和着星宿的运转，在下应和着地面河水的流速。当有寒邪侵入经络之中，就会使血液凝涩，血液凝涩就不能流通，血液凝涩不流通，就使卫气不能流动，卫气不能来回循环，所以形成痈肿。寒邪、卫气转化成热邪，热毒炽盛，就使肌肉腐烂，肉腐便化脓，脓液不能排泄，就使筋腐烂，筋烂就损害到骨，骨有伤害就会使骨髓消融，在消融的骨髓没有对着骨缝的地方，骨中的热毒就不得排泄，使

（此处）血液减少而脉空虚，那么就使筋骨肌肉相继得不到营养，当经脉破败而漏，使热毒感染五脏，五脏有损伤了，所以人就会死亡。

【原文】

黄帝曰：愿尽闻痈疽之形，与忌曰〔一〕名。岐伯曰：痈发于嗌中①，名曰猛疽，猛疽不治〔二〕，化为脓，脓不泻，塞咽，半日死；其化为脓者，泻〔三〕则合〔四〕②豕膏，冷食〔五〕，三日而已。

发于颈，名曰夭疽③，其痈大以赤黑，不急治，则热气下入渊腋，前伤任脉，内熏肝肺，熏肝肺十余日而死矣。

阳留大发〔六〕④，消脑留项，名曰脑烁⑤，其色不乐⑥，项痛而如刺以针，烦心者死不可治。

发于肩及臑〔七〕，名曰疵痈⑦，其状赤黑，急治之，此令人汗出至足，不害五藏，痈发四五日，逞焫⑧之。

发于腋下赤坚者，名曰米疽〔八〕⑨，治之以砭石，欲⑩细而长，疏砭之，涂以豕膏，六日已，勿裹之。其痈坚而不溃者，为马刀挟瘿〔九〕，急治之。

发于胸，名曰井疽⑪，其状如大豆，三四日起⑫，不早治，下入腹，不治，七日死矣。

发于膺，名曰甘疽，色青，其状如谷实蒌瓜⑬，常苦寒热，急治之，去其寒热〔十〕，十岁死，死后出脓。

发于胁，名曰败疵⑭，败疵者，女子之病也，灸〔十一〕⑮之，其病大痈脓，治之〔十二〕，其中乃有生肉，大如赤上豆，剉⑯陵翘草根〔十三〕⑰各一升，以水一斗六升煮之，竭为取〔十四〕⑱三升，则强饮厚衣，坐于釜上，令汗出至足已。

发于股胫，名曰股胫疽〔十五〕，其状不甚变，而痈脓搏骨〔十六〕，不急治，三〔十七〕十日死矣。

发于尻⑲，名曰锐疽〔十八〕⑳，其状赤坚大，急治之，不治，三十日死矣。

发于股阴㉑，名曰赤施㉒，不急治，六十〔十九〕日死，在两股之内，不治，十日〔二十〕而当死。

发于膝，名曰疵痈〔二十一〕，其状大痈㉓，色不变，寒热，如坚石〔二十二〕，勿石㉔，石之者死，须其柔，乃石之者生。诸痈疽之发于节而相应者㉕，不可治也。发于阳㉖者，百日死；发于阴㉗者，三〔二十三〕十日死。

发于胫，名曰兔啮㉘，其状赤至骨，急治之，不〔二十四〕治害人也。

发于内踝，名曰走缓㉙，其状痈㉚也，色不变〔二十五〕，数石其输㉛，而止其寒热，不死。

发于足上下，名曰四淫㉜，其状大痈〔二十六〕㉝，急〔二十七〕治之，百日死。

发于足傍，名曰厉痈〔二十八〕㉞，其状不大，初如〔二十九〕小指发，急治之，去其黑者，不消辄益，不治，百日死。

发于足指，名脱痈〔三十〕㉟，其状赤黑，死不治；不赤黑，不死。不〔三十一〕衰，急斩之〔三十二〕，不则死矣。

黄帝曰：夫子言痈疽，何以别之？岐伯曰：营卫〔三十三〕稽留于经脉之，中㊱则血泣而不行，不行则血气从之而不通，壅遏而不得行，故热。大热不止，热胜则肉腐，肉腐则为脓。然不能陷〔三十四〕骨髓，不为燋枯，五藏不为伤，故命曰痈。

黄帝曰：何谓疽？岐伯曰：热气淳㊲盛，下陷肌肤，筋髓枯〔三十五〕，内连㊳五藏，血气竭〔三十六〕，当其痈下，筋骨良肉皆无余，故命曰疽。疽者，上之皮夭㊴以坚，上〔三十七〕如牛领㊵之皮。痈者，其皮上薄以泽。此其候也。

【校勘】

〔一〕曰 《太素·卷二十六·痈疽》、《千金翼方》卷二十三第二并作"日"。若作"日"与上文"忌"连读则为忌日，但有的痈没有死期，则不能通篇解释，故《太素》、《千金翼方》不可信。

〔二〕猛疽不治 《甲乙》卷十一第九下作"不急治"。

〔三〕泻 《甲乙》卷十一第九下、《太素·卷二十六·痈疽》、《千金翼方》卷二十三第二其下有"已"字。

〔四〕合 《太素·卷二十六·痈疽》、《千金翼方》卷二十三第二并作"含"。

〔五〕冷食 《太素·卷二十六·痈疽》、《千金翼方》卷二十三第二"冷"上有"无"字。冷食，《千金翼方》卷二十三第二作"无食"。

〔六〕阳留大发 周本、日刻本、张本、《甲乙》卷十一第九下、《太素·卷二十六·痈疽》、《千金翼方》卷二十三第二"留"并作"气"。

〔七〕臑 《太素·卷二十六·痈疽》注："肩前臂上胭肉名臑。"张志聪："肩臑乃肺脏之部分。"

〔八〕米疽 《千金翼方》卷二十三第二"米"作"朱"。

〔九〕瘿 周本作"缨"。《太素·卷二十六·痈疽》、《千金翼方》卷二十三第二并作"婴"。

〔十〕热 《千金翼方》卷二十三第二其下有"不治"二字。

〔十一〕灸 周本、《千金翼方》卷二十三第二并作"久"。当据改。

〔十二〕治之 其二字，《甲乙》卷十一第九下、《千金翼方》卷二十三第二并在"大如赤小豆"句之下。

〔十三〕陵翘草根 《甲乙》卷十一第九下"根"下有"及赤松子根"五字。

〔十四〕竭为取 《甲乙》作"令竭得"。

〔十五〕股胫疽 《太素·卷二十六·痈疽》作"脱疽"。《千金翼方》卷二十三第二"胫"作"脱"。

〔十六〕搏骨 《甲乙》卷十一第九下作"薄于骨，急治之"。

〔十七〕三 《甲乙》作"四"。

〔十八〕锐疽 锐，《太素·卷二十六·痈疽》作"兑"。

〔十九〕十　《太素·卷二十六·痈疽》无。

〔二十〕十日　《太素·卷二十六·痈疽》作"六十日"。《千金翼方》卷二十三第二作"六日"。

〔二十一〕痈　《甲乙》卷十一第九下、《太素·卷二十六·痈疽》、《千金翼方》卷二十三第二并作"疽"。

〔二十二〕如坚石　《甲乙》卷十一第九下、《太素·卷二十六·痈疽》、《千金翼方》卷二十三第二并作"而坚"。

〔二十三〕三　《甲乙》卷十一第九下、《太素·卷二十六·痈疽》并作"四"。

〔二十四〕不　《甲乙》卷十一第九下、《千金翼方》卷十三第二其下并有"急"字。

〔二十五〕其状痈也，色不变　《太素·卷二十六·痈疽》无"痈也"二字。

〔二十六〕痈　《太素·卷二十六·痈疽》其下有"不色变"三字。

〔二十七〕急　《甲乙》卷十一第九下、《太素·卷二十六·痈疽》、《千金翼方》卷二十三第二其上并有"不"字。当据补。

〔二十八〕厉痈　《太素·卷二十六·痈疽》、《千金翼方》卷二十三第二"痈"并作"疽"。

〔二十九〕如　《甲乙》卷十一第九下、《千金翼方》卷二十三第二并作"从"。

〔三十〕名脱痈　《甲乙》卷十一第九下、《千金翼方》卷二十三第二并作"名曰脱疽"。

〔三十一〕不　《甲乙》卷十一第九下、《太素·卷二十六·痈疽》、《千金翼方》卷二十三第二其上并有"治之"二字。

〔三十二〕急斩之　《甲乙》卷十一第九下、《太素·卷二十六·痈疽》、《千金翼方》卷二十三第二、"斩"下有"去"字。《千金翼方》"之"下有"活"字。

〔三十三〕卫　《甲乙》卷十一第九下、《千金翼方》卷二十三第二并作"气"。

〔三十四〕陷　《太素·卷二十六·痈疽》其下有"于骨髓"三字。

〔三十五〕枯　《甲乙》卷十一第九下、《千金翼方》卷二十三第二并作"骨肉"。《太素·卷二十六·痈疽》作"骨枯"。

〔三十六〕竭　《甲乙》卷十一第九下气下有"绝"字，《千金翼方》卷二十三第二其下有"尽"字。

〔三十七〕上　《甲乙》卷十一第九下作"状"。

【注释】

① 嗌中：喉部中段。张志聪："嗌乃呼吸出入之门……嗌乃肺之上管。"

② 合：制作；调制；覆盖；笼罩。《汉书·律历志上》："盖闻古者黄帝合而不死，名察发敛，定清浊，起五部，建气物分数。"颜师古注引孟康曰："合，作也。黄帝作历，历终而复始，无穷已也，故曰不死。"

③ 夭疽：丹波元简："夭疽，发于两耳后左右颈上。"《外科正宗》："夭疽锐毒，生于耳后一寸三分致命之处。左为夭疽，属于肝木，右为锐毒，属于肺金。"

④ 阳留大发：《类经》十八卷第八十六注："阳气大发，邪热之甚也。"

⑤ 脑烁：张志聪："太阳经脉，入于脑，出于项，故阳气大发，留于项。名曰脑烁。"

⑥ 其色不乐：色，征兆，征象。《周礼·春官·占人》："凡卜筮，君占体，大夫占色。"郑玄注："色，兆气也。"贾公彦疏："色兆气也者，就兆中视其色气。"乐，通"疗"；通"落"。止；解除；医治；治疗。《周礼·天官·疡医》："凡疗疡以五毒攻之。"郑玄注："止病曰疗。"《说文通训定声》："乐，叚借为疗。"

⑦ 疵痈：张志聪："此痈浮浅如疵，在皮毛而不害五脏。"

⑧ 逞焫之：逞，快。《广雅·释诂二》："逞，快也。"《类经》十八卷第八十六注："逞，疾也。焫，艾炷也。"逞焫之，即赶快用艾炷灸这个部位。

⑨ 米疽：《薛氏外科心法》："腋疽一名米疽，又名疚疽，发于胳肢窝正中，初起之时，其形如核，由肝脾二经忧思恚怒，气凝血滞而成。"

⑩ 欲：想要；希望。

⑪ 井疽：《外科准绳》："心窝生疽，初起如黄豆，肉色不变，名曰井疽，又名穿心冷瘘。"《申氏外科启玄》："井疽，又名心漏疽，又名穿心毒，最为难治。"

⑫ 起：凸出；高起。涌起；翻腾；兴旺；发达。《后汉书·张衡传》："阳嘉元年，复造候风地动仪。以精铜铸成，员径八尺，合盖隆起，形似酒尊，饰以篆文山龟鸟兽之形。"汉·张衡《西京赋》："长风激于别陈，起洪涛而扬波。"唐·韩愈《故贝州司法参军李君墓志铭》："人谓：'李氏世家也，侯之后，五世仕不遂，蕴必发，其起而大乎！'"

⑬ 谷实菰蓏：谷，通"穀"。谷实，明·李时珍《本草纲目》："按许慎《说文》言楮穀乃一种也，不必分别，惟辨雌雄耳。雄者皮斑而叶无桠叉，三月开花成长穗，如柳花状，不结实，歉年人采花食之。雌者皮白而叶有桠叉，亦开碎花，结实如杨梅，半熟时水澡去子，蜜煎作果食。……"楮实亦名谷实、楮桃。"史崧《音释》："菰蓏，古栝楼字。"栝楼，又名果裸。《诗·豳风·东山》："果裸之实，亦施于宇。"郑玄注："果裸，栝楼也。"

⑭ 败疵：又称胁痈。

⑮ 久：久为"灸"的古字。支撑；覆盖；堵塞；灸疗；灸灼。睡虎地·秦·墓竹简《秦律杂抄》："工择干，干可用而久以为不可用，赀二甲。工久干曰不可用，负久者，久者谪用之，而赀工曰不可者二甲。"《说文》："久，从后灸之。象人两胫后有距也。《周礼》曰：'久诸墙以观其桡。'"今本《周礼·考工记·庐人》"久"作"灸"。郑玄注："灸，犹柱也，以柱两墙之闲，挽而内之，本末胜负可知也。"孙诒让正义："久为古文，灸为今文也……柱，今之拄字。"《仪礼·士丧礼》："夏祝鬻余饭，用二鬲于西墙下，幂用疏布久之。"郑玄注："久读为灸，谓以盖塞鬲口也。"胡培翚正义："久，本义训从后拒之，引伸之则凡拒塞皆曰久。"《仪礼·既夕礼》："甒二醴酒，幂用功布，皆木桁久之。"郑玄注："久当为灸，灸谓以盖案塞其口。"睡虎地·秦·墓竹简《封诊式·贼死》："男子丁壮，析色，长七尺一寸，发长二尺，其腹有久故瘢二所。"杨树达《积微居小学述林·释久》："古人治病，燃艾灼体谓之灸，久即灸之初字也。"

⑯ 剒：铡切。南朝·宋·刘义庆《世说新语·贤媛》："侃母湛氏……剒诸荐以为马草。"《魏书·秦王觚传》："收议害觚者高霸、程同等，皆夷五族，以大刃剒杀之。"《三国志平话》卷中："众官乱刀剒蒋干为万段。"

⑰ 陵翘草根：《类经》十八卷第八十六注："蔆，菱也；藬，连翘也。二草之根，俱能解毒。"

⑱ 竭：亡；失去。《庄子·胠箧》："唇竭则齿寒，鲁酒薄而邯郸围，

圣人生而大盗起。"《吕氏春秋·权勋》："先人有言：唇竭而齿寒。"高诱注："竭，亡也。"

⑲　尻：《类经》十八卷第八十六注："尻尾，骶骨也，穴名长强，为督脉之络。"

⑳　锐疽：锐，通"兑"。锋利；尖，上小下大。《墨子·备蛾傅》："木长短相杂，兑其上而外内厚涂之。"孙诒让间诂引苏时学曰："兑，同锐。"《荀子·议兵》："故仁人之兵……兑则若莫邪之利锋，当之者溃。"王先谦集解引卢文弨曰："兑读为锐。"《史记·天官书》："前列直斗口三星，随北端兑。"兑，《汉书·天文志》作"锐"。《淮南子·地形训》："其人兑形小头，隆鼻大口。"锐疽，即《外科正宗》："鹳口疽……其患发在尾间之穴，高骨头尖，初起形似鱼肫，久则突如鹳嘴。"

㉑　股阴：阴，内侧。股阴，《类经》十八卷第八十六注："股阴，大股内侧也。当足太阴箕门、血海及足厥阴五里、阴包之间，皆阴气所聚之处、故不治则死。若两股俱病，则伤阴之极，其死尤速。"

㉒　赤施：张志聪："以火毒而施于阴部，故名赤施。"

㉓　痈：肿。《说文》："痈，肿也。"

㉔　石：指砭石。古时治病用的石针（针砭）。

㉕　发于节而相应者：马莳："节者，关节也。其节之外廉为阳，内廉为阴。"张志聪："节者，脊之二十一椎，每椎有节之交，神气之所游行出入者也。相应者，内应于五脏也。"《类经》十八卷第八十六注："诸节者，皆不宜有痈毒之患，若其相应，则发于是而应于下，发于左而应于右，其害尤甚，为不可治。"

㉖　发于阳：《类经》十八卷第八十六注："发于三阳（经）之分者，毒浅在腑，其死稍缓。"

㉗　发于阴：《类经》十八卷第八十六注："发于三阴（经）之分者，毒深在脏，不能出一月也。"

㉘　兔啮（yao）：啮，通"齩（咬）"通"嚙"。《正字通》："啮，俗嚙字。"《诸病源候论·卷三十五·疮病诸候·兔啮候》："凡疽发于胫，名曰兔啮疮，一名血实疮，又随月生死。盖月食之类，非胫疮也。寻此疮，亦风湿搏于血气，血气实热所生，故一名血实疮，又名兔啮者，亦当以其形状似于兔啮，因以为名。"

㉙　走缓：张志聪："此邪客于足少阴之脉而为肿也。夫痈疽之变，有病因于内而毒走于外者，有肿见于外而毒气走于内者，此邪留于脉而不行，故名曰走缓。"

㉚　痈：肿。《说文》："痈，肿也。"

㉛　数（shuò）石其输：数，频频，屡次。《孙子·行军》："屡赏者窘也；数罚者困也。"《史记·李斯列传》："见吏舍厕中鼠食不洁，近人犬，数惊恐之。"唐·韩愈《送孟东野序》："其下魏晋氏，鸣者不及于古，然亦未尝绝也；就其善者，其声清以浮，其节数以急。"输，流泻；经穴。《文选·张衡〈南都赋〉》："流湍投濄，砏汃輣轧，长输远逝，漻泪减汩。"李善注引《广雅》："输，写也。"《史记·扁鹊仓公列传》："一拨见病之应，因五藏之输，乃割皮解肌，诀脉结筋。"张守节正义："《八十一难》云：'……十二经皆以输为原也。'按，此五藏六府之输也。"数石其输，即《类经》十八卷第八十六注："数石其治，砭其所肿之处也。"

㉜　四淫：《类经》十八卷第八十六注："阳受气于四末，而大痈淫于其间，阳毒之盛极也，时气移易，则真阴日败，故逾三月而死。"

㉝　痈：肿。《说文》："痈，肿也。"

㉞　厉痈：张志聪："此寒邪客于足阳明之脉而为痈也，足阳明之脉，起于大指次指之厉兑，故发于足旁，名曰厉痈。"

㉟　脱痈：又称脱疽。《类经》十八卷第八十六注："六经原腧，皆在于足，所以痈发于足者，多为凶候，至于足指，又皆六井所出，而痈色赤黑，其毒尤甚，若无衰退之状，则急当斩去其指，庶得保生，否则毒气连脏，必至死矣。"

㊱　中：被侵袭、伤害。《汉书·匈奴传上》："乌桓时新中匈奴兵，明友既后匈奴，因乘乌桓敝，击之，斩首六千余级。"

㊲　淳：通"焞"。淳《广韵》常伦切，平谆，禅。焞，《广韵》常伦切，平谆，禅。双声叠韵，可通。《说文通训定声》："淳，假借为焞。"《国语·郑语》："夫黎为高辛氏火正，以淳耀敦大。"韦昭注："淳，大也。"

㊳　连：牵连；连累。

㊳　夭：史崧《音释》："夭，音幺，色不明也。"《类经》十八卷第八作六注："夭以色言，黑暗不泽也。"

㊵　领：脖子。此指项。古人颈项不分。至今北方方言"领"，还保留

着"脖子"的意义。《诗·卫风·硕人》："领如蝤蛴，齿如瓠犀。"毛传："领，颈也。"《孟子·梁惠王上》："如有不嗜杀人者，则天下之民皆引领而望之矣。"后蜀·阎选《虞美人》词："楚腰蝤领团香玉，鬓叠深深绿。"

【语译】

黄帝说：我希望全面了解痈疽的形状和禁忌、叫什么名字。岐伯说：痈发生在咽喉中部位，其名字叫猛疽。猛疽没有治疗，转化成脓。脓液不能排出，使咽喉堵塞，半天就会死亡。当猛疽已化脓时候，排泄脓液后，就配制猪油，放凉了吞下（防止烫伤）三天就可痊愈。

发生在颈部的，叫做夭疽。其痈肿面积大而且色红黑，不抓紧治疗，就使热毒向下侵入腋部的"渊腋"穴，向前祸害任脉，向内烧灼肝肺后，十几天就死了。

邪热亢盛，就消烁脑髓而滞留在项部，取名叫脑烁。此病的征兆不能消除，有项部痛如针刺，心中烦躁的症状，是死证，不能治了。

发生在肩臂部的痈肿，叫做疵痈，疵痈的表现皮色赤黑时候，要急速治疗，此就是要让病人遍身出汗，直到足部，就不会祸害五脏了，在发病四五天的时候，速用艾灸痈疮处。

发生在腋下的痈肿，其色赤而坚硬的，取名叫米疽。希望用细长的石针，稀疏地砭刺患部后，涂上猪油，约六天可愈。不必包扎。对在此处坚硬而没有破溃的痈肿，叫马刀挟瘿，要抓紧治疗。

生在胸部的痈肿，取名叫井疽。它的形状像大豆一样，三四天就高起来了，不及早治疗，毒邪会下陷深入腹部后，就不能治愈了，七天就会死亡。

生在胸部两侧的痈肿，名叫甘疽，其色青，形状好像谷实和瓜蒌，时常发寒热。要赶快治疗它，以消除其寒热。可迁延十年，死后才溃破出脓。

生在胁部的痈，取名叫败疵，败疵，是妇女的病。日久，就会成为严重的脓疡，对这样的情况，对疮内而生出肉芽，大的肉芽像赤小豆，就用切锉成段的薆、藗草根各一升，用水一斗六升，煎取三升，尽量多饮后，多穿衣服，坐到盛有热汤的锅上熏蒸，使汗出直到足部就停止。

痈疽生在大腿和小腿的，取名叫股胫疽。股胫疽的外形没有太明显的变化，可是，痈肿化脓紧贴着骨部，要是不抓紧治疗，到三十天就会死亡了。

痈疽生在尻部的，取名叫锐疽，其形状红、硬、大，要抓紧治疗，不治疗，三十天就会死亡。

发生在大腿内侧的痈疽，取名叫赤施，不抓紧治疗，六十天就会死亡。要是在左右两腿的内侧同样发病，十天就会死亡。

发生在膝部的，取名叫疵疽，其形状像个范围很大的痈肿，皮色没有变化，有发冷发烧而患处坚硬，不要用砭石刺破，用砭石刺破的情况下，便会致死。须待患处柔软时候，而用砭石刺破，才会存活。

众多痈疽发生在关节相对应的位置，是不能治愈的，发生在外侧的痈疽，一百天就会死亡；发生在内侧的痈疽，三十天死亡。

痈肿发生在小腿的，取名叫兔啮，其外形红肿而至骨部，要抓紧治疗，不治疗，就会危害生命。

痈肿发生在内踝的，取名叫走缓。其外形如肿，肉色没有变化，频频用石针砭其肿处而放血，就会消除寒热的症状，就不致死亡。

痈疽发生在脚背、脚心的，取名叫四淫，其形状肿胀的很严重，要赶紧治疗，到一百天就会死亡。

痈肿发生在足傍的，取名叫厉痈，其外形不大，开始就像小指一样大小，要赶紧治疗，去掉疮上发黑的肉，黑肿的肉不祛除，就会越来越重，不治疗，一百天就死亡。

痈肿发生在足趾的，取名叫脱痈，其外形有红黑色，是毒气极重，是死证；没有红黑色的，不是死证，（病气）没有衰减，要赶快截断其足趾，不这样处理，那么就会死亡。

黄帝说：先生谈到痈和疽，凭借什么来区别它们呢？岐伯说：营卫滞留在经脉，是被邪气侵袭使血液凝聚不能流动，血液不能流动就使卫气随之不能通利，卫阳受到阻遏就不能流动，所以就有发热，严重的热邪不能制止，是热邪盛，就能使肌肉腐烂，肌肉腐烂就化脓，然而热毒没有能够陷进骨髓，骨髓就没有被火邪烧灼干枯，五脏没有被伤害，所以命名叫痈。

黄帝说：什么叫疽呢？岐伯说：热气亢盛，向里陷于肌肤，使筋萎髓枯；向内累及五脏，使血气枯竭，在对着疮面下的筋、骨、好肉没有一点好的地方，所以命名叫做疽。疽的征象，皮色黑暗而坚硬，表面上硬如牛颈之皮。痈的征象，其皮肤表面上薄而光亮。这就是痈和疽的征象。

【音释】

草萱鱼饥切　血泣音涩　臑奴到切，又音懦　舓𦵔古栝楼字　陵翘上力升切　不则上府九切　夭音幺，色不明也

灵枢经他校注书目

东汉·班固 《白虎通》 四部丛刊影印元大德覆宋监本

晋·葛洪 《抱朴子·畅玄》 四部丛刊影印明嘉靖乙丑鲁藩刻本

唐·李百乐撰 《北齐书·方伎传·马嗣明》 中华书局

唐·李延寿 《北史·周法尚传》 中华书局标点本

唐·孙思邈 《备急千金要方》 人民卫生出版社影印宋本

唐·孙思邈 《千金翼方》 人民卫生出版社影印元大德初刊本

明·李时珍 《本草纲目》 光绪张氏味古斋本 人民卫生出版社影印

清·顾观光辑 《神农本草经》 学苑出版社

清·俞樾 《茶香室丛钞》 春在堂全书

东汉·仲长统 《昌言》 玉函山房辑佚书

西蜀·赵蕤 《长短经》 读书齐丛书

唐·徐坚 《初学记》 中华书局

战国 《楚辞》 四部丛刊影印明翻宋补助本

西汉·董仲舒 《春秋繁露》 武英殿聚珍本

鲁·谷梁 《春秋谷梁传》 文渊阁四库全书

南朝·梁 《论语义疏》 文渊阁四库全书

杨树达 《词诠》 中华书局

夏征农主编 《辞海》 上海辞书出版社

元·王好古撰 《王好古医学全书·此事难知》 盛增秀主编 中国中医药出版社

西汉·戴德 《大戴礼记》 四部丛刊影印明袁氏嘉趣堂本

河北医学院 《灵枢经校释》 人民卫生出版社

唐·玄奘 《大唐西域记》 四部丛刊影印宋刻本

天津科学技术出版社总纂 《金元四大家医学全书(上、下)》 天津科学技术出版社

陈鼓应 《老子注译及评介》 北京中华书局

余继登　《元明史料笔记丛刊·典故纪闻》　畿辅丛书

山东中医学院　河北医学院　《黄帝内经素问校释》　人民卫生出版社

隋·杨上善著　《黄帝内经太素》　日本盛文堂刊本　简称盛本《太素》又称覆刻《太素》

宋·范镇　《东斋记事》　中华书局

唐·王冰注　《黄帝内经素问》　四部丛刊影印明顾氏翻宋本

清·王念孙著　《读书杂志汉书八》　影印清同治庚午十一月金陵书局重刊本　台北　世界书局

清·陈鳣　《对策》　式训堂丛书

王重民　《敦煌变文集》　人民文学出版社

王重民　《敦煌曲子词》　商务印书馆

《尔雅》　四部丛刊影印宋刊本

北宋·程颢、程颐　《二程遗书》　上海古籍出版社

汉·应劭　《风俗通》　四部丛刊影印元大德刊本

清·陈梦雷　《古今图书集成》　中华书局影印雍正铜活字本

元·熊忠　《古今韵会举要》　光绪九年淮南书局重刊本

西汉·刘向　《管子》　四部丛刊影印宋刊本

魏·张揖　《广雅》　畿辅丛书

北宋·陈彭年、丘雍等　《广韵》　张氏泽存堂本

战国·鬼谷子著　李一宇　译注　《鬼谷子》　黑龙江人民出版社

春秋·左丘明　《国语》　四部丛刊影印明嘉靖翻宋本　上海古籍出版社

韩邦庆　《海上花列传》　人民文学出版社

战国·韩非子　《韩非子》　四部丛刊影印钱氏述古堂影宋钞校本

西汉·韩婴　《韩诗外传》　四部丛刊影印明沈氏野竹齐刊本

东汉·班固　《汉书》　中华书局标点本

《鹖冠子》　四部丛刊影印明翻宋本

明·乐绍凤、宋濂等　《洪武正韵》　明万历刊本

南朝·范晔　《后汉书》　中华书局标点本

西晋·陈寿　《三国志》　中华书局点校本

晋·常璩　《华阳国志》　四部丛刊影印明钱叔宝抄本

西汉·刘安　《淮南子》　四部丛刊影印陈硕甫影宋写本

龙伯坚　《黄帝内经概论》　上海科学技术出版社

《黄帝内经素问》　四部丛刊影印明顾氏翻宋本

隋·杨上善著　王洪图、李云编　《黄帝内经太素》　科学技术文献出版社

《正统道藏》　上海商务印书馆

清·徐灵胎　《徐灵胎医书全集》　山西科学技术出版社

北宋·朱肱　《活人书》　人民卫生出版社

杨树达　《积微居小学述林·诗周颂天作篇释》　中华书局

西汉·史游　《急就篇》　四部丛刊续编影印明钞本

宋·丁度等　《集韵》　述古堂影宋钞本　上海古籍出版社影印

晋·皇甫谧　《针灸甲乙经》　人民卫生出版社

明·焦竑　《焦氏笔乘·古字有通用假借用》　粤雅堂丛书

东汉·张机　《金匮要略》　四部丛刊影印明刻本

唐·房玄龄等撰　《晋书·地理志上》　中华书局标点本

清·王引之　《经传释词》　中华书局

唐·陆德明　《经典释文》　四部丛刊影印通志堂本

清·王引之　《经义述闻·尔雅·释宫》　王氏家刻本　江苏古籍出版社影印

元·柯丹丘　《荆钗记·参相》　六十种曲　开明书店

南朝·宗懔　《荆楚岁时记》　增订汉魏丛书

明·张介宾　《景岳全书》　人民卫生出版社

清·毛奇龄撰　《竟山乐录·宫调图记歌》　商务印书馆

元·戴良　《九灵山房集》　四部丛刊影印明正统刊本

《酒诰》　四部丛刊影印宋刊本

五代后晋·刘昫　《旧唐书·代宗纪》　中华书局标点本

《孔子家语》　四部丛刊影印明翻宋本

《老子》　文物出版社

宋·郭茂倩　《乐府诗集》　中华书局

明·张介宾　《类经》　人民卫生出版社

宋·司马光　《类篇》　汲古阁影宋钞本　上海古籍出版社影印

南宋·曾慥　《类说》　明天启刊本　文学古籍刊行社影印

春秋·孔丘 《礼记》 四部丛刊影印宋刊本

唐·姚察、姚思廉 《梁书》 中华书局标点本

南北朝·沈约 《梁雅乐歌·皇雅二》

元·脱脱 《辽史·营卫志中》 中华书局标点本

《灵枢略》 上海涵芬楼影印道藏本

日·丹波元简 《灵枢识》 上海科学技术出版社

唐·李朝威 《柳毅传》 龙威秘书

南宋·戴侗 《六书故》 明刊本

辽·行均 《龙龛手鉴》 高丽版影印辽刻《龙龛手鉴》 中华书局影印

战国·吕不韦 《吕氏春秋》 四部丛刊影印明云间宋邦又刻本

宋·孙奕 《履斋示儿编》 知不足斋丛书

东汉·王充 《论衡》 四部丛刊影印明通津草堂本

战国初期孔子的门人所著 《论语》 四部丛刊影印日本正平刊本

北魏·杨衒之 《洛阳伽蓝记》 四部丛刊三编影印明台隐堂本

《马王堆汉墓帛书》 文物出版社

晋·王叔和 《脉经》 四部丛刊影印元刻本

《毛诗》 四部丛刊影印宋巾箱本

战国·孟子 《孟子》 四部丛刊影印宋刊大字本

宋·吴自牧 《梦梁录》 学津讨原

北宋·沈括 《梦溪笔谈》 中华书局

清·张廷玉 《明史》 中华书局标点本

战国·墨子 《墨子》 四部丛刊影印明嘉靖唐　臣刻本

《穆天子传》 四部丛刊影印明天一阁刊本

元·陶宗仪 《南村辍耕录》 津逮秘书

南朝·萧子显 《南齐书》 中华书局标点本

唐·李延寿 《南史》 中华书局标点本

《难经》 四部丛刊影印佚存丛书本

元·滑寿 《难经本义》 人民军医出版社

明·李念莪辑注 《内经知要》 人民卫生出版社

明·宋濂、屠隆 《篇海类编》 明刻本

明·朱棣 《普济方》 四库全书

《齐民要术》　北魏·贾思勰　渐西村舍汇刊

东汉·　王符　《潜夫论·本训》　湖海楼丛书

清·江永著　《群经补义》　清乾隆三十八年潜德堂本

毛泽东　《人的正确思想是从哪里来的》　人民出版社

《三辅黄图》　四部丛刊三编影印元刊本

明·罗贯中　《三国演义》　人民文学出版社

元　全相平话五种　《三国志平话》　文学古籍刊行社

宋·陈言　《三因极一病证方论》　人民卫生出版社

《山海经》　四部丛刊明成化庚寅邢让刻郭注本

宋·许叔微撰　《伤寒百证歌》

宋·郭雍撰　《伤寒补亡论》

东汉·张机　《伤寒论》　四部丛刊影印明嘉靖刻本

金·成无己　《伤寒明理论》

《商君书》　四部丛刊影明天一阁刻本

《尚书》　四部丛刊影印宋刊本

《尚书大传》　四部丛刊影印左海文集本

东汉·　荀悦　《申鉴》　四部丛刊影印明覆宋刻本

宋·赵佶　《圣济总录》　元大德四年刊本

《尸子》　湖海楼丛书

《诗经》　上海古籍出版社

元·滑寿撰　《十四经发挥》校注　上海科技出版社

西汉·司马迁　《史记》　中华书局标点本

唐·刘知几　《史通》　四部丛刊影印明万历刊本

南朝·宋·刘义庆　《世说新语》　中华书局

东汉·刘熙　《释名》　四部丛刊影印如隐堂本

明·龚廷贤撰　《寿世保元》　人民卫生出版社

清·汪中　《述学·释三九上》　四部丛刊影印无锡孙氏

元末明初·施耐庵　《水浒传》　人民文学出版社

北魏·郦道元　《水经注》　四部丛刊影印武英殿聚珍版本

汉·许慎　《说文解字》　中华书局影印清陈昌治刻大徐本

清·朱珔撰　余国庆　黄德宽点校　《说文假借义证》　黄山书社

陆宗达著 《说文解字通论》 北京出版社

朱骏声 《说文解字通训定声》 武汉古籍书店

《说文解字系传》 中华书局

汉·许慎撰 清·段玉裁注 《说文解字注》 上海古籍出版社

清·徐灏撰 《说文解字注笺》 上海古籍出版社

西汉·刘向 《说苑》 四部丛刊影印明钞本

元·脱脱 《宋史》 中华书局标点本

南齐·沈约 《宋书》 中华书局标点本

唐·魏徵 《隋书》 中华书局标点本

战国·孙膑 《孙膑兵法》 文物出版社

春秋·孙武 《孙子》 四部丛刊嘉靖刊本

《中国 古代 百科 经典·孙子算经》 团结出版社

宋·李昉 《太平广记》 人民文学出版社

宋·乐史 《太平寰宇记》 乾隆癸丑刊本 古逸丛书

宋·王怀隐等 《太平圣惠方》

北宋·李昉、李穆、徐铉等 《太平御览》 中华书局影印宋本

西汉·扬雄 《太玄集注》 中华书局

宋·王谠 《唐语林》 上海古籍出版社

清·翟灏撰 《通俗编》 商务印书馆

宋·郑樵 《通志》 商务印书馆

明·陈实功 《外科正宗》 人民卫生出版社

唐·王焘编 《外台秘要》 人民卫生出版社影印程敬通校本

元·罗天益撰 《卫生宝鉴》 人民卫生出版社

清·章学诚 《文史通义》 中华书局

清·章炳麟 《章氏丛书·文始》 浙江图书馆

南朝梁·刘勰 《文心雕龙》 四部丛刊影印明嘉靖刊本

梁·萧统 《文选》 清嘉庆十四年胡克家刻本 中华书局影印

东汉·赵晔撰 《吴越春秋》 四部丛刊影印明弘治刊本

战国·吴起 《吴子》 四部丛刊影印宋钞本

明·谢肇淛 《五杂俎》 中华书局

宋·姚宽 《西溪丛语》 商务印书馆

明·吴承恩　《西游记》　作家出版社

莫怀信　《小尔雅汇校集释》　三秦出版社

东晋·陈延之　《小品方》　天津科技出版社

章炳麟　《章氏丛书·新方言》　浙江图书馆本

北宋·欧阳修　《新唐书》　中华书局标点本

北宋·欧阳修　《新五代史》　中华书局标点本

西汉·刘向　《新序》　四部丛刊影印明嘉靖翻宋本

战国·甘德、石申　《中华百科经典全书·甘石星经》　青海人民出版社

清·夏炘撰　《学礼管释》　上海古籍出版社

清·顾淳庆　《学医随笔》　线装书局

战国·荀子　《荀子》　四部丛刊影印古逸丛书本

明末·撰人佚名　《循经考穴编》　群联出版社影印本

清·莫枚士　《研经言》　人民卫生出版社

西汉·桓宽　《盐铁论》　四部丛刊影印明刻本

南北朝·颜之推著　肖慧译注　《颜氏家训》　新疆青少年出版社

《晏子春秋》　四部丛刊影印明活字本

唐·甄权　《药性论》　安徽科学技术出版社

唐·释慧琳　《一切经音义》　上海古籍出版社

清·费伯雄　《医醇賸义》　人民卫生出版社

元·王履著　章升懋点校　《医经溯洄集》　人民卫生出版社

宋·程迥　《医经正本书》　上海古籍出版社

元·王好古　《王好古医学全书·医垒元戎》　中国中医药出版社

宋·张杲　《医说》　上海科学技术出版社

日本·丹波康赖　《医心方》　人民卫生出版社

孙中堂编　《尤在泾医学全书·医学读书记》　中国中医药出版社

明·楼英　《医学纲目》　中国中医药出版社

清·吴谦等　《医宗金鉴》　清乾隆武英殿刊本　人民卫生出版社影印

春秋　《仪礼》　四部丛刊影印明翻宋本

宋·洪迈　《夷坚甲志》　中华书局

唐·欧阳询　《艺文类聚》　上海古籍出版社

南朝·刘敬叔　《异苑》　津逮秘书

《易》　四部丛刊影印宋刊本

《逸周书》　四部丛刊影印明嘉靖癸刊本

唐·刘禹锡　《因论》　百川学海

《尹文子》　四部丛刊影印明翻宋本

明·解缙等　《永乐大典》　中华书局影印本

唐·段成式　《酉阳杂俎》　中华书局

南朝·顾野王　《玉篇》　张氏泽存堂本　中国书店影印　四部丛刊影印元刻本

清·纪昀　《阅微草堂笔记》　上海古籍出版社

汉·袁康　《越绝书》　四部丛刊影印明万历刻本　上海古籍出版社

宋·张淏　《云谷杂记》　海山仙馆丛书

宋·张君房　《云笈七签》　四部丛刊影印明刊本

宋·毛晃增注　宋·毛居正重增　《增韵》　元至正十五年日新书堂刻明修本

清·桂馥　《札朴》　中华书局

汉·刘向　《战国策》　土礼居黄氏丛书　四部丛刊影印元至十五年刊本

《战国纵横家书》　文物出版社

元·杜思敬　《针经节要》　人民卫生出版社

元·杜思敬　《针经摘英集》　人民卫生出版社

明·杨继洲　《针灸大成》　中医古籍出版社

明·高武　《针灸素难要旨》　上海科技出版社

明·汪机　《针灸问对》　江苏科技出版社

明·王鏊　《震泽长语》　商务印书馆

宋·张载　《张载集·正蒙》　中华书局

明·张自烈　《正字通》　清康熙清畏堂刊本

明·王肯堂　《证治准绳》　人民卫生出版社

汉·华佗　《中藏经》　人民卫生出版社

国家计量总局等主编　《中国古代度量图集》　文物出版社

西汉·刘歆　清·黄奭辑　《钟律书》　四川人民出版社

汉　《周髀算经》　四部丛刊影印明刻本

《周礼》　四部丛刊影印明翻宋岳氏刊本

《周易》 四部丛刊影印宋刊本

宋·朱熹 《朱子语类》 西京清麓丛书正编

隋·巢元方 《诸病源候论》 皖南建德周氏校刊本 人民卫生出版社

隋·巢元方 丁光迪校注 《诸病源候论》 人民卫生出版社

清·刘淇 《助字辨略》 中华书局

金·成无己 《注解伤寒论》 人民卫生出版社

战国·庄周 《庄子》 山西古籍出版社

南宋·王执中 《针灸资生经》 北京大学医学出版社

宋·司马光 《资治通鉴》 中华书局

明·梅膺祚 《字汇》 万历乙卯本

清·吴任臣 《字汇补·肉部》 康熙五年汇贤斋本

春秋·左丘明 《左传》 民国十八年(1929)上海商务印书馆 四部丛刊影印宋刊巾箱本

隋·萧吉 《五行大义》 知不足斋丛书本